JUNQUEIRA & CARNEIRO
Histologia Básica

TEXTO E ATLAS

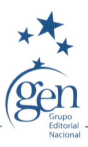

O GEN | Grupo Editorial Nacional – maior plataforma editorial brasileira no segmento científico, técnico e profissional – publica conteúdos nas áreas de ciências da saúde, exatas, humanas, jurídicas e sociais aplicadas, além de prover serviços direcionados à educação continuada e à preparação para concursos.

As editoras que integram o GEN, das mais respeitadas no mercado editorial, construíram catálogos inigualáveis, com obras decisivas para a formação acadêmica e o aperfeiçoamento de várias gerações de profissionais e estudantes, tendo se tornado sinônimo de qualidade e seriedade.

A missão do GEN e dos núcleos de conteúdo que o compõem é prover a melhor informação científica e distribuí-la de maneira flexível e conveniente, a preços justos, gerando benefícios e servindo a autores, docentes, livreiros, funcionários, colaboradores e acionistas.

Nosso comportamento ético incondicional e nossa responsabilidade social e ambiental são reforçados pela natureza educacional de nossa atividade e dão sustentabilidade ao crescimento contínuo e à rentabilidade do grupo.

JUNQUEIRA & CARNEIRO
Histologia Básica

TEXTO E ATLAS

L. C. Junqueira

Professor Catedrático de Histologia e Embriologia da Faculdade de Medicina da Universidade de São Paulo (USP). Professor Emérito da USP. Membro da Academia Brasileira de Ciências e da Academia de Ciências do Estado de São Paulo. Research Associate da University of Chicago (1949). Member do International Committee in Biochemistry of Cancer from the International Union Against Cancer (1960-1965). Scientific Adviser da Ciba Foundation (1967-1985). Honorary Research Associate da Harvard University (1968). Honorary Member da American Association of Anatomists (1983). Comendador da Ordem Nacional do Mérito Científico (1995). Emeritus Member da American Society for Cell Biology (1998). Membro Honorário da Sociedade Brasileira de Biologia Celular (1999).

José Carneiro

Professor Emérito do Instituto de Ciências Biomédicas da Universidade de São Paulo (USP). Formerly Research Associate do Department of Anatomy da McGill University, Montreal, Canadá. Formerly Visiting Associate Professor do Department of Anatomy da Medical School da University of Virginia, Charlottesville, Virgínia, EUA.

AUTOR-COORDENADOR
Paulo Abrahamsohn

Professor Titular Sênior do Departamento de Biologia Celular e do Desenvolvimento do Instituto de Ciências Biomédicas da Universidade de São Paulo (USP).

14ª edição

- Os autores deste livro e a editora empenharam seus melhores esforços para assegurar que as informações e os procedimentos apresentados no texto estejam em acordo com os padrões aceitos à época da publicação, *e todos os dados foram atualizados pelos autores até a data do fechamento do livro*. Entretanto, tendo em conta a evolução das ciências, as atualizações legislativas, as mudanças regulamentares governamentais e o constante fluxo de novas informações sobre os temas que constam do livro, recomendamos enfaticamente que os leitores consultem sempre outras fontes fidedignas, de modo a se certificarem de que as informações contidas no texto estão corretas e de que não houve alterações nas recomendações ou na legislação regulamentadora.
- Data do fechamento do livro: 20/12/2022.
- Os autores e a editora se empenharam para citar adequadamente e dar o devido crédito a todos os detentores de direitos autorais de qualquer material utilizado neste livro, dispondo-se a possíveis acertos posteriores caso, inadvertida e involuntariamente, a identificação de algum deles tenha sido omitida.
- **Atendimento ao cliente: (11) 5080-0751 | faleconosco@grupogen.com.br**
- Direitos exclusivos para a língua portuguesa
  Copyright © 2023 by
  Editora Guanabara Koogan Ltda.
  Uma editora integrante do GEN | Grupo Editorial Nacional
  Travessa do Ouvidor, 11
  Rio de Janeiro – RJ – CEP 20040-040
  www.grupogen.com.br
- Reservados todos os direitos. É proibida a duplicação ou reprodução deste volume, no todo ou em parte, em quaisquer formas ou por quaisquer meios (eletrônico, mecânico, gravação, fotocópia, distribuição pela Internet ou outros), sem permissão, por escrito, da Editora Guanabara Koogan Ltda.
- Capa: Bruno Sales
- Editoração eletrônica: LE1 Studio Design
- Ficha catalográfica

CIP-BRASIL. CATALOGAÇÃO NA PUBLICAÇÃO
SINDICATO NACIONAL DOS EDITORES DE LIVROS, RJ

J94j
14. ed.

    Junqueira, Luiz Carlos Uchoa, 1920-2006
        Junqueira e Carneiro : histologia básica : texto e atlas / Luiz Carlos Junqueira, José Carneiro ; autor-coordenador Paulo Abrahamsohn. - 14. ed. - [Reimpr.] - Rio de Janeiro : Guanabara Koogan, 2025.
        : il. ; 28 cm.

    Inclui bibliografia e índice
    ISBN 978-85-277-3927-6

    1. Histologia - Atlas. I. Carneiro, José, 1929-. II. Abrahamsohn, Paulo. III. Título.

22-80728   CDD: 611.018
                CDU: 611.018

Meri Gleice Rodrigues de Souza - Bibliotecária - CRB-7/6439

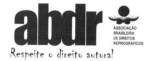

Luiz Carlos Junqueira (1920-2006)

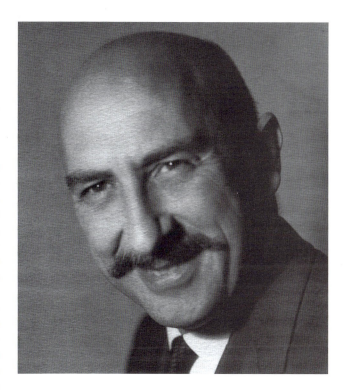

Nascido em São Paulo, capital, o Prof. Dr. Luiz Carlos Uchoa Junqueira estudou na Faculdade de Medicina da Universidade de São Paulo (FMUSP), onde se graduou médico em 1946.

Concluiu seu doutoramento orientado pelo Prof. E. de Robertis, da Universidade de Buenos Aires, na Argentina, e realizou pós-doutorado nos EUA por meio de bolsa concedida pela Fundação Rockefeller. Na FMUSP, foi aprovado em concursos de livre-docência e de professor catedrático na cátedra de histologia e embriologia em 1948.

Em uma iniciativa pioneira, também com apoio financeiro da Fundação Rockefeller, criou em 1950 o Laboratório de Fisiologia Celular e um Centro de Treinamento Sul-Americano. Iniciou, assim, uma grande atividade científica inicialmente voltada para o estudo da secreção celular no pâncreas e nas glândulas salivares. Introduziu muitas metodologias de histoquímica e bioquímica que resultaram em inúmeros trabalhos científicos de grande relevância, publicados isoladamente ou com colaboradores, sobre secreção celular e sobre outros temas nos quais veio a se interessar mais tarde (p. ex., a matriz extracelular).

No Centro de Treinamento Sul-Americano, recebeu inúmeros estudantes de graduação e de pós-graduação de vários estados do Brasil e de países da América do Sul. Dessa maneira, muitos futuros docentes de universidades brasileiras e sul-americanas foram treinados em didática e em pesquisa na área que se denomina atualmente Biologia Celular, e também em Histologia e Embriologia. Esses docentes contribuíram significativamente para o desenvolvimento dessa área em suas vidas acadêmicas no Brasil e no exterior.

Em 1979, após a Reforma Universitária, foi transferido para o novo Instituto de Ciências Biomédicas da USP (IBC-USP) e foi eleito o primeiro chefe do recém-criado Departamento de Histologia e Embriologia, no qual continuou suas atividades didáticas e de pesquisa, até transferir-se para um laboratório da FMUSP.

Foi membro da Academia Brasileira de Ciências, da Academia de Ciências do Estado de São Paulo, do International Committee in Biochemistry of Cancer from the International Union Against Cancer, da American Association of Anatomists, da American Society for Cell Biology, da Sociedade Brasileira de Biologia Celular, entre outros. Recebeu a Ordem Nacional do Mérito Científico.

José Carneiro
(1929-2015)

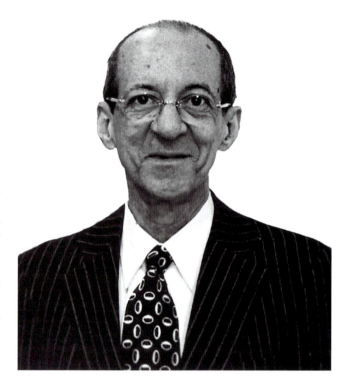

Nascido na cidade do Recife, em Pernambuco, o Prof. Dr. José Carneiro da Silva Filho estudou na Faculdade de Medicina da Universidade Federal de Pernambuco (UFPE), pela qual se graduou médico em 1954.

Durante sua graduação, interessou-se vivamente pela disciplina de Histologia, tendo participado como monitor das atividades didáticas da Cátedra de Histologia dessa faculdade, onde se iniciou também em investigação científica. Após sua graduação, foi nomeado docente na Faculdade de Medicina da UFPE.

Estagiou com o Prof. Luiz Carlos Junqueira na Cátedra de Histologia da Faculdade de Medicina da Universidade de São Paulo (FMUSP).

Entre 1957 e 1959, realizou estágio de pós-doutorado no departamento de anatomia da McGill University em Montreal, no Canadá. Nesse departamento, trabalhou com o Prof. C. P. Leblond e desenvolveu importantes trabalhos utilizando a radioautografia – metodologia que usa isótopos radioativos para o estudo de metabolismo e fisiologia celulares.

A partir de 1960, foi docente da cátedra de Histologia e Embriologia da FMUSP e, após a Reforma Universitária, do Departamento de Histologia e Embriologia do Instituto de Ciências Biomédicas da USP (ICB-USP), atual Departamento de Biologia Celular e do Desenvolvimento, para o qual foi aprovado em concurso para professor titular.

Na FMUSP e no ICB-USP, exerceu intensa atividade de administração, pesquisa, docência e orientação, ministrando aulas sempre muito apreciadas pelos alunos de graduação e pós-graduação. Além disso, instalou e desenvolveu o Laboratório de Radioautografia, no qual, com estudantes de graduação e pós-graduação, produziu trabalhos relevantes, principalmente nas áreas de metabolismo do colágeno em ossos e dentes e de fisiologia da membrana sinovial.

Foi chefe de departamento e, por duas vezes, diretor do ICB-USP, além de vice-diretor do Instituto Oceanográfico e presidente da Editora da Universidade de São Paulo (Edusp). Recebeu o título de Professor Emérito do ICB-USP, e a Sociedade Brasileira de Biologia Celular, em sua homenagem, criou o "Prêmio José Carneiro" para a melhor iniciativa em educação na área de Biologia Celular.

Com o Prof. L. C. Junqueira, redigiu esta obra *Junqueira e Carneiro Histologia Básica | Texto e Atlas*, já traduzida para mais de 10 idiomas, que conquistou excelente reputação pela qualidade do texto e pela abordagem dos temas, e é agora apresentada em sua 14ª edição.

Colaboradoras

Edna Teruko Kimura

Professora Titular do Departamento de Biologia Celular e do Desenvolvimento do Instituto de Ciências Biomédicas da Universidade de São Paulo (ICB-USP)

Ises de Almeida Abrahamsohn

Médica e cientista aposentada da Universidade de São Paulo (USP). Doutora e Pós-doutora em Imunologia. Professora Titular aposentada do Departamento de Imunologia do Instituto de Ciências Biomédicas da Universidade de São Paulo (ICB-USP)

Marinilce Fagundes dos Santos

Professora Universitária. Mestre em Ciências (Fisiologia Humana) pela Universidade de São Paulo (USP). Doutora em Ciências (Histologia) pela USP. Professora Titular do Instituto de Ciências Biomédicas da USP (ICB-USP). Membro da Sociedade Brasileira de Biologia Celular

Nathalie Cella

Bióloga e Professora Universitária. Bacharel em Ciências Biológicas pelo Instituto de Biociências da Universidade de São Paulo (ICB-USP). Mestre em Bioquímica pelo Instituto de Química da USP. Doutora em Biologia Celular e Molecular pela Universität Basel, Suíça. Professora Doutora do Departamento de Biologia Celular e do Desenvolvimento do ICB-USP. Membro da Sociedade Brasileira de Biologia Celular

Patrícia Gama

Bióloga. Doutora em Biologia Celular e Tecidual pela Universidade de São Paulo (USP). Professora Titular do Instituto de Ciências Biomédicas da USP (ICB-USP). Membro da Sociedade Brasileira de Biologia Celular

Agradecimentos

A 14ª edição da obra *Junqueira e Carneiro Histologia Básica | Texto e Atlas* contou com a colaboração inestimável e imprescindível das seguintes pessoas, a quem agradecemos imensamente:

- Profa. Dra. Dania Hamassaki, do Departamento de Biologia Celular e do Desenvolvimento do Instituto de Ciências Biomédicas da USP (ICB-USP), que leu o texto sobre Retina; e Prof. Dr. Luiz Roberto Britto, do Departamento de Fisiologia e Biofísica do mesmo instituto, que leu o texto do Capítulo 9, *Tecido Nervoso*. Ambos deram valiosas sugestões
- Dirce Laplaca Viana, Gerente Editorial; Jacqueline Gutierrez, Analista de Produção; Barbara Blanco Pozatto, Editora de Produção; e Tamiris Prystaj, Editora de Conteúdo, da Editora Guanabara Koogan, que trabalharam de modo exemplar e incansável em suas funções e deram todo o apoio necessário para a boa execução desta obra
- Gisela Ramos Terçarioli, Técnica Especializada em Histologia do Departamento de Biologia Celular e do Desenvolvimento do ICB-USP, que gentilmente cedeu duas imagens para compor a capa da edição atual.

Paulo Abrahamsohn

Prefácio

Junqueira e Carneiro Histologia Básica | Texto e Atlas está em sua 14ª edição. Além de se destacar pelo fato de raríssimos livros de histologia alcançarem tantas edições, cada edição desta obra se apresenta melhor e mais rica que as anteriores, as quais, ressalta-se, foram traduzidas para mais de 10 idiomas. v

Os textos de todos os capítulos foram redigidos e revisados por docentes do Instituto de Ciências Biomédicas da Universidade de São Paulo (ICB-USP). Além disso, foram atualizados com conhecimentos relevantes surgidos desde a edição anterior, assim como as listas de referências bibliográficas que acompanham cada capítulo. Dezenas de novas fotomicrografias foram introduzidas, todas muito elucidativas sobre as diversas características das células, dos tecidos e órgãos. São imagens de cortes histológicos corados principalmente com hematoxilina e eosina (HE), os corantes mais usados no mundo inteiro. Cortes preparados com colorações especiais são apresentados para a demonstração de aspectos mais específicos de estruturas celulares e teciduais. Muitos esquemas foram aperfeiçoados, refeitos e acrescentados. E, ao fim do livro, tem-se um atlas que resume os aspectos histológicos dos tecidos e órgãos.

A linguagem, como sempre, é muito clara, preocupada em transmitir a compreensão exata dos conceitos emitidos e o bom entendimento pelos leitores. O projeto gráfico foi aperfeiçoado e incluiu quadros sob os títulos *Para saber mais* e *Histologia aplicada*, com pequenos textos que ilustram e complementam conhecimentos descritos no conteúdo principal.

Paulo Abrahamsohn

Material Suplementar

Este livro conta com os seguintes materiais suplementares:

- Questões de autoavaliação
- Ilustrações da obra em formato de apresentação (restrito a docentes).

O acesso ao material suplementar é gratuito. Basta que o leitor se cadastre, faça seu *login* em nosso *site* (www.grupogen.com.br) e, após, clique em Ambiente de aprendizagem. Em seguida, insira no canto superior esquerdo o código PIN de acesso localizado na orelha deste livro.

O acesso ao material suplementar online fica disponível até seis meses após a edição do livro ser retirada do mercado.

Caso haja alguma mudança no sistema ou dificuldade de acesso, entre em contato conosco (gendigital@grupogen.com.br).

Sumário

1 Métodos de Estudo em Histologia, *1*
Paulo Abrahamsohn

2 Introdução ao Estudo das Células: Citoplasma, *21*
Nathalie Cella

3 Núcleo Celular, *51*
Patrícia Gama

4 Tecidos do Corpo/Tecido Epitelial, *67*
Paulo Abrahamsohn

5 Tecido Conjuntivo, *97*
Paulo Abrahamsohn

6 Tecido Adiposo, *125*
Paulo Abrahamsohn

7 Tecido Cartilaginoso, *133*
Paulo Abrahamsohn

8 Tecido Ósseo, *141*
Paulo Abrahamsohn

9 Tecido Nervoso, *163*
Paulo Abrahamsohn

10 Tecido Muscular, *195*
Paulo Abrahamsohn

11 Sistema Circulatório, *217*
Paulo Abrahamsohn

12 Células do Sangue, *237*
Marinilce Fagundes dos Santos

13 Hemocitopoese, *255*
Marinilce Fagundes dos Santos

14 Sistema Imune e Órgãos Linfoides, *275*
Ises de Almeida Abrahamsohn

15 Sistema Digestório, *309*
Patrícia Gama

16 Órgãos Associados ao Sistema Digestório, *343*
Patrícia Gama

17 Sistema Respiratório, *367*
Paulo Abrahamsohn

18 Pele e Anexos, *387*
Marinilce Fagundes dos Santos

19 Sistema Urinário, *403*
Paulo Abrahamsohn

20 Glândulas Endócrinas, *421*
Edna Teruko Kimura

21 Sistema Genital Masculino, *447*
Paulo Abrahamsohn

22 Sistema Genital Feminino, *467*
Paulo Abrahamsohn

23 Sistemas Fotorreceptor e Vestibulococlear, *489*
Paulo Abrahamsohn

Atlas de Histologia, *511*

Índice Alfabético, *571*

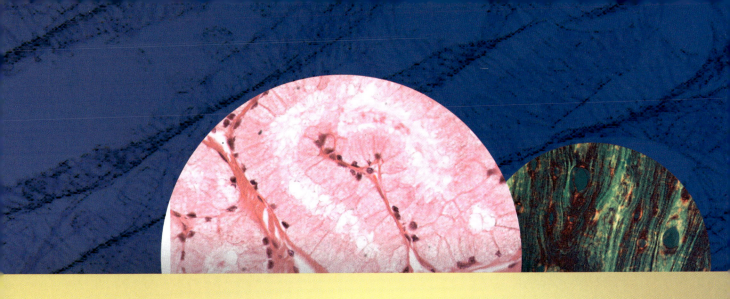

Capítulo 1

Métodos de Estudo em Histologia

PAULO ABRAHAMSOHN

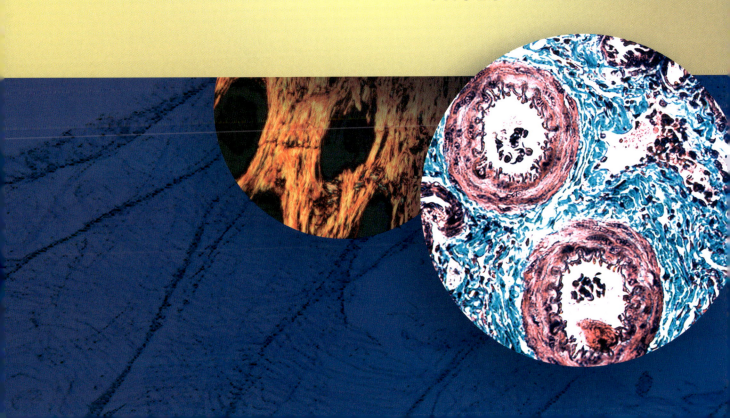

Introdução, *3*

Preparação de amostras para microscopia, *3*

Citoquímica e histoquímica, *6*

Detecção de moléculas específicas, *8*

A radioautografia *in situ* fornece informações
funcionais sobre as células, os tecidos e os órgãos, *12*

Cultura de células e tecidos, *13*

Microscopia de luz, *13*

Microscópio confocal, *14*

Microscopia de fluorescência, *16*

Microscopia eletrônica, *16*

Interpretação das imagens de cortes histológicos, *18*

Bibliografia, *20*

Introdução

Histologia é a disciplina da ciência que estuda células e tecidos do corpo e como essas estruturas se organizam para constituir os órgãos.

Devido à pequena dimensão das células e dos componentes da matriz extracelular (MEC) existente entre as células, seu estudo depende de microscópios. Para obter informações completas sobre as células, os tecidos e os órgãos, são necessárias pesquisas em histologia, biologia celular, bioquímica, fisiologia, imunologia e patologia, entre outras áreas. Esse conjunto de informações é fundamental para conhecer o funcionamento das células, dos tecidos e dos órgãos, e como seus componentes interagem entre si na saúde e na doença.

Conhecer ferramentas e métodos de investigação é importante para a compreensão adequada da estrutura e do funcionamento das células, dos tecidos e dos órgãos. Neste capítulo, serão apresentadas algumas metodologias empregadas para preparar amostras para sua observação em microscópios, microscópios utilizados para seu estudo e algumas metodologias usadas para investigar a função e o metabolismo das células, dos tecidos e dos órgãos.

Preparação de amostras para microscopia

O procedimento mais usado para o estudo de amostras biológicas ao microscópio de luz, também chamado microscópio óptico ou fotônico, consiste no exame de cortes histológicos. Nesse microscópio, a imagem forma-se a partir dos raios luminosos de um feixe de luz que atravessou um objeto.

Células vivas, camadas muito delgadas de células vivas ou de tecidos e membranas transparentes de animais vivos podem ser colocadas diretamente sobre lâminas de vidro ou placas de Petri para serem observadas ao microscópio. Assim, é possível estudar essas estruturas por longos períodos sob diferentes condições fisiológicas ou experimentais.

Por outro lado, a maioria dos tecidos e órgãos animais é espessa e não possibilita a passagem de um feixe de luz para a formação de uma imagem. Por esse motivo, para serem examinados ao microscópio, eles devem ser fatiados em secções muito delgadas, os cortes histológicos, que são colocados sobre lâminas de vidro. Os cortes são obtidos por meio de instrumentos de grande precisão chamados micrótomos; porém, antes de serem seccionados, os tecidos e os órgãos necessitam passar por uma série de tratamentos, que serão descritos a seguir.

A fixação preserva as amostras que serão observadas ao microscópio

Logo após sua retirada do corpo, células ou fragmentos de tecidos e de órgãos devem ser submetidos a um processo denominado fixação, que tem como finalidades: evitar a digestão dos tecidos por autólise, isto é, por enzimas das próprias células ou bactérias; endurecer as amostras; e preservar, o melhor possível, a sua estrutura e sua composição molecular.

A fixação pode ser feita por métodos químicos ou, menos frequentemente, por métodos físicos. Na fixação química, os tecidos são imersos em soluções de agentes desnaturantes ou que estabilizam as moléculas, formando pontes entre elas. Essas soluções são chamadas de fixadores.

Para permitir a rápida entrada da solução do fixador no interior dos fragmentos de tecidos e órgãos, eles devem ser recortados em fragmentos menores antes de serem colocados no fixador. Dessa maneira, fica garantida a melhor preservação da estrutura e da composição química. Em animais de laboratório, é possível usar a perfusão intravascular do fixador, que alcança o interior dos tecidos rapidamente pelos vasos sanguíneos, resultando em fixação de boa qualidade.

Um dos fixadores mais usados para microscopia de luz é a solução de formaldeído a 4%. Há muitos outros tipos de fixadores, às vezes constituídos por misturas de diversos componentes. Para exame ao microscópio eletrônico, usa-se frequentemente o glutaraldeído, cujas moléculas formam pontes entre as moléculas das células e dos tecidos. Na microscopia eletrônica, usa-se frequentemente uma fixação dupla, mergulhando as amostras inicialmente em uma solução de glutaraldeído e, em seguida, em uma solução de tetróxido de ósmio, que preserva e fornece contraste aos lipídios e às proteínas. Ver informações sobre fixação histológica, em *Para saber mais – Química da fixação histológica*.

> **PARA SABER MAIS**
>
> #### Química da fixação histológica
>
> A fixação química é um processo complexo e nem sempre bem elucidado. Formaldeído e glutaraldeído são conhecidos por reagir com os grupos amina (NH_2) das proteínas. Muitos fixadores precipitam e coagulam proteínas e outros componentes dos tecidos. No caso do glutaraldeído, a sua ação fixadora é reforçada pelo fato de ser um dialdeído que promove de modo muito eficiente a formação de ligações cruzadas entre proteínas das células e da MEC. Dessa maneira, muitas proteínas são mantidas nos seus locais após a fixação.

Durante a inclusão, as amostras são embebidas com parafina ou resina

Após a fixação, as amostras devem ser infiltradas com substâncias que as endurecem para permitir a obtenção de secções delgadas em um micrótomo. Esse processo é denominado inclusão e as substâncias mais utilizadas para esse fim são a parafina e alguns tipos de resina. A parafina é habitualmente utilizada para microscopia de luz, e as resinas do tipo epóxi, para microscopia de luz e eletrônica.

Para a inclusão em parafina, as amostras necessitam antes passar por duas etapas: desidratação e clareamento. A água contida nas amostras necessita ser extraída pela imersão dos fragmentos das amostras em sucessivos banhos de soluções de concentrações crescentes de **etanol** (geralmente, desde etanol 70% em água até etanol 100%).

Após a desidratação, o etanol deve ser substituído por um meio intermediário que seja miscível tanto em etanol quanto no meio que foi escolhido para inclusão (parafina ou resina). Para a inclusão em parafina, as substâncias intermediárias mais usadas são o xilol e o toluol. Quando os fragmentos de tecidos são embebidos no solvente orgânico, eles ficam transparentes ou translúcidos, e, por esse motivo, essa etapa também é denominada **clareamento**.

Em seguida, as amostras são colocadas em parafina derretida mantida em uma estufa entre 56 e 60°C. A essa temperatura, o solvente orgânico evapora e as amostras ficam preenchidas ou embebidas com parafina. Depois que os fragmentos são retirados da estufa e retornam à temperatura ambiente, a parafina solidifica e as amostras se tornam rígidas.

Os blocos de parafina que contêm os tecidos são então levados a um micrótomo (Figura 1.1), no qual são seccionados por uma lâmina de aço ou de vidro, de modo a fornecer cortes, geralmente de 1 a 10 μm de espessura. Os cortes são colocados para flutuar sobre a superfície de água aquecida e, depois, posicionados sobre gotas de água dispostas sobre lâminas de vidro. Após as gotas secarem, os cortes aderem à lâmina e podem ser corados ou submetidos a outras técnicas de análise.

É importante conhecer algumas das dimensões utilizadas em microscopia: 1 **micrômetro** (1 **μm**) corresponde a um milésimo de um milímetro (0,001 mm) e a um milionésimo de um metro. Um **nanômetro** (1 **nm**) corresponde a um milésimo de um micrômetro (0,001 μm) e a um milionésimo de um milímetro. O Quadro 1.1 reúne exemplos de dimensões de estruturas celulares.

A fixação de células, tecidos e órgãos pode ser obtida por congelação

Outra maneira de preparar cortes histológicos de tecidos e órgãos consiste em submeter as amostras a um congelamento rápido, chamado **fixação por congelação**; um método físico de fixação. Assim, os componentes das amostras, suas estruturas e moléculas, são rapidamente preservados. As amostras se tornam rígidas e prontas para serem seccionadas em micrótomos especialmente designados para cortar tecidos congelados denominados **micrótomo de congelação, criostato** ou **criomicrótomo**.

Quadro 1.1 Exemplos de dimensões de algumas estruturas celulares.

Estrutura	Dimensão
Membrana plasmática	7 a 10 nm de espessura
Filamento de citoqueratina	7 a 10 nm de espessura
Filamento de F-actina	7 nm de espessura
Hemácia (espécie humana)	6 a 8 μm de diâmetro
Mitocôndria esférica	0,5 a 1 μm de diâmetro
Mitocôndria alongada	0,5 μm de largura e de 8 a 10 μm de comprimento
Lisossomo	1 a 2 μm de diâmetro

Esse procedimento possibilita a obtenção rápida de cortes histológicos sem passar pelo longo procedimento de fixação química, desidratação e inclusão descrito anteriormente, que pode durar vários dias. É utilizado em hospitais para possibilitar a observação em poucos minutos de cortes de amostras obtidas em atos cirúrgicos. São os chamados "**cortes por congelação**". Congelar tecidos é também muito útil para o estudo histoquímico de enzimas e de outras proteínas presentes em células e em tecidos em cortes histológicos.

O congelamento, ao contrário da fixação química, não inativa a maioria das enzimas e mantém muitas proteínas em suas conformações naturais e em seus locais originais. Por esse motivo, é muito utilizado para analisar a presença de moléculas em cortes, seja para diagnóstico clínico, seja em laboratórios de pesquisa. Uma técnica muito utilizada é a da **imunocitoquímica**, que identifica e localiza moléculas em cortes por meio de anticorpos produzidos contra elas, descrita mais adiante no subitem "Pela imunocitoquímica, é possível identificar moléculas por reações antígeno-anticorpo" da seção *Detecção de moléculas específicas*.

Para observar lipídios em cortes de tecidos é necessário o uso de secções congeladas, porque a imersão dos tecidos em solventes como xilol ou toluol durante o seu processamento dissolve e remove os lipídios dos cortes.

Coloração de cortes histológicos

A maioria das células e tecidos é incolor, e, por esse motivo, os cortes histológicos devem quase sempre ser submetidos a uma **coloração** para serem observados ao microscópio. Mais adiante, será descrito um tipo de microscopia chamado **contraste de fase**, que permite observar cortes sem coloração.

Para se proceder à coloração é necessário antes retirar a parafina presente nos cortes, porque a maioria das soluções corantes é aquosa e água não é miscível e não penetra na parafina. Antes da coloração, as lâminas de

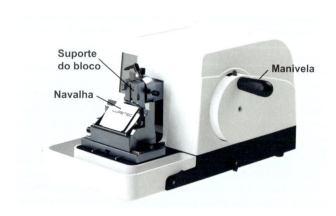

Figura 1.1 Micrótomo utilizado para obter cortes de espécimes incluídos em parafina ou resina. Acionando-se a manivela, o bloco contendo o espécime sobe e desce. A cada volta completa da manivela, o bloco avança uma distância (geralmente 1 a 10 μm) e, ao passar pela navalha, deixa nela um corte. (Cortesia de Lupetec, modelo MRP2016SA.)

vidro com os cortes nelas aderidas são mergulhadas em xilol ou toluol para remover a parafina. Em seguida, são mergulhadas em soluções de concentrações decrescentes de etanol e, finalmente, em água, para hidratar os cortes. Os cortes hidratados podem ser colocados nas soluções aquosas que contêm os corantes.

Infelizmente, poucos corantes são capazes de demonstrar adequadamente todos os componentes de um corte. Por esse motivo, foram desenvolvidas muitas metodologias para colorações, cada uma utilizando diferentes corantes e demonstrando de maneira especializada alguns componentes do corte, mas não outros.

Uma coloração que é largamente empregada, e que evidencia grande parte dos componentes das células e da MEC, é a que utiliza duas soluções dos corantes **hematoxilina** e **eosina**, frequentemente abreviada por **HE**.

Como funcionam alguns corantes histológicos

De maneira simplificada, é possível afirmar que as moléculas de muitos corantes são sais; portanto, formados por um componente aniônico (ácido) e um componente catiônico (básico). Nesses corantes, quase sempre apenas um desses componentes é dotado de cor. Os corantes cujo componente corado é básico são denominados **corantes básicos**, e aqueles cujo componente corado é ácido, **corantes ácidos**.

Ainda de maneira simplificada: se for usada uma coloração por um corante básico, sua porção corada tem afinidade pelos componentes ácidos do corte. Dessa maneira, os corantes básicos têm grande afinidade pelos núcleos, pelos nucléolos, pelo ergastoplasma, porque todos exibem grande concentração de ácidos nucleicos, que têm muitos grupos fosfato. Também será corada, por exemplo, a MEC da cartilagem hialina, porque muitas de suas moléculas têm grupamentos sulfato. As estruturas das células e da matriz que têm afinidade por corantes básicos e se coram por corantes básicos são denominadas **basófilas**. O núcleo, o nucléolo, o ergastoplasma, a matriz da cartilagem hialina são, portanto, classificados como basófilos, sob o ponto de vista de sua coloração.

Por outro lado, se for usada uma coloração por um corante ácido, sua porção corada tem afinidade pelos componentes do corte, que tem caráter básico ou levemente básico. Em uma coloração rotineira, os corantes ácidos coram principalmente regiões ricas em proteínas, por exemplo, o citoplasma fundamental (citosol), as mitocôndrias, alguns tipos de grânulos de secreção (tais como os de glândulas exócrinas e os grânulos específicos dos eosinófilos do sangue), as fibras de colágeno da MEC, as miofibrilas de células musculares estriadas. Devido às características de sua coloração, as estruturas agora mencionadas são classificadas como **acidófilas**.

Exemplos de corantes básicos: azul de toluidina e azul de metileno. A hematoxilina, embora não seja um sal, comporta-se, na prática, como um corante básico. Esses corantes coram em azul ou azul-arroxeado o núcleo, o nucléolo, o ergastoplasma, a MEC da cartilagem hialina.

Exemplos de corantes ácidos: eosina, *orange* G. Coram, respectivamente, em cor-de-rosa ou amarelo-alaranjado, o citoplasma, as fibras colágenas, alguns grânulos de secreção.

Na verdade, os mecanismos de coloração são bem mais complexos do que descrito aqui, pois as afinidades dos corantes pelas estruturas presentes nos cortes dependem muito do pH da solução do corante e de outros fatores. Além disso, o funcionamento de algumas soluções corantes depende de aditivos, por exemplo, as lacas, cujo mecanismo de ação nem sempre é conhecido.

É importante salientar que, embora a maioria dos corantes seja útil para visualizar os componentes das células e dos tecidos, eles, em geral, oferecem pouquíssima informação sobre a sua natureza química. Para essa finalidade, foram criadas técnicas de **citoquímica** e de **histoquímica**.

Algumas técnicas de coloração mais usadas em histologia

Entre todos os corantes, a combinação **HE** é a mais utilizada. A hematoxilina cora em azul ou violeta o núcleo das células e outras estruturas ácidas, tais como porções do citoplasma ricas em ácido ribonucleico (RNA) e a MEC da cartilagem hialina. A eosina, por outro lado, cora o citoplasma, as mitocôndrias e o colágeno em cor-de-rosa, e grânulos de secreção e grânulos de eosinófilos em cor-de-rosa ou alaranjado (Figura 1.2).

A coloração por HE é muito prática, mas não revela bem todas as organelas e componentes da MEC. A cor das mitocôndrias, por exemplo, confunde-se com a do citoplasma.

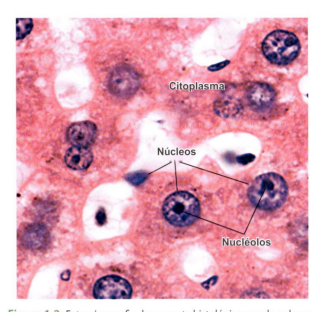

Figura 1.2 Fotomicrografia de um corte histológico corado pelos corantes hematoxilina e eosina. A maior parte da imagem contém hepatócitos, células do fígado organizadas em cordões e que deixam espaços entre si preenchidos por capilares sanguíneos. O citoplasma dos hepatócitos está corado em cor-de-rosa pela eosina. A hematoxilina cora a cromatina dos núcleos e os nucléolos em azul-arroxeado. (Grande aumento. Imagem de P. Abrahamsohn.)

Por esse motivo, muitas outras metodologias foram desenvolvidas para evidenciar especificamente algumas organelas, como as mitocôndrias, o complexo de Golgi, os lisossomos e os grânulos de secreção. As fibras elásticas e as fibras reticulares do tecido conjuntivo necessitam de colorações específicas para serem evidenciadas.

Outra maneira de evidenciar componentes de células e tecidos é tratar as amostras por soluções que contêm sais de metais como prata e ouro, que infiltram nas amostras e se precipitam sobre alguns de seus componentes. São técnicas chamadas de **impregnação metálica**, usadas, por exemplo, para demonstrar o complexo de Golgi, as fibras reticulares do tecido conjuntivo e, de modo intensivo, para estudar componentes do tecido nervoso.

Combinações de três ou mais corantes foram desenvolvidas para facilitar a visualização de componentes de cortes, como as fibras do tecido conjuntivo, que, por exemplo, ajudam a diferenciar fibras colágenas de fibras musculares lisas. Exemplos são o tricrômico de Mallory e o tricrômico de Masson, que mostram componentes dos cortes em mais de duas cores (Figura 1.3).

O procedimento inteiro, desde a fixação até a finalização de uma lâmina corada para a observação de um corte histológico em um microscópio de luz, pode demorar de 12 horas a vários dias, dependendo do tamanho do tecido, do fixador e do meio de inclusão utilizados e da metodologia de coloração aplicada.

Citoquímica e histoquímica

Os termos **histoquímica**, **citoquímica** e **imunocitoquímica** são usados para designar métodos que permitem identificar, localizar e, às vezes, quantificar substâncias presentes em cortes histológicos ou em células cultivadas. Esses métodos se baseiam principalmente em reações químicas específicas ou em interações de alta afinidade entre moléculas.

Para poderem ser vistos ao microscópio, esses procedimentos produzem nos cortes ou em células inteiras substâncias insolúveis coloridas ou fluorescentes (para microscopia de luz) ou elétron-densas (para microscopia eletrônica).

Detecção de íons

Cálcio, ferro e fosfato são exemplos de íons que podem ser localizados por reações químicas aplicadas em cortes e que resultam na formação de produtos insolúveis de cor escura ou coloridos nos locais onde esses íons estão presentes (Figura 1.4).

Ácidos nucleicos

DNA pode ser detectado e quantificado nos núcleos das células de cortes histológicos ou de células presentes sobre lâminas de vidro por meio da **reação de Feulgen**. É uma reação bastante específica que cora em vermelho-magenta os locais que contêm DNA. RNA e DNA também podem ser evidenciados pela coloração de células ou cortes de tecidos com corantes básicos, por meio da técnica da galocianina e por meio de microscopia de fluorescência (ver mais adiante).

Proteínas e métodos específicos para enzimas

Há métodos histoquímicos genéricos para demonstrar proteínas em células e em cortes de tecidos, porém, para a localização de proteínas específicas, são necessários **métodos imunocitoquímicos** (ver mais adiante neste capítulo).

Vários métodos histoquímicos revelam **enzimas** com maior ou menor especificidade. Exemplos de enzimas que podem ser detectadas:

- **Fosfatases:** são enzimas amplamente encontradas no organismo. De acordo com o método utilizado, o produto final da reação histoquímica é insolúvel, de cor marrom-escura ou colorido. Podem ser detectadas, por exemplo, fosfatases alcalinas com atividade máxima em um pH alcalino (Figura 1.5) e fosfatases ácidas,

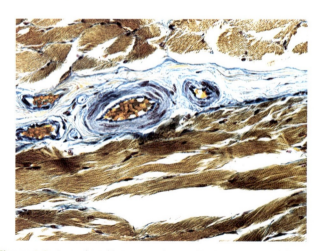
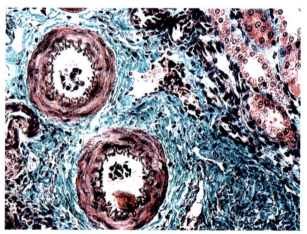

Figura 1.3 Cortes histológicos corados por técnicas que usam três ou mais corantes: à esquerda, pelo tricrômico de Mallory, com tecido conjuntivo corado em azul-claro; e à direita, pelo tricrômico de Masson, com tecido conjuntivo corado em verde. (Pequeno aumento. Imagem de P. Abrahamsohn.)

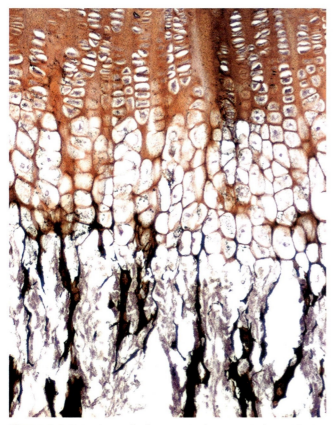

Figura 1.4 Fotomicrografia de um corte de osso tratado por técnica histoquímica para demonstrar a localização de íons cálcio. Os precipitados escuros na *metade inferior* da imagem indicam a existência de fosfato de cálcio no osso e na cartilagem calcificada. O tecido cartilaginoso não calcificado (corado em alaranjado) ocupa a *metade superior* da imagem. (Médio aumento.)

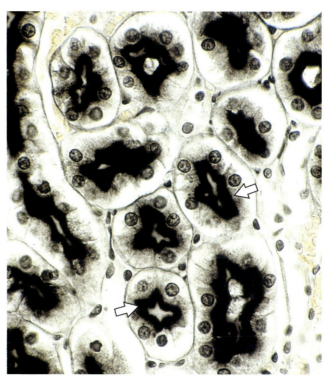

Figura 1.5 Fotomicrografia de túbulos renais em corte de rim tratado para demonstração da enzima fosfatase alcalina. Nos locais em que a enzima está presente, há um precipitado de sais de chumbo visto como regiões escuras dos túbulos (*setas*). (Médio aumento.)

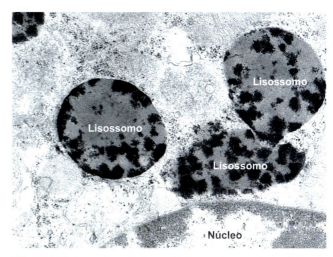

Figura 1.6 Detecção de fosfatase ácida por microscopia eletrônica de transmissão. Célula de rim de rato que mostra três lisossomos próximos de um núcleo. Os depósitos escuros no interior dos lisossomos são fosfato de chumbo que precipitou nos locais em que havia fosfatase ácida. (Grande aumento. Cortesia de E. Katchburian.)

para demonstrar **lisossomos** por microscopia de luz ou eletrônica (Figura 1.6)

- **Desidrogenases:** têm papel importante em muitos processos metabólicos. A sua demonstração histoquímica é feita de modo que elas removam hidrogênio de um substrato e o transfiram a outro produzindo uma reação colorida insolúvel. Por exemplo, a succinodesidrogenase – enzima fundamental do ciclo de Krebs – pode ser localizada nas mitocôndrias
- **Peroxidases:** sao encontradas em plantas, animais e microrganismos. Em vertebrados, atuam na transformação de produtos de catabolismo nocivos ao organismo. Transformam H_2O_2 (água oxigenada) produzindo moléculas de água. Para detectá-la em cortes histológicos, utiliza-se, geralmente, a 3-3-diaminobenzidina (DAB). Na presença de peroxidase e H_2O_2, a DAB é oxidada, resultando em uma substância de cor marrom que precipita nos locais em que a enzima está presente e que pode ser visualizada ao microscópio óptico.

Polissacarídios, glicoproteínas e glicosaminoglicanos

Os **polissacarídios** dos organismos animais existem livres ou combinados com proteínas e lipídios, nesse caso, constituindo um grupo de moléculas bastante heterogêneo. Os polissacarídios podem ser demonstrados pela reação de ácido periódico-Schiff (PAS), que se baseia na transformação de radicais glicol de açúcares em grupamentos aldeído pelo tratamento dos cortes por uma solução de ácido periódico. Em seguida, os cortes são colocados no reagente de Schiff e os grupamentos aldeído são revelados por uma cor púrpura ou magenta nos locais do corte em que há muitos polissacarídios.

Um polissacarídio livre muito encontrado no organismo é o glicogênio, que pode ser demonstrado pela reação de PAS.

Glicoproteínas são moléculas de proteínas associadas a cadeias pequenas e ramificadas de açúcares (oligossacarídios). A cadeia proteica predomina em peso e volume sobre a cadeia de oligossacarídio. A Figura 1.7 mostra estruturas ricas em glicoproteínas, coradas pela reação de PAS.

Glicosaminoglicanos são polissacarídios não ramificados, intensamente aniônicos, que contêm monossacarídios aminados (aminoaçúcares). Quando um grande número de cadeias de glicosaminoglicanos se liga ao longo de um eixo proteico, elas constituem os **proteoglicanos**, que constituem alguns dos componentes mais importantes da MEC do tecido conjuntivo. (Ver mais informações sobre essas moléculas no Capítulo 5, *Tecido Conjuntivo*, e no Capítulo 7, *Tecido Cartilaginoso*.) Os glicosaminoglicanos são fortemente aniônicos (ácidos) e podem ser detectados em cortes pelo corante *alcian blue*.

Lipídios

A maneira mais utilizada para revelar lipídios neutros (triglicerídeos) é por meio de corantes solúveis em lipídios. Cortes obtidos por congelação são imersos em soluções saturadas com esses corantes (os corantes *sudan IV* e *sudan black* são os mais usados). O corante se dissolve nas gotículas de lipídios, as quais adquirem a cor do corante. Métodos adicionais devem ser usados para a detecção de colesterol e seus ésteres, de fosfolipídios e de glicolipídios, e são úteis para diagnosticar doenças metabólicas em que há acúmulo intracelular de diferentes tipos de lipídio.

Detecção de moléculas específicas

Açúcares, proteínas e ácidos nucleicos podem ser detectados em células ou em cortes histológicos por meio de substâncias que interagem com altas afinidade e especificidade com essas moléculas.

Faloidina, proteína A, lectinas e anticorpos são exemplos de substâncias que interagem especificamente com moléculas. Essas substâncias não têm cor: portanto, não podem ser vistas ao microscópio. Para que possam ser usadas, necessitam ser previamente acopladas a um outro composto genericamente chamado de **marcador** ou **traçador**. Esse deve ser visualizável por microscopia de luz, microscopia eletrônica ou por um detector automático (em laboratórios clínicos ou de pesquisa). O marcador acoplado a uma substância que tenha afinidade específica por uma molécula denuncia, indiretamente, a presença dessa molécula que se quer detectar (Figura 1.8).

Exemplos de **marcadores** usados em pesquisa ou laboratórios clínicos:

- **Substâncias fluorescentes** acopladas a outras moléculas (para serem visualizadas com um microscópio de fluorescência ou microscópio de *laser* ou detectores)
- **Enzimas**, por exemplo, peroxidase e fosfatase
- **Metais** (geralmente partículas de ouro) que podem ser observados por microscopia eletrônica de transmissão
- **Peroxidase** extraída de vegetais e purificada tem aplicação muito importante como marcador em pesquisa biológica e biomédica após ser acoplada a outras substâncias.

Exemplos de substâncias que interagem especificamente com outras moléculas:

- **Faloidina**: extraída de um cogumelo (*Amanita phalloides*), interage fortemente com actina e é geralmente marcada (acoplada) com substâncias fluorescentes para demonstrar filamentos de actina presentes em células ou em cortes de tecidos
- **Proteína A**: extraída de *Staphylococcus aureus* e se liga à região Fc de moléculas de imunoglobulinas (anticorpos). Quando a proteína A é ligada a um marcador, é possível detectar imunoglobulinas em cortes histológicos ao microscópio de luz ou eletrônico
- **Lectinas**: proteínas ou glicoproteínas derivadas principalmente de sementes de alguns vegetais e que se ligam especificamente a moléculas de carboidratos. Ligam-se, portanto, a glicoproteínas, proteoglicanos e glicolipídios, e são usadas, por exemplo, para caracterizar moléculas de membranas celulares
- **Imunoglobulinas (anticorpos)**: glicoproteínas que reconhecem e se ligam com alta especificidade a moléculas de proteínas e glicoproteínas.

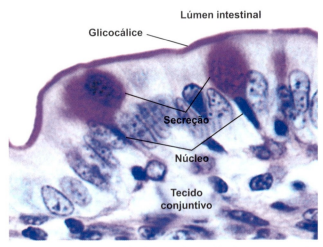

Figura 1.7 Fotomicrografia de corte de epitélio de revestimento intestinal, tratado pela técnica de PAS. Na imagem, há duas células em forma de cálices secretoras de muco, chamadas **células caliciformes**. Sua secreção está intensamente corada pela reação de PAS devido ao alto conteúdo de polissacarídios no muco. Os seus núcleos ocupam a porção delgada das células, como se fossem os pés de um cálice. A faixa intensamente corada na superfície das células epiteliais é o glicocálice das células epiteliais, rico em polissacarídios. Corte contracorado com hematoxilina para demonstrar os núcleos. (Grande aumento. Imagem de P. Abrahamsohn.)

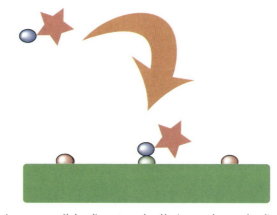

Figura 1.8 Moléculas presentes em cortes histológicos ou em células dispostas sobre lâminas podem ser localizadas por microscopia, por meio de substâncias que têm grande afinidade por essas moléculas.

Pela imunocitoquímica, é possível identificar moléculas por reações antígeno-anticorpo

A imunocitoquímica é muito utilizada em pesquisa biomédica e em laboratórios clínicos. Pela interação de anticorpos e moléculas por eles reconhecidas, é possível identificar e quantificar moléculas em cortes histológicos, em células cultivadas ou *in vitro*.

Para realizar uma reação imunocitoquímica, células em cultura ou um corte de tecido que supostamente contenham determinada proteína são incubados em uma solução que contém um anticorpo que reconhece essa proteína. Como a molécula do anticorpo não é visível por microscopia, ela deve ser antes acoplada a um marcador. O anticorpo se liga especificamente à proteína e seu marcador pode então ser evidenciado por microscopia de luz ou eletrônica, dependendo do marcador escolhido.

Para realizar a técnica, é necessário que o anticorpo contra a proteína que se pretende detectar esteja disponível, seja comercialmente ou no laboratório em que será utilizado. Para isso, a proteína deve ter sido purificada e isolada para que anticorpos possam ser produzidos contra ela.

Veja aplicações da imunocitoquímica em pesquisa médica e biológica e em laboratórios clínicos nas Figuras 1.9 a 1.12.

Mais adiante, em *Para saber mais – Técnicas de imunocitoquímica*, há mais informações sobre procedimentos da técnica.

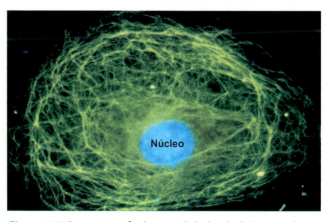

Figura 1.9 Fotomicrografia de uma célula decidual de camundongo cultivada *in vitro*. A proteína desmina, presente em filamentos intermediários que fazem parte do seu citoesqueleto, foi detectada por uma técnica de imunocitoquímica indireta utilizando fluoresceína, um marcador fluorescente. Em verde, a rede de filamentos intermediários ocupa a maior parte do citoplasma. (Grande aumento. Cortesia de Fabiano G. Costa.)

No Quadro 1.2, há exemplos de utilização de imunocitoquímica em laboratório clínico para diagnóstico e tratamento de doenças.

A hibridização permite reconhecer trechos de ácidos nucleicos

Um dos desafios centrais da biologia celular é entender o funcionamento das células em seus detalhes moleculares.

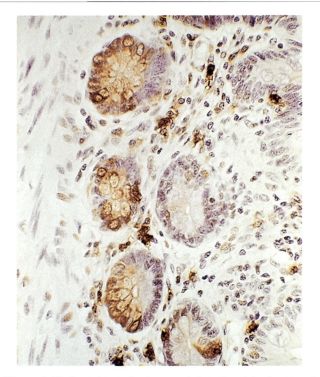

Figura 1.10 Fotomicrografia de corte de intestino delgado no qual foi aplicada técnica imunocitoquímica para demonstrar lisozima em lisossomos. A cor marrom é o resultado da reação feita para demonstrar a enzima peroxidase; o marcador que foi acoplado ao anticorpo antilisozima indica os locais em que lisozima está presente. Núcleos corados com hematoxilina. (Médio aumento.)

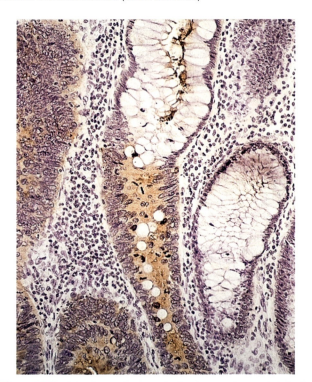

Figura 1.11 Fotomicrografia de corte de adenocarcinoma de intestino grosso para demonstração imunocitoquímica de antígeno carcinoembriônico. O anticorpo usado estava acoplado à peroxidase, evidenciada pela cor marrom. Portanto, os locais corados em marrom indicam células que contêm o antígeno carcinoembriônico. Núcleos corados por hematoxilina. (Médio aumento.)

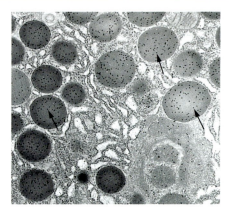

Figura 1.12 Célula acinosa do pâncreas examinada por microscopia eletrônica de transmissão. Corte incubado com anticorpo antiamilase e, em seguida, com proteína A, que tem alta afinidade por moléculas de anticorpo e que estava acoplada a partículas de ouro. Essas são vistas como delicados pontos pretos sobre os grânulos de secreção e indicam a presença de amilase no corte. (Grande aumento. Cortesia de M. Bendayan.)

Esse objetivo requer técnicas que viabilizem, por exemplo, a análise das moléculas envolvidas no fluxo de informação do DNA até a produção de proteínas. Muitas técnicas são baseadas em hibridização (ou hibridação).

Hibridização, nesse contexto, é o termo usado para designar a ligação entre duas cadeias únicas de moléculas de ácidos nucleicos (DNA com DNA, RNA com RNA ou RNA com DNA) que se reconheçam entre si se suas sequências forem complementares, resultando na formação de moléculas de cadeia dupla. A hibridização possibilita a identificação de sequências específicas de DNA ou RNA. Quando é realizada com células, cortes histológicos, esfregaços de células ou cromossomos de células mitóticas, a técnica é chamada de **hibridização *in situ***.

Hibridização in situ

Essa técnica pode ser usada, por exemplo, para averiguar se uma célula tem uma sequência específica de DNA (p. ex., um gene ou parte de um gene), ou para definir a localização de um gene em um cromossomo ou identificar as células nas quais um gene específico esteja ativo e sendo transcrito.

Para realizar a hibridização, é necessário partir de um trecho de cadeia de ácido nucleico que seja complementar ao que se pretende identificar. Essas cadeias são chamadas de **sondas**. As sondas podem ser obtidas por clonagem, por amplificação da sequência por meio de reação em cadeia da polimerase (PCR, do inglês *polymerase chain reaction*) ou por síntese se a sequência desejada for curta. A sonda necessita ser acoplada a um marcador, para que a ligação possa ser reconhecida em um microscópio ou outro equipamento.

A hibridização *in situ* é feita em cortes, células ou cromossomos. As amostras são inicialmente aquecidas para separar as cadeias duplas de seu DNA em cadeias simples. Em seguida, uma solução contendo a sonda é colocada em contato com o espécime para permitir a hibridização.

PARA SABER MAIS

Técnicas de imunocitoquímica

Há basicamente duas técnicas de imunocitoquímica: técnica direta e técnica indireta. A técnica direta é um procedimento mais simples que a técnica indireta, por ser realizada em uma única etapa. No entanto, a sensibilidade da resposta é menor em comparação com a técnica indireta. Em ambas, há necessidade de acoplar um anticorpo a um marcador apropriado. Esse marcador pode ser uma molécula fluorescente, uma enzima (p. ex., peroxidase ou fosfatase) ou uma partícula elétron-densa, se a reação será observada em um microscópio eletrônico.

- **Técnica direta de imunocitoquímica**: um corte de tecido ou células dispostas em uma superfície são incubados durante algum tempo com o anticorpo acoplado a um marcador, para que o anticorpo reconheça, interaja e se ligue ao antígeno (Figura 1.13). Em seguida, o corte é lavado para remover as moléculas de anticorpo que não se ligaram. Se o marcador utilizado tiver sido uma molécula fluorescente, o corte pode ser observado em um microscópio óptico ou em um microscópio confocal. Se o marcador for uma enzima, o corte ou células devem ser antes colocados em contato com o substrato da enzima para produzir um composto colorido, para exame em um microscópio óptico. Se o marcador for um material elétron-denso (p. ex., partículas de ouro), o preparado pode ser examinado em um microscópio eletrônico. Os locais do preparado que contêm o antígeno que se procura ficarão fluorescentes ou coloridos ou serão cobertos por partículas de ouro

- **Técnica indireta de imunocitoquímica:** é mais sensível, porém requer mais etapas na sua execução. Para detectar uma molécula presente em cortes ou em células de humanos, é necessário utilizar dois anticorpos diferentes: um **anticorpo primário** produzido contra essa molécula e um segundo anticorpo denominado **anticorpo secundário**, produzido contra o anticorpo primário.

Como são produzidos esses anticorpos?

Vamos supor que anticorpo primário contra a molécula que se quer detectar foi produzido em um coelho.

O anticorpo secundário deve ser um antianticorpo capaz de reconhecer anticorpos de coelho. Ele deve ser produzido em outro animal, por exemplo, uma cabra. Anticorpos de coelho são injetados em uma cabra, a qual produzirá anticorpos anticoelho. Esse anticorpo secundário será acoplado a um marcador para poder ser observado em microscópio.

Na primeira etapa da técnica indireta, um corte de tecido que supostamente contém a molécula que se procura reconhecer é incubado com anticorpo primário, produzido em um coelho. Depois de lavar os cortes, eles são incubados com o segundo anticorpo, o anticorpo secundário, um antianticorpo marcado (produzido em uma cabra). Este reconhecerá e se ligará ao anticorpo primário de coelho que se ligou às moléculas presentes no corte ou nas células (Figura 1.13). Em seguida, o corte é lavado e observado ao microscópio.

Apesar de ser mais complexa, a técnica de imunocitoquímica indireta é mais sensível, respondendo com um sinal muito maior que a técnica direta, o que pode ser observado pela comparação das técnicas na figura. Há outros tipos de métodos indiretos que envolvem o uso de moléculas intermediárias, como a que utiliza biotina-avidina.

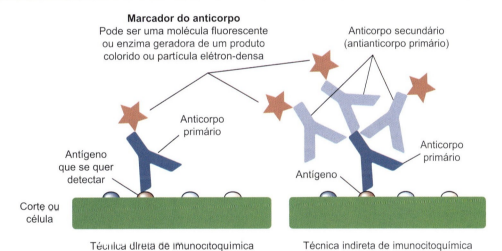

Figura 1.13 Princípios básicos das técnicas de imunocitoquímica direta e indireta.

Quadro 1.2 Aplicações de imunocitoquímica para diagnóstico e controle de tratamento de algumas doenças.

Antígenos	Finalidade diagnóstica ou terapêutica
Proteínas de filamentos intermediários	
Citoqueratinas	Tumores de origem epitelial
Proteína fibrilar ácida glial	Tumores de certas células da neuróglia
Vimentina	Tumores de tecido conjuntivo
Desmina	Tumores de tecido muscular
Outras proteínas	
Hormônios proteicos ou polipeptídicos	Tumores produtores de hormônios
Antígeno carcinoembriônico (CEA)	Tumores de glândulas, principalmente do tubo digestivo e mamárias
Receptores para hormônios esteroides	Tumores de glândulas mamárias (para escolha de terapia adequada)
Antígenos de vírus	Infecções virais

Em seguida, a localização da sonda ligada à sua sequência complementar é revelada, etapa que varia com o tipo de marcador que foi utilizado na sonda. A Figura 1.14 apresenta um exemplo.

A radioautografia *in situ* fornece informações funcionais sobre as células, os tecidos e os órgãos

O método radioautográfico (ou autorradiográfico) permite identificar moléculas marcadas por átomos radioativos presentes em cortes de tecidos, em células cultivadas *in vitro* sobre lâminas ou sobre placas.

A primeira etapa do método consiste em fornecer uma substância radioativa a animais ou a células em cultivo. A escolha dessa substância depende da finalidade do estudo e geralmente são usadas pequenas moléculas radioativas, tais como aminoácidos, nucleotídios e açúcares. Essas moléculas são chamadas de **precursores**, porque serão usadas pelas células para sintetizar moléculas maiores: proteínas, ácidos nucleicos, polissacarídios, glicoproteínas.

Depois que os animais ou células tiveram tempo para sintetizar novas moléculas incorporando os precursores radioativos nessas novas moléculas, as células ou amostras de tecidos dos animais são fixadas e as células ou cortes de tecidos são recobertos com uma emulsão fotográfica. A emulsão funciona como um detector da radioatividade emitida pelas moléculas presentes nas células e nos cortes, e resulta na formação de minúsculos grânulos de prata, à semelhança do que ocorre em um negativo fotográfico após exposição à luz.

Observando-se as células ou os cortes por meio de um microscópio óptico ou eletrônico de transmissão, identificam-se grânulos de prata sobre estruturas das células ou da MEC. Esses grânulos denunciam a presença de moléculas sintetizadas após o fornecimento de precursores radioativos.

Pela radioautografia, podem ser realizados estudos funcionais de muitos processos biológicos. Se o precursor fornecido tiver sido um aminoácido radioativo, é possível conhecer quais células de um tecido produzem mais e quais produzem menos proteínas, porque o número de grânulos de prata existentes sobre as células é proporcional à intensidade de síntese de proteína.

Por meio da radioautografia, esclareceu-se, por exemplo, o caminho da produção e da secreção de proteínas nas células, que se inicia pela sua síntese no retículo endoplasmático granuloso, depois, pelo encaminhamento das proteínas recém-formadas para o complexo de Golgi e, finalmente, a distribuição das proteínas no citoplasma ou seu armazenamento em grânulos de secreção e exocitose para o exterior da célula. Se for usado um precursor radioativo de moléculas de DNA (como a timidina radioativa), é possível determinar quais células de um tecido estão se preparando para dividir e em que proporção isso ocorre (Figuras 1.15 e 1.16).

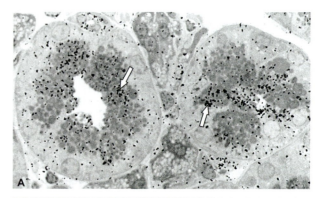

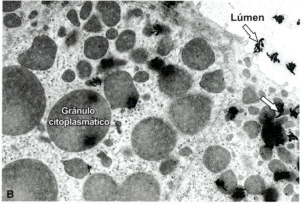

Figura 1.15 Radioautogramas de cortes de glândulas salivares submandibulares de um camundongo que foi injetado com fucose radioativa (3H-fucose) 8 horas antes do sacrifício. **A.** Ao microscópio de luz, observam-se pequenos grãos negros de prata (*setas*), que indicam que a maior parte da fucose radioativa está localizada nos grânulos citoplasmáticos das células dos ductos glandulares. (Médio aumento.) **B.** Tecido preparado para observação em microscópio eletrônico de transmissão. Os grãos de prata são vistos como estruturas enoveladas (*setas*), localizadas principalmente sobre os grânulos citoplasmáticos e no lúmen dos túbulos. (Grande aumento.) (**A** e **B.** Cortesia de T. G. Lima e A. Haddad.)

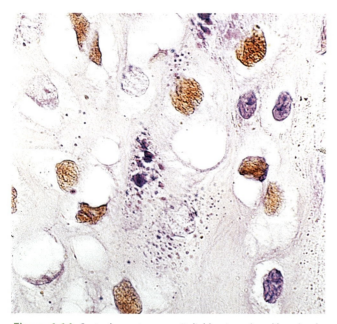

Figura 1.14 Corte de um tumor epitelial benigno (condiloma) submetido à hibridização *in situ*. As áreas marrons são locais em que está localizado o DNA de vírus de papiloma humano tipo 2 (HPVII). (Contracoloração: hematoxilina. Médio aumento. Cortesia de J. E. Levi.)

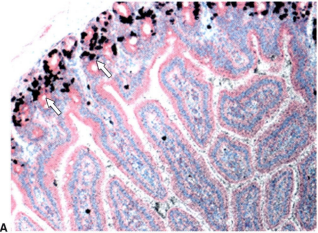
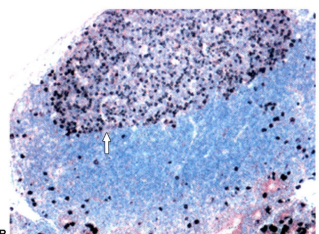

Figura 1.16 Radioautogramas de cortes de órgãos de um camundongo que foi injetado com timidina radioativa (3H-timidina). Os núcleos de células que estavam sintetizando DNA se tornaram radioativos e nos cortes aparecem cobertos por uma grande quantidade de grânulos escuros, os grânulos de prata da emulsão fotográfica que foi colocada sobre a lâmina. **A.** Muitas células epiteliais estavam se dividindo na base das glândulas intestinais (*setas*), mas nenhuma no restante das vilosidades. **B.** Um corte de linfonodo mostra que a divisão de suas células ocorre principalmente nos centros germinativos dessa estrutura (*seta*) e pouco no restante do órgão. (**A** e **B**, cortesia de Telma M. T. Zorn, Mauricio Soto-Suazo, Cleusa M. R. Pellegrini e W. E. Stumpf.)

Cultura de células e tecidos

Células podem ser mantidas vivas fora do corpo para serem estudadas, método muito útil para pesquisar o efeito isolado de moléculas ou de fármacos sobre o funcionamento de diferentes tipos celulares. A cultura de células, chamada **cultura *in vitro***, possibilita a análise direta do comportamento de células vivas por meio de um microscópio, e, além disso, permite a realização de muitos estudos que não podem ser realizados em um animal vivo.

Na cultura *in vitro*, as células são colocadas em meios de composição definida e conhecida, denominados **meios de cultivo**. Contêm sais, aminoácidos e vitaminas, às quais são geralmente adicionados componentes do soro.

Para preparar culturas *in vitro* de um tecido ou órgão, as células devem ser inicialmente separadas

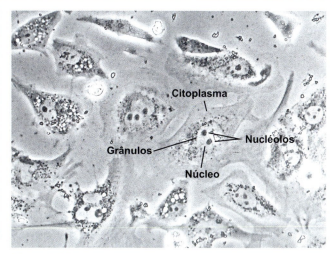

Figura 1.17 Microscopia de contraste de fase. Fotomicrografia de células deciduais de camundongo cultivadas *in vitro* sobre uma lamínula. Na imagem, há várias células de diferentes formas, algumas arredondadas, outras alongadas. Em uma das células estão indicados núcleo, nucléolos e citoplasma, contendo grânulos, provavelmente mitocôndrias e lisossomos. (Médio aumento. Cortesia de Fabiano G. Costa.)

mecanicamente ou por tratamento enzimático. Após isoladas, elas podem ser cultivadas em suspensão ou sobre uma placa de Petri ou sobre uma lamínula, superfícies sobre as quais as células aderem e crescem sob forma de uma única camada de células (Figura 1.17). Todos os procedimentos com células e tecidos vivos devem ser executados em área estéril, usando-se soluções e equipamento estéreis, para evitar sua contaminação por microrganismos. Ver informações sobre linhagens de células em *Para saber mais – Linhagens de células*.

PARA SABER MAIS

Linhagens de células

 Culturas feitas com células obtidas diretamente do corpo de animais são chamadas de **culturas primárias**. A maioria das células obtidas de tecidos normais tem duração de vida finita, programada geneticamente. Cultivos dessas células têm uma vida curta *in vitro*.

Células de tecidos tumorais malignos podem sobreviver e se multiplicar permanentemente em cultivos. Muitos tipos de células originalmente isolados a partir de tecidos normais ou patológicos e mantidos *in vitro* constituem agora **linhagens permanentes de células**, que podem ser mantidas indefinidamente em cultura.

Para tornar possível essa "imortalidade" de células normais, é necessário submetê-las a um tratamento denominado **transformação**, que modifica alguns dos comportamentos dessas células, de modo que se multipliquem indefinidamente.

Microscopia de luz

No **microscópio de luz** ou **microscópio óptico**, as preparações são examinadas por iluminação que atravessa o espécime (*i. e.*, por transiluminação) ou em alguns microscópios especiais por iluminação refletida pelo objeto.

O microscópio de luz é composto de partes mecânicas e ópticas (Figura 1.18).

O componente óptico consiste em três sistemas de lentes: **condensador**, **lentes objetivas** e **lentes oculares**. O condensador concentra a iluminação de uma fonte luminosa e projeta um feixe luminoso sobre o espécime. A lente objetiva recebe o feixe que atravessou o espécime e projeta uma imagem aumentada do espécime em direção à lente ocular. Esta novamente amplia a imagem e a projeta na retina, ou em uma tela, uma câmera fotográfica, ou é capturada por uma câmera digital. Nas imagens projetadas na retina, a ampliação total é calculada multiplicando-se o aumento da objetiva pelo aumento da ocular e por alguma lente intermediária, se houver.

A resolução é uma característica importante de um sistema de lentes

O que se deseja em um microscópio é uma imagem aumentada e com muitos detalhes. Para isso, o fator mais crítico é o parâmetro do sistema óptico chamado **poder de resolução** (também denominado **limite de resolução** ou simplesmente **resolução**). Esse parâmetro pode ser definido como: a menor distância entre duas partículas ou entre duas linhas que possibilita que elas sejam vistas como duas partículas ou duas linhas separadas.

O poder de resolução máximo alcançado pela maioria dos microscópios de luz é de aproximadamente 0,2 μm. Essa resolução torna possível a obtenção de boas imagens aumentadas até 1.000 a 1.500 vezes. Objetos menores ou mais delgados que 0,2 μm (p. ex., a membrana da célula ou um filamento de actina) não podem ser distinguidos com esse instrumento. Da mesma maneira, dois objetos, por exemplo, duas mitocôndrias ou dois lisossomos, serão vistos como um só objeto se estiverem separados por uma distância menor que 0,2 μm.

Portanto, o fator que determina a riqueza de detalhes da imagem fornecida por um sistema óptico é o seu poder de resolução, e não sua capacidade de fornecer grandes aumentos. Uma imagem muito aumentada obtida em um sistema óptico de baixa resolução não mostrará detalhes e será de pouca utilidade. A resolução depende principalmente das lentes objetivas, pois as lentes oculares apenas aumentam a imagem nelas projetadas pelas objetivas. Objetivas de boa qualidade (dotadas de bom poder de resolução) são, portanto, essenciais para a observação de detalhes.

Câmeras de alta sensibilidade e alta resolução permitem a digitalização de imagens que podem ser impressas ou usadas em computadores para análise quantitativa por meio de aplicativos especiais. Videocâmeras também são úteis para estudar células cultivadas *in vitro*.

Observação de cortes não corados

Células e cortes não corados são quase transparentes, pois todas as suas partes têm aproximadamente a mesma densidade óptica (Figura 1.19A).

Os **microscópios de contraste de fase** têm um sistema óptico que possibilita a observação de células e cortes não corados por meio de lentes objetivas e condensadores adaptados (Figura 1.19B). Outra maneira utilizada para observar células ou secções de tecidos não corados é a **microscopia de contraste diferencial (microscopia de Nomarski)**, que produz uma imagem aparentemente tridimensional (Figura 1.19C). As imagens produzidas por esses tipos de microscópios são sempre vistas em preto, branco e tons de cinza.

Microscópio confocal

Em um microscópio óptico comum, a imagem obtida de cortes histológicos ou de células em cultivo resulta da somatória de vários planos focais que se superpõem e são vistos simultaneamente, causando um grau de deterioração da imagem.

Para resolver esse problema, foi desenvolvido o **microscópio confocal**, que torna possível obter imagens de planos individuais muito delgados dos espécimes. Ele tem aplicação principal em pesquisas biológica e biomédica.

Nesses microscópios, o espécime é iluminado por um feixe de luz muito estreito e a imagem coletada (geralmente por reflexão) deve passar por um orifício muito pequeno.

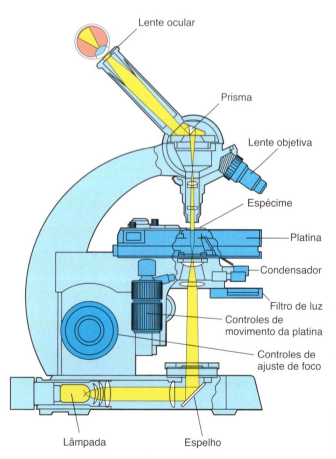

Figura 1.18 Desenho esquemático de um microscópio de luz, que mostra seus principais componentes e o trajeto da luz desde a fonte luminosa até o olho do observador. (Cortesia de Carl Zeiss Co.)

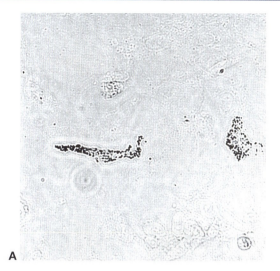

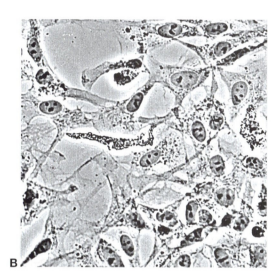

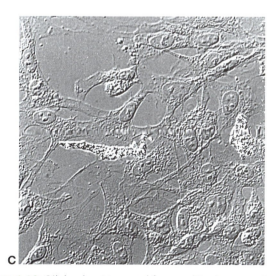

Em consequência desse arranjo, só a imagem originada especificamente de um dos planos do espécime alcança o detector; as imagens de planos anteriores e posteriores a esse plano são bloqueadas (Figura 1.20). Como a informação proveniente de outros planos focais é, em grande parte, eliminada, a imagem do plano focalizado é mais definida e a localização de componentes do espécime pode ser feita com muito mais precisão que em um microscópio de luz comum.

O seguinte arranjo é utilizado na construção de muitos microscópios confocais (Figura 1.21):

- A iluminação é feita por uma fonte de *laser*
- Como essa fonte fornece um ponto de iluminação muito pequeno, o feixe de luz necessita ser varrido sobre certa área do espécime para fornecer a imagem de uma área maior
- O componente do espécime no qual estamos interessados necessita ser marcado com uma molécula fluorescente (isso significa que uma secção rotineira não pode ser estudada)
- A iluminação usada para formar a imagem é refletida pelo espécime
- A iluminação refletida é capturada por um detector, em que o sinal é amplificado eletronicamente para ser visto em um monitor.

Como somente um plano focal muito delgado é focalizado de cada vez (também denominado **secção óptica**), é possível depois reunir os vários planos de um espécime e reconstruí-los em um objeto tridimensional. Para realizar todas essas funções, os microscópios confocais são acoplados a computadores.

Figura 1.19 Células da crista neural foram cultivadas e examinadas por meio de três sistemas ópticos diferentes. O preparado não está corado e as mesmas células aparecem em todas as fotografias – use as duas células pigmentadas para orientar-se em cada imagem. Observe células alongadas com prolongamentos, grânulos e núcleos. **A.** Microscopia de luz convencional. **B.** Microscopia de contraste de fase. **C.** Microscopia de diferença interferencial de contraste segundo Nomarski. (**A**, **B** e **C.** Grande aumento. Cortesia de S. Rogers.)

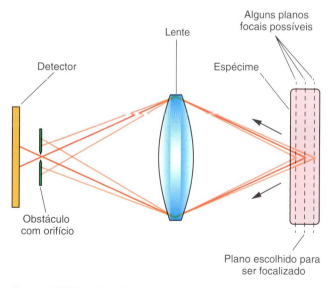

Figura 1.20 Princípio da microscopia confocal. O feixe de luz originado do plano focalizado cruza o pequeno orifício existente no obstáculo e alcança o detector. No entanto, feixes originados de outros planos do objeto são bloqueados pelo obstáculo. Assim, só um plano de foco é observado de cada vez. Os outros planos podem ser escolhidos acionando o botão de foco.

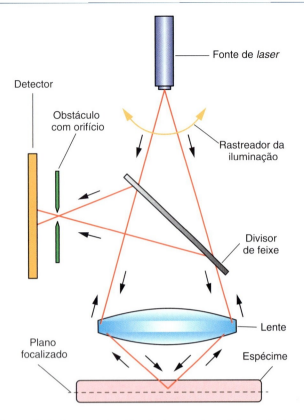

Figura 1.21 Esquema simplificado de um microscópio confocal. Por meio de um rastreador, um feixe de *laser* varre uma área do espécime. A iluminação é refletida para um espelho que dirige a luz refletida a um pequeno orifício e alcança um detector. Feixes de luz provenientes de outros planos focais do espécime são bloqueados pelo obstáculo ao redor do orifício.

Microscopia de fluorescência

Quando algumas substâncias são irradiadas por luz de determinado comprimento de onda, elas emitem luz com um comprimento de onda mais longo, portanto, com outra cor. Esse fenômeno é chamado de **fluorescência**.

Nos **microscópios de fluorescência**, os cortes ou as células dispostos sobre lâminas ou placas são iluminados por uma fonte de luz de comprimento de onda definido. Em geral, o feixe luminoso atinge o objeto pela frente e não através do objeto, como nos microscópios comuns, e a radiação luminosa é refletida pelo objeto e captada pelas lentes objetivas. Filtros especiais permitem selecionar o comprimento de onda dos raios luminosos que alcançam o espécime e dos raios que são emitidos pelo espécime. Dessa maneira, os componentes do objeto marcados por um corante fluorescente são observados como objetos brilhantes e coloridos.

Substâncias fluorescentes que tenham afinidade por moléculas encontradas nas células ou na MEC podem ser usadas como "corantes" fluorescentes, denominados **fluoróforos** ou **fluorocromos**, como o alaranjado de acridina, que pode se combinar com o DNA e o RNA. Quando observado em um microscópio de fluorescência, o complexo DNA-alaranjado de acridina emite fluorescência de cor

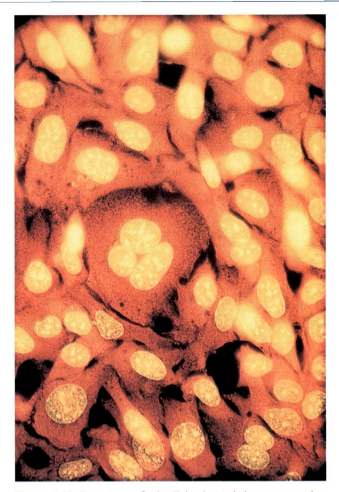

Figura 1.22 Fotomicrografia de células de rim de *hamster* em cultura, coradas com alaranjado de acridina. Em um microscópio de fluorescência, o DNA (no interior dos núcleos) emite luz amarela, enquanto o citoplasma rico em RNA aparece com cor avermelhada ou laranja. (Grande aumento. Cortesia de A. Geraldes e J. M. V. Costa.)

verde-amarelada, e o complexo RNA-alaranjado de acridina, de cor vermelho-alaranjada. Assim, é possível identificar e localizar os dois tipos de ácidos nucleicos nas células por meio da microscopia de fluorescência (Figura 1.22).

Uma aplicação importante é o uso de substâncias fluorescentes como marcadores ou traçadores (como o isotiocianato de fluoresceína – FITC), acoplados a moléculas que se ligam especificamente a componentes das células e dos tecidos, tornando possível, assim, a sua identificação em cortes ou células inteiras (ver seção *Detecção de moléculas específicas*).

Microscopia eletrônica

Nos microscópios eletrônicos, os espécimes interagem com elétrons para a produção de imagens ou de informações sobre sua composição química.

Microscopia eletrônica de transmissão

O **microscópio eletrônico de transmissão** (Figura 1.23) teoricamente possibilita uma altíssima resolução de 0,1 nm.

Na prática, porém, a resolução obtida pela maioria dos bons instrumentos para pesquisa biológica e de materiais se situa em torno de 3 nm, que torna possível que espécimes ampliados até cerca de 400 mil vezes sejam vistos com detalhes. Esse grande nível de ampliação só pode ser usado para analisar partículas ou moléculas isoladas, pois cortes delgados de células e tecidos podem ser observados com riqueza de detalhes em aumentos de até cerca de 120 mil vezes.

O arranjo de lentes do microscópio eletrônico é semelhante ao dos microscópios ópticos. Nos microscópios eletrônicos, o trajeto do feixe de elétrons se dá de cima para baixo, ao contrário da maioria dos microscópios ópticos (Figura 1.24).

Na porção superior do tubo do instrumento, há um delicado filamento metálico, em geral de tungstênio, que constitui o catodo, e a passagem de uma corrente elétrica pelo catodo libera uma nuvem de elétrons. Uma diferença de voltagem de 60 a 400 kV existente entre o catodo e o ânodo atrai os elétrons que formam um feixe que percorre o interior do tubo do microscópio em alta velocidade, passando pelo espécime e pelas várias lentes do sistema (Figura 1.24).

Todo o interior do tubo do microscópio é mantido em alto vácuo e as lentes são bobinas elétricas que geram campos magnéticos e são chamadas de **lentes eletromagnéticas**. O funcionamento desse microscópio se baseia no seguinte princípio: elétrons podem ser desviados por campos eletromagnéticos de maneira semelhante à refração produzida em um feixe luminoso por lentes de vidro. O feixe de elétrons percorre o interior das várias lentes e seu trajeto é modificado pelos campos magnéticos das lentes, resultando nos aumentos da imagem.

A primeira lente do sistema é uma condensadora que focaliza o feixe de elétrons no corte. Em seguida, o feixe atravessa o corte e os elétrons interagem com átomos

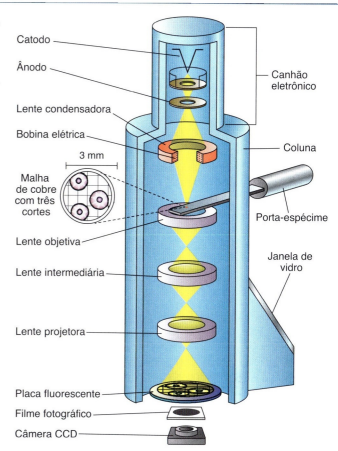

Figura 1.24 Desenho esquemático de um microscópio eletrônico de transmissão com seus principais componentes.

do corte. Alguns elétrons podem ser desviados, enquanto outros cruzam o corte sem interagir com ele, continuando seu trajeto em direção à lente objetiva e, em seguida, às outras lentes.

Como nossa retina não é sensível a elétrons, é necessário que eles sejam captados por um detector para se observar uma imagem. Esse detector pode ser uma placa fluorescente, um negativo fotográfico ou uma câmera CCD. A imagem no microscópio eletrônico de transmissão é produzida pelo balanço de: (1) elétrons que não interagiram com o espécime e atingiram o detector; (2) elétrons que interagiram com o espécime, foram desviados do feixe e ficam retidos no tubo do microscópio. A imagem é sempre em preto, branco e tons de cinza.

As áreas escuras de uma micrografia eletrônica são regiões do corte que retiveram ou desviaram mais elétrons e são chamadas de **elétron-densas**, enquanto nas áreas claras não houve interação com elétrons, denominadas **elétron-transparentes** ou **elétron-lucentes**. Na Figura 1.6, os lisossomos escuros são elétron-densos, assim como as partículas de chumbo existentes sobre os lisossomos; no interior do núcleo situado na porção inferior da imagem, há cromatina condensada escura, elétron-densa e cromatina frouxa, clara, elétron-transparente.

Para boa interação do espécime com os elétrons e formação de boa imagem são usados cortes muito mais delgados que os de microscopia de luz, de 40 a 90 nm de

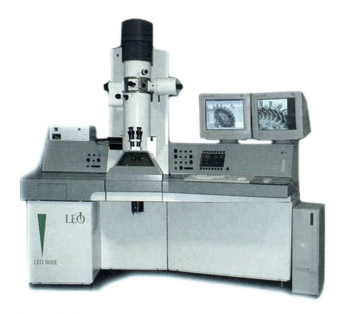

Figura 1.23 Microscópio eletrônico de transmissão 906E. (Cortesia de Carl Zeiss.)

espessura. Para conseguir cortes tão delgados, os tecidos são incluídos em resinas plásticas, como as do tipo epóxi. Os blocos de tecidos são seccionados em um micrótomo especial, um **ultramicrótomo**, utilizando navalhas de vidro ou de diamante, e os cortes são coletados sobre pequenas grades de metal (de cerca de 3 mm de diâmetro; ver Figura 1.24).

Para obtenção de contraste na imagem, os cortes são "corados" com sais de átomos pesados, geralmente sais de urânio e de chumbo. Elétrons que interagem com os locais em que esses átomos estão presentes são desviados do feixe e não contribuem para a formação da imagem, resultando nas porções escuras, elétron-densas, dos cortes.

Microscopia eletrônica de varredura

O **microscópio eletrônico de varredura** fornece imagens pseudotridimensionais das superfícies de células, tecidos e órgãos inteiros ou seccionados.

Ao contrário do microscópio eletrônico de transmissão, os elétrons não atravessam o espécime (Figura 1.25). No microscópio eletrônico de varredura, um feixe de elétrons de diâmetro muito pequeno é focalizado sobre a amostra, percorrendo sequencialmente (*i. e.*, varrendo) sua superfície, sendo por ela refletido e capturado por um detector. Em seguida, os elétrons são transmitidos a amplificadores e outros componentes eletrônicos que geram um sinal que resulta em uma imagem em preto e branco que pode ser observada em um monitor, fotografada ou salva digitalmente.

As imagens são de fácil interpretação, pois os objetos parecem ser iluminados e apresentam locais sombreados, fornecendo a impressão de terem três dimensões.

Interpretação das imagens de cortes histológicos

O processamento das amostras pode causar distorções e artefatos

Ao observar e interpretar cortes de tecidos, é importante lembrar que a imagem é o resultado final de uma série de processos que começam com a fixação do espécime e terminam com a colocação da lamínula sobre o corte.

As várias etapas desse procedimento podem distorcer os tecidos, fornecendo imagens que podem diferir da estrutura que os tecidos apresentavam quando vivos. Os defeitos decorrentes de problemas no processamento são denominados **artefatos de técnica**.

Um artefato é causado pela **retração** da amostra ou de regiões da amostra, produzida pelo fixador, pela desidratação e pelo calor da parafina usada para inclusão. A retração é atenuada quando os tecidos são incluídos em resinas. A retração pode provocar o aparecimento de espaços artificiais nas células e entre as células e outros componentes de tecido. Alguns órgãos têm tecidos muito delicados e são muito sujeitos a retrações (Figura 1.26).

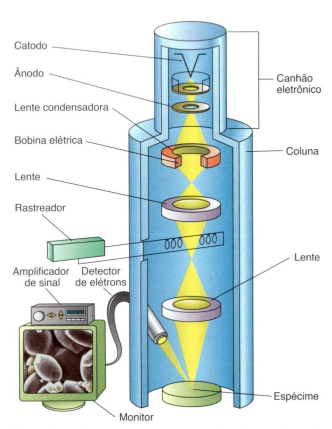

Figura 1.25 Desenho esquemático de um microscópio eletrônico de varredura com seus principais componentes.

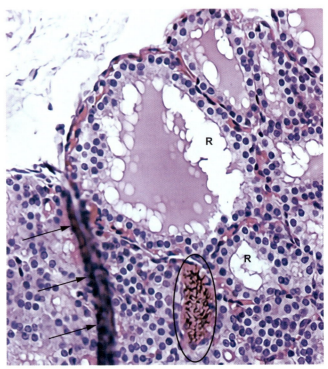

Figura 1.26 Artefatos de técnica em cortes histológicos. Nesse corte de tireoide, há três condições defeituosas ocorridas durante seu processamento histológico. Retração (R) são os espaços "vazios". Uma dobra do corte apontada pelas *setas*. Precipitado de partículas indicado pela *elipse*. (Médio aumento. Hematoxilina e eosina.)

Espaços artificiais podem ser vistos no citoplasma como consequência da **extração** de componentes, levando à perda de moléculas que não foram mantidas nos tecidos pelo fixador ou que foram retiradas pelas soluções usadas nas etapas de desidratação e clareamento. Lipídios, glicogênio e moléculas da substância fundamental da MEC são frequentemente extraídos durante o processamento histológico.

Outros exemplos de artefatos de técnica são: pregas do corte, que não foi esticado adequadamente sobre a lâmina, que podem ser confundidas com capilares sanguíneos (ver Figura 1.26); e precipitados de corantes ou de poeira sobre os cortes, que podem ser confundidos com grânulos citoplasmáticos (ver Figura 1.26).

Os cortes histológicos não revelam a totalidade do tecido

Uma grande dificuldade apresentada por cortes histológicos observados por microscopia de luz é a impossibilidade de se corarem diferencialmente todos os componentes das células e tecidos em um só preparado. As técnicas usuais de coloração não permitem observar células por um microscópio de luz e enxergar seus núcleos, mitocôndrias, lisossomos, peroxissomos e, ao redor das células, lâmina basal e MEC contendo os vários tipos de fibras colágenas, elásticas e reticulares.

Para conseguir observar esses componentes, é necessário examinar várias preparações diferentes, cada qual corada por um método específico que demonstre um ou vários componentes, e assim obter uma visão completa da composição e da estrutura de um tecido. O microscópio eletrônico de transmissão é mais favorável nesse aspecto, pois permite observar, ao mesmo tempo, as células com todas as suas membranas, organelas e inclusões, e os diversos componentes da MEC.

Duas dimensões e três dimensões

A maioria das estruturas presentes nos cortes histológicos foi seccionada ao acaso, o que pode dificultar o entendimento da forma da estrutura.

Quando observamos cortes de objetos muito conhecidos, é relativamente fácil perceber como foram seccionados.

Quando um corte histológico é analisado ao microscópio, o observador deve ter em mente que quase sempre havia outras estruturas na frente ou atrás daquele corte. Os núcleos são pequenos comparados com a espessura de um corte histológico e frequentemente não cabem por inteiro em um corte. Por esse motivo, é muito comum observar nos cortes calotas de núcleos e mesmo de células, que aparecem como "sombras". Na Figura 1.2, há várias calotas de núcleos, por exemplo, junto à borda esquerda inferior.

Uma estrutura tridimensional cortada em secções muito delgadas parece ter somente duas dimensões. Isso frequentemente conduz o observador a enganos se ele não se conscientizar de que uma esfera seccionada é vista como um círculo e que um tubo seccionado é visto como um anel. A Figura 1.27 mostra como algumas estruturas tridimensionais são vistas em cortes delgados.

Para entender a arquitetura de um órgão, os pesquisadores estudam secções feitas em planos diferentes do órgão. Às vezes, somente a análise de centenas de secções consecutivas e a sua reconstrução em um volume tridimensional tornam possível compreender a organização de uma estrutura complexa como um tecido ou um órgão.

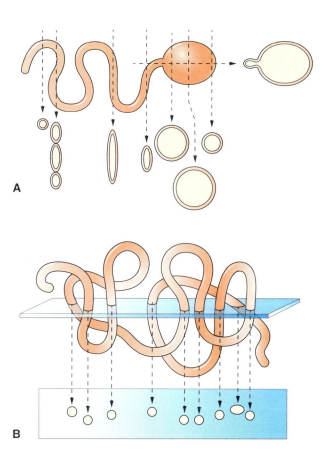

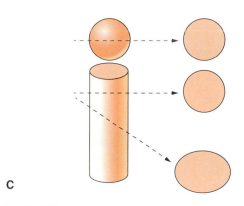

Figura 1.27 Como diferentes estruturas tridimensionais são observadas após serem cortadas em secções delgadas. **A.** Diferentes secções de uma esfera oca e de um tubo oco. **B.** Um corte ao longo de um único tubo enovelado é visto como cortes de vários tubos. **C.** Cortes através de uma esfera e de um cilindro sólidos podem ou não ser iguais.

Bibliografia

ALBERTS, B. *et al*. **Molecular biology of the cell**. 3. ed. New York: Garland, 1994.

BLOOM, W.; FAWCETT, D. W. **A textbook of histology**. 9. ed. Philadelphia: Saunders, 1968.

DARNELL, J.; LODISH, H.; BALTIMORE, D. **Molecular cell biology**. 2. ed. New York: Scientific American Books, 1990.

JAMES, J. **Light microscopic techniques in biology and medicine**. Amsterdam: Martinus Nijhoff Medical Division, 1976.

JUNQUEIRA, L. C.; COSSERMELLI, W.; BRENTANI, R. Differential staining of collagen types I, II and III by Sirius Red and polarization microscopy. **Archivum Histologicum Japonicum**, v. 41, p. 267-274, 1978.

MEEK, G. A. **Practical electron microscopy for biologists**. New York: Wiley, 1976.

PEARSE, A. G. E. **Histochemistry**: theoretical and applied. 4. ed. London: Churchill-Livingstone, 1980.

ROGERS, A. W. **Techniques of autoradiography**. 3. ed. Amsterdam: Elsevier, 1979.

STOWARD, P. J.; POLAK, J. M. (eds.). **Histochemistry**: the widening horizons of its applications in biological sciences. New York: Wiley, 1981.

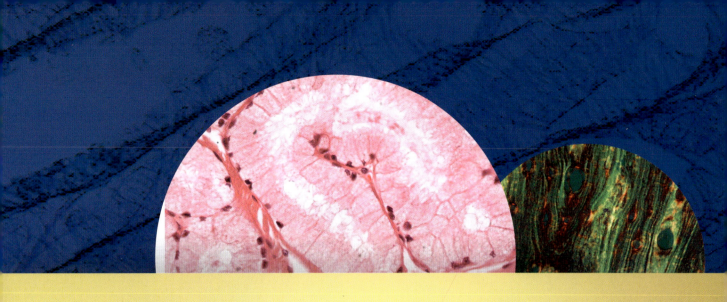

Capítulo 2

Introdução ao Estudo das Células: Citoplasma

NATHALIE CELLA

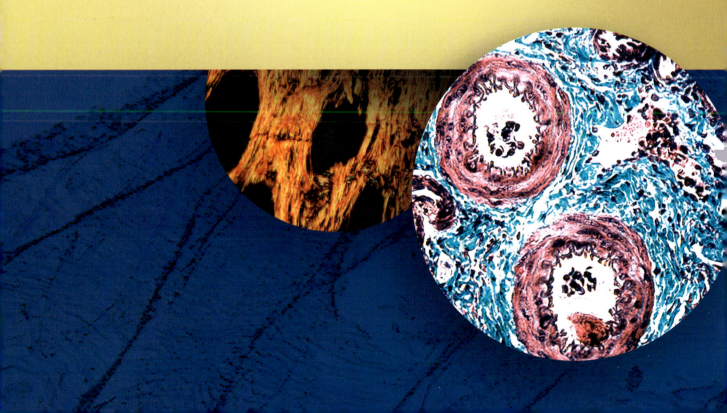

Células procariontes e eucariontes: organelas, *23*

Bibliografia, *49*

Células procariontes e eucariontes: organelas

As células são as unidades funcionais e estruturais dos seres vivos. Apesar da grande variedade de animais, plantas, fungos, protistas, bactérias e arqueobactérias, há somente dois tipos básicos de células: procariontes e eucariontes.

As células eucariontes se diferenciam pelo fato de terem em seu interior compartimentos delimitados por membranas, conhecidos como organelas. O núcleo é o compartimento que mais se destaca quando esse tipo de célula é observado ao microscópio.

Durante a evolução dos metazoários, as células eucariontes foram, aos poucos, modificando-se e especializando-se, e passaram a exercer determinadas funções com maior rendimento. O processo de especialização das células denomina-se diferenciação celular. Ele se caracteriza por uma sequência de modificações morfológicas, bioquímicas e funcionais que transformam uma célula indiferenciada em uma célula capaz de realizar funções especializadas com grande eficiência. As células indiferenciadas têm grande capacidade mitótica, dando origem a muitas outras células. Elas são importantes no crescimento do indivíduo, sobretudo na embriogênese. Quando se diferenciam, em geral não se dividem mais, e por isso são denominadas pós-mitóticas. É importante destacar que, no indivíduo adulto, ainda há células indiferenciadas. Essas são chamadas de células-tronco adultas. Ver mais informações em *Para saber mais – Células-tronco*.

> **PARA SABER MAIS**
>
> **Células-tronco**
>
> Em todos os tecidos, algumas células permanecem na forma de células não diferenciadas ou incompletamente diferenciadas, que têm grande potencial para se diferenciarem em células especializadas do tecido em que se encontram. Essas células não diferenciadas, ou incompletamente diferenciadas, são denominadas **células-tronco adultas**. Sua principal função é se multiplicar por mitoses para substituir as células do tecido que morrem por envelhecimento normal ou que são destruídas por processos patológicos. Quando cultivadas *in vitro* no laboratório, as células-tronco de determinado tecido podem ser induzidas a se diferenciar em tipos celulares de outros tecidos. Por isso, os pesquisadores estão tentando usar células-tronco de um tecido para corrigir lesões de outros. Os resultados práticos, até o momento, ainda são pouco significativos. Trata-se de assunto promissor, fascinante, porém muito complexo. É possível que, no futuro, muitas doenças sejam curadas com células-tronco, mas seu uso, na prática médica, ainda é muito restrito.

A diferenciação celular é um processo importante durante o desenvolvimento embrionário; por exemplo, precursores das células musculares se alongam, sintetizam proteínas fibrilares contráteis e dão origem a uma célula adaptada para a conversão eficiente de energia química em trabalho mecânico. Durante a diferenciação, as modificações morfológicas são precedidas por ativação de genes que resulta em síntese de proteínas específicas; um exemplo é a síntese de grande quantidade das proteínas contráteis actina e miosina pelos precursores da célula muscular, além de várias outras proteínas responsáveis pela organização correta da actina e da miosina no citoplasma.

As células eucariontes, quando observadas ao microscópio óptico após colorações rotineiras como a de hematoxilina e eosina (HE), mostram três partes distintas: o citoplasma, o núcleo e o nucléolo (Figura 2.1). Nesses preparados, o citoplasma aparece róseo, e o núcleo, corado em azul-escuro. Os outros componentes do citoplasma (organelas) geralmente não são vistos nos preparados rotineiros corados pela HE, a não ser o ergastoplasma (ou retículo endoplasmático rugoso) em células que têm grande quantidade dessa organela.

O componente mais externo da célula é a membrana plasmática, ou plasmalema, que é o limite entre o meio intracelular e o ambiente extracelular. O citoplasma contém a matriz citoplasmática ou citosol.

Parte do citosol é subdividida em compartimentos delimitados por membrana, os quais constituem as organelas. São exemplos de organelas as mitocôndrias, o retículo endoplasmático (RE), o complexo de Golgi, os lisossomos, os peroxissomos e o núcleo. Nesses compartimentos, formam-se microambientes intracelulares, o que aumenta muito o rendimento das atividades celulares.

Citosol ou matriz citoplasmática

No interior da célula, o espaço entre as organelas e as inclusões é preenchido pela matriz citoplasmática ou citosol, um material de consistência variável entre um

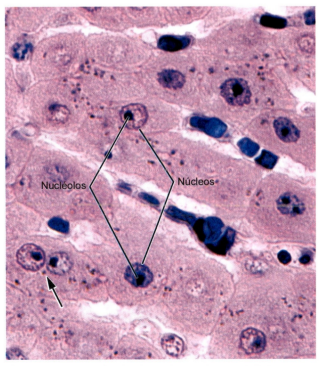

Figura 2.1 Corte de fígado observado por microscopia óptica em corte histológico após coloração por HE. Observam-se os núcleos esféricos, corados em azul-claro pela hematoxilina, contendo um nucléolo muito volumoso corado intensamente em azul. O citoplasma se cora em rosa pela eosina. A *seta* indica uma célula binucleada. (Médio aumento.)

sol e um gel, contendo uma quantidade muito diversa de substâncias.

No citosol, são encontradas moléculas pequenas como glicose, vitaminas e aminoácidos. Macromoléculas, como proteínas, carboidratos e ácidos nucleicos, são componentes importantes do citosol. Fazem parte das macromoléculas as proteínas motoras que participam do transporte intracelular de organelas e vesículas, assim como as moléculas do **citoesqueleto**, que formam uma rede tridimensional de filamentos, constituída por microfilamentos de actina, microtúbulos e filamentos intermediários. O citoesqueleto será analisado separadamente mais adiante.

No citosol, localizam-se milhares de enzimas que atuam em muitos tipos de moléculas. Também acontece no citosol a oxidação de moléculas energéticas para gerar **trifosfato de adenosina (ATP)** pela via glicolítica (anaeróbia). Além disso, toda a maquinaria que age na síntese proteica – ácidos ribonucleicos ribossômico (rRNA), mensageiro (mRNA) e de transferência (tRNA), enzimas e outros fatores – está contida no citosol.

Membrana plasmática

A **membrana plasmática**, é a estrutura celular que estabelece o limite entre os meios intra e extracelular. Uma função importante dessa membrana é a manutenção da constância do meio intracelular, cuja composição é diferente da do líquido extracelular. Ver mais informações sobre a membrana plasmática em *Para saber mais – Modelo do mosaico fluido*.

> **PARA SABER MAIS**
>
> **Modelo do mosaico fluido**
>
> A integração das proteínas na membrana depende principalmente da interação dos aminoácidos lipofílicos de suas cadeias com os lipídios da membrana. Em contrapartida, a posição das proteínas, em relação ao plano da membrana plasmática, frequentemente é determinada pela sua associação com moléculas do citoesqueleto (ver adiante). As proteínas podem deslizar ao longo do plano da membrana porque a bicamada lipídica é **fluida** (ver Figura 2.7). Conjuntos de moléculas lipídicas e proteicas chamados *lipid rafts* (jangadas lipídicas) flutuam na superfície da membrana e podem se deslocar ao longo dela. A distribuição das proteínas espalhadas em **mosaico** na bicamada lipídica da membrana plasmática constitui o **modelo do mosaico fluido** para as membranas celulares.

Apesar da existência desse limite, há grande interação do interior da célula com as moléculas extracelulares. A membrana plasmática contém inúmeras proteínas que se ligam tanto a moléculas localizadas no citoplasma quanto a macromoléculas extracelulares. Por meio dessas ligações, há uma troca de informações constante entre os meios intra e extracelular.

A espessura da membrana plasmática é de 7,5 a 10 nm. Em cortes transversais ao microscópio eletrônico de transmissão, é observada como uma estrutura trilaminar, constituída de duas linhas escuras separadas por um espaço mais claro. Esse conjunto é denominado **unidade de membrana** (Figuras 2.2 e 2.3). Devido a essa pequena espessura, a membrana plasmática não pode ser observada por microscopia óptica, porém os limites entre as células podem ser vistos.

Estrutura molecular da membrana plasmática

As membranas celulares são compostas de **lipídios** e **proteínas**. A maior parte dos lipídios se organiza em duas camadas de moléculas de fosfolipídios. Estes, em meio aquoso, espontaneamente se organizam em bicamadas sem gasto de energia. Os grupamentos não polares (hidrofóbicos) dos fosfolipídios se situam no centro da membrana, e os seus grupamentos polares (hidrofílicos) se localizam nas duas superfícies da membrana, expostos aos ambientes em que há água. Além dos fosfolipídios, as membranas celulares contêm outros lipídios, como glicolipídios e colesterol (Figuras 2.2, 2.4 e 2.5).

A composição lipídica de cada lado da bicamada é diferente, resultando em uma assimetria da membrana. Nas hemácias, por exemplo, há maior abundância de fosfatidilcolina e esfingomielina na camada externa, enquanto fosfatidilserina e fosfatidiletanolamina se concentram mais na metade interna. Os **glicolipídios** têm cadeias de oligossacarídeos que se projetam para o exterior da célula, porém não na superfície interna da membrana, contribuindo para acentuar a assimetria da membrana plasmática (Figuras 2.4 e 2.5).

As proteínas representam aproximadamente 50% da massa da membrana plasmática, percentual que varia muito nas membranas do interior da célula. As moléculas proteicas podem ser classificadas em dois grupos:

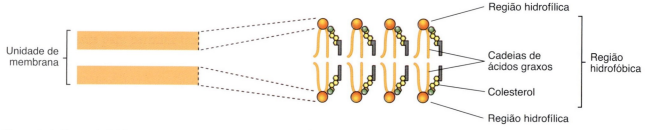

Figura 2.2 Bicamada lipídica que constitui as membranas celulares. *À direita*, é possível observar como os fosfolipídios e o colesterol se arranjam para constituir a bicamada. As faixas *à esquerda* representam a unidade de membrana, a imagem observada no microscópio eletrônico de transmissão: duas linhas escuras e uma clara entre elas. As camadas escuras são resultado da deposição de ósmio nas porções hidrofílicas das moléculas dos fosfolipídios.

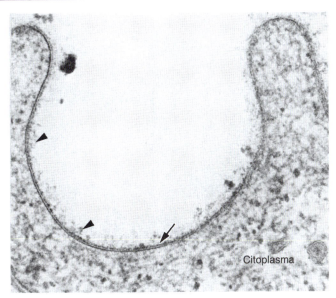

Figura 2.3 Superfície de uma célula observada por microscopia eletrônica de transmissão. Observa-se a unidade de membrana, com duas linhas escuras separadas por uma faixa clara (*seta*). O material pouco denso na superfície da membrana é o glicocálice, constituído de cadeias glicídicas de glicoproteínas e de glicolipídios (*pontas de seta*). (Eletromicrografia. 100.000×.)

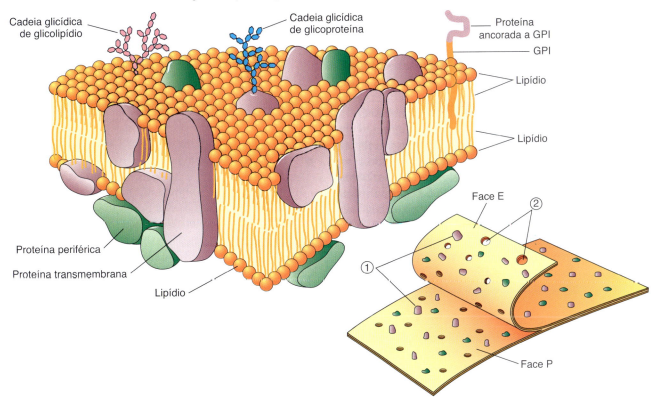

Figura 2.4 Bicamada de lipídios da membrana celular com as proteínas a ela associadas (*em cima*). As regiões hidrofóbicas dos fosfolipídios correspondem a cadeias de ácidos graxos e são representadas por linhas, enquanto suas regiões hidrofílicas são representadas por esferas. As proteínas integrais ou transmembrana atravessam completamente a camada lipídica, enquanto as proteínas periféricas estão apenas parcialmente introduzidas na membrana. Na superfície externa da membrana, voltada para o espaço extracelular, há pequenas cadeias glicídicas ligadas a proteínas e lipídios. Seu conjunto constitui o glicocálice. Regiões de aminoácidos hidrofóbicos das cadeias das moléculas proteicas ligam-se aos lipídios, ancorando as proteínas na membrana. *Embaixo*, está representada uma membrana submetida à técnica de criofratura, na qual as células são congeladas e fraturadas, resultando na clivagem das membranas em duas superfícies ao longo da sua região hidrofóbica. Após a clivagem, algumas proteínas transmembrana permanecem ligadas a uma das superfícies (1), enquanto outras se prendem à superfície oposta. Conjuntos de proteínas são observados ao microscópio eletrônico como partículas. Às partículas corresponde uma depressão na face complementar, em que elas se localizavam antes da separação 2. A maior parte das proteínas fica ligada ao folheto interno ou protoplasmático da membrana, chamado face P. Um número menor de partículas fica ligado ao folheto externo da membrana, denominado face E. (Adaptada, com autorização, de Krstić, 1979.)

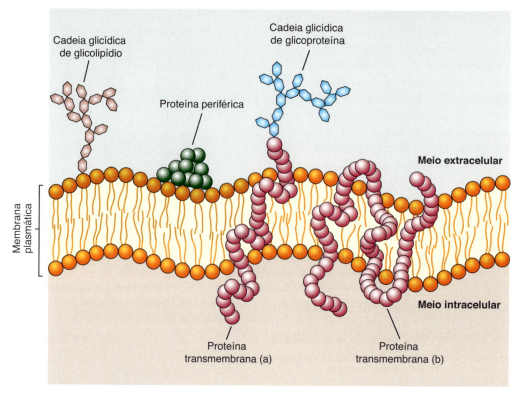

Figura 2.5 Esquema simplificado da membrana plasmática, evidenciando as proteínas transmembrana de passagem única (a) e de passagem múltipla (b). O esquema mostra também uma proteína periférica na superfície externa da membrana, embora essas proteínas sejam mais frequentes na superfície interna, como mostra a Figura 2.4.

- **Proteínas periféricas**: estão fracamente associadas à membrana e podem ser extraídas com certa facilidade por meio de soluções salinas. A interação das proteínas periféricas com a superfície celular ocorre entre os seus aminoácidos polares e a região hidrofílica dos fosfolipídios e das proteínas integrais de membrana. Há proteínas periféricas que se ancoram à membrana por meio de uma cauda lipídica de glicosilfosfatidilinositol (GPI). Essas só se dissociam da membrana pela digestão de lipase
- **Proteínas integrais**: são proteínas fortemente ligadas a moléculas da membrana por meio da sua porção hidrofóbica e só podem ser extraídas por tratamentos drásticos, por exemplo, pelo uso de detergentes. A maioria dessas proteínas atravessa a bicamada totalmente e são denominadas **proteínas transmembrana** (ver Figura 2.4). Algumas proteínas transmembrana atravessam a membrana uma única vez, enquanto outras têm cadeias longas e dobradas, que atravessam a membrana diversas vezes. Por isso, as proteínas transmembrana podem ser classificadas em **proteínas de passagem única** e **proteínas de passagem múltipla** (ver Figura 2.5).

As proteínas transmembrana exercem funções muito importantes na célula: algumas agem como canais ou transportadores, por onde transitam íons e moléculas, outras agem como receptores (ver adiante) e outras são importantes na adesão da célula a outras células ou à matriz extracelular.

As proteínas que fazem parte da membrana são sintetizadas no **retículo endoplasmático granuloso (REG)**, modificadas no complexo de Golgi e transportadas para a superfície celular em membranas de vesículas de transporte (Figura 2.6).

A superfície da membrana plasmática é recoberta por uma camada rica em hidratos de carbono, o **glicocálice**, visível ao microscópio eletrônico de transmissão (ver Figura 2.3). O glicocálice é constituído das cadeias glicídicas das glicoproteínas e dos glicolipídios da membrana e, em menor proporção, das glicoproteínas e proteoglicanos secretados pela célula. O glicocálice participa do reconhecimento entre células e da união das células entre si e com as moléculas extracelulares.

Receptores de membrana

A superfície celular contém inúmeras proteínas e glicoproteínas denominadas **receptores**. São proteínas que reconhecem especificamente moléculas de diversos tipos apresentadas no exterior da célula, por exemplo, hormônios proteicos, oligossacarídeos e lipoproteínas de baixa densidade (**LDL**, do inglês *low density lipoproteins*). (Ver mais adiante informações sobre receptores em *Histologia aplicada – Deficiências em receptores de membrana plasmática*.) Entre as moléculas que são reconhecidas, muitas estão presentes no líquido extracelular, ou na superfície de outras células ou na matriz extracelular. A molécula que tem grande afinidade para determinado receptor é chamada **ligante**.

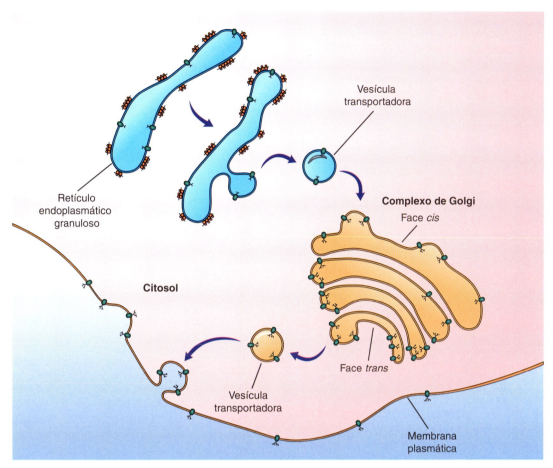

Figura 2.6 As proteínas da membrana plasmática são sintetizadas no REG e transportadas para o complexo de Golgi nas membranas de vesículas. Nesse local, são modificadas e, em seguida, conduzidas novamente em vesículas para a membrana plasmática.

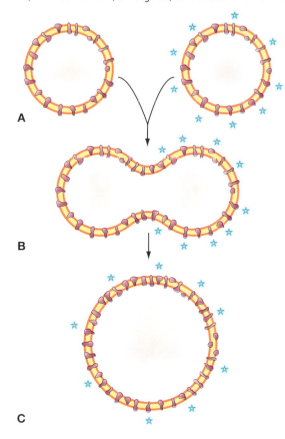

Figura 2.7 Representação de um experimento que demonstrou a propriedade de fluidez da membrana celular. Nesse experimento, foram usados dois grupos de células mantidas em cultivo. **A.** As células de um dos grupos tinham proteínas de membrana marcadas com uma substância fluorescente (*asteriscos azuis*). **B.** As células dos dois grupos foram misturadas e, em seguida, induzidas a se fundirem. **C.** Poucos minutos depois da fusão, as moléculas marcadas fluorescentes se espalharam por toda a superfície das células resultantes da fusão, comprovando que as proteínas podem se deslocar ao longo da superfície da membrana plasmática.

Os receptores podem estar espalhados por toda a superfície da célula ou concentrados em áreas restritas da membrana. Geralmente, são moléculas transmembrana que, ao reconhecerem seu ligante, sofrem alteração em sua conformação e provocam uma resposta no interior da célula, desencadeando a produção de segundos mensageiros que ativam determinadas reações e processos, por exemplo, a secreção celular.

> **HISTOLOGIA APLICADA**
>
> Deficiências em receptores de membrana plasmática
>
> Diversas doenças se devem a defeitos em receptores. Por exemplo, o pseudo-hipoparatireoidismo e um tipo de nanismo são decorrentes de defeitos ou da falta dos receptores para paratormônio e para hormônio do crescimento, respectivamente. Nos portadores dessas doenças, os hormônios são produzidos, mas as células-alvo não respondem devido à ausência dos receptores adequados.
>
> Outro exemplo é a deficiência de receptores para LDL na superfície celular. Na maioria desses casos, há uma alteração genética autossômica dominante. Não sendo captado pelas células, o teor de LDL (contendo colesterol) é alto no plasma sanguíneo.

Transporte de substâncias através da membrana plasmática

A troca de substâncias entre as células e o meio extracelular ocorre através da membrana. Moléculas pequenas apolares e gases podem se difundir através dela. Moléculas maiores e íons necessitam de mecanismos específicos para atravessá-la. Para o transporte, alguns desses mecanismos utilizam gradientes de concentração entre os dois lados da membrana. Ver mais informações sobre transporte através da membrana plasmática em *Histologia aplicada – Fibrose cística*.

Transporte individual de íons e pequenas moléculas

Muitas substâncias atravessam a membrana de um ambiente no qual elas estão mais concentradas para um ambiente em que estão menos concentradas. Esse transporte não requer consumo de energia e é denominado **transporte passivo**. Ocorre por meio de proteínas transmembrana chamadas **proteínas carreadoras** ou **transportadoras**. Em muitas células, o transporte de água é otimizado pela ação de moléculas transportadoras especializadas, denominadas **aquaporinas**. Ver mais informações sobre transporte através da membrana plasmática em *Histologia aplicada – Fibrose cística*.

Íons, como Na^+, K^+ e Ca^{2+}, podem atravessar a membrana plasmática por meio de canais constituídos de proteínas transmembrana. Esse tipo de transporte frequentemente ocorre contra um gradiente de concentração, de um ambiente pouco concentrado para um ambiente muito concentrado, ambos separados por membrana. Por esse motivo, esse tipo de transporte consome energia e, portanto, é chamado de **transporte ativo**. A energia usada para o transporte está geralmente contida em moléculas de ATP. As proteínas envolvidas em transporte ativo são também denominadas **bombas** (p. ex., bomba de sódio-potássio).

As proteínas transportadoras podem transportar apenas um tipo de íon ou molécula em um sentido (*uniporter*) ou dois tipos de moléculas no mesmo sentido (*simporter*). Em certas situações, íons são trocados através da membrana, isto é, enquanto um íon sai da célula, simultaneamente entra outro pelo mesmo transportador. Esse tipo de transporte em sentidos opostos é denominado *antiporter*.

> **HISTOLOGIA APLICADA**
>
> Fibrose cística
>
> A fibrose cística (mucoviscidose), doença hereditária causada por defeito no transporte de íons e água pela membrana plasmática, afeta 1 em cada 2 mil recém-nascidos. O gene responsável pela doença localiza-se no cromossomo 7. Na fibrose cística, as secreções exócrinas são muito viscosas, obstruindo os ductos das glândulas (pâncreas, glândulas salivares) e as vias respiratórias, principalmente os brônquios. A obstrução dificulta a passagem das secreções, predispondo os órgãos afetados a infecções crônicas e fibroses.

Transporte de moléculas maiores

A passagem em bloco de macromoléculas pela membrana e de microrganismos ocorre por processos que envolvem modificações na membrana plasmática visíveis por microscopia óptica ou eletrônica. As células podem internalizar grande quantidade de material extracelular por meio das vias endocíticas. Há três variedades de vias endocíticas: **pinocitose**, **endocitose mediada por receptores** e **fagocitose**.

Exocitose é um processo equivalente à endocitose, porém no sentido oposto – transporte de dentro para fora da célula. Todavia, do ponto de vista molecular, a endocitose e a exocitose são processos diversos e dependem de proteínas diferentes.

Pinocitose

A pinocitose é praticada por todos os tipos celulares. Caracteriza-se pela formação de pequenas invaginações da membrana, que envolvem qualquer material que estiver em solução, isto é, fluidos. As **vesículas de pinocitose** têm cerca de 80 nm de diâmetro e se destacam da membrana, sendo conduzidas através do citoplasma pela atividade de proteínas motoras associadas ao citoesqueleto. O destino das vesículas é variável (ver adiante).

Nas células endoteliais dos capilares sanguíneos, por exemplo, as vesículas de endocitose englobam pequenas gotas de plasma do sangue. Essas vesículas são conduzidas até a superfície oposta da célula, em que se fundem com a membrana plasmática e liberam seu conteúdo no meio extracelular. Esse tipo de transporte é denominado **transcitose**. Frequentemente, as vesículas de transcitose se fundem, formando verdadeiros canais temporários entre uma superfície da célula e a superfície oposta.

Endocitose mediada por receptores

Enquanto a pinocitose é um processo inespecífico (internaliza qualquer substância em solução), em muitos casos, o transporte para o interior da célula tem caráter específico. É um mecanismo do qual participam receptores de membrana, denominado **endocitose mediada por receptores**. A ligação entre um receptor de membrana com seu ligante específico ativa moléculas do citoesqueleto; caso os receptores estejam afastados entre si, eles são movimentados no plano da bicamada lipídica, concentrando-se em pequena área da membrana, na qual se forma uma reentrância chamada **fosseta** (Figura 2.8). Ao mesmo tempo, a face citoplasmática da membrana da fosseta é recoberta por proteínas. Uma das mais conhecidas é a **clatrina**, cujas moléculas se dispõem em forma de uma rede em torno da fosseta e sobre a vesícula que se destaca da membrana. Vesículas de endocitose recobertas por clatrina ou por outras proteínas são denominadas **vesículas cobertas** ou **vesículas encapadas**. Recebem também essa denominação as vesículas de transporte recobertas por proteínas que se destacam de membranas no interior da célula (membranas do RE ou do complexo de Golgi).

Conduzidas sobre os "trilhos" de microtúbulos, as vesículas cobertas se destacam da membrana plasmática e, durante seu movimento pelo citosol, perdem o revestimento de clatrina (Figura 2.8). As moléculas de clatrina se desprendem da vesícula de endocitose e são conduzidas até a face citoplasmática da membrana plasmática. Dessa maneira, as moléculas de clatrina podem ser reaproveitadas em novo ciclo de endocitose. O destino das moléculas internalizadas será descrito na parte sobre lisossomos.

Fagocitose

Alguns tipos celulares, como os macrófagos e os neutrófilos, são especializados em englobar e destruir bactérias, fungos, protozoários, células lesionadas, partículas orgânicas ou inertes e fragmentos de matriz extracelular. As células emitem prolongamentos em forma de lâminas, chamados **pseudópodos**, que se estendem em torno do material a ser fagocitado. As bordas dos pseudópodos se fundem e acabam por englobar o material em um vacúolo que se destaca da membrana e é transportado para o interior da célula, constituindo o **fagossomo**. De modo geral, o tamanho do material a ser englobado é maior que 0,5 µm.

Exocitose

Exocitose é a eliminação de material celular para o meio externo por meio da fusão entre vesículas citoplasmáticas e a membrana plasmática. Após a fusão, essas **vesículas de transporte** (que correspondem aos **grânulos de secreção**) liberam o conteúdo da vesícula para o exterior. A exocitose é um processo complexo e depende de **proteínas fusogênicas** que facilitam a fusão entre as vesículas e a membrana plasmática. A endocitose retira porções de membrana da superfície. Pela fusão da membrana da vesícula de exocitose com a membrana plasmática,

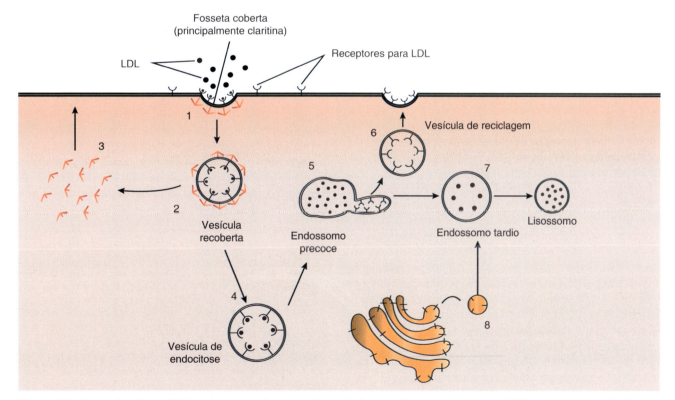

Figura 2.8 A internalização das LDL é um bom exemplo para analisar endocitose mediada por receptores. As LDL ligam-se com grande afinidade a seus receptores, que se concentram em fossetas da superfície celular (1). A internalização da vesícula ocorre por meio de clatrinas, proteínas que revestem a vesícula (2), dando origem à vesícula recoberta. As clatrinas dissociam-se em seguida e podem reiniciar um novo ciclo de endocitose (3). A vesícula de endocitose (4) se funde ao endossomos precoces (5), um local de triagem do material endocitado. Os receptores são devolvidos à superfície da membrana plasmática por meio de vesículas de reciclagem (6). Moléculas selecionadas para degradação são entregues a endossomos tardios (7). Estes, ao receberem enzimas lisossômicas provenientes do complexo de Golgi (8) e terem seu pH diminuído, dão origem aos lisossomos.

porções de membrana retornam à membrana plasmática, formando-se um **fluxo de membrana** que recompõe a superfície total de membrana da célula.

Recepção de sinais pela membrana plasmática

As células dos organismos multicelulares se comunicam para organizar o crescimento dos tecidos e a proliferação mitótica e coordenar as funções dos diversos tecidos e órgãos.

A membrana plasmática atua como local de recepção de sinalização que chega à célula sob a forma de substâncias solúveis situadas no meio extracelular. Essas substâncias são ligantes que reconhecem e se ligam a receptores de superfície ou se difundem pela membrana e se ligam a **receptores intracelulares**. Denominam-se **células-alvo** as células que têm receptores para determinado sinal.

As moléculas sinalizadoras extracelulares chegam às células de maneiras diferentes. Na **sinalização endócrina**, as moléculas sinalizadoras são chamadas **hormônios** e chegam às células-alvo transportadas pelo sangue. Na **sinalização parácrina**, as moléculas chegam ao local de atuação por difusão, agindo, portanto, em células que estão próximas das células que liberaram o sinal. Quando a secreção parácrina atua sobre o mesmo tipo celular que a sintetizou, recebe o nome de **sinalização autócrina**. Em alguns casos, o ligante está ancorado na membrana plasmática. Dessa forma, somente a célula justaposta que apresenta o receptor é que receberá o sinal. Essa sinalização é chamada de **justácrina**.

Um tipo especial de comunicação intercelular é a **sinalização sináptica**, exclusiva do tecido nervoso. Nessa sinalização, moléculas neurotransmissoras são exocitadas nas terminações axonais e são reconhecidas por receptores da membrana de células receptoras adjacentes (ver Capítulo 9, *Tecido Nervoso*).

Os diversos tipos celulares têm conjuntos diferentes de proteínas receptoras, os quais tornam possível à célula responder às moléculas sinalizadoras de maneira específica e pré-programada (Figura 2.9).

Moléculas ou hidrofóbicas ou lipossolúveis, como os hormônios esteroides e os hormônios tireoidianos, difundem-se através da membrana celular e podem ativar receptores intracelulares localizados no citoplasma e/ou no núcleo. (Ver mais informações sobre hormônios esteroides em *Para saber mais – Recepção de sinais por receptores intracelulares*.) Por outro lado, as moléculas sinalizadoras **hidrofílicas**, incluindo os neurotransmissores exocitados nas sinapses, a maioria dos hormônios e muitos mediadores químicos de ação local (secreção parácrina), ativam proteínas receptoras localizadas na superfície da célula-alvo. Esses receptores são proteínas transmembrana que, quando ativadas, retransmitem o sinal para moléculas intermediárias situadas no interior da célula, ativando ou desativando processos celulares.

Entre as proteínas intermediárias associadas a receptores da superfície celular, as mais estudadas são as proteínas G. Essas proteínas são formadas por três subunidades – alfa, beta e gama. Receberam essa designação porque

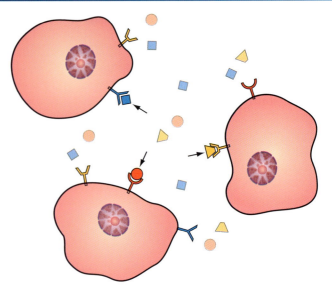

Figura 2.9 As células respondem aos sinais químicos externos de acordo com os receptores que contêm em sua membrana plasmática. Este esquema mostra três células com receptores diferentes e o meio extracelular contendo muitos ligantes, que interagem apenas com os seus receptores específicos. Como o meio extracelular contém grande variedade de moléculas em baixa concentração, é essencial que os ligantes e os respectivos receptores não somente sejam complementares, mas também tenham grandes especificidade e afinidade.

se combinam com nucleotídios de difosfato de guanina (GDP) ou trifosfato de guanina (GTP). Quando o **"primeiro mensageiro"** (hormônio, secreção parácrina, neurotransmissor) se prende ao receptor, ocorre uma modificação conformacional na molécula do receptor que ativa o complexo da proteína G-GDP (Figura 2.10). Há substituição de GDP por GTP, resultando na ativação e na dissociação da subunidade alfa das duas outras subunidades. A subunidade alfa atua sobre os efetores intracelulares. Frequentemente, o efetor é uma enzima que converte um precursor inativo em um **segundo mensageiro** ativo, que se difunde no citoplasma. O segundo mensageiro dispara uma cascata de reações químicas que levam a uma modificação na atividade celular.

PARA SABER MAIS

Recepção de sinais por receptores intracelulares

 Os hormônios esteroides são pequenas moléculas hidrofóbicas (solúveis em lipídios) que são transportadas no sangue conjugadas reversivelmente a proteínas do plasma. Uma vez liberados de suas proteínas carreadoras, os esteroides se difundem pela membrana plasmática da célula-alvo e se combinam de modo reversível com proteínas receptoras específicas localizadas no núcleo e no citoplasma. Quando o hormônio se combina com o receptor, este é ativado e adquire alta afinidade para sequências específicas do ácido desoxirribonucleico (DNA) que atuam como reguladores da transcrição gênica, aumentando ou diminuindo a transcrição de genes específicos. Cada hormônio esteroide é reconhecido por um membro diferente de uma família de proteínas receptoras. Os hormônios da tireoide são aminoácidos modificados, lipofílicos, que também atuam por meio de receptores intracelulares.

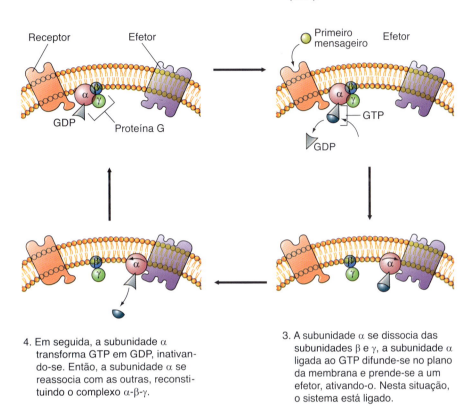

Figura 2.10 Esse diagrama mostra de maneira resumida o funcionamento de um receptor acoplado à proteína G. A etapa da ativação do efetor (3) pode produzir vários efeitos e/ou cascatas de reações que modificam funções celulares. (Adaptada, com autorização, de Linder e Gilman, 1992.)

Mitocôndrias

As mitocôndrias (Figura 2.11) são organelas esféricas ou alongadas, medindo de 0,5 a 1,0 μm de largura e até 10 μm de comprimento. (Ver mais informações sobre mitocôndrias em *Histologia aplicada – Deficiências nas mitocôndrias*.) Sua distribuição na célula varia, tendendo a se acumular nos locais do citoplasma em que o gasto de energia é mais intenso; por exemplo, no polo apical das células ciliadas, na peça intermediária dos espermatozoides (ambos locais em que cílios e flagelos se movimentam) e na região basal das células que transportam íons por transporte ativo (ver Figura 4.8, no Capítulo 4, *Tecidos do Corpo/Tecido Epitelial*).

As mitocôndrias mostram, ao microscópio eletrônico de transmissão, uma estrutura característica (Figuras 2.12 e 2.13A). São constituídas de duas membranas, entre as quais se localiza o **espaço intermembranoso**. O compartimento delimitado pela membrana interna contém a **matriz mitocondrial**. A membrana interna emite projeções para o interior da matriz, chamadas **cristas mitocondriais**. Na maioria das mitocôndrias, as cristas são achatadas, assemelhando-se a prateleiras, mas as células

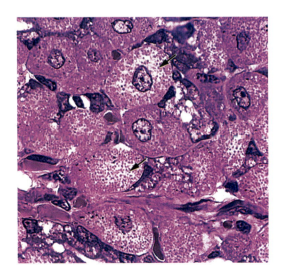

Figura 2.11 As células parietais da mucosa do estômago transportam prótons através de sua membrana plasmática para acidificar a cavidade gástrica. Análises por microscopia eletrônica (não mostradas na imagem) demonstraram que as estruturas esféricas no citoplasma são mitocôndrias (*setas*). Grande parte da energia proporcionada pelo ATP fabricado nessas organelas é usada no transporte de prótons. (Fotomicrografia. HE. Grande aumento.)

que sintetizam esteroides, como as das glândulas adrenais, apresentam também cristas tubulares. As cristas aumentam a superfície da membrana interna da mitocôndria e contêm as enzimas e outros componentes da cadeia de fosforilação oxidativa e do sistema transportador de elétrons.

Produção de ATP

As mitocôndrias transformam a energia química contida em moléculas obtidas pela alimentação em energia

> **HISTOLOGIA APLICADA**
> **Deficiências nas mitocôndrias**
>
> Há várias doenças, geralmente caracterizadas por disfunção muscular, que são decorrentes de defeitos nas mitocôndrias. Por apresentarem metabolismo energético muito elevado, as células (fibras) musculares esqueléticas são muito sensíveis a defeitos mitocondriais. Um dos primeiros sinais dessas doenças é a ptose (queda) da pálpebra superior, que geralmente é seguida de dificuldades para deglutir e fraqueza dos membros inferiores. São doenças hereditárias, causadas por mutações no DNA mitocondrial ou no DNA nuclear. No primeiro caso, a herança é exclusivamente materna, porque as mitocôndrias do embrião são todas derivadas do óvulo, sem participação do espermatozoide. No segundo caso, quando a mutação ocorre no DNA do núcleo celular, a herança pode ser materna ou paterna. Geralmente, nessas doenças, as mitocôndrias apresentam acentuadas alterações morfológicas (Figura 2.13B).

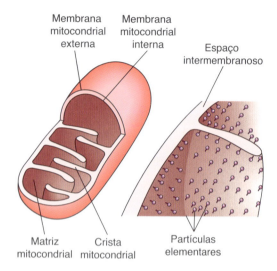

Figura 2.12 A mitocôndria tem duas membranas, que delimitam o espaço intermembranoso. Cristas formadas pela membrana mitocondrial interna se projetam no espaço ocupado pela matriz mitocondrial. A superfície da membrana interna da mitocôndria apresenta as chamadas partículas elementares, que correspondem à ATP sintase, complexo proteico que sintetiza ATP.

facilmente utilizável pela célula. Aproximadamente 50% dessa energia é armazenada nas ligações fosfato do **ATP** e os 50% restantes são dissipados sob a forma de calor, utilizado para manter a temperatura do corpo. A atividade das enzimas ATPases, muito comuns nas células, libera a energia armazenada no ATP quando a célula necessita dessa energia para realizar trabalho, seja osmótico, mecânico, elétrico, químico ou de outra natureza.

As principais moléculas utilizadas pelo organismo para fornecer energia para as diversas atividades celulares e para produção de calor são a glicose e os ácidos graxos. A degradação dessas moléculas ocorre nas mitocôndrias (no caso dos ácidos graxos) e no citosol (no caso da glicose). O produto final da degradação de ácidos graxos e glicose são as moléculas **acetilcoenzima A** (**acetil-CoA**) e **piruvato**, respectivamente, esse último depois convertido

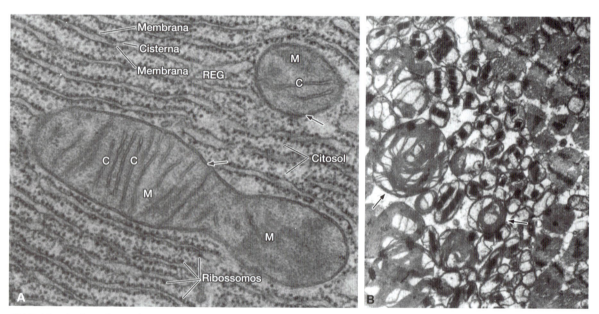

Figura 2.13 Mitocôndrias observadas por microscopia eletrônica de transmissão. **A.** Duas mitocôndrias com suas membranas (*setas*), cristas (C) e matriz (M). Em torno das mitocôndrias, há numerosas cisternas achatadas do REG, separadas entre si por citosol. Cada cisterna é constituída de duas membranas envolvendo o espaço da cisterna. Ribossomos presentes no citosol são observados como pequenos grânulos escuros aderidos às membranas das cisternas. (50.000×.) **B.** Mitocôndrias de um portador de miopatia mitocondrial. As mitocôndrias estão muito modificadas (*setas*) e mostram acentuada distensão da matriz.

a acetil-CoA na matriz mitocondrial. A acetil-CoA combina-se com o ácido oxalacético para formar ácido cítrico, dando início ao ciclo do ácido cítrico (ciclo de Krebs). Nesse ciclo energético, há várias reações de descarboxilação que produzem CO_2 e quatro pares de H^+, que são removidos por reações específicas catalisadas por desidrogenases. Os íons H^+ reagem com oxigênio para formar H_2O. Pela atividade dos **citocromos a**, **b** e **c**, da coenzima Q e da citocromo oxidase, o **sistema transportador de elétrons**, localizado na membrana mitocondrial interna, libera energia, que é capturada para formar ATP, a partir de difosfato de adenosina (ADP) e fosfato inorgânico. Em condições aeróbias, a glicólise (no citosol) mais o ciclo do ácido cítrico e o sistema transportador de elétrons originam 36 mols de ATP por cada mol de glicose. Esse rendimento é 18 vezes maior do que o obtido pela glicólise realizada apenas em condições anaeróbias.

As partículas arredondadas de mais ou menos 9 nm de diâmetro vistas ao microscópio eletrônico são denominadas **partículas elementares**. Essas partículas se prendem por um pedúnculo à face interna da membrana mitocondrial interna (ver Figura 2.12). Essas partículas são a molécula ATP sintase, um complexo enzimático que fosforila ADP a ATP utilizando fosfato inorgânico e energia.

O **modelo quimiosmótico** explica de maneira convincente o mecanismo de formação de ATP nas mitocôndrias. Segundo esse modelo, a síntese de ATP ocorre durante o fluxo de prótons do espaço intermembranoso para a matriz, por meio das ATP sintase (Figura 2.14).

A quantidade de mitocôndrias e o número de cristas por organela são relacionados ao metabolismo energético das células. As que consomem muita energia, como é o caso das células do músculo estriado cardíaco, têm grande quantidade de mitocôndrias, com elevado número de cristas.

Matriz mitocondrial

Entre as cristas mitocondriais, situa-se a matriz mitocondrial, amorfa e rica em proteínas e contendo pequena quantidade de DNA e RNA. Muitas vezes, a matriz apresenta grânulos esféricos e densos aos elétrons, ricos em Ca^{2+}. A mitocôndria funciona também como um reservatório desse cátion, transferindo para sua matriz o excesso de Ca^{2+} quando o teor desse cátion se eleva muito no citosol. Além das enzimas do ciclo do ácido cítrico, a matriz mitocondrial contém as enzimas que participam da betaoxidação dos ácidos graxos, tendo papel importante nesse processo metabólico.

O DNA mitocondrial é uma dupla-hélice **circular**, semelhante ao DNA das bactérias. Esse DNA é sintetizado na mitocôndria, e sua duplicação é independente da duplicação do DNA nuclear. As mitocôndrias contêm três tipos de RNA: rRNA, mRNA e tRNA. Seus ribossomos são menores do que os do citosol e semelhantes aos das bactérias. As mitocôndrias sintetizam proteínas; porém, devido à pequena quantidade de DNA mitocondrial, poucas proteínas são produzidas localmente.

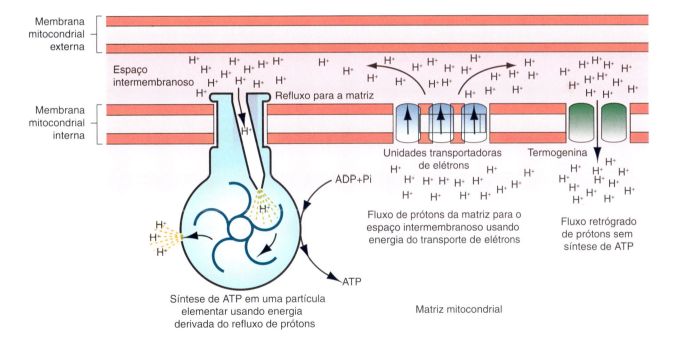

Figura 2.14 Teoria quimiosmótica da formação de ATP nas mitocôndrias. *Ao centro*, está representado o fluxo de elétrons da matriz mitocondrial para o espaço intermembranoso utilizando a energia do sistema transportador de elétrons localizado na membrana interna da mitocôndria. *À esquerda*, cerca da metade da energia derivada do refluxo de prótons para a matriz é usada para produção de ATP por um complexo enzimático – a ATP sintase; a energia restante resulta em calor. Enquanto os esquemas *ao centro* e *à esquerda* mostram o que acontece nas mitocôndrias da maioria das células, *à direita* está representada a situação que ocorre nas mitocôndrias das células do tecido adiposo pardo (ver Capítulo 6, *Tecido Adiposo*). A proteína termogenina (hoje chamada de UCP1, do inglês *uncoupling protein 1*), presente nessas mitocôndrias, permite o refluxo dos elétrons sem produção de ATP e com liberação de maior quantidade de calor.

A maioria das proteínas mitocondriais é sintetizada em polirribossomos livres no citosol. Essas proteínas têm uma pequena sequência de aminoácidos que sinaliza seu destino – as proteínas são transferidas para as mitocôndrias por meio de um processo que requer energia.

Durante a mitose, cada célula-filha recebe aproximadamente metade das mitocôndrias da célula-mãe. Nas células-filhas, e sempre que necessário, novas mitocôndrias podem se formar pelo crescimento, seguido de divisão da organela por fissão.

As mitocôndrias têm algumas características em comum com as bactérias (DNA circular, ribossomos de estrutura semelhante), e, por isso, muitos pesquisadores admitem que elas se originaram de uma bactéria ancestral aeróbia que se adaptou a uma vida endossimbiótica em uma célula eucariótica.

Ribossomos

Os ribossomos são pequenas partículas situadas no citosol, compostas de quatro tipos de rRNA e cerca de 80 proteínas diferentes. Ao microscópio eletrônico de transmissão, são vistos como partículas elétron-densas medindo de 20 a 30 nm de diâmetro (ver Figura 2.13A). Quando observados por microscopia óptica em cortes corados por corantes básicos, como o azul de metileno e o azul de toluidina, assim como pelo corante hematoxilina, as regiões do citoplasma ricas em ribossomos aparecem como regiões basófilas, devido aos numerosos grupamentos fosfato dos ácidos nucleicos.

Os ribossomos são constituídos de duas subunidades de tamanhos diferentes. A maior parte de seu RNA é sintetizada no nucléolo. As proteínas são sintetizadas no citoplasma, migram para o núcleo por meio dos poros nucleares (ver Capítulo 3, *Núcleo Celular*) e se associam aos rRNA. Depois de prontas, a subunidade menor e a maior saem separadamente do núcleo pelos poros nucleares, passando para o citoplasma, no qual exercerão suas funções.

Polirribossomos são conjuntos de ribossomos unidos por uma molécula de mRNA (Figura 2.15A). A mensagem contida no mRNA é o código que estabelece a sequência de aminoácidos na molécula proteica que está sendo sintetizada, e os ribossomos desempenham um papel importante na decodificação, ou tradução, da mensagem para a síntese proteica. Muitas proteínas, como as que se destinam a permanecer no citosol (enzimas, proteínas motoras, proteínas do citoesqueleto), em mitocôndrias e em peroxissomos, são produzidas em polirribossomos que permanecem isolados no citosol.

Retículo endoplasmático

O RE é uma rede intercomunicante de vesículas e túbulos observada ao microscópio eletrônico delimitada por uma membrana contínua, que define um espaço chamado **cisterna do retículo endoplasmático**. As vesículas podem ser achatadas ou esféricas. Cortes de células observados por microscopia eletrônica dão a impressão de que as cisternas são separadas, mas o estudo de células inteiras pela microscopia eletrônica de alta resolução revelou que elas são contínuas (Figura 2.16). É possível observar que a superfície da membrana da cisterna voltada para o citosol pode estar ou não recoberta por polirribossomos, que sintetizam proteínas que são injetadas nas cisternas. Isso possibilita a distinção entre dois tipos de RE: o **granuloso** e o **liso**.

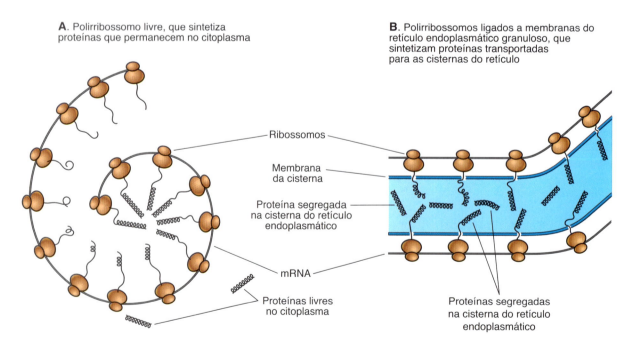

Figura 2.15 Esquemas que ilustram a síntese de proteínas que ficam livres no citosol (**A**) e a síntese de proteínas que são segregadas nas cisternas do REG (**B**).

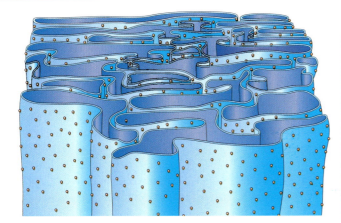

Figura 2.16 Representação esquemática de uma pequena porção do REG para mostrar a forma das cisternas e a existência dos ribossomos, cujos conjuntos são os polirribossomos. Os ribossomos são vistos como pequenas partículas apoiadas sobre as membranas das cisternas. Embora as cisternas apareçam isoladas nos cortes observados por microscopia eletrônica, elas, na realidade, formam um túnel contínuo no citoplasma.

Retículo endoplasmático granuloso

O REG se caracteriza por duas propriedades principais: tem polirribossomos na superfície citosólica de sua membrana (ver Figura 2.16) e é constituído de cisternas saculares ou achatadas (ver Figura 2.13). A membrana das cisternas é contínua com a membrana externa do envelope nuclear. Os polirribossomos do REG (ou ergastoplasma) se prendem à membrana do retículo pelo lado das subunidades maiores de seus ribossomos (ver Figura 2.15B). A principal função do REG é sintetizar proteínas que serão colocadas em vesículas que se destacam do RE. Algumas vesículas ficam no citosol, outras se fundem à membrana plasmática. As que se fundem à membrana carregam proteínas a serem secretadas ou proteínas integrais de membrana (ver Figura 2.6). Nos neurônios, o ergastoplasma é chamado de **substância de Nissl** (Figura 2.17). Como as proteínas secretadas são sintetizadas pelo REG, essa organela é abundante nas células especializadas na secreção de proteínas, e que, portanto, apresentam **vesículas de secreção** ou **grânulos de secreção**, como no pâncreas e em algumas glândulas endócrinas. Essas vesículas estão também presentes nos fibroblastos (colágeno) e nos plasmócitos (imunoglobulinas). Em microscopia óptica, a presença do REG nessas células é evidenciada pela presença de regiões basófilas no seu citoplasma. As vesículas que ficam no citosol contêm proteínas lisossômicas, proteínas de membrana e muitas outras. A Figura 2.18 mostra exemplos de células e os destinos das proteínas nelas produzidas.

Outras funções do REG são a glicosilação inicial das glicoproteínas, a síntese de fosfolipídios e a montagem de moléculas proteicas formadas por múltiplas cadeias polipeptídicas.

Toda síntese de proteínas começa em polirribossomos livres no citosol. O mRNA das proteínas destinadas a serem colocadas no REG contém uma sequência adicional de bases na sua extremidade 5', que codifica uma

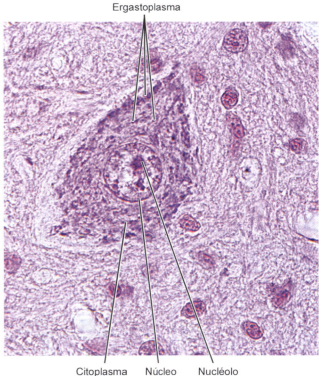

Figura 2.17 Corpo celular (pericário) de um neurônio observado por microscopia óptica em corte histológico. Observa-se o núcleo esférico, de coloração clara, contendo um nucléolo muito volumoso. O citoplasma do pericário tem manchas basófilas (azuladas) que pertencem ao ergastoplasma da célula e, no caso de neurônios, são chamadas substância de Nissl. (Microscopia óptica. HE. Grande aumento.)

sequência de 20 a 25 aminoácidos, quase todos hidrofóbicos, chamada **sequência sinal** ou **peptídio sinal**. A sequência sinal interage e se liga com um complexo de seis polipeptídios não idênticos mais uma molécula de RNA 7S, que formam a **partícula reconhecedora do sinal** ou **SRP** (do inglês *signal-recognition particle*). A SRP inibe a continuação do alongamento da cadeia proteica até que o complexo SRP-polirribossomo se ligue a um receptor da membrana da cisterna do REG. Essa ligação libera a SRP do polirribossomo, possibilitando a continuação da síntese proteica (Figura 2.19).

No interior da cisterna do REG, a sequência sinal é removida por uma enzima específica, a **peptidase do sinal**, localizada na superfície interna da membrana do retículo. Durante e após a síntese das cadeias de proteínas, ocorrem as modificações chamadas **pós-traducionais**, por exemplo, as hidroxilações, glicosilações, sulfatações e fosforilações das cadeias de proteínas.

Retículo endoplasmático liso

O **retículo endoplasmático liso (REL)** não apresenta ribossomos na superfície de suas cisternas, que têm geralmente a forma de túbulos anastomosados (Figura 2.20). A membrana do REL é contínua com a do REG, embora existam diferenças entre as moléculas que constituem essas duas variedades de membrana. O REL participa de

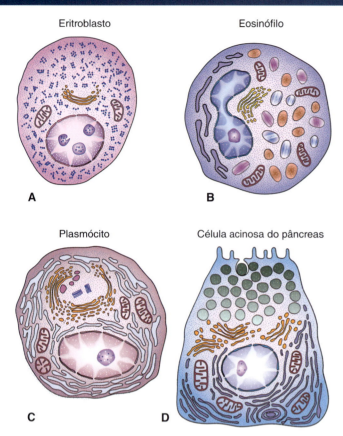

Figura 2.18 Ultraestrutura de tipos celulares que diferem quanto ao destino de suas proteínas. **A.** Célula que sintetiza proteínas, mantendo-as livres no citosol. **B.** Célula que sintetiza proteínas, segregando-as em grânulos citoplasmáticos. **C.** Célula que sintetiza proteínas e as exporta diretamente do RE para o meio extracelular. **D.** Célula que sintetiza proteínas, armazenando-as no citoplasma em grânulos de secreção, para exocitose, quando a célula for estimulada.

diversos processos funcionais, de acordo com o tipo de célula. Por exemplo, nas células que produzem esteroides, como as da glândula adrenal e células secretoras do ovário e do testículo, ele ocupa grande parte do citoplasma e contém algumas das enzimas necessárias para a síntese desses hormônios. O REL é abundante também nos hepatócitos, as células principais do fígado. Nessas células, o REL é responsável pelos processos de conjugação, oxidação e metilação necessários na inativação de determinados hormônios e na neutralização de substâncias nocivas e tóxicas, como os barbitúricos e vários outros fármacos.

Outra função importante do REL é a síntese de fosfolipídios para todas as membranas celulares. As moléculas de fosfolipídios são transferidas para as outras membranas: (1) por meio de vesículas que se destacam e são movidas por proteínas motoras, ao longo dos microtúbulos; (2) por comunicação direta com o REG; e (3) por meio das proteínas transportadoras de fosfolipídios (Figura 2.21).

Graças à enzima glicose-6-fosfatase encontrada em suas membranas, o REL participa da hidrólise do glicogênio, produzindo glicose para o metabolismo energético. Essa enzima é encontrada também no REG, mostrando que essas duas organelas, embora diferentes, têm alguns aspectos funcionais em comum.

Nas células musculares estriadas, o REL recebe o nome de **retículo sarcoplasmático**. Nessas células, as cisternas do REL acumulam íons cálcio e os liberam no citosol, regulando, dessa maneira, a contração muscular.

Complexo de Golgi

O **complexo de Golgi** é um conjunto de vesículas achatadas e empilhadas, cujas porções periféricas são dilatadas

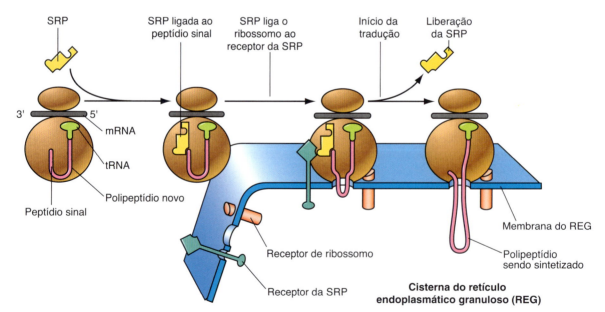

Figura 2.19 Transporte dos polipeptídios recém-sintetizados para as cisternas do REG. Para que se inicie a síntese da proteína, os ribossomos se prendem ao mRNA. Inicialmente, é sintetizado o segmento sinal, que se prende a uma SRP e a um receptor do ribossomo, localizados na superfície da membrana do REG. Essas interações causam a abertura de um canal pelo qual a nova proteína é introduzida na cisterna. Após a entrada do polipeptídio na cisterna, o segmento sinal é removido pela ação de uma enzima denominada peptidase do sinal (não mostrada na figura).

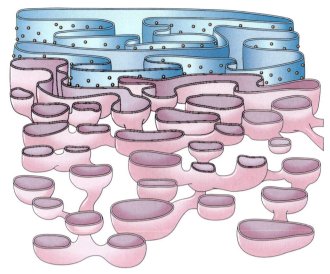

Figura 2.20 O RE é uma rede de canais e sáculos intercomunicantes constituídos de uma membrana contínua. O REL (em *rosa*) não apresenta ribossomos, porém o REG (em *azul*) tem muitos ribossomos presos à sua superfície. Além disso, note que as cisternas do REG têm a forma de sáculos, enquanto as do REL são tubulares.

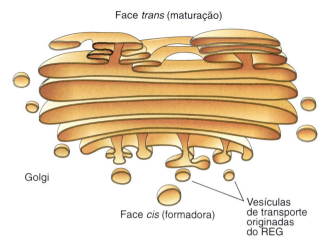

Figura 2.22 Representação em três dimensões de um complexo de Golgi. Por meio de vesículas transportadoras, a face *cis* do Golgi recebe moléculas produzidas no REG. Após processamento no complexo de Golgi, essas moléculas são liberadas em vesículas na face *trans* do Golgi, constituindo vesículas de secreção, vesículas contendo proteínas transmembrana e vesículas com enzimas lisossômicas.

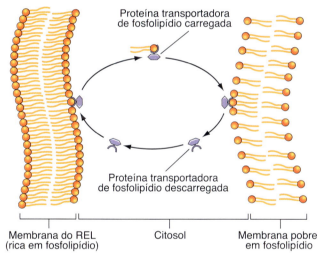

Figura 2.21 Esquema de uma proteína anfipática transportadora de fosfolipídios. A molécula de fosfolipídio é transferida de uma membrana rica – REL – para uma membrana pobre em fosfolipídios.

(Figuras 2.22 e 2.23). Na maioria das células, o complexo de Golgi se localiza na proximidade do núcleo e de cisternas do retículo endoplasmático granular (REG). Em certos tipos celulares, porém, como nas células nervosas e hepatócitos, pode ser encontrado sob a forma de vários pequenos agrupamentos dispersos pelo citoplasma.

O complexo de Golgi é uma estrutura polarizada e, nas pilhas de cisternas que compõem essa organela, podem-se reconhecer duas superfícies. Uma é geralmente convexa, mais próxima ao núcleo e ao RE, denominada **face *cis***. A superfície oposta da pilha é geralmente côncava e é denominada **face *trans***. Ambas as faces têm redes de finos túbulos associados a vesículas de transporte. Esse sistema de túbulos é mais complexo na face *trans*, na qual forma a **rede *trans* do Golgi** (**TGN**, do inglês *trans Golgi network*).

A face *cis* recebe vesículas de transporte que brotam do RE, enquanto a superfície côncava ou *trans* origina vesículas cujo conteúdo foi modificado pelas cisternas do Golgi (Figuras 2.23 e 2.24). O complexo de Golgi é envolvido lateralmente por inúmeras **vesículas de transporte**. Essas vesículas transportam material de uma cisterna do Golgi para outra em direção *cis-trans*, ou vice-versa. A maioria dessas vesículas de transporte é recoberta externamente (na sua superfície citosólica) por proteínas chamadas **COPI** ou **COPII**.

O complexo de Golgi recebe, pela sua face *cis*, grande parte de moléculas sintetizadas no REG. As glicoproteínas chegam do RE com grupos de oligossacarídeos adicionados a suas cadeias. No Golgi, esses oligossacarídeos são modificados. Além da glicosilação, no Golgi são completadas outras modificações pós-traducionais realizadas nas cisternas do REG após a síntese das moléculas (Figura 2.24). Para isso, suas cisternas têm enzimas diferentes em suas membranas, dependendo da posição da cisterna no interior da pilha. Essas enzimas participam da glicosilação, da sulfatação e da fosforilação de proteínas. Os sacarídeos, particularmente, são muito importantes para as futuras funções das moléculas que passam pelo complexo de Golgi. Além disso, no Golgi são fabricados grandes complexos moleculares, tais como os proteoglicanos.

As cisternas do Golgi também são responsáveis pelo endereçamento de vários grupos de moléculas, que devem ser direcionadas para locais específicos do citoplasma. Nas cisternas finais do Golgi, em sua face *trans*, as moléculas são transferidas para vesículas conforme sua destinação. Essas vesículas brotam na face *trans* e são denominadas **vesículas de transporte** ou **de secreção**. São transportadas para a membrana plasmática com a qual se

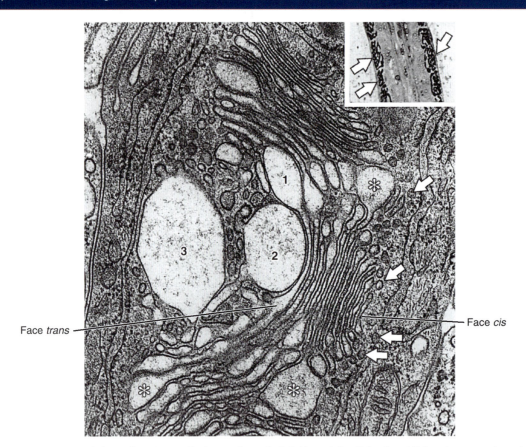

Figura 2.23 No canto superior, *à direita*, fotomicrografia de complexos de Golgi (*setas*) de células do epidídimo, impregnados pela prata. (Grande aumento.) A ilustração maior é uma eletromicrografia do complexo de Golgi de uma célula mucosa. Observe pequenas vesículas de transporte próximas à face *cis* (*setas*). Na periferia das grandes vesículas achatadas, observam-se dilatações com conteúdo granular fino, que representam o produto de secreção dessa célula (*asteriscos*). Grandes vesículas se destacam do complexo de Golgi na face *trans* e confluem, formando vesículas de secreção (numeradas de 1 a 3). (30.000×.)

fundem ou acumuladas no citoplasma até ocorrer um estímulo para exocitose. Outras vesículas formadas na face *trans* contêm enzimas lisossômicas que podem se fundir com vesículas da via endocítica.

Nas células secretoras, o material presente nas vesículas de secreção é inicialmente colocado em vesículas grandes e pouco densas aos elétrons, e depois progressivamente sofrem condensação e concentração, formando as **vesículas de secreção** (ver Figura 2.23).

Lisossomos e peroxissomos

Os lisossomos e os peroxissomos são organelas associadas à degradação de moléculas, embora por mecanismos bastante diferentes. Ambas são revestidas por membranas e não são reconhecidas por microscopia óptica em preparados rotineiros.

Lisossomos

Os lisossomos que são observados por microscopia eletrônica de transmissão são vesículas delimitadas por membrana, em geral esféricas, com diâmetro de 0,05 a 0,5 mm, e apresentam aspecto denso e granular (Figuras 2.25 e 2.26).

Os lisossomos contêm mais de 40 enzimas hidrolíticas, com a função de digestão de diversos substratos. São encontrados em todas as células, porém são mais abundantes nas células fagocitárias, como os macrófagos e os leucócitos neutrófilos. Ver mais informações sobre lisossomos em *Histologia aplicada – Doenças associadas aos lisossomos*.

HISTOLOGIA APLICADA

Doenças associadas aos lisossomos

 Já foram descritas diversas doenças humanas decorrentes de deficiências enzimáticas dos lisossomos. Na maioria das doenças lisossômicas, uma enzima está ausente ou inativa, e a digestão de certas moléculas (glicogênio, cerebrosídios, gangliosídios, esfingomielina, glicosaminoglicanos) não ocorre. O resultado é que as moléculas que são substratos das enzimas se acumulam em diversas células e interferem no seu funcionamento normal. A diversidade dos tipos celulares atingidos explica a variedade de sintomas clínicos observados nessas doenças. Uma delas é a leucodistrofia metacromática, em que se observa acúmulo intracelular de cerebrosídios sulfatados devido a uma deficiência na enzima sulfatase, normalmente existente nos lisossomos.

A doença de células I (*inclusion cells*) é uma doença hereditária rara, que se caracteriza, clinicamente, por defeito no crescimento e retardo mental.

(*continua*)

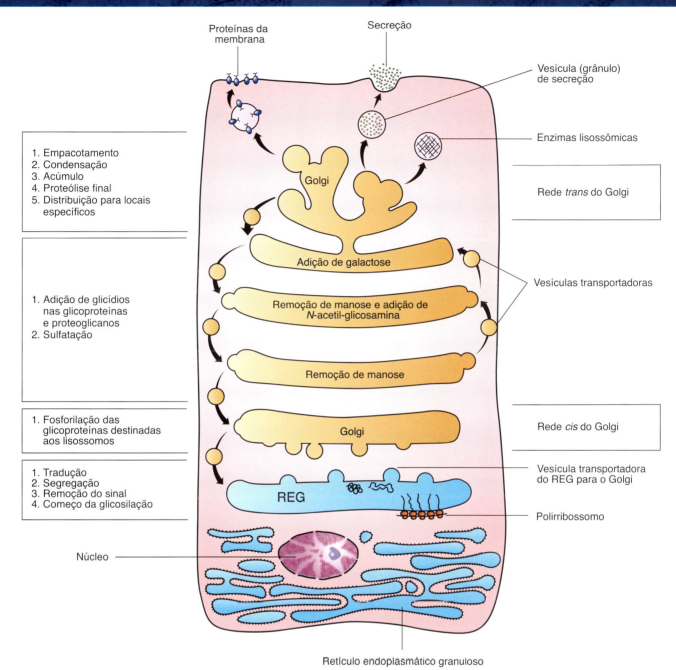

Figura 2.24 Endereçamento das proteínas no complexo de Golgi. À esquerda, estão numerados os principais processos moleculares que têm lugar nos compartimentos indicados. Note que a marcação das enzimas para os lisossomos começa nas cisternas *cis* do complexo de Golgi. Nas cisternas do lado *trans*, as porções glicídicas das glicoproteínas se combinam com receptores específicos da membrana das cisternas, que determinam o destino dessas proteínas. A *parte esquerda* do desenho mostra o retorno de membrana do Golgi para o RE. Essas membranas são reusadas várias vezes, um processo econômico que mantém o tamanho dos diversos compartimentos. REG: retículo endoplasmático granuloso.

HISTOLOGIA APLICADA (CONTINUAÇÃO)

Nesses pacientes, há uma deficiência na enzima que normalmente promove a fosforilação de proteínas no complexo de Golgi. As enzimas sintetizadas no REG e que deveriam sofrer fosforilação para, em seguida, receber a manose, deixam de ser fosforiladas e seguem a via secretória, sendo eliminadas das células. As enzimas lisossômicas secretadas podem ser detectadas no sangue dos pacientes, enquanto seus lisossomos são desprovidos de enzimas. Nesses pacientes, as células mostram grandes e numerosas inclusões citoplasmáticas, que dão o nome à doença. Essa doença mostra que a via secretória é a preferencial e será seguida pelas moléculas que chegam ao complexo de Golgi, exceto quando elas recebem um sinal de endereçamento para outra via.

As enzimas dos lisossomos variam com a célula; as mais comuns são: fosfatase ácida, ribonuclease, desoxirribonuclease, protease, sulfatase, lipase e betaglicuronidase. Todas as enzimas lisossômicas têm atividade máxima em torno de pH 5,0. Essas enzimas são sintetizadas no REG e transportadas para o complexo de Golgi (Figura 2.27). Nas cisternas do Golgi, as enzimas adquirem radicais de **manose-6-fosfato**, um grupamento que endereça essas enzimas aos lisossomos e, por isso, tornou-se um marcador de enzimas lisossômicas. Nas membranas das cisternas do complexo de Golgi próximas da face *trans*,

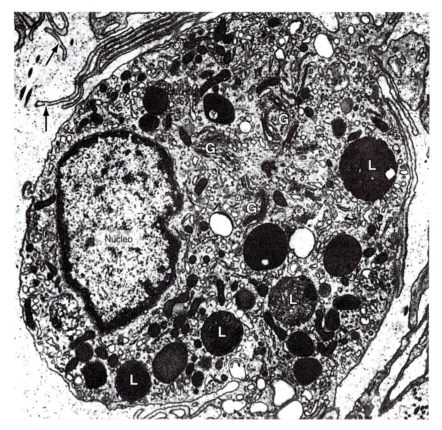

Figura 2.25 Eletromicrografia de um macrófago. Observe os prolongamentos citoplasmáticos abundantes (*setas*) e as cisternas do complexo de Golgi (G). Numerosos lisossomos secundários (L) estão dispersos no citoplasma. (15.000×.)

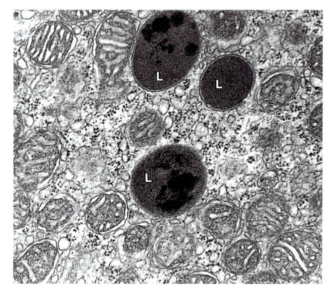

Figura 2.26 Esta eletromicrografia mostra três lisossomos circundados por muitas mitocôndrias.

há receptores que reconhecem a manose-6-fosfato nessas proteínas. Assim, esses receptores segregam as enzimas lisossômicas em vesículas que se fundirão aos endossomos tardios (ver adiante).

As vesículas de endocitose se fundem a vesículas preexistentes situadas nas proximidades da membrana plasmática denominadas **endossomos precoces**. Os endossomos precoces funcionam como uma organela de triagem. No caso da endocitose mediada por receptor, o pH mais baixo dessa organela (resultante da atividade de bombas de H^+ em sua membrana) promove a separação entre o ligante e o seu receptor. Vesículas contendo esses receptores livres brotam do endossomo precoce e retornam à superfície celular. Essas vesículas são, por isso, chamadas de **vesículas de reciclagem** (ver Figura 2.8). O endossomo precoce passa agora a ser chamado de **endossomo tardio**. Os endossomos tardios se fundem às vesículas contendo enzimas lisossômicas provenientes do complexo de Golgi, dando origem aos **lisossomos**. Assim, o lisossomo não é uma vesícula que parte pronta do Golgi; ele é resultado da acidificação gradual que ocorre ao longo da via endocítica.

Um exemplo muito estudado é o dos receptores para as LDL (ricas em colesterol) presentes no plasma (ver Figura 2.8). O ligante pode, em alguns casos, ser devolvido ao meio extracelular para ser utilizado novamente. É o que acontece com o ligante **transferrina**, uma proteína do plasma sanguíneo transportadora de ferro. A transferrina libera os íons ferro dentro da célula e é devolvida ao líquido extracelular, retornando ao sangue para ser reaproveitada. Algumas vezes, o complexo do ligante com o receptor passa dos endossomos para os lisossomos, nos quais são digeridos pelas enzimas lisossômicas.

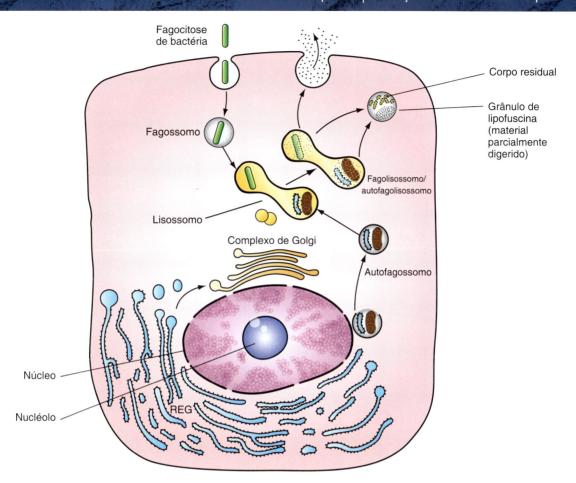

Figura 2.27 Funções dos lisossomos. As enzimas para os lisossomos são sintetizadas no REG, empacotadas no complexo de Golgi e enviadas aos lisossomos (em *laranja*). As bactérias fagocitadas e organelas autofagocitadas (REG e mitocôndrias mostradas aqui) se fundem aos lisossomos. O material é digerido em uma organela agora chamada de autofagolisossomo/fagolisossomo. Algumas vezes, forma-se um corpo residual, contendo restos de material não digerido. Em algumas células, como os osteoclastos, as enzimas dos lisossomos são secretadas para o ambiente extracelular.

No caso de grandes partículas que são internalizadas por fagocitose, a vesícula resultante se chama **fagossomo** (ver Figura 2.27). Os fagossomos se fundem aos lisossomos e passam a ser chamados de **fagolisossomos**.

Os catabólitos originados da digestão intralisossômica difundem-se através da membrana dessa organela e entram no citosol, no qual são utilizados no metabolismo celular. Em alguns casos, podem ficar no lisossomo restos de material não digerido, formando-se, assim, um **corpo residual** (ver Figura 2.27), que pode ser eliminado ou permanecer indefinidamente no citoplasma. Em algumas células, como os neurônios e as células musculares cardíacas, os corpos residuais se acumulam, formando grânulos pigmentados, visíveis por microscopia óptica, chamados **grânulos de lipofuscina**.

Outra função dos lisossomos relaciona-se com a renovação das organelas celulares. Em certas circunstâncias, organelas ou porções de citoplasma são envolvidas por membrana do REL. Lisossomos fundem-se com essas estruturas e digerem o material nelas contido. Forma-se assim o **autofagossomo** (Figura 2.28; ver Figura 2.27). A digestão intracitoplasmática em autofagossomos aumenta nas células em processo de atrofia (como as células prostáticas de animais castrados) e nas células glandulares que acumularam excesso de grânulos de secreção.

Em certos casos, o conteúdo dos lisossomos é exocitado e suas enzimas agem sobre o meio extracelular. Um exemplo é a destruição da matriz do tecido ósseo pela colagenase armazenada em lisossomos e secretada pelos osteoclastos durante o crescimento dos ossos (ver Capítulo 8, *Tecido Ósseo*).

Peroxissomos

Peroxissomos são organelas esféricas, limitadas por membrana, com diâmetro de 0,5 a 1,2 μm (Figura 2.29). Não são visíveis por microscopia óptica. Como as mitocôndrias, os peroxissomos utilizam grandes quantidades de oxigênio, porém não produzem ATP, não participando diretamente do metabolismo energético. Receberam esse nome porque oxidam substratos orgânicos específicos, retirando átomos de hidrogênio e combinando-os com oxigênio molecular (O_2). (Ver mais informações sobre peroxissomos em *Histologia aplicada – Deficiências nos peroxissomos*.) Essa reação produz peróxido de hidrogênio (H_2O_2), uma substância oxidante prejudicial à célula, que é imediatamente eliminada pela enzima **catalase**, também contida nos peroxissomos. A catalase utiliza oxigênio do peróxido de hidrogênio (transformando-o em H_2O) para oxidar diversos substratos orgânicos. Essa enzima também decompõe o peróxido de hidrogênio em água e oxigênio. Ver mais informações sobre a catalase em *Histologia aplicada – Importância da catalase*.

> **HISTOLOGIA APLICADA**
>
> **Deficiências nos peroxissomos**
>
> Muitos distúrbios se devem a defeitos nas proteínas dos peroxissomos, pois essa organela participa de diversas vias metabólicas. Talvez o distúrbio peroxissômico mais comum seja a adrenoleucodistrofia ligada ao cromossomo X. Nessa síndrome, há defeito em uma proteína integral da membrana do peroxissomo, que participa do transporte de ácidos graxos de cadeia longa para dentro dessa organela, onde sofreriam betaoxidação. O acúmulo desses ácidos graxos nos líquidos do organismo destrói a mielina do tecido nervoso, causando sintomas neurológicos graves. A deficiência em enzimas dos peroxissomos causa a síndrome de Zellweger, que é fatal, com lesões musculares muito graves, lesões no fígado e nos rins e desorganização do sistema nervoso central e periférico. Nos portadores da síndrome de Zellweger, os peroxissomos do fígado e dos rins são desprovidos de enzimas.

> **HISTOLOGIA APLICADA**
>
> **Importância da catalase**
>
> A atividade da catalase é importante do ponto de vista médico, porque assim muitas moléculas tóxicas, incluindo medicamentos, são oxidadas, principalmente nos peroxissomos do fígado e dos rins. Aproximadamente 50% do álcool etílico ingerido são transformados em aldeído acético pelos peroxissomos desses órgãos.

Os peroxissomos também tomam parte na betaoxidação dos ácidos graxos, porém em proporção menor do que as mitocôndrias.

Os peroxissomos mostram maior diversidade do que as outras organelas, apresentando grandes diferenças enzimáticas em células diferentes. As enzimas mais abundantes nos peroxissomos humanos são urato oxidase, D-aminoácido oxidase e catalase.

A **betaoxidação dos ácidos graxos**, assim chamada porque tem lugar no carbono 2 ou beta da cadeia do ácido graxo, é realizada nos peroxissomos e nas mitocôndrias. Os ácidos graxos são biomoléculas importantes como combustível para as células. No ciclo da betaoxidação, fragmentos com dois átomos de carbono são removidos sequencialmente dos ácidos graxos de cadeia longa (mais de 18 átomos de carbono), gerando-se acetilcoenzima A (acetil-CoA), que é exportada dos peroxissomos para o citosol. A acetil-CoA é utilizada em várias reações de síntese e pode penetrar as mitocôndrias para ser usada no ciclo de Krebs. Os peroxissomos têm, ainda, outras funções. No fígado, por exemplo, participam da síntese de ácidos biliares e de colesterol.

As enzimas dos peroxissomos são sintetizadas em polirribossomos livres no citosol. O destino dessas moléculas é determinado por uma pequena sequência de aminoácidos localizada próximo à extremidade carboxílica da molécula enzimática, que funciona como um sinal para a importação pelo peroxissomo. As proteínas com esse sinal são reconhecidas por receptores da membrana dos peroxissomos e introduzidas nessa organela. O peroxissomo aumenta de tamanho e se divide por fissão.

Vesículas e grânulos de secreção

As vesículas (ou grânulos) de secreção são encontradas nas células secretoras que armazenam material até que sua

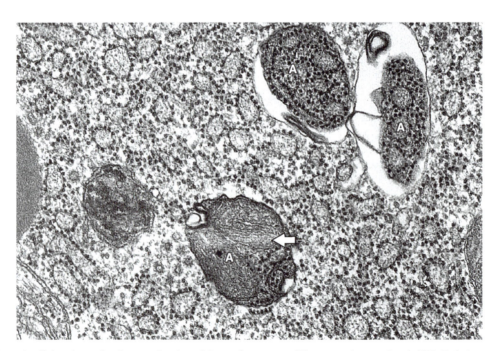

Figura 2.28 Corte de célula acinosa do pâncreas. *Em cima*, dois autofagossomos (A) que contêm porções de REG. *Embaixo*, um autofagossomo contendo uma mitocôndria (*seta*) e REG.

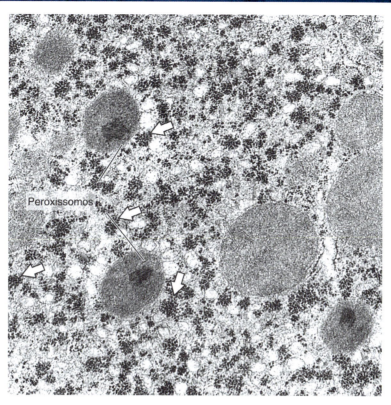

Figura 2.29 Eletromicrografia de corte de célula hepática. São observados dois peroxissomos, formações arredondadas com uma região central densa aos elétrons. O citoplasma contém muito glicogênio, que se apresenta como agregados irregulares de partículas elétron-densas (*setas*). (30.000×.)

secreção seja desencadeada por mensagens metabólicas, hormonais ou neurais. Por exemplo, pâncreas exócrino e glândulas salivares. Esse mecanismo de secreção é chamado **via regulada**, ao contrário da **via constitutiva**, em que vesículas de secreção que brotam do complexo de Golgi são transportadas diretamente para a superfície para exocitose, sem necessidade de estímulo para secreção.

As vesículas e os grânulos são envolvidos por membrana e contêm as moléculas secretadas sob uma forma concentrada (Figura 2.30). As vesículas de secreção que contêm enzimas digestivas (no caso do pâncreas exócrino) são chamadas **grânulos de zimogênio**.

Citoesqueleto

O citoesqueleto é uma rede complexa de **microtúbulos**, **filamentos de actina** (microfilamentos) e **filamentos intermediários** (Figura 2.31). Grande parte está no citosol, porém filamentos de actina e filamentos intermediários também são encontrados no núcleo. Essas proteínas estruturais modulam a forma das células e, junto às proteínas motoras, possibilitam os movimentos de organelas e vesículas citoplasmáticas. O citoesqueleto é responsável também pela contração celular (na contração muscular) e pela movimentação da célula inteira, por exemplo, no movimento ameboide.

Microtúbulos

Os microtúbulos são estruturas presentes no citoplasma com forma de túbulos de diâmetro externo de 24 nm e comprimento muito variável, podendo alcançar alguns micrômetros (Figuras 2.32 e 2.33). Além disso, formam os eixos de prolongamentos celulares – cílios (Figura 2.33) e flagelos – por cujo batimento são responsáveis.

A subunidade que constitui os microtúbulos é um heterodímero formado por moléculas das proteínas **tubulina α e β**, cada uma com 50 kDa e de composição muito semelhante (Figura 2.34). As subunidades de tubulina se polimerizam para formar microtúbulos, organizando-se em **protofilamentos**. Treze protofilamentos se unem para formar um microtúbulo (Figuras 2.34 e 2.35).

A polimerização das tubulinas para formar microtúbulos é dirigida por estruturas celulares conhecidas como **centros organizadores de microtúbulos** ou **MTOC** (do inglês *microtubule organizing centers*). Essas estruturas incluem os centríolos, os corpúsculos basais dos cílios e os flagelos. Os microtúbulos podem constantemente se desfazer e se refazer pelas duas extremidades. Os microtúbulos sofrem polimerização (e, por isso, estendem-se) ou encolhem na chamada **extremidade mais (+)**, já que a **extremidade menos (–)** fica presa ao MTOC. A polimerização das tubulinas depende da concentração de Ca^{2+} no citosol e sua estabilidade depende da participação das **proteínas associadas aos microtúbulos** ou **MAP** (do inglês *microtubule associated proteins*). A estabilidade dos microtúbulos varia com a sua localização; por exemplo, os microtúbulos dos cílios são estáveis, enquanto os microtúbulos do fuso mitótico têm curta duração.

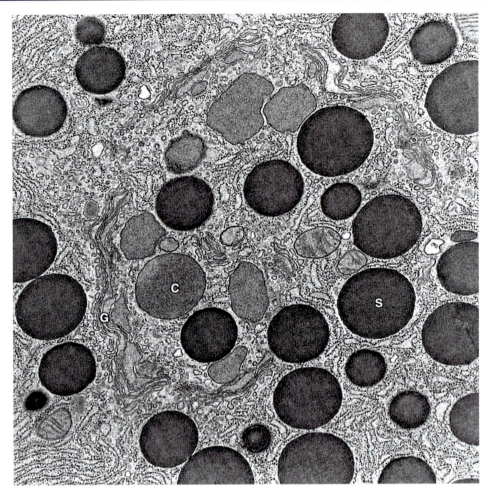

Figura 2.30 Eletromicrografia de uma célula acinosa do pâncreas. Observam-se numerosas vesículas ou grânulos de secreção (S) próximos a vesículas mais claras, os vacúolos de condensação (C), que são vesículas de secreção ainda imaturas. Nota-se também um corte do complexo de Golgi (G). (18.900×.)

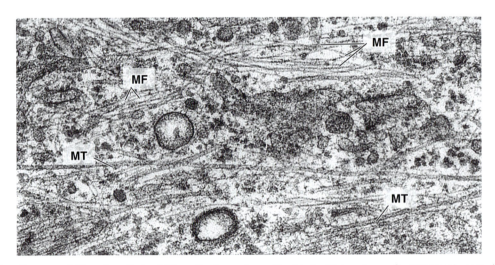

Figura 2.31 Microfilamentos (MF) e microtúbulos (MT) no citoplasma de um fibroblasto. (Eletromicrografia. 60.000×. Cortesia de E. Katchburian.)

A colchicina é um alcaloide antimitótico que interrompe a mitose na metáfase. Isso se deve à ligação de colchicina à tubulina, e quando o complexo colchicina-tubulina se incorpora ao microtúbulo, há um bloqueio de adição de tubulina na extremidade mais (+) do microtúbulo.

Ver mais informações sobre cílios e flagelos em *Histologia aplicada – Microtúbulos são alvos de antimitóticos*.

Os microtúbulos mitóticos se desmontam porque a despolimerização continua na extremidade mais (+) e a tubulina perdida não é substituída. Outro alcaloide que interfere

Capítulo 2 | Introdução ao Estudo das Células: Citoplasma

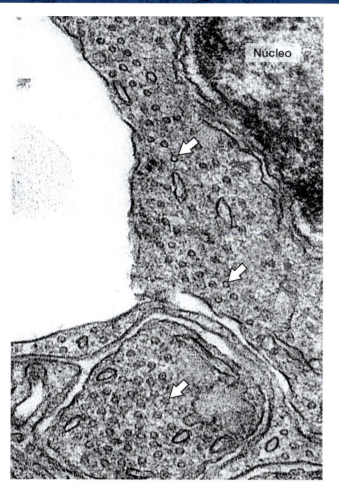

Figura 2.32 Grande quantidade de microtúbulos cortados transversalmente (*setas*) em células fotossensíveis da retina. (Eletromicrografia. 80.000×.)

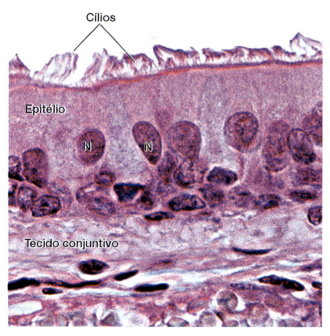

Figura 2.33 Epitélio das vias respiratórias. A maioria das células desse epitélio apresenta cílios em suas extremidades apicais livres. N: núcleo. (Microscopia óptica. HE. Grande aumento.)

HISTOLOGIA APLICADA
Microtúbulos são alvos de antimitóticos

Os alcaloides antimitóticos são usados nos estudos de biologia celular e em quimioterapia. Por exemplo, colchicina é usada para interromper a mitose na metáfase com a finalidade de preparar cariótipos (ver Capítulo 3, *Núcleo Celular*). Vimblastina, vincristina e paclitaxel são utilizados para dificultar a proliferação das células tumorais.

Essas células proliferam mais do que as células normais e, por isso, são mais sensíveis aos antimitóticos. Todavia, a quimioterapia tem inconvenientes, pois muitas células normais também proliferam ativamente, e os órgãos que dependem dessa proliferação são prejudicados, como é o caso das células formadoras de sangue na medula óssea e de células do revestimento do tubo digestivo.

nos microtúbulos mitóticos é o taxol, que acelera a formação de microtúbulos, mas, ao mesmo tempo, estabiliza-os. Toda a tubulina do citosol é utilizada para formar microtúbulos estáveis. Como os movimentos dos cromossomos na mitose dependem do dinamismo dos microtúbulos, a mitose é interrompida na metáfase. Outro alcaloide, a vimblastina, atua despolimerizando os microtúbulos e, em seguida, formando complexos paracristalinos com a tubulina.

Os microtúbulos são rígidos e desempenham papel significativo no desenvolvimento e na manutenção da forma das células. Os processos experimentais que desorganizam os microtúbulos resultam na perda da forma quando a célula tem prolongamentos, porém não afetam as células esféricas.

Os microtúbulos são as estruturas responsáveis por permitir movimentos intracelulares de organelas e vesículas, além dos movimentos flagelares e ciliares. Esses movimentos guiados e dependentes dos microtúbulos são impulsionados por **proteínas motoras**, por exemplo, a **cinesina** e a **dineína**, que utilizam energia de ATP.

Organelas constituídas de microtúbulos

Os microtúbulos estão presentes em várias organelas citoplasmáticas complexas, como os **corpúsculos basais**, os **centríolos**, os **cílios** e os **flagelos**.

Os centríolos são estruturas cilíndricas (0,15 mm de diâmetro e 0,3 a 0,5 mm de comprimento) compostas principalmente de microtúbulos curtos e altamente organizados. Cada centríolo é composto de nove conjuntos de três microtúbulos (ver Figura 2.35). As células que não estão em divisão têm um único par de centríolos. Em cada par, os centríolos dispõem-se em ângulo reto, um em relação ao outro. Na fase S do ciclo celular (ver Capítulo 3, *Núcleo Celular*), precedendo a mitose, cada centríolo se duplica, formando-se assim dois pares. Durante a mitose, cada par se movimenta para polos opostos da célula e se torna um centro de organização do fuso mitótico.

Nas células que não estão em divisão, os pares de centríolos localizam-se próximo ao núcleo e ao complexo de Golgi. O par de centríolos mais o material granular localizado em volta dele constitui o **citocentro** ou **centrossomo**.

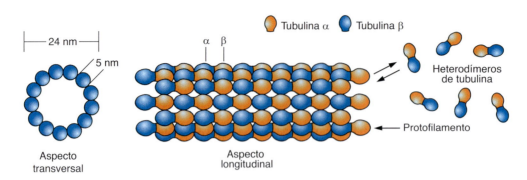

Figura 2.34 Organização molecular de um microtúbulo. Nessa estrutura polarizada, há uma alternação das duas subunidades (α e β) da molécula de tubulina. As moléculas de tubulina se dispõem de modo a formar 13 protofilamentos, como pode ser visto no corte transversal mostrado *à esquerda*.

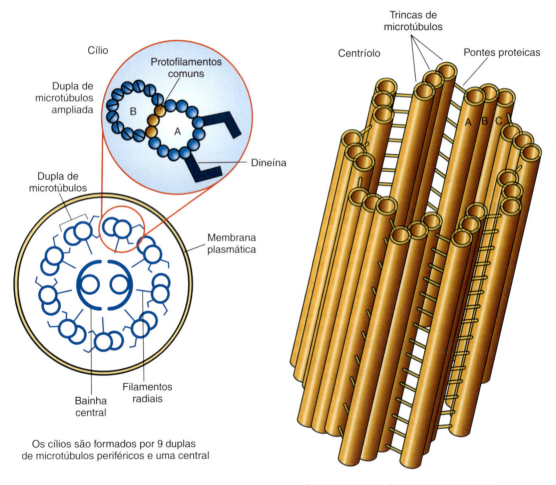

Figura 2.35 O eixo de um cílio (axonema, *à esquerda*) consiste em dois microtúbulos centrais circundados por nove duplas de microtúbulos, chamados A e B. Os centríolos (*à direita*) consistem em nove trincas de microtúbulos ligadas umas às outras. Em cada trinca, o microtúbulo A é completo e consiste em 13 subunidades, enquanto os microtúbulos B e C têm subunidades de tubulina em comum com os outros microtúbulos da trinca. Em condições normais, essas organelas são encontradas em pares, arranjados de modo que um centríolo forme um ângulo reto com o outro.

Os **cílios** e os **flagelos** são prolongamentos celulares móveis, revestidos por membrana plasmática, cujo eixo – **axonema** – é formado por microtúbulos. As células ciliadas têm grande número de cílios com o comprimento de 2 a 10 mm. Cada célula flagelada tem apenas um flagelo, com o comprimento de 100 a 200 mm. Os cílios e os flagelos têm diâmetro de 0,3 a 0,5 mm e apresentam estrutura muito semelhante. Nos mamíferos, muitas células epiteliais são ciliadas, mas os flagelos são encontrados apenas nos espermatozoides. Ver mais informações sobre deficiências nos cílios em *Histologia aplicada – Ciliopatias*.

HISTOLOGIA APLICADA
Ciliopatias

 Foram descritas diversas mutações que afetam as proteínas dos cílios e dos flagelos. Algumas causam a síndrome dos cílios imóveis, o que leva à infertilidade masculina (devido à imobilidade do flagelo dos espermatozoides) e a infecções crônicas das vias respiratórias, como sinusite, tanto no homem quanto na mulher (devido à ausência da atividade limpadora dos cílios das vias respiratórias).

O eixo dos cílios e dos flagelos é constituído de nove pares de microtúbulos e no centro há dois microtúbulos isolados, todos dispostos longitudinalmente nos cílios e nos flagelos (ver Figuras 2.35 e 4.7, no Capítulo 4, *Tecidos do Corpo/Tecido Epitelial*). Os microtúbulos de cada par são denominados **A** e **B** (ver Figura 2.35). Em cada par, o microtúbulo A é completo e consiste em 13 protofilamentos, enquanto o microtúbulo B tem dois ou três protofilamentos que pertencem também ao microtúbulo A (ver Figura 2.35). Os microtúbulos A estão associados à molécula de dineína, que participa das estruturas denominadas **braços de dineína**. Quando ativados, os braços de dineína ligam-se ao microtúbulo B do par adjacente e promovem o deslizamento dos pares de túbulos um em relação ao outro, resultando em sua flexão (o batimento), processo que depende de ATP para fornecer energia.

Na base de cada cílio ou flagelo, há um **corpúsculo basal**, que é semelhante a um centríolo, exceto em sua extremidade mais profunda no citoplasma, que tem uma complexa organização central comparada com uma roda de carroça quando o centríolo é observado em corte transversal. Na extremidade apical do corpúsculo basal, as nove trincas de microtúbulos convergem para as nove duplas encontradas nos axonemas dos cílios e dos flagelos.

Filamentos de actina (microfilamentos)

A actina filamentosa, chamada **actina F**, é encontrada como filamentos finos (5 a 7 nm de diâmetro) compostos de subunidades globulares de actina globular – **actina G** – organizadas em uma hélice de dois filamentos (Figura 2.36). Estudos estruturais e bioquímicos mostraram que há diversos tipos de actina (p. ex., alfa, beta, gama), proteína que é encontrada no citoplasma de todas as células.

Os filamentos de actina podem organizar-se de diversas maneiras:

- Na maioria das células, os feixes de filamentos de actina constituem redes no citoplasma e, além disso, formam uma delgada camada logo abaixo da membrana plasmática, denominada **córtex celular**. A actina do córtex celular participa de diversas atividades, como endocitose, exocitose e migração das células
- No músculo estriado, eles se associam a filamentos grossos de miosina de 16 nm de diâmetro
- Há filamentos de actina associados a organelas, vesículas e grânulos citoplasmáticos. A interação desses filamentos com miosina resulta em movimento dessas organelas e vesículas no citoplasma
- No fim da divisão celular, microfilamentos de actina associados à miosina formam uma cinta na periferia do citoplasma, cuja constrição resulta na divisão das células mitóticas em duas células-filhas.

Enquanto os filamentos de actina nas células musculares são estruturalmente estáveis, os das células não musculares se dissociam e se reorganizam com grande facilidade, de maneira semelhante ao que ocorre com os microtúbulos (Figura 2.36). A polimerização dos filamentos de actina é influenciada por pequenas variações no teor de Ca^{2+} e monofosfato de adenosina cíclico (cAMP). As células contêm também muitas proteínas que são capazes de se associar com a actina e participam da regulação da polimerização e agregação lateral dos microfilamentos para formar feixes. Há proteínas (*capping proteins*) que bloqueiam as extremidades dos filamentos de modo a manter seu comprimento estável.

Filamentos intermediários

As células contêm filamentos com diâmetro de aproximadamente 10 nm, os **filamentos intermediários** (Figura 2.37). Esses filamentos são constituídos de diferentes proteínas:

- **Queratinas**: codificadas por uma família de genes e têm diferenças químicas. As queratinas ácidas são encontradas principalmente nas células dos tecidos epiteliais e as queratinas básicas, em estruturas derivadas de epitélios, como as unhas e os cornos
- **Vimentina**: proteína que constitui, principalmente, os filamentos intermediários das células originadas do mesênquima (um tecido embrionário). A vimentina é uma proteína única, com 56 a 58 kDa, que pode copolimerizar com desmina e com a proteína fibrilar ácida da glia para formar filamentos intermediários mistos
- **Desmina**: encontrada nos filamentos intermediários do tecido muscular liso e nos discos Z dos músculos esquelético e cardíaco
- **Proteína fibrilar ácida da glia** ou GFAP (do inglês *glial fibrillary acidic protein*): característica dos filamentos intermediários dos astrócitos (ver Capítulo 9, *Tecido Nervoso*)
- **Proteínas dos neurofilamentos** encontradas nos filamentos intermediários das células nervosas

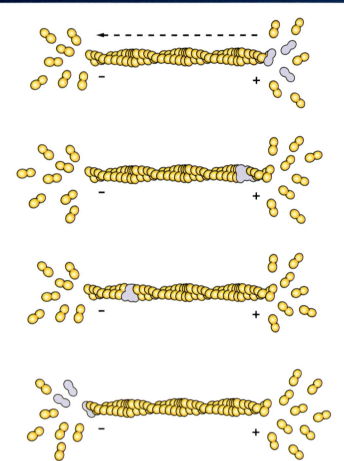

Figura 2.36 Filamento de actina do citosol. Os dímeros de actina são adicionados na extremidade mais (+) do filamento, enquanto na extremidade menos (−) predomina a remoção dos dímeros. Assim, o filamento pode crescer ou diminuir de tamanho, de acordo com as necessidades da célula. De acordo com a sua função na célula, o tamanho dos filamentos pode ser mantido estável por meio de *capping proteins* – é o que acontece com os filamentos de actina dos músculos estriados.

- **Laminas:** proteínas que formam uma rede de suporte estrutural abaixo da membrana interna do envelope nuclear
- **Nestina:** forma filamentos intermediários em prolongamentos neurais.

Proteassomos

Os proteassomos são pequenas organelas situadas no citosol, não envolvidas por membrana. São complexos de diversas proteases que digerem proteínas marcadas para destruição pela sua união com a molécula **ubiquitina**. A degradação de proteínas é necessária para remover excessos de enzimas e outras proteínas, quando elas, após exercerem suas funções normais, tornam-se inúteis para a célula. Os proteassomos também destroem moléculas proteicas que se formam com defeitos estruturais, proteínas que não se dispuseram espacialmente de maneira correta e proteínas codificadas por vírus, que seriam usadas para produzir novos vírus. A atividade dos proteassomos se faz sobre moléculas proteicas individualizadas, enquanto os lisossomos atuam sobre material introduzido em quantidade na célula e sobre organelas.

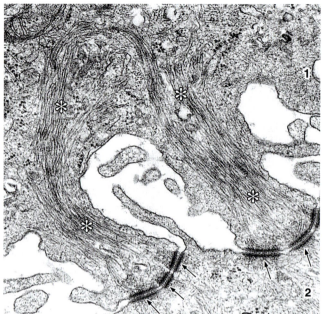

Figura 2.37 Filamentos intermediários (*asteriscos*) observados por microscopia eletrônica de transmissão em células epiteliais da epiderme. Na figura, há partes de duas células (1 e 2) cujos filamentos intermediários estão organizados em feixes que se ancoram em desmossomos (*setas*). Ver mais informações sobre filamentos intermediários em *Histologia aplicada – Filamentos intermediários como marcadores tumorais.*

HISTOLOGIA APLICADA

Filamentos intermediários como marcadores tumorais

 Os filamentos intermediários detectados por métodos imunocitoquímicos em biopsias de tecidos cancerosos podem indicar o tecido de origem do tumor, uma informação útil para orientar o diagnóstico e o tratamento.

O proteassomo tem a forma de um barril constituído de quatro anéis sobrepostos. Cada extremidade do barril tem uma partícula reguladora, como se fosse uma tampa. Essa partícula reguladora tem ATPase e reconhece as proteínas ligadas à **ubiquitina**, uma proteína pequena (76 aminoácidos) altamente conservada durante a evolução – sua estrutura é praticamente a mesma, desde as bactérias até a espécie humana. A molécula de ubiquitina marca as proteínas para destruição da seguinte maneira: uma molécula de ubiquitina se liga a um resíduo de lisina da proteína a ser degradada, e outras moléculas de ubiquitina se prendem à primeira, formando-se um complexo que é reconhecido pela partícula reguladora; a molécula proteica é desenrolada pela ATPase, usando energia de ATP, e introduzida no proteassomo, no qual é quebrada em peptídios com cerca de oito aminoácidos cada um. Esses peptídios são devolvidos ao citosol. As moléculas de ubiquitina que participaram do processo são liberadas pelas partículas reguladoras, para serem usadas novamente.

Os peptídios com oito aminoácidos podem ser degradados por enzimas do citosol ou podem ter outros destinos; por exemplo, em algumas células, eles participam da resposta imune e são expostos na superfície da célula para serem reconhecidos por linfócitos T (ver Capítulo 14, *Sistema Imune e Órgãos Linfoides*).

Depósitos citoplasmáticos

Em geral, o citoplasma contém depósitos transitórios, constituídos de reserva de nutrientes ou outras substâncias. Gotículas de lipídios, principal reserva energética e substrato para síntese de novas moléculas, são frequentes (Figura 2.38) e muito abundantes nas células do tecido adiposo, nas células da camada cortical da glândula adrenal e nas células do fígado. Depósitos de hidratos de carbono, sob a forma de grânulos de glicogênio, outra reserva energética, também são frequentes na maioria das células. Nas micrografias eletrônicas, o glicogênio se apresenta como aglomerados de partículas pequenas e elétron-densas (ver Figura 2.29). Depósitos de pigmentos também são encontrados no citoplasma: alguns como a melanina, sintetizados pela própria célula, e outros como o caroteno, ingeridos com os alimentos. A melanina é um pigmento abundante na epiderme e na camada pigmentar da retina, sob a forma de grânulos envolvidos por membrana.

Lipofuscina é um pigmento pardo-marrom cuja quantidade aumenta com a idade em muitos tipos de células. Sua constituição química é complexa e pouco conhecida. Admite-se que os grânulos de lipofuscina se formem a partir de substâncias que não foram digeridas pelos lisossomos. São encontrados principalmente em células que não se renovam, como os neurônios e as do músculo cardíaco.

Bibliografia

AFZELIUS, B. A.; ELIASSON, R. Flagellar mutants in man: on the heterogeneity of the immotile-cilia syndrome. **Journal of Ultrastructure Research**, v. 69, p. 43-52, 1979.

ALBERTS, B. *et al.* **Molecular biology of the cell**. 6. ed. New York: Garland Science, 2014.

BECKER, W. M.; KLEINSMITH, L. J.; HARDIN, J. **The world of the cell**. 4. ed. San Francisco: Benjamin-Cummings, 2000.

BRINKLEY, B. R. Microtubule organizing centers. **Annual Review of Cell Biology**, v. 1, p. 145-172, 1985.

CONTRERAS, L. *et al.* Mitochondria: the calcium connection. **Biochim Biophys Acta**, v. 1797, p. 607-618, 2010.

KRSTIĆ, R. V. **Ultrastructure of the mammalian cell**. Berlin; New York: Springer-Verlag; 1979.

LINDER, M. E.; GILMAN, A. G. G proteins. **Scientific American**, v. 267, p. 56-61, 1992.

LODISH, H. *et al.* **Molecular cell biology**. 7. ed. New York: W. H. Freeman, 2013.

MITCHISON, T. J.; CRAMER, L. P. Actin-based cell motility and cell locomotion. **Cell**, v. 84, p. 371-379, 1996.

ROTHMAN, J. E. The compartmental organization of the Golgi apparatus. **Scientific American**, v. 253, p. 74-89, 1985.

WILLIAMS, G. S. *et al.* Mitochondrial calcium uptake. **Proceedings of the National Academy of Sciences of the United States of America**, v. 110, p. 10479-10486, 2013.

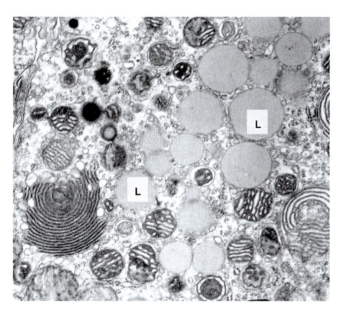

Figura 2.38 Gotículas de lipídios (L) observadas por microscopia eletrônica de transmissão em células da glândula adrenal. (19.000×.)

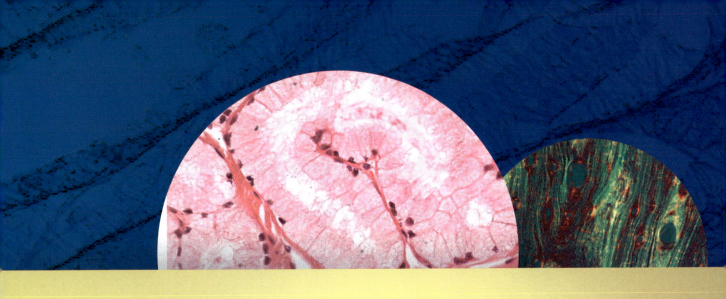

Capítulo 3

Núcleo Celular

PATRÍCIA GAMA

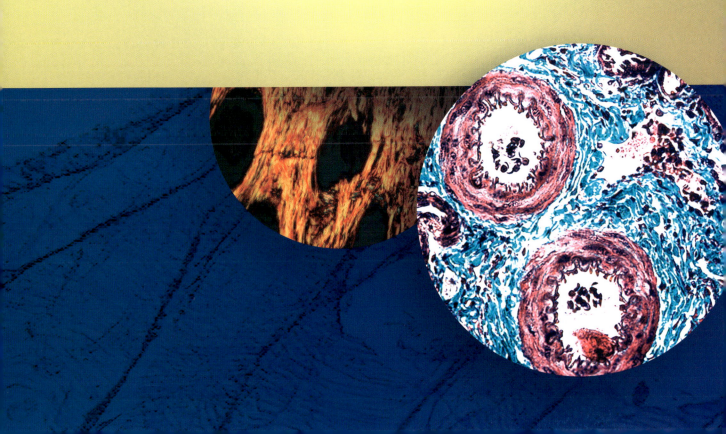

Núcleo celular e seus principais componentes, 53

Divisão celular, 59

Ciclo celular, 60

Morte celular, 62

Bibliografia, 65

Núcleo celular e seus principais componentes

O **núcleo** é o centro de controle de todas as atividades celulares, porque contém, nos cromossomos, todo o genoma (ácido desoxirribonucleico, DNA) da célula, exceto, apenas, o pequeno genoma das mitocôndrias. Por sua vez, chama-se **genoma** o conjunto de informações genéticas codificadas no DNA.

Além de conter a maquinaria molecular para duplicar seu DNA, o núcleo é responsável pela síntese e pelo processamento de todos os tipos de ácido ribonucleico (RNA) (rRNA, mRNA, tRNA e miRNA), que são exportados para o citoplasma. Todavia, o núcleo não sintetiza proteínas, dependendo das que são produzidas no citoplasma e transferidas para o núcleo.

A forma do núcleo é variável e característica de cada tipo celular; porém, geralmente apresenta-se como uma estrutura arredondada ou alongada, com 5 a 10 μm, que se cora por corantes básicos, como a hematoxilina. Em geral, cada célula tem apenas um núcleo, localizado no seu centro (Figura 3.1), mas há células multinucleadas. Os principais componentes do núcleo são o **envoltório nuclear**, a **cromatina**, o **nucléolo**, a **matriz nuclear** e o **nucleoplasma** (Figuras 3.1 e 3.2).

Envoltório nuclear

O conteúdo intranuclear é separado do citoplasma pelo **envoltório nuclear**; porém, o que se vê ao microscópio óptico como envoltório nuclear é principalmente a camada de cromatina que o reveste internamente (Figuras 3.2 e 3.3). O microscópio eletrônico mostrou que o envoltório nuclear é constituído de duas membranas separadas por um espaço de 40 a 70 nm, a **cisterna perinuclear** (Figura 3.3).

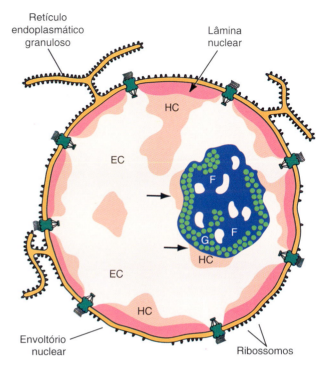

Figura 3.2 Estrutura do núcleo. O envoltório nuclear é contínuo com o retículo endoplasmático granuloso. As partes fibrilar (F) e granular (G) do nucléolo podem ser vistas. A parte de heterocromatina (HC) que circunda o nucléolo constitui a cromatina associada ao nucléolo. Aparecem porções de eucromatina (EC) (*setas*) espalhadas no interior do nucléolo.

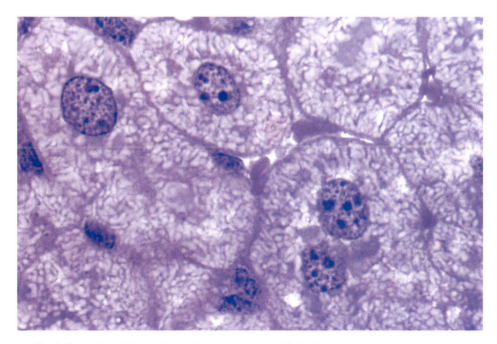

Figura 3.1 Células do fígado (hepatócitos). Os núcleos estão bem corados e visíveis. O envelope nuclear torna-se visível em razão da condensação de cromatina na sua face interna; porém, isolado, ele não é visível ao microscópio óptico. Muitos núcleos mostram seus nucléolos. Um hepatócito tem dois núcleos. (Pararrosanilina e azul de toluidina. Médio aumento.)

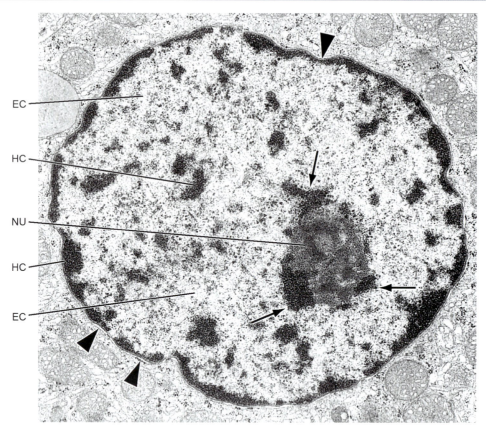

Figura 3.3 Micrografia eletrônica de um núcleo. As *setas* apontam para o nucléolo (NU) e as *pontas de seta* indicam a cisterna perinuclear. HC: heterocromatina; EC: eucromatina. (26.000×. Cortesia de J. James.)

A membrana nuclear externa contém polirribossomos presos à sua superfície citoplasmática e é contínua com o retículo endoplasmático granuloso – REG (Figura 3.2).

O envoltório nuclear apresenta **poros**, e cada um é organizado por uma estrutura denominada **complexo do poro** (Figuras 3.4 a 3.7), cuja função é o transporte seletivo de moléculas para fora e para dentro do núcleo. No poro, as duas membranas que constituem o envoltório nuclear são contínuas. O envoltório nuclear é impermeável a íons e moléculas, de modo que o trânsito entre o núcleo e o citoplasma seja feito pela estrutura do complexo do poro.

O complexo do poro é uma estrutura cilíndrica, constituída de mais de cem proteínas, de contorno octogonal, que provoca saliência no interior e na face citoplasmática do núcleo (Figura 3.5). Apresenta diâmetro externo de aproximadamente 120 nm e um canal central com 9 nm. Íons, moléculas solúveis em água e medindo até 9 nm passam livremente pelo complexo do poro nuclear, por difusão passiva. Em contrapartida, moléculas e complexos moleculares com mais de 9 nm são transferidos por transporte ativo, um processo mediado por receptores, que requer energia derivada da hidrólise de trifosfato de adenosina (ATP) e se realiza em duas etapas. Na primeira etapa, proteínas com um ou mais sinais de destinação nuclear ou NSL (do inglês *nuclear signal location*) ligam-se a proteínas específicas do citosol, formando um complexo que adere temporariamente à periferia do poro nuclear, sem gasto de energia. Na segunda etapa, as moléculas proteicas com um ou mais NSLs são transportadas para o interior do núcleo, usando a energia de ATP, e a proteína citosólica permanece no citoplasma. Provavelmente, parte da energia do ATP é gasta para dilatar o canal do poro, durante a passagem de molécula ou complexo molecular com mais de 9 nm. Para mais informações, ver, *Para saber mais – Lâmina nuclear*.

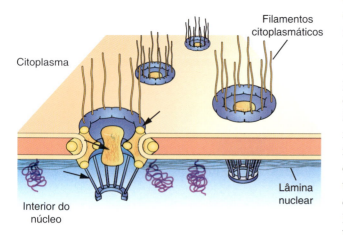

Figura 3.4 Esquema do modelo dos poros nucleares, indicando a lâmina nuclear (LN), e as proteínas que constituem o poro.

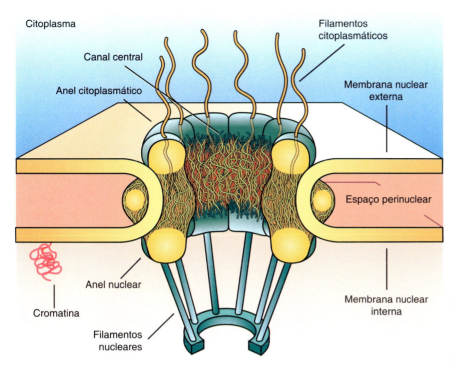

Figura 3.5 Esquema apresentando a localização da lâmina ou membrana nuclear e a cromatina presa a ela; mostra também um poro nuclear, constituído de dois anéis proteicos, um no lado intranuclear e o outro no lado citoplasmático do envelope nuclear.

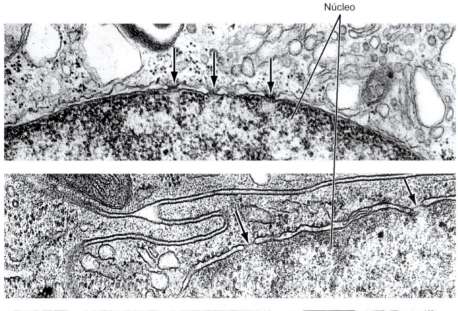

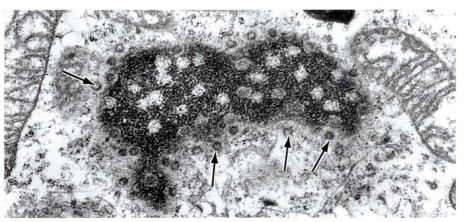

Figura 3.6 Micrografias eletrônicas que mostram envoltórios nucleares compostos de duas membranas e poros nucleares (*setas*). As duas imagens superiores são cortes transversais. Observe que os poros são fechados por diafragmas, que aparecem como estruturas arredondadas na micrografia inferior (*setas*). Esses diafragmas apresentam permeabilidade seletiva, deixando passar apenas determinadas substâncias. A cromatina, que geralmente aparece condensada abaixo do envoltório nuclear, não existe na região do poro. (80.000×.)

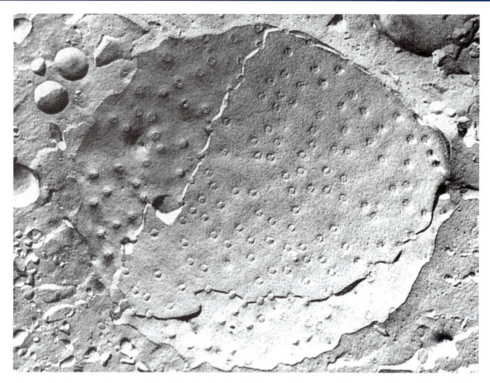

Figura 3.7 Eletromicrografia de material preparado pelo método de criofratura. Observe as duas membranas do envoltório nuclear e os poros. (Cortesia de P. Pinto da Silva.)

> **PARA SABER MAIS**
>
> **Lâmina nuclear**
>
> Em íntima associação com a face interna do envoltório nuclear, exceto na altura dos poros nucleares, encontra-se uma estrutura constituída de uma rede de moléculas proteicas fibrosas, a lâmina nuclear, que estabiliza o envelope nuclear e apoia os cromossomos interfásicos (ver Figuras 3.3 a 3.5). Durante a interfase, segmentos de cromatina prendem-se à lâmina nuclear, mostrando que os cromossomos interfásicos não estão dispostos ao acaso, mas têm localização precisa dentro do núcleo. A lâmina nuclear é constituída das proteínas estruturais, lâminas A, B e C, muito semelhantes às proteínas dos filamentos intermediários do citoplasma (ver Capítulo 2, *Introdução ao Estudo das Células: Citoplasma*).

Cromatina

Podem ser identificados dois tipos de cromatina (ver Figuras 3.2 e 3.3). A **heterocromatina** é elétron-densa, aparece como grânulos grosseiros e é bem visível ao microscópio óptico. A heterocromatina é inativa porque nela a hélice dupla de DNA está muito compactada, o que impede a transcrição dos genes. A **eucromatina** aparece granulosa e clara, entre os grumos de heterocromatina. Na eucromatina, o filamento de DNA não está condensado e tem condições de transcrever os genes. Portanto, eucromatina significa cromatina ativa, sendo mais abundante nas células que estão produzindo muita proteína. As variações nas proporções de heterocromatina e eucromatina são responsáveis pelo aspecto mais claro ou mais escuro dos núcleos nos microscópios óptico e eletrônico.

A cromatina é constituída de duplos filamentos helicoidais de DNA associados a proteínas, principalmente **histonas** (Figura 3.8), mas contém também proteínas não histônicas. Há cinco tipos de histonas: H1, H2A, H2B, H3 e H4. O DNA e as histonas formam os nucleossomos. Cada **nucleossomo** é constituído de oito moléculas de histonas, com um par de cada tipo (H2A, H2B, H3 e H4), formando um **octâmero** envolvido por 166 pares de bases de DNA. Um segmento com 48 pares de bases de DNA prende-se à histona H1 (ou H5), que se localiza na periferia,

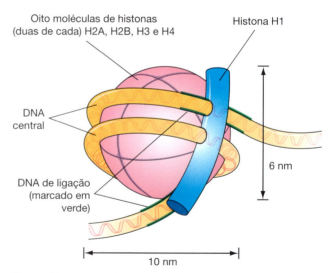

Figura 3.8 Esquema de um nucleossomo. Na parte central, há quatro tipos de histonas: H2A, H2B, H3 e H4 (duas moléculas de cada). Uma molécula de H1 ou H5 localiza-se por fora e em associação ao filamento de DNA.

enquanto as do octâmero se localizam no centro do nucleossomo (ver Figura 3.8). As proteínas não histônicas exercem diversas funções. Algumas são estruturais e participam da condensação dos cromossomos; outras são reguladoras da atividade dos genes ou são enzimas, como as DNA e RNA polimerases. Os filamentos de nucleossomos organizam-se em estruturas cada vez mais compactadas até constituírem os cromossomos (Figura 3.9).

Frequentemente, observa-se, nos núcleos das células de mamíferos do sexo feminino, uma partícula de cromatina bem visível, chamada **cromatina sexual**, que não aparece nos núcleos de animais do sexo masculino (Figura 3.10). A cromatina sexual é um dos dois cromossomos X que se mantém condensado no núcleo interfásico.

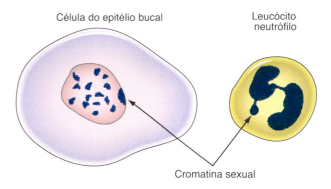

Figura 3.10 Ilustração da morfologia da cromatina sexual (pessoas do sexo feminino). Nas células do epitélio bucal, a cromatina sexual aparece como uma pequena massa densa aderida à membrana nuclear; no neutrófilo, tem o aspecto de uma raquete saliente e presa a um lobo do núcleo, que é irregular nesse tipo de célula (ver Capítulo 12, *Células do Sangue*).

No homem, cujos cromossomos sexuais são um X e um Y, o cromossomo X único não está condensado, expressa seus genes e não é visível como cromatina sexual.

Nas células do epitélio bucal, a cromatina sexual aparece sob a forma de um pequeno grânulo, geralmente ligado à membrana nuclear, e esfregaços desse epitélio podem ser usados para verificar o sexo genético. Outro material muito empregado é o esfregaço sanguíneo, no qual a cromatina sexual aparece como um apêndice em forma de raquete nos núcleos dos leucócitos neutrófilos (ver Figura 3.10). Para mais informações, ver, *Histologia aplicada – Cromatina sexual*.

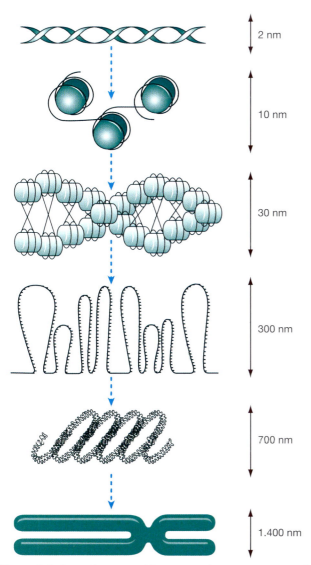

Figura 3.9 Ilustração esquemática mostrando o grau crescente de complexidade estrutural da cromatina ao cromossomo. De cima para baixo, aparece, primeiro, a hélice dupla de DNA, com 2 nm de espessura; em seguida, a associação do DNA com histonas forma nucleossomos em filamentos de 10 e de 30 nm, os quais se condensam em filamentos mais espessos, com cerca de 300 e 700 nm. Finalmente, a última ilustração mostra um cromossomo metafásico, no qual o DNA exibe sua condensação máxima.

HISTOLOGIA APLICADA

Cromatina sexual

 O estudo da cromatina sexual torna possível a determinação do sexo genético, particularmente útil quando os órgãos genitais deixam dúvida, como no hermafroditismo e no pseudo-hermafroditismo. Auxilia também no estudo de outros casos de doenças decorrentes de anomalias no número de cromossomos sexuais. Por exemplo, na síndrome de Klinefelter, os pacientes têm lesões testiculares, azoospermia (ausência de espermatozoides) e outros sintomas, associados à existência de dois cromossomos X e um Y (XXY) em suas células.

O estudo dos cromossomos progrediu consideravelmente com os métodos para induzir a divisão celular, bloquear as mitoses em metáfase e depois imergi-las em solução hipotônica e achatá-las entre lâmina e lamínula. A membrana plasmática se rompe e os cromossomos ficam dispostos em um mesmo plano, o que facilita seu estudo. Em fotomicrografias, os cromossomos podem ser ordenados de acordo com sua morfologia e na ordem decrescente de tamanho, em pares numerados de 1 a 22, acrescidos dos cromossomos sexuais, XX no sexo feminino ou XY no sexo masculino (Figura 3.11). Esse é um método clássico de estudo em genética e denomina-se **cariótipo**.

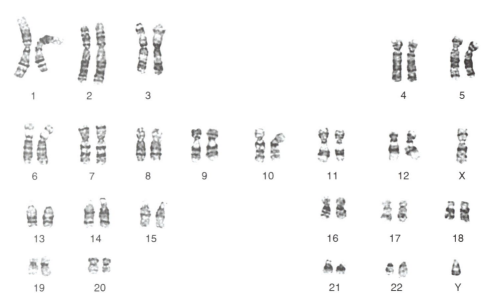

Figura 3.11 Cariótipo humano preparado pela técnica que mostra as faixas dos cromossomos. Cada cromossomo tem um padrão típico de faixas, o que facilita sua identificação e as relações das faixas com anomalias genéticas. Os cromossomos são agrupados e numerados em pares, de acordo com suas características morfológicas e seu tamanho.

O estudo das faixas transversais tornou possível reconhecer com segurança cromossomos muito parecidos e possibilitou também o estudo mais preciso de certos fenômenos genéticos, como deleções e translocações. As faixas são evidenciadas por técnicas nas quais os cromossomos são tratados com soluções salinas ou enzimáticas e corados com corantes fluorescentes ou com o corante de Giemsa, que é usado rotineiramente para a coloração das lâminas de sangue. Atualmente, além dessas técnicas clássicas, são utilizados métodos de sequenciamento de regiões específicas dos cromossomos para identificação de indivíduos e diagnóstico de doenças.

Nucléolos

Os **nucléolos** são as fábricas para produção de ribossomos. Nas lâminas coradas, aparecem como formações intranucleares arredondadas, geralmente basófilas (Figura 3.12), constituídas principalmente de RNA ribossômico (rRNA) e proteínas. Em seres humanos, os genes que codificam os rRNA se localizam em cinco cromossomos, e, por isso, as células podem apresentar vários nucléolos; porém, geralmente há uma fusão, e a maioria das células tem apenas um ou dois nucléolos. Existe uma porção de heterocromatina presa ao nucléolo, chamada **cromatina associada ao nucléolo** (Figura 3.13; ver Figura 3.1). Para mais informações, ver, *Para saber mais – Nucleoplasma –* e *Para saber mais – Microscopia eletrônica dos nucléolos*.

Matriz nuclear

A extração bioquímica dos componentes solúveis de núcleos isolados deixa uma estrutura fibrilar chamada **matriz nuclear**, que fornece um esqueleto para apoiar a cromatina interfásica, determinando sua localização dentro do núcleo celular. Essa estrutura fibrilar é constituída principalmente de RNA.

PARA SABER MAIS

Nucleoplasma

O nucleoplasma é um soluto com muita água, íons, aminoácidos, metabólitos e precursores diversos, enzimas para a síntese de RNA e DNA, receptores para hormônios, moléculas de RNA de vários tipos e outros componentes. Sua caracterização ao microscópio eletrônico é impossível, e o nucleoplasma é definido como o componente granuloso que preenche o espaço entre os elementos morfologicamente bem caracterizados no núcleo, como a cromatina e o nucléolo.

PARA SABER MAIS

Microscopia eletrônica dos nucléolos

Ao microscópio eletrônico (Figura 3.13), distinguem-se três porções no nucléolo:

1. A região granular, formada essencialmente por grânulos de RNA
2. A região fibrilar, que também é constituída de RNA, mas se admite que o aspecto granular ou fibrilar depende do grau de maturação dos ribossomos
3. Filamentos de DNA dispersos pelas outras porções; esses filamentos de DNA constituem as regiões cromossômicas organizadoras do nucléolo.

No interior do núcleo, o rRNA sintetizado sofre modificações complexas e, nos nucléolos, associa-se a proteínas provenientes do citoplasma, para formar subunidades que vão constituir os ribossomos durante a síntese de moléculas proteicas.

As células secretoras de proteínas e as que estão em intensa atividade mitótica, como as embrionárias e as de tumores malignos, apresentam nucléolos muito grandes, devido à intensa síntese de rRNA e à montagem de grande número de subunidades ribossômicas.

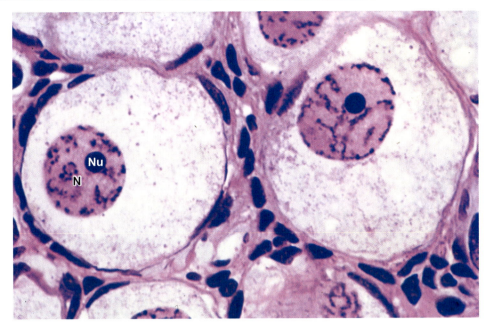

Figura 3.12 Fotomicrografia de dois ovócitos primários. Essas células têm citoplasmas claros e núcleos (N) bem corados. Os nucléolos (Nu) são bem visíveis, e os cromossomos que estão um tanto condensados aparecem cortados em pedaços pequenos. Essas células estão em meiose. (Pararrosanilina e azul de toluidina. Grande aumento.)

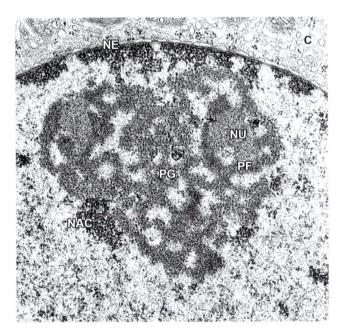

Figura 3.13 Micrografia eletrônica de parte de uma célula mostrando um nucléolo. Estão visíveis o DNA organizador do nucléolo (NU), a *pars* fibrosa do nucléolo (PF), a *pars* granulosa do nucléolo (PG), a cromatina associada ao nucléolo (NAC), o envelope nuclear (NE) e o citoplasma (C).

Divisão celular

A divisão celular é observável ao microscópio óptico no processo denominado **mitose** (Figura 3.14), durante o qual uma célula (célula-mãe) se divide em duas (Figuras 3.15 e 3.16), recebendo cada nova célula (célula-filha) um jogo cromossômico igual ao da célula-mãe. Esse processo consiste, essencialmente, na duplicação dos cromossomos e na sua distribuição para as células-filhas. Quando não está em mitose, a célula está na **interfase**. A mitose é um processo contínuo que pode ser dividido em fases, as quais são identificadas ao microscópio (Figura 3.14).

A **prófase** caracteriza-se, inicialmente, pela condensação gradual da cromatina (pré-prófase) (o DNA foi duplicado na interfase), que constituirá os **cromossomos mitóticos**. O envoltório nuclear fragmenta-se no fim da prófase em virtude da fosforilação da lâmina nuclear, por meio da adição de PO_4^{3-}, originando vesículas que permanecem no citoplasma e reconstituem o envelope nuclear no fim da mitose. Os **centrossomos** e seus **centríolos**, que se duplicaram na interfase, separam-se, migrando um par para cada polo da célula. Começam a aparecer microtúbulos entre os dois pares de centríolos, iniciando-se a formação do fuso mitótico. Durante a prófase, o nucléolo se desintegra.

Na **metáfase**, os cromossomos migram graças à participação dos microtúbulos e se dispõem no plano equatorial da célula (Figuras 3.15 e 3.16). Cada cromossomo divide-se longitudinalmente em duas **cromátides**, que se prendem aos microtúbulos do fuso mitótico por meio de uma região especial, o **cinetocoro**, localizado próximo ao **centrômero**.

Na **anáfase**, por um processo complexo, os cromossomos-filhos separam-se e migram para os polos da célula, seguindo a direção dos microtúbulos do fuso. Nesse deslocamento, os centrômeros seguem na frente e são acompanhados pelo restante do cromossomo. O centrômero é uma região mais estreita (constrição) do cromossomo, que mantém as cromátides juntas até o início da anáfase.

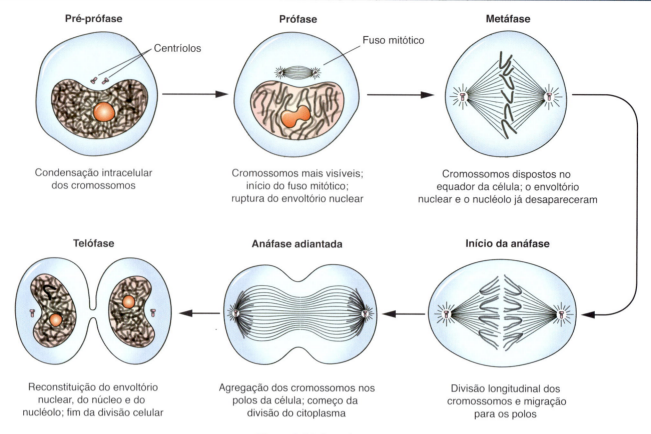

Figura 3.14 Fases da mitose.

A **telófase** caracteriza-se pela reconstrução dos envoltórios nucleares das células-filhas, em consequência da desfosforilação (remoção dos radicais PO_4^{3-}) dos filamentos da lâmina nuclear e da fusão das vesículas originadas do envoltório nuclear no fim da prófase. Os cromossomos tornam-se gradualmente menos condensados e são puxados para os polos extremos da célula (Figura 3.15), o que leva ao reaparecimento da cromatina (ver Figura 3.9). À medida que o núcleo interfásico se refaz, os nucléolos se reconstituem.

A divisão do material nuclear é acompanhada pela divisão do citoplasma, por um processo denominado **citocinese**, que se inicia na anáfase e termina após a telófase. A citocinese consiste no aparecimento de um anel que contém actina e miosina, abaixo da membrana celular, na zona equatorial da célula. A diminuição gradual do diâmetro desse anel acaba dividindo o citoplasma em duas partes iguais, cada uma com um núcleo novo, originando as duas células-filhas.

A maioria dos tecidos está em constante renovação celular por divisão mitótica, para substituição das células que morrem. A velocidade e a taxa dessa renovação são muito variáveis de um tecido para outro.

Ciclo celular

O **ciclo celular** está dividido em quatro etapas, identificadas como G_1, S, G_2 e M (Figura 3.17). As três primeiras constituem a interfase, distinguindo-se da mitose, quando ocorre a divisão celular descrita anteriormente. O ciclo celular depende da atividade de complexos de proteínas regulatórias denominadas **ciclinas**, **quinases dependentes de ciclinas** (CDKs) e **quinases inibitórias de CDKs** (CKIs). Durante a fase G_1 ocorre a síntese de RNA e de proteínas, e o aumento do volume da célula. As células que não estão em fase de renovação saem do ciclo celular na fase G_1 e entram na chamada **fase G_0** (Figura 3.17). Na **fase G_1**, localiza-se um **ponto de checagem e restrição**, que impede a passagem de células que ainda não acumularam uma quantidade crítica de proteínas importantes para a continuação do ciclo. Durante a **fase S** ocorrem a síntese do DNA e a duplicação dos centrossomos e centríolos. Essa fase pode ser estudada com precursores radioativos (timidina-H^3) e bromodeoxiuridina (BrDU), que são análogos de timina e usados na síntese de DNA (Figura 3.18). Na **fase G_2**, há outro ponto de checagem; se não houver correção de eventuais erros da etapa anterior, a célula pode ser direcionada à morte. Durante a G_2, as células acumulam energia para ser usada durante a mitose e sintetizam tubulina para formar os microtúbulos do fuso mitótico. Durante a mitose, há um terceiro ponto de checagem e restrição, em que células que não estão com o aparato de divisão plenamente ou corretamente formado saem do ciclo. As fases do ciclo celular

Capítulo 3 | Núcleo Celular 61

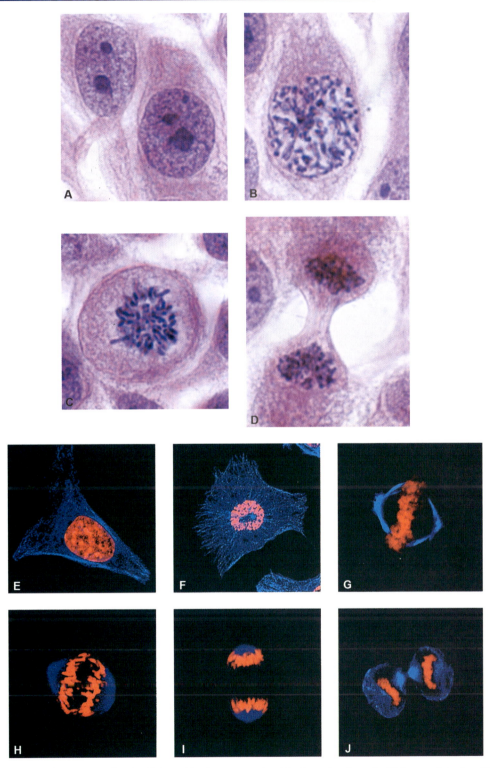

Figura 3.15 Painel superior: fotomicrografias de células cultivadas mostrando várias fases da mitose. **A.** Núcleos em interfase. Observe a cromatina e os nucléolos. **B.** Prófase. Ausência de nucléolos, cromossomos condensados. **C.** Metáfase. Os cromossomos, muito condensados, formam uma placa no equador da célula. **D.** Anáfase (próximo a seu fim). Os cromossomos localizam-se nos polos celulares, o que distribui o DNA igualmente entre as duas novas células. (Picrossirius-hematoxilina. Grande aumento.) Painel inferior: células cultivadas e fotografadas em microscópio confocal de varredura a *laser*. Em vermelho, DNA. Em azul, microtúbulos indicando o citoplasma. **E.** Interfase. **F.** Prófase. A estrutura azul sobre o núcleo é o centrossomo. Os cromossomos estão tornando-se visíveis devido à sua condensação. O citoplasma está tomando a forma globosa, típica da célula em mitose. **G.** Metáfase. Nessa fase, os cromossomos organizam-se, constituindo uma placa na região do equador da célula. **H.** Anáfase. Graças principalmente à atividade dos microtúbulos, os cromossomos começam a se deslocar para os polos da célula. **I.** Telófase (inicial). Os dois conjuntos de cromossomos já atingiram os polos da célula original para formar as duas células-filhas, cada uma com um conjunto de cromossomos igual ao da célula-mãe. **J.** Telófase (mais adiantada). O citoplasma está se dividindo (citocinese) para formar as duas células-filhas, que serão menores do que a célula-mãe. Logo, as células-filhas entrarão em crescimento até alcançarem o mesmo tamanho da célula-mãe. (Cortesia de R. Manelli-Oliveira, R. Cabado e G. M. Machado-Santelli.)

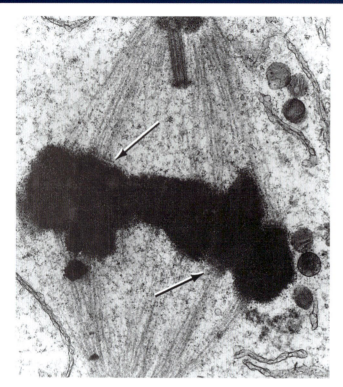

Figura 3.16 Micrografia eletrônica de uma célula em metáfase. A micrografia mostra os pares de centríolos nos polos da célula, o fuso mitótico constituído de microtúbulos e os cromossomos no equador da célula. As *setas* indicam a inserção dos microtúbulos nos centrômeros. (Aumento de 19.000×. Cortesia de R. McIntosh.)

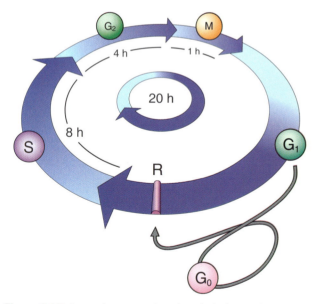

Figura 3.17 Quatro fases sucessivas do ciclo de divisão de uma célula eucariótica típica. No início da fase G_1, em resposta a sinais externos, a célula "decide" se continua em ciclo ou se assume um estado quiescente chamado G_0, cuja duração é extremamente variável. Desse estado, ela pode voltar ao ciclo mediante estímulo. Certas células cultivadas, por exemplo, se estimuladas, podem voltar ao ciclo, entrando novamente na fase G_1 e começando a sintetizar DNA 12 horas depois. No fim da G_1, há um importante ponto de controle do ciclo, denominado ponto de restrição (R), que impede a progressão do ciclo em condições desfavoráveis ou insatisfatórias. Quando o ponto R é ultrapassado, a célula passa pelas demais fases do ciclo celular até que duas células-filhas idênticas sejam formadas ao fim da mitose (M).

podem ser identificadas por proteínas envolvidas nos diferentes processos, como Ki-67 e PCNA (Figura 3.18). Para mais informações, ver, *Histologia aplicada – Proliferação celular.*

HISTOLOGIA APLICADA

Proliferação celular

O organismo tem sistemas complexos para estimular ou inibir a proliferação celular. Foi demonstrado que a proliferação e a diferenciação normal das células são influenciadas por um grupo de genes denominados **proto-oncogenes**. Essa denominação decorre da descoberta de que esses mesmos genes, quando ativados incorretamente e fora do momento certo, dão origem a vários tipos de câncer (*onco*, câncer), passando a ser chamados de **oncogenes**. As proteínas resultantes alteram o controle do ciclo celular e também modificam o sistema de regulação da morte celular. Os defeitos no funcionamento dos proto-oncogenes podem ser induzidos por modificação acidental na sequência de bases do DNA (mutação), aumento do número desses genes (amplificação gênica) ou alteração na sua posição, quando eles passam para a proximidade de um gene promotor ativo. Foi demonstrado também que certos vírus contêm proto-oncogenes, provavelmente derivados de células, e são capazes de introduzir esses proto-oncogenes virais no DNA das células por eles invadidas. Na gênese do câncer, intervêm outros fatores além dos já mencionados, mas a participação dos proto-oncogenes foi demonstrada na origem de diversos tipos de câncer e de leucemias.

Foram identificadas várias substâncias proteicas (fatores de crescimento) que estimulam a multiplicação de determinados tipos celulares, como o fator neuronal de crescimento, o fator de crescimento epitelial e a eritropoetina, que promove a formação de hemácias.

As proliferações celulares anormais, que não obedecem aos mecanismos de controle, originam tumores. A expressão "tumor" foi inicialmente usada para designar qualquer aumento de volume localizado, independentemente de sua causa. Porém, atualmente, a palavra, em geral, significa neoplasia, isto é, massa de tecido originada pela proliferação celular descontrolada (neoplasma). As neoplasias podem ser benignas ou malignas. As benignas têm crescimento lento e permanecem localizadas; as malignas (Figura 3.19) crescem rapidamente e se espalham para outros tecidos e órgãos, às vezes distantes, provocando as metástases. Entre os extremos de benignidade e de alta malignidade, há muitas neoplasias com características intermediárias. Câncer é o termo geralmente utilizado para designar as neoplasias malignas.

Morte celular

O crescimento, a renovação dos tecidos e a formação dos órgãos dependem diretamente de proliferação e morte celular regulada, que ocorre por meio de diferentes processos, entre os quais, apoptose e necrose.

A apoptose foi descoberta em estudos realizados em plantas e durante o desenvolvimento embrionário animal. Posteriormente, foi observado também que, em indivíduos adultos, a apoptose é um fenômeno muito frequente e faz parte do equilíbrio de diferentes populações celulares.

Na apoptose, a célula e seu núcleo tornam-se compactos, diminuindo de tamanho (Figura 3.20). Nessa fase, a célula apoptótica é facilmente identificada ao microscópio óptico, porque apresenta o núcleo com a cromatina muito condensada e corando-se fortemente (**núcleo picnótico**). Em seguida, a cromatina é cortada em pedaços por endonucleases do DNA. O microscópio eletrônico mostra que

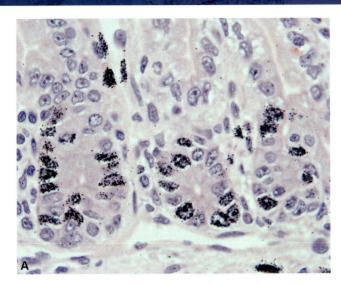
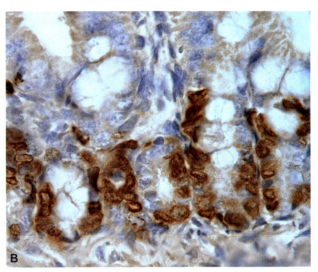
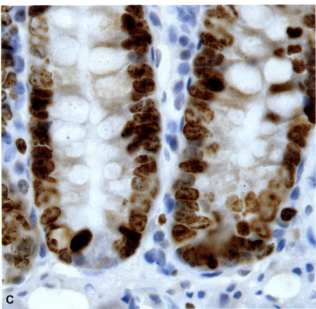

Figura 3.18 O ciclo celular pode ser estudado com o uso de diferentes marcadores. As fotomicrografias mostram cortes de intestino delgado marcados da seguinte maneira: **A.** Timidina triciada para a fase S. Cada grânulo escuro sobre o núcleo representa um ponto de incorporação do análogo ao DNA. (Hematoxilina e eosina – HE.) **B.** Bromodeoxiuridina para a fase S. Marcador identificado por reação de imuno-histoquímica revelada com diaminobenzidina e contracorada com hematoxilina de Mayer. **C.** Ki-67 para diferentes fases do ciclo celular, permitindo a estimativa do índice proliferativo, e revelado por reação de imuno-histoquímica. (DAB, contracorada com hematoxilina de Mayer.) (Fotomicrografias obtidas por P. Gama.)

o citoplasma da célula em apoptose forma saliências que se separam da superfície celular (Figura 3.20). Os fragmentos que se destacam dessa maneira estão envolvidos por membrana plasmática modificada e são rapidamente fagocitados pelos macrófagos (ver Capítulo 5, *Tecido Conjuntivo*). Todavia, os fragmentos apoptóticos não induzem os macrófagos a produzir as moléculas sinalizadoras que desencadeiam a resposta inflamatória nos tecidos adjacentes. Para mais informações, ver, mais adiante, *Histologia aplicada – Morte celular regulada*.

A morte acidental de células, um processo patológico, chama-se **necrose** e pode ser causada por microrganismos, vírus, agentes químicos e outros. As células necróticas incham, suas organelas também aumentam de volume e, finalmente, a célula se rompe, lançando seu conteúdo no espaço extracelular. Na apoptose, ao contrário, os fragmentos celulares estão sempre envoltos por membrana plasmática. O conteúdo das células que morrem por necrose também é fagocitado pelos macrófagos; porém, nesse caso, os macrófagos secretam moléculas que vão ativar outras células de defesav, as quais promovem a inflamação. Por isso, a necrose, um processo patológico, é seguida de inflamação, o que não ocorre na apoptose.

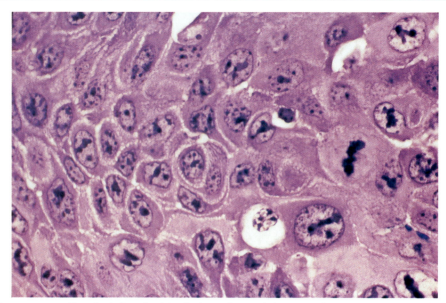

Figura 3.19 Corte de um tumor maligno (epitelioma) originado do tecido epitelial, mostrando aumento no número de mitoses e grande diversidade no tamanho e na estrutura dos núcleos celulares. (HE. Médio aumento.)

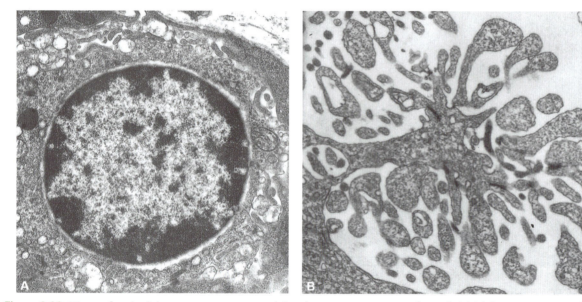

Figura 3.20 Micrografias eletrônicas que mostram características da apoptose, como a condensação inicial da cromatina na periferia do núcleo (**A**) e a fragmentação do citoplasma em bolhas que conservam a membrana plasmática (**B**). Esses fragmentos (bolhas) são fagocitados principalmente pelos macrófagos, sem desencadear um processo inflamatório.

HISTOLOGIA APLICADA

Morte celular regulada

A apoptose e a necrose constituem as principais formas de morte celular regulada.

Na apoptose (vias intrínseca e extrínseca), a maioria dos linfócitos T produzidos no timo, por exemplo, é capaz de atacar e destruir componentes dos tecidos do corpo e causaria grandes danos se entrasse na circulação sanguínea. Em contrapartida, esses linfócitos recebem sinais moleculares que ativam o programa apoptótico codificado em seus cromossomos e são destruídos por apoptose antes de saírem do timo carregados pelo sangue circulante (ver Capítulo 14, *Sistema Imune e Órgãos Linfoides*). Outro exemplo ocorre no topo das vilosidades do intestino delgado, onde células entram em apoptose e se destacam, caindo no lúmen e sendo levadas junto ao bolo alimentar. Nesse tecido, o processo ocorre diariamente e faz parte da rápida renovação do epitélio intestinal.

Na necrose, alterações intracelulares (níveis de cálcio ou peroxidação de lipídios e liberação de ferro) ou extracelulares (matriz extracelular e **agentes infecciosos**) induzem formas variadas e reguladas de morte, como a necroptose, a piroptose e a ferroptose.

Além dessas duas vias, a autofagia se caracteriza como uma terceira via regulatória, que ocorre em situações de estresse celular, normalmente para mediar um efeito citoprotetor.

Bibliografia

ALBERTS, B. *et al.* **Molecular biology of the cell**. 6. ed. New York: Garland; 2014.

BARRIT, G. J. **Communication within animal cells**. Oxford: Oxford University Press, 1992.

COX, T. M.; SINCLAIR, J. **Molecular biology in medicine**. Oxford: Blackwell, 1997.

DOYE, V.; HURT, E. From nucleoporins to nuclear pore complexes. **Current Opinion in Cell Biology**, v. 9, n. 3, p. 401-411, 1997.

FAWCETT, D. **The cell**. 2. ed. Philadelphia: Saunders, 1981.

GREEN, D. R. The cell's dilemma, or the story of cell death: an entertainment in three acts. **FEBS J.**, v. 283, n. 14, p. 2568-2576, 2016.

JUNQUEIRA, L. C.; CARNEIRO, J. **Biologia celular e molecular**. 9. ed. Rio de Janeiro: Guanabara Koogan, 2012.

KORNBERG, R. D.; KLUG, A. The nucleosome. **Scientific American**, v. 244, n. 2, p. 52-64, 1981.

KRSTIĆ, R. V. **Ultrastructure of the mammalian cell**. New York: Springer-Verlag, 1979.

LIM, S.; KALDIS, P. CDKS, cyclins and CKIs: roles beyond cell cycle regulation. **Development**, v. 140, n. 15, p. 3079-3093, 2013.

MÉLÈSE, T.; XUE, Z. The nucleolus: an organelle formed by the act of building a ribosome. **Current Opinion in Cell Biology**, v. 7, n. 3, p. 319-324, 1995.

ROSS, D. W. **Introduction to molecular medicine**. 2. ed. New York: Springer-Verlag, 1996.

TRENT, R. J. **Molecular medicine**: an introductory text for students. Edinburgh: Churchill Livingstone, 1993.

WATSON, J. D. *et al.* **Recombinant DNA**. 2. ed. New York: Scientific American Books, 1992.

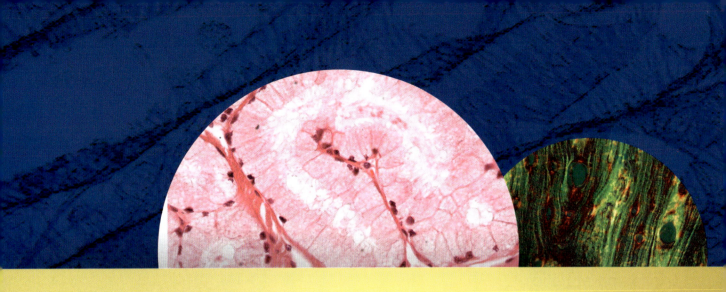

Capítulo 4

Tecidos do Corpo/ Tecido Epitelial

PAULO ABRAHAMSOHN

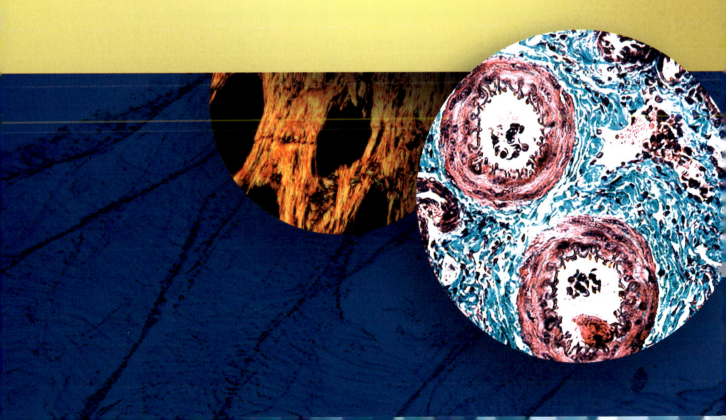

Os tecidos do corpo, *69*

Dois conceitos importantes: parênquima e estroma, *70*

Organização e funções das células epiteliais, *70*

Características estruturais das células epiteliais, *70*

Superfície do domínio apical das células epiteliais, *72*

Superfície do domínio lateral das células epiteliais, *74*

Superfície do domínio basal das células epiteliais, *79*

Tipos de epitélio, *81*

Biologia dos tecidos epiteliais, *90*

Bibliografia, *94*

Os tecidos do corpo

Há muitos tipos de células nos organismos de animais vertebrados e todas fazem parte de um dos tecidos fundamentais do corpo: tecido epitelial, conjuntivo, muscular e nervoso. Antes de estudar cada um desses tecidos, suas células e sua matriz extracelular (MEC), é importante saber como se originam e como se inter-relacionam.

Os tecidos se formam por processos de diferenciação celular

As centenas de tipos celulares de um organismo complexo como o de um animal vertebrado são derivadas de uma única célula, o ovócito fertilizado que, no decorrer do desenvolvimento, multiplica-se por mitoses. As células do ovócito são indiferenciadas, com capacidade de produzirem qualquer futura célula de um organismo adulto. Durante as divisões mitóticas, as células passam pelo processo de **diferenciação celular**, durante o qual genes são silenciados ou ativados. Quando determinados genes forem ativados, as células começam a produzir proteínas que não tinham antes ou aumentam muito a produção de proteínas preexistentes. Consequentemente, essas células passam a ter novas características estruturais e funcionais.

A formação dos tecidos

Grupos de células resultantes de diferenciação celular se organizam e constituem os **tecidos**. Suas células têm morfologia e funções semelhantes, reúnem-se de maneira característica e funcionam harmonicamente. As células de cada tecido geralmente respondem de maneira uniforme a estímulos, tais como substâncias transportadas até as células pela circulação sanguínea, moléculas da MEC e estímulos transmitidos por inervação nervosa.

Os tecidos do corpo e suas principais características

Apesar de sua grande complexidade, os organismos dos vertebrados são constituídos de apenas quatro tipos básicos de tecidos: epitelial, conjuntivo, muscular e nervoso. Cada tecido é formado por células características daquele tecido e que se associam de modos específicos. Essas associações entre células facilitam aos estudantes o reconhecimento dos tecidos e de seus subtipos.

A classificação é antiga, mas muito útil para a sistematização dos grupos de células em tecidos e subgrupos de tecidos. No entanto, em consequência dos progressos nos conhecimentos das células, percebeu-se que uma classificação rígida das células pode ser, às vezes, flexibilizada. Um exemplo é o termo **célula secretora**, que antigamente era aplicado às células glandulares do tecido epitelial, pois se acreditava que fossem as únicas células que exercessem a função de secreção. Hoje, sabe-se que muitos tipos de células, tanto epiteliais quanto dos tecidos conjuntivo e nervoso, também são secretoras.

Pensava-se que a MEC servisse unicamente para apoio mecânico das células e dos órgãos e para ser um meio de transporte de nutrientes às células e levar de volta catabólitos e produtos de secreção. Células e MEC eram consideradas entidades independentes. Atualmente, é conhecido que as células produzem a MEC e controlam sua composição e são, ao mesmo tempo, influenciadas e controladas por moléculas da matriz. Há, portanto, uma intensa interação de células e MEC.

Muitas moléculas da MEC são reconhecidas pelas células por se ligarem a receptores presentes na superfície das células. Quase todos os receptores são moléculas transmembrana, que cruzam a membrana da célula e se conectam a moléculas existentes no citoplasma e a moléculas da MEC. Portanto, células e MEC mantêm continuidade física, funcionam conjuntamente e respondem de modo coordenado às exigências do organismo.

As características principais dos tecidos estão resumidas no Quadro 4.1.

Os tecidos se reúnem para constituir órgãos

Poucos tecidos existem no organismo como componentes isolados. Estão geralmente associados uns aos outros, formando os diferentes componentes do corpo.

Os músculos, por exemplo, são formados principalmente por tecido muscular. No entanto, esse tecido não seria capaz de exercer sua função sem a presença de tecido conjuntivo, que sustenta as suas células e que transporta e nutre suas células, sem o epitélio, que reveste os vasos sanguíneos que irrigam os músculos, e sem os nervos, que transmitem os impulsos necessários para sua contração.

Os órgãos são formados por associações muito precisas e organizadas de tecidos. Dessas associações depende o funcionamento adequado de cada órgão, dos sistemas formados por vários órgãos e do organismo como um todo. O sistema nervoso é uma exceção, pois é constituído quase somente de tecido nervoso.

Quadro 4.1 Características principais dos quatro tipos de tecidos.

Tecido	Origem	Matriz extracelular	Funções principais
Epitelial	Endoderme, ectoderme, em menor grau da mesoderme	Muito pouca quantidade	Revestimento da superfície ou de cavidades do corpo, formação de ductos e secreção
Conjuntivo	Mesênquima derivado da mesoderme	Abundante	Estruturação dos tecidos e órgãos, nutrição de outros tecidos
Nervoso	Tubo neural e crista neural	Muito pouca	Geração e transmissão de impulsos nervosos
Muscular	Mesoderma	Quantidade moderada	Motilidade

Dois conceitos importantes: parênquima e estroma

Em muitos órgãos, principalmente em glândulas, utilizam-se os termos **parênquima** e **estroma** para caracterizar seus componentes.

Denomina-se **parênquima** a porção funcional do órgão, responsável por suas funções. Por exemplo, em uma glândula, o conjunto das células encarregadas de produzir a secreção e de conduzir a secreção – os ductos excretores – constituem o parênquima do órgão.

Estroma é o conjunto de componentes que atuam na sustentação de um órgão, representados quase sempre por tecido conjuntivo que suporta e, muitas vezes, separa as várias porções funcionais do órgão. No estroma, situam-se nervos e vasos sanguíneos que nutrem as células do órgão. Muitos órgãos são revestidos externamente por cápsulas de tecido conjuntivo que isolam o órgão de estruturas vizinhas.

Organização e funções das células epiteliais

As principais funções das células epiteliais podem ser resumidas em: **revestimento**, **absorção** e **secreção**.

Há muitos tipos de células epiteliais, porém todas se organizam de três maneiras principais. Acompanhe pela Figura 4.1 como as células se dispõem:

- Formando **camadas** que revestem superfícies
- Formando **tubos**, por exemplo, as glândulas sudoríparas, os ductos excretores de glândulas e os túbulos renais

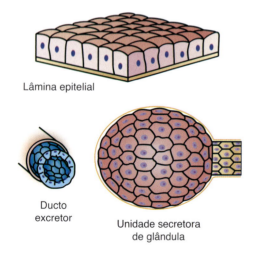

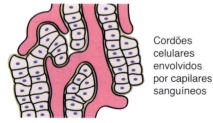

Figura 4.1 Maneiras mais comuns de organização das células epiteliais. (Imagem de P. Abrahamsohn.)

- Formando conjuntos tridimensionais de células secretoras, as **unidades secretoras das glândulas**.

Para fins didáticos, costuma-se classificar os epitélios em **epitélios de revestimento** e **epitélios glandulares**. Esses últimos atuam na secreção, enquanto os epitélios de revestimento exercem diversas funções:

- Proteção
- Formação de barreiras
- Lubrificação de superfícies
- Absorção
- Secreção
- Transporte
- Recepção de sensações térmicas, tácteis, luminosas e sonoras.

Características estruturais das células epiteliais

Principais características estruturais das células epiteliais:

- O tecido epitelial é avascular
- A forma das células e dos núcleos está vinculada às suas funções
- Estão sempre apoiadas sobre tecido conjuntivo
- As células são polarizadas
- Há diferentes domínios nas superfícies das células
- Há grande proximidade entre as células e há estruturas de adesão entre elas
- Um tipo de junção intercelular entre células epiteliais forma compartimentos no corpo.

Forma e justaposição entre células epiteliais

O formato das células epiteliais é muito variado. Elas podem ser **pavimentosas**, isto é, achatadas como ladrilhos, **cúbicas** ou **cuboides**, ou semelhantes a paralelepípedos, denominadas **colunares** ou **prismáticas**, e ainda **piramidais**, com formas intermediárias entre essas.

A forma dos núcleos de maneira geral acompanha o formato das células, podendo ser achatado, esférico ou elíptico. As células cuboides costumam ter núcleos esféricos e as colunares costumam ter núcleos elipsoides. As células pavimentosas têm núcleos achatados e alongados. Nas células cúbicas, os núcleos geralmente ocupam o centro da célula. Nas células colunares, o núcleo é alongado e seu maior eixo é paralelo ao eixo principal da célula.

Como a microscopia de luz nem sempre permite observar os limites entre as células epiteliais, na prática da observação microscópica é útil saber que a forma e a posição do núcleo fornecem uma ideia bastante precisa sobre a forma da célula. Além disso, a forma e a disposição dos núcleos são de grande utilidade para determinar se as células epiteliais estão organizadas em camada única ou em várias camadas, características importantes para o diagnóstico dos epitélios de revestimento.

As superfícies de células epiteliais vizinhas são justapostas, isto é, se mantêm muito próximas. Elas aderem firmemente entre si por meio de vários mecanismos de adesão. Essa grande adesão permite que as células se organizem como folhetos dotados de resistência física para revestir superfícies ou para formar conjuntos tridimensionais que constituem ductos excretores e unidades secretoras das glândulas. Devido à sua grande proximidade, praticamente não há MEC entre células epiteliais.

Os epitélios estão apoiados sobre tecido conjuntivo e são avasculares

Com poucas exceções, as camadas de epitélios de revestimento são muito frágeis e delicadas, sensíveis a atritos mecânicos e facilmente deslocáveis. Os epitélios de revestimento e de secreção estão sempre em contato com uma camada de tecido conjuntivo de espessura muito variável. A ligação dos epitélios com o tecido conjuntivo é forte, para que suas células não se soltem facilmente desse tecido.

Na interface entre epitélios e tecido conjuntivo há uma delgada estrutura denominada **lâmina basal**, visualizável ao microscópio eletrônico de transmissão. A lâmina basal é importante para a ancoragem, a interação e a troca de substâncias entre ambos os tecidos. Sua estrutura, sua composição química e suas funções serão examinadas mais adiante.

O termo **membrana basal** costuma ser usado para indicar uma camada amorfa situada entre células epiteliais e tecido conjuntivo, visualizada ao microscópio de luz e que é bem evidenciada pela técnica de PAS-Schiff. A membrana basal abrange a lâmina basal propriamente dita e moléculas e fibras do tecido conjuntivo próximas à lâmina basal. A Figura 4.2 apresenta membranas basais de túbulos renais. As expressões "membrana basal" e "lâmina basal" são, às vezes, usadas indiscriminadamente, causando confusão. Neste livro, emprega-se "lâmina basal" para indicar a lâmina basal visualizável ao microscópio eletrônico de transmissão. "Membrana basal" refere-se, neste livro, à faixa mais espessa observada ao microscópio de luz em cortes tratados pela técnica de PAS-Schiff e, às vezes, após coloração por hematoxilina e eosina.

O tecido epitelial é avascular

Com raras exceções, não há vasos sanguíneos no interior dos epitélios. A irrigação e o fornecimento de O_2 e nutrientes para as células epiteliais são proporcionados por vasos sanguíneos do tecido conjuntivo no qual se apoiam os epitélios. Substâncias que atuam sobre as células epiteliais, por exemplo, hormônios, provêm de vasos do tecido conjuntivo e se difundem através da lâmina basal até as células epiteliais.

Em movimento contrário, substâncias originadas das células epiteliais, por exemplo, CO_2, secreções e catabólitos, difundem-se através da lâmina basal para chegar aos vasos sanguíneos do tecido conjuntivo e serem transportadas pelo sangue.

Nos epitélios que revestem as cavidades de órgãos ocos (principalmente nos sistemas digestório, respiratório e urinário), a camada de tecido conjuntivo em contato com o epitélio é denominada **lâmina própria**.

Muitos tipos de células epiteliais são polarizados

Polarização em células significa que as várias regiões de seu citoplasma têm diferentes agrupamentos de organelas e, portanto, exercem diferentes funções. A polarização também se reflete na superfície celular. A membrana plasmática que reveste as diversas regiões da célula pode ter diferentes composições moleculares e estruturações, tais como cílios e microvilosidades, possibilitando a execução de funções específicas em diferentes regiões. A organização do citoplasma e da superfície das células epiteliais tem uma consequência relevante para o seu adequado desempenho.

Na superfície da maioria das células epiteliais, reconhecem-se três diferentes **domínios**:

- Um **domínio basal** voltado para a lâmina basal interposta entre o epitélio e o tecido conjuntivo
- **Domínios laterais** voltados para as superfícies laterais de células epiteliais vizinhas
- Um **domínio apical**, que é a **superfície livre** da célula, também denominada **superfície apical** ou **superfície luminal**. Está geralmente voltada para uma cavidade, que pode ser o lúmen de um tubo (p. ex., do sistema digestório) ou de um ducto excretor ou o lúmen de unidades secretoras de glândulas exócrinas para o qual é transferida a secreção das células glandulares.

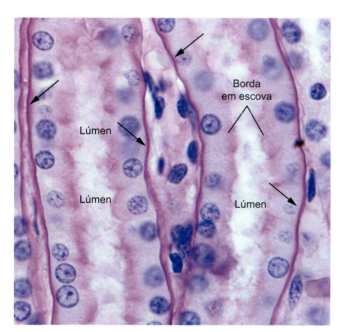

Figura 4.2 Membranas basais (*setas*) situadas em torno do epitélio de túbulos renais. Na superfície das células, em contato com o lúmen do túbulo, há a borda em escova, um conjunto de microvilos e um glicocálice abundante. (Corte de rim. PAS-hematoxilina. Médio aumento.)

A membrana plasmática do domínio basal e do domínio lateral frequentemente tem componentes moleculares e algumas funcionalidades em comum e seu conjunto é denominado **domínio basolateral**.

Nas células polarizadas, a região do citoplasma próxima ao domínio apical é chamada de **polo apical**, enquanto o citoplasma da extremidade oposta, quase sempre voltada para o tecido conjuntivo, é denominado **polo basal** da célula.

A seguir, serão analisadas as especializações da superfície dos diferentes domínios das células epiteliais.

Superfície do domínio apical das células epiteliais

A superfície apical de muitos tipos de células epiteliais tem estruturas que tornam mais eficiente o transporte de substâncias através da membrana plasmática ou mover partículas presentes na sua superfície.

Microvilos

Observadas ao microscópio eletrônico, muitas células dos vários tecidos do corpo mostram curtas e delgadas projeções do citoplasma em forma de dedos, denominadas **microvilos** ou **microvilosidades**. São muito frequentes em células epiteliais, principalmente as que exercem intensa absorção. Cada célula do epitélio de revestimento do intestino delgado e dos túbulos proximais dos rins tem centenas a milhares de microvilos na sua superfície apical.

Cada microvilo mede cerca de 1 μm de comprimento e 0,08 μm de espessura. São projeções do citoplasma revestidas por membrana plasmática. No seu interior há geralmente feixes de filamentos de actina que podem ser vistos em secções longitudinais e transversais de microvilos na Figura 4.3. Os filamentos têm ligações cruzadas entre si e ligação com a membrana plasmática do microvilo, o que confere motilidade ao microvilo.

A superfície de células especializadas em absorção pela sua superfície apical tem um **glicocálice** bastante espesso associado aos microvilos (Figura 4.3). O conjunto de glicocálice e microvilos pode ser observado ao microscópio de luz sob forma de uma delgada faixa mais corada na superfície apical das células epiteliais, denominada **borda estriada** no epitélio intestinal ou **borda em escova** nos túbulos proximais do rim. Ambas podem ser evidenciadas em cortes corados por técnicas rotineiras (Figura 4.4; ver Figura 4.2) pela técnica de PAS-Schiff (ver Figura 1.7).

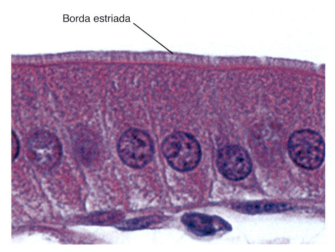

Figura 4.4 Borda estriada, a camada de microvilos na superfície da membrana de um epitélio simples colunar, formado por uma camada de células em formato de paralelepípedo, com núcleos esféricos. (HE. Grande aumento.)

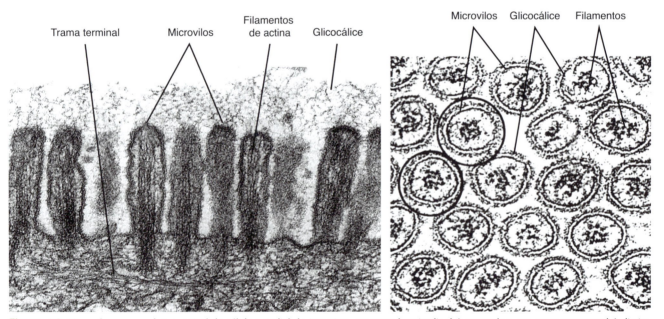

Figura 4.3 Microvilos na membrana apical de célula epitelial do intestino, em corte longitudinal *à esquerda* e em corte transversal *à direita*. Os microvilos estão revestidos por espesso glicocálice e no seu interior há filamentos de actina. À *esquerda*, note no citoplasma apical a trama terminal, composta de uma rede de filamentos de actina e filamentos intermediários. (Eletromicrografias. 45.000× à esquerda; e 100.000× à direita.)

Estereocílios

São microvilos longos, ramificados e imóveis e não devem ser confundidos com os cílios verdadeiros, dotados de motilidade. Eles aumentam a área de superfície da célula, permitindo maior absorção de moléculas e líquido para dentro da célula. Estão presentes em grande quantidade na superfície apical de células epitélio do ducto do epidídimo e do ducto deferente (Figura 4.5). No órgão de Corti, uma estrutura da orelha interna, atuam na transdução de ondas sonoras em impulsos nervosos.

Cílios e flagelos

São delgados prolongamentos tubulares do citoplasma, revestidos por membrana plasmática e dotados de motilidade. Existem na superfície de vários tipos celulares de vertebrados e em grande quantidade na superfície apical de alguns epitélios.

Medem de 5 a 10 μm de comprimento e 0,2 μm de espessura e podem ser vistos por microscopia óptica (Figura 4.6). Exibem rápido movimento de batimento em vaivém. O movimento ciliar de um conjunto de células é frequentemente coordenado para que uma corrente de fluido ou de partículas seja impelida ao longo da superfície do epitélio. Trifosfato de adenosina (ATP) originado de mitocôndrias é a principal fonte de energia para o movimento ciliar.

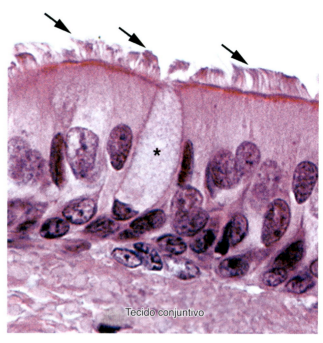

Figura 4.6 Cílios (*setas*) na superfície de células de epitélio pseudoestratificado. As células mais curtas, na base do epitélio, são chamadas células basais e têm núcleos esféricos. As células colunares, mais altas, têm núcleos elípticos. Note uma glândula unicelular, denominada célula caliciforme (*). (Aumento grande. HE. Imagem de P. Abrahamsohn.)

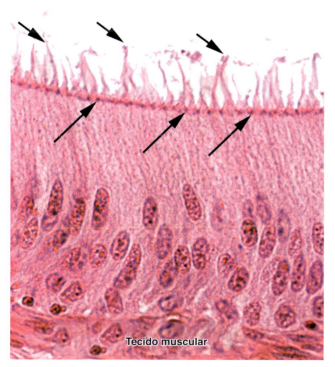

Figura 4.5 Estereocílios (*setas curtas*) na superfície de um epitélio do tipo pseudoestratificado. É formado por células altas e células baixas e seus núcleos estão distribuídos em diferentes alturas do epitélio, sem constituírem camadas distintas. Os pequenos pontos abaixo da superfície celular (*setas longas*) são as barras terminais, cortes transversais de complexos unitivos. (Ducto do epidídimo. HE. Médio aumento. Imagem de P. Abrahamsohn.)

Exemplos de localização e função dos cílios:

- No revestimento epitelial das vias respiratórias (fossas nasais, traqueia, brônquios), o batimento ciliar movimenta a camada de muco que há sobre as células epiteliais em direção da faringe. Cada célula do revestimento da traqueia tem de 200 a 300 cílios
- Nas células do revestimento das tubas uterinas, os cílios participam do transporte de ovócitos
- Na retina, atuam na recepção de luz, e nos receptores de equilíbrio na orelha interna, detectam movimentos do corpo
- Durante a embriogênese, os cílios atuam na determinação da lateralidade esquerda-direita do corpo do embrião.

Os **flagelos** são prolongamentos longos cuja estrutura é a mesma dos cílios, porém limitados a um por célula. Na maioria dos vertebrados, são encontrados quase somente nos espermatozoides.

Cortes transversais e longitudinais de cílios e flagelos observados por microscopia eletrônica de transmissão revelam que são envolvidos pela membrana plasmática, têm um eixo de **dois microtúbulos centrais** unidos entre si, cercados por **nove pares de microtúbulos periféricos**, (Figura 4.7). Após penetrarem no citoplasma, os microtúbulos se inserem em **corpúsculos basais**, cuja estrutura é análoga à dos centríolos e que se continuam por uma curta **raiz do cílio**.

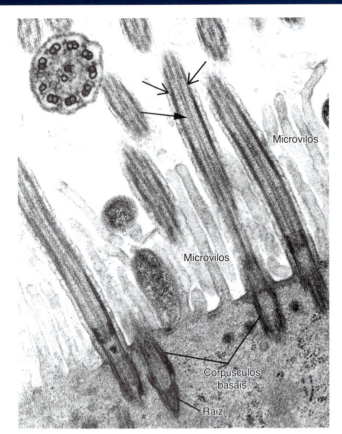

Figura 4.7 Cílios e microvilos seccionados longitudinalmente. Ambos estão envolvidos por uma membrana plasmática. No interior dos cílios, observam-se um par de microtúbulos centrais (*seta longa*) e microtúbulos periféricos (*setas curtas*). Os cílios se originam de corpúsculos basais. (59.000×.) No destaque (*em cima, à esquerda*): um cílio seccionado transversalmente onde se observa o padrão 9 + 2 (um par central e nove pares periféricos). (Eletromicrografia. 80.000×.)

Superfície do domínio lateral das células epiteliais

A adesão e a comunicação entre células epiteliais vizinhas ocorrem pelas suas membranas laterais, cuja composição de lipídios e proteínas difere dos outros locais da membrana plasmática. Várias estruturas da membrana atuam na coesão, na adesão e na comunicação direta entre células epiteliais vizinhas. Elas existem também em outros tecidos, mas são muito abundantes em epitélios e, por isso, serão descritas agora.

A intensa adesão entre as células epiteliais é uma condição necessária para a formação e a manutenção de camadas epiteliais e de estruturas tridimensionais como túbulos e unidades secretoras de glândulas. Para separar as células epiteliais, são necessárias forças mecânicas relativamente intensas. Sua coesão varia com o tipo de epitélio, mas é especialmente desenvolvida nos epitélios sujeitos a fortes trações e pressões, exemplificado pela epiderme.

Pregas da membrana que se encaixam nas pregas da membrana de células adjacentes, chamadas **interdigitações**, aumentam a adesão intercelular (Figura 4.8).

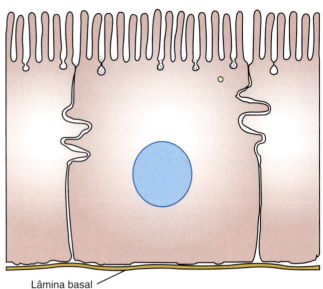

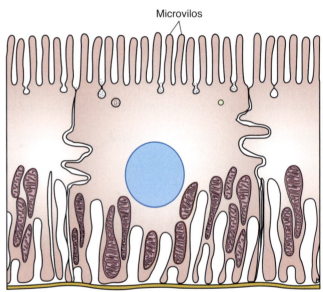

Figura 4.8 As membranas laterais de células epiteliais frequentemente são pregueadas para aumentar a adesão e a comunicação entre as células. A membrana basal é plana na maioria das células epiteliais (*esquema superior*). Em células que transportam íons do lúmen para o tecido conjuntivo, a membrana plasmática da região basal costuma ter muitas pregas (*esquema inferior*). As pregas, além de aumentarem a superfície para o transporte, contêm mitocôndrias necessárias para o fornecimento de energia para transporte ativo.

A adesão dependente de íons e de moléculas ocorre por mecanismos de adesão relativamente transitória e mecanismos de adesão mais estáveis. A adesão mais transitória se deve em grande parte a **caderinas**, membros de uma família de glicoproteínas transmembrana. Elas necessitam da presença de íons Ca^{2+} para promover adesividade e perdem esta capacidade na ausência destes íons.

Entre os mecanismos de adesão mais estáveis destacam-se estruturas macromoleculares complexas, observadas por microscopia eletrônica de transmissão, denominadas **junções intercelulares**.

Junções intercelulares

Há três tipos principais de junções intercelulares nas membranas laterais de células epiteliais:

Junções oclusivas: atuam na adesão intercelular e resultam na oclusão do espaço extracelular no local da junção.

- **Junções aderentes e desmossomos**: atuam na adesão
- **Junções comunicantes** (junções *gap*): permitem a transferência direta de pequenas moléculas entre células adjacentes.

As junções oclusivas e aderentes formam uma sequência muito definida e organizada nas membranas laterais de muitos tipos de células epiteliais. O conjunto formado por essas junções e pelos desmossomos constituem os **complexos juncionais**. Eles se situam na região mais apical das superfícies laterais, mais próximas da superfície livre das células, e são visualizados por microscopia eletrônica de transmissão. As Figuras 4.9 e 4.10 apresentam a localização dos complexos juncionais.

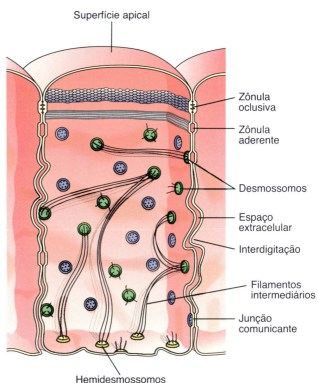

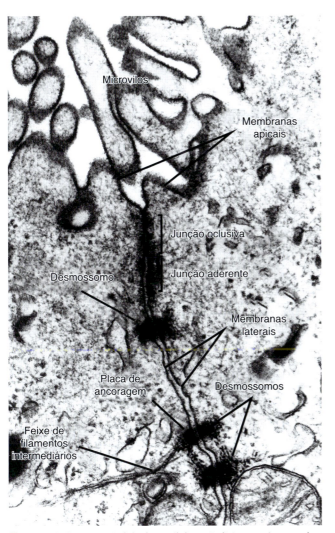

Figura 4.9 Região apical de duas células epiteliais, uma *à esquerda* e outra *à direita*. Observe o complexo unitivo, a sequência de junção oclusiva, junção aderente e desmossomos. (Eletromicrografia. 60.000×. Imagem de P. Abrahamsohn.)

Figura 4.10 Principais estruturas que participam da coesão entre células epiteliais. O exemplo é de uma célula do epitélio intestinal e porções de duas células adjacentes. O conteúdo das células foi esvaziado para mostrar a superfície interna de suas membranas. Locais em que as membranas plasmáticas de células adjacentes se fundem formam a zônula oclusiva. Esta e a zônula aderente se dispõem em faixas contínuas em torno do ápice da célula, enquanto desmossomos e junções comunicantes se distribuem pelas membranas como placas isoladas. (Adaptada e reproduzida, com autorização, de Krstić, 1979.)

A primeira junção do complexo, mais próxima da superfície livre (apical) da célula, é a junção oclusiva, e a junção que se segue, um pouco mais afastada da superfície apical, é a junção aderente (Figura 4.10). Sob certas condições, complexos juncionais podem ser vistos por microscopia óptica sob forma de pequenos pontos ou traços denominados **barras terminais** (ver Figura 4.5).

Junção oclusiva

Caracteriza-se por uma grande proximidade e adesão entre as membranas de células adjacentes, que resulta na oclusão do espaço intercelular no local da junção. Cortes transversais das membranas laterais de células epiteliais observados por microscopia eletrônica de transmissão mostram que o citoplasma próximo à junção é mais elétron-denso, escuro, e que as membranas plasmáticas das células adjacentes estão muito próximas entre si. Não se observa espaço intercelular no local da junção. Essas características estão apresentadas na Figura 4.9.

A Figura 4.10 mostra, em uma visão tridimensional, que a junção se estende por toda a volta da superfície celular como um delgado cinturão, denominado **zônula de oclusão**. Por meio da técnica de **criofratura**, descobriu-se que na junção oclusiva a adesão entre as membranas de células vizinhas se dá por meio de linhas salientes (cristas) das membranas, nas quais se localizam as moléculas que estabelecem ligações com cristas das células vizinhas (Figura 4.11).

As junções oclusivas são constituídas de moléculas transmembrana e de moléculas citoplasmáticas. Entre as proteínas que fazem parte dessas junções, destacam-se: claudina, ocludina, molécula de adesão juncional (JAM), ZO-1, ZO-2, ZO-3. No estreito espaço extracelular da junção, as extremidades extracitoplasmáticas das moléculas transmembrana de uma célula se ligam às extremidades extracitoplasmáticas de moléculas das células adjacentes (Figura 4.12).

Além da adesão, as junções oclusivas exercem várias funções importantes para a atividade das células e do organismo: a **formação de barreiras** no corpo e a **regionalização da composição da membrana plasmática** das células epiteliais.

Os epitélios atuam como barreiras

As junções oclusivas distribuídas em todo o perímetro das células epiteliais, formando a zônula de oclusão nas superfícies laterais das células, resultam na obliteração e na vedação quase totais do espaço intercelular no local da junção. Portanto, as junções oclusivas constituem barreiras que impedem o livre trânsito da maioria das substâncias ao longo do espaço entre células epiteliais.

Para o funcionamento adequado do organismo, é necessário separar o seu meio interno do meio externo que o cerca. Várias cavidades do corpo estão em continuidade direta com o meio externo, por exemplo, as cavidades do tubo digestório, do sistema respiratório, do sistema urinário.

Os epitélios que revestem essas cavidades controlam a saída de substâncias do meio interno para essas cavidades e controlam tudo que passa das cavidades para o meio interno.

As barreiras criadas pelas zônulas de oclusão existem na maioria dos epitélios de revestimento formados por uma única camada de células e entre as células epiteliais das unidades secretoras de glândulas exócrinas.

Formação de compartimentos no organismo

As barreiras são essenciais para a manutenção da composição química do corpo e os organismos não sobreviveriam se a passagem de substâncias entre esses compartimentos não fosse controlada de algum modo. As barreiras criadas pelas zônulas oclusivas criam **compartimentos** que não se comunicam livremente, a saber:

• Um compartimento situado "acima" das junções oclusivas denominado **compartimento luminal**
• Um compartimento situado "abaixo" das junções oclusivas, denominado **compartimento basolateral**.

A Figura 4.13 mostra a disposição desses compartimentos nos epitélios. Os compartimentos luminais compreendem as cavidades de órgãos que se continuam com o meio externo, assim como o lúmen das glândulas exócrinas. O compartimento basolateral é representado pelo espaço entre as células epiteliais situado "abaixo" das junções oclusivas, que se continua com o tecido conjuntivo que envolve os epitélios.

O trajeto de substâncias entre os compartimentos luminal e basolateral é chamado **via transcelular**, que se dá pelo interior das células epiteliais e é por elas controlada (Figura 4.13). Por outro lado, trajeto livre, sem controles, de substâncias entre células é denominado **via paracelular**. É o trajeto por entre a maioria das células dos tecidos conjuntivo, muscular e nervoso, pois entre elas quase não há junções oclusivas.

O lúmen dos vasos sanguíneos constitui um compartimento luminal separado dos demais. É formado por uma barreira de junções oclusivas existente entre as **células endoteliais** que revestem internamente os vasos. Apesar de não ser um compartimento completamente fechado, a barreira permite manter uma composição constante do sangue, dificultando a saída não controlada de substâncias do sangue para o tecido conjuntivo e a entrada de substâncias para o sangue.

Regionalização da composição molecular da membrana plasmática

As junções oclusivas colaboram na regionalização da membrana plasmática, mantendo composições moleculares específicas na membrana plasmática apical e na membrana basocelular em muitos tipos de células epiteliais. Acredita-se que as zônulas oclusivas impeçam a migração de moléculas intramembranosas da membrana plasmática para "cima" e para "baixo" da membrana. Além disso, a inserção de filamentos de actina nas moléculas intramembranosas da membrana plasmática da junção poderia atuar na fixação de suas moléculas.

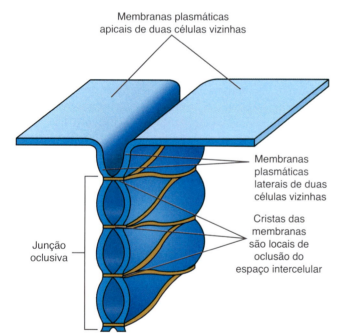

Figura 4.11 Na junção oclusiva, as membranas laterais das duas células formam cristas que se unem no espaço intercelular devido à ligação de proteínas intramembranosas das células. As ligações das cristas promovem a oclusão do espaço intercelular.

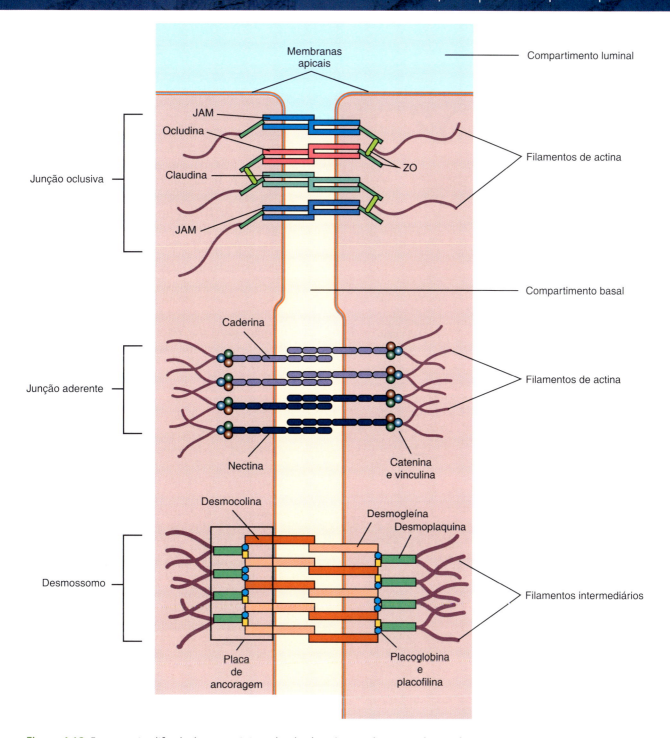

Figura 4.12 Esquema simplificado da composição molecular dos três tipos de junções do complexo unitivo. No espaço intercelular, que separa células adjacentes, moléculas transmembrana de uma célula estabelecem ligação com moléculas homólogas da outra célula. No interior da célula, outras moléculas estabelecem ligação das proteínas transmembrana com componentes do citoesqueleto, filamentos de actina ou filamentos intermediários.

Junção aderente

É o segundo tipo de junção pertencente ao complexo unitivo. A junção aderente também se dispõe em toda a volta da região lateral da célula, próximo de sua superfície apical, formando um cinturão denominado **zônula aderente** (ver Figura 4.10). A Figura 4.9 mostra algumas de suas características observadas ao microscópio eletrônico:

- Uma faixa mais elétron-densa, mais escura, no citoplasma próximo à membrana que forma a junção
- Um espaço intercelular entre as membranas participantes da junção
- Filamentos de actina no citoplasma próximo à junção, aparentemente ancorados a uma delgada placa de material granuloso elétron-denso aderido à membrana juncional.

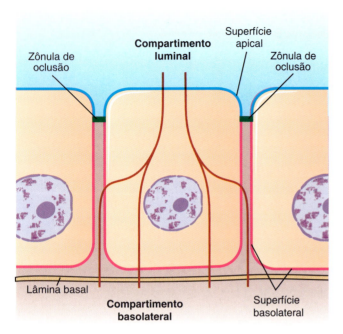

Figura 4.13 As zônulas de oclusão criam barreiras e compartimentos em locais revestidos por epitélios formados por uma só camada, assim como nas unidades secretoras de glândulas. Forma-se um compartimento luminal, "acima" da zônula oclusiva (*em azul*), e um compartimento basolateral, "abaixo" da zônula (*em cor-de-rosa*). Esse último se continua com o meio interno do corpo através do espaço ocupado pelo tecido conjuntivo no qual se apoia o epitélio. As *linhas vermelhas* indicam os trajetos de substâncias entre os compartimentos.

A Figura 4.12 apresenta a estrutura molecular da junção aderente.

Os filamentos de actina ancorados às junções aderentes fazem parte de uma extensa rede que ocupa parte do citoplasma apical de muitas células epiteliais, denominada **trama terminal**. É formada por filamentos de actina, filamentos intermediários e outras moléculas, como a miosina-2 e a espectrina.

As junções aderentes e os desmossomos atuam na adesão entre as células epiteliais. Por meio dessas junções, tensões ou pressões mecânicas sobre um local de um epitélio são distribuídas para células adjacentes, enfraquecendo as forças e preservando a estrutura do epitélio. Além disso, a adesão firme entre células epiteliais é importante em vários processos biológicos, tais como os dobramentos de camadas epiteliais que ocorrem durante o desenvolvimento embrionário.

Junções aderentes existem também entre células não epiteliais, por exemplo, no músculo cardíaco.

Desmossomo

Também denominado **mácula de adesão**, é uma junção muito comum entre células epiteliais. Diferentemente da junção oclusiva e da junção aderente, não se dispõe em faixas na superfície celular. Tem formato de discos circulares ou ovalados que medem cerca de 0,2 a 0,5 μm de diâmetro. Existem em pares nas superfícies laterais das células epiteliais vizinhas, à semelhança de botões de pressão usados em calças *jeans*.

Cortes transversais de desmossomos observados por microscopia eletrônica de transmissão mostram que:

- As membranas plasmáticas no local dos desmossomos são planas, paralelas e separadas por uma distância de cerca de 35 nm, um pouco maior que os habituais 20 nm existentes entre células epiteliais
- No citoplasma de cada uma das células há uma faixa bastante elétron-densa chamada **placa de ancoragem**, composta de várias proteínas e à qual se ligam filamentos intermediários (mais espessos que os filamentos de actina ancorados às junções aderentes).

Um conjunto de proteínas intramembranosas atravessa o espaço extracelular entre os desmossomos e se liga a proteínas do desmossomo da célula vizinha. Filamentos intermediários de citoqueratina presentes no citoplasma de células epiteliais se inserem nas placas de ancoragem ou nelas formam alças que retornam ao citoplasma. As Figuras 4.9 e 4.12 apresentam características estruturais e moleculares dos desmossomos.

Junção comunicante

Também conhecida como **junção *gap***, tem a forma de pequenos discos de diâmetro muito variado distribuídos aos pares nas superfícies laterais das células vizinhas epiteliais e não epiteliais, por exemplo, no tecido ósseo, no tecido nervoso, no músculo liso e no músculo cardíaco.

Observada ao microscópio eletrônico, caracteriza-se por grande proximidade (2 nm) das membranas de células adjacentes, sem alterações visíveis no citoplasma próximo à junção (Figura 4.14A). Por meio da técnica de criofratura, descobriu-se que essas junções são formadas por grupos de partículas intramembranosas que integram os discos paralelos situados em cada uma das células adjacentes (Figura 4.14B).

As partículas são formadas por proteínas, entre as quais se destacam as **conexinas**. Acompanhe pela Figura 4.15 como as conexinas se organizam para constituir as junções comunicantes:

- Várias moléculas de conexina formam uma **subunidade** da junção
- Seis subunidades se reúnem em um conexon, partícula com um túnel no centro, e a partícula é inserida na membrana plasmática. Os conexons provavelmente correspondem às partículas observadas por microscopia eletrônica.

Os conexons das junções de uma célula se associam a conexons de junções de células adjacentes de maneira que os túneis das partículas de uma célula se continuam com os túneis das partículas da outra célula.

As junções comunicantes possibilitam o intercâmbio direto entre células de moléculas com massa molecular de até cerca de 1.500 Da. Moléculas de sinalização relativamente pequenas, como monofosfato de adenosina (AMP)

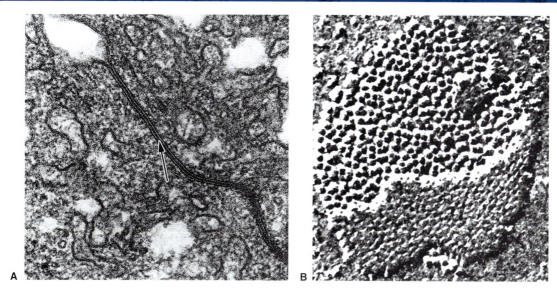

Figura 4.14 Junção comunicante (junção *gap*) observada por microscopia eletrônica de transmissão. **A.** A *seta* aponta para a junção comunicante formada entre duas membranas plasmáticas de células de fígado de rato, separadas por um espaço de 2 nm. (193.000×. Cortesia de M. C. Williams.) **B.** Pela técnica de criofratura, a junção é vista como um conjunto de partículas em formato de um disco. (45.000×. Cortesia de P. Pinto da Silva.)

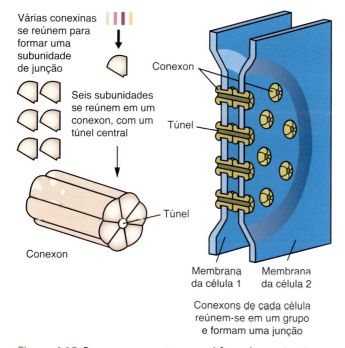

Figura 4.15 Esquema que mostra como é formada uma junção comunicante (junção *gap*). Acompanhe a explicação da figura pelo texto.

Superfície do domínio basal das células epiteliais

O domínio basal está voltado para o tecido conjuntivo. A membrana plasmática dessa região é especializada em duas atividades principais: **adesão** das células ao tecido conjuntivo e **transporte** de substâncias entre o citoplasma e o tecido conjuntivo.

As células epiteliais estão separadas do tecido conjuntivo pela **lâmina basal**, uma estrutura plana, acelular, constituída de um complexo conjunto de moléculas. As células epiteliais estão apoiadas e aderidas sobre a **lâmina basal**, que é importante para a ancoragem dos epitélios ao tecido conjuntivo e para a comunicação entre ambos os tecidos.

De modo geral, a superfície da região basal das células epiteliais é relativamente plana e o contato entre essa superfície e a lâmina basal é amplo (ver Figura 4.8). Em alguns tipos celulares, a membrana da superfície basal é bastante pregueada, o que aumenta a superfície de membrana principalmente em células que transportam muitas substâncias através dessa superfície (ver Figura 4.8). Exemplos são a superfície basal das células de túbulos renais proximais e distais, assim como de um tipo de ducto de glândulas salivares denominado **ducto estriado**. Esses túbulos e ductos absorvem de seu lúmen íons que, por transporte ativo, passam para o tecido conjuntivo situado em torno da superfície basal, onde esses íons difundem-se para o interior de capilares sanguíneos.

A lâmina basal é visualizável ao microscópio eletrônico de transmissão sob forma de uma camada que mede de 20 a 100 nm de espessura (Figura 4.16). Em alguns locais do organismo, como nos alvéolos pulmonares e nos glomérulos renais, as lâminas basais são mais espessas.

e monofosfato de guanosina (GMP) cíclicos, íons e alguns hormônios provavelmente passam pelos túneis das junções, influenciando atividades em células vizinhas. Dessa maneira, as junções comunicantes permitem que as células de muitos órgãos trabalhem de maneira coordenada em vez de agirem como unidades independentes. Elas provavelmente colaboram na coordenação das contrações de células musculares e participam na transmissão de impulsos nervosos.

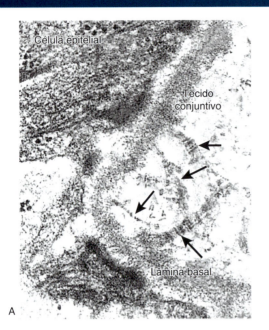
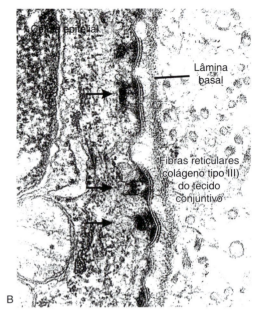

Figura 4.16 Pequeno trecho do contato de uma célula epitelial com o tecido conjuntivo na pele humana. **A.** As *setas* apontam fibrilas de ancoragem do tecido conjuntivo inseridas na lâmina basal. (54.000×. Cortesia de F. M. Guerra Rodrigo.) **B.** Lâmina basal associada a fibras reticulares do tecido conjuntivo. As *setas* apontam hemidesmossomos na superfície basal da célula epitelial. (80.000×.)

As **membranas basais** observadas ao microscópio de luz medem cerca de 1 a 2 μm de espessura e são resultado da somatória da lâmina basal com moléculas e fibrilas do tecido conjuntivo subjacente ao epitélio. Podem eventualmente ser observadas após colorações rotineiras, mas são bem evidenciadas pela técnica de PAS-Schiff (ver Figura 4.2).

Há também lâminas basais em que alguns tipos de células de outros tecidos estabelecem contato com tecido conjuntivo: por exemplo, ao redor de células musculares, células adiposas e células de Schwann do tecido nervoso.

Estrutura molecular das lâminas basais e sua relação com o tecido conjuntivo

As lâminas basais podem ser consideradas um tipo especializado de MEC. Têm uma arquitetura molecular bastante complexa, resultante da reunião de vários tipos de moléculas dispostas de maneira bastante precisa.

Principais moléculas componentes da lâmina basal

- **Colágeno**: as moléculas de colágeno constituem uma família de cerca de 28 proteínas de diversos tamanhos e composições em aminoácidos. O **colágeno tipo IV** é encontrado exclusivamente nas lâminas basais. Outras moléculas dessa família, presentes em menor quantidade nas lâminas basais, são o **colágeno tipo VIII** e o **colágeno tipo XV**
- **Glicoproteínas não colágeno**: entre as outras glicoproteínas que fazem parte da estrutura das lâminas basais, as mais frequentes são as **lamininas**, seguidas pela glicoproteína sulfatada **entactina/nidogênio**. As lamininas são moléculas triméricas, formadas por três cadeias de polipeptídios denominadas **subunidades α**, β e γ. Cada subunidade pode ser constituída de diferentes sequências de aminoácidos e a reunião das diversas subunidades gera diferentes moléculas de lamininas, das quais cerca de 15 são conhecidas. Outros detalhes sobre a laminina podem ser conferidos no Capítulo 5, *Tecido Conjuntivo*. Outra glicoproteína, presente principalmente nas lâminas basais de células musculares, mas também de células epiteliais, é a **distroglicana**
- **Proteoglicanos**: o proteoglicano mais importante presente nas lâminas basais é o **perlecano**, uma enorme molécula sulfatada que estabelece ligações entre moléculas da lâmina basal e, dessa maneira, contribui para manter a estrutura molecular da lâmina basal. Mais informações sobre proteoglicanos da MEC no Capítulo 5, *Tecido Conjuntivo*.

Os componentes das lâminas basais são secretados pelas células epiteliais, musculares, adiposas e de Schwann, assim como pelas células do tecido conjuntivo subjacente a essas células.

Organização das moléculas das lâminas basais

A **laminina** é o principal elo entre a superfície de células e as outras moléculas das lâminas basais. Tem, portanto, o maior papel na adesão e na ancoragem dos epitélios ao tecido conjuntivo.

O formato da laminina é semelhante a uma cruz, e nas suas diversas regiões há sítios de ligação para outras moléculas. A extremidade globular da cadeia α tem receptores para **integrinas**. Estas são proteínas transmembrana formadas por duas cadeias de polipeptídios, as subunidades α e β. Uma das extremidades da molécula de integrina se situa no citoplasma e filamentos de actina podem se ligar a receptores de actina presentes no domínio intracitoplasmático.

A outra extremidade das integrinas se situa no espaço extracelular, e a integrina é reconhecida por receptores existentes nas moléculas de laminina, que se ligam às integrinas. Dessa maneira, a laminina se prende à superfície das células epiteliais (Figura 4.17).

Nos braços da molécula de laminina há receptores que se ligam a várias moléculas da MEC, por exemplo, colágeno tipo IV, agrina e nidogênio. **Colágeno tipo IV** existe em grande quantidade e suas moléculas se dispõem em uma extensa rede que forma a maior parte da espessura da lâmina basal (Figura 4.17). As várias moléculas da lâmina basal estão conectadas entre si por moléculas de proteoglicanos, como o perlecan e a agrina, e por entactina/nidogênio.

Portanto, uma região da laminina se liga à superfície celular, enquanto outras regiões se ligam a moléculas da lâmina basal. Dessa maneira, a laminina é fundamental para a adesão entre células e lâminas basais.

Vários mecanismos concorrem para a ancoragem da lâmina basal ao tecido conjuntivo subjacente aos epitélios, por exemplo, **fibrilas de colágeno tipo VIII** e **fibrilas de ancoragem** (formadas por **colágeno tipo VII**) que formam laços que prendem feixes de fibrilas de colágeno IV à MEC do tecido conjuntivo (Figura 4.17; ver Figura 4.16).

Funções das lâminas basais

Além de promover a adesão das células epiteliais ao tecido conjuntivo subjacente, a lâmina basal tem capacidade para filtrar moléculas que passam entre epitélios e o tecido conjuntivo.

As integrinas possibilitam sinalizações em ambas as direções entre o citoplasma e o meio exterior da célula. Dessa maneira, eventos intracitoplasmáticos podem se refletir sobre a MEC e condições externas à célula podem atuar no citoplasma. Evidências experimentais mostram que as sinalizações que ocorrem no nível das lâminas basais podem agir em muitas funções, tais como: influenciar na formação da polaridade das células; na proliferação e na diferenciação celular pelo fato de serem locais de acúmulo e ligação de fatores de crescimento; e influir no metabolismo celular.

As lâminas basais podem servir como caminho e suporte para migração de células e provavelmente contêm informações necessárias para a reinervação de células musculares desnervadas; nesse caso, a lâmina basal situada ao redor das células musculares é necessária para o estabelecimento de novas junções neuromusculares.

Ver mais em *Histologia aplicada – Doenças causadas por defeitos em moléculas das lâminas basais.*

HISTOLOGIA APLICADA

Doenças causadas por defeitos em moléculas das lâminas basais

Mutações de genes que afetam a construção adequada de lâminas basais podem levar à morte na etapa embrionária do desenvolvimento.

Após o nascimento, podem ocasionar graves doenças que atingem epitélios e músculos e o tecido nervoso, com manifestações dermatológicas, neurológicas e articulares. Na pele e nas mucosas, pode causar a formação de bolhas devido ao desprendimento da epiderme.

Hemidesmossomos na superfície basal de células epiteliais

Um tipo especial de desmossomo, denominado **hemidesmossomo**, existe na região de contato entre células epiteliais e sua lâmina basal. É formado somente pelo disco presente no citoplasma, que promove a adesão da célula epitelial à lâmina basal (ver Figura 4.16).

Moléculas citoplasmáticas dos hemidesmossomos, por exemplo, desmogleína e desmocolina, ligam-se a integrinas da membrana plasmática. Estas têm receptores para laminina, da mesma forma como as integrinas que interagem com a lâmina basal, e assim promovem a adesão do hemidesmossomo ao tecido conjuntivo subjacente.

Tipos de epitélio

De acordo com as características e o arranjo de suas células e sua função predominante, os epitélios são classificados em duas categorias: **epitélios de revestimento** e **epitélios glandulares**. Essa divisão é um pouco arbitrária e tem finalidades didáticas, pois há epitélios de revestimento nos quais todas as células secretam (p. ex., o epitélio que reveste a cavidade do estômago) ou que têm células glandulares espalhadas entre as células de revestimento (p. ex., as células caliciformes produtoras de muco no epitélio dos intestinos e da traqueia).

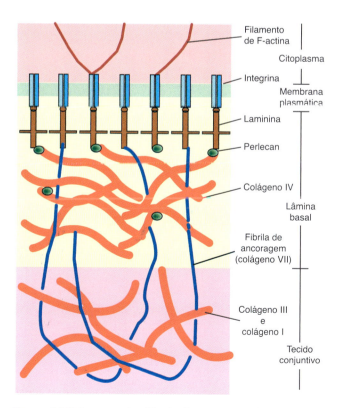

Figura 4.17 Esquema simplificado da estrutura molecular de uma lâmina basal. Acompanhe a explicação da figura pelo texto.

Epitélios de revestimento

Suas células se dispõem em folhetos que revestem a superfície externa do corpo ou cavidades internas, por exemplo, as grandes cavidades do corpo, o lúmen dos vasos sanguíneos, o lúmen dos órgãos ocos. Esses epitélios também formam tubos de diversos calibres, por exemplo, os ductos excretores de glândulas. Os epitélios de revestimento exercem várias funções: protegem superfícies de órgãos e do corpo, previnem a perda de água, íons e macromoléculas do tecido conjuntivo, efetuam transporte de íons e moléculas, produzem secreções, atuam na recepção de estímulos.

Os vários tipos de epitélios de revestimento são classificados de acordo com dois critérios principais: número de camadas de células que formam o epitélio e a forma das células.

Os epitélios de revestimento constituídos de uma só camada de células são chamados **epitélios simples**. Os epitélios formados por mais de uma camada de células são os **epitélios estratificados**. Para a classificação de um epitélio de revestimento, utiliza-se a dupla denominação, que leva em conta o número de camadas e o formato de suas células.

De acordo com o formato de suas células, os epitélios podem ser classificados em **pavimentosos**, **cúbicos** ou **colunares**, também chamados **cilíndricos** ou **prismáticos**.

Tipos de epitélios de revestimento
Epitélio simples pavimentoso

É formado por uma camada de células planas como se fossem ladrilhos; seus núcleos são achatados e ovalados (Figura 4.18). Reveste o lúmen dos vasos sanguíneos e linfáticos e a cavidade cardíaca, onde também é chamado **endotélio**. Recobre as grandes cavidades do corpo – pleural, pericárdica e peritoneal – e a superfície dos órgãos nelas contidos. Nessas localizações, é denominado **mesotélio**.

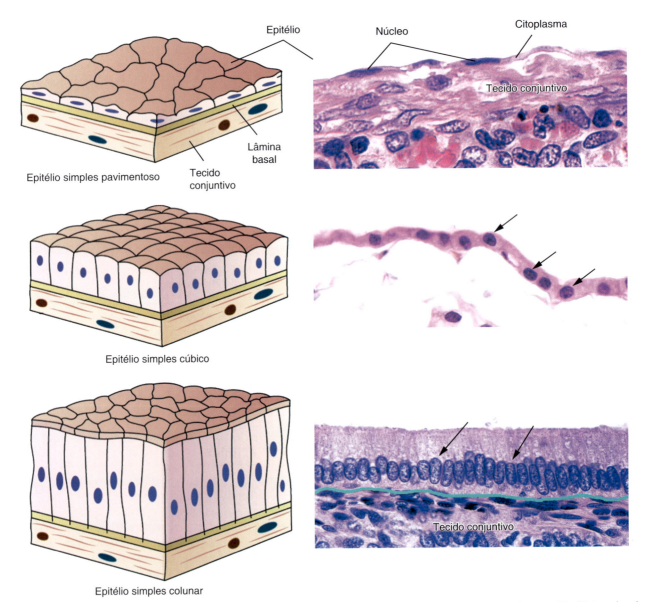

Figura 4.18 Tipos de epitélio de revestimento simples. Compare os esquemas da coluna *à esquerda* com as imagens de cortes histológicos da coluna da *direita*. Observe a forma dos núcleos, apontados por *setas*. A *linha verde* no epitélio simples colunar é a demarcação com tecido conjuntivo.

Epitélio simples cúbico

Suas células são cúbicas ou cuboides com núcleos esféricos e se organizam em uma camada (ver Figura 4.18). É encontrado, por exemplo, na superfície externa do ovário e muito frequentemente formando a parede de túbulos presentes em vários órgãos e de ductos excretores de glândulas exócrinas (Figura 4.19).

Epitélio simples colunar (cilíndrico ou prismático)

Formado por uma camada de células em forma de paralelepípedo cujo maior eixo das células é perpendicular à base do folheto epitelial. Seus núcleos são alongados, elípticos e acompanham o maior eixo da célula (ver Figura 4.18).

Está presente, por exemplo, no revestimento do lúmen intestinal, da vesícula biliar e de vários outros órgãos ocos. Alguns epitélios simples colunares são ciliados, como na tuba uterina.

Epitélios estratificados

Os **epitélios estratificados** são classificados de acordo com a forma das suas células em **cúbico**, **prismático**, **pavimentoso** e **urotélio** ou **epitélio de transição**. Os epitélios dos tipos cúbico e prismático são pouco frequentes no organismo. O cúbico estratificado é encontrado, por exemplo, em trechos de ductos excretores de glândulas, e o estratificado prismático, na conjuntiva do olho. A Figura 4.20 apresenta um exemplo.

O **epitélio estratificado pavimentoso** é o epitélio estratificado mais comum. Reveste superfícies sujeitas a atrito e a forças mecânicas. É formado por 5 a 12 camadas de células e a forma das células e dos núcleos varia conforme a camada em que se localizam (Figura 4.21).

As células epiteliais mais próximas do tecido conjuntivo (chamadas **células basais**) são cúbicas ou poliédricas. Elas migram lentamente para a superfície do epitélio mudando sua forma e a de seus núcleos. Gradativamente, tornam-se alongadas e achatadas como ladrilhos, formato em que alcançam a superfície do folheto epitelial. A denominação desse epitélio deriva, portanto, da forma das células de sua camada mais superficial.

As células pavimentosas da superfície descamam lentamente, sendo substituídas pelas células que continuamente migram da base do epitélio para a sua superfície. Na camada basal, há células que frequentemente se dividem por mitoses, agindo como células-tronco do epitélio, e, assim, mantêm a população de células basais e repõem as células que descamam.

O epitélio da superfície da pele, a **epiderme**, é classificado como **estratificado pavimentoso corneificado** ou **queratinizado** e é adaptado para revestir uma superfície seca por um processo denominado **queratinização**. Durante esse processo, as células epiteliais que migram para a superfície são preenchidas totalmente por grânulos de queratina, morrem e se transformam em escamas microscópicas que constituem o estrato córneo, mais superficial, e que protege o epitélio de forças mecânicas, atrito e dessecamento. Mais detalhes sobre a queratinização no Capítulo 18, *Pele e Anexos*. A Figura 4.22 apresenta uma imagem desse tipo de epitélio.

Por outro lado, os **epitélios estratificados pavimentosos não queratinizados** revestem cavidades úmidas, por exemplo, a boca, o esôfago e a vagina. Nesses epitélios,

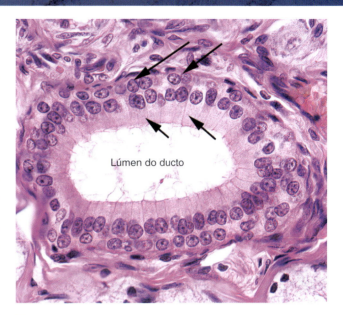

Figura 4.20 Epitélio estratificado que forma a parede de um ducto excretor. É constituído de duas camadas de células apontadas por *setas*: uma camada basal de células cúbicas e uma camada superficial de células colunares. (HE. Aumento médio. Imagem de P. Abrahamsohn.)

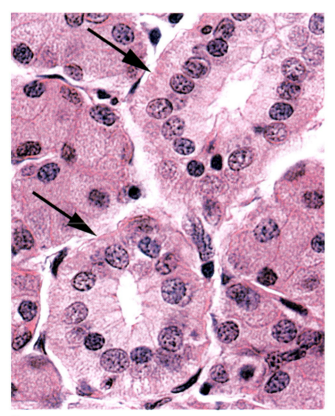

Figura 4.19 As *setas* indicam epitélio simples colunar formando parede de ductos excretores de glândula parótida. (HE. Aumento médio. Imagem de P. Abrahamsohn.)

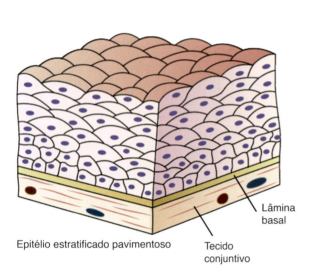
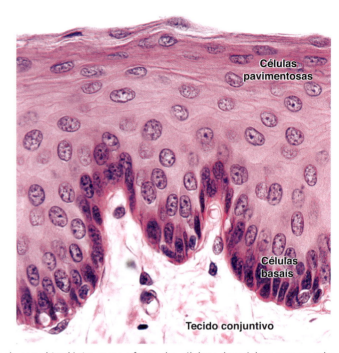

Figura 4.21 Epitélio estratificado pavimentoso. Observe na imagem do corte histológico como a forma das células e dos núcleos se torna achatada nas diferentes alturas da camada epitelial. Acompanhe pelo texto a descrição desse epitélio.

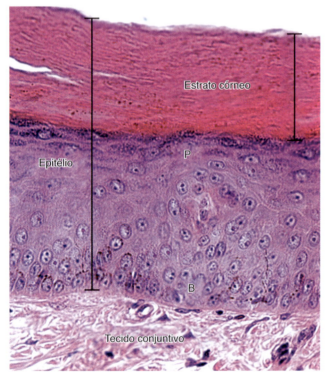

Figura 4.22 Epitélio estratificado pavimentoso corneificado ou queratinizado (epiderme). B e P indicam as células basais e as células pavimentosas. Compare esse tipo de epitélio com o epitélio mostrado na figura anterior. (Imagem de P. Abrahamsohn.)

há descamação das células pavimentosas superficiais, mas não ocorre queratinização, ou pode ocorrer parcialmente, como é o caso do epitélio da gengiva e da língua de alguns animais.

O **urotélio** ou **epitélio de transição** é um epitélio estratificado que reveste os cálices e a pélvis renal, os ureteres, a bexiga e a uretra. É formado por três tipos de células: basais, intermediárias e superficiais. A forma das células da camada mais superficial varia dependendo do estado de distensão ou relaxamento do órgão que revestem. Quando o órgão está vazio, as células mais superficiais são volumosas, globosas e sua superfície apical é convexa, por isso chamadas **células em abóbada** ou **em guarda-chuva** (Figura 4.23). Quando o órgão está cheio, o número de camadas é menor, o epitélio se torna mais delgado e as células superficiais tornam-se achatadas.

As células da camada superficial do urotélio têm algumas peculiaridades muito importantes, tais como:

- Grande quantidade de junções oclusivas, que impedem a passagem de líquido entre o lúmen da cavidade e o tecido conjuntivo subjacente, além de junções aderentes
- A superfície apical tem inúmeras micropregas, que, quando se desfazem, facilitam o aumento dessa superfície
- A membrana plasmática da superfície apical é assimétrica, formada por um folheto espesso e um delgado. O folheto espesso, voltado para o lúmen, tem proteínas denominadas **uroplaquinas**, provavelmente destinadas a impermeabilizar essa superfície
- Abaixo da membrana plasmática apical que reveste o lúmen, há um grande número de vesículas achatadas, em forma de discos. Quando o lúmen da cavidade revestida pelo urotélio se expande, essas vesículas se fundem com a membrana apical, aumentando sua extensão e permitindo a expansão da superfície das células em abóbada.

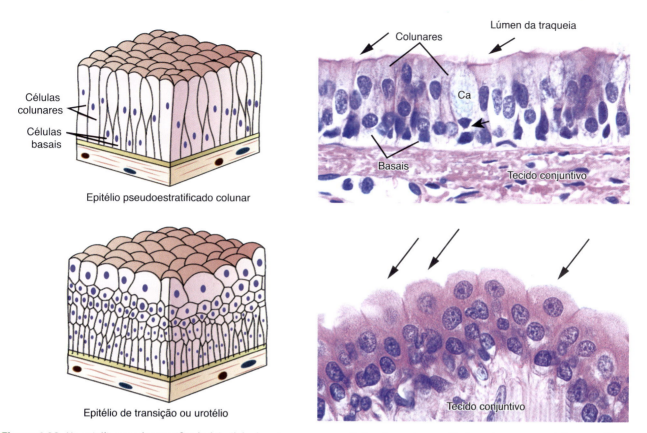

Figura 4.23 No epitélio pseudoestratificado, há células basais, pequenas, e células altas, colunares. Por isso, observam-se núcleos em diferentes alturas da camada epitelial, dando a falsa impressão de estratificação. O exemplo da figura é de um epitélio ciliado (*setas*). Na *seta curta*, é possível visualizar o núcleo de uma célula caliciforme (Ca). O epitélio de transição ou urotélio se caracteriza pelas células em abóbada na sua superfície (*setas*).

Epitélio pseudoestratificado

O **epitélio pseudoestratificado** pertence a uma categoria separada. Embora seja formado por apenas uma camada de células, quando é observado ao microscópio, percebem-se núcleos em diferentes alturas do epitélio, parecendo formar várias camadas. No entanto, todas as suas células estão apoiadas na lâmina basal, mas nem todas alcançam a superfície do epitélio. Há, portanto, células mais altas e mais baixas, justificando a diferente posição dos seus núcleos.

Um exemplo desse tipo é o **epitélio pseudoestratificado colunar ciliado** que reveste algumas das passagens respiratórias: a maior parte da cavidade nasal do nariz, traqueia e brônquios (Figura 4.23; ver Figura 4.6). Os cílios desse epitélio conduzem em direção à faringe poeira e microrganismos aspirados que aderem à superfície do epitélio. Na Figura 4.5, há um outro exemplo de epitélio pseudoestratificado colunar, que reveste o ducto do epidídimo e cujas células têm estereocílios.

Epitélios pseudoestratificados nem sempre são de fácil diagnóstico. Preste atenção no seguinte: nos epitélios verdadeiramente estratificados, há sempre camadas distintas de núcleos (ver Figura 4.20), o que não acontece nos epitélios pseudoestratificados.

O Quadro 4.2 apresenta um resumo dos principais tipos de epitélio de revestimento, exemplos de suas localizações e algumas de suas funções.

Epitélios glandulares

Os epitélios glandulares são constituídos de células especializadas na atividade de **secreção** e/ou **excreção**. As células glandulares podem sintetizar, armazenar e eliminar proteínas (p. ex., o pâncreas), lipídios (p. ex., a adrenal e as glândulas sebáceas) ou complexos de muco e proteínas (p. ex., as glândulas salivares). As glândulas mamárias secretam vários tipos de substâncias.

As células de algumas glândulas têm baixa atividade sintética (p. ex., as glândulas sudoríparas), pois sua secreção consiste principalmente em substâncias transportadas do plasma para o lúmen da glândula.

Em muitas células glandulares, as moléculas a serem secretadas são temporariamente armazenadas no citoplasma em pequenas vesículas envolvidas por uma membrana, chamadas de **grânulos de secreção**.

Já foi mencionado anteriormente que não há uma dicotomia absoluta entre epitélios de revestimento e de secreção. Vários epitélios de revestimento exercem também atividade secretora. O epitélio simples colunar que

Quadro 4.2 Classificação dos epitélios de revestimento.

Quanto ao número de camadas de células	Quanto à forma das células	Exemplos de localização	Funções principais
Simples (uma camada)	Pavimentoso	Revestimento interno de vasos sanguíneos e linfáticos (endotélio). Revestimento das cavidades pericárdica, pleural, peritoneal (mesotélio)	Proteção, transporte por pinocitose (mesotélio e endotélio). Secreção de moléculas biologicamente ativas (endotélio)
	Cúbico	Revestimento externo do ovário; ductos excretores, de glândulas; folículos tireoidianos	Proteção. Secreção
	Prismático ou colunar	Revestimento do lúmen dos intestinos e da vesícula biliar	Proteção. Absorção. Secreção
Pseudoestratificado (uma camada; todas as células se apoiam na lâmina basal, mas nem todas alcançam a superfície; núcleos em diferentes alturas) Estratificado (duas ou mais camadas)	Prismático ou colunar	Revestimento da traqueia, brônquios, cavidade nasal	Proteção. Secreção. Transporte por cílios de partículas aderidas ao muco
	Pavimentoso queratinizado (superfície seca)	Epiderme	Proteção. Previne dessecamento da pele
	Pavimentoso não queratinizado (superfície úmida)	Boca, esôfago, vagina	Proteção
	Cúbico	Glândulas sudoríparas, folículos ovarianos em crescimento	Proteção. Secreção
	Urotélio ou de transição	Bexiga, ureteres, cálices renais	Proteção. Distensibilidade do órgão
	Prismático ou colunar	Conjuntiva do olho	Proteção

reveste internamente o tubo digestivo e o epitélio pseudoestratificado colunar que reveste parte das vias respiratórias são formados por células de revestimento e células secretoras. Essas últimas têm uma base estreita e uma porção apical dilatada, em que se acumula a secreção, sendo, por esse motivo, denominadas **células caliciformes**, também consideradas glândulas unicelulares (ver Figuras 4.6 e 4.23).

Desenvolvimento pré-natal das glândulas

O termo "glândula" é usado para designar agregados multicelulares de células epiteliais secretoras e/ou excretoras. Durante o desenvolvimento embrionário e fetal, a maioria das glândulas é formada a partir de um epitélio de revestimento. Em um local desse epitélio se inicia a proliferação das células epiteliais e as células-filhas penetram no tecido conjuntivo subjacente diferenciando-se em tecido glandular (Figura 4.24).

Se for mantida a conexão da glândula recém-formada com o epitélio do qual se originou, forma-se uma **glândula exócrina**. As células epiteliais da conexão formam os ductos excretores, por meio dos quais as secreções são eliminadas em uma cavidade ou na superfície do corpo. Se a conexão com o epitélio for reabsorvida, forma-se uma **glândula endócrina**. Suas secreções, os **hormônios**, são transferidos para o sangue e transportadas pela circulação sanguínea até o seu local de ação.

Há dois tipos de glândulas endócrinas, dependendo da organização de suas células secretoras. O primeiro tipo, mais comum, é o das **glândulas endócrinas cordonais**. Nessas, as células secretoras estão arranjadas em cordões dispostos tridimensionalmente, entre os quais há

capilares sanguíneos (Figura 4.24). Adrenal, paratireoide, ilhotas pancreáticas (de Langerhans) são exemplos desse tipo. No segundo tipo, das **glândulas endócrinas foliculares**, as células secretoras formam esferas microscópicas em cujo centro se acumula a secreção (p. ex., a glândula tireoide, ver Figura 4.24). A Figura 4.25 mostra cortes histológicos de exemplos desses dois tipos de glândulas endócrinas.

Algumas glândulas são exócrinas e endócrinas

O **fígado**, por exemplo, é estruturado de maneira que um só tipo de célula pode funcionar de ambas as maneiras. Suas células – os **hepatócitos** – secretam bile de modo exócrino por meio de um sistema de ductos que se dirigem para o duodeno. Ao mesmo tempo, secretam produtos de maneira endócrina, que são transportados para a circulação sanguínea por meio da intensa rede de capilares que irriga os hepatócitos.

O **pâncreas** é constituído de duas porções estruturalmente independentes que coexistem no mesmo órgão. Há uma grande porção exócrina, cujos ductos excretores transportam enzimas digestivas para o duodeno. A sua porção endócrina é formada por pequenas ilhas de aglomerados celulares, as **ilhotas pancreáticas** (de Langerhans), distribuídas no interior da porção exócrina e especializadas em secreção de hormônios para o sangue (Figura 4.25).

Organização das glândulas exócrinas

São importantes órgãos do corpo devido aos inúmeros tipos de secreções que produzem e que irão agir com funções muito variadas. Têm dois componentes: a **porção secretora**, constituída das células responsáveis pelo

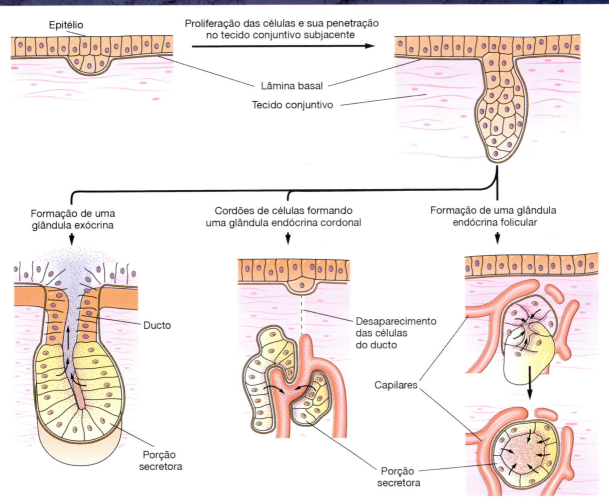

Figura 4.24 A maioria das glândulas se origina a partir de um epitélio de revestimento. Células epiteliais proliferam e penetram no tecido conjuntivo. Se mantiverem contato com o epitélio de origem, formam-se glândulas exócrinas, e se o contato for desfeito, formam-se glândulas endócrinas. Nessas últimas, as células se organizam em cordões ou em folículos. O lúmen dos folículos acumula grande quantidade de secreção, enquanto as células dos cordões armazenam pequenas quantidades de secreção em grânulos no citoplasma. (Adaptada e reproduzida, com autorização, de Ham, 1969.)

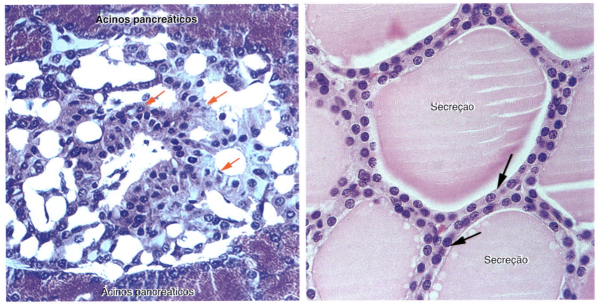

Figura 4.25 Exemplos de tipos de glândulas endócrinas. *À esquerda*, uma glândula endócrina cordonal (ilhota pancreática ou de Langerhans). As *setas* apontam cordões de células e os espaços "vazios" são capilares sanguíneos. *À direita*, uma glândula endócrina folicular (tireoide). Na imagem, há um folículo central envolvido por seis outros. A parede dos folículos é um epitélio simples cúbico (*setas*) e a secreção se acumula no centro do folículo. (Tricrômico de Mallory, à esquerda; e HE, à direita. Aumentos médios. Imagens de P. Abrahamsohn.)

processo secretor, e a **porção condutora**, que transporta para seu destino a secreção produzida. Em algumas glândulas, a porção secretora coincide com a porção condutora, por exemplo, nas glândulas intestinais.

A **porção secretora** das glândulas é formada por pequenos aglomerados multicelulares tridimensionais, as **unidades secretoras** (Figura 4.26). Sua quantidade varia enormemente em função do tamanho da glândula.

A porção condutora é formada pelos **ductos excretores**. O número e a complexidade da organização dos ductos variam também em função da dimensão da glândula. A parede dos ductos excretores é geralmente constituída de um epitélio de revestimento simples cúbico ou colunar, às vezes por um epitélio estratificado.

As unidades secretoras das glândulas exócrinas têm dois formatos básicos

Um dos formatos é o das **glândulas tubulosas** (Figura 4.27). Têm forma de tubos cujas células secretam para o interior do tubo. O tubo secretor pode ser o próprio ducto excretor, como é o caso das **glândulas intestinais**, ou então o tubo secretor se continua com um ducto excretor, caso das **glândulas sudoríparas** da pele. Também são tubulosas e sua porção secretora é enovelada, retorcida, e sua porção condutora é retilínea.

O segundo formato de unidades secretoras é o mais comum no organismo. São organizadas em estruturas tridimensionais esféricas, ovaladas ou alongadas. Quando arredondadas, são denominadas **ácinos** e **alvéolos**, quando maiores, de lúmen mais amplo às vezes subdividido. As unidades secretoras são formadas por várias células secretoras organizadas de modo a convergirem para uma pequena cavidade central, o **lúmen da unidade secretora**, que recebe a secreção das células. Cada lúmen se conecta diretamente com um ducto excretor, que conduz a secreção adiante.

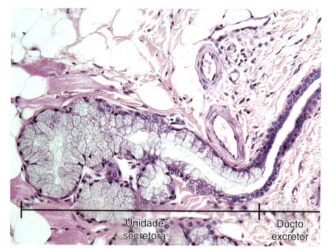

Figura 4.26 No interior de tecido conjuntivo há uma pequena glândula exócrina (túbulo mucoso) com seus componentes: a unidade secretora, responsável pela secreção, e a porção condutora. (Imagem de P. Abrahamsohn.)

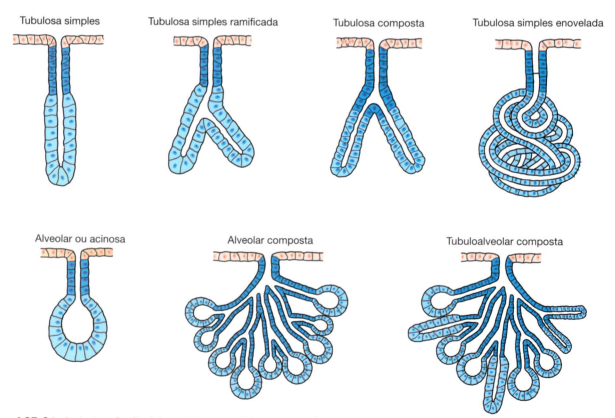

Figura 4.27 Principais tipos de glândulas exócrinas. As células secretoras das glândulas estão mostradas em *azul-claro*, e os ductos excretores, em *azul-escuro*. Nas glândulas simples, os ductos não se dividem, ao contrário do que ocorre nas glândulas compostas. Quanto à divisão da porção secretora, as glândulas podem ser classificadas em ramificadas e não ramificadas.

Em algumas glândulas, as porções secretoras podem ser formadas por combinações de porções tubulosas e acinosas ou alveolares – são as **glândulas túbulo-acinosas** ou **túbulo-alveolares** (ver Figura 4.27).

Como são organizadas as glândulas exócrinas

As pequenas glândulas têm somente um ducto excretor. São chamadas **glândulas simples**. As **glândulas compostas** são mais complexas, formadas por várias unidades secretoras, cada uma com seu ducto que se reúne com outros ductos, resultando em ductos mais calibrosos que reúnem a secreção da glândula e a conduzem ao seu destino. O sistema de ductos das glândulas compostas é, portanto, **ramificado** (ver Figura 4.27).

O tecido epitelial das glândulas é sempre envolvido por tecido conjuntivo. Grandes aglomerados de unidades secretoras com seus ductos excretores constituem entidades anatômicas próprias, por exemplo, as glândulas salivares, o pâncreas, o fígado, que são envolvidos por cápsulas de tecido conjuntivo. Prolongamentos da cápsula chamados **septos** penetram nas glândulas e as dividem em porções denominadas **lobos**, que, dependendo do tamanho da glândula, podem ainda ser subdivididos em porções menores, os **lóbulos**. Vasos sanguíneos e nervos penetram na glândula e se distribuem pelo interior dos septos acompanhados pelos ductos excretores.

Dois tipos de unidades secretoras são muito comuns: os ácinos serosos e os túbulos mucosos

Esses dois tipos de unidades secretoras exócrinas existem em um grande número de glândulas associadas aos sistemas digestório, respiratório, urinário, e, por esse motivo, merecem uma atenção especial.

Ácinos serosos

Os **ácinos serosos** são assim chamados porque sua secreção é mais fluida. Exemplos característicos são os ácinos serosos do pâncreas e da glândula parótida, que serão usados para a descrição que se segue.

Os ácinos são pequenas unidades secretoras arredondadas ou ovaladas formadas por células geralmente de forma piramidal (Figura 4.28). As células acinosas têm núcleos esféricos com cromatina frouxa e nucléolos distintos. Os núcleos se situam nas bases das pirâmides.

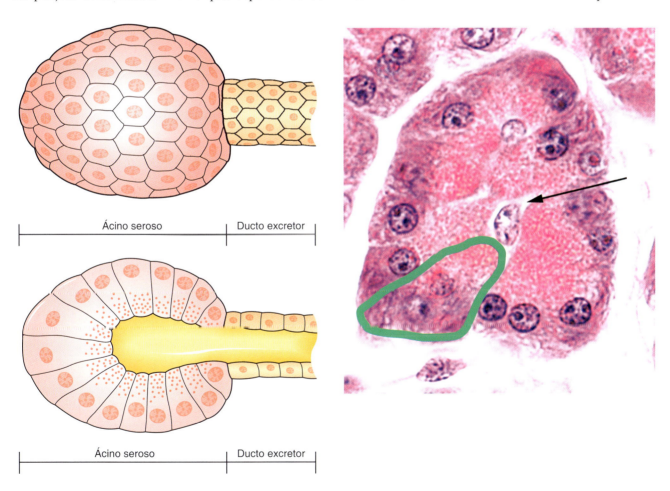

Figura 4.28 Ácino seroso. É arredondado ou ovoide, formado por células piramidais. Os núcleos esféricos se situam na porção basal da célula e a porção apical da célula contém grânulos de secreção. O lúmen do ácino se continua com um ducto excretor. A *imagem inferior* é de um ácino pancreático. Veja os núcleos esféricos contendo volumosos nucléolos na região basal das células. O citoplasma dessa região contém muito RNA e se cora em azul pela hematoxilina. A porção apical corada em rosa contém muitos grânulos de secreção. A *seta* indica o estreito lúmen e a *linha verde*, o contorno de uma célula. (HE. Grande aumento.)

O lúmen dos ácinos é bastante reduzido, de difícil visualização em cortes histológicos, e se continua por um delgado ducto excretor.

O **polo basal** de cada célula acinosa contém ergastoplasma em torno do núcleo e, por esse motivo, nos ácinos pancreáticos, essa região se cora em azul-arroxeado pela hematoxilina devido à grande quantidade de RNA (ver Figura 4.28). O **polo apical** das células acinosas é ocupado por grânulos de secreção formados principalmente por proteínas, e por esse motivo, essa região da célula aparece granulosa e se cora em rosa pela eosina. Na seção *Síntese de proteínas em células serosas*, será analisado o processo de secreção que ocorre nessas células.

Túbulos mucosos

Recebem esse nome porque sua secreção é viscosa devido à presença de mucinas. Como o nome indica, são estruturas alongadas, tubulares, às vezes únicas e frequentemente ramificadas (Figura 4.29).

Suas células são colunares ou piramidais, dispostas em torno de um lúmen dilatado, ao contrário do que ocorre nos ácinos, cujo lúmen é muito estreito. O lúmen se continua diretamente com um ducto excretor (Figura 4.29). Os núcleos das células secretoras dos túbulos mucosos são bastante alongados e delgados, têm cromatina condensada e se coram fortemente pela hematoxilina. Em cortes histológicos, esses núcleos caracteristicamente parecem estar "apertados" contra as bases das células (ver *setas* na Figura 4.29). O citoplasma das células secretoras dos túbulos mucosos é fracamente corado em azul-claro e aparece vacuolizado devido à extração artefactual de componentes da secreção durante o processamento histológico.

Na seção *Síntese de proteínas em células serosas*, será analisado o processo de secreção das células secretoras de muco.

Enquanto algumas glândulas exócrinas são formadas apenas por ácinos serosos ou só por túbulos mucosos, outras (p. ex., a glândula salivar submandibular) são formadas por uma combinação de ambos os tipos de unidades secretoras.

Biologia dos tecidos epiteliais

Modos pelos quais a secreção é excretada das células

Conforme os produtos de secreção são secretados, as glândulas são classificadas em **merócrinas**, **holócrinas** ou **apócrinas**.

Nas **glândulas merócrinas** (p. ex., o pâncreas, a parótida), a secreção acumulada em grânulos de secreção é liberada pela célula pelo processo de **exocitose**. Após a fusão da membrana do grânulo de secreção com a membrana plasmática da célula, a secreção contida no grânulo é transferida para o lúmen da unidade secretora por exocitose.

Nas **glândulas holócrinas** (glândulas sebáceas da pele), a célula secretora inteira se transforma no produto de secreção, processo que envolve a destruição das células.

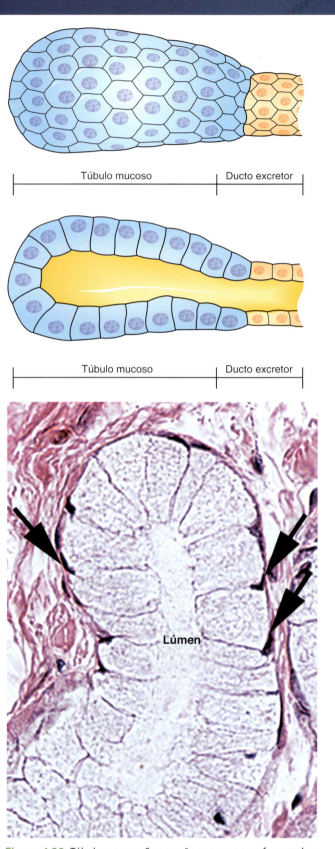

Figura 4.29 Túbulo mucoso. Sua porção secretora tem forma tubular e pode ser ramificada, e suas células são piramidais ou colunares. Ao contrário do ácino seroso, seu lúmen é amplo. O corte histológico é de um túbulo mucoso da parede do esôfago. O citoplasma das células é pouco corado, em azul-claro, e seus limites são bem visualizados. Os núcleos (*setas*) situados na base das células são alongados e muito corados. (HE. Médio aumento.)

Na **secreção apócrina**, que ocorre nas células secretoras da glândula mamária, o produto de secreção, sob forma de pequenos grânulos de secreção, é descarregado para o lúmen da glândula por exocitose, junto a pequenas porções do citoplasma apical da célula.

Renovação das células do tecido epitelial

Nos epitélios de revestimento, as células são, em geral, continuamente renovadas por mitoses. A taxa de renovação é muito variável: pode ser rápida no epitélio intestinal, que é totalmente substituído a cada semana. Em epitélios de revestimento estratificados e pseudoestratificados, as mitoses ocorrem na camada basal do epitélio, na qual se encontram as células-tronco desses epitélios. As células-filhas continuamente migram para a superfície ao mesmo tempo que células superficiais descamam. Nas glândulas de maior porte, como o fígado e o pâncreas, e em órgãos como o pulmão, a atividade mitótica das células epiteliais é pequena e sua renovação completa pode demorar vários anos. Ver mais em *Histologia aplicada – Metaplasia*.

HISTOLOGIA APLICADA

Metaplasia

 Em determinadas condições atípicas, um tipo de tecido epitelial pode transformar-se em outro. Esse processo, quando reversível, é chamado **metaplasia**. Esses exemplos ilustram o processo:

- Em tabagistas que fumam grande quantidade de cigarros, o epitélio pseudoestratificado ciliado que reveste os brônquios pode se transformar em epitélio estratificado pavimentoso
- Em indivíduos com deficiência crônica de vitamina A, os tecidos epiteliais existentes nos brônquios e na bexiga urinária são substituídos gradualmente por epitélio estratificado pavimentoso.

A metaplasia é uma modificação benigna e não se restringe a tecidos epiteliais, podendo também ocorrer no tecido conjuntivo.

Controle da atividade glandular

Muitas glândulas exócrinas respondem tanto ao **controle nervoso** quanto ao **controle endócrino** por meio de **hormônios** transportados pela circulação sanguínea. Um desses mecanismos, no entanto, geralmente predomina sobre o outro. A secreção no pâncreas exócrino, por exemplo, depende, em grande parte, do estímulo dos hormônios **secretina** e **colecistoquinina**. As glândulas salivares, por outro lado, estão principalmente sob controle nervoso (ver Capítulo 16, *Órgãos Associados ao Sistema Digestório*). As glândulas endócrinas são controladas principalmente por **mensageiros químicos** transportados pela circulação, geralmente hormônios ou íons.

Células especializadas em absorção

A superfície apical, livre, de células epiteliais de revestimento do epitélio intestinal está adaptada para a atividade de absorção. Nessa região da membrana, há muitas proteínas integrais que são enzimas digestivas, como dissacaridases e peptidases, que realizam a digestão final de moléculas a serem absorvidas.

Transporte de íons por células epiteliais

O transporte de íons e o fluxo de fluidos entre compartimentos podem acontecer em direções opostas dependendo do local (apical → basal, basal → apical). O transporte é feito pelo interior da célula, que controla os respectivos fluxos, trajeto denominado **via transcelular**. As junções oclusivas têm um papel importante nesse processo de transporte. Devido à sua impermeabilidade a íons, água e moléculas grandes, essas junções impedem o retorno pelo espaço entre as células epiteliais dos materiais que foram transportados pelo citoplasma. Caso contrário, muita energia seria desperdiçada.

Vários tipos de células epiteliais (p. ex., dos túbulos proximais e distais do rim e dos ductos estriados de glândulas salivares) usam bombas de sódio em suas membranas plasmáticas para transferir íons sódio do lúmen dos túbulos para o tecido conjuntivo que envolve os túbulos.

Transporte por endocitose

Moléculas presentes no meio extracelular podem ser interiorizadas para o citoplasma por vesículas de endocitose que se formam na membrana plasmática (Figura 4.30). Essa atividade ocorre de maneira intensa nos epitélios simples pavimentosos que revestem os capilares sanguíneos e linfáticos (endotélios), ou que revestem as cavidades do corpo (mesotélios).

Síntese de proteínas em células serosas

As células acinosas do pâncreas e das parótidas são exemplos de **células serosas**, organizadas em ácinos serosos (ver Figura 4.28). As células serosas são colunares ou piramidais, têm núcleos esféricos e polaridade bem definida.

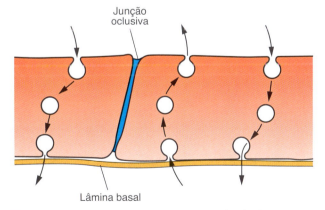

Figura 4.30 O transporte por pinocitose é realizado de maneira intensa pelas células de epitélios simples pavimentosos. Vesículas de endocitose se formam na superfície celular contendo líquido e moléculas. São transportadas por motores celulares, geralmente filamentos de actina e/ou microtúbulos, para a superfície oposta da célula. Nessa, as vesículas se fundem com a membrana e descarregam seu conteúdo no exterior.

Ao microscópio óptico, observa-se que a região basal dessas células exibe intensa basofilia, que resulta do grande acúmulo nesse local de RNA no retículo endoplasmático granuloso organizado em conjuntos paralelos de cisternas associadas a abundantes polirribossomos (Figura 4.31). Na região supranuclear, há um complexo de Golgi bem desenvolvido e muitos vacúolos envolvidos por membrana e com conteúdo rico em proteínas, chamadas **grânulos de secreção**. Em células que produzem enzimas digestivas (p. ex., células acinosas de pâncreas), esses vacúolos são denominados **grânulos de zimogênio**.

Das cisternas do complexo de Golgi brotam grandes **grânulos de secreção imaturos**, também chamados **grânulos de condensação**, envolvidos por membrana. À medida que a água é retirada dos grânulos, eles se tornam mais densos, transformando-se nos **grânulos de secreção maduros**, que são armazenados no polo apical de citoplasma até que a célula seja estimulada a exocitar a secreção (Figura 4.32). Durante a exocitose, a membrana dos grânulos de secreção funde-se com a membrana plasmática, e o conteúdo do grânulo é colocado no lúmen da unidade secretora. O movimento de grânulos de secreção, bem como de outras estruturas citoplasmáticas, depende de proteínas motoras e proteínas do citoesqueleto contidas no citosol.

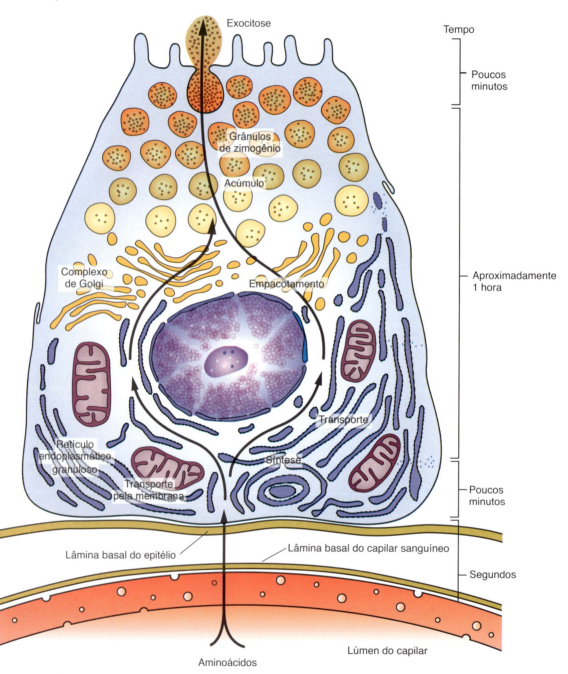

Figura 4.31 Processos de síntese e secreção em uma célula secretora de um ácino pancreático. Note a polaridade dessa célula: retículo endoplasmático granuloso abundante e núcleo no polo basal da célula; grânulos de zimogênio na região apical e complexo de Golgi no centro. À *direita*, uma indicação do tempo aproximado de cada etapa da secreção.

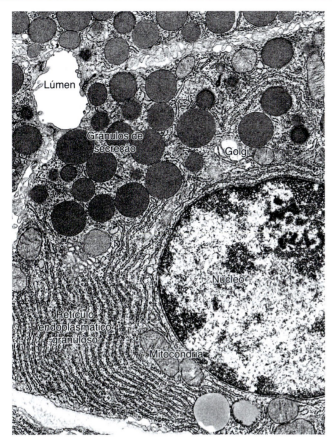

Figura 4.32 Algumas organelas de uma célula acinosa do pâncreas. (Eletromicrografia. 13.000×. Cortesia de K. R. Porter.)

Síntese em células mucosas

Há vários tipos de células secretoras de muco no organismo, por exemplo, as células caliciformes da traqueia e as células dos túbulos mucosos de glândulas salivares. Uma célula secretora de muco muito estudada é a célula caliciforme dos intestinos.

Ela contém numerosos grânulos de secreção de grandes dimensões, que se coram fracamente e que contêm **mucinas**, constituídas de glicoproteínas intensamente hidrofílicas. Os grânulos de secreção preenchem a região apical da célula, e o núcleo fica normalmente situado na região basal, cujo citoplasma é rico em retículo endoplasmático granuloso (Figura 4.33). O complexo de Golgi, localizado próximo ao núcleo, é muito desenvolvido, indicativo de seu importante papel nessa célula.

Dados obtidos por radioautografia indicam que as proteínas são sintetizadas na região basal da célula, na qual está a maior parte do retículo endoplasmático. Monossacarídios são acrescentados às proteínas por enzimas – **glicosiltransferases** – contidas no retículo endoplasmático e no complexo de Golgi. Quando a secreção é liberada pela célula, ela se torna altamente hidratada e forma o muco, um gel viscoso, elástico e lubrificante.

As células caliciformes são encontradas em grande número nos intestinos e no revestimento de grande parte da árvore respiratória. Células produtoras de

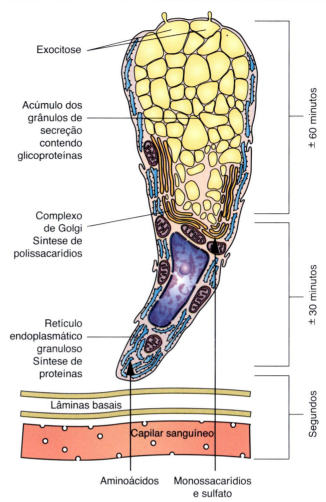

Figura 4.33 Célula caliciforme, secretora de muco. A base da célula é mais estreita que o ápice e contém mitocôndrias e retículo endoplasmático granuloso, no qual é sintetizada a porção proteica de glicoproteínas. A região supranuclear tem um complexo de Golgi muito desenvolvido, no qual são acrescentados sacarídeos às proteínas. (Esquema adaptado segundo Gordon e reproduzido, com autorização, de Ham, 1969.)

muco são também encontradas em glândulas do esôfago, em glândulas salivares, no sistema respiratório e no sistema genital.

Síntese em células secretoras de esteroides

Células que secretam esteroides com atividade hormonal são encontradas, por exemplo, nos testículos, nos ovários e nas adrenais. Têm as seguintes características:

- São células acidófilas, poliédricas ou arredondadas, com um núcleo central e citoplasma que frequentemente contém muitas gotículas de lipídios (Figura 4.34)
- Seu citoplasma tem abundante **retículo endoplasmático agranuloso**, formado por túbulos anastomosados. Essa organela contém as enzimas necessárias para sintetizar colesterol a partir de acetato e de outros substratos e também para transformar a pregnenolona

produzida nas mitocôndrias em andrógenos, estrógenos e progestógenos.

As mitocôndrias dessas células normalmente contêm cristas tubulares, em lugar das cristas em forma de prateleiras comumente encontradas nas mitocôndrias de outras células. Além de ser o local principal de produção de energia para as funções celulares, essa organela tem as enzimas necessárias para clivar a cadeia lateral do colesterol e produzir pregnenolona, e para participar das reações subsequentes que resultam na produção de hormônios esteroides. O processo de síntese de esteroides resulta, portanto, da colaboração íntima entre o retículo endoplasmático agranuloso e as mitocôndrias. Ver mais em *Histologia aplicada – Tumores derivados de células epiteliais e de outros tecidos*.

Células mioepiteliais

As unidades secretoras e os ductos de algumas glândulas – glândulas mamárias, lacrimais, sudoríparas e salivares – são envolvidos por **células mioepiteliais**. São células fusiformes ou de forma estrelada, com prolongamentos que abraçam as células secretoras e dos ductos. As células mioepiteliais se localizam entre a lâmina basal e a superfície basal das células secretoras ou dos ductos (Figura 4.35). Elas se conectam umas às outras e às células epiteliais por junções comunicantes e por desmossomos. Seu citoplasma contém actina, responsável pela contração do corpo celular e principalmente dos prolongamentos.

> ### HISTOLOGIA APLICADA
> **Tumores derivados de células epiteliais e de outros tecidos**
>
> Tumores benignos e malignos podem originar-se da maioria dos tipos de células epiteliais. Carcinoma é um tumor maligno de origem epitelial (a denominação **sarcoma** é reservada para tumores originados do tecido conjuntivo). Os tumores malignos derivados de tecidos epiteliais glandulares são normalmente denominados **adenocarcinomas**; esses são os tumores mais comuns em adultos. Em crianças de até 10 anos, a maioria dos tumores se desenvolve (em ordem decrescente) de órgãos hematopoéticos, tecido nervoso, tecidos conjuntivos e tecidos epiteliais. Essa proporção muda gradualmente, e, após os 45 anos, a maioria dos tumores é de origem epitelial.
>
> Carcinomas constituídos de células diferenciadas refletem, até certo ponto, características morfológicas e comportamentos das células das quais se originaram (p. ex., produção de queratinas, muco e hormônios). Frequentemente, é difícil diagnosticar carcinomas indiferenciados por análise morfológica. Considerando que esses carcinomas geralmente contêm queratinas, a detecção dessas substâncias por imunocitoquímica costuma ajudar na determinação do diagnóstico e do tratamento desses tumores.

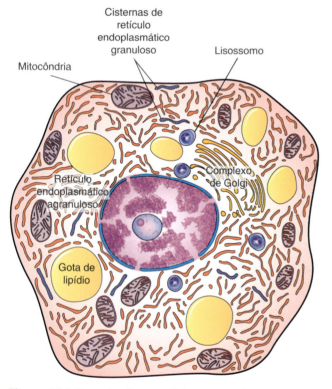

Figura 4.34 Organelas de uma célula secretora de esteroides. Há grande quantidade de retículo endoplasmático liso. As cristas das numerosas mitocôndrias são tubulares e produzem a energia necessária para a atividade da célula, e estão envolvidas na síntese de hormônios esteroides.

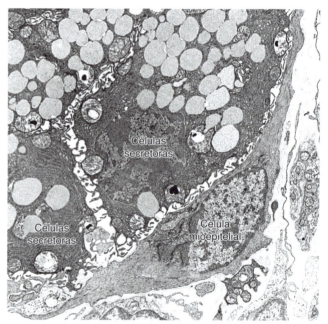

Figura 4.35 Célula mioepitelial envolvendo células secretoras em uma glândula salivar. A contração da célula mioepitelial comprime o ácino e ajuda a expulsar os produtos de secreção. (Eletromicrografia. 9.000×.)

O citoplasma também tem filamentos intermediários de citoqueratina. A contração das células mioepiteliais auxilia a expulsar a secreção dessas glândulas e a impelir a secreção para o exterior.

Bibliografia

AUMAILLEY M. Laminins and interaction partners in the architecture of the basement membrane at the dermal-epidermal junction. **Experimental Dermatology**, v. 30, p. 17-24, 2021.

AUMAILLEY, M. The laminin family. **Cell Adhesion & Migration**, v. 7, p. 48-55, 2013.

CHUNG, H. J.; UITTO, J. Type VII collagen: the anchoring fibril protein at fault in dystrophic epidermolysis bullosa. **Dermatologic Clinics**, v. 28, n. 1, p. 93-105, 2010.

DALGHI, M. G. *et al.* The urothelium: life in a liquid environment. **Physiological Reviews**, v. 100, n. 4, p. 1621-1705, 2020.

FARQUHAR, M. G.; PALADE, G. E. Junctional complexes in various epithelia. **Journal of Cell Biology**, v. 17, p. 375-412, 1963.

FURUSE, M.; TAKAI, Y. Recent advances in understanding tight junctions. **Faculty Reviews**, v. 10, n. 18, 2021.

HAM, A. W. **Histology.** 6th ed. Philadelphia: Lippincott,1969.

HOHENESTER, E.; YURCHENCO, P. D. Laminins in basement membrane assembly. **Cell Adhesion & Migration**, v. 7, p. 56-63, 2013.

JAMIESON, J. D.; PALADE, G. E. Intracellular transport of secretory proteins in the pancreatic exocrine cell. IV. Metabolic requirements. **Journal of Cell Biology**, v. 39, p. 589-603, 1968.

JUNQUEIRA, L. C. U.; SALLES, L. M. M. **Estrutura e função celular**. São Paulo: Edgard Blücher, 1975.

KRSTIĆ, R. V. **Illustrated encyclopedia of human histology**. Berlin: Springer-Verlag, 1984.

KRSTIĆ, R. V. **Ultrastructure of the mammalian cell**. Berlin: Springer-Verlag, 1979.

MAK, K. M.; MEI, R. Basement membrane type IV collagen and laminin: an overview of their biology and value as fibrosis biomarkers of liver disease. **The Anatomical Record,** v. 300, p. 1371-1390, 2017.

POZZI, A.; YURCHENCO, P. D.; IOZZO, R. V. The nature and biology of basement membranes. **Matrix Biology**, v. 57-58, p. 1-11, 2017.

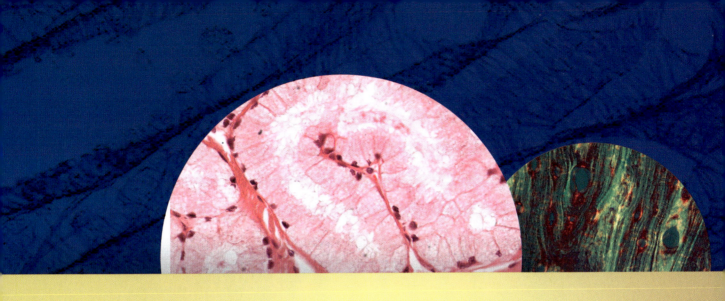

Capítulo 5

Tecido Conjuntivo

PAULO ABRAHAMSOHN

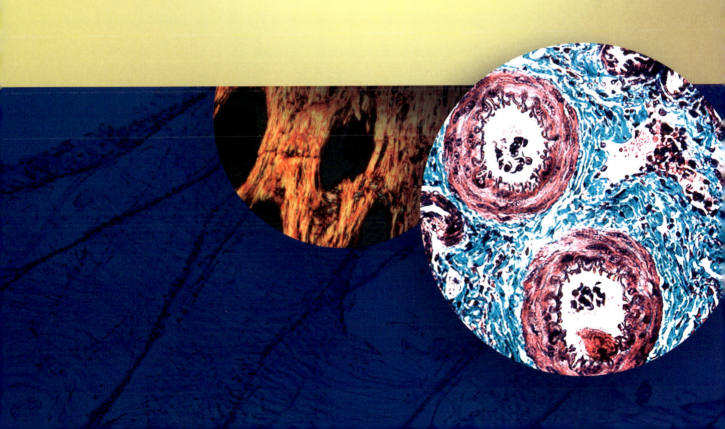

Características principais e funções, *99*

Origem do tecido conjuntivo, *99*

Células do tecido conjuntivo, *99*

Tipos de tecido conjuntivo, *120*

Bibliografia, *124*

Características principais e funções

O tecido conjuntivo é constituído de **células** e **matriz extracelular (MEC)**. Diversamente dos outros tecidos do corpo, formados predominantemente por células, a MEC existe em quantidade proporcionalmente maior no tecido conjuntivo e nele desempenha importantes funções.

A MEC é composta de dois componentes principais: **fibras** e **substância fundamental (SF)**. O componente fibroso é formado por moléculas organizadas de modo a constituir fibras de composição molecular e dimensões muito variadas. Algumas podem ser observadas ao microscópio óptico e outras apenas por microscopia eletrônica. A SF é formada de moléculas muito diversas: glicoproteínas, glicosaminoglicanos, proteoglicanos.

Origem do tecido conjuntivo

As células do tecido conjuntivo se originam, em sua maior parte, do **mesênquima**, um tecido conjuntivo embrionário originado da mesoderme, o folheto intermediário do embrião. Parte das células deriva de células da crista neural. As **células mesenquimais** são alongadas, têm prolongamentos e um núcleo alongado de cromatina delicada. A MEC do mesênquima tem consistência gelatinosa com pequena quantidade de fibras. Células mesenquimais persistem no corpo após o nascimento em pequenas quantidades, localizadas principalmente ao redor de pequenos vasos sanguíneos, mas são de difícil reconhecimento ao microscópio.

O Quadro 5.1 mostra que há muitos tipos de tecido conjuntivo. São caracterizados pela presença de diferentes tipos celulares associados a MECs de várias composições moleculares. A proporção relativa de células, fibras e SF é diversa nos vários tipos desse tecido e nos mesmos tipos diverge em diferentes locais do organismo. Essas variáveis resultam em grande diversidade estrutural, funcional e de doenças do tecido conjuntivo.

Principais funções do tecido conjuntivo:

- Sustentar componentes de outros tecidos
- Conectar outros tecidos entre si e interpor-se neles
- Sustentar o corpo, por meio das cartilagens e dos ossos
- Conter vasos sanguíneos e nervos
- Servir de meio de transporte para O_2 e CO_2, nutrientes e catabólitos entre células e vasos sanguíneos
- Envolver e separar estruturas e órgãos, por exemplo, por meio de aponeuroses em torno dos músculos e de cápsulas em torno de muitos órgãos
- Participar da defesa do organismo por meio de várias de suas células. O tecido é o ambiente de grande parte das reações inflamatórias do corpo.

Células do tecido conjuntivo

Os principais tipos de células desse tecido estão apresentados na Figura 5.1 e no Quadro 5.2. Neste capítulo, serão abordadas principalmente as células existentes no tipo de tecido conjuntivo denominado *Tecido conjuntivo propriamente dito*. As células características dos outros tipos serão abordadas nos capítulos seguintes.

Células do tecido conjuntivo propriamente dito

Há duas categorias de células nesse tipo de tecido conjuntivo: **células residentes** e **células transientes** ou **transitórias**.

As células residentes são originadas no tecido conjuntivo em que estão situadas ou que migraram até ele, permanecendo de modo continuado naquele local, onde exercem suas funções. Pertencem a esse grupo os fibroblastos, os macrófagos e os mastócitos.

Por sua vez, as transientes são células de vida curta que se originaram em alguns locais do organismo e migraram para regiões de tecido conjuntivo, nas quais exercem funções por períodos variados, podendo inclusive

Quadro 5.1 Tipos de tecido conjuntivo.

Tipos de tecido conjuntivo		Exemplos de localização
Tecido conjuntivo propriamente dito	Tecido conjuntivo frouxo	Lâmina própria dos sistemas digestório, respiratório, urinário e reprodutor
	Tecido conjuntivo denso não modelado	Derme, camada submucosa do sistema digestório
	Tecido conjuntivo denso modelado	Tendões
Tecidos conjuntivos de propriedades especiais	Tecido mucoso	Cordão umbilical
	Tecido reticular	Órgãos hemocitopoéticos e linfoides, fígado, glândulas endócrinas
	Tecido elástico	Ligamentos amarelos da coluna vertebral, ligamento suspensor do pênis
	Tecido adiposo	Diversos locais
	Sangue	Sistema circulatório
Tecidos conjuntivos com função de suporte	Tecido cartilaginoso	Cartilagens
	Tecido ósseo	Ossos

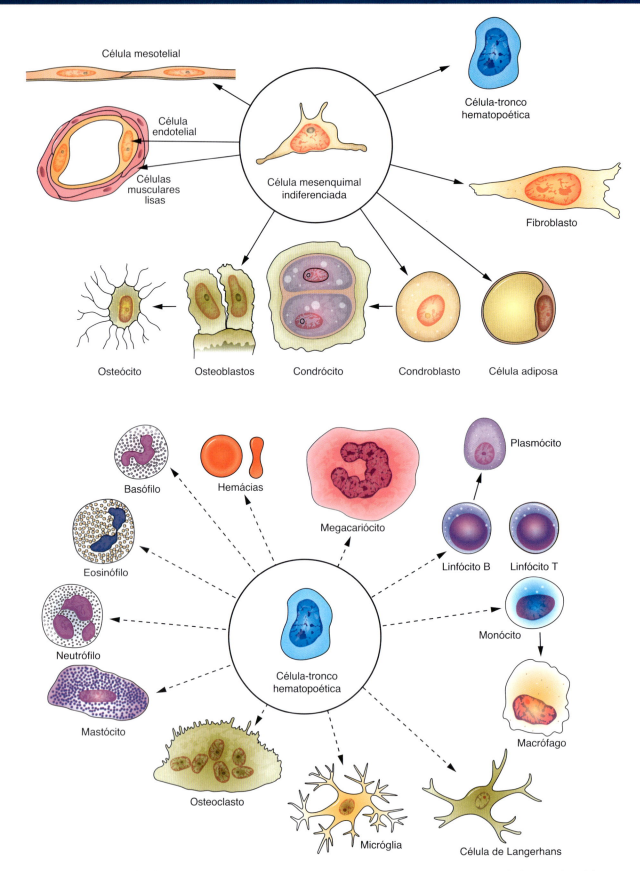

Figura 5.1 Linhagens de células do tecido conjuntivo derivadas de células mesenquimais na *porção superior* da figura e de célula-tronco hematopoética na *porção inferior*. As *setas tracejadas* indicam que há tipos intermediários às células. O esquema não apresenta a proporção real do tamanho das células.

Quadro 5.2 Principais células do tecido conjuntivo e suas funções mais representativas.

Célula	Funções
Fibroblasto, condrócito, osteócito	Produção e manutenção das moléculas da MEC (fibras e SF)
Plasmócito	Produção de anticorpos
Linfócito	Resposta imunológica
Eosinófilo	Participação em reações alérgicas; destruição de parasitos; modulação da atividade dos mastócitos
Neutrófilo	Fagocitose de bactérias e partículas
Macrófago	Fagocitose de bactérias, restos celulares e partículas; processamento e apresentação de antígenos; secreção de citocinas e fatores quimiotáticos que participam da inflamação
Mastócito, basófilo	Liberação de moléculas farmacologicamente ativas; participação em reações alérgicas
Adipócito (célula adiposa)	Armazenamento de gordura neutra; reserva energética, liberação de calor

sair e migrar para outros locais. Pertencem a esse grupo os leucócitos (glóbulos brancos do sangue): neutrófilos, eosinófilos, linfócitos e plasmócitos.

O fibroblasto é a célula mais comum do tecido conjuntivo propriamente dito

Ele se origina de células mesenquimais, sua vida é relativamente longa e reside permanentemente nesse tecido. Está presente no tecido conjuntivo propriamente dito de quase todas as estruturas e órgãos do corpo.

É uma célula alongada que, em estado ativo, tem muitos prolongamentos (Figuras 5.2 e 5.3). Seu núcleo é ovoide com cromatina frouxa, fracamente corado e com nucléolos proeminentes. O citoplasma pode ser levemente basófilo, dependendo de sua atividade secretora, devido à riqueza em RNA.

Infelizmente, não é possível observar nos cortes histológicos todas essas características descritas anteriormente. O citoplasma dos fibroblastos é muito delgado e, após coloração por hematoxilina e eosina (HE), mostra a mesma coloração das fibras colágenas que frequentemente envolvem essas células. Seu diagnóstico em cortes histológicos se baseia principalmente pela observação de seus núcleos ovoides ou alongados.

A microscopia eletrônica de transmissão revela grande quantidade de REG e complexo de Golgi muito desenvolvido. Têm no citoplasma filamentos de actina que permitem a sua mobilidade e filamentos espessos compostos de vimentina.

Fibroblastos que estão em menor atividade funcional costumam ser denominados **fibrócitos**. São fusiformes, delgados e seu citoplasma dificilmente pode ser visualizado em cortes histológicos (ver Figuras 5.2 e 5.3). Podem ser diagnosticados pelo núcleo mais delgado, mais corado que o do fibroblasto e com extremidades mais afiladas, pontiagudas. Essa última característica é importante para diferenciá-los dos núcleos de células musculares lisas, que são ovoides. O citoplasma do fibrócito tem pouca quantidade de REG e o complexo de Golgi é menos desenvolvido (Figura 5.4). Em cortes histológicos de tecido conjuntivo, é possível observar células com morfologias intermediárias entre fibroblasto e fibrócito.

Atividades funcionais do fibroblasto

Os fibroblastos são funcionalmente heterogêneos e sua atividade pode ser diversa em diferentes locais do organismo e mesmo em diferentes locais de um mesmo órgão, como ocorre, por exemplo, na derme.

O fibroblasto é o principal responsável pela síntese e pela secreção das moléculas que compõem a MEC do tecido conjuntivo propriamente dito. Participa, além disso, da renovação e da manutenção da MEC por meio de secreção de proteases que degradam moléculas da matriz e

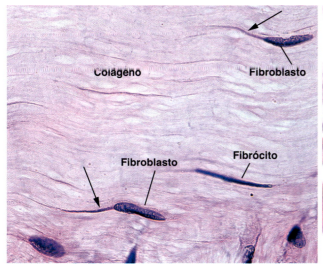 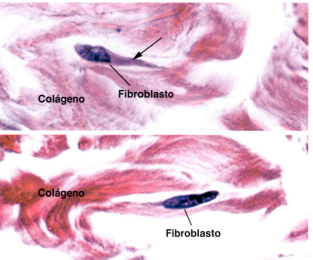

Figura 5.2 Fibroblastos e fibrócitos envolvidos por fibras colágenas. Os fibroblastos se distinguem pelo seu núcleo elíptico, com cromatina frouxa e menos corado. Os fibrócitos têm núcleos alongados, de cromatina densa, muito corados. Poucos trechos do citoplasma dessas células são geralmente observados (*setas*). (Hematoxilina e eosina – HE. Médio aumento. Imagens de P. Abrahamsohn.)

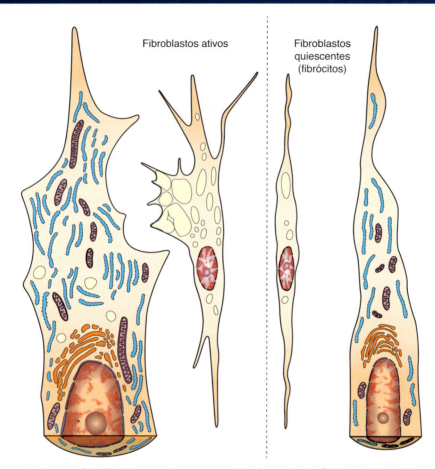

Figura 5.3 Fibroblastos ativos (*esquerda*) e fibroblastos quiescentes, também denominados fibrócitos (*direita*). O esquema mostra a estrutura dessas células por microscopia de luz e por microscopia eletrônica de transmissão. Os fibroblastos são maiores e têm mais prolongamentos citoplasmáticos do que os fibrócitos. Eles também contêm retículo endoplasmático granuloso (REG) e complexo de Golgi mais desenvolvidos.

por fagocitose de fibras. Exerce importante atividade na recuperação de lesões de tecidos e na cicatrização.

Integrinas, proteínas intramembranosas da membrana plasmática do fibroblasto, têm receptores extracelulares para moléculas da MEC e, dessa maneira, podem transmitir para o interior da célula vários tipos de informações. No citoplasma, a ligação de integrinas com componentes do citoesqueleto pode estimular migração dos fibroblastos nos tecidos.

Além disso, os fibroblastos secretam citocinas e fatores de crescimento e, ao mesmo tempo, respondem a essas classes de moléculas por terem em suas superfícies receptores apropriados. Os estímulos para sua atividade podem ser originados do interior dos tecidos em que residem, por exemplo, moléculas derivadas de neutrófilos, eosinófilos, plaquetas, mastócitos e vários tipos de linfócitos ou de moléculas provenientes do sangue. Os fibroblastos podem também ser estimulados por outros fatores, por exemplo, forças de tração em tendões de músculos.

Miofibroblasto

O miofibroblasto é uma célula que tem características morfológicas, moleculares e funcionais intermediárias entre fibroblastos e células musculares lisas. Origina-se principalmente de fibroblastos após estímulos apropriados e tem proteínas contráteis, tais como α-actina de músculo liso e miosina não muscular, porém não expressa miosina e outras proteínas contráteis de células musculares.

O miofibroblasto se acumula em processos de cicatrização de feridas e acredita-se que possa atuar na contração do local lesionado. Após a cicatrização ter se encerrado, os miofibroblastos podem persistir no tecido ou morrer por apoptose. Mais recentemente, o aumento localizado de miofibroblastos tem sido observado também em condições patológicas, por exemplo, em diversas doenças, como escleroderma e tumores.

O macrófago faz parte do sistema fagocitário mononuclear

O **macrófago** foi descoberto e caracterizado em razão de sua intensa capacidade de fagocitose. Juntamente com o neutrófilo, faz parte dos "fagócitos profissionais" do organismo. Outras células podem exercer essa atividade, porém em caráter eventual.

Os macrófagos derivam dos **monócitos**, células do sangue produzidas na medula óssea hematopoética e que pertencem ao grupo dos leucócitos. Os monócitos circulam pela corrente sanguínea e podem cruzar as paredes de capilares sanguíneos e de vênulas pós-capilares; dessa maneira, migram para o tecido conjuntivo, no qual se

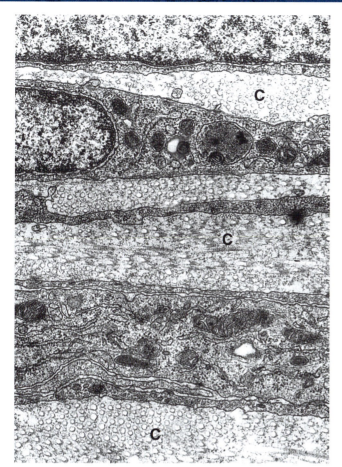

Figura 5.4 Porções de fibroblastos de tecido conjuntivo denso dispostos entre camadas de fibrilas de colágeno (C). Observe mitocôndrias e REG. (Microscopia eletrônica de transmissão. Médio aumento.)

diferenciam em **macrófagos**, que podem sobreviver por muito tempo no tecido. Evidências obtidas em camundongos apontam que macrófagos possam ser formados de células precursoras durante a vida embrionária e fetal.

Ao microscópio óptico, os macrófagos são vistos como células arredondadas, com citoplasma acidófilo, corado por eosina após coloração por HE. Seu núcleo é esférico, fracamente corado devido à sua cromatina pouco condensada e frequentemente fora do centro da célula. Podem ser identificados com razoável grau de certeza se tiverem partículas fagocitadas em seu citoplasma (Figura 5.5). Corantes vitais (p. ex., azul *trypan* ou tinta nanquim) injetados em animais são fagocitados por macrófagos e os grânulos do corante visualizados no seu citoplasma ao microscópio de luz. Na ausência de evidências de fagocitose, é necessário utilizar técnicas de imunocitoquímica para detectar moléculas características de macrófagos para uma identificação positiva.

Ao microscópio eletrônico de transmissão, os macrófagos são caracterizados por apresentarem uma superfície irregular com protrusões e reentrâncias, características de atividade de endocitose e fagocitose. Seu citoplasma costuma conter vacúolos de fagocitose e muitos lisossomos (Figuras 5.6 e 5.7).

Os macrófagos estão presentes no tecido conjuntivo da maioria dos órgãos e estão localizados em torno da parede de vasos sanguíneos e, em grande quantidade, no interior dos órgãos linfoides. O conjunto de macrófagos e de células de função semelhante a monócitos do organismo constitui o **sistema fagocitário mononuclear** (Quadro 5.3).

Os macrófagos têm características funcionais heterogêneas em sua atividade na defesa do organismo. São capazes de migração por movimento ameboide e por adesão baseada em moléculas de integrina de sua membrana plasmática, e se dirigem a locais em que há uma resposta inflamatória, atraídos por quimiocinas. São capazes de intensa fagocitose de partículas ou de microrganismos (bactérias e protozoários). Eles têm em sua superfície receptores para a porção Fc das moléculas de imunoglobulinas (anticorpos) e para fatores do Complemento existentes no sangue. Dessa maneira, respondem com maior efetividade a moléculas estranhas ao nosso organismo, assunto que será mais bem analisado no Capítulo 14, *Sistema Imune e Órgãos Linfoides*. Além disso, produzem **citocinas** (ou **interleucinas**), moléculas que agem na comunicação entre células do sistema imune e entre células inflamatórias, atuando de maneira importante na resposta inflamatória, influenciando também a reparação dos tecidos após uma agressão.

Células gigantes multinucleadas

Também dominadas gigantócitos ou células de Langhans, são células de grandes dimensões resultantes da fusão de macrófagos. Por esse motivo, têm muitos núcleos, frequentemente dispostos em arco ou ferradura na periferia da célula. Seu citoplasma se cora bem por eosina (Figura 5.8).

Essas células se formam em locais do organismo em que há partículas ou corpos estranhos que macrófagos não conseguem digerir ou não podem englobar, geralmente devido ao seu tamanho, por exemplo, certos microrganismos, partículas de talco, fios de sutura. Estão presentes em reações inflamatórias denominadas **granulomas**.

Os mastócitos são atuantes na resposta inflamatória

Os **mastócitos** originam-se de células precursoras situadas na medula óssea que circulam no sangue, cruzam a parede de vênulas e capilares e penetram no tecido conjuntivo, no qual se diferenciam em mastócitos que vivem durante 20 a 30 dias. Embora sejam, em vários aspectos, semelhantes ao leucócito do sangue denominado **basófilo**, os mastócitos têm origem em uma célula-tronco diferente.

O mastócito é uma célula globosa, com núcleo esférico e encontrada frequentemente na proximidade de vasos sanguíneos. É distribuído pelo corpo, exceto no sistema nervoso central, sendo especialmente abundante no tecido conjuntivo de locais em contato com o ambiente externo, por exemplo, derme, sistemas digestório e respiratório.

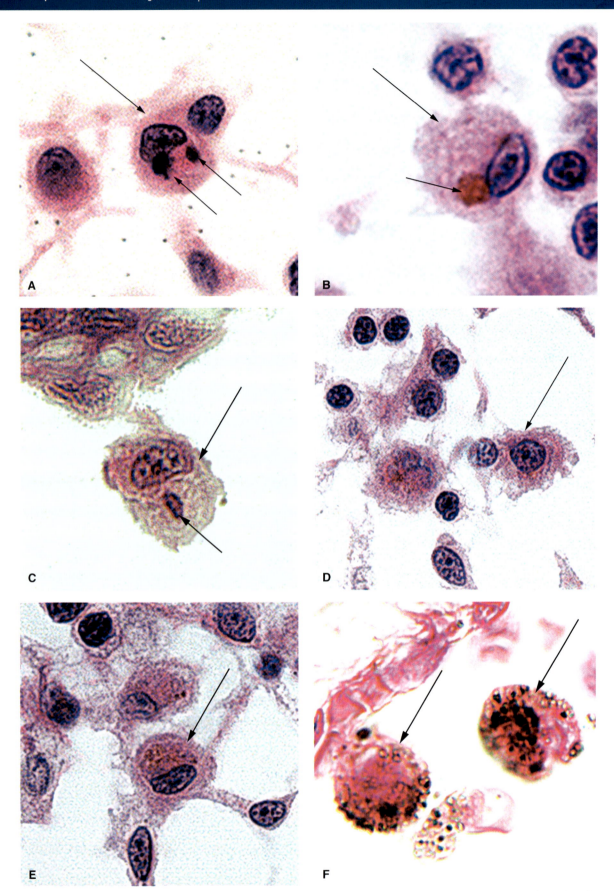

Figura 5.5 Macrófagos estão indicados por *setas longas*. As *setas curtas* apontam material por eles fagocitado. **A-E**. Macrófagos de linfonodos. **F**. Macrófagos em alvéolos pulmonares contendo partículas fagocitadas, originadas do ar inspirado. (HE. Grande aumento. Imagens de P. Abrahamsohn.)

Capítulo 5 | Tecido Conjuntivo

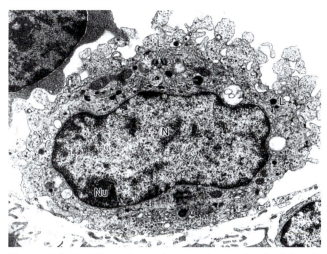

Figura 5.6 Macrófago observado por microscopia eletrônica de transmissão. Lisossomos secundários (L), núcleo (N) e nucléolo (Nu). (Aumento médio.)

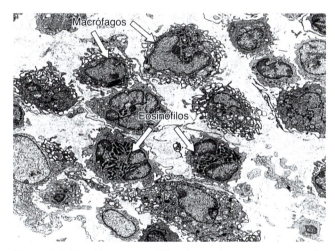

Figura 5.7 Macrófagos e eosinófilos observados por microscopia eletrônica de transmissão. (Aumento pequeno.)

Quadro 5.3 Distribuição e principais funções das células do sistema fagocitário mononuclear.

Célula	Localizações	Principais funções
Monócito	Sangue	Precursor dos macrófagos
Macrófago	Tecido conjuntivo, órgãos linfoides	Fagocitose; processamento e apresentação de antígenos; secreção de citocinas e fatores quimiotáticos que participam da inflamação
Célula de Kupffer	Fígado	Igual aos macrófagos
Micróglia	Sistema nervoso central	Igual aos macrófagos
Célula de Langerhans	Epiderme, mucosa oral	Processamento e apresentação de antígeno
Célula dendrítica	Linfonodo	Processamento e apresentação de antígeno
Célula gigante multinucleada	Tecido conjuntivo (formada pela fusão de monócitos)	Segregação de corpos estranhos e de microrganismos
Osteoclasto	Tecido ósseo	Reabsorção de matriz óssea

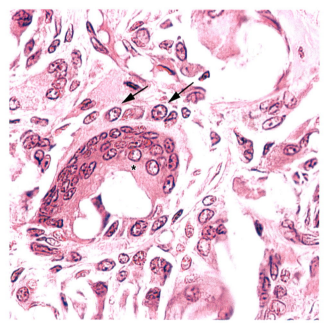

Figura 5.8 Célula gigante multinucleada (*), formada pela fusão de macrófagos. Compare suas dimensões com as de outras células da imagem. Seus inúmeros núcleos se dispõem formando um arco na periferia da célula. As *setas* indicam macrófagos situados próximo à célula gigante. (HE. Médio aumento. Imagem de P. Abrahamsohn.)

Seu citoplasma tem grande quantidade de grânulos que, nos preparados histológicos, podem recobrir parcial ou totalmente o núcleo (Figura 5.9). No entanto, os grânulos não são quase corados após coloração por HE e, por esse motivo, como os macrófagos, não são facilmente reconhecidos nos cortes corados por colorações rotineiras. Podem ser demonstrados por alguns corantes básicos e algumas técnicas de coloração, como as usadas para demonstrar fibras elásticas. Após coloração por alguns corantes básicos, os grânulos dos mastócitos exibem o fenômeno de **metacromasia**, isto é, os grânulos emitem cor diferente da cor do corante, por exemplo, coram-se em púrpura em vez de azul.

Seus grânulos contêm grande variedade de moléculas, por exemplo, proteases (quimase, triptase), enzimas lisossômicas (p. ex., arilsulfatase e catepsinas), aminas biogênicas (p. ex., histamina e serotonina), citocinas e fatores de crescimento. A **histamina** promove vasodilatação e aumento da permeabilidade vascular, além de contração de musculatura lisa (p. ex., dos brônquios), e a **heparina** é um glicosaminoglicano sulfatado que inibe etapas da coagulação do sangue. Os mastócitos têm um papel relevante em alguns tipos de respostas imunes e inflamatórias, reações alérgicas e infestações parasitárias.

A superfície de mastócitos tem moléculas transmembrana, que são receptores para imunoglobulina da classe E (IgE). Após certos antígenos entrarem em contato com moléculas de IgE que estejam ligadas aos receptores dos

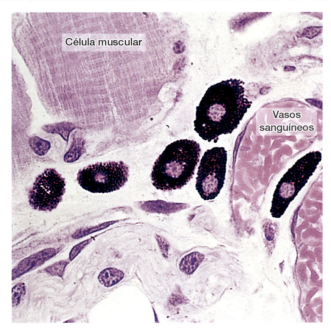

Figura 5.9 Mastócitos contendo grande quantidade de grânulos citoplasmáticos, presentes no tecido conjuntivo entre células musculares e vasos sanguíneos. (Parrarosanilina e azul de toluidina. Médio aumento.)

mastócitos, grupos de receptores se agregam. Disso resulta uma ativação no citoplasma dos mastócitos com a consequente degranulação de seus grânulos e a rápida expulsão do seu conteúdo para o exterior, além da liberação de vários outros produtos farmacologicamente ativos não contidos nos grânulos, tais como prostaglandinas e leucotrienos.

Na pele, por exemplo, a degranulação resulta no imediato aparecimento de eritema (vermelhidão), prurido (coceira) e edema (inchaço). É a resposta que se denomina urticária e que nos pulmões pode ocasionar crises asmáticas.

As células adiposas armazenam gorduras neutras

As células adiposas ou adipócitos são células do tecido conjuntivo especializadas no armazenamento de triglicerídios (gorduras neutras), uma reserva energética do organismo. Quase todo o seu citoplasma se resume a uma pequena faixa que circunda uma grande gota de lipídio. O núcleo alongado e de cromatina fortemente corada ocupa uma pequena parte desse citoplasma na periferia da célula. Os adipócitos podem ser encontrados esparsos no tecido conjuntivo propriamente dito, e quando em grandes concentrações, constituem um tipo especial de tecido conjuntivo, que será descrito com mais informações no Capítulo 6, *Tecido Adiposo*.

Leucócitos

O tecido conjuntivo propriamente dito, presente em vários locais do corpo, contém quase sempre leucócitos (glóbulos brancos), células transientes que migraram do sangue através da parede de capilares e vênulas pós-capilares, por um processo chamado **diapedese**. Esse processo se torna intenso após invasão local por moléculas estranhas ou microrganismos, uma vez que os leucócitos são células especializadas na defesa do organismo.

A maioria dos leucócitos não retorna ao sangue após terem migrado para o tecido conjuntivo, pois sua vida é curta tanto no sangue quanto no tecido conjuntivo. Os linfócitos são exceção: podem ter vida muito longa e circulam continuamente entre vários compartimentos do corpo – sangue, linfa, tecido conjuntivo, órgãos linfoides. O Capítulo 12, *Células do Sangue*, apresenta uma análise detalhada da estrutura, do conteúdo molecular e de atividades funcionais dos leucócitos, e o Capítulo 14, *Sistema Imune e Órgãos Linfoides*, detalhes sobre linfócitos e plasmócitos. No presente capítulo, serão abordadas as características dessas células quando presentes no tecido conjuntivo propriamente dito.

Neutrófilo

Na sua forma adulta, é uma célula esférica de tamanho maior que de uma hemácia (10 a 12 μm de diâmetro). Em cortes histológicos corados por HE, mostra duas particularidades marcantes: núcleo lobulado, isto é, subdividido em vários lóbulos, e citoplasma pouco corado (Figura 5.10A). É um fagócito profissional.

Eosinófilo

É uma célula esférica, de tamanho aproximado ao dos neutrófilos. O eosinófilo é quase sempre bilobulado, formado por dois lóbulos. A principal característica de seu citoplasma é a presença de grânulos eosinófilos, que se coram intensamente por corantes como a eosina e a floxina (Figura 5.10B). Participam das respostas inflamatórias e imunitárias do organismo.

Linfócito

É uma célula esférica de tamanho variado. Os pequenos linfócitos, que são a maioria, têm tamanho aproximado de hemácias (cerca de 7 μm de diâmetro), e os grandes têm tamanho semelhante ao do neutrófilo. Seu núcleo esférico é bastante corado; os linfócitos têm uma quantidade muito pequena de citoplasma em torno do núcleo, de modo que o seu diagnóstico em cortes histológicos é feito pela observação de seu núcleo (Figura 5.10C).

Plasmócito

É uma célula ovoide, com núcleo esférico e excêntrico, isto é, situa-se fora do centro da célula. O núcleo frequentemente tem grumos de cromatina junto à membrana nuclear que se alternam regularmente com áreas sem grumos em um arranjo que lembra raios de uma roda de carroça (Figura 5.11).

Em cortes histológicos, após coloração rotineira por HE e por corantes básicos, o citoplasma do plasmócito é basófilo. Isso se deve à grande quantidade de RNA em seu REG, resultando em uma cor arroxeada após coloração rotineira por HE (Figura 5.11).

Uma região de citoplasma próxima ao núcleo é menos corada e é denominada "imagem negativa do complexo de Golgi" (Figura 5.11). Por microscopia eletrônica de transmissão, observa-se que o complexo de Golgi e os centríolos se localizam nessa região (Figuras 5.12 e 5.13).

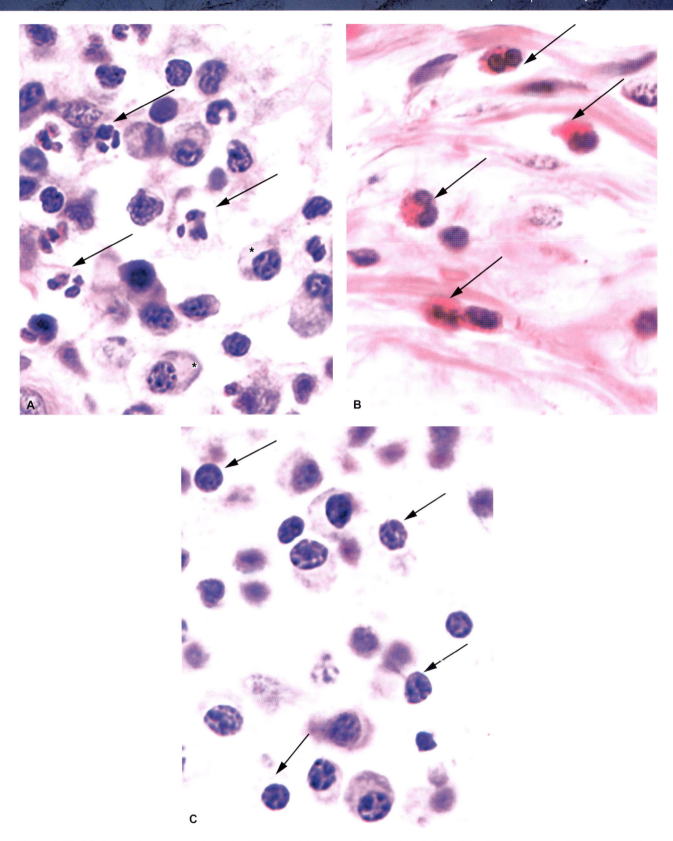

Figura 5.10 Células transientes do tecido conjuntivo em local de resposta inflamatória. **A.** Neutrófilos (*setas*) caracterizados por seus núcleos multilobulados e citoplasma pouco corado. Observe também plasmócitos (*). **B.** Eosinófilos (*setas*). Seus núcleos têm dois lóbulos e seu citoplasma contém grânulos eosinófilos. **C.** Linfócitos pequenos (*setas*) caracterizados pelos núcleos esféricos, com cromatina densa. Seu citoplasma escasso é dificilmente visualizado. (HE. Aumento grande. Imagens de P. Abrahamsohn.)

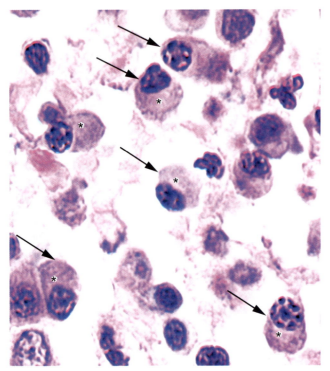

Figura 5.11 Plasmócitos (*setas*) em local de resposta inflamatória no tecido conjuntivo. São caracterizados pelo citoplasma basófilo, azulado, frequentemente apresentando um local menos corado, a "imagem negativa do complexo de Golgi" (*). O núcleo contém grumos de cromatina, frequentemente formando imagem de "roda de carroça" (*canto inferior direito*) (HE. Aumento grande. Imagem de P. Abrahamsohn.)

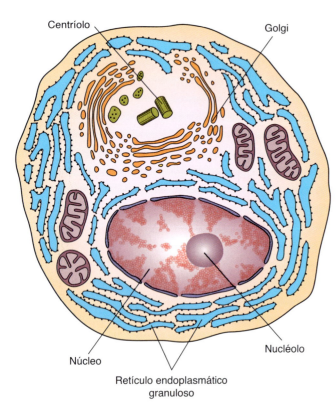

Figura 5.12 Esquema de um plasmócito. Tem REG bem desenvolvido, com cisternas dilatadas. Sua secreção proteica não é armazenada em grânulos de secreção. (Adaptada, com autorização, de Ham, 1969.)

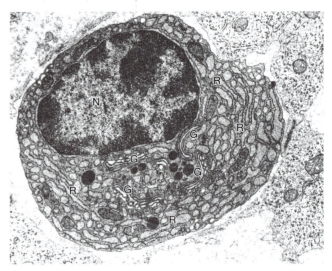

Figura 5.13 Plasmócito observado por microscopia eletrônica de transmissão. Tem REG muito desenvolvido (R) com cisternas dilatadas. Há quatro perfis de um extenso complexo de Golgi (G) na região do centro celular, próximo ao núcleo (N). (Médio aumento. Imagem de P. Abrahamsohn.)

O citoplasma basófilo, a imagem do núcleo em arranjo de "roda de carroça" e a "imagem negativa do complexo de Golgi" são determinantes para o diagnóstico de plasmócitos em cortes histológicos.

O plasmócito é uma célula de vida curta, especializada em sintetizar e secretar imunoglobulinas (anticorpos). Desenvolve-se a partir de linfócitos tipo B após esses terem sido ativados por antígenos.

A quantidade de plasmócitos no tecido conjuntivo é variável. São muito frequentes em locais sujeitos à penetração de bactérias e proteínas estranhas, como as mucosas da faringe, intestinal e do aparelho respiratório. São também encontrados em grande quantidade nos linfonodos e em locais em que há respostas inflamatórias crônicas no tecido conjuntivo.

Matriz extracelular

A MEC é composta das moléculas que preenchem o espaço existente entre as células do tecido conjuntivo. Um conjunto de moléculas está organizado em fibras, enquanto outras constituem a substância fundamental da MEC. A MEC confere propriedades biomecânicas aos tecidos conjuntivos. É responsável pelo arcabouço do tecido conjuntivo e por extensão dos órgãos em que o tecido está situado, conferindo-lhes elasticidade e resistência a trações e tensões resultantes de forças mecânicas.

As fibras formam o arcabouço estrutural da matriz extracelular

As fibras do tecido conjuntivo são formadas por moléculas proteicas organizadas em estruturas alongadas. Os três tipos principais observados por microscopia óptica e eletrônica são as **fibras colágenas**, **reticulares** e **elásticas**. As fibras colágenas e as reticulares são formadas pela proteína **colágeno**, e as fibras elásticas, principalmente pela proteína elastina. Há, portanto, dois sistemas de fibras, de acordo com seu componente principal: o sistema colágeno e o sistema elástico.

Fibras colágenas

Têm espessura e comprimentos variáveis e são formadas por filamentos delgados e curtos denominados fibrilas colágenas, visíveis ao microscópio eletrônico.

Colágeno é a proteína mais abundante do organismo, representando cerca de 30% do seu peso seco. Essas são as principais características da molécula de colágeno:

- Formada por cadeias polipeptídicas chamadas pró-α. Glicina está presente a cada três posições na cadeia de aminoácidos, da seguinte maneira: glicina-X-Y, sequência que se repete em grande parte da cadeia. X e Y são ocupados principalmente por prolina, hidroxiprolina e lisina
- Três cadeias pró-α se reúnem em curtas triplas-hélices denominadas moléculas de pró-colágeno
- Alguns tipos de colágeno são homotriméricos, isto é, formados somente por um tipo de cadeia pró-α, e outros são formados por combinações de diferentes tipos de cadeias pró-α.

A família do colágeno é constituída de 28 tipos distribuídos pela MEC do tecido conjuntivo de múltiplos órgãos e estruturas do corpo. O Quadro 5.4 lista alguns tipos mais representativos de colágeno.

De acordo com suas funções, os colágenos são classificados em vários grupos, sendo esses os mais comuns:

- Colágenos que formam fibrilas: tipos I, II, III, V e XI. São moléculas de colágeno que se agregam para formar longas fibrilas colágenas

- Colágenos associados a fibrilas (conhecidos pela sigla FACIT): tipos IX, XII e XIV. São pequenas moléculas que se associam a fibrilas de outros tipos de colágeno e a alguns componentes da MEC
- Colágeno que forma redes: tipo IV. Suas moléculas se associam para formar redes tridimensionais nas lâminas basais dos epitélios, em que é o componente em maior quantidade
- Colágeno de ancoragem: tipo VII. É encontrado nas fibrilas que ancoram as fibras de colágeno tipo I às lâminas basais
- Colágenos transmembrana: tipos XIII, XVII, XXIII, XXV.

Biossíntese do colágeno tipo I e a sua organização em fibrilas e fibras

Antigamente, considerava-se que a síntese de colágeno ocorresse apenas em um grupo restrito de células do conjuntivo, como fibroblastos, condroblastos e osteoblastos. Atualmente, sabe-se que outros tipos de células também produzem essa proteína.

As fibrilas de colágeno tipo I são as mais abundantes e mais amplamente distribuídas no organismo e, por esse motivo, sua biossíntese foi a mais estudada. Os outros tipos de colágenos fibrilares provavelmente são sintetizados de acordo com o mesmo padrão, com pequenas diferenças.

A biossíntese do colágeno e a formação das fibras passam por estágios intra e extracelulares. Acompanhe pela Figura 5.14 a descrição das principais etapas do processo.

Transcrição e tradução das moléculas de colágeno no interior da célula

Essa etapa compreende transcrição, isto é, a síntese dos RNA mensageiros (mRNAs) das cadeias α a partir do DNA e a tradução da mensagem no nível dos ribossomos,

Quadro 5.4 Tipos de colágeno mais comuns.

Tipo	Microscopia de luz	Exemplos de ocorrência	Principais funções
Colágenos que formam fibrilas			
I	Espesso, sinuoso, acidófilo, cora-se em cor-de-rosa por HE. Birrefringente	Tecido conjuntivo propriamente dito em inúmeras estruturas e órgãos, na derme, no tendão, no osso, na córnea, na dentina	Resistência a pressão, tração e torção
II	Difícil visualização em cortes histológicos	Cartilagem, corpo vítreo	Resistência à pressão
III	Fino, fracamente birrefringente, demonstrável por impregnação metálica	Pele, músculo, vasos, órgãos linfoides, pulmões, fígado, glândulas endócrinas	Manutenção da estrutura e apoio a células de órgãos
V	Detectado por imunocitoquímica	Pulmões, osso, placenta	Participa na função do tipo I
XI	Detectado por imunocitoquímica	Cartilagem	Participa na função do tipo II
Colágenos associados a fibrilas			
IX	Detectado por imunocitoquímica	Cartilagem, córnea, corpo vítreo	Liga-se a glicosaminoglicanos; associado a colágeno tipo II
XII	Detectado por imunocitoquímica	Tendões, ligamentos	Interage com colágeno tipo I
XIV	Detectado por imunocitoquímica	Derme, tendão, placenta, pulmões, fígado	Desconhecida
Colágeno que forma fibrilas de ancoragem			
VII	Detectado por imunocitoquímica	Junção epiderme-derme, mucosa oral	Ancora a lâmina basal da epiderme ao estroma subjacente
Colágeno que forma rede			
IV	Detectado por imunocitoquímica	Lâminas basais	Estrutura da lâmina basal e ligar epitélios ao tecido conjuntivo, filtração

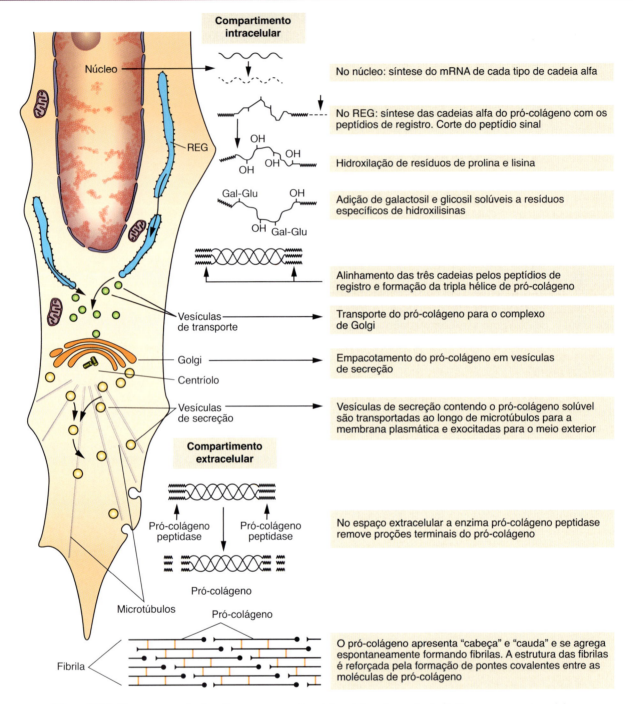

Figura 5.14 Síntese e secreção de colágeno em uma etapa intracelular e formação de fibrilas no espaço extracelular.

resultando na síntese de cadeias polipeptídicas chamadas pró-α. As cadeias são produzidas com um **peptídio sinal** que direciona as moléculas para o interior de cisternas do REG. Além disso, cada cadeia α é sintetizada com um **peptídio de registro**, responsável pelo alinhamento correto futuro das cadeias quando elas se associam em triplas-hélices.

Modificações pós-translacionais no interior da célula

Durante e após sua entrada nas cisternas do REG, as cadeias pró-α passam por várias modificações. Enquanto as cadeias estão penetrando no REG, ocorrem **hidroxilações** nos aminoácidos prolina e lisina das cadeias, resultando na formação de **hidroxiprolina** e **hidroxilisina**. Após a entrada completa de cada cadeia pró-α na cisterna do REG, seu peptídio sinal é recortado e sacarídios são adicionados à cadeia.

No interior das cisternas do REG, grupos de três cadeias pró-α se associam em triplas-hélices formando moléculas denominadas **tropocolágeno** ou **pró-colágeno** (Figuras 5.14 e 5.15). Essas moléculas têm a forma de pequenos bastões que medem 280 nm de comprimento e 1,5 nm de diâmetro. Milhares de bastões são formados

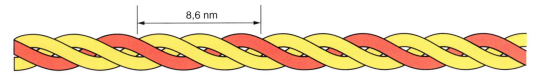

Figura 5.15 Molécula de pró-colágeno tipo I. É formada por três cadeias α enroladas em hélice, duas cadeias do tipo α1 e uma cadeia do tipo α2. Cada volta completa da hélice percorre uma distância de 8,6 nm. Seu comprimento é de 280 nm e sua espessura é 1,5 nm.

simultaneamente e cerca de 20 minutos depois participam da formação de fibrilas colágenas. Calcula-se que cada fibroblasto em atividade seja capaz de produzir milhões de moléculas de pró-colágeno por dia. Para formação da tripla-hélice de pró-colágeno tipo I, associam-se duas cadeias polipeptídicas α1 com uma cadeia α2. Em outros tipos de colágeno há associação entre outros tipos de cadeias α.

Etapa do complexo de Golgi no interior da célula e de secreção

Por meio de vesículas de transporte, as moléculas de pró-colágeno são encaminhadas das cisternas do REG para o complexo de Golgi, no qual ocorre a **adição de moléculas de açúcares** às moléculas. Nessa organela, as moléculas de pró-colágeno são empacotadas em vesículas de transporte e encaminhadas para a membrana plasmática, na qual são exocitadas para o exterior da célula, passando a localizar-se na MEC.

Processamento extracelular e formação de fibrilas e fibras

No meio extracelular, as porções terminais dos bastões de pró-colágeno são removidas por proteases específicas, **pró-colágeno peptidases**, originando moléculas "maduras" de pró-colágeno ou tropocolágeno (ver Figura 5.14).

As extremidades dos bastões de pró-colágeno são assimétricas, pois as moléculas têm uma cabeça e uma cauda. Os bastões se agregam espontaneamente de duas maneiras para formar **fibrilas de colágeno**:

- Por associação lateral, paralelamente entre si, resultando no crescimento em espessura das fibrilas. Para se associar em fibrilas de colágeno tipo I, as moléculas de pró-colágeno se sobrepõem umas às outras a cada um quarto de molécula – na porção mais inferior da Figura 5.14, é possível observar como ocorre essa sobreposição
- Pela associação cabeça com cauda, resultando no crescimento em comprimento das fibrilas.

A associação entre moléculas de pró-colágeno para formar fibrilas é reforçada por pontes covalentes e pela ligação com alguns proteoglicanos (decorina, fibromodulina) e glicoproteínas da MEC, que influenciam a espessura e o padrão de agregação das fibrilas.

As fibrilas de colágeno podem ser observadas por microscopia eletrônica de transmissão e são muito delgadas, com diâmetro variável de 20 a 90 nm, e podem alcançar vários micrômetros de comprimento.

A agregação em paralelo de milhares de fibrilas origina as **fibras de colágeno** e as **fibras reticulares** que podem ser visualizadas por microscopia óptica e microscopia eletrônica. Fibrilas de alguns outros tipos de colágenos podem ser observadas por microscopia eletrônica; é relevante ressaltar que nem todos os tipos de colágenos formam fibrilas.

Ver mais em *Histologia aplicada – Exemplos de doenças que resultam de defeitos na síntese de colágeno ou de acúmulo de colágeno*.

HISTOLOGIA APLICADA

Exemplos de doenças que resultam de defeitos na síntese de colágeno ou de acúmulo de colágeno

Doença	Defeito	Manifestação
Ehlers-Danlos tipo IV	Falta de transcrição ou translação do colágeno tipo III	Ruptura da aorta e/ou do intestino
Ehlers-Danlos tipo VI	Falta da hidroxilação da lisina	Aumento da elasticidade da pele, ruptura do globo ocular
Ehlers-Danlos tipo VII	Diminuição da atividade da pró-colágeno peptidase	Aumento da mobilidade articular, luxações frequentes
Escorbuto	Falta de vitamina C (cofator para a prolina hidroxilase)	Ulceração da gengiva, hemorragias
Osteogenesis imperfecta (há pelo menos oito tipos conhecidos)	Mutação de um dos dois genes para o pró-colágeno tipo I	Dependendo do tipo: ossos, dentes e articulações defeituosos, alterações da esclera, fraqueza muscular
Queloide	Crescimento de cicatrizes devido ao depósito excessivo de colágeno	Pele
Esclerodermia	Acúmulo de fibras colágenas no tecido conjuntivo	Rigidez na pele, alteração de articulações e afecção em órgãos internos

Fibras de colágeno tipo I

O colágeno do tipo I é o mais abundante e mais amplamente distribuído no organismo. É o principal tipo de colágeno presente no tecido conjuntivo propriamente dito de inúmeros órgãos do corpo (p. ex., na derme, nos tendões, nas aponeuroses, nos ligamentos e na córnea), conferindo propriedades biomecânicas a essas estruturas.

As fibras compostas de fibrilas de colágeno tipo I são as que se denominam comumente **fibras colágenas**. No estado fresco, têm cor esbranquiçada, conferindo essa cor às estruturas em que predominam, por exemplo, aponeuroses, tendões e córnea. As fibras estão associadas a pequenas moléculas de outros tipos de colágenos.

Em cortes histológicos, as fibras colágenas são acidófilas e se coram em rosa pela eosina (Figura 5.16), em azul pelo tricrômico de Mallory e em verde pelo tricrômico de Masson (ver Figura 1.3, no Capítulo 1, *Métodos de Estudo em Histologia*). A Figura 5.17 é uma imagem de um preparado total de mesentério e mostra fibras colágenas coradas em vermelho pela técnica *picro sirius red*. Ver mais informações em *Para saber mais – Preparado total de mesentério*.

As fibras colágenas são birrefringentes e, quando examinadas em um microscópio de polarização, aparecem brilhantes contra um fundo escuro. Alguns corantes ácidos compostos de moléculas alongadas, por exemplo, o *sirius red*, ligam-se paralelamente a moléculas de colágeno, intensificando consideravelmente sua birrefringência característica e produzindo uma cor amarela intensa.

Quando observados por microscopia eletrônica de transmissão, cortes longitudinais das fibrilas de colágeno tipo I apresentam estriações transversais representadas por faixas transversais claras e escuras com uma periodicidade característica de 64 nm (Figura 5.18). Essa estriação resulta da sobreposição escalonada das moléculas de pró-colágeno entre si a cada um quarto de molécula (Figura 5.19). As faixas escuras são locais que retêm maior quantidade de contraste (geralmente chumbo) utilizado na preparação dos cortes para observação ao microscópio eletrônico de transmissão.

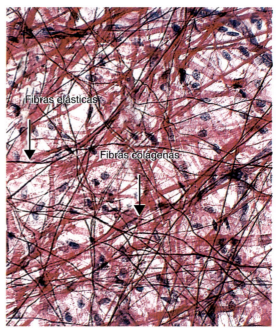

Figura 5.17 Preparado total de mesentério de rato. Observe fibras colágenas de várias espessuras e em várias direções coradas em vermelho e fibras elásticas, em coloração escura, delgadas, retilíneas e ramificadas. (Coloração *picro sirius red* e orceína. Médio aumento.)

PARA SABER MAIS

Preparado total de mesentério

O mesentério é uma membrana muito delgada que prende as alças intestinais à parede da cavidade abdominal. É revestido por epitélio e contém tecido conjuntivo, vasos sanguíneos e nervos. Muito delgado, pode ser observado diretamente ao microscópio óptico. Pode ser recortado de um animal de laboratório, fixado, corado e colocado sobre uma lâmina para ser observado ao microscópio óptico.

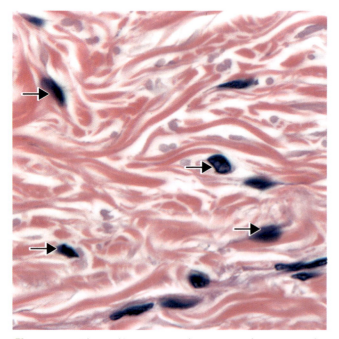

Figura 5.16 Fibras colágenas no tecido conjuntivo denso não modelado da derme da pele. As fibras colágenas, coradas em cor-de-rosa, são espessas, tortuosas e orientadas em diferentes sentidos. As *setas* indicam núcleos de fibroblastos. (HE. Médio aumento. Imagem de T. M. T. Zorn.)

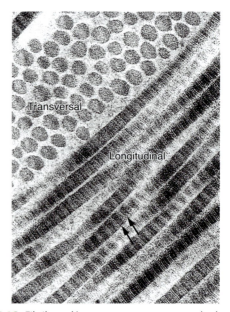

Figura 5.18 Fibrilas colágenas em corte transversal e longitudinal. As *setas* indicam bandas escuras alternadas com bandas claras nos cortes longitudinais das fibrilas. (Microscopia eletrônica de transmissão. Grande aumento.)

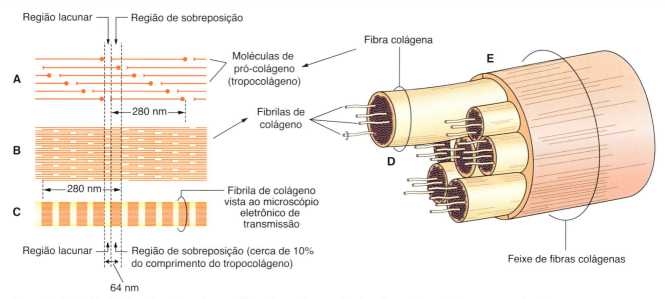

Figura 5.19 Moléculas de pró-colágeno (tropocolágeno) tipo I formam fibrilas, fibras e feixes de fibras. **A.** As moléculas se unem longitudinalmente "cabeça" com "cauda" e lateralmente sobrepostas a cada um quarto de molécula. **B.** A sobreposição origina regiões de lacunas. **C.** As lacunas produzem a estriação transversal característica da fibrila observada ao microscópio eletrônico, com faixas claras e escuras alternadas a cada 64 nm. **D.** Fibrilas se reúnem em uma fibra colágena. **E.** Grupos de fibras formam feixes de fibras colágenas.

As fibras são estruturas longas com percurso sinuoso e, por isso, seu comprimento total é dificilmente percebido em cortes histológicos. As fibras de colágeno podem se agrupar paralelamente umas às outras, formando **feixes de colágeno**.

A renovação do colágeno no corpo é, em geral, lenta. Em determinadas estruturas, como tendões e ligamentos, o colágeno é muito estável; por outro lado, sua renovação é muito rápida no ligamento periodontal. Colágeno pode ser degradado por metaloproteinases de matriz (MMPs), grupo que inclui enzimas específicas chamadas **colagenases**. Macrófagos e fibroblastos podem fagocitar fragmentos de fibras e digeri-los em lisossomos.

Outros tipos de colágeno

As fibrilas de **colágeno tipo III** se associam para formar fibras muito delgadas denominadas **fibras reticulares**, que serão examinadas separadamente na próxima seção.

O **colágeno do tipo II**, característico da cartilagem, é formado por fibrilas, mas que não formam fibras (Figura 5.20). Suas moléculas de pró-colágeno são homotriméricas, formadas somente por moléculas pró-α do tipo 2.

O **colágeno do tipo IV** não forma fibrilas nem fibras. Suas moléculas de pró-colágeno são encontradas somente nas lâminas basais, nas quais se associam formando uma complexa trama tridimensional. Ver disposição do colágeno IV na Figura 4.17 e detalhes sobre a organização das lâminas basais na seção *Superfície do domínio basal das células epiteliais* no Capítulo 4, *Tecidos do Corpo/Tecido Epitelial*.

Os colágenos do grupo **FACIT** não formam fibrilas e suas moléculas estão associadas a outras moléculas e fibrilas da família colágeno. Suas cadeias pró-α são formadas por trechos típicos de colágeno (glicina-X-Y) intercaladas por trechos de sequências não colágeno.

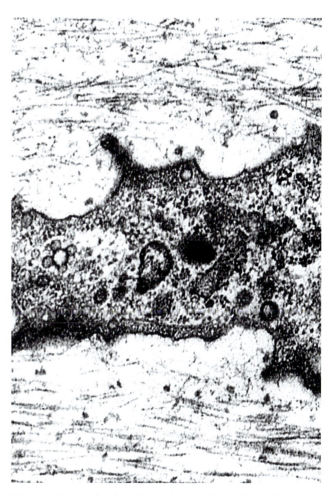

Figura 5.20 Fibrilas de colágeno do tipo II de cartilagem hialina envolvidas por SF da MEC. Essas fibrilas não se reúnem para formar fibras. No centro da imagem, há um condrócito. (Micrografia eletrônica de transmissão. Médio aumento.)

Fibras reticulares

São formadas pela associação de fibrilas de **colágeno do tipo III** associado a elevado teor de glicoproteínas e proteoglicanos. Elas são mais delgadas que as fibras de colágeno tipo I, com diâmetro entre 0,5 e 2 μm, e frequentemente ramificadas. Existem no tecido conjuntivo propriamente dito e em vários órgãos formam extensas redes tridimensionais em cujas malhas ficam alojadas as células, por exemplo, nos órgãos linfoides (baço, nódulos linfoides), na medula óssea vermelha, no fígado, na adrenal e em outros órgãos parenquimatosos. Fibras reticulares também existem em torno de células musculares lisas e no endoneuro dos nervos.

As fibras reticulares não são visualizadas em preparados corados por HE e outros corantes rotineiros, mas podem ser visualizadas em cor preta após impregnação com sais de prata. Devido à sua afinidade por esses sais de prata, são também chamadas de **fibras argirófilas** (Figura 5.21).

As fibras reticulares também podem ser visualizadas pela reação de ácido periódico-Schiff (PAS). Tanto a positividade ao PAS quanto a argirofilia podem ser devidas ao teor mais alto de cadeias de açúcar associadas a essas fibras, que contêm de 6 a 12% de hexoses, enquanto as de colágeno, apenas 1%.

Ao microscópio eletrônico de transmissão, exibem as estriações transversais típicas das fibras colágenas e mostram serem formadas por finas fibrilas (diâmetro médio de 35 nm) frouxamente arranjadas, unidas por pontes provavelmente compostas de proteoglicanos e glicoproteínas (Figura 5.22).

As fibras do sistema elástico conferem elasticidade às estruturas em que se localizam

O sistema elástico consiste em três classes de fibras denominadas **oxitalânicas**, **elaunínicas** e **elásticas**. Essas últimas são consideradas as fibras maduras desse sistema, com conteúdo completo de seus componentes e a fibra que existe em maior quantidade.

As **fibras oxitalânicas** são formadas pela associação em paralelo de microfibrilas de 10 a 12 nm de diâmetro, cujo componente principal são glicoproteínas denominadas **fibrilinas**. As fibras oxitalânicas são muito delgadas, não têm elasticidade, mas são muito resistentes a forças de tração. São encontradas em maior quantidade nas fibras da zônula do olho e na derme, onde conectam fibras do sistema elástico com a lâmina basal da epiderme.

Nas **fibras elaunínicas**, há deposição de glóbulos da proteína **elastina** nos espaços do arcabouço formado pelas fibrilinas. O terceiro tipo, a **fibra elástica** madura, é composto de cerca de 90% de elastina e o restante de microfibrilas de fibrilina situadas principalmente na periferia da fibra envolvendo a elastina, além de outras proteínas e proteoglicanos (Figura 5.23).

A elastina tem propriedades dos elastômeros, da mesma forma que a borracha, e confere elasticidade e resistência à deformação às fibras e aos tecidos em que essas fibras estão alojadas (Figura 5.24). A elastina é produzida principalmente por fibroblastos e por fibras musculares lisas sob forma de um precursor, a **tropoelastina**. Moléculas do precursor são reunidas por ligações cruzadas sob ação da enzima lisiloxidase formando glóbulos de elastina de diversos tamanhos, que se acumulam entre as microfibrilas.

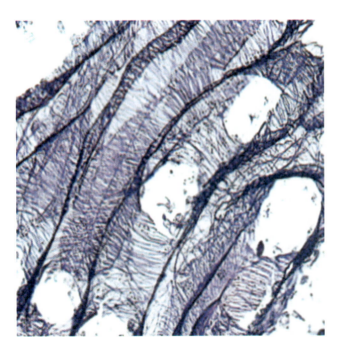
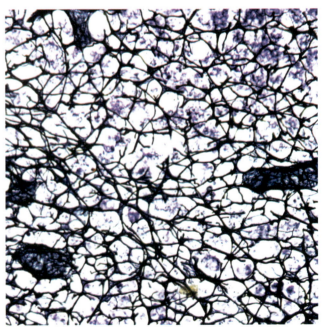

Figura 5.21 Fibras reticulares (*em preto*). São delgadas e formam delicadas redes que suportam células, cujos citoplasma e núcleo não são visualizados nessa preparação. *À direita*, as redes suportam células do baço, e *à esquerda*, estão dispostas em torno de células de túbulos renais. (Técnica de impregnação metálica. Médio aumento. Imagem de P. Abrahamsohn.)

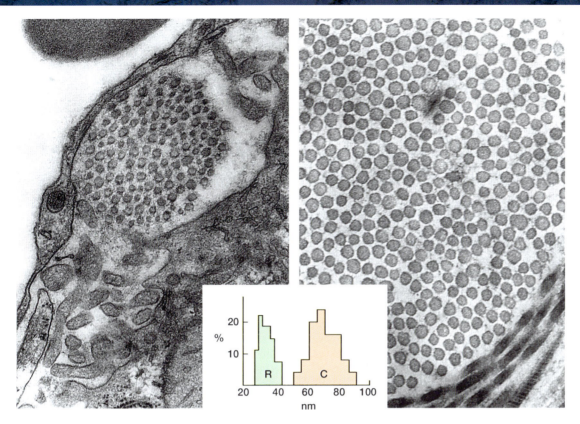

Figura 5.22 Cortes transversais de uma fibra reticular (*esquerda*) e de uma fibra colágena (*direita*), observados por microscopia eletrônica de transmissão. Cada fibra é formada por numerosas fibrilas de colágeno. O histograma mostra que o diâmetro das fibrilas da fibra reticular (R) é menor que o das fibrilas da fibra colágena (C). (Grande aumento.)

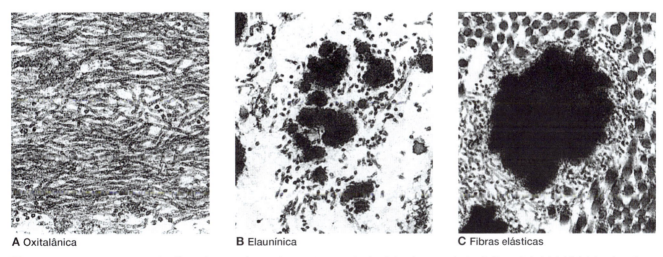

A Oxitalânica   **B** Elaunínica   **C** Fibras elásticas

Figura 5.23 Desenvolvimento das fibras elásticas observado por microscopia eletrônica de transmissão. **A.** No estágio inicial, há delgadas microfibrilas de fibrilina (vistas em corte longitudinal). **B.** Em seguida, grânulos de elastina (*em preto*) depositam-se entre as microfibrilas (vistas em corte transversal). **C.** Quantidades maiores de elastina se acumulam e ocupam o centro da fibra elástica, que permanece envolvida por microfibrilas. Em torno dessa fibra elástica há cortes transversais de fibrilas de colágeno. (Cortesia de G. S. Montes.)

A elastina é hidrofóbica, resistente à fervura, à extração com álcalis e ácidos e à digestão com proteases usuais, mas é hidrolisada pela **elastase pancreática**. A maior parte da elastina do corpo é produzida durante a vida intrauterina e, sendo bastante resistente à degradação, é muito estável. Nova produção de elastina e de fibras elásticas pode ocorrer durante a cicatrização e em condições patológicas.

As fibras elásticas quase não se coram por HE e por outros corantes rotineiros, e para sua observação foram desenvolvidas técnicas especiais de coloração. São fibras mais delgadas que as fibras colágenas, frequentemente sinuosas e ramificadas (Figura 5.25; ver Figura 5.17).

As fibras elásticas estão presentes no tecido conjuntivo propriamente dito em vários lugares do corpo e de modo

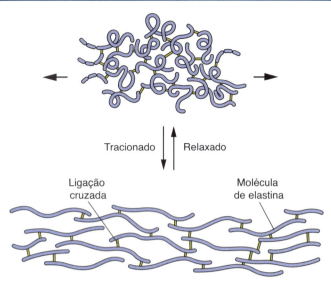

Figura 5.24 As moléculas de elastina são unidas por ligações cruzadas em que participam os aminoácidos desmosina e isodesmosina, criando uma rede interconectada e extensível. Cada molécula da rede pode expandir-se em qualquer direção e a rede inteira pode expandir-se e encolher como um fio de elástico. (Reproduzida, com autorização, de Alberts *et al.*, 1983.)

concentrado em locais onde a elasticidade é necessária, por exemplo, na derme, na traqueia, nos brônquios, nos pulmões, nos ligamentos, assim como nas cartilagens do tipo elástico. A elastina também ocorre na forma não fibrilar, formando **lâminas elásticas fenestradas** nas paredes de vasos sanguíneos calibrosos.

Substância fundamental da matriz extracelular

A SF da MEC está presente entre as células e as fibras do tecido conjuntivo. É um componente viscoso, de consistência semigelatinosa, incolor e transparente, altamente hidratado. No tecido conjuntivo propriamente dito, é secretado principalmente por fibroblastos, e na cartilagem, pelos condrócitos.

A SF compõe-se de uma mistura complexa de **glicoproteínas multiadesivas** e de macromoléculas aniônicas muito hidrofílicas, os **glicosaminoglicanos** e os **proteoglicanos**. Todas essas moléculas estabelecem ligações tanto com as fibras da matriz quanto com receptores presentes na superfície de células.

As moléculas da SF estão dispersas em um meio aquoso que contém íons e outras moléculas de vários tamanhos originadas das células do tecido conjuntivo e da circulação sanguínea. A SF é o meio no qual nutrientes e catabólitos se difundem e são trocados entre as células e seu suprimento sanguíneo.

Graças à sua viscosidade e à sua localização estratégica nos espaços intercelulares, a SF atua também como barreira à penetração de bactérias e outros microrganismos invasores. Algumas bactérias capazes de produzir a enzima hialuronidase, que hidrolisa o ácido hialurônico, têm grande poder de invasão, uma vez que podem reduzir a viscosidade da SF dos tecidos conjuntivos.

A SF tem importantes papéis biológicos. Pelo fato de vários de seus componentes interagirem com superfícies celulares, a matriz fundamental é capaz de regular várias funções celulares, por exemplo, a proliferação e a diferenciação celular, e, por outro lado, receber influências das células.

A SF costuma ser mal fixada durante a preparação de amostras para microscopia óptica. Por esse motivo, em cortes histológicos de tecidos, há frequentemente muitos espaços "vazios" no tecido conjuntivo, artefatos de técnica resultantes da extração da SF. Por microscopia eletrônica

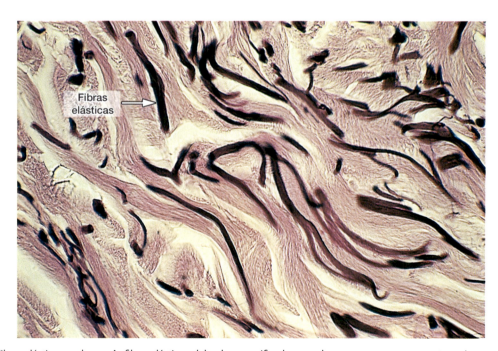

Figura 5.25 Fibras elásticas na derme. As fibras elásticas, delgadas e ramificadas, coradas em marrom-escuro, entremeiam-se entre fibras colágenas coradas em rosa-claro. (Médio aumento.)

de transmissão ela pode ser observada sob a forma de um material granular se os espécimes forem adequadamente fixados (Figura 5.26).

Glicosaminoglicanos e proteoglicanos

Os **glicosaminoglicanos** (**GAGs**) – originalmente chamados de **mucopolissacarídios ácidos** – são polímeros lineares formados por unidades repetidas de dois sacarídeos, cada unidade geralmente composta de uma molécula de um ácido urônico e uma molécula de uma hexosamina. O ácido urônico pode ser o **ácido glicurônico** ou o **ácido idurônico**, e a hexosamina pode ser a **glicosamina** ou a **galactosamina**.

Um dos glicosaminoglicanos mais importantes e mais comuns é o **ácido hialurônico**, também conhecido por **hialuronato** ou **hialuronan**.

Muitos glicosaminoglicanos são cadeias lineares que estão ligadas covalentemente a um eixo proteico. O conjunto de glicosaminoglicanos e o eixo proteico proteína constituem a **molécula de proteoglicano**. Os proteoglicanos têm uma estrutura tridimensional que pode ser imaginada como uma escova de limpar tubos, na qual a haste representa o eixo proteico e as cerdas representam as cadeias de GAGs (Figura 5.27A).

A secreção dos proteoglicanos se inicia com a síntese do eixo proteico no REG. Sua glicosilação é iniciada ainda no REG e completada no complexo de Golgi, no qual também ocorre a sulfatação da molécula. O eixo proteico dos proteoglicanos é associado a um ou mais dos quatro tipos de GAGs: **dermatan sulfato**, **condroitin sulfato**, **queratan sulfato** e **heparan sulfato**. O Quadro 5.5 mostra sua distribuição nos tecidos.

A maioria dos GAGs e proteoglicanos é molécula intensamente **hidrofílica** e atua como **poliânion** devido à abundância de grupos hidroxila, carboxila e sulfato nas cadeias de carboidratos. A porção de carboidrato dos proteoglicanos constitui 80 a 90% do peso dessas macromoléculas. Com exceção do ácido hialurônico, os GAGs têm radicais sulfato em suas moléculas.

Devido à sua característica de poliânions, os proteoglicanos podem ligar-se a um grande número de cátions (geralmente sódio). Além disso, são altamente hidratados por uma espessa camada de água de solvatação que envolve as moléculas. Os grupos ácidos dos proteoglicanos fazem com que essas moléculas se conectem a aminoácidos básicos presentes em fibras colágenas.

As moléculas de proteoglicanos ocupam grandes espaços tridimensionais nos tecidos. Um bom exemplo é observado na cartilagem, em que numerosas moléculas de proteoglicanos se ligam a uma longa cadeia de ácido hialurônico. Dessa maneira, formam o **agrecan**, inúmeros agregados de proteoglicanos de alto peso molecular e de grandes dimensões que conferem à cartilagem a

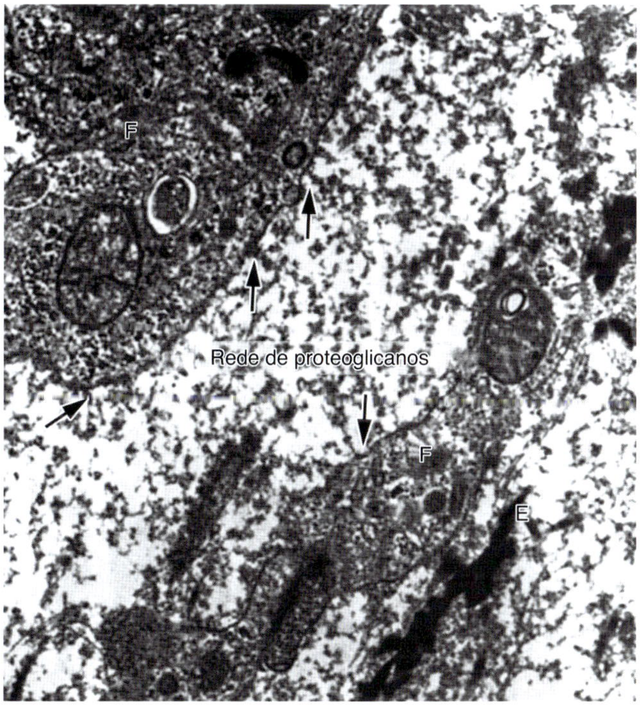

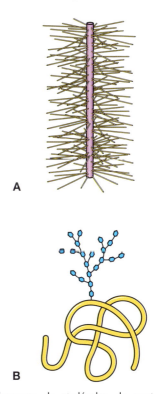

Figura 5.26 Proteoglicanos da MEC do tecido conjuntivo endometrial de útero de camundongo, observados por microscopia eletrônica de transmissão após a fixação com glutaraldeído-safranina O. Os proteoglicanos formam uma rede que preenche os espaços extracelulares e alguns filamentos de proteoglicanos (setas) estão em proximidade com a superfície dos fibroblastos (F). E: fibra elástica. (Médio aumento. Imagem de T. M. T. Zorn e C. Greca.)

Figura 5.27 Esquema de moléculas de proteoglicanos e de glicoproteínas. **A.** Os proteoglicanos são formados por um eixo de proteína (bastão cor-de-rosa) ao qual se ligam covalentemente moléculas de glicosaminoglicanos. Os proteoglicanos contêm grande quantidade de carboidratos. **B.** As glicoproteínas da MEC são moléculas proteicas (em amarelo) às quais se ligam covalentemente uma ou mais pequenas cadeias ramificadas de monossacarídios. Observar que o componentes de **A** e **B** não estão na mesma proporção.

Quadro 5.5 Composição e distribuição de glicosaminoglicanos no tecido conjuntivo.

Glicosaminoglicano	Exemplos de distribuição
Ácido hialurônico	Cordão umbilical, fluido sinovial, humor vítreo, cartilagem
Condroitin sulfato 4	Cartilagem, osso, córnea, pele, notocorda, aorta
Condroitin sulfato 6	Cartilagem, tendão, camada média da aorta
Heparan sulfato	Lâmina basal e superfície celular
Heparina	Grânulos dos mastócitos
Queratan sulfato	Osso, cartilagem, córnea

HISTOLOGIA APLICADA
Doenças relacionadas com o catabolismo de proteoglicanos

A degradação dos proteoglicanos é feita por vários tipos de célula do tecido conjuntivo e depende da ação de várias enzimas lisossômicas denominadas, genericamente, glicosidases.

Há várias patologias em que a deficiência nas enzimas lisossômicas bloqueia a degradação de proteoglicanos. Como consequência, ocorre o acúmulo dessas moléculas nos tecidos. A falta de glicosidases específicas nos lisossomos causa várias doenças em seres humanos, incluindo síndrome de Hurler, síndrome de Hunter, síndrome de Sanfilippo e síndrome de Morquio.

consistência e a resistência à pressão, características desse tecido, e a superfície lisa, que é importante para o funcionamento das articulações móveis.

Proteoglicanos existentes nas superfícies celulares e os da MEC ligam-se a moléculas presentes na MEC que controlam atividades celulares e respostas inflamatórias, por exemplo, o fator de crescimento transformante de fibroblastos do tipo b (TGF-b). Além de atuarem como componentes estruturais da MEC, os proteoglicanos ancoram células à matriz e transmitem forças mecânicas para o interior da célula, que podem resultar em ativação de várias funções celulares (Figura 5.28). Ver mais em *Histologia aplicada – Doenças relacionadas com o catabolismo de proteoglicanos*.

Glicoproteínas multiadesivas

É um grupo de glicoproteínas que têm sítios de ligação para diversos componentes da MEC, por exemplo, colágeno, proteínas da superfície celular e moléculas que agem como fatores de crescimento. Ao contrário dos **proteoglicanos**, nas glicoproteínas adesivas predomina o componente proteico e seu componente glicídico é frequentemente formado por moléculas ramificadas (ver Figura 5.27B). Essas glicoproteínas desempenham papéis importantes na interação de células de tecidos embrionários e tecidos adultos, e têm repercussões em várias doenças.

A **fibronectina** é sintetizada por fibroblastos e por outros tipos celulares, sendo amplamente distribuída no corpo (Figura 5.29). Sua molécula tem sítios de ligação para moléculas da superfície celular, como as integrinas, assim como para colágeno e vários glicosaminoglicanos (Figura 5.30A). Dessa maneira, estabelece conexões entre a MEC e células e entre vários componentes da MEC, papel importante para a estruturação da matriz. A fibronectina exerce um papel importante nas migrações feitas por células, na resposta inflamatória, na reparação após lesões e na cicatrização. Fibronectina também existe no plasma, secretada principalmente no fígado.

A **laminina** é uma glicoproteína de alto peso molecular que participa na adesão de células epiteliais à lâmina basal, uma estrutura interposta entre epitélios e tecido conjuntivo, muito rica em laminina (Figuras 5.30B e 5.31).

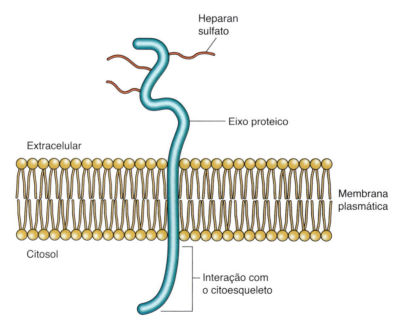

Figura 5.28 Representação esquemática do sindecan, um proteoglicano de superfície celular. O eixo proteico do sindecan insere-se na membrana plasmática e no interior da célula pode interagir com componentes do citoplasma.

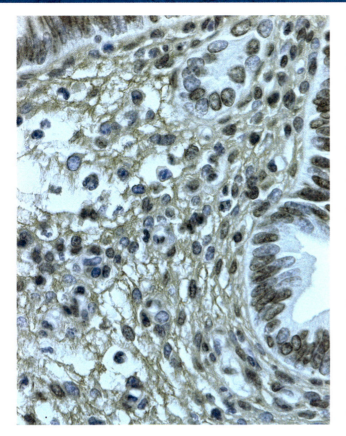

Figura 5.29 Rede de fibronectina (*linhas amarelas*) na MEC do tecido conjuntivo do endométrio de camundongo, demonstrada por reação imunocitoquímica. (Médio aumento. Imagem de D. H. Tenório e T. M. T. Zorn.)

A laminina se liga às integrinas, importantes proteínas transmembrana (Figura 5.32). Mais informações sobre o papel da laminina nas lâminas basais podem ser encontradas na seção *Superfície do domínio basal das células epiteliais* no Capítulo 4, *Tecidos do Corpo/Tecido Epitelial*.

As **tenascinas** são um grupo de glicoproteínas de alto peso molecular que se ligam a várias moléculas da matriz e da superfície celular. Atuam na adesão celular e na migração de células. Estão presentes em tecidos embrionários e fetais, principalmente ossos, tendões e cartilagens, e em adultos foram detectadas em inflamações, lesões de tecidos, por exemplo, do sistema nervoso central e do miocárdio, além de tumores.

A **osteopontina** é uma glicoproteína fosforilada que foi inicialmente encontrada em ossos e, em seguida, em uma variedade de outros locais, por exemplo, rins, cérebro, dentes, glândula mamária e medula óssea, sendo secretada por vários tipos celulares, inclusive linfócitos. Está implicada em várias atividades, tais como na resposta inflamatória, na cicatrização e em várias situações patológicas. Está possivelmente relacionada com a migração de células cancerosas durante a formação de metástases.

Fluido tissular

Além da SF, há nos tecidos conjuntivos certa quantidade de líquido, chamado de **fluido tissular**, também denominado **líquido intersticial**. Origina-se em grande parte do sangue e sua composição em íons e substâncias difusíveis (pequenas moléculas) é semelhante à do plasma sanguíneo. O fluido tissular contém uma pequena porcentagem de proteínas plasmáticas de pequeno peso molecular.

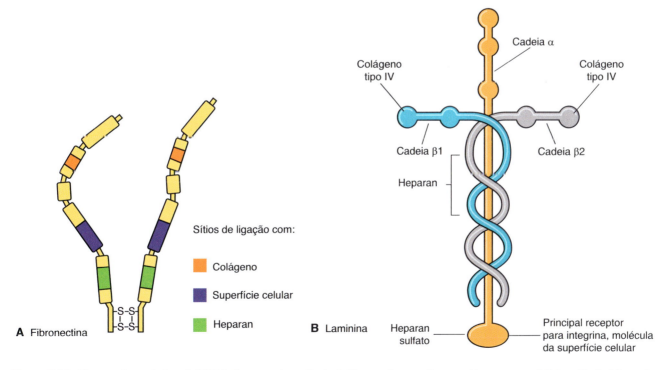

Figura 5.30 Glicoproteínas adesivas da MEC. **A.** Esquema da molécula da fibronectina, um dímero unido por grupos S-S. A molécula é formada por módulos (domínios) que se ligam a componentes da matriz e a receptores de membrana. **B.** Esquema da molécula de laminina. É formada por três cadeias polipeptídicas trançadas em forma de cruz. Estão indicados alguns receptores para membrana celular e para componentes da membrana basal – colágeno do tipo IV e heparan sulfato. (Adaptada, com autorização, de Junqueira e Carneiro, 1991.)

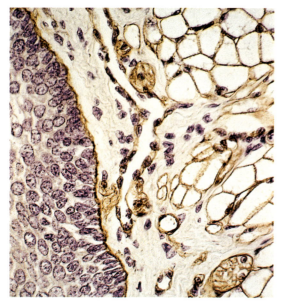

Figura 5.31 Distribuição de laminina (*linhas amarelas*) nas lâminas basais da membrana epitelial, de capilares sanguíneos e de fibras nervosas do músculo estriado da língua, demonstrada por reação imunocitoquímica. (Médio aumento.)

Formação do fluido tissular

O fluido tissular se forma pela passagem de líquido dos capilares sanguíneos para a MEC devido à pressão hidrostática existente no interior dos vasos sanguíneos. A pressão hidrostática no interior da maioria dos capilares sanguíneos é de cerca de 30 mmHg e nas vênulas que se seguem aos capilares a pressão cai para cerca de 10 mmHg em virtude do diâmetro aumentado das vênulas. Devido a essa pressão hidrostática menor nas vênulas e à pressão osmótica do sangue, a maior parte da água que saiu no nível dos capilares retorna para as vênulas. A pressão osmótica do sangue resulta principalmente da presença de grandes moléculas, albumina, globulinas e fibrinogênio.

O excesso de fluido tissular que não retorna pelas vênulas penetra nos vasos linfáticos existentes no tecido conjuntivo, retornando ao sangue pelo sistema linfático; dessa maneira, mantém-se constante o volume de líquido no fluido tissular (Figura 5.33).

Tipos de tecido conjuntivo

No início deste capítulo, foi mencionada a existência de diversos tipos de tecido conjuntivo (ver Quadro 5.1). Suas denominações refletem o componente predominante ou a organização estrutural do tecido. Alguns tipos serão apresentados a seguir e outros nos capítulos seguintes.

Tecido conjuntivo propriamente dito

É formado por células, fibras e SF da matriz. Suas células foram examinadas no início deste capítulo. Está presente na maioria dos órgãos e estruturas do corpo, intercalado nos outros tecidos, formando cápsulas em torno de órgãos, ao redor de músculos e nervos e constituindo as aponeuroses, os ligamentos e os tendões.

Há duas classes de tecido conjuntivo propriamente dito: frouxo e denso (Figura 5.34).

O **tecido conjuntivo frouxo** (Figura 5.35A) localiza-se em estruturas e órgãos sujeitos a pressões e atritos reduzidos. É um tipo muito comum que preenche espaços entre grupos de células, suporta epitélios de revestimento e glandulares e envolve vasos sanguíneos. É também encontrado nas papilas da derme, na hipoderme, nas membranas serosas que revestem as cavidades peritoneais e pleurais.

O tecido conjuntivo frouxo contém todos os elementos estruturais típicos do tecido conjuntivo propriamente dito, não havendo, entretanto, nenhuma predominância de qualquer dos componentes. As células mais numerosas são os fibroblastos e os macrófagos, mas todos os outros tipos celulares do tecido conjuntivo também estão presentes, além de fibras dos sistemas colágeno e elástico e SF. O tecido conjuntivo frouxo tem consistência delicada, é flexível, bem vascularizado e não muito resistente a trações.

O **tecido conjuntivo denso** é adaptado para oferecer resistência a pressões e tensões e oferece proteção aos tecidos e aos órgãos. É formado pelos mesmos componentes encontrados no tecido conjuntivo frouxo; entretanto, há menos células e uma clara predominância de fibras colágenas. O tecido conjuntivo denso é menos flexível e mais rígido que o tecido conjuntivo frouxo.

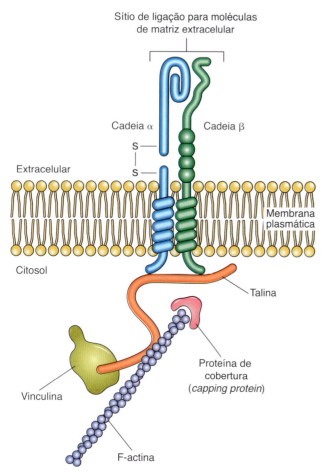

Figura 5.32 Esquema da integrina, uma molécula transmembrana. Na extremidade externa, age como receptor de superfície celular para componentes da MEC, por exemplo, laminina. Na extremidade interna, interage com moléculas citoplasmáticas, por exemplo, F-actina, por meio de vinculina.

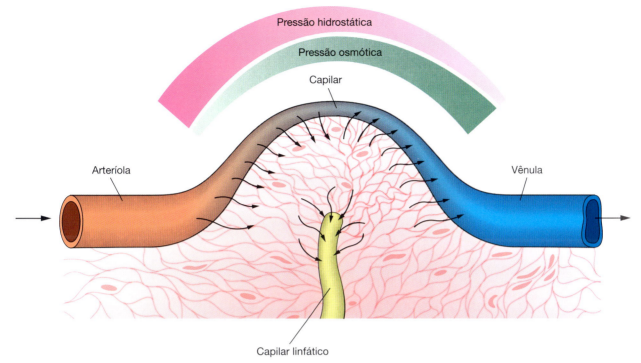

Figura 5.33 Formação do líquido tissular. A diminuição da pressão hidrostática nos capilares sanguíneos favorece a saída de líquido do sangue para a MEC do tecido conjuntivo. A pressão osmótica no interior das vênulas traz a maior parte do líquido de volta, e o líquido remanescente é drenado pelos capilares linfáticos e retorna para o sangue pelo sistema linfático.

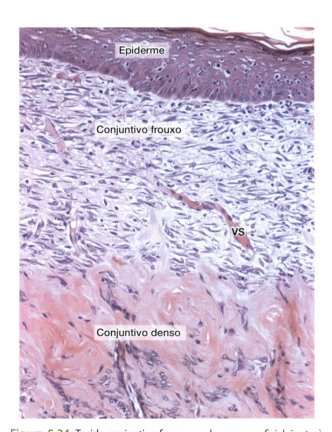

Figura 5.34 Tecido conjuntivo frouxo na derme superficial, junto à epiderme da pele de um rato. Os fibroblastos são abundantes e predominam em relação às fibras colágenas. No tecido conjuntivo denso não modelado da derme mais profunda, há poucos fibroblastos e muitas fibras colágenas espessas. VS: vaso sanguíneo. (HE. Pequeno aumento. Imagem de T. M. T. Zorn.)

Quando as fibras colágenas estão dispostas em várias orientações, ele se denomina **tecido conjuntivo denso não modelado**. Nele, as fibras formam uma trama tridimensional que lhes confere resistência às trações e pressões originadas de diversas direções. É encontrado, por exemplo, na derme profunda da pele, na submucosa dos intestinos e em muitos outros locais (Figura 5.35B). As cápsulas que revestem muitos órgãos do corpo são formadas por tecido conjuntivo denso (Figura 5.36).

No **tecido conjuntivo denso modelado**, presente nos tendões, as fibras colágenas estão organizadas em feixes paralelos entre os quais estão presentes fibroblastos e vasos sanguíneos. Os fibroblastos, em resposta a forças que normalmente atuam sobre os tecidos, secretam as fibras de modo que elas se orientem a oferecer o máximo de resistência a tensões unidirecionais e a pressões (Figura 5.37).

Estrutura dos tendões

Os **tendões** são o exemplo típico de tecido conjuntivo denso modelado formado por feixes de fibras colágenas paralelas entre as quais se dispõem fibroblastos delgados e bastante alongados. Seu citoplasma é raramente percebido por microscopia de luz, e por microscopia eletrônica de transmissão é possível observar que seus prolongamentos se estendem entre as fibras colágenas (Figura 5.38). Entre as fibras há pequena quantidade de SF da matriz.

Os tendões são estruturas alongadas e cilíndricas que conectam os músculos estriados aos ossos. Em virtude de sua riqueza em fibras colágenas, são estruturas esbranquiçadas e que suportam cargas muito grandes de tração. As suas fibras colágenas formam feixes primários que se agregam em feixes secundários mais calibrosos. Estes são

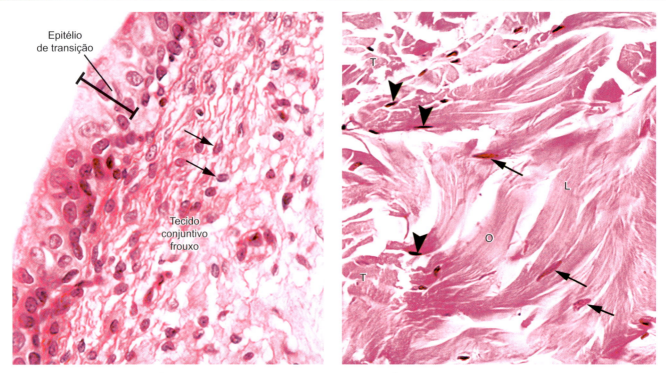

Figura 5.35 Tecido conjuntivo frouxo e denso não modelado. **A.** Tecido conjuntivo frouxo situado abaixo do epitélio da bexiga: caracteriza-se pela presença de muitas células situadas entre delgadas fibras colágenas. Núcleos de alguns fibroblastos estão apontados por *setas*. **B.** Tecido conjuntivo denso não modelado da derme: há poucas células – estão apontados núcleos de fibroblastos (*setas*) e de fibrócitos (*pontas de setas*). As fibras colágenas são espessas, dispostas em várias direções e estão seccionadas de modo longitudinal (L), oblíquo (O) e transversal (T). (HE. Médio aumento. Imagem de P. Abrahamsohn.)

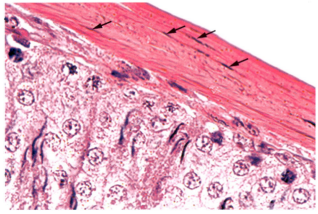

Figura 5.36 Cápsula de testículo constituída por tecido conjuntivo denso formado por espessas fibras colágenas entre as quais se observam núcleos de fibrócitos (*setas*). (HE. Médio aumento. Imagem de P. Abrahamsohn.)

envolvidos por tecido conjuntivo frouxo contendo vasos sanguíneos e nervos. Finalmente, o tendão é envolvido externamente por uma bainha de tecido conjuntivo denso. Em alguns tendões, essa bainha é dividida em duas camadas: uma presa ao tendão e outra ligada a estruturas adjacentes. Entre essas duas camadas, forma-se uma cavidade revestida por células achatadas de origem mesenquimal, que contém um líquido viscoso semelhante ao líquido sinovial das articulações, composto de água, proteínas, glicosaminoglicanos, glicoproteínas e íons. Esse líquido atua como um lubrificante que facilita o deslizamento do tendão no interior da bainha.

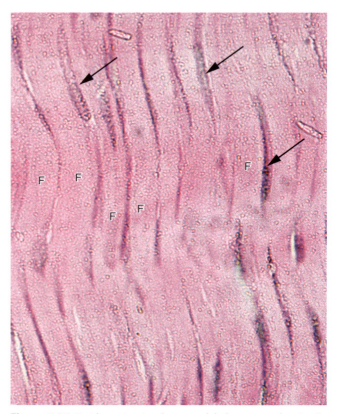

Figura 5.37 Tecido conjuntivo denso modelado em corte longitudinal de um tendão. Caracteriza-se por longos feixes de fibras colágenas (F) espessas e paralelas, seccionadas longitudinalmente. Entre as fibras há fibrócitos alongados – alguns de seus núcleos apontados por *setas*. (HE. Médio aumento. Imagem de P. Abrahamsohn.)

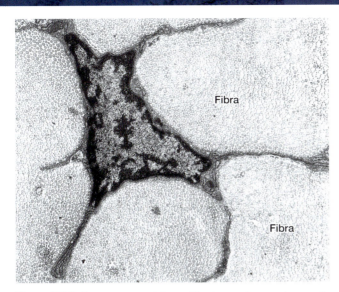

Figura 5.38 Corte transversal de tendão observado por microscopia eletrônica de transmissão. No centro da imagem, há um fibroblasto. Delgados prolongamentos de seu citoplasma se interpõem entre fibras colágenas. Cada fibra colágena é formada por inúmeras fibrilas colágenas. (Médio aumento.)

Tecido elástico

O tecido elástico é rico em feixes paralelos de fibras elásticas. O espaço entre as fibras é ocupado por fibrócitos e por fibras delgadas de colágeno. A abundância de fibras elásticas nesse tecido lhe confere uma cor amarela típica e grande elasticidade. O tecido elástico não é muito frequente no organismo e está presente nos ligamentos amarelos da coluna vertebral e no ligamento suspensor do pênis. Lâminas de tecido elástico são encontradas na parede de vasos sanguíneos e serão descritas no Capítulo 11, *Sistema Circulatório*.

Tecido reticular

O tecido conjuntivo reticular é muito delicado e é formado por uma rede tridimensional de fibras reticulares em cujas malhas se situam as células de alguns órgãos. Esse tecido tem uma estrutura que cria um ambiente especial para órgãos linfoides e hematopoéticos (medula óssea, linfonodos e nódulos linfáticos e baço).

As fibras reticulares estão associadas a fibroblastos especializados chamados de **células reticulares** (Figura 5.39). Essas células cobrem parcialmente com seus prolongamentos citoplasmáticos as fibras reticulares e a SF. O resultado desse arranjo é uma estrutura semelhante a uma esponja na qual as células se apoiam nas fibras e as células dos órgãos e os fluidos se movem livremente nos espaços da esponja.

Tecido mucoso

O tecido mucoso tem consistência gelatinosa devido à presença de MEC fundamental composta predominantemente de ácido hialurônico com muito poucas fibras. O tecido mucoso é o principal componente do cordão umbilical, no qual é denominado **geleia de Wharton** (Figura 5.40) e estão presentes células mesenquimais. No adulto, é restrito à polpa jovem dos dentes.

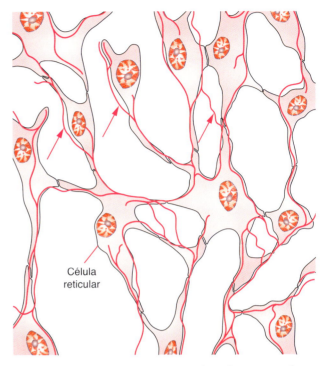

Figura 5.39 Esquema de corte histológico de tecido conjuntivo do tipo reticular. Estão mostradas as fibras reticulares (*setas*) parcialmente envolvidas por células denominadas células reticulares. As áreas em branco são espaços em que há fluido tissular e muitas células livres, não representadas na figura, e que se movimentam livremente pelos espaços.

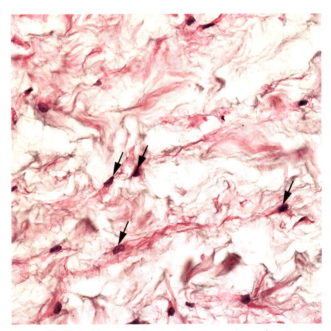

Figura 5.40 Tecido conjuntivo do tipo mucoso de um feto. As *setas* indicam núcleos de fibroblastos imersos em MEC composta predominantemente de ácido hialurônico com poucos elementos fibrosos. (HE. Médio aumento.)

Bibliografia

ABRAHAM, D. J. *et al.* New developments in fibroblast and myofibroblast biology: implications for fibrosis and scleroderma. **Current Rheumatology Reports**, v. 9, p. 136-143, 2007.

ALBERTS, B.; JOHNSON A.; LEWIS, J. et al. **Molecular biology of the cell**. New York: Garland, 1983.

BOU-GHARIOS, G.; ABRAHAM, D.; DE CROMBRUGGHE, B. Type I collagen structure, synthesis, and regulation. **Principles of bone biology**. 4th ed. Academic Press, p. 295-337, 2020.

GORDON, M. K.; HAHN, R. A. Collagens. **Cell and Tissue Research**, v. 339, p. 247-257, 2010.

GRECA, C. P. *et al.* Ultrastructural cytochemical characterization of collagen-associated proteoglycans in the endometrium of mice. **The Anatomical Record**, v. 259, p. 413-423, 2000.

HAY, E. D. (Ed). **Cell biology of extracellular matrix**. 2nd ed. New York: Plenum, 1981.

HAM, A. W. **Histology**. 6th ed. Philadelphia: Lippincott,1969.

OZSVAR, J. *et al.* Tropoelastin and elastin assembly. **Frontiers in Bioengineering and Biotechnology**, v. 9, 643110, 2021. doi: 10.3389/fbioe.2021.643110.

JUNQUEIRA, L. C.; BIGNOLAS, G.; BRENTANI, R. R. Picrosirius staining plus polarization microscopy, a specific method for collagen detection in tissue sections. **The Histochemical Journal**, v. 11, p. 447-455, 1979.

JUNQUEIRA, L. C.; MONTES, G. S. Biology of collagen proteoglycan interaction. **Archivum Histologicum Japonicum**, v. 46, p. 589-629, 1983.

KRSTIĆ, R. V. **Illustrated encyclopedia of human histology**. Berlin: Springer-Verlag, 1984.

KRYSTEL-WHITTEMORE, M.; DILEEPAN, K. N.; WOOD, J. G. Mast cell: a multi-functional master cell. **Frontiers in Immunology**, v. 6, 2016. doi: 10.3389/fmmu.2015.00620.

LOPES, C. C.; DIETRICH, C. P.; NADER, H. B. Specific structural features of syndecans and heparan sulfate chains are needed for cell signaling. **Brazilian Journal of Medical and Biological Research**, v. 39, p. 157-167, 2006.

MCANULTY, R. J. Fibroblasts and myofibroblasts: their source, function and role in disease. **The International Journal of Biochemistry & Cell Biology**, v. 39, n. 4, p. 666-671, 2007.

MONTES, G. S.; BEZERRA, M. S. F.; JUNQUEIRA, L. C. U. Collagen distribution in tissues. In: RUGGIERI, A.; MOTTA, P. M. (Eds.). **Ultrastructure of the connective tissue matrix**. Boston: Martinus Nijhoff, 1984.

RICARD-BLUM, S. The collagen family. **Cold Spring Harbor Perspectives in Biology**, v. 3, 2011.

SCHMELZER, C. E. H.; DUCA, L. Elastic fibers: formation, function, and fate during aging and disease. **FEBS Journal**, v. 289, n. 13, p. 3704-3730, 2022. doi:10.1111/febs.15899.

THEOCHARIS, A. D. *et al.* Extracellular matrix structure. **Advanced Drug Delivery Reviews**, v. 97, p. 4-27, 2016.

WERNERSSON, S.; PEJLER, G. Mast cell secretory granules: armed for battle. **Nature Reviews Immunology**, v. 14, n. 7, p. 478-494, 2014.

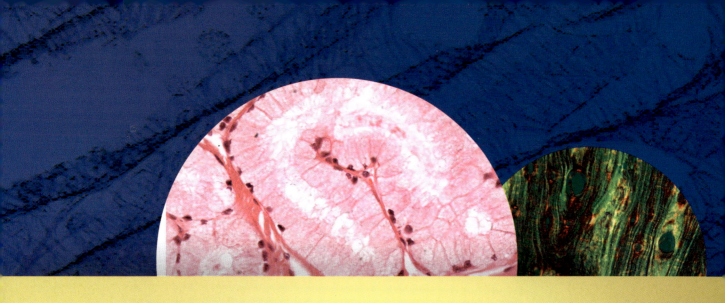

Capítulo 6

Tecido Adiposo

PAULO ABRAHAMSOHN

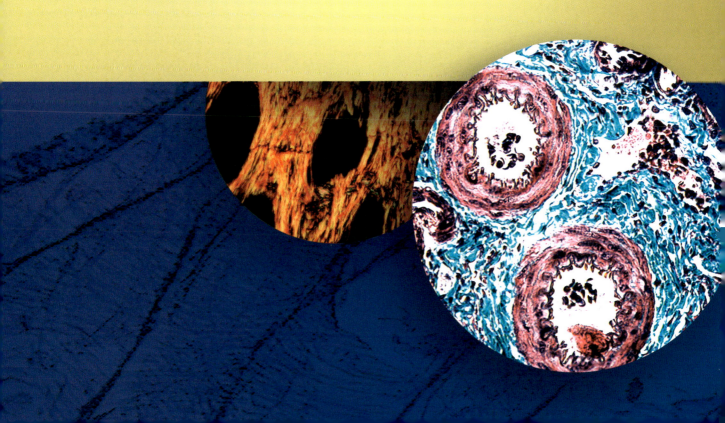

Características do tecido adiposo e dos adipócitos, *127*
Variedades de tecido adiposo, *127*
Bibliografia, *132*

Características do tecido adiposo e dos adipócitos

O tecido adiposo é um tipo de tecido conjuntivo no qual predominam as células adiposas, chamadas **adipócitos**. Em pessoas saudáveis, de corpo magro, esguio, o tecido adiposo corresponde a cerca de 20 a 28% do peso corporal.

Os adipócitos são células especializadas em acumular moléculas de **triacilgliceróis** (TAGs), também denominados **triglicerídios** ou **gorduras neutras**. Cada molécula de TAG é formada por uma molécula de glicerol e três cadeias de ácidos graxos.

Nas células, os TAGs são metabolizados para extrair a energia contida nas ligações entre os átomos das cadeias de ácidos graxos, processo cujas reações finais ocorrem nas mitocôndrias. As células hepáticas e do músculo esquelético também acumulam reservas energéticas relevantes no organismo, sob a forma de **glicogênio**. Esses acúmulos são menores e esgotam-se mais rapidamente, de modo que os depósitos de TAGs do tecido adiposo se constituem nas principais reservas de energia do organismo. Além disso, os TAGs são mais valiosos como reserva energética, pois fornecem o dobro de energia por grama de suas moléculas do que o glicogênio (9,3 kcal/g contra 4,1 kcal/g).

Os adipócitos não atuam apenas como reservatórios de energia, pois são importantes também para a manutenção do equilíbrio energético do corpo. Células do tecido adiposo regulam muitos processos metabólicos pela secreção de hormônios, citocinas e outras moléculas que atuam em vários processos, inclusive em respostas inflamatórias. Por esse motivo, o tecido adiposo pode também ser considerado a maior glândula endócrina do corpo.

As moléculas das gorduras neutras são hidrofóbicas, insolúveis em água, e ficam alojadas no citoplasma sob a forma de uma grande gota ou de numerosas pequenas gotículas. Independentemente de seu tamanho, esses depósitos lipídicos não são envoltos por membrana, estando, portanto, imersos no citosol da célula. Em torno de cada gotícula há uma fina capa composta de uma monocamada de fosfolipídios que forma uma interface termodinamicamente estável entre os triglicerídios hidrofóbicos e a água do citosol.

Os **adipócitos** são encontrados isolados ou em pequenos grupos no tecido conjuntivo frouxo. No entanto, a maioria está reunida em grandes depósitos formando o tecido adiposo distribuído pelo corpo. Os adipócitos constituem cerca de 30% das células do tecido adiposo, porém, devido a seu tamanho, ocupam a maior parte do volume do tecido. O restante é representado por células endoteliais de capilares sanguíneos, fibroblastos, células precursoras de adipócitos (pré-adipócitos), macrófagos, células do sistema imunológico e outras células, além de pequena quantidade de matriz extracelular.

Variedades de tecido adiposo

Há duas variedades mais conhecidas de tecido adiposo, formadas por adipócitos de diferentes morfologias, funções e distribuição no corpo. A variedade mais comum é o **tecido adiposo branco**, também denominado **amarelo**. Suas células têm uma grande gota de gordura que ocupa quase todo o citoplasma e, por esse motivo, é ainda chamado de **tecido adiposo unilocular**.

A outra variedade é o **tecido adiposo marrom**, formado por células que contêm numerosas pequenas gotículas lipídicas e, por isso, também é chamado de **tecido adiposo multilocular**.

Uma terceira variedade, descrita mais recentemente, é o **tecido adiposo bege**, formado por células com uma só gotícula e por células com múltiplas gotículas.

Tecido adiposo branco, amarelo ou unilocular

Compreende a maior parte do tecido adiposo existente em seres humanos após a infância. Sua cor varia entre branco e amarelo-escuro, dependendo da dieta ingerida. A coloração amarelada resulta principalmente de carotenos dissolvidos nas gotículas de gordura.

Seus principais depósitos se localizam: na derme e no tecido subcutâneo, em que formam o **panículo adiposo**; na cavidade abdominal, compõem o tecido adiposo visceral no mesentério, nos omentos, em localização retroperitoneal e perirrenal. Em quantidades menores são encontrados depósitos constantes de tecido adiposo branco em torno de vasos sanguíneos, na medula óssea.

Além de constituir reserva energética e atuar na manutenção do equilíbrio energético e da secreção, o tecido adiposo unilocular tem outras importantes funções:

- Na pele e no tecido subcutâneo, promove isolamento térmico do corpo, pois a gordura é má condutora de calor
- Na pele e no tecido subcutâneo, absorve choques mecânicos, e em vários locais, por exemplo, na planta dos pés, na palma das mãos, na região glútea, forma coxins para apoio e proteção contra choques mecânicos
- Preenche espaços entre tecidos e ajuda a manter alguns órgãos em suas posições, como em torno dos rins e no fundo das órbitas oculares.

Aspecto do tecido adiposo branco em cortes histológicos

As células adiposas uniloculares são grandes e seu diâmetro varia de 50 a 150 μm. Quando isoladas, são esféricas, mas no tecido adiposo são poliédricas devido à compressão entre as células. Cada célula adiposa é envolvida por uma **lâmina basal**.

O adipócito unilocular tem uma gota lipídica única que preenche quase todo o citoplasma. Solventes orgânicos utilizados durante a preparação de cortes histológicos rotineiros removem o conteúdo da gota. Por esse motivo, cada adipócito mostra ao microscópio óptico apenas uma delgada camada de citoplasma na periferia da célula em torno do espaço deixado pela gotícula lipídica removida. O núcleo alongado situa-se no citoplasma periférico (Figuras 6.1 e 6.2).

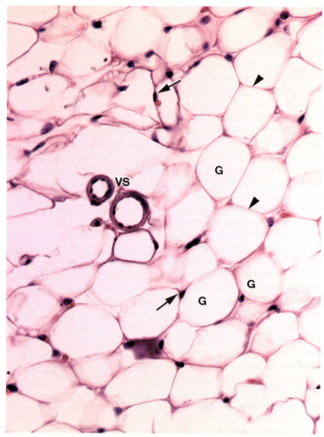

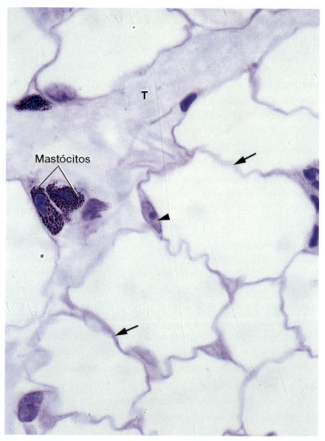

Figura 6.1 Tecido adiposo unilocular. Seus adipócitos contêm uma grande gotícula lipídica (G) cujo conteúdo foi removido na preparação do corte. O citoplasma (*pontas de seta*) forma uma delgada camada em torno da gotícula. As *setas* apontam núcleos de adipócitos. VS: vasos sanguíneos. (Hematoxilina e eosina – HE. Pequeno aumento.)

Figura 6.2 Tecido adiposo unilocular. A *ponta de seta* indica o núcleo de um adipócito e as *setas* indicam o citoplasma que circunda a gota lipídica. Há também uma trabécula de tecido conjuntivo (T), na qual se encontram dois mastócitos. (Azul de toluidina. Grande aumento.)

O lipídio da gota lipídica pode ser demonstrado em cortes histológicos obtidos após congelamento de espécimes e corados com *sudan III* ou *sudan black*, sem a passagem dos tecidos em solventes. O microscópio eletrônico mostrou que, além da gotícula lipídica principal, pode haver outras menores em torno da principal.

Porções do tecido adiposo podem ser separadas entre si por **septos de tecido conjuntivo propriamente dito**, formados por células e fibras colágenas. Os septos contêm vasos e nervos que servem às células adiposas. Dos septos partem delgadas **fibras reticulares** que sustentam cada adipócito individualmente.

A vascularização do tecido adiposo é muito abundante e é importante para permitir tanto o depósito como a retirada de TAGs dos adipócitos.

Armazenamento e mobilização dos lipídios do tecido adiposo

Os depósitos de TAGs do tecido adiposo unilocular são bastante dinâmicos. Após a ingestão de alimentos, lipídios são depositados e, durante o período de jejum, são removidos por solicitação do organismo. A retirada dos lipídios não se faz por igual em todos os depósitos.

Inicialmente, são mobilizados os depósitos subcutâneos, os do mesentério e os retroperitoneais. O tecido adiposo localizado nos coxins das mãos e dos pés, assim como na região posterior das órbitas oculares, resiste a longos períodos de desnutrição.

Origem dos triglicerídios

Os triglicerídios armazenados nas gotículas de lipídios das células do corpo têm origem em diversas fontes:

- Lipídios ingeridos são absorvidos pelas células epiteliais do intestino delgado e são eliminados pela superfície basolateral dessas células sob a forma de quilomícrons, partículas com diâmetro de 100 a 1.200 nm. São constituídos de 90% de triglicerídios e o restante de pequenas quantidades de colesterol, fosfolipídios e lipoproteínas. Os quilomícrons penetram nos capilares linfáticos intestinais e são conduzidos pelos vasos da circulação linfática até alcançarem a corrente sanguínea pelo ducto torácico; em seguida, são distribuídos pelo sangue

- Lipídios originados do fígado e transportados pela circulação sanguínea, em partículas de VLDL (do inglês *very low-density lipoprotein*)

- Lipídios sintetizados nas células adiposas, nas células hepáticas, nas musculares e em outras células a partir da glicose, processo denominado **lipogênese**. Inicia-se pela síntese de ácidos graxos a partir de moléculas de acetilcoenzima A (acetil-CoA), constituídas de dois átomos de carbono obtidas de várias fontes, principalmente pela quebra de moléculas de glicose. Três moléculas de longas cadeias de ácidos graxos assim formados são esterificadas com uma molécula de glicerol, formando uma molécula de triacilglicerol.

Acúmulo de TAGs

A Figura 6.3 apresenta o trajeto dos TAGs do sangue para os adipócitos e seu retorno para o sangue.

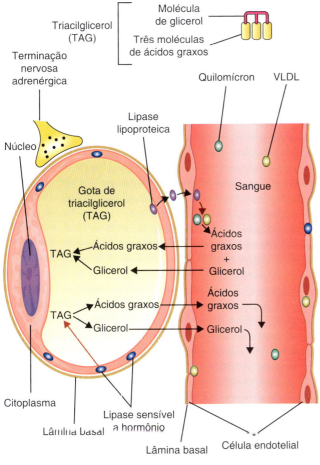

Figura 6.3 Armazenamento e remoção de lipídios nos adipócitos uniloculares. Armazenamento: os triglicerídios (TAGs) são transportados no sangue principalmente em quilomícrons e partículas de VLDL. Na superfície das células endoteliais dos capilares sanguíneos, os lipídios são clivados pela enzima *lipase lipoproteica*, produzida pelos adipócitos, liberando ácidos graxos e glicerol. Essas moléculas se difundem do capilar para o citoplasma do adipócito, no qual são reunidas em TAGs, que são incorporados na gotícula lipídica. Remoção: norepinefrina liberada nas terminações nervosas ativa a enzima *lipase sensível a hormônio*. Ela hidrolisa TAGs da gota lipídica, originando ácidos graxos livres e glicerol que se difundem para o interior do capilar. Nesse local, os ácidos graxos se ligam à porção hidrofóbica das moléculas de albumina para serem distribuídos pela circulação sanguínea. O glicerol permanece livre no sangue.

No interior dos capilares sanguíneos do tecido adiposo, a enzima **lipase lipoproteica**, produzida e secretada pelas células adiposas, é transportada até a superfície interna da parede dos capilares sanguíneos, onde suas moléculas ficam ancoradas. Nesses locais, a enzima hidrolisa os TAGs dos quilomícrons e das VLDL do sangue com a liberação das moléculas de ácidos graxos e de glicerol, que se difundem através das células endoteliais e penetram nos adipócitos. No interior dos adipócitos, os ácidos graxos e o glicerol se recombinam, formando novamente moléculas de TAGs, que são depositadas nas gotas lipídicas.

A lipogênese nos adipócitos, a síntese de ácidos graxos e glicerol a partir de glicose, é estimulada pela insulina, que também induz a entrada da glicose na célula adiposa e em outras células do corpo.

Mobilização de TAGs

Após a sinalização adequada, é desencadeada a hidrólise dos triglicerídios, principalmente por ação da norepinefrina, neurotransmissor liberado nas terminações dos nervos simpáticos que inervam o tecido adiposo e captado por receptores da membrana dos adipócitos. A norepinefrina ativa a enzima **lipase sensível a hormônio**, que hidrolisa os TAGs, liberando ácidos graxos e glicerol – processo chamado **lipólise**.

Após difundir-se pelo citoplasma e pela lâmina basal do adipócito, assim como pela lâmina basal e pelo citoplasma da célula endotelial, os ácidos graxos e o glicerol chegam ao sangue contido nos capilares do tecido adiposo.

Os ácidos graxos são praticamente insolúveis na água. Na corrente sanguínea, ligam-se à porção hidrofóbica de moléculas de albumina do plasma, sendo transportados para outros tecidos nos quais serão captados e utilizados como fonte de energia. O glicerol é solúvel no plasma, circula no sangue e é captado e reaproveitado pelas células do fígado e de muitos outros locais.

O tecido adiposo branco é, portanto, uma reserva de TAGs. As células do corpo captam do sangue circulante os ácidos graxos que foram liberados no sangue após a lipólise e os utilizam para a produção de ATP, cuja energia é usada nas células para inúmeras reações e processos dependentes de energia.

Após longos períodos de jejum ou de alimentação deficiente, o tecido adiposo unilocular pode perder parte de sua gordura e se transformar em um tecido com células poligonais ou fusiformes, com raras gotículas lipídicas.

Ver informações em *Para saber mais – Índice de massa corporal –* e em *Histologia aplicada – Obesidade*.

Secreção de moléculas pelo tecido adiposo

O tecido adiposo unilocular é também uma glândula endócrina.

A **leptina** é um hormônio proteico que induz a diminuição da ingestão alimentar. Circula no sangue e é constituído de 164 aminoácidos, sendo sintetizado pelos adipócitos e, em menor proporção, por outras células. Atua regulando os depósitos de tecido adiposo e o peso

> **PARA SABER MAIS**
>
> **Índice de massa corporal**
>
> O índice de massa corporal (IMC) é um método usado para avaliar a massa corporal. É calculado dividindo o peso (em kg) pela altura ao quadrado (em metros).
>
> Classificação do IMC:
> - Menor que 18,5: peso baixo
> - Entre 18,5 e 24,9: intervalo normal
> - Entre 25 e 29,9: sobrepeso
> - Entre 30 e 34,9: obesidade classe I
> - Entre 35 e 39,9: obesidade classe II
> - Acima de 40: obesidade classe III

> **HISTOLOGIA APLICADA**
>
> **Obesidade**
>
> Essencialmente, a obesidade é um desequilíbrio dos sistemas reguladores do peso corpóreo, para o qual contribuem fatores genéticos, ambientais e comportamentais. Uma das causas mais comuns é a ingestão de calorias acima das necessidades para as atividades regulares do indivíduo.
>
> Nos países desenvolvidos, a obesidade é mais frequente do que todas as deficiências alimentares somadas. Em adultos, ela geralmente se deve a um aumento na quantidade de triglicerídios depositados em cada adipócito unilocular, sem que exista aumento no número de adipócitos. Os obesos, principalmente os com tecido adiposo localizado na região abdominal, são mais propensos a doenças articulares, hipertensão arterial, diabetes, aterosclerose, infarto do miocárdio e isquemia cerebral. Várias dessas alterações fazem parte da síndrome metabólica.

corporal, controlando a lipólise e a lipogênese. A secreção de leptina depende de vários fatores, por exemplo, a quantidade de gordura nos depósitos do tecido adiposo e a ação de outras moléculas.

Outros hormônios secretados pelos adipócitos são: a **adiponectina**, um peptídio que aumenta a sensibilidade de células de vários órgãos à insulina, aumentando a entrada de glicose nas células. Atua regulando o metabolismo de lipídios e o equilíbrio energético do organismo, e diminui a liberação de glicose pelo fígado; a **resistina**, que interfere na ação da insulina e tem sido implicada em modulação da resposta inflamatória e imunológica.

Citocinas, interleucinas e vários fatores de crescimento e moléculas pró-inflamatórias são secretadas por adipócitos, por exemplo, fator de necrose tumoral-α (TNF-α), interleucinas (IL-1beta, IL-60) e fator de crescimento endotelial vascular (VEGF).

Tecido adiposo marrom ou multilocular

Os adipócitos do **tecido adiposo marrom** têm muitas gotículas de gordura no seu citoplasma em vez de uma gotícula única, motivo pelo qual é também denominado **tecido adiposo multilocular**. Sua cor característica resulta da grande quantidade de citocromos presentes nas numerosas mitocôndrias de suas células e da sua abundante vascularização por capilares sanguíneos.

Ao contrário do tecido unilocular, que é encontrado por quase todo o corpo, o tecido adiposo multilocular existe em quantidade muito menor e com localização limitada no corpo. Na espécie humana, existe em quantidade proporcionalmente maior em recém-nascidos que em adultos. Nos recém-nascidos, localiza-se principalmente na região cervical e entre as escápulas. Em adultos, há em quantidade muito pequena.

Aspecto em cortes histológicos

Os adipócitos do tecido adiposo marrom são menores que os do tecido adiposo unilocular. São envolvidos por muitos capilares sanguíneos e o aspecto do tecido se assemelha ao de uma glândula endócrina, não sendo de fácil diagnóstico, que pode ser feito pela observação de inúmeras gotículas lipídicas de vários tamanhos em seu citoplasma (Figuras 6.4 e 6.5). Seus adipócitos contêm numerosas mitocôndrias e a microscopia eletrônica de transmissão mostra que suas cristas são particularmente longas, podendo ocupar toda a espessura da organela.

Papel do tecido adiposo marrom na termorregulação

O tecido adiposo marrom de mamíferos é primariamente um tecido **termogênico**. Seus adipócitos utilizam a energia contida nos TAGs para a liberação de calor.

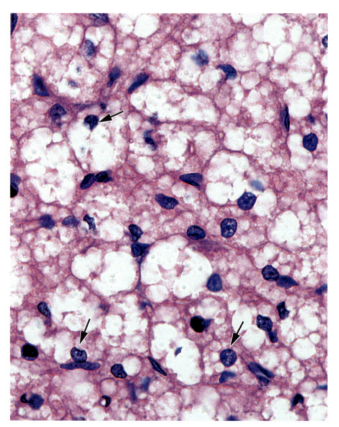

Figura 6.4 Tecido adiposo marrom. Suas células são poliédricas e contêm núcleos esféricos geralmente centrais (*setas*) e múltiplas gotículas de lipídios no citoplasma. (HE. Médio aumento.)

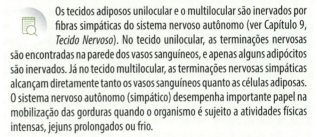

promovendo o aumento do metabolismo corporal e a saída da hibernação.

Ver mais informações sobre tecido adiposo em *Para saber mais – Inervação do tecido adiposo*.

> **PARA SABER MAIS**
>
> **Inervação do tecido adiposo**
>
> Os tecidos adiposos unilocular e o multilocular são inervados por fibras simpáticas do sistema nervoso autônomo (ver Capítulo 9, *Tecido Nervoso*). No tecido unilocular, as terminações nervosas são encontradas na parede dos vasos sanguíneos, e apenas alguns adipócitos são inervados. Já no tecido multilocular, as terminações nervosas simpáticas alcançam diretamente tanto os vasos sanguíneos quanto as células adiposas. O sistema nervoso autônomo (simpático) desempenha importante papel na mobilização das gorduras quando o organismo é sujeito a atividades físicas intensas, jejuns prolongados ou frio.

Tecido adiposo bege

Ainda há dúvidas se seus adipócitos são um terceiro tipo de tecido adiposo. É constituído de uma combinação de adipócitos uniloculares de tecido adiposo branco e de adipócitos multiloculares de tecido adiposo marrom e, por esse motivo, a denominação **tecido adiposo bege**.

Localiza-se principalmente no tecido subcutâneo e suas células multiloculares parecem originar-se a partir de precursores diferentes dos outros dois tipos de tecido adiposo. Os adipócitos multiloculares do tecido adiposo bege são termogênicos, têm **UCP1** em suas mitocôndrias e liberam calor para os capilares sanguíneos.

Origem dos adipócitos do tecido adiposo

As células adiposas se originam a partir de células precursoras derivadas de células mesenquimais. Durante a formação dos adipócitos do tecido adiposo branco, as gotículas lipídicas são inicialmente pequenas e isoladas, e gradualmente se fundem, originando a gotícula única característica da célula adiposa unilocular. Os precursores dos adipócitos do tecido adiposo marrom e os dos adipócitos do tecido adiposo branco são diferentes. Há discussão sobre os precursores do tecido adiposo bege; alguns autores acreditam que, nesse tecido, seja possível a transformação de adipócitos brancos em adipócitos bege.

Ver mais informações sobre tecido adiposo em *Histologia aplicada – Tumores do tecido adiposo unilocular*.

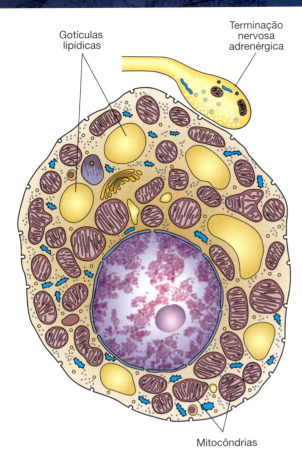

Figura 6.5 Esquema da ultraestrutura da célula adiposa do tecido adiposo marrom. Seu núcleo é central e o citoplasma contém muitas mitocôndrias, situadas entre as gotículas lipídicas. Está representada também uma terminação do sistema nervoso simpático.

Esses adipócitos têm grande quantidade de mitocôndrias e, nas membranas internas dessas organelas, há uma proteína denominada **termogenina** ou **UCP1** (do inglês *uncoupling protein 1*). A UCP1 desacopla a fosforilação oxidativa e a síntese de ATP, de modo que a energia gerada pelo fluxo de prótons nas mitocôndrias é dissipada sob forma de calor em vez de ser usada para sintetizar ATP. O calor emitido aquece o sangue que passa na extensa rede capilar do tecido multilocular e é distribuído por todo o corpo, aquecendo-o.

O tecido adiposo multilocular existe em quantidade proporcionalmente maior em recém-nascidos cuja termorregulação é deficiente, para colaborar na manutenção de uma temperatura corporal adequada. Também está presente em maior quantidade em animais de pequeno porte (p. ex., camundongos) e em animais que hibernam. Nesses últimos, por ocasião do despertar do período de hibernação, o tecido adiposo multilocular é estimulado por norepinefrina liberada nas terminações nervosas que estão em contato com a superfície dos adipócitos. Como resultado, há aceleração da lipólise e da oxidação dos ácidos graxos nas mitocôndrias do tecido adiposo marrom com consequente liberação de calor. Esse calor é transmitido para o sangue dos capilares sanguíneos que envolvem os adipócitos e é distribuído pelo corpo,

> **HISTOLOGIA APLICADA**
>
> **Tumores do tecido adiposo unilocular**
>
> Os adipócitos uniloculares com frequência originam tumores benignos, chamados **lipomas**, geralmente encapsulados e removidos cirurgicamente com grande facilidade.
>
> Os tumores malignos dos adipócitos uniloculares, ou lipossarcomas, são muito menos frequentes, porém de tratamento muito mais difícil porque facilmente formam metástases. Lipossarcomas costumam aparecer somente em pessoas com mais de 50 anos.

Bibliografia

AHIMA, R. S.; FLIER, J. S. Adipose tissue as an endocrine organ. **Trends in Endocrinology and Metabolism**, v. 11, p. 327-332, 2000.

ARGYROPOULOS, G.; HARPER, M. E. Uncoupling proteins and thermoregulation. **Journal of Applied Physiology**, v. 92, n. 5, p. 2187-2198, 2002.

BRANDÃO, B. B.; POOJARI, A.; RABIEE, A. Thermogenic fat: development, physiological function, and therapeutic potential. **International Journal of Molecular Sciences**, v. 22, n. 11, p. 5906, 2021. doi: 10.3390/ijms22115906.

COHEN, P.; SPIEGELMAN, B. M. Cell biology of fat storage. **Molecular Biology of the Cell**, v. 27, n. 16, 2523-2527, 2016. doi: 10.1091/mbc.E15-10-0749.

MARTÍNEZ-SÁNCHEZ, N. There and back again: leptin actions in white adipose tissue. **International Journal of Molecular Sciences**, v. 21, n. 17, p. 6039, 2020. doi:10.3390/ijms21176039.

RICHARD, A. J. *et al.* Adipose tissue: physiology to metabolic dysfunction. In: FEINGOLD, K. R. *et al.* (eds.). **Endotext** [Internet]. South Dartmouth (MA): MDText.com, Inc., 2000. Disponível em: https://www.ncbi.nlm.nih.gov/books/NBK555602/. Acesso em: 31 ago. 2022.

STRAUB, L. G.; SCHERER, P. E. Metabolic messengers: adiponectin. **Nature Metabolism**, v. 1, p. 334-339, 2019. doi:10.1038/s42255-019-0041-z.

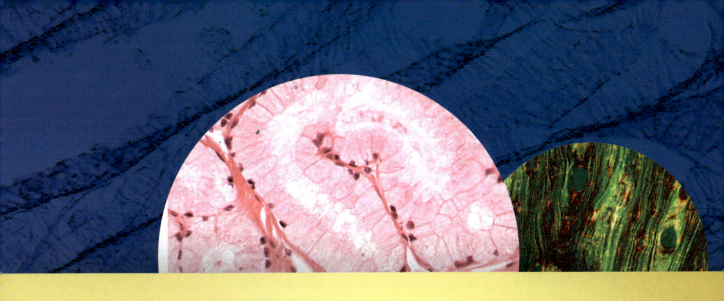

Capítulo 7

Tecido Cartilaginoso

PAULO ABRAHAMSOHN

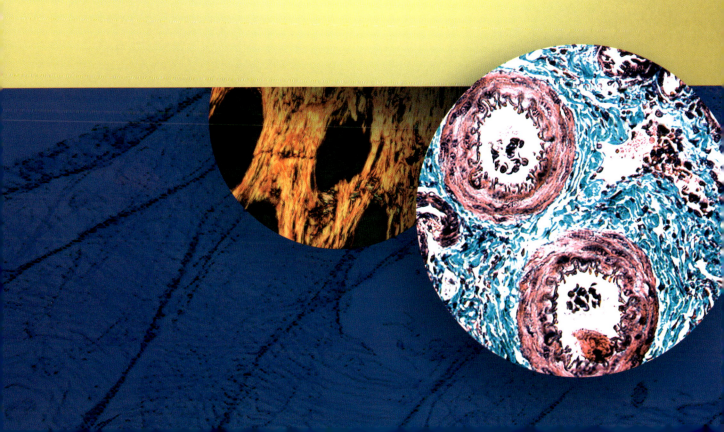

O tecido cartilaginoso é um tipo especializado de tecido conjuntivo de consistência rígida, *135*

Bibliografia, *140*

O tecido cartilaginoso é um tipo especializado de tecido conjuntivo de consistência rígida

Como os demais tipos de tecido conjuntivo, o cartilaginoso é constituído de células e matriz extracelular (MEC). Suas células são denominadas **condrócitos**, e sua MEC tem uma composição molecular especial, que confere às cartilagens diversos graus de consistência, elasticidade e resistência à compressão, à tensão e à torção. Devido à consistência mais rígida da MEC, os condrócitos estão alojados em pequenas cavidades da matriz chamadas **lacunas**.

Há três tipos de cartilagens: **cartilagem hialina**, **cartilagem elástica** e **cartilagem fibrosa** ou **fibrocartilagem**. Estas diferem em grande parte pela composição de sua MEC, que se reflete em suas propriedades biomecânicas.

Principais características do tecido cartilaginoso

- O tecido cartilaginoso do tronco e dos membros se origina de **células-tronco mesenquimais** derivadas do mesoderma, e o tecido cartilaginoso da cabeça, a partir de células da crista neural cuja diferenciação depende, em grande parte, da ação do fator de transcrição SOX9
- Os condrócitos são responsáveis pela **síntese**, pela **secreção** e pela **manutenção da MEC** das cartilagens
- Devido à diferença da consistência entre as células e a MEC, o citoplasma dos condrócitos geralmente sofre retração e extração durante o processamento histológico. Por esse motivo, observam-se, nos cortes histológicos, os núcleos dos condrócitos, mas frequentemente não seu citoplasma
- As cartilagens hialinas e elásticas são envolvidas por uma delgada camada de tecido conjuntivo denso chamado **pericôndrio**. O pericôndrio contém vasos sanguíneos, vasos linfáticos e células precursoras de condrócitos, denominadas **condroblastos**. O pericôndrio é geralmente envolvido por tecido conjuntivo das estruturas em que se situam as cartilagens e com o qual se continua. As cartilagens hialinas que constituem as cartilagens articulares não são revestidas por pericôndrio
- As cartilagens hialinas e elásticas são **avasculares**, isto é, não contêm vasos sanguíneos. Seus condrócitos são nutridos pelos capilares sanguíneos do pericôndrio. Oxigênio e nutrientes se difundem entre os vasos sanguíneos e os condrócitos por meio da MEC.

Possivelmente devido a um menor aporte de nutrientes, o metabolismo dos condrócitos é considerado baixo, e, por esse motivo, a capacidade de regeneração da cartilagem é reduzida. Os condrócitos das cartilagens articulares são nutridos pelo líquido sinovial presente nas cavidades articulares.

Ver outras informações em *Para saber mais – Atividade funcional dos condrócitos.*

Cartilagem hialina

É o tipo de cartilagem mais comum no corpo. Tem cor esbranquiçada e sua superfície é lisa e brilhante.

> **PARA SABER MAIS**
> Atividade funcional dos condrócitos
>
> O funcionamento dos condrócitos depende de um balanço hormonal adequado. A síntese de proteoglicanos é acelerada por tiroxina e testosterona, e diminuída por cortisona, hidrocortisona e estradiol. O hormônio do crescimento, produzido pela hipófise, promove a síntese de somatomedina C pelo fígado, a qual aumenta a capacidade sintética e a multiplicação dos condroblastos, estimulando o crescimento das cartilagens.

Localizações da cartilagem hialina

Está presente no aparelho respiratório, mantendo porções de seus condutos abertas durante a inspiração e a expiração. Está em parte da parede da cavidade nasal, em cartilagens da laringe, na parede da traqueia e dos brônquios. Localiza-se nas extremidades ventrais das costelas e nas superfícies articulares de articulações móveis. Forma grande parte do esqueleto temporário durante a vida fetal, enquanto não é substituída por tecido ósseo, e é responsável pelo crescimento longitudinal dos ossos longos.

Aspecto em cortes histológicos

Cortes histológicos de cartilagem hialina corados por colorações rotineiras evidenciam os condrócitos e a MEC (Figura 7.1). Os condrócitos se situam em lacunas, pequenas cavidades da MEC. Conforme já mencionado, o citoplasma dos condrócitos frequentemente sofre retração e extração durante o processamento histológico, resultando em seu afastamento da parede da lacuna em que se situam. Os núcleos podem ser quase sempre observados (Figura 7.2A). Os condrócitos são vistos isolados ou dispostos em pequenos conjuntos denominados **grupos isógenos** (Figura 7.2B).

A MEC tem aspecto bastante diferente da MEC do tecido conjuntivo propriamente dito. É bastante homogênea, pois não se observam fibras na MEC. Suas moléculas de colágeno são do tipo II, cujas fibrilas não se reúnem em fibras visualizáveis ao microscópio óptico.

Uma concentração desigual de glicosaminoglicanos na matriz resulta em diferenças de coloração nos cortes histológicos, observando-se regiões mais intensamente coradas denominadas **matriz territorial**, situadas em torno dos condrócitos individuais ou de grupos de condrócitos. As regiões menos coradas da matriz, mais afastadas dos condrócitos, são denominadas **matriz interterritorial** (Figura 7.2A).

A cartilagem hialina é revestida por um **pericôndrio** (Figura 7.1). É formado por uma camada externa de tecido conjuntivo denso e uma camada interna denominada **camada condrogênica**, na qual há células precursoras de condrócitos chamadas **condroblastos**. Em cartilagens hialinas que estão em crescimento, é possível observar as diversas etapas da transição entre condroblastos e condrócitos maduros (Figura 7.3).

A matriz extracelular é responsável pelas características físicas da cartilagem hialina

Os condrócitos secretam colágeno tipo II, glicosaminoglicanos, proteoglicanos e glicoproteínas. Essas moléculas

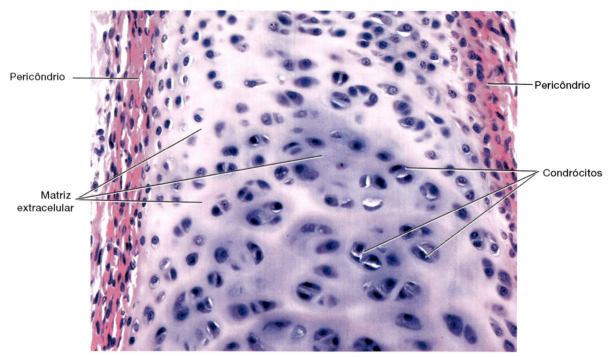

Figura 7.1 Cartilagem hialina. Os condrócitos estão envolvidos por MEC basófila, azulada. Externamente, a cartilagem é delimitada pelo pericôndrio (*à esquerda* e *à direita*), estrutura acidófila corada em rosa devido às fibras de colágeno tipo I. (Hematoxilina e eosina – HE. Pequeno aumento. Imagem de P. Abrahamsohn.)

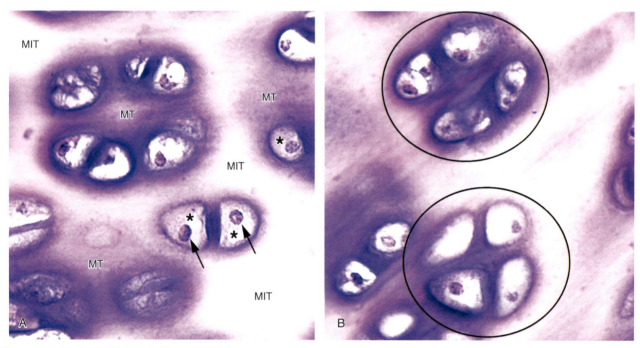

Figura 7.2 Cartilagem hialina. **A.** Observe condrócitos em suas lacunas envolvidos por MEC. Alguns condrócitos têm seu citoplasma preservado (*) e outros com retração do citoplasma. Seus núcleos (*setas*) são quase sempre visualizados. As regiões mais coradas da MEC são a matriz territorial (MT), e as menos coradas, a matriz interterritorial (MIT). **B.** Os *círculos* indicam grupos isógenos, conjuntos de condrócitos originados pela divisão mitótica de um condrócito. (HE. Médio aumento. Imagens de P. Abrahamsohn.)

foram descritas no Capítulo 5, *Tecido Conjuntivo*. A duração das moléculas dessa matriz é longa e seu ritmo de renovação é lento.

Os condrócitos são células relativamente pequenas, têm prolongamentos curtos e não têm contato com outros condrócitos, e, diferentemente do que ocorre com células de outros tipos de tecidos conjuntivos, sua relação se dá exclusivamente com a MEC.

O colágeno tipo II sob forma de fibrilas é o tipo predominante na cartilagem, constituindo cerca de 60% do

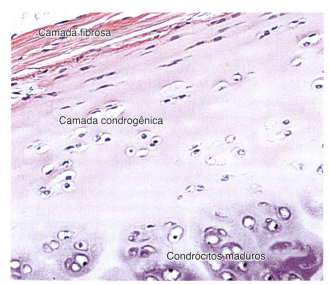

Figura 7.3 Pericôndrio situado na periferia de uma peça de cartilagem hialina. Sua porção mais externa, a camada fibrosa, é um tecido conjuntivo denso e sua camada mais interna é a camada condrogênica. As células dessa camada se tornam gradualmente globosas à medida que se diferenciam em condrócitos maduros. (HE. Médio aumento. Imagem de P. Abrahamsohn.)

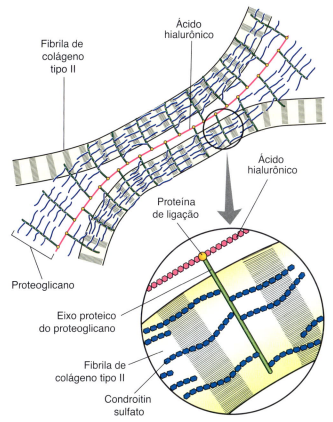

Figura 7.4 Organização molecular da matriz da cartilagem hialina. A proteína de ligação une as longas moléculas do ácido hialurônico ao eixo proteico dos proteoglicanos (*em verde*). As cadeias laterais de condroitin sulfato ligadas ao eixo proteico dos proteoglicanos estabelecem ligações eletrostáticas com as fibrilas colágenas, contribuindo para a rigidez da matriz.

peso seco da cartilagem hialina. Além disso, há quantidades menores de colágenos tipos IX, X, XI, VI, XII e XIV.

As fibrilas de colágeno estão recobertas e intimamente associadas a ácido hialurônico, a outros glicosaminoglicanos, proteoglicanos e glicoproteínas da matriz. As moléculas de proteoglicanos assemelham-se a escovas de limpar tubos de ensaio – uma molécula proteica forma um eixo central ao qual se ligam moléculas de glicosaminoglicanos. Inúmeras moléculas de proteoglicanos se ligam a longas moléculas de ácido hialurônico, formando agregados supramoleculares complexos e de grandes dimensões denominados **agrecans** (Figura 7.4).

Grande parte dos glicosaminoglicanos da cartilagem hialina é sulfatada, representada por condroitin-4-sulfato, condroitin-6-sulfato e queratan sulfato. Devido aos radicais sulfato, esses glicosaminoglicanos têm muitas cargas negativas que atraem grande quantidade de moléculas de água. Além disso, as cargas negativas dos glicosaminoglicanos se repelem e fazem com que os complexos de agrecan se expandam e ocupem domínios muito volumosos no espaço da MEC. A expansão dos complexos de agrecan é contida por redes formadas pelas fibrilas de colágeno II.

A hidratação dos glicosaminoglicanos confere ao agrecan propriedades biomecânicas especiais de resistência à compressão. Em condições de grande carga, por exemplo, aquela sofrida pelas cartilagens articulares dos ossos das pernas, moléculas de água ligadas a moléculas de agrecan são deslocadas, diminuindo o volume da molécula. Após a redução da carga, água volta ao agrecan, que retoma seu volume inicial, funcionando, dessa maneira, como uma mola biomecânica.

Os nutrientes transportados pelo sangue chegam pelo pericôndrio e a ausência de capilares sanguíneos no interior das cartilagens limita a espessura máxima das peças cartilaginosas. Acredita-se que a água ligada ao agrecan seja um importante meio para a difusão de nutrientes para os condrócitos. O bombeamento promovido pelas forças de compressão e descompressão com retirada e reposição de água do agrecan exercidas sobre as cartilagens favoreceria a difusão de nutrientes e de catabólitos na matriz.

Em razão da presença dos glicosaminoglicanos sulfatados, em cortes histológicos a matriz cartilaginosa é basófila, corando-se em variados tons de azul pela hematoxilina e por corantes básicos. Esses glicosaminoglicanos também conferem à matriz a condição de metacromasia, isto é, a coloração histológica difere da cor do corante quando certos corantes são empregados. As diferentes concentrações dos glicosaminoglicanos sulfatados na MEC são vistas sob forma da matriz territorial e da matriz interterritorial.

Imediatamente em torno de cada condrócito há uma região de 2 a 4 μm de espessura, denominada **matriz pericelular**. Essa região, situada internamente à matriz territorial, forma uma "cápsula" em torno de cada condrócito, na qual há maior concentração de moléculas da matriz. Discute-se a importância da matriz pericelular para a fisiologia do condrócito, mas já foram descritas alterações da matriz pericelular em situação de artrite reumatoide, uma doença crônica que resulta em prejuízos graves para as articulações.

Crescimento da cartilagem

Ocorre principalmente durante a vida fetal e após o nascimento até o desenvolvimento do corpo alcançar a fase adulta, na qual o crescimento é reduzido.

Há dois mecanismos para a expansão do tamanho das cartilagens: o **crescimento aposicional** ou **por aposição** e o **crescimento intersticial**.

O **crescimento aposicional** ocorre na camada mais interna do pericôndrio, por meio da diferenciação de células precursoras – os **condroblastos** – em condrócitos maduros. Estes são adicionados à superfície da cartilagem, aumentando, dessa maneira, o seu volume. Em cortes histológicos, é possível observar a transição entre células pouco diferenciadas e condrócitos maduros (ver Figura 7.3).

O **crescimento intersticial** da cartilagem ocorre principalmente durante a infância e a adolescência. Ele resulta da divisão mitótica de condrócitos no interior da cartilagem. Os novos condrócitos que se formam podem ficar agrupados em torno dos condrócitos originais constituindo conjuntos de pequenos clones derivados de um único condrócito, denominados, por esse motivo, **grupos isógenos**. Uma condição importante de crescimento intersticial é observada durante o aumento do comprimento dos ossos longos, no qual os condrócitos filhos se dispõem formando fileiras, processo que será analisado no Capítulo 8, *Tecido Ósseo*.

Em ambos os mecanismos de crescimento, os novos condrócitos produzem fibrilas colágenas, proteoglicanos e glicoproteínas, de modo que o crescimento real é maior do que o produzido somente pelo aumento do número de células. Ver mais em *Histologia aplicada – Alterações degenerativas*.

HISTOLOGIA APLICADA

Alterações degenerativas

Em comparação com os outros tecidos, a cartilagem hialina é sujeita, com relativa frequência, a processos degenerativos. O mais comum é a calcificação da matriz, que consiste na deposição de fosfato de cálcio sob a forma de cristais de hidroxiapatita, precedida por aumento de volume e morte das células.

As cartilagens não se regeneram bem.

A cartilagem que sofre lesão se regenera com dificuldade e, frequentemente, de modo incompleto, salvo em crianças de pouca idade. No adulto, a regeneração ocorre pela atividade do pericôndrio. Quando há lesão de uma cartilagem, células derivadas do pericôndrio invadem a área destruída e dão origem a tecido cartilaginoso que repara a lesão. Quando a área destruída é extensa, ou mesmo, algumas vezes, pequena, o pericôndrio forma uma cicatriz de tecido conjuntivo denso, em vez de formar novo tecido cartilaginoso. Tecido ósseo também pode se formar no interior de cartilagens danificadas.

Cartilagem elástica

Esse tipo de cartilagem é flexível e está presente no pavilhão auditivo, no conduto auditivo externo, na tuba auditiva, na epiglote e na cartilagem cuneiforme da laringe.

Em sua MEC há uma abundante rede de fibras elásticas, além das fibrilas de colágeno tipo II e de outras moléculas de colágeno e proteoglicanos também encontrados na cartilagem hialina. A elastina confere a esse tipo de cartilagem uma cor amarelada quando examinada a fresco. Assim como a cartilagem hialina, a cartilagem elástica tem pericôndrio e cresce principalmente por aposição, tendo poucos grupos isógenos.

Seu aspecto em cortes corados por colorações rotineiras é semelhante à cartilagem hialina e, devido a essa semelhança, seu diagnóstico em cortes corados por hematoxilina e eosina (HE) nem sempre é fácil. As fibras elásticas são de difícil visualização em cortes corados por corantes rotineiros como a HE, mas podem ser demonstradas por técnicas de coloração destinadas à demonstração dessas fibras (Figura 7.5).

Fibrocartilagem ou cartilagem fibrosa

A **fibrocartilagem** pode ser considerada um tecido com características intermediárias entre o tecido conjuntivo denso modelado e a cartilagem hialina. É encontrada nos anéis fibrosos dos discos intervertebrais, em meniscos, em locais nos quais tendões e ligamentos se inserem nos ossos, e na sínfise pubiana.

É constituída de condrócitos situados entre espessas fibras de colágeno tipo I, as quais são o componente que ocupa a maior parte da MEC da fibrocartilagem. Além disso, há fibrilas de colágeno tipo II, moléculas de agrecan e quantidades menores de outras moléculas da matriz.

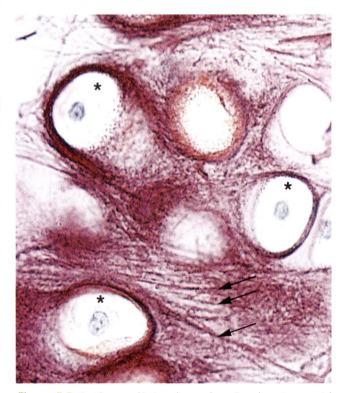

Figura 7.5 Cartilagem elástica observada após coloração especial para demonstrar fibras elásticas. Observe condrócitos (*) envolvidos por MEC na qual há grande quantidade de fibras elásticas (*setas*). O citoplasma dos condrócitos está fracamente corado, mas alguns núcleos podem ser observados. (Coloração – Verhoeff. Grande aumento. Imagem de P. Abrahamsohn.)

Colágeno tipo I e agrecan são os principais responsáveis pela característica mais importante da fibrocartilagem: a sua resistência à compressão.

Em cortes histológicos corados por HE, a matriz da fibrocartilagem é acidófila, corada por eosina, devido à grande quantidade de fibras colágenas do tipo I, e, sob esse aspecto, é bastante diferente da matriz basófila, azulada, da cartilagem hialina. Os condrócitos formam fileiras alongadas entre as espessas fibras colágenas (Figura 7.6). Em tecidos preparados para a microscopia eletrônica de transmissão, observa-se que o citoplasma dos condrócitos preenche totalmente a lacuna (Figura 7.7).

A fibrocartilagem é desprovida de pericôndrio, sendo envolvida externamente por tecido conjuntivo denso, e os limites entre ambos são imprecisos.

Discos intervertebrais

Localizados entre os corpos das vértebras, separam essas estruturas e estão presos a elas por ligamentos. São formados por dois componentes principais: o **anel fibroso** e o **núcleo pulposo**, uma parte central derivada da notocorda do embrião.

O **anel fibroso** é formado por duas partes: uma porção periférica de tecido conjuntivo denso e a porção central que é, em sua maior parte, composta de fibrocartilagem, cujos feixes colágenos formam camadas concêntricas.

No centro do anel fibroso, há um tecido formado por células arredondadas, dispersas em um líquido viscoso muito hidratado, rico em ácido hialurônico e contendo pequena quantidade de colágeno tipo II e outras proteínas. Esse tecido constitui o **núcleo pulposo**. Nos jovens, o núcleo pulposo é relativamente maior que o anel periférico, sendo gradual e parcialmente substituído por fibrocartilagem com o avançar da idade.

Cada disco intervertebral proporciona uma superfície horizontal que amortece o peso das vértebras e lhes permite movimentos limitados. Os discos intervertebrais e, principalmente, seus núcleos pulposos funcionam como coxins que absorvem as forças verticais que atuam nas vértebras. Além disso, os discos previnem o desgaste dos ossos das vértebras durante os movimentos da coluna espinal. Ver mais em *Histologia aplicada – Hérnia do disco intervertebral*.

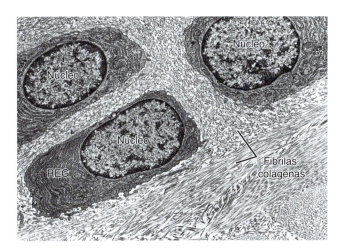

Figura 7.7 Fibrocartilagem. Três condrócitos em suas lacunas. Note a abundância de retículo endoplasmático granuloso (REG) no citoplasma dos condrócitos. Na matriz, há grande quantidade de fibrilas colágenas. (Microscopia eletrônica de transmissão. 3.750×.)

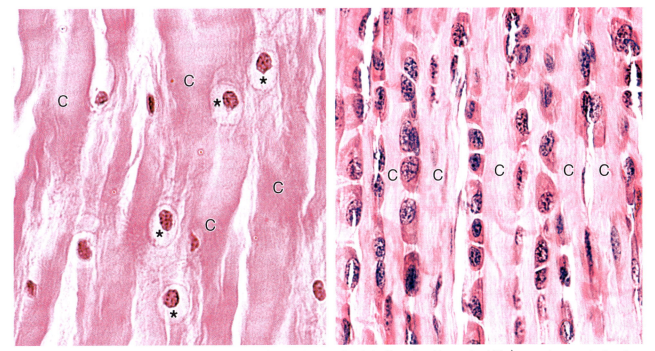

Figura 7.6 Fibrocartilagem. Condrócitos (*) e MEC acidófila, cor-de-rosa, devido às fibras de colágeno tipo I (C). *À esquerda*, corte de disco intervertebral. *À direita*, corte de inserção de tendão em um osso. Nesse local, os condrócitos se organizam em longas fileiras separadas por espessas fibras colágenas (C). (HE. Médio aumento. Imagens de P. Abrahamsohn.)

HISTOLOGIA APLICADA

Hérnia do disco intervertebral

 A ruptura do anel fibroso, mais frequente na sua parte posterior, na qual os feixes colágenos são menos densos, resulta na expulsão do núcleo pulposo e no achatamento concomitante do disco. Frequentemente, esse se desloca de sua posição normal entre os corpos vertebrais. Quando o disco se movimenta na direção da medula espinal, pode comprimir raízes de nervos espinais, provocando fortes dores e distúrbios neurológicos. Na maioria dos casos, a dor se estende pela parte inferior da região lombar.

Bibliografia

ASPBERG, A. The different roles of aggrecan interaction domains. **Journal of Histochemistry and Cytochemistry**, v. 60, p. 987-996, 2012.

FOSANG, A. J.; BEIER, F. Emerging Frontiers in cartilage and chondrocyte biology. **Best Practice & Research Clinical Rheumatology**, v. 25, n. 6, p. 751-766, 2011.

GAO, Y. et al. The ECM-cell interaction of cartilage extracellular matrix on chondrocytes. **BioMed Research International**, 2014:648459, 2014.

JUNQUEIRA, L. C. et al. Quantitation of collagen – proteoglycan interaction in tissue sections. **Connective Tissue Research**, v. 7, p. 91-96, 1980.

KNUDSON, C. B.; KNUDSON, W. Cartilage proteoglycans. **Seminars in Cell and Developmental Biology**, v. 12, n. 2, p. 69-78, 2001.

LUO, Y. et al. The minor collagens in articular cartilage. **Protein & Cell**, v. 8, p. 560-572, 2017.

ROUGHLEY, P. J.; MORT, J. S. The role of aggrecan in normal and osteoarthritic cartilage. **Journal of Experimental Orthopaedics**, n. 8, 2014. doi: 10.1186/s40634-014-0008-7.

SIVAN, S. S.; WACHTEL, E.; ROUGHLEY, P. Structure, function, aging and turnover of aggrecan in the intervertebral disc. **Biochimica et Biophysica Acta**, v. 1840, n. 10, p. 3181-3189, 2014.

SONG, H.; PARK, K-H. Regulation and function of SOX9 during cartilage development and regeneration. **Seminars in Cancer Biology**, v. 67, p. 12-23, 2020.

WILUSZ, R. E.; SANCHEZ-ADAMS, J.; GUILAK, F. The structure and function of the pericellular matrix of articular cartilage. **Matrix Biology**, v. 39, p. 25-32, 2014. doi: 10.1016/j.matbio.2014.08.009.

ZAMBRANO, N. Z. et al. Collagen arrangement in cartilages. **Acta Anatomica (Basel)**, v. 113, p. 26-38, 1982.

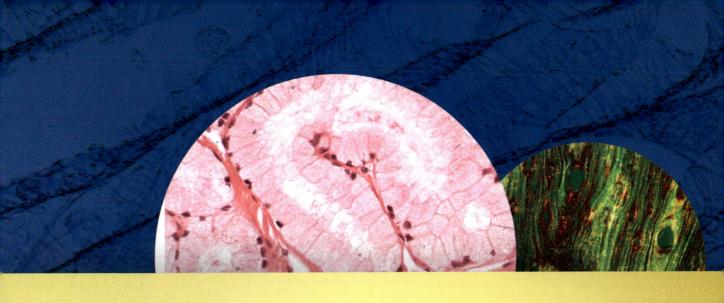

Capítulo 8

Tecido Ósseo

PAULO ABRAHAMSOHN

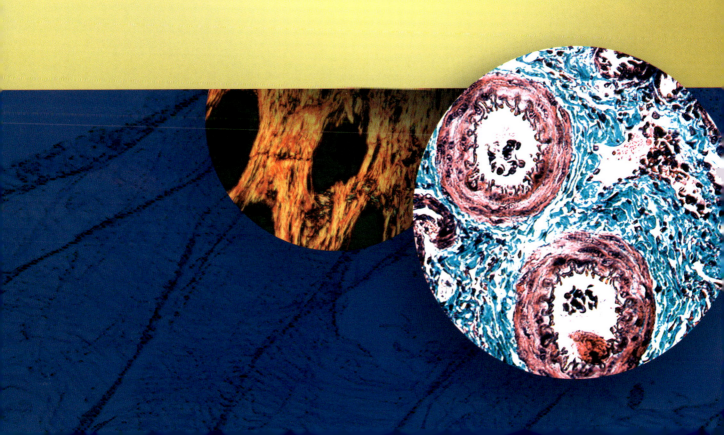

Características principais do tecido ósseo, *143*

Disposição do tecido ósseo nos ossos, *143*

Células do tecido ósseo, *143*

Matriz óssea, *147*

Periósteo e endósteo, *148*

Tecido ósseo lamelar e não lamelar, *148*

Como o tecido ósseo está organizado nos ossos adultos, *150*

Ossificação: o processo de formação dos ossos, *153*

Crescimento longitudinal e em diâmetro dos ossos, *156*

Remodelação do tecido ósseo, *158*

Metabolismo de cálcio e ações de hormônios nos ossos, *158*

Articulações, *160*

Bibliografia, *162*

Características principais do tecido ósseo

O tecido ósseo é um tipo de tecido conjuntivo formado por células e por matriz extracelular orgânica mineralizada. A presença na matriz de uma grande quantidade de fibras de colágeno do tipo I associadas a um sal de fosfato de cálcio confere aos ossos dureza e resistência à deformação e à torção.

Os ossos são estruturas muito dinâmicas, em constante estado de remodelação e adaptação em resposta a forças que atuam sobre os ossos e a influências hormonais.

O tecido ósseo é o componente principal do esqueleto de vertebrados e suas funções mais relevantes são:

- Dotar o corpo com um esqueleto axial e apendicular para sua sustentação
- Proporcionar locais para inserção de músculos esqueléticos, transformando suas contrações em movimentos úteis, e ampliar as forças da contração muscular por meio de um sistema de alavancas
- Proteger órgãos vitais contidos nas caixas craniana e torácica e no canal raquidiano, e alojar a medula óssea hematopoética, formadora das células do sangue
- Exercer uma importante função metabólica atuando como reservatório de cálcio, fosfato e outros íons, armazenando-os e liberando-os de maneira controlada para manter constante a sua concentração nos líquidos corporais.

Há métodos especiais para obter cortes histológicos de tecidos duros. Ver mais em *Para saber mais – Métodos de estudo de tecidos duros*.

PARA SABER MAIS

Métodos de estudo de tecidos duros

 Devido à consistência rígida da matriz mineralizada de ossos e dentes, não é possível obter cortes histológicos desses tecidos pelas técnicas histológicas rotineiras. Várias metodologias foram desenvolvidas para a obtenção de cortes histológicos de tecido ósseo.

Um procedimento muito utilizado consiste na descalcificação de fragmentos do tecido ósseo, após sua fixação em um fixador histológico comum. A remoção do componente mineral da matriz pode ser realizada pela solubilização de cálcio mergulhando os fragmentos em uma solução diluída de um ácido. Outra maneira muito utilizada é pela colocação de fragmentos em uma solução de substâncias quelantes para cálcio e que retiram esse íon dos tecidos. Um dos quelantes mais usados é o sal sódico do ácido etilenodiaminotetracético (EDTA). Após a descalcificação, o fragmento ósseo pode ser submetido à técnica histológica rotineira, cortado em micrótomo e corado.

A obtenção de secções finas de osso e dentes não descalcificados pode ser feita pela utilização de micrótomos especialmente designados para essa finalidade ou pela técnica de desgaste. Essa última é feita desgastando pequenos fragmentos de ossos ou dentes em uma superfície rugosa (p. ex., uma lixa delicada) até a obtenção de fatias muito finas que podem ser colocadas sobre lâminas histológicas e observadas ao microscópio óptico. Essas fatias possibilitam a observação de vários detalhes da estruturação dos tecidos. São denominadas **preparações por desgaste**.

Disposição do tecido ósseo nos ossos

Na Figura 8.1A, estão destacadas as principais regiões anatômicas de um osso longo. Em um osso longo, o tecido ósseo no interior das epífises é do tipo denominado **osso esponjoso**, revestido na superfície por uma delgada camada de **osso compacto**, chamado também de **osso cortical**. A diáfise é quase totalmente formada por uma camada de osso compacto. O osso da diáfise delimita um canal central, o canal medular. Os ossos curtos e os ossos chatos têm, no centro, osso esponjoso e uma camada de osso compacto em toda a sua periferia (Figura 8.1C).

Observe, na Figura 8.1B, o aspecto macroscópico da extremidade seccionada da epífise de um osso seco. A superfície do osso é formada por uma camada de **osso compacto** composto de tecido ósseo, que tem muitos espaços microscópicos. Tem espessura variável, de 1 a 10 mm, dependendo do osso e do local do osso, e corresponde a cerca de 80% do volume de tecido ósseo do corpo, sendo muito resistente à compressão e à torção. No interior da epífise, há o **osso esponjoso**. Consiste em delgadas lâminas de tecido ósseo que se unem formando uma trama tridimensional que deixa muitos espaços. Quando vistas em cortes ao microscópio óptico, as lâminas são denominadas **trabéculas ósseas** ou **traves ósseas**, e sua espessura média é de 150 a 300 μm.

As denominações **osso compacto** e **osso esponjoso** referem-se a aspectos macroscópicos dos ossos. Seus componentes celulares são os mesmos, porém arranjados em diferentes disposições, que serão analisadas mais adiante. O osso compacto resiste muito melhor ao peso e à compressão, e o osso esponjoso tem uma estruturação adequada para suporte de cargas sem tornar o osso muito pesado. O custo energético seria muito grande para o corpo se todos os ossos fossem maciços, compostos somente de osso compacto.

Os ossos sao revestidos, em suas superfícies externas e internas, por membranas de tecido conjuntivo denominadas, respectivamente, **periósteo** e **endósteo**. As superfícies articulares dos ossos não são revestidas por periósteo.

O canal medular dos ossos longos e as cavidades do osso esponjoso são ocupados por medula óssea hematopoética ou por tecido adiposo. Em recém-nascidos, toda a medula óssea tem cor vermelha, devido à sua grande quantidade de sangue e à produção de células do sangue. Pouco a pouco, com a idade, vai sendo substituída por tecido adiposo, com diminuição da atividade hematógena, transformando-se na medula óssea amarela.

Células do tecido ósseo

As células desse tecido pertencem a duas linhagens:

- Células da **linhagem osteoblástica**, composta das células osteoprogenitoras, dos osteoblastos e dos osteócitos
- Células da **linhagem osteoclástica**, composta dos **osteoclastos**, formados pela fusão de precursores originados na medula hematopoética.

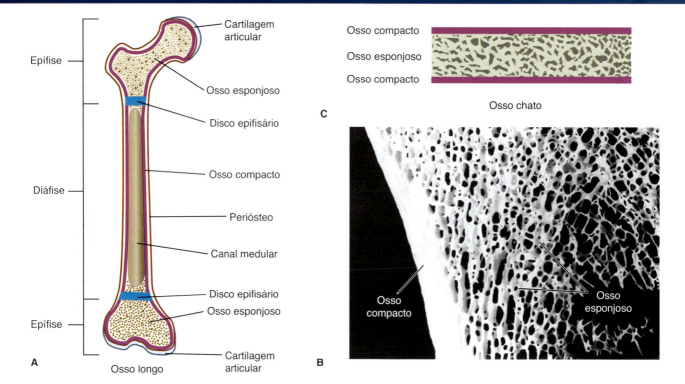

Figura 8.1 Para conhecer o tecido ósseo. **A.** Os componentes de um osso longo. **B.** Macrofotografia que mostra as diferenças entre o osso compacto, quase sem espaços macroscópicos, e o osso esponjoso, formado por delgadas lâminas ósseas que delimitam milhares de espaços. **C.** Localização de osso compacto e osso esponjoso em um osso chato. (Macrofotografia. Cortesia de D. W. Fawcett.)

Células osteoprogenitoras

As células osteoprogenitoras, também chamadas **células osteogênicas**, originam-se de **células-tronco mesenquimais** (MSCs, do inglês *mesenchymal stem cells*), possivelmente por meio de uma subpopulação de células-tronco do esqueleto (SSCs, do inglês *skeletal stem cells*). Os ossos craniofaciais derivam de células originadas da crista neural, e os ossos do esqueleto axial e apendicular, do mesoderma.

As células osteoprogenitoras são células achatadas que revestem a superfície do tecido ósseo. Não são facilmente diagnosticáveis e se confundem com osteoblastos inativos. Nos períodos de formação e crescimento de ossos, dividem-se por mitoses e originam os osteoblastos. Fora desses períodos, entram em repouso, funcionando como reservatórios de células ósseas, podendo entrar em atividade durante a remodelação óssea e após lesões ou inflamações nos ossos.

As células osteoprogenitoras se diferenciam em osteoblastos, sob influência de fatores de transcrição, tais como os fatores SOX9, RUNX2 e OSX, e das proteínas morfogenéticas ósseas (BMPs, do inglês *bone morphogenetic proteins*).

Osteoblastos

São os principais responsáveis pela formação de osso em decorrência de sua atividade de síntese e secreção do componente orgânico da matriz óssea: colágeno tipo I, outros colágenos, proteínas não colágenos, glicosaminoglicanos, proteoglicanos e glicoproteínas. Produzem também fatores de crescimento que influenciam a função de outras células do tecido ósseo, tais como IGF, PDGF, bFGF e TGF-beta. Além disso, são capazes de concentrar fosfato de cálcio, participando da mineralização da matriz.

Os osteoblastos, juntamente com as células osteoprogenitoras, revestem as superfícies do tecido ósseo de maneira semelhante a um epitélio não estratificado. Localizam-se na superfície externa do osso – na camada mais interna do periósteo – e revestindo as superfícies internas dos ossos, participando do endósteo.

Durante o processo da ossificação, isto é, da formação de tecido ósseo, os osteoblastos apresentam intensa atividade de síntese e secreção. Nessa atividade, são células cuboides, com núcleos esféricos e citoplasma basófilo (Figura 8.2). Ao microscópio eletrônico, apresentam características de células produtoras de proteínas. Cessada a etapa de ossificação, podem se tornar achatados, a quantidade de suas organelas diminui e ficam inativos. Podem também morrer por apoptose, e os locais onde se situavam são ocupados por células osteoprogenitoras.

Os osteoblastos transformam-se em osteócitos

Quando devidamente estimulados, vários genes dos osteoblastos passam a ser expressos, resultando em sua diferenciação em osteócitos. Os osteoblastos sintetizam e secretam matriz orgânica que se deposita sobre a superfície óssea preexistente. A matriz recém-formada, ainda não mineralizada, recebe o nome de **osteoide**.

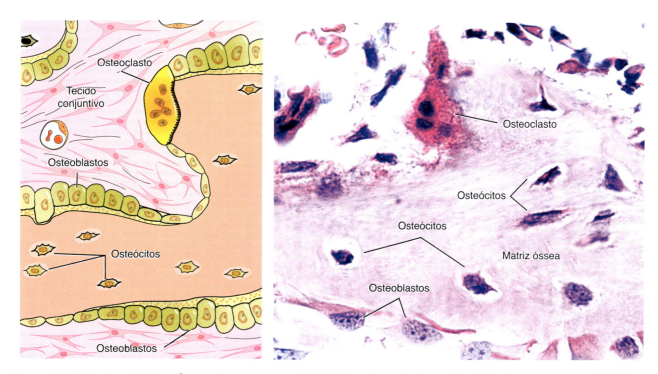

Figura 8.2 Células do tecido ósseo. *À esquerda*, um esquema, e *à direita*, fotomicrografia de corte histológico de uma pequena trabécula óssea. Observe osteócitos no interior do osso envolvidos por matriz óssea; osteoblastos cúbicos ou achatados na superfície da trabécula; e osteoclasto, célula grande e multinucleada situada na superfície da trabécula. (Hematoxilina e eosina – HE. Médio aumento. Imagem de P. Abrahamsohn, do livro *Histologia*.)

Após continuada síntese de matriz, o osteoblasto e seus inúmeros prolongamentos, acaba sendo totalmente envolvido pela matriz e passa a ser considerado um **osteócito**. Esse processo termina pela mineralização da matriz óssea. Para que haja crescimento da espessura do osso, novos osteoblastos são adicionados à superfície óssea, e o processo se reinicia.

Osteócitos

Os osteócitos são, portanto, osteoblastos que passaram a ser inteiramente envolvidos por matriz óssea e situam-se no interior do tecido ósseo. Eles compõem cerca de 95% das células do tecido ósseo.

Os osteócitos são células alongadas que têm de 40 a 60 longos prolongamentos também envolvidos por matriz. Têm pequena quantidade de retículo endoplasmático granuloso, complexo de Golgi pouco desenvolvido e núcleo com cromatina condensada. Têm, portanto, pequena atividade de síntese de proteínas, mas são essenciais para a manutenção e a fisiologia do tecido ósseo. São células de vida longa e sua morte ocorre, geralmente, quando o local em que se situam passa por reabsorção e remodelação ou em consequência de lesões e processos patológicos.

Após o processo de mineralização, a matriz orgânica adquire uma consistência rígida. Nessa matriz, os osteócitos ocupam pequenos espaços denominados **lacunas**, e cada lacuna contém apenas um osteócito (Figura 8.3; ver Figura 8.2).

Prolongamentos dos osteócitos

Os prolongamentos dos osteócitos também são envolvidos por matriz mineralizada e ocupam estreitos túneis ósseos denominados **canalículos**, que se comunicam com as lacunas (Figura 8.4). Prolongamentos de diferentes osteócitos se aproximam e estabelecem contato no interior dos canalículos; dessa maneira, essas células se influenciam mutuamente. Junções comunicantes podem ser formadas entre as extremidades de prolongamentos.

A interconexão de osteócitos de diferentes partes do osso permite que essas células atuem como mecanossensores, capazes de identificar a ação de forças sobre o osso, assim como a presença de lesões. É uma das maneiras pelas quais os osteócitos coordenam a manutenção e o crescimento do osso.

Após sofrer mineralização, a matriz óssea se torna impermeável à passagem de água, impedindo a difusão de substâncias pela matriz. A nutrição dos osteócitos depende, portanto, da extensa rede de canalículos intercomunicantes. Em torno dos prolongamentos dos osteócitos situados nos canalículos, circula fluido tissular, no qual há nutrientes, íons e gases transportados entre os capilares sanguíneos e os osteócitos. Nesse fluido, também circulam citocinas e hormônios que influenciam a atividade dos osteócitos, de osteoblastos e de osteoclastos.

Várias proteínas são produzidas pelos osteócitos, destacando-se a osteocalcina, a osteopontina e a osteonectina (SPARC, do inglês *secreted protein acidic and rich in cysteine*). O gene *SOST*, por exemplo, tem as instruções

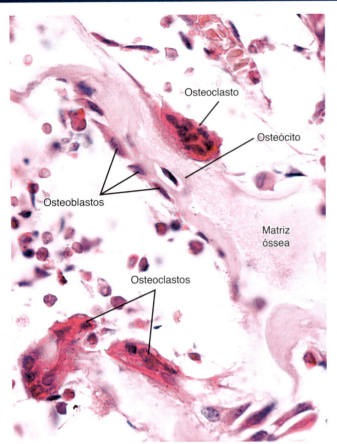

Figura 8.3 Células em uma trabécula óssea. Osteócitos estão presentes no interior da matriz, e osteoblastos, em sua superfície. Destacam-se três osteoclastos situados na superfície da matriz óssea. São células grandes, multinucleadas, com citoplasma intensamente corado por eosina. (HE. Médio aumento. Imagem de P. Abrahamsohn, no site mol.icb.usp.br.)

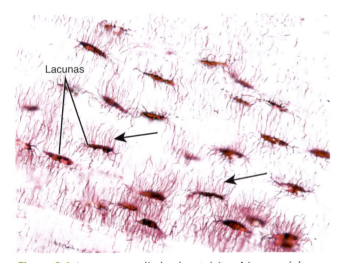

Figura 8.4 Lacunas e canalículos de osteócitos. A imagem é de uma delgada fatia de tecido ósseo seco corado. Não se observam as células, somente as lacunas ocupadas por elas. Os canalículos – alguns indicados por *setas* – eram ocupados por prolongamentos dos osteócitos. Canalículos de células adjacentes comunicam-se e permitem o intercâmbio de moléculas entre os osteócitos e o sangue dos capilares sanguíneos. (Método de desgaste. Pequeno aumento. Imagem de P. Abrahamsohn, do livro *Histologia*.)

para a síntese de esclerotina, uma proteína expressa especificamente por osteócitos e que inibe a atividade de osteoblastos e a formação de osso.

Osteoclastos

São responsáveis pela reabsorção de tecido ósseo, desfazendo a matriz óssea. São derivados de precursores originados da medula hematopoética e que circulam na corrente sanguínea, podendo ser atraídos para locais específicos dos ossos por substâncias quimiotáticas secretadas por células da medula hematopoética. O fator estimulador de colônias de macrófagos (M-CSF) induz a proliferação dos precursores de osteoclastos e o ligante RANKL promove a diferenciação dos precursores em osteoclastos maduros.

Os precursores dos osteoclastos se fundem e originam células grandes, móveis, que têm de 8 a 12 núcleos. Seu citoplasma é acidófilo, corando-se bem pela eosina (ver Figuras 8.2 e 8.3). Os osteoclastos adultos têm uma duração de vida limitada e morrem por apoptose após terminado o processo de remodelação óssea no local para onde foram atraídos.

Os osteoclastos apoiam-se sobre a superfície externa ou interna do tecido ósseo ou em túneis dilatados escavados no interior das peças ósseas. Em sua atividade de reabsorção de tecido ósseo, os osteoclastos geralmente se colocam sobre pequenas depressões da matriz, escavadas pela atividade dessas células, chamadas **lacunas de Howship**.

Mecanismo de reabsorção óssea pelos osteoclastos

A superfície livre do osteoclasto tem forma de abóboda (Figura 8.5) e a sua superfície apoiada sobre o osso é plana, sendo sua superfície mais ativa. Na periferia dessa superfície, há uma **zona de adesão,** que, por meio de integrinas, prende o osteoblasto à matriz óssea. A zona de adesão cria na lacuna de Howship um microambiente fechado no qual ocorre a reabsorção óssea, sem interferência externa.

A superfície celular voltada para a lacuna de Howship delimitada pela zona de adesão é preguada (Figura 8.5). Em sua membrana, há bombas de H^+ e de Cl^- dependentes de ATP que transportam esses íons para o interior do microambiente da lacuna, criando, dessa maneira, um meio ácido que solubiliza os cristais de fosfato de cálcio da matriz. Além disso, são secretadas várias moléculas, principalmente proteases como as catepsinas, além de enzimas lisossômicas, resultando na digestão da matriz orgânica.

A zona de adesão evita a saída de substâncias danosas para células e matriz vizinhas do osteoclasto. Os restos de matriz digerida e o fluido da pequena cavidade são reabsorvidos pelo osteoclasto e transportados para fora da célula.

Importância dos osteoclastos na remodelação óssea e na homeostase do organismo

Os osteoclastos exercem uma importante função para a manutenção do equilíbrio do volume ósseo do corpo. Os ossos passam por constante remodelação em resposta a cargas que eles sofrem e a influências hormonais.

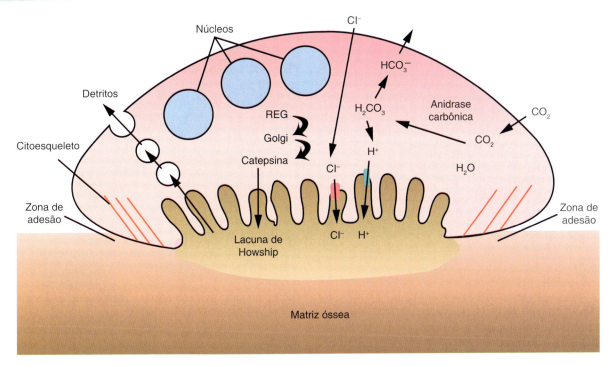

Figura 8.5 Reabsorção óssea pelos osteoclastos. Eles se prendem à superfície óssea por um anel circular, a zona de adesão, e criam um microambiente, a lacuna de Howship. Catepsina e outras enzimas proteolíticas são secretadas pelos osteoclastos para o interior da lacuna. Íons H+ e Cl+ também são transferidos e acidificam o microambiente. O pH ácido da lacuna promove a dissolução dos minerais da matriz e fornece o ambiente ideal para a ação das enzimas. A matriz removida é endocitada e seus componentes são transferidos para o exterior da célula.

Durante a remodelação de um osso em um organismo sadio, há adição de tecido ósseo em um local do osso, que costuma ser contrabalançada pela reabsorção exercida pelos osteoclastos em outro local do osso, mantendo o volume ósseo constante. Ver como esse equilíbrio pode se desfazer em *Histologia aplicada – Osteopetrose*.

Os osteoclastos colaboram na manutenção dos níveis plasmáticos de cálcio, pela liberação desse íon durante a reabsorção óssea. A sua atividade é influenciada por moléculas liberadas por osteócitos e osteoblastos e por hormônios, como a **calcitonina**, produzida pela glândula tireoide, e pelo **paratormônio**, secretado pelas glândulas paratireoides. Este hormônio atua nos osteoclastos indiretamente, por meio dos osteócitos e dos osteoblastos.

HISTOLOGIA APLICADA

Osteopetrose

 A osteopetrose é uma doença causada por defeito nas funções dos osteoclastos, com superprodução de tecido ósseo muito compactado e rígido. A osteopetrose causa obliteração das cavidades que contêm medula óssea formadora de células do sangue, podendo resultar em anemia e deficiência de leucócitos (glóbulos brancos), que reduz a resistência dos pacientes às infecções.

Matriz óssea

A matriz óssea é constituída de um componente orgânico e de um componente inorgânico.

Cerca de 95% da parte orgânica da matriz é formada por fibras colágenas constituídas, principalmente, de colágeno do tipo I, e o restante da matriz orgânica, por outros tipos de colágenos, por glicosaminoglicanos, proteoglicanos e glicoproteínas. Devido à riqueza em fibras colágenas, em cortes histológicos a matriz óssea descalcificada é acidófila, corando-se em cor-de-rosa após coloração por hematoxilina e eosina – HE (ver Figuras 8.2 e 8.3).

O componente inorgânico representa aproximadamente 50% do peso da matriz óssea. O principal componente mineral consiste em nanocristais de hidroxiapatita, formados por fosfato de cálcio com a seguinte composição: $Ca_{10}(PO_4)_6(OH)_2$. Os cristais estão apoiados na superfície de fibrilas colágenas, e esse conjunto é responsável pela rigidez e pela resistência mecânica do tecido ósseo.

Cada um dos componentes, orgânico e inorgânico, contribui com qualidades essenciais para os ossos. Um osso descalcificado mantém seu componente orgânico, sua forma permanece intacta e se torna flexível como um tendão. Por outro lado, a destruição da parte orgânica, realizada por incineração, também deixa o osso intacto, porém tão quebradiço que dificilmente pode ser manipulado sem se partir.

Mecanismo de mineralização do tecido ósseo

A calcificação consiste na deposição de nanocristais de hidroxiapatita sobre as fibrilas colágenas, um processo que parece ser induzido por proteoglicanos e glicoproteínas da matriz.

As evidências mais aceitas no momento para o mecanismo de calcificação indicam o seguinte: o processo se inicia pela liberação de vesículas formadas pela membrana plasmática dos osteoblastos e que se acumulam na matriz extracelular. No interior dessas vesículas, denominadas **vesículas da matriz**, ocorre a concentração de íons cálcio e fosfato, que formam nanocristais de hidroxiapatita. Pelo seu crescimento, os cristais possivelmente rompem a membrana da vesícula e se depositam sobre fibrilas colágenas. Provavelmente, há, nesse processo, a participação da enzima fosfatase alcalina e de outras moléculas, sintetizadas pelos osteoblastos.

Periósteo e endósteo

As superfícies externa e interna dos ossos são revestidas, respectivamente, pelo periósteo e pelo endósteo. Ambos são essenciais para a nutrição, o crescimento, a remodelação e a recuperação de lesões, como as causadas por fraturas ou processos patológicos.

Periósteo

Consiste em uma camada de tecido conjuntivo denso firmemente aderida ao osso. Sua superfície externa se continua externamente com tecido conjuntivo situado em torno do osso ou é recoberta pelo revestimento de músculos sobrepostos aos ossos (Figura 8.6).

A camada mais externa do periósteo é formada principalmente por fibras colágenas e fibroblastos. Próximo à superfície óssea, feixes de fibras colágenas denominadas **fibras de Sharpey** penetram no tecido ósseo e prendem firmemente o periósteo ao osso. Vasos sanguíneos do periósteo se dirigem para o interior no tecido ósseo, irrigando-o.

A camada interna do periósteo, apoiada no tecido ósseo, é mais celularizada e contém **células osteoprogenitoras** e **osteoblastos inativos**. Ambos são células achatadas e morfologicamente semelhantes a fibroblastos. As células osteoprogenitoras têm capacidade de se diferenciarem em osteoblastos, desempenhando papel importante no crescimento e na remodelação dos ossos. Diferentemente da cartilagem, que cresce por aposição de células na superfície das peças cartilaginosas e por mitoses no interior das peças, o tecido ósseo cresce somente pelo mecanismo de aposição que ocorre no periósteo e no endósteo.

Endósteo

O **endósteo** é uma camada delgada composta principalmente de osteoblastos inativos e células osteoprogenitoras. Reveste todas as superfícies internas do osso: (1) a superfície do canal medular dos ossos longos, preenchido por tecido hematopoético ou por tecido adiposo (Figura 8.6); (2) a superfície das trabéculas do osso esponjoso; e (3) a superfície dos canais de Havers e de Volkmann, estruturas que serão descritas mais adiante.

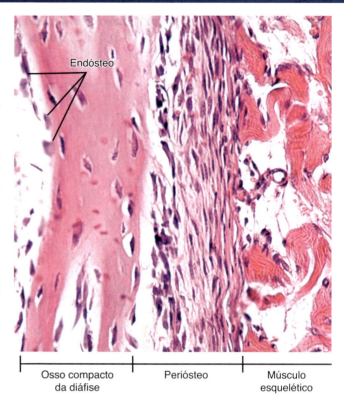

Figura 8.6 Periósteo e endósteo. O periósteo é uma membrana de tecido conjuntivo que reveste externamente a superfície óssea. Suas células mais próximas ao osso são osteogênicas. O endósteo é uma camada celular muito delgada que reveste todas as superfícies internas do osso. (Microscopia óptica. HE. Pequeno aumento. Imagem de P. Abrahamsohn, do livro *Histologia*.)

Da mesma forma como o periósteo, o endósteo tem importante participação no crescimento, na remodelação e na recuperação do osso após traumatismos mecânicos, além da nutrição do tecido ósseo pela existência de vasos sanguíneos em seu interior.

Tecido ósseo lamelar e não lamelar

Do ponto de vista histológico, há dois tipos de tecido ósseo: o **tecido ósseo não lamelar**, também chamado **imaturo** ou **primário**, e o **tecido ósseo lamelar**, também denominado **maduro** ou **secundário**. Sua principal diferença reside na organização de suas células e fibrilas colágenas.

Tecido ósseo não lamelar, imaturo ou primário

O **tecido ósseo não lamelar** é sempre o primeiro tecido ósseo a ser formado: no desenvolvimento dos ossos durante a vida intrauterina, durante o crescimento dos ossos na vida pós-natal, durante os processos de remodelação óssea e durante a formação de um novo tecido ósseo após uma fratura. É um tecido temporário que é gradativamente substituído por tecido ósseo do tipo lamelar. Persiste no adulto apenas em poucos locais, por exemplo, nos alvéolos dentários e nas inserções de tendões e ligamentos em ossos.

O número de osteócitos por volume de osso é maior que no osso lamelar, e esse tipo é menos mineralizado que o osso lamelar. Em cortes histológicos, pode ser reconhecido pela disposição irregular e desorganizada dos osteócitos e pela coloração irregular de sua matriz (Figura 8.7). Uma característica importante, que não pode ser observada nos cortes, é o arranjo das fibrilas colágenas da matriz, dispostas em muitas direções (Figura 8.8A).

Tecido ósseo lamelar, maduro ou secundário

É a variedade que predomina amplamente em adultos, após a fase de crescimento do corpo. Seus osteócitos, assim como as fibras colágenas da matriz, dispõem-se de maneira muito organizada e têm menos osteócitos por volume (Figura 8.7). Sua matriz se cora de modo homogêneo e é mais mineralizada que o osso não lamelar.

A principal característica desse tipo de osso é a sua estruturação em **lamelas ósseas**. As fibrilas colágenas do osso lamelar, em vez de estarem dispostas de maneira desorganizada na matriz, estão organizadas paralelamente entre si formando conjuntos denominados **lamelas ósseas**, que medem de 4 a 12 μm de espessura e têm comprimento variável (Figura 8.8B). Os osteócitos estão situados, em sua maioria, entre as lamelas

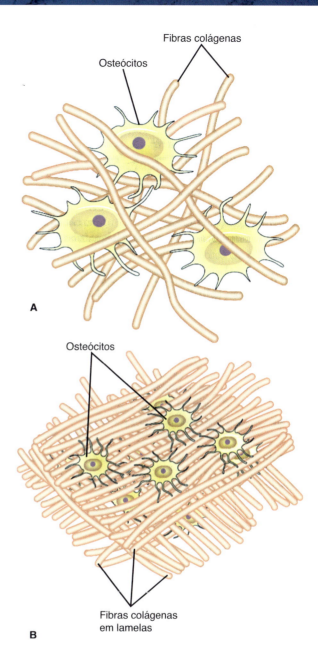

Figura 8.8 Disposição das fibrilas colágenas na matriz extracelular do tecido ósseo. **A.** No osso não lamelar, a disposição das fibrilas é desordenada. **B.** No osso lamelar, é altamente organizada – as fibrilas de cada lamela são paralelas entre si e mantêm ângulos diferentes de uma lamela para outra. Os osteócitos estão dispersos entre as fibrilas do osso não lamelar e em camadas entre as lamelas do osso lamelar.

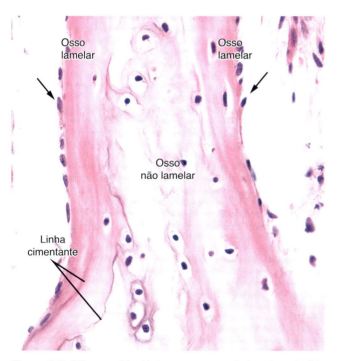

Figura 8.7 Diferenças histológicas entre osso não lamelar, primário ou imaturo e osso lamelar, secundário ou maduro. O primeiro tipo (no centro da imagem) tem muitos osteócitos dispersos desordenadamente pela matriz. O segundo tem poucos osteócitos e os eixos das células estão organizados em linhas, por estarem situados entre lamelas ósseas. A matriz do osso primário é heterogênea, com "manchas", e a do osso secundário é homogênea. As *setas* apontam osteoblastos na superfície óssea. (HE. Médio aumento. Imagem de P. Abrahamsohn.)

ósseas. Por esse motivo, em cortes histológicos de osso lamelar, os osteócitos são vistos organizados em fileiras (ver Figura 8.4).

As lamelas do osso lamelar estão arranjadas em duas maneiras básicas

Uma maneira consiste em conjuntos de **lamelas planas**, empilhadas e paralelas entre si (Figura 8.9A). Entre as lamelas há osteócitos e a superfície dos conjuntos é revestida por osteoblastos e células osteoprogenitoras.

No interior de cada lamela, as fibras colágenas são paralelas entre si; no entanto, de lamela para lamela, a direção das fibras é diferente. As pilhas de lamelas se assemelham à estrutura da madeira compensada, formada por várias placas de madeira, em que as fibras da madeira das diversas camadas mantêm angulação diferente.

Outro tipo de arranjo é por conjuntos de **lamelas curvas concêntricas**, que se reúnem formando cilindros ocos com um canal central (Figura 8.9B). Esses cilindros são denominados **sistema de Havers** ou **ósteons**, são formados por 4 a 20 lamelas concêntricas, medem de 80 a 300 μm de diâmetro e seu comprimento pode alcançar vários milímetros.

Osteócitos se situam entre as lamelas ósseas concêntricas. O canal central de cada um desses cilindros ósseos é denominado **canal de Havers**. Contém vasos e nervos no seu interior e é revestido por uma delgada camada de endósteo, composto de células osteoprogenitoras e osteoblastos.

No plano de separação entre as lamelas ósseas, tanto planas quanto curvas, é possível observar, em cortes histológicos, a presença de uma linha mais corada chamada **linha cimentante** (ver Figura 8.7). Indica o plano de justaposição entre lamelas adjacentes, parece ser rica em proteínas não colágeno e é bastante mineralizada.

Como o tecido ósseo está organizado nos ossos adultos

Nas diáfises

As diáfises dos ossos longos são muito apropriadas para estudar a organização do tecido ósseo. A maior parte do osso da diáfise é do **tipo compacto**, havendo pequenas porções de **osso esponjoso** na superfície interna do canal medular.

Em um indivíduo que cessou sua etapa de crescimento, a diáfise é quase que inteiramente composta de tecido ósseo lamelar. Na parede da diáfise, as lamelas de tecido ósseo compacto se distribuem em quatro conjuntos principais, facilmente identificáveis em cortes transversais do osso: sistemas circunferenciais externo e interno, lamelas intermediárias, sistemas de Havers ou ósteons.

Sistemas circunferenciais externo e interno

São conjuntos de lamelas ósseas planas e paralelas organizados em duas camadas na circunferência da diáfise e que se estendem por todo o comprimento da diáfise (Figura 8.10A). O sistema circunferencial interno situa-se na parte interna da diáfise, delimita o canal medular, sendo revestido por endósteo. O sistema circunferencial externo ocupa a periferia da diáfise, é revestido externamente por periósteo e é geralmente mais espesso do que o interno. Na Figura 8.11, é possível observar esses sistemas em um corte histológico.

Sistemas de Havers ou ósteons e lamelas intermediárias

Os ósteons formam a maior parte da espessura da parede da diáfise, situando-se entre o sistema circunferencial externo e o interno. São cilindros ósseos que chegam a ter alguns milímetros de comprimento e seu eixo longitudinal é paralelo ao eixo longitudinal da diáfise. Eles se colocam uns sobre os outros, formando longas colunas que ocupam toda a extensão longitudinal da diáfise (Figura 8.10B). Essa disposição garante a excepcional dureza e resistência à torção e à pressão das diáfises. A Figura 8.12B apresenta detalhes sobre os ósteons.

Os canais de Havers de ósteons adjacentes comunicam-se entre si, com a cavidade medular e a superfície externa do osso, por meio de túneis transversais ou oblíquos à diáfise, chamados de **canais de Volkmann** (Figuras 8.10A e 8.13).

Os canais vasculares do tecido ósseo se formam pela deposição de matriz óssea ao redor de vasos sanguíneos.

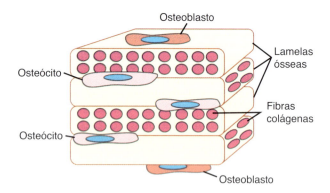

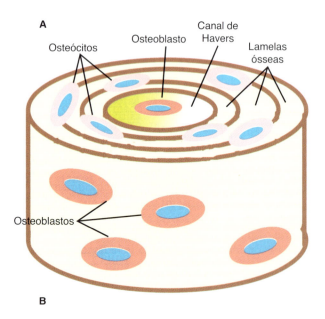

Figura 8.9 Duas disposições de lamelas no osso lamelar. **A.** Conjunto de lamelas planas. Osteócitos situam-se entre as lamelas e os osteoblastos nas superfícies do conjunto. As fibrilas colágenas de cada lamela são paralelas entre si, mas formam ângulos com a lamela adjacente. **B.** Sistema de Havers ou ósteon. É um conjunto de lamelas curvas em disposição concêntrica formando um túnel, o canal de Havers. Osteócitos situam-se entre as lamelas e os osteoblastos na superfície externa do conjunto e internamente, revestindo o canal de Havers.

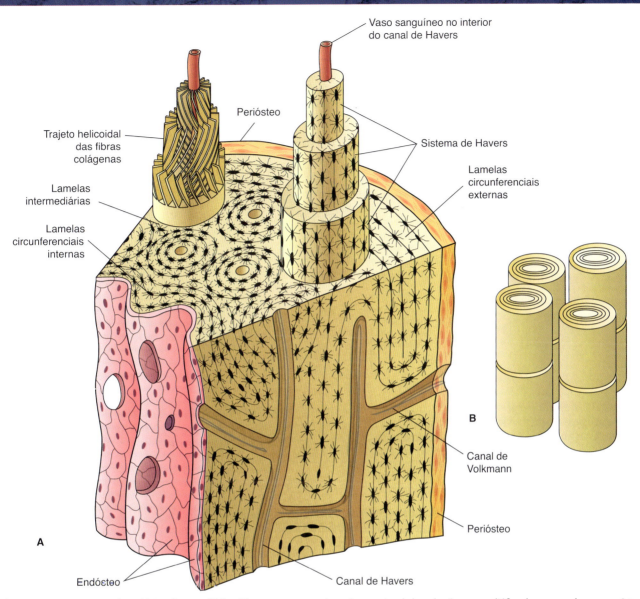

Figura 8.10 A. Estrutura histológica de uma diáfise. Observe os quatro tipos de arranjos de lamelas ósseas na diáfise de um osso longo: os sistemas de Havers e as lamelas circunferenciais externas, internas e intermediárias. Dois sistemas de Havers estão apresentados em detalhes: *no alto, à esquerda*, a orientação diferente das fibras colágenas em cada lamela; *à direita, em cima*, há um sistema de Havers "descascado", formado por três lamelas, com um capilar sanguíneo no interior do canal de Havers. Observe as localizações do periósteo e do endósteo. **B.** Ao longo da diáfise, os sistemas de Havers formam pilhas de longas colunas.

Os vasos dos canais de Havers são ramos e tributários de vasos do periósteo e do endósteo e utilizam túneis ósseos como via de comunicação (Figura 8.10A). Os vasos dos canais de Havers são responsáveis pela nutrição e pelo fornecimento de O_2 para os osteócitos situados entre as lamelas dos seus ósteons, por meio dos sistemas de canalículos da matriz óssea.

As **lamelas intermediárias** constam de curtos trechos de pilhas de lamelas planas ou levemente curvas que preenchem os espaços entre os ósteons (Figuras 8.11 e 8.12A e B).

Nas epífises e nos ossos planos

A maior parte das **epífises** é formada de osso esponjoso, situado no seu interior, e de uma camada de osso compacto externamente (Figura 8.14; ver Figura 8.1A). No osso compacto, há lamelas paralelas entre as quais há vasos sanguíneos. O osso esponjoso é formado por trabéculas tridimensionais de tecido ósseo composto de lamelas planas e paralelas entre si. As trabéculas são revestidas por endósteo e, nos espaços entre elas, há medula óssea hematopoética. A nutrição dos osteócitos das lamelas se dá por difusão a partir da medula ou, nas trabéculas mais espessas, por vasos sanguíneos que nelas penetram.

Nos **ossos planos**, há duas camadas de osso compacto na periferia e osso esponjoso internamente (ver Figura 8.1C). Nos ossos do crânio, a região de osso esponjoso é denominada **díploe**. O osso compacto e o esponjoso são formados por lamelas ósseas paralelas. Ao redor de vasos sanguíneos mais calibrosos podem existir conjuntos de lamelas curvas, mas que não chegam a constituir típicos sistemas de Havers.

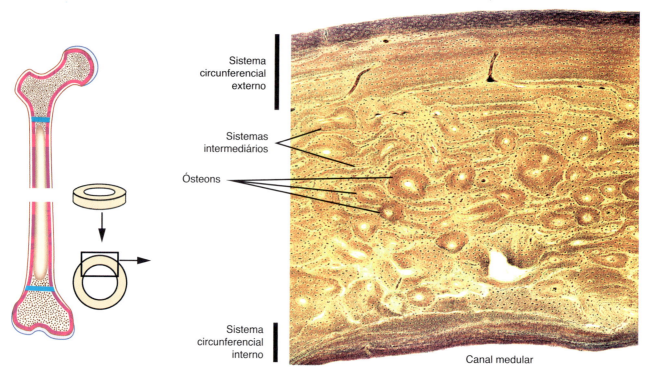

Figura 8.11 À *direita*, pequeno segmento de um corte transversal de um anel de osso que foi recortado de uma diáfise. Observe os conjuntos de lamelas ósseas organizadas em lamelas circunferenciais interna e externa, lamelas intermediárias e sistemas de Havers ou ósteons. (Método de Schmorl. Vista panorâmica. Imagem de P. Abrahamsohn.)

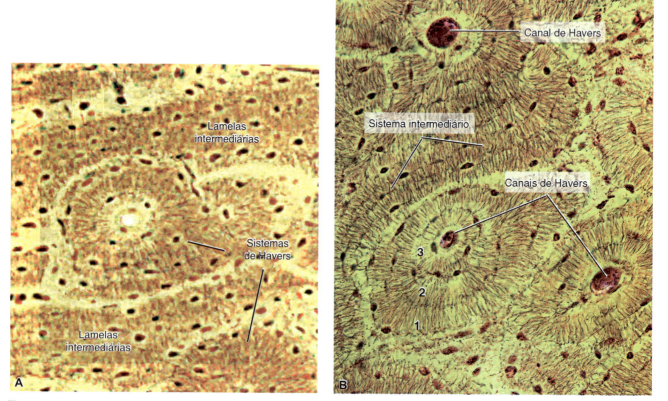

Figura 8.12 Cortes transversais de diáfise. **A.** Sistemas de Havers e lamelas intermediárias. **B.** Lamelas intermediárias e três sistemas de Havers. Observe na porção inferior um sistema de Havers composto de três lamelas. Entre as lamelas há osteócitos e, no centro de cada sistema, o canal de Havers. (Método de Schmorl. Médio aumento. Imagem de P. Abrahamsohn, 8.12A, no *site* mol.icb.usp.br.)

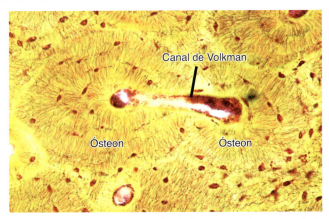

Figura 8.13 Corte transversal de diáfise mostrando um canal de Volkmann que comunica canais de Havers de dois ósteons adjacentes. (Método de Schmorl. Médio aumento. Imagem de P. Abrahamsohn, do livro *Histologia*.)

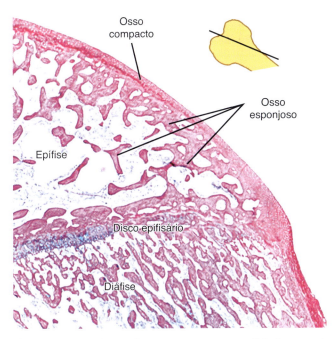

Figura 8.14 Distribuição de osso compacto na superfície de uma epífise e de osso esponjoso no seu interior. Observe o disco epifisário, delgada faixa de cartilagem hialina situada entre a diáfise e a epífise. (Microscopia óptica. HE. Vista panorâmica. Imagem de P. Abrahamsohn.)

Ossificação: o processo de formação dos ossos

A formação dos ossos, também denominada **histogênese dos ossos**, ocorre por dois processos bastante diferentes: **ossificação intramembranosa** e **ossificação endocondral**.

Em ambos os processos, o primeiro tecido ósseo formado é do tipo não lamelar, primário ou imaturo. Ele é gradativamente reabsorvido por osteoclastos e substituído por tecido ósseo lamelar, secundário ou maduro. Em cortes histológicos de ossos em formação, podem ser vistas, lado a lado, áreas de tecido ósseo não lamelar, áreas de reabsorção e áreas de tecido ósseo lamelar.

Ossificação intramembranosa

Chama-se assim porque ocorre no interior de membranas de tecido mesenquimal durante a vida intrauterina e, menos intensamente, no interior de membranas de tecido conjuntivo na vida pós-natal. É o processo principal na formação de vários ossos do crânio – frontal, parietal, partes do occipital, do temporal e dos maxilares superior e inferior – e de outros ossos, por exemplo, a escápula e o ílio. Além disso, contribui para a formação dos ossos longos e dos curtos.

Na vida intrauterina, a ossificação intramembranosa começa nos **centros de ossificação primária**. O processo é apresentado nas Figuras 8.15 e 8.16. Inicialmente, há uma condensação de células mesenquimais que formam uma estrutura laminar, uma membrana mesenquimal. Células osteoprogenitoras se diferenciam a partir de precursores existentes na membrana mesenquimal (Figura 8.16A). Em seguida, grupos de células osteoprogenitoras se diferenciam em osteoblastos que sintetizam e secretam o **osteoide** (matriz ainda não mineralizada) que, em seguida, mineraliza (Figura 8.16B). Os osteoblastos que acabam sendo totalmente envolvidos pela matriz que foi secretada passam a ser osteócitos. Novos osteoblastos surgem na superfície do tecido ósseo recém-formado, repetindo o processo e aumentando gradativamente o tamanho do osso (Figura 8.16C).

Geralmente, vários grupos de osteoblastos surgem quase simultaneamente no centro de ossificação. Eles confluem formando trabéculas ósseas tridimensionais que podem ser vistas na Figura 8.16D. Os espaços entre as trabéculas são preenchidos por células mesenquimais, células osteoprogenitoras e vasos sanguíneos, e o processo

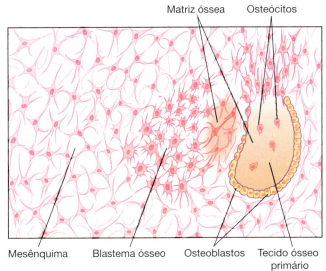

Figura 8.15 Etapas da ossificação intramembranosa. *À esquerda*, células mesenquimais originam células osteogênicas e formam aglomerados chamados blastemas ósseos. *No centro* e *à direita*, as células se diferenciam em osteoblastos e sintetizam matriz orgânica óssea. Esta é, em seguida, mineralizada, aprisionando osteoblastos que se transformam em osteócitos. Novos osteoblastos são, depois, adicionados na periferia do osso inicial, aumentando seu tamanho.

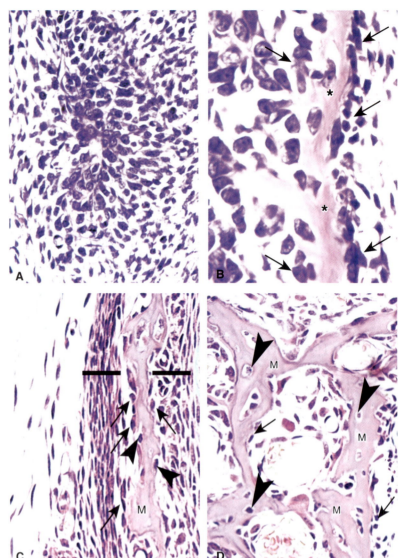

Figura 8.16 Sequência de ossificação intramembranosa. **A.** No centro da imagem, um blastema ósseo formado por um acúmulo de células mesenquimais. **B.** Uma delgada trabécula óssea com matriz óssea (*) revestida por osteoblastos (*setas*). **C.** Uma trabécula mais desenvolvida envolvida por osteoblastos (*setas*) e com osteócitos em seu interior (*pontas de seta*). As *linhas* indicam acúmulo de células mesenquimais. **D.** Em uma etapa mais adiantada, várias trabéculas ósseas unidas formam um pequeno arcabouço. Entre as trabéculas há medula óssea em formação e vasos sanguíneos. M: matriz óssea. *Pontas de seta*: osteócitos. *Seta*: osteoblasto. (HE. Médio aumento. Imagens de P. Abrahamsohn.)

resulta na produção de osso esponjoso. As células mesenquimais dos espaços originam medula óssea hematopoética. Os vários centros de ossificação de um futuro osso crescem e acabam por se fundir e substituir quase totalmente a membrana conjuntiva preexistente. A superfície externa da membrana conjuntiva se transforma em periósteo e o endósteo é formado na superfície interna.

A palpação do crânio dos recém-nascidos revela áreas moles – as fontanelas –, nas quais as membranas conjuntivas ainda não foram substituídas por tecido ósseo.

Ossificação endocondral

É o processo responsável pela formação da maior parte do esqueleto. Sua principal característica é o fato de ocorrer sobre modelos do futuro osso constituídos de cartilagem hialina. A formação de um osso longo é um processo bastante complexo que passa por várias etapas coordenadas e sequenciais. Acompanhe o seu desenvolvimento pela Figura 8.17.

Formação de um osso longo

A primeira etapa consiste na condensação de células mesenquimais que se organizam para formar um modelo do futuro osso construído de cartilagem hialina. Esse modelo tem uma parte média estreitada e as extremidades dilatadas, correspondentes, respectivamente, à diáfise e às epífises do futuro osso.

A primeira manifestação de ossificação pode ser observada na região média da futura diáfise. Células osteoprogenitoras localizadas na camada mais interna do pericôndrio do modelo cartilaginoso se diferenciam em osteoblastos e iniciam a síntese e a secreção de matriz óssea, produzindo um osteoide. Forma-se, em toda a volta da cartilagem da diáfise, um cinturão de tecido ósseo denominado **colar ósseo**. Essa ossificação ocorre no interior de uma membrana conjuntiva; portanto, trata-se de um processo de ossificação intramembranosa. O pericôndrio que envolve o modelo cartilaginoso acaba se transformando em um periósteo.

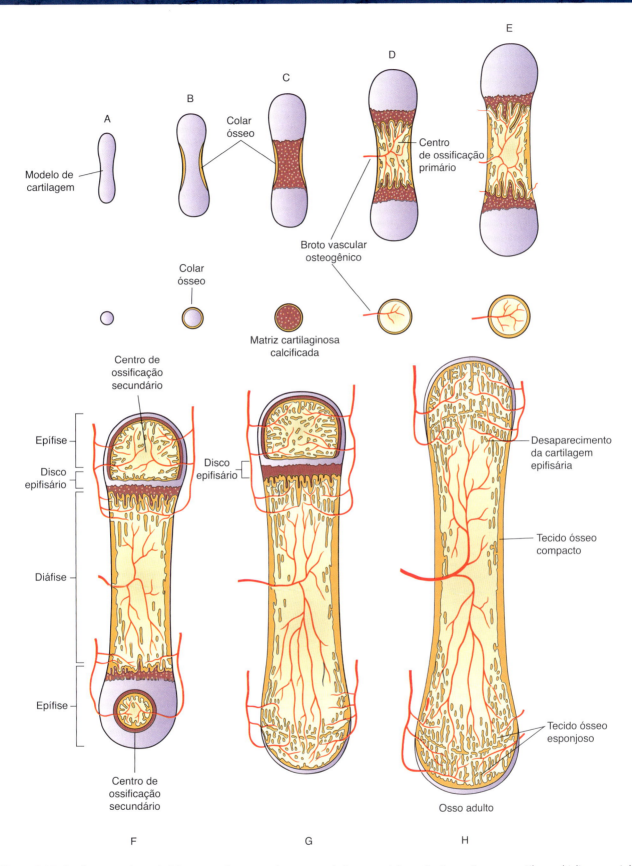

Figura 8.17 Ossificação endocondral. Formação de um osso longo a partir de um modelo cartilaginoso. *Em roxo*, cartilagem hialina; *em vinho e pontilhado*, cartilagem calcificada; *em amarelo*, tecido ósseo. As cinco figuras da fileira horizontal do centro representam cortes transversais da região média das imagens da fileira superior. Note, na fileira superior, a formação do colar ósseo na região média do modelo de cartilagem hialina, em que se inicia o processo de ossificação. (Adaptada e reproduzida, com autorização, de Bloom e Fawcett, 1968.)

Enquanto o colar ósseo está se desenvolvendo, os condrócitos situados no interior do modelo de cartilagem passam por várias modificações. Eles se tornam hipertróficos, isto é, seu volume aumenta. A sua matriz se torna calcificada e os condrócitos entram em processo de apoptose e morrem. Dos condrócitos, restam apenas tabiques de matriz que servirão como suporte para a deposição de tecido ósseo.

A cartilagem hialina é um tecido avascular, mas após a morte dos condrócitos é invadida por vasos sanguíneos que crescem a partir do periósteo (antigo pericôndrio) da região do colar ósseo. O crescimento dos vasos é acompanhado pela migração de células mesenquimais e células osteoprogenitoras originárias do periósteo.

Os vasos sanguíneos penetram nos espaços deixados pelos condrócitos mortos e as células que migraram com os vasos se diferenciam em osteoblastos. Estes depositam matriz óssea sobre os tabiques de cartilagem calcificada e originarão pequenos segmentos de tecido ósseo do tipo não lamelar, imaturo. Assim, formam-se trabéculas de osso esponjoso no interior da cartilagem e nos espaços entre as trabéculas se forma medula óssea hematopoética a partir das células mesenquimais que migraram junto aos vasos sanguíneos.

O processo de formação de tecido ósseo, inicialmente restrito ao centro de ossificação no meio da diáfise, encaminha-se gradativamente em direção das epífises. No entanto, ao mesmo tempo que a ossificação progride para as extremidades da diáfise, ocorre por ação de osteoclastos reabsorção do osso inicialmente formado no centro. Dessa maneira, forma-se, na diáfise, uma cavidade central – o canal medular – que será ocupada pela medula hematopoética originada do mesênquima que invadiu a cartilagem com os vasos sanguíneos.

A expansão da formação de tecido ósseo no interior da diáfise em direção das epífises é acompanhada pelo crescimento do colar ósseo periférico. Este era inicialmente estreito e, ao crescer em direção das epífises, irá constituir a maior parte da parede da diáfise.

Mais tarde, formam-se os centros secundários de ossificação na região central da cartilagem hialina de cada epífise. O processo de ossificação é semelhante ao que ocorreu na diáfise. Condrócitos passam por hipertrofia, morte por apoptose e sua matriz se torna calcificada. Vasos sanguíneos invadem a cartilagem junto a células mesenquimais e células osteoprogenitoras. Estas originam osteoblastos que se colocam sobre tabiques de matriz cartilaginosa calcificada, produzem matriz óssea, terminam por envolver-se pela matriz e se transformam em osteócitos. A formação de osso esponjoso no centro se expande gradativamente para a periferia, na qual se forma osso compacto a partir do antigo pericôndrio, transformado em periósteo.

Uma parte das cartilagens hialinas das epífises é mantida e constituirá as cartilagens articulares. Além disso, entre as epífises e a diáfise, é mantido um disco de cartilagem hialina, denominado **disco epifisário**, **cartilagem de conjugação** ou **metáfise**, responsável pelo crescimento longitudinal dos ossos longos.

Todo osso formado nesse processo de ossificação é do tipo não lamelar, imaturo, sendo gradativamente substituído por osso lamelar, maduro.

Crescimento longitudinal e em diâmetro dos ossos

Após a formação inicial, os ossos passam por processos de crescimento longitudinal e em diâmetro.

O disco epifisário promove o crescimento longitudinal do osso

Conforme já definido, o **disco epifisário** é um disco de cartilagem hialina situado entre a epífise e a diáfise, no qual não houve ossificação durante a formação inicial do osso. Ele será responsável pelo crescimento longitudinal do osso após sua histogênese inicial e se mantém durante toda a etapa de crescimento do corpo, desaparecendo e sendo substituído por tecido ósseo aproximadamente dos 18 aos 20 anos, o que determina a parada do crescimento do comprimento dos ossos longos.

No disco epifisário, podem se distinguir cinco zonas com características estruturais e funcionais próprias (Figura 8.18A e B):

- **Zona de cartilagem em repouso**: é a região do disco adjacente à epífise, formada por tecido cartilaginoso hialino regular
- **Zona de cartilagem seriada**: nessa região, condrócitos se dividem por mitose formando pilhas de condrócitos no sentido longitudinal do osso e paralelas entre si
- **Zona de cartilagem hipertrófica**: nessa região do disco, os condrócitos aumentam de volume e a matriz cartilaginosa nesse local fica reduzida a delgados tabiques situados entre as células hipertróficas. Os condrócitos entram em apoptose
- **Zona de cartilagem calcificada**: nesse local, ocorre a calcificação dos delgados tabiques de matriz cartilaginosa. Nos espaços entre os tabiques, há restos de condrócitos
- **Zona de ossificação**: nessa região, próxima à diáfise, é formado tecido ósseo (Figura 8.19A). Capilares sanguíneos e células osteoprogenitoras originadas da medula óssea invadem os espaços deixados pelos condrócitos mortos. As células osteoprogenitoras se diferenciam em osteoblastos que formam uma camada contínua sobre os restos da matriz cartilaginosa calcificada, sobre a qual os osteoblastos depositam a matriz óssea orgânica.

Os osteoblastos, quando envolvidos pela matriz óssea que secretaram sobre os tabiques de cartilagem, transformam-se em osteócitos. Desse modo, os tabiques acabam originando pequenas traves de tecido ósseo chamadas de **espículas ósseas** (ver Figura 8.19A). Elas são formadas por uma parte central interna de matriz cartilaginosa calcificada e uma região externa de tecido ósseo não lamelar.

O aspecto observado em cortes histológicos não apresenta a verdadeira estrutura dessa região. A Figura 8.20 apresenta um aspecto tridimensional sobre o arranjo das traves ósseas recém-formadas.

O crescimento do osso em comprimento resulta das mitoses de condrócitos na zona de cartilagem seriada. Pelo acréscimo contínuo de condrócitos, em consequência das mitoses, as duas epífises se afastam da diáfise.

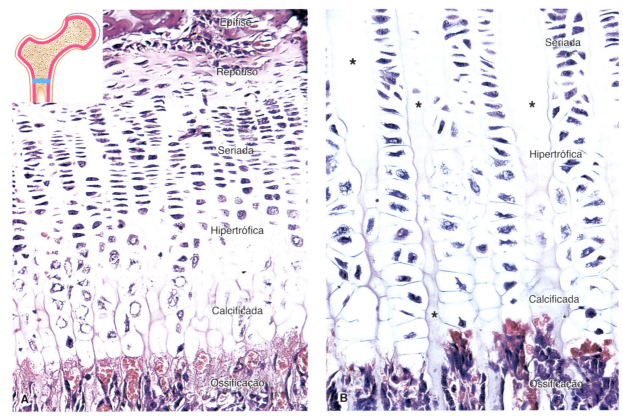

Figura 8.18 **A** e **B** Cortes longitudinais de disco epifisário de um osso longo. Acima do disco epifisário há uma região de osso da epífise. Observe, nas duas imagens, a sequência das modificações dos condrócitos ao longo das diversas zonas da cartilagem epifisária até a zona de ossificação, que termina no canal medular. (HE. **A**: pequeno aumento. **B**: médio aumento. Imagens de P. Abrahamsohn, 8.18A, no *site* mol.icb.usp.br.)

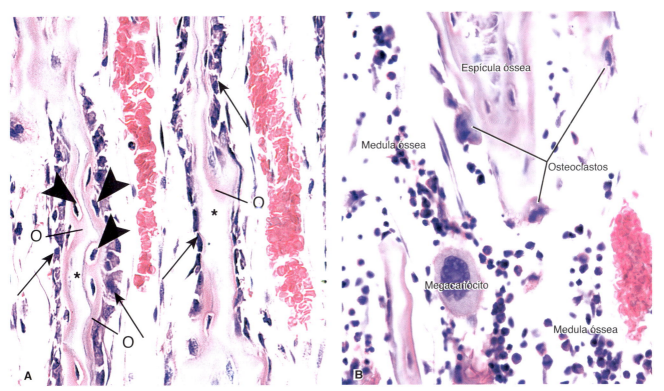

Figura 8.19 Zona de ossificação do disco epifisário. **A.** Duas trabéculas ósseas recém-formadas, dispostas verticalmente. Seus eixos centrais são constituídos de matriz cartilaginosa, basófila, azulada, assinalada por *asteriscos*. Sobre a matriz cartilaginosa de cada espícula há uma delgada faixa de matriz óssea, acidófila, cor-de-rosa, apontada pela *letra O*. Na superfície da matriz óssea, há osteoblastos (*setas*), e no interior da matriz, osteócitos (*pontas de seta*). Nos espaços entre as espículas, há vasos sanguíneos com hemácias e está se desenvolvendo medula óssea. **B.** Osteoclastos reabsorvem as extremidades das trabéculas ósseas, aumentando a cavidade do canal medular. (Microscopia óptica. HE. Médio aumento. Imagem de P. Abrahamsohn.)

No entanto, apesar das mitoses contínuas de condrócitos, a espessura do disco não aumenta. Isso porque o tecido ósseo formado na extremidade da zona de ossificação é gradativamente reabsorvido por osteoclastos e, com isso, aumenta continuamente o canal medular, que é então ocupado por medula hematopoética (ver Figura 8.19B).

Como os ossos longos aumentam seu diâmetro

O aumento do diâmetro dos ossos longos ocorre simultaneamente com o seu aumento longitudinal.

De modo resumido, ele ocorre da seguinte maneira: o crescimento ocorre no nível do periósteo por meio de osteoblastos e células osteoprogenitoras presentes na camada mais interna do periósteo. Os osteoblastos secretam matriz óssea, são envolvidos pela matriz e se diferenciam em osteócitos. Novas camadas de osso são adicionadas pelo mesmo mecanismo. Dessa maneira, tecido ósseo é adicionado na superfície externa do osso.

A adição de tecido ósseo na superfície externa do osso torna a parede da diáfise espessa e pesada. Por esse motivo, a adição é acompanhada por reabsorção de osso na parede interna da diáfise por meio de osteoclastos.

Dessa maneira, a espessura da parede da diáfise se mantém equilibrada.

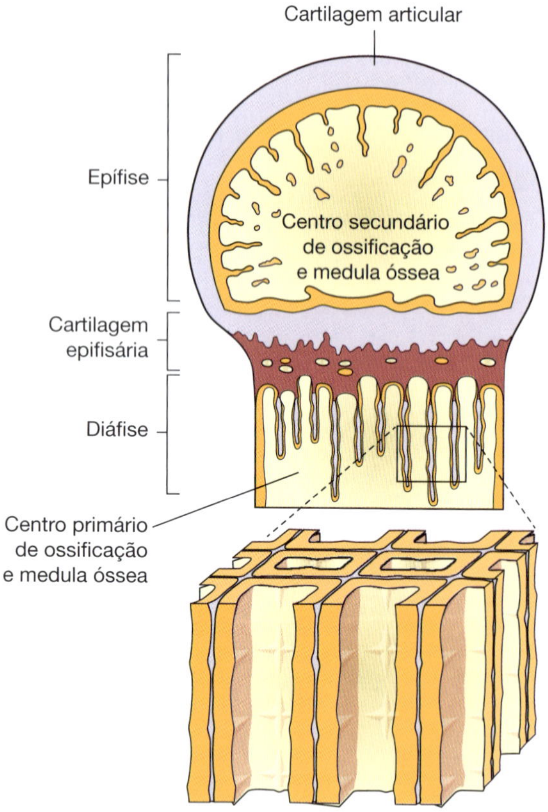

Remodelação do tecido ósseo

Ossos não são estruturas estáticas e constantemente sofrem modificações em resposta a forças sobre eles exercidas, assim como em resposta a moléculas secretadas por osteócitos e moléculas circulantes no sangue.

Quando requisitado, o tecido ósseo de certo local de um osso é reabsorvido e substituído por novo tecido ósseo. É uma maneira de modificar vários parâmetros do osso, por exemplo, a espessura de sua camada de osso compacto e a disposição das trabéculas de um osso esponjoso em resposta a modificações em forças aplicadas sobre o osso.

Em condições normais, a quantidade de novo osso corresponde à quantidade de osso reabsorvido, mantendo o equilíbrio de tecido ósseo no organismo.

Ver mais em *Histologia aplicada – Consolidação das fraturas –* e em *Histologia aplicada – Plasticidade do osso alveolar*.

Figura 8.20 Disco epifisário. Nos cortes histológicos da Figura 8.19, as espículas ósseas parecem ter a forma de bastões. No entanto, lembre-se do seguinte: na sequência de ossificação, os condrócitos morrem, deixam espaços vazios e osso se depositou sobre a matriz cartilaginosa deixada pelos condrócitos mortos. Em uma visão tridimensional, a *imagem inferior* mostra que as trabéculas observadas como bastões são, na realidade, colunas ocas cujas paredes contêm matriz cartilaginosa recoberta por tecido ósseo. (Adaptada e reproduzida, com autorização, de Ham, 1969.)

HISTOLOGIA APLICADA

Consolidação das fraturas

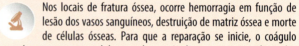

Nos locais de fratura óssea, ocorre hemorragia em função de lesão dos vasos sanguíneos, destruição de matriz óssea e morte de células ósseas. Para que a reparação se inicie, o coágulo sanguíneo e os restos celulares e da matriz devem ser removidos pelos macrófagos. O periósteo e o endósteo próximos à área fraturada respondem com intensa proliferação, formando um tecido muito rico em células osteoprogenitoras, que constitui um colar em torno da fratura e penetra entre as extremidades ósseas rompidas (Figura 8.21A e B). Nesse anel, ou colar conjuntivo, e no tecido conjuntivo localizado entre as extremidades ósseas fraturadas, forma-se tecido ósseo não lamelar ou imaturo, tanto pela ossificação endocondral de pequenos pedaços de cartilagem que aí se formam quanto por ossificação intramembranosa. No local de reparação, portanto, podem ser encontradas, ao mesmo tempo, áreas de cartilagem, áreas de ossificação intramembranosa e áreas de ossificação endocondral. Esse processo evolui de modo a aparecer, após algum tempo, um **calo ósseo** – estrutura mais volumosa que envolve a extremidade dos ossos fraturados. Ele é constituído de osso não lamelar, imaturo, que une provisoriamente as extremidades do osso fraturado (Figura 8.21C).

As trações e pressões exercidas sobre o osso durante a reparação da fratura e após o retorno do paciente às suas atividades normais causam a remodelação do calo ósseo e sua completa substituição por tecido ósseo do tipo lamelar ou maduro (Figura 8.21D). Se essas trações e pressões forem idênticas às exercidas sobre o osso antes da fratura, a estrutura do osso voltará a ser muito semelhante à que havia anteriormente.

HISTOLOGIA APLICADA

Plasticidade do osso alveolar

A posição dos dentes na arcada dentária pode ser modificada por meio de pressões laterais exercidas por aparelhos ortodônticos. No lado em que a pressão da raiz do dente atua sobre o osso alveolar ocorre reabsorção óssea e há neoformação óssea no lado oposto. Desse modo, o dente é deslocado na arcada dentária à medida que o osso alveolar é remodelado.

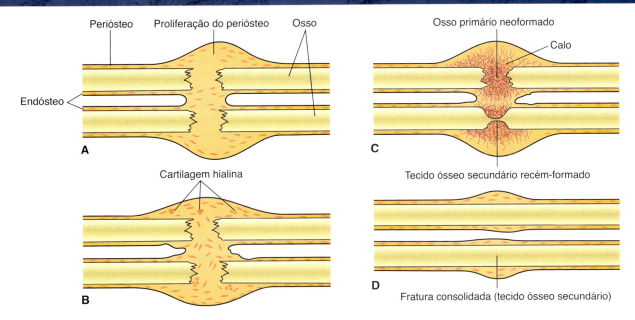

Figura 8.21 Esquema simplificado do processo de reparação de uma fratura óssea pela formação de novo tecido ósseo a partir do endósteo e do periósteo.

Metabolismo de cálcio e ações de hormônios nos ossos

O esqueleto contém 99% do cálcio do organismo e funciona como uma reserva desse íon, cuja concentração no sangue (calcemia) deve ser mantida constante para o funcionamento normal de inúmeros processos celulares.

Há um intercâmbio contínuo entre o cálcio do plasma sanguíneo e o dos ossos. O cálcio absorvido da alimentação, e que faria aumentar a concentração sanguínea desse íon, é eliminado pelos rins ou depositado no tecido ósseo; inversamente, o cálcio dos ossos é mobilizado quando sua concentração diminui no sangue.

Há dois mecanismos principais de mobilização do cálcio depositado nos ossos. O primeiro mecanismo é a simples transferência (por diluição) dos íons dos cristais de hidroxiapatita para o líquido intersticial dos canalículos ósseos, dos quais o cálcio passa para o sangue. Esse mecanismo, puramente físico, é favorecido pela grande superfície dos cristais de hidroxiapatita e ocorre principalmente no osso esponjoso.

O segundo mecanismo é por ação do **hormônio da paratireoide**, ou **paratormônio**, sobre o tecido ósseo. Ele atua sobre os osteoclastos por via indireta por meio dos osteoblastos e aumenta a reabsorção óssea, com liberação de fosfato de cálcio e elevação da calcemia. A concentração de $(PO_4)^{3-}$ não aumenta no sangue porque o próprio paratormônio acelera a excreção renal de íons fosfato. A **calcitonina**, hormônio produzido pelas células parafoliculares da tireoide, inibe a reabsorção da matriz e a mobilização do cálcio, tendo efeito inibidor sobre os osteoclastos. Mais informações sobre esses hormônios são apresentadas no Capítulo 20, *Glândulas Endócrinas*.

A deficiência alimentar de cálcio leva a uma calcificação incompleta da matriz orgânica produzida, que pode ser devida à carência desse mineral nos alimentos ou à falta do pró-hormônio vitamina D, que é importante para a absorção dos íons Ca^{2+} e $(PO_4)^{3-}$ pelo intestino delgado.

O **hormônio do crescimento** (ou **somatotropina**) produzido pela adeno-hipófise estimula a divisão e a diferenciação das células osteoprogenitoras. O **fator de crescimento semelhante à insulina-I** (IGF-I), produzido principalmente no fígado, age nos condrócitos do disco epifisário.

Por ação de hormônios sexuais e da tireoide, os condrócitos do disco param de proliferar e, após o desenvolvimento final dos ossos, entre 18 e 22 anos, os discos epifisários desaparecem. Doenças da tireoide podem afetar os ossos mesmo após o período do crescimento. Os hormônios sexuais, tanto masculinos (testosterona) quanto femininos (estrógenos), têm efeito complexo sobre os ossos, sendo, de modo geral, estimuladores da formação de tecido ósseo. A maturação sexual precoce em crianças e adolescentes causada, por exemplo, por tumores que secretam hormônios sexuais, retarda o crescimento corporal, pois, nesses casos, as cartilagens epifisárias são substituídas precocemente por tecido ósseo.

Há várias (BMPs produzidas no tecido ósseo e que atuam localmente. A proteína esclerostina parece ser oponente de algumas ações das BMPs. A proteína osteoprotegerina age inibindo a ação de osteoclastos. Vários outros fatores são produzidos também por células migratórias de passagem pelo tecido ósseo, tais como leucócitos e macrófagos.

Ver mais sobre ações hormonais em *Para saber mais – Defeitos no crescimento ósseo –* e em *Para saber mais – Osteoporose.*

Para mais informações sobre nutrição e saúde óssea, ver *Histologia aplicada – Doenças relacionadas com a deficiência nutricional de cálcio.*

PARA SABER MAIS
Defeitos no crescimento ósseo

O hormônio do crescimento (GH), produzido no lobo anterior da hipófise, estimula o crescimento em geral do corpo, tendo ação particularmente acentuada sobre a cartilagem epifisária. Os efeitos desse hormônio nem sempre são diretos. Ele estimula alguns órgãos, principalmente o fígado, a sintetizar polipeptídios denominados **somatomedinas**, que têm efeito sobre o crescimento. A falta do GH durante a etapa de crescimento do corpo causa o **nanismo hipofisário**, em que o corpo como um todo tem menores dimensões.

A produção excessiva de GH, como ocorre em alguns tumores da hipófise, causa o **gigantismo**, em crianças, e a **acromegalia**, em adultos. No gigantismo, há um desenvolvimento excessivo do comprimento dos ossos longos. No adulto, o excesso de GH atua quando já não há mais as cartilagens epifisárias e os ossos não podem crescer em comprimento, mas crescem em espessura (por crescimento periósteo), dando origem à acromegalia, na qual os ossos, principalmente os longos, tornam-se mais espessos.

A **acondroplasia** é uma doença genética caracterizada por baixa estatura devida ao menor crescimento dos membros. É causada por uma mutação do gene do receptor 3 do fator de crescimento fibroblástico (FGF), gene que é normalmente inibido. Essa mutação atua nas cartilagens epifisárias prejudicando o crescimento dos ossos longos. Ossos formados por ossificação intramembranosa, como a maioria dos ossos do crânio, não são afetados.

PARA SABER MAIS
Osteoporose

Caracteriza-se por perda de tecido ósseo e alterações na organização do tecido ósseo, e decorre de um desequilíbrio na remodelação dos ossos, com predomínio da reabsorção sobre a neoformação de tecido ósseo.

Baixa concentração de estrógenos e inatividade física são causas importantes de osteoporose, condições que podem aparecer em pacientes imobilizados e em pessoas idosas, principalmente mulheres após a menopausa. Menos importantes são a deficiência nutricional de cálcio e a de vitamina D. Na osteoporose, a concentração de cálcio na matriz orgânica é normal, mas a quantidade de tecido ósseo é menor, e o osso apresenta amplos canais de reabsorção.

HISTOLOGIA APLICADA
Doenças relacionadas com a deficiência nutricional de cálcio

A deficiência de cálcio durante a infância causa o raquitismo, doença em que a matriz óssea não se calcifica normalmente. Consequentemente, os ossos, principalmente dos membros inferiores, não suportam as pressões normais exercidas sobre eles pela gravidade e pela tração muscular e se deformam.

Em adultos, a falta de cálcio leva à osteomalacia, que se caracteriza pela calcificação deficiente da matriz óssea neoformada e pela descalcificação parcial da matriz já calcificada, com a consequente fragilidade óssea.

Articulações

Para constituir o esqueleto, os ossos unem-se uns aos outros por meio de estruturas formadas por tecido conjuntivo, as articulações. Elas podem ser classificadas em **diartroses**, que possibilitam grandes movimentos, e **sinartroses**, nas quais não há movimentos ou, quando ocorrem, são muito limitados. Há três tipos de sinartroses: **sinostoses**, **sincondroses** e **sindesmoses**.

As sinostoses são desprovidas de movimentos e, nelas, os ossos são unidos por tecido ósseo. Encontram-se unindo os ossos chatos do crânio em idosos. Nas sincondroses, há movimentos limitados, sendo as peças ósseas unidas por cartilagem hialina. Encontram-se, por exemplo, na articulação da primeira costela com o esterno. As sindesmoses são dotadas de algum movimento, e os ossos envolvidos são unidos por tecido conjuntivo denso. São exemplos a sínfise pubiana e a articulação tibiofibular inferior.

As **diartroses** são articulações dotadas de grande mobilidade e geralmente unem os ossos longos (Figura 8.22). Nas diartroses, há externamente uma **cápsula articular** que liga as extremidades ósseas e delimita uma cavidade fechada, a **cavidade articular**. Essa cavidade contém um líquido incolor, transparente e viscoso, o **líquido sinovial**, que é um dialisado do plasma sanguíneo contendo elevado teor de ácido hialurônico, sintetizado pelas células da camada sinovial.

O deslizamento entre superfícies articulares ocorre entre duas cartilagens hialinas que revestem a extremidade das epífises ósseas. Essas cartilagens são desprovidas de pericôndrio e sua superfície é muito lisa. O líquido sinovial tem importante efeito lubrificante nesse deslizamento.

Cápsula articular e membrana sinovial

A cápsula articular forma um manguito em torno das extremidades ósseas da articulação e une essas extremidades. Externamente, a cápsula é formada por uma camada de tecido conjuntivo denso, e internamente é revestida pela membrana sinovial. O tecido conjuntivo da cápsula se insere nos periósteos dos ossos participantes da articulação.

Em cortes histológicos, a **membrana sinovial** tem aspecto de um epitélio que repousa sobre uma camada de tecido conjuntivo (Figura 8.23). A membrana sinovial é composta de dois tipos celulares: um semelhante aos fibroblastos (células F) e outro com aspecto e atividade funcional semelhantes aos macrófagos (células M). A membrana sinovial produz o líquido sinovial, que preenche a cavidade sinovial, lubrifica as superfícies articulares, age como um coxim na absorção de forças e é importante para a nutrição da cartilagem articular.

Capítulo 8 | Tecido Ósseo   161

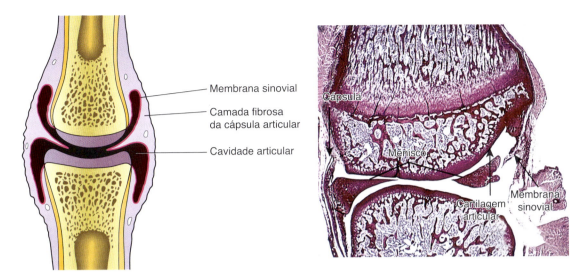

Figura 8.22 Diartrose. *À esquerda*, um desenho esquemático evidenciando a cápsula formada por duas partes: a camada fibrosa externa e a camada sinovial (membrana sinovial, *em vermelho*), que reveste a cavidade articular, com exceção da superfície das cartilagens articulares. *À direita*, corte histológico de um joelho. Observe a localização da membrana sinovial, da cartilagem articular e do menisco. (Picrossirius-hematoxilina. Vista panorâmica.)

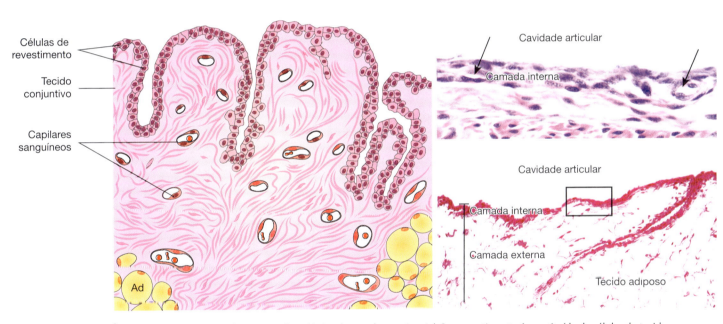

Figura 8.23 *À esquerda*, um esquema da estrutura histológica da membrana sinovial. Seu revestimento é constituído de células do tecido conjuntivo, cuja disposição lembra um epitélio. Não há lâmina basal entre o revestimento e o tecido conjuntivo subjacente, o qual é ricamente vascularizado e contém adipócitos (Ad). (Adaptada e reproduzida, com autorização, de Cossermelli, 1972.) *À direita*, superfície da membrana sinovial observada em cortes transversais. A *imagem superior* (ver *detalhe do retângulo da imagem inferior*) apresenta o revestimento interno da membrana sinovial, que é formado por macrófagos e fibroblastos, e contém vasos sanguíneos. (HE. Vista panorâmica (*abaixo*) e aumento médio (*acima*). Imagem de P. Abrahamsohn, do livro *Histologia*.)

Bibliografia

BLOOM, W.; FAWCETT, D. W. **A textbook of histology**. 9. ed. Philadelphia: Saunders, 1968.

COSSERMELLI, W. **Reumatologia básica**. São Paulo: Sarvier, 1972.

DALLAS, S. L.; PRIDEAUX, M.; BONEWALD, L. F. The osteocyte: an endocrine cell... and more. **Endocrine Reviews**, v, 34, n. 5, p. 658-690, 2013.

FENG, X.; TEITELBAUM, S. L. Osteoclasts: new insights. **Bone Research**, v. 1, p. 11-26, 2013.

FRANZ-ODENDAAL, T. A. *et al.* Buried alive: how osteoblasts become osteocytes. **Developmental Dynamics**, v. 235, n. 1, p. 176-190, 2006.

HAM, A. W. **Histology**. 6. ed. Philadelphia: Lippincott, 1969.

HASEGAWA, T. *et al.* Ultrastructural and biochemical aspects of matrix vesicle-mediated mineralization. **Japanese Dental Science Review**, v. 53, n. 2, p. 34-45, 2017.

MOREIRA, C. A.; DEMPSTER, D. W.; BARON, R. Anatomy and ultrastructure of bone – histogenesis, growth and remodeling. 2019 Jun 5. In: FEINGOLD, K. R. *et al.* (edit). **Endotext** [Internet]. South Dartmouth (MA): MDText.com, Inc., 2000.

SALHOTRA, A. *et al.* Mechanisms of bone development and repair. **Nature Reviews Molecular Cell Biology**, v. 21, n. 11, p. 696-711, 2020. doi: 10.1038/s41580-020-00279-w.

SCHLESINGER, P. H. *et al.* Cellular and extracellular matrix of bone, with principles of synthesis and dependency of mineral deposition on cell membrane transport. **American Journal of Physiology-Cell Physiology**, v. 318, n. 1, p. C111-C124, 2020.

SMITH, J. K. Osteoclasts and microgravity. **Life**, v. 10, n. 9. p. 207, 2020. doi: 10.3390/life10090207.

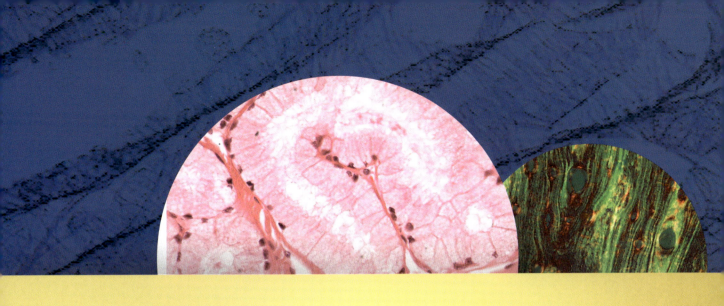

Capítulo 9

Tecido Nervoso

PAULO ABRAHAMSOHN

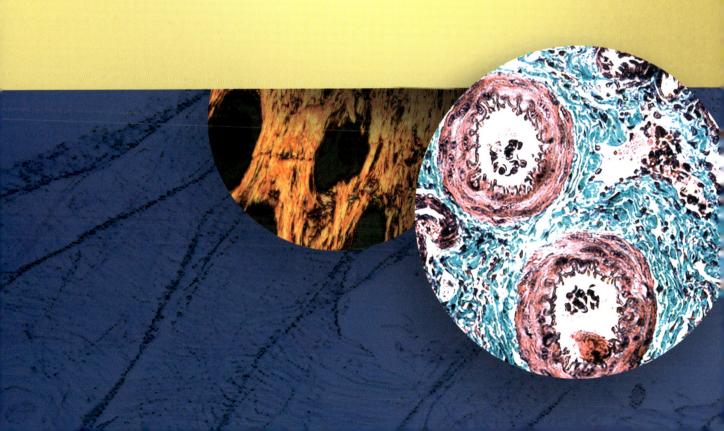

Características principais do tecido nervoso, *165*
Bibliografia, *193*

Características principais do tecido nervoso

Os **sistemas nervoso** e **endócrino** são sistemas de integração que se desenvolveram durante a evolução dos animais para coordenar as funções dos seus órgãos e sistemas.

O tecido nervoso é constituído de dois grupos de células: os **neurônios** e as **células da neuróglia**, também denominadas **células da glia**.

Os componentes desse tecido estão distribuídos pelo corpo em uma rede de órgãos e estruturas interligadas, constituindo o **sistema nervoso**. Anatomicamente, o sistema nervoso é dividido em: **sistema nervoso central** (**SNC**), formado pelo encéfalo e pela medula espinal, e **sistema nervoso periférico** (**SNP**), formado pelos **nervos** e por pequenos conjuntos de corpos celulares de neurônios chamados de **gânglios nervosos**.

No SNC, os corpos celulares dos neurônios e os seus prolongamentos estão concentrados em locais diferentes. Por esse motivo, é possível reconhecer duas regiões distintas no encéfalo e na medula espinal: a **substância cinzenta** e a **substância branca**.

Por meio das **sinapses**, os neurônios transmitem sinalizações (*"os estímulos nervosos"*) e respondem a elas por uma modificação da diferença de potencial elétrico (voltagem) que há entre as superfícies externa e interna de sua membrana celular. Uma resposta, o **impulso nervoso**, pode propagar-se ao longo da membrana dos neurônios e de seus prolongamentos e transmitir uma sinalização a outros neurônios, a células musculares ou a células glandulares.

As funções fundamentais do sistema nervoso são:

- Receber informações de receptores sensoriais de calor, frio, luz, sons, tato, energia mecânica e de modificações dos ambientes externo e interno
- Analisar as informações recebidas, organizar e integrar respostas e coordenar o funcionamento de quase todas as funções do organismo, entre as quais, as funções motoras, viscerais, endócrinas e psíquicas.

Características gerais dos neurônios

Os neurônios são as células do tecido nervoso que recebem e processam informações, e as transmitem a outras células. Eles são constituídos de um **corpo celular** e de **prolongamentos** do corpo celular – os dendritos e o axônio (Figuras 9.1 e 9.2). O volume total dos prolongamentos costuma ser maior do que o volume do corpo celular.

Há muitos tipos de neurônios, que, de acordo com sua morfologia, podem ser classificados em (Figura 9.3):

- **Neurônios bipolares**: têm um dendrito principal e um axônio
- **Neurônios multipolares**: têm vários dendritos e um axônio

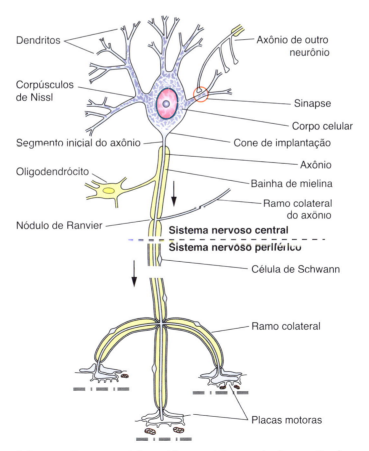

Figura 9.1 Estrutura de um neurônio motor. Seu corpo celular contém um núcleo grande, de cromatina frouxa e pouco corado, e um nucléolo bem visível. No citoplasma do corpo celular e dos dendritos mais grossos, há corpúsculos de Nissl (ergastoplasma). O axônio se inicia no cone de implantação por meio de um curto segmento inicial e pode emitir ramos colaterais. Nas extremidades do axônio, há botões sinápticos.

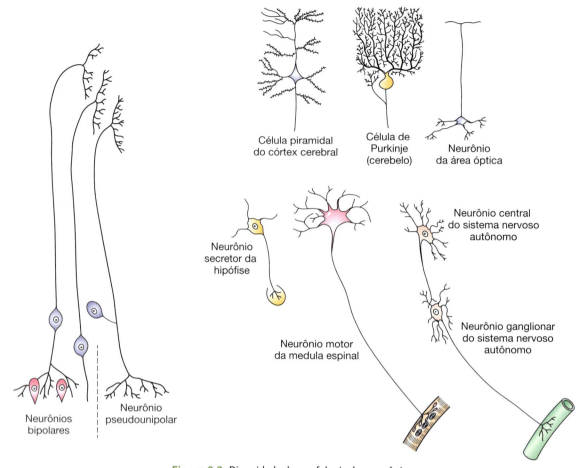

Figura 9.2 Diversidade da morfologia dos neurônios.

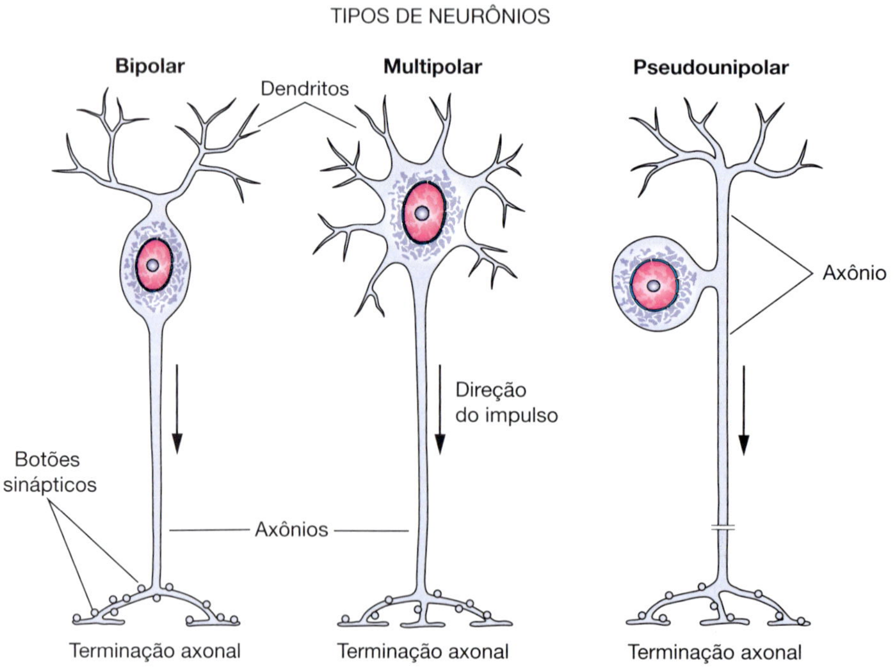

Figura 9.3 Diferentes estruturações de dendritos e axônios em neurônios.

- **Neurônios pseudounipolares**: emitem um curto prolongamento que logo se divide em dois: um se dirige para a periferia e o outro para o SNC
- **Neurônios anaxônicos**: não têm axônio ou seu axônio não pode ser diferenciado dos dendritos.

A maioria dos neurônios é do tipo multipolar. Os bipolares são restritos a alguns locais do corpo, por exemplo, nos gânglios cocleares e vestibulares, na retina e na mucosa olfatória, e estão relacionados com a recepção de estímulos sensoriais. Neurônios pseudounipolares existem nos gânglios espinais, os gânglios sensoriais situados nas raízes dorsais dos nervos espinais, e nos gânglios cranianos. Transmitem para o SNC informação sensorial captada na periferia.

Os neurônios podem ser classificados, segundo a sua função, em **motores** ou **efetores**, que inervam e controlam fibras musculares, glândulas exócrinas e endócrinas. Os neurônios **sensoriais** recebem estímulos do meio ambiente e do próprio organismo (proprioceptivos). Os **interneurônios** estabelecem conexões entre neurônios e são fundamentais para a formação de circuitos neuronais de vários graus de complexidade. A evolução dos mamíferos foi acompanhada por grande aumento no número de interneurônios.

Ver mais informações em *Histologia aplicada – Plasticidade neuronal*.

HISTOLOGIA APLICADA
Plasticidade neuronal

A plasticidade neuronal é muito grande durante o desenvolvimento embrionário, quando se forma um excesso de neurônios. Os que não estabelecem sinapses corretas com outros neurônios são eliminados.

Após uma lesão do SNC de mamíferos adultos, os circuitos neuronais se reorganizam graças ao crescimento dos prolongamentos dos neurônios, que formam novas sinapses para substituir as perdidas pela lesão. Assim, estabelecem-se novas comunicações, que, dentro de certos limites, podem restabelecer as atividades funcionais dos circuitos perdidos. Essa propriedade do tecido nervoso é denominada **plasticidade neuronal**.

Componentes dos neurônios
Corpo celular

O corpo celular é o centro trófico do neurônio, que contém o núcleo e é onde se concentram as organelas (Figuras 9.1, 9.4 e 9.5). Ele pode ser esférico, em forma de pera ou anguloso. De modo geral, as células nervosas são grandes, podendo o corpo celular medir até 150 µm de diâmetro. Uma célula com essa dimensão, quando isolada, é visível a olho nu. Todavia, os neurônios denominados **células granulosas do cerebelo** estão entre as menores células dos mamíferos, com corpo celular entre 4 e 5 µm de diâmetro, metade do diâmetro de uma hemácia.

A membrana plasmática que envolve o corpo celular se continua com a membrana dos prolongamentos e é capaz de receber estímulos nervosos.

O núcleo da maioria dos neurônios é esférico e pouco corado em cortes histológicos, pois seus cromossomos costumam ser distendidos, indicando uma atividade sintética intensa. Em cortes histológicos, cada núcleo mostra, em geral, um nucléolo.

O corpo celular costuma ser rico em **retículo endoplasmático granuloso**, em forma de cisternas paralelas, entre as quais há numerosos polirribossomos livres, indicando que os neurônios têm grande atividade de síntese de proteínas. Os conjuntos de cisternas e ribossomos podem ser vistos ao microscópio óptico sob forma de manchas basófilas espalhadas pelo citoplasma, coradas em azul pela hematoxilina, chamadas **corpúsculos de Nissl** (Figuras 9.4 e 9.5; ver Figura 9.1). A quantidade de retículo endoplasmático granuloso depende do tipo e do estado funcional dos neurônios, sendo muito abundante nos neurônios motores.

O **complexo de Golgi** é formado por grupos de cisternas achatadas paralelas localizadas em torno do núcleo (Figura 9.4). As **mitocôndrias** existem em quantidade moderada no corpo celular e também estão concentradas nas terminações dos axônios.

Os **neurofilamentos** são filamentos intermediários do citoesqueleto que medem cerca de 10 nm de diâmetro. São compostos de diferentes proteínas (p. ex., NF-L, NF-M e NF-H) e são abundantes tanto no corpo celular quanto nos prolongamentos, especialmente no axônio. Em preparados histológicos submetidos a técnicas de impregnação pela prata, eles se aglutinam e são visíveis ao microscópio óptico sob a forma das **neurofibrilas**. O citoplasma dos neurônios tem grande quantidade de **microtúbulos**, responsáveis pelo transporte de vesículas no corpo celular e ao longo dos prolongamentos.

Dendritos

São prolongamentos revestidos por membrana plasmática cujo diâmetro diminui à medida que se distanciam do corpo celular (ver Figura 9.1). Ramificam-se como galhos de uma árvore e seu conjunto é chamado de **árvore dendrítica**. O citoplasma dos dendritos contém mitocôndrias, pequena quantidade de ribossomos e numerosos microtúbulos, além de neurofilamentos.

A superfície da membrana plasmática dos dendritos geralmente supera a superfície das outras porções do neurônio e constitui-se no principal local para recepção de estímulos nervosos. A intensa ramificação dos dendritos aumenta consideravelmente a superfície dos neurônios e, nela, axônios de outros neurônios estabelecem de centenas a milhares de sinapses. No neurônio denominado **célula de Purkinje**, até 200 mil terminações de axônios estabelecem sinapses em seus dendritos (ver desenho da célula de Purkinje na Figura 9.2).

Os dendritos têm pequenas saliências em sua superfície chamadas **espinhos dendríticos**. Medem de 1 a 3 µm de comprimento e menos de 1 µm de diâmetro, e são locais nos quais prolongamentos de outros neurônios estabelecem sinapses. São estruturas dinâmicas e sua quantidade pode aumentar e diminuir durante a atividade neuronal.

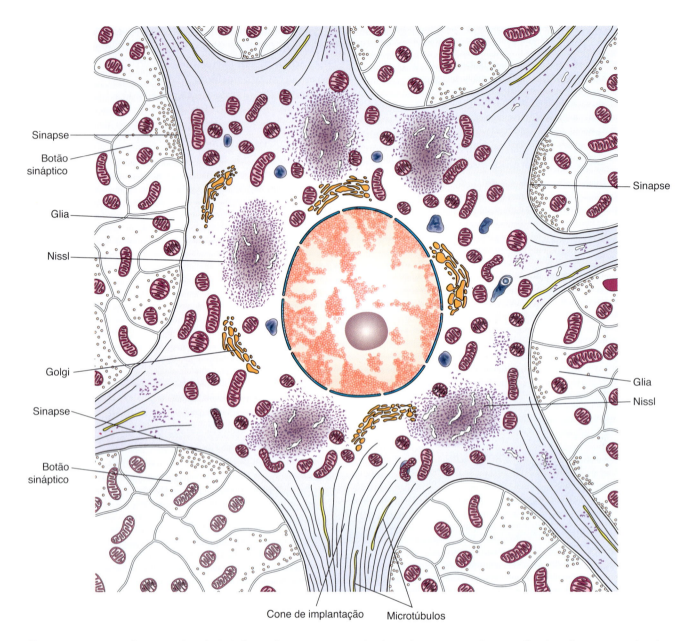

Figura 9.4 Esquema de um neurônio do SNC observado por microscopia eletrônica de transmissão. Sua superfície é recoberta por terminações sinápticas de outros neurônios e por prolongamentos de células da glia. No corpo celular, há grande quantidade de retículo endoplasmático granuloso e ribossomos, observados por microscopia óptica como substância de Nissl. Na *parte inferior* da figura: o cone de implantação do axônio é o local de saída do axônio. Os outros prolongamentos da célula são dendritos. Note a ausência de material extracelular entre as células.

Além disso, espinhos podem ser regularmente eliminados e substituídos pela formação de novos.

Os impulsos recebidos nos dendritos podem ser excitatórios ou inibitórios, e nos dendritos da maioria dos neurônios, ocorre a **integração dendrítica**. Em uma explicação simplificada, esse fenômeno consiste em integrar a somatória de impulsos excitatórios e inibitórios recebidos na superfície dos dendritos. Desse processo resulta um sinal conduzido ao corpo celular, que poderá resultar no desencadeamento de um impulso nervoso que será transmitido ao longo do axônio até um terminal sináptico.

Axônio

É um prolongamento único, de diâmetro constante em quase todo seu percurso e frequentemente ramificado em sua porção terminal. É especializado na condução de impulsos nervosos e, por sinapses existentes em suas extremidades, transmite impulsos nervosos do neurônio para outras células. Nas sinapses, são liberadas moléculas de diversas categorias – neurotransmissores, neuromoduladores, hormônios –, que agem na superfície de outras células e poderão modificar a sua atividade.

O comprimento dos axônios é muito variado, mas quase sempre são mais longos do que os dendritos.

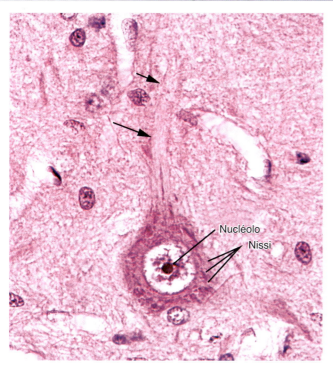

Figura 9.5 Neurônio observado por microscopia óptica. Seu núcleo tem cromatina frouxa e um grande nucléolo. As manchas azuis no citoplasma são os corpúsculos de Nissl. As *setas* indicam um espesso prolongamento. Em torno do neurônio há prolongamentos de outros neurônios e núcleos e prolongamentos de células da glia. (Hematoxilina e eosina – HE. Médio aumento.)

Os que conectam interneurônios podem medir alguns milímetros, enquanto os axônios dos neurônios motores da medula espinal que inervam os músculos do pé de um adulto, por exemplo, podem ter mais de 1 m de comprimento.

O citoplasma do axônio, ou axoplasma, é relativamente pobre em organelas. Contém algumas cisternas do retículo endoplasmático liso e muitos feixes de neurofilamentos. Estes são importantes para a manutenção da estrutura mecânica do axônio e para o seu crescimento. Graças a eles o diâmetro dos axônios é conservado em longos percursos. Seu citoplasma tem muitos microtúbulos, fundamentais para o transporte de organelas e de moléculas ao longo do axônio. A maior parte das mitocôndrias está concentrada nos **botões sinápticos**, as porções terminais dos axônios.

O axônio é mantido principalmente pela atividade sintética do corpo celular. Proteínas necessárias para a construção de microtúbulos, neurofilamentos, e moléculas necessárias para a atividade das sinapses são transportadas a partir do corpo celular.

Componentes do axônio

O axônio geralmente se origina de uma pequena saliência cônica do corpo celular, denominada **cone de implantação** (ver Figuras 9.1 e 9.4). O **segmento inicial** é o primeiro trecho do axônio. Ele parte do cone de implantação, e não é recoberto por mielina (ver Figura 9.1). É um trecho curto, mas muito importante para a geração do impulso nervoso pelo fato de ter em sua membrana plasmática grande concentração de canais iônicos de Na^+. Nesse local, originam-se as alterações elétricas da membrana plasmática, que podem se propagar ao longo da membrana do axônio e constituir o **impulso nervoso** (ver adiante).

Antes de sua terminação, muitos axônios originam ramificações em ângulo reto, denominadas **ramos colaterais** (ver Figura 9.1). A região final dos axônios, geralmente muito ramificada, chama-se **telodendro**. Nas regiões terminais, há pequenas dilatações, os **botões sinápticos** ou **botões terminais**, pelos quais os axônios estabelecem as sinapses com outras células (ver Figura 9.3).

Transporte axonal

Nos axônios, há uma grande atividade de transporte de moléculas e de organelas. Moléculas sintetizadas no corpo celular ou captadas do espaço extracelular (p. ex., hormônios) migram no interior de vesículas de transporte ao longo dos axônios em direção à sua extremidade em um movimento centrífugo chamado **transporte anterógrado**. Esse fluxo ocorre em diversas velocidades, sendo duas principais: uma rápida (até cerca de 400 mm por dia) e outra lenta (1 a 10 mm por dia). Vesículas de transporte e organelas são movidas sobre trilhos de microtúbulos por meio de motores moleculares. O motor molecular desse transporte é a **cinesina**, utilizando energia acumulada em ATP.

O **transporte retrógrado**, realizado em sentido contrário, leva vesículas, organelas e moléculas do fim do axônio para o corpo celular. São trazidas substâncias absorvidas do espaço extracelular por pinocitose e organelas para serem recicladas. O transporte retrógrado, também feito pela utilização de trilhos de microtúbulos, utiliza a **dineína** como motor molecular e energia de ATP.

Ver como o transporte retrógrado pode ser prejudicial em *Histologia aplicada – Transporte retrógrado*.

HISTOLOGIA APLICADA

Transporte retrógrado

 Esse fluxo ao longo do axônio pode transportar moléculas e partículas estranhas e prejudiciais para o corpo celular de neurônios. O vírus da raiva, que penetra os nervos por uma mordida, é transportado para o corpo celular dos neurônios, provocando uma encefalite muito grave.

Eventos elétricos constituem a base do estímulo e do impulso nervoso

Utilizando-se delicados eletrodos, é possível medir a diferença de potencial elétrico, ou diferença de voltagem, entre o meio interno e o meio externo das células. Nos neurônios em estado de repouso, a diferença é de cerca de –60 mV, sendo o interior da célula negativo em relação ao exterior.

Essa diferença de potencial, denominada **potencial de repouso da membrana**, ou **potencial de membrana**, resulta da diferença entre as cargas elétricas em um lado e outro da bicamada lipídica da membrana plasmática, que age como um isolante. Diferentes concentrações intra e extracelulares de íons sódio e potássio são as principais responsáveis pelo potencial de repouso. As concentrações de outros íons e de moléculas (p. ex., proteínas) com cargas elétricas também contribuem para o potencial de membrana.

A membrana plasmática é relativamente permeável ao íon K⁺, que tende a entrar na célula, mas é bastante impermeável ao íon Na⁺, cuja entrada na célula é menos intensa. Por esse motivo, em condição de repouso, há uma concentração maior de sódio no meio extracelular que no meio intracelular, inversamente ao íon potássio, cuja concentração é maior no citoplasma. O potencial de repouso é mantido pela atividade contínua das bombas de sódio e potássio, proteínas integrais da membrana que usam a energia acumulada em moléculas de ATP para translocar os íons de um compartimento para outro.

Estímulos transmitidos nas sinapses nervosas sobre a membrana de um neurônio podem provocar a súbita abertura de canais de Na⁺ voltagem-dependentes. Isso resulta na entrada desses íons no citoplasma e na consequente despolarização e/ou inversão da polaridade do potencial de repouso no local do estímulo. Durante alguns milissegundos, o potencial da membrana, que era negativo, torna-se positivo, passando para cerca de +40 mV.

Logo após, os canais de Na⁺ se fecham e canais de K⁺ se abrem. Em seguida, íons Na⁺ são transportados para fora da célula e ocorrem a repolarização e o retorno ao estado de repouso. Essa sequência de despolarização e repolarização constitui o evento denominado **potencial de ação**. A duração de todo esse processo é de cerca de 5 milissegundos. Potenciais de ação também ocorrem na membrana plasmática de células musculares e de alguns outros tipos de célula.

Uma característica importante do potencial de ação é o fato de ele poder se propagar ao longo da membrana plasmática do axônio, constituindo o **impulso nervoso** (Figura 9.6).

Após estímulos terem sido recebidos nos dendritos – e, em menor grau, no corpo celular –, eles se encaminham ao cone de implantação dos axônios, em cujo segmento inicial pode ser gerado um potencial de ação. Ele se desloca ao longo do axônio pelas sucessivas despolarização e repolarização de cada local da membrana para um local vizinho da membrana, propagando-se rapidamente até chegar à terminação do axônio.

Ver em *Histologia aplicada – Anestésicos de ação local* o mecanismo de atuação de grande número de anestésicos locais.

> **HISTOLOGIA APLICADA**
> Anestésicos de ação local
>
> Muitos desses anestésicos atuam sobre os axônios pelo bloqueio dos canais de Na⁺ da membrana plasmática dos axônios. Dessa maneira, inibem o transporte desse íon e, consequentemente, a condução do potencial de ação responsável pelo impulso nervoso. Assim, são bloqueados os impulsos que seriam interpretados no cérebro como sensação de dor, pressão, tato e outros.

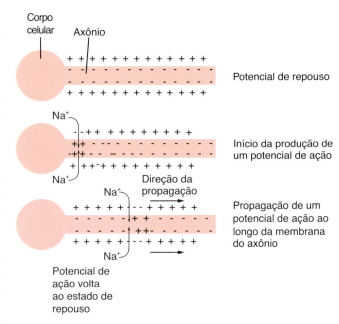

Figura 9.6 Potencial de ação. *No esquema superior*: a membrana do axônio em estado de repouso. *No esquema intermediário*: o potencial de ação se inicia no trecho inicial do axônio pela entrada de Na⁺ no citoplasma do axônio e saída de íons K⁺, causando uma despolarização local da membrana. *No esquema inferior*: uma etapa da propagação do potencial de ação, que avançou até a metade do axônio pela entrada de Na⁺ em locais sucessivos da membrana. Após a passagem da onda de despolarização na metade esquerda do axônio, essa já retornou ao potencial de repouso.

Nas sinapses ocorre a transmissão do impulso nervoso

As sinapses são locais de grande proximidade entre axônios e outras células. São as estruturas celulares responsáveis pela transmissão unidirecional de uma sinalização, isto é, um sinal é transmitido sempre do axônio para outra célula e nunca em sentido inverso.

Há dois tipos de sinapses. As **sinapses elétricas** são junções do tipo comunicante (junções *gap*) que possibilitam a passagem direta de íons de uma célula para a outra, promovendo a transmissão de impulsos (detalhes dessa junção no Capítulo 4, *Tecidos do Corpo/Tecido Epitelial*). Elas existem em vários locais do SNC e entre células da neuróglia. A transmissão de informação por meio delas é direta, porém com menor possibilidade de controle.

A **sinapse química**, comumente chamada de **sinapse**, é o tipo predominante no tecido nervoso. Localiza-se ao longo dos axônios, mais frequentemente nos botões sinápticos, pequenas dilatações nas extremidades dos axônios.

Nas sinapses químicas, ocorrem eventos de transdução de sinal: um sinal elétrico chega à sinapse ao longo da membrana plasmática do axônio, promove a liberação de moléculas – os **neurotransmissores** – que, por meio de sinalização química, irão agir na membrana da outra célula, promovendo um novo potencial de ação ou modificações metabólicas na célula receptora.

A sinapse de um axônio com um dendrito, o tipo mais comum, chama-se **axodendrítica**; de um axônio com o corpo celular de outro neurônio, **axossomática**; e de um axônio com outro axônio, **axoaxônica** (Figura 9.7).

Estrutura da sinapse química e transmissão de sinalização do neurônio

A estrutura da sinapse foi muito estudada por microscopia eletrônica. Ela é constituída de três componentes básicos, apresentados na Figura 9.8:

- Um elemento pré-sináptico, geralmente situado em um botão sináptico, cuja membrana plasmática envolvida na transmissão se denomina **membrana pré-sináptica**
- Um elemento pós-sináptico chamado de **membrana pós-sináptica**. É a região da membrana da célula que recebe o estímulo e responde a ele
- Um espaço delgado entre a membrana pré e pós-sináptica, denominado **fenda sináptica**.

Os neurotransmissores de pequeno peso molecular são sintetizados no axônio a partir de precursores produzidos no corpo celular ou captados de meio extracelular.

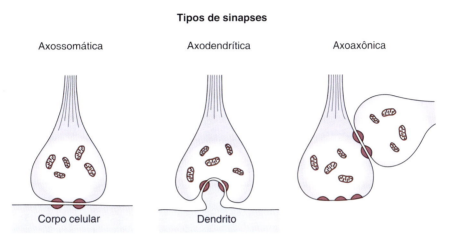

Figura 9.7 Principais localizações de sinapses. Os dois tipos *à esquerda* são os mais comuns. A sinapse axoaxônica é geralmente inibitória. (Adaptada, com autorização, de Cormack, 1993.)

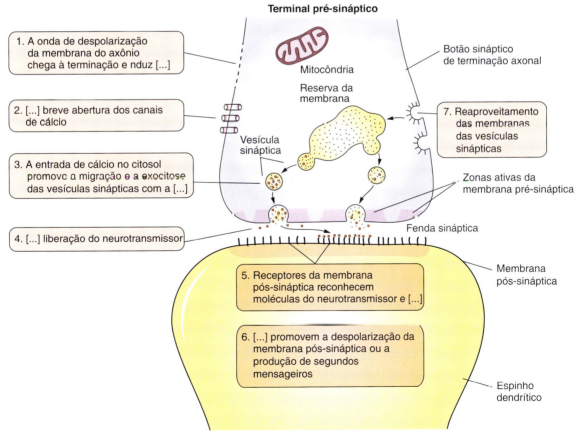

Figura 9.8 Sinapse química. Esquema de um botão sináptico e de um espinho dendrítico. Acompanhe pela numeração a sequência de eventos que conduzem à transmissão de sinalização para outra célula.

Cada tipo de célula nervosa produz, geralmente, um tipo de molécula de neurotransmissor. Suas moléculas são transportadas por transporte anterógrado e colocadas em vesículas chamadas **vesículas sinápticas,** armazenadas nos botões sinápticos.

Sequência da transmissão do impulso nervoso

Acompanhe pela Figura 9.8 como ocorre a transmissão do impulso nervoso de uma célula para outra.

1. Na membrana pré-sináptica em repouso, que não recebeu nenhum estímulo nervoso, os canais de cálcio voltagem-dependentes estão fechados e não permitem a entrada desses íons no citoplasma da sinapse. Nessas circunstâncias, é mínima a liberação por exocitose de neurotransmissores armazenados nas vesículas sinápticas.
2. Um potencial de ação propagado ao longo do axônio e que chega a um terminal axonal provoca a despolarização da membrana pré-sináptica e causa a abertura dos canais de Ca^{2+} voltagem-dependentes da membrana pré-sináptica.
3. Resulta em uma rápida entrada de Ca^{2+} do meio extracelular para o citosol do botão sináptico. Isso provoca o transporte de centenas de vesículas sinápticas para a proximidade da membrana pré-sináptica por meio de proteínas motoras, como a quinesina.
4. As vesículas aderem preferencialmente a regiões da membrana pré-sináptica, denominadas **zonas ativas**. Nesses locais, ocorre a fusão das vesículas sinápticas contendo os neurotransmissores com a membrana pré-sináptica, processo que depende da atividade de várias moléculas, entre as quais proteínas da família SNARE (do inglês *soluble NSF attachment protein receptor*).
5. Pela fusão das membranas ocorre a exocitose dos neurotransmissores, que são transferidos para o estreito espaço da fenda sináptica.
6. Para que possam influenciar a outra célula, as moléculas de neurotransmissores necessitam ser reconhecidas e se ligar a receptores da membrana pós-sináptica da célula que recebe a informação. A ligação dos neurotransmissores pode ter várias consequências, por exemplo:

    - Em uma sinapse excitatória que atua na membrana pós-sináptica de dendritos de outro neurônio, o neurotransmissor pode promover a abertura de canais iônicos de Na^+, causando uma despolarização local da membrana. Esta pode ser conduzida a outras partes desse neurônio, ser integrada com outros sinais recebidos em outros dendritos e originar um impulso nervoso em um axônio. Em uma sinapse inibitória, o neurotransmissor pode promover o fechamento de canais iônicos, impedindo a despolarização local da membrana do neurônio (Figura 9.9).
    - Em uma célula secretora, os neurotransmissores podem ser reconhecidos por receptores associados à proteína G e desencadear uma cascata molecular no citoplasma, com a produção de segundos mensageiros intracelulares, que poderão induzir vários efeitos metabólicos na célula, por exemplo, um estímulo à secreção
    - Em uma célula muscular, podem desencadear a sua contração.

7. Após um curto tempo, os neurotransmissores lançados na fenda sináptica são inativados por degradação enzimática ou são captados por endocitose pela membrana pré-sináptica, podendo ser reutilizados no botão sináptico. Assim, a ação dos neurotransmissores é muito breve e um novo impulso nervoso é necessário para a obtenção de outra resposta.

Alguns eventos após a transmissão do impulso nervoso

Durante a exocitose dos neurotransmissores, uma quantidade apreciável de membrana plasmática é adicionada à membrana pré-sináptica. Esse excesso de membrana é recapturado por meio da formação de vesículas de endocitose, cujas membranas são reaproveitadas pelo axônio (ver Figura 9.8).

Novas vesículas sinápticas são formadas no axônio e novas moléculas de neurotransmissores são sintetizadas. Precursores dos neurotransmissores e enzimas necessárias para a sua síntese têm origem no corpo celular e são transportados ao longo do axônio por transporte anterógrado.

Neuróglia

A **neuróglia**, ou simplesmente **glia**, é um conjunto de vários tipos celulares existentes no tecido nervoso que exercem importantes funções em relação aos neurônios e ao sistema nervoso em geral. Essas células não produzem estímulos nervosos, mas sustentam os neurônios física e funcionalmente, fornecendo a eles um microambiente adequado para sua atividade e sobrevivência.

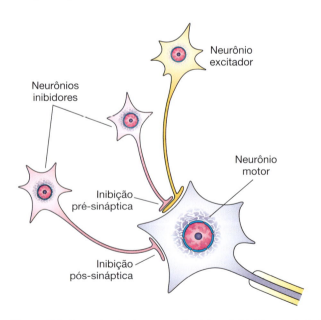

Figura 9.9 Exemplos de sinapses excitatórias e inibitórias estabelecidas em um neurônio motor. (Adaptada, com autorização, de Ganong, 1991.)

No SNC, calcula-se que existam de 10 a 50 vezes mais células da glia que neurônios. No entanto, em virtude do menor tamanho de suas células, elas ocupam cerca da metade do volume do tecido.

As células da glia têm um corpo celular com prolongamentos, mas em cortes histológicos corados com corantes rotineiros, só é possível observar os seus núcleos. Estes são geralmente menores que a maioria dos núcleos dos neurônios. Para a visualização das células da neuróglia, utilizam-se métodos especiais de impregnação metálica por prata ou ouro, ou métodos de imunocitoquímica.

Os seguintes tipos celulares formam o conjunto das células da glia presentes no SNC: **oligodendrócitos**, **astrócitos**, **células ependimárias** e **células da micróglia**. Vários autores incluem, nesse grupo, células do SNP, que exercem funções equivalentes às da neuróglia do SNC: **células de Schwann** e **células satélites** de neurônios ganglionares, que serão descritas mais adiante.

Ver em *Histologia aplicada – Regeneração de lesões do tecido nervoso* a atuação da neuróglia nas lesões do tecido nervoso.

HISTOLOGIA APLICADA
Regeneração de lesões do tecido nervoso

Atualmente, há evidências da existência de células-tronco de neurônios presentes em regiões específicas do cérebro. No entanto, a destruição de um neurônio pode representar uma perda permanente.

Quando uma célula nervosa é destruída, as células que a ela se ligam nada sofrem, exceto quando um neurônio recebe impulsos exclusivamente de outro. Nesse caso, o neurônio que fica completamente privado de impulsos nervosos pela destruição do outro sofre a chamada **degeneração transneuronal**.

Os espaços deixados pelas células e fibras nervosas do SNC destruído por acidente ou doença são preenchidos por células da neuróglia.

Os oligodendrócitos revestem os axônios

Uma característica dos oligodendrócitos, bem observada por microscopia óptica, é a menor quantidade de prolongamentos que eles emitem (Figuras 9.10 e 9.11A).

Esses prolongamentos se enrolam em torno de curtos trechos de axônios (Figura 9.12). Com exceção dos axônios mais delgados, a maioria é revestida por uma **bainha de mielina**, que será analisada mais adiante. Cada oligodendrócito pode emitir muitos prolongamentos que podem se dirigir a até 50 axônios diferentes. Cada prolongamento reveste um curto segmento do axônio; portanto, cada axônio é revestido, ao longo de seu trajeto, por uma sequência de prolongamentos originados de diferentes oligodendrócitos.

Os astrócitos atuam na sustentação e na proteção dos neurônios

Os astrócitos são células do glia de forma estrelada com múltiplos prolongamentos irradiando do corpo celular. Tanto o corpo celular quanto os prolongamentos têm muitos feixes de filamentos intermediários constituídos

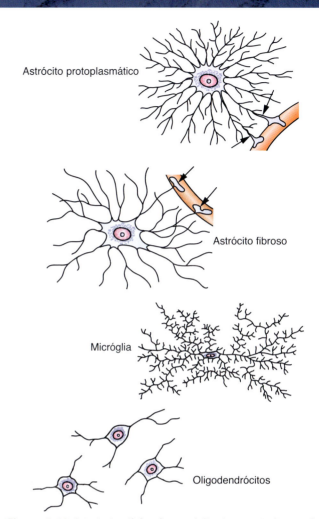

Figura 9.10 Principais células da neuróglia. As *setas* indicam pés vasculares de astrócitos apoiados sobre capilares sanguíneos.

da **proteína fibrilar ácida glial**, um importante elemento de suporte estrutural dos prolongamentos.

Distinguem-se dois tipos de astrócitos: **fibrosos** e **protoplasmáticos**. Os astrócitos fibrosos se localizam preferencialmente na substância branca e têm prolongamentos mais longos e menos numerosos (Figuras 9.10, 9.11B e 9.13). Os astrócitos protoplasmáticos, encontrados principalmente na substância cinzenta, têm mais prolongamentos, são curtos e muito ramificados. A grande quantidade de prolongamentos frequentemente encobre o corpo da célula (Figura 9.11C).

Além da sustentação estrutural dos neurônios, os astrócitos participam do controle da composição iônica e molecular do microambiente extracelular dos neurônios. Seus prolongamentos entram em contato com as várias partes dos neurônios. Alguns prolongamentos denominados **pés vasculares** se dirigem para capilares sanguíneos e se expandem sobre curtos trechos de sua superfície externa (Figuras 9.10, 9.11B e 9.13). Admite-se que esses prolongamentos transfiram moléculas e íons do sangue para os neurônios. Há evidências experimentais mostrando que eles transportam compostos ricos em energia do sangue para os neurônios e metabolizam glicose até o estado de lactato, que é passado para os neurônios.

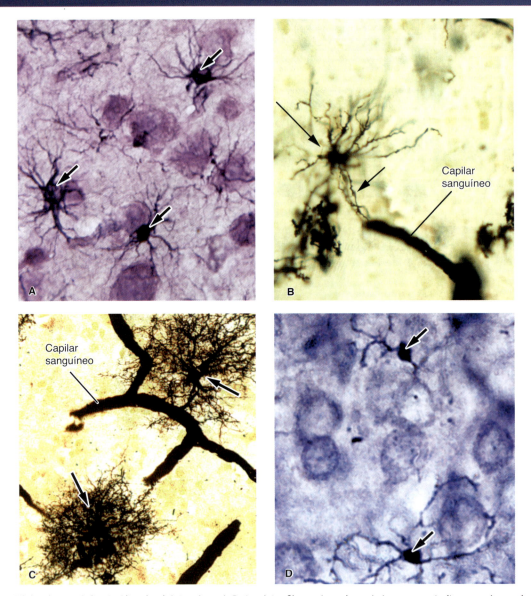

Figura 9.11 Células da neuróglia. **A.** Oligodendrócitos (*setas*). **B.** Astrócito fibroso (*seta longa*). A *seta curta* indica um pé vascular apoiado em capilar sanguíneo. **C.** Dois astrócitos protoplasmáticos (*setas*). **D.** Células da micróglia (*setas*). (Técnicas de impregnação metálica. A, B e C. Médio aumento. D. Grande aumento. Imagens de P. Abrahamsohn.)

Os astrócitos têm receptores em sua superfície e respondem a substâncias muito diversas, como norepinefrina, aminoácidos (como o ácido gama-aminobutírico – GABA), hormônio natriurético, angiotensina II e endotelinas. Além disso, acredita-se que possam sintetizar moléculas neuroativas, como peptídios da família do angiotensinogênio e encefalinas (precursores de opioides). Pela secreção de algumas moléculas na proximidade das sinapses, os astrócitos podem regular a transmissão de impulsos nervosos.

Os astrócitos comunicam-se entre si por meio de junções comunicantes (junções *gap*), formando uma rede pela qual informações podem alcançar diferentes locais do SNC. Por essa rede e pela produção de citocinas, os astrócitos podem interagir com oligodendrócitos e influenciar a renovação da mielina, tanto em condições normais quanto patológicas.

Os astrócitos participam da barreira hematencefálica

A barreira hematencefálica é uma barreira estrutural e funcional existente em torno dos capilares sanguíneos do SNC. Ela separa o compartimento sanguíneo intravascular do ambiente em que se situam as células do tecido nervoso no SNC. Há dois componentes importantes nessa barreira: as células endoteliais dos capilares sanguíneos do SNC e os pés vasculares dos astrócitos.

De modo diferente dos capilares existentes na maioria dos órgãos, as células endoteliais que formam a parede dos capilares do SNC não permitem o fácil trânsito de substâncias do sangue em direção ao tecido nervoso. Isso ocorre por vários motivos: as células endoteliais não são fenestradas ou perfuradas, como em alguns órgãos; nelas há poucas vesículas de pinocitose que transportam fluido através do citoplasma; elas têm

Capítulo 9 | Tecido Nervoso   175

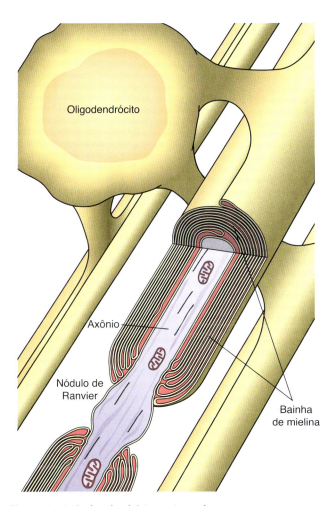

Figura 9.12 O oligodendrócito emite prolongamentos que se enrolam em torno de trechos de diferentes axônios e podem formar bainhas de mielina, mostradas em recorte em um desses axônios. (Adaptada, com autorização, de Bunge et al., 1961.)

O segundo componente da barreira hematencefálica é representado por prolongamentos de astrócitos que envolvem as células endoteliais e que formam uma barreira perivascular em torno dos capilares, impedindo a livre passagem de substâncias para o interstício do tecido nervoso (Figura 9.14).

Além disso, há prolongamentos de astrócitos que formam uma barreira contínua entre a superfície do tecido nervoso (do cérebro e da medula espinal) e a superfície da pia-máter, o componente mais interno das meninges, reforçando ainda mais o isolamento do tecido nervoso do SNC pela barreira hematencefálica.

Substâncias como água, gases e lipídios têm acesso livre à intimidade do SNC. Outras de maior peso molecular somente têm esse acesso se forem carreadas por meio de vesículas de transporte através das células endoteliais dos capilares. Essas células exercem controle seletivo impedindo que muitas substâncias, por exemplo, antibióticos, agentes químicos e toxinas, tenham acesso ao SNC. Assim, a barreira protege as células do SNC de interferências e ações danosas sobre suas células.

As células ependimárias produzem líquido cefalorraquidiano

As células ependimárias pertencem a um grupo que engloba vários tipos de células. Estas serão mais bem discutidas na seção *Plexos coroides e líquido cefalorraquidiano*.

As células da micróglia são macrófagos residentes no sistema nervoso central

As células da micróglia são as menores células da neuróglia. São ligeiramente alongadas, com prolongamentos curtos e irregulares, geralmente emitidos em ângulos retos entre si (ver Figuras 9.10 e 9.11D).

As células da micróglia provavelmente se originaram de células mesenquimais que se incorporaram no tecido nervoso primitivo durante as etapas embrionárias do desenvolvimento. Elas apresentam marcadores característicos

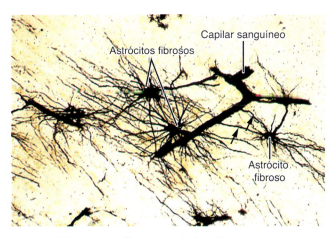

Figura 9.13 Astrócitos fibrosos no cérebro. Alguns prolongamentos, chamados de pés vasculares, apoiam-se sobre capilares sanguíneos (*setas*). (Método de Del Rio Hortega. Médio aumento.)

junções oclusivas muito desenvolvidas, que dificultam a passagem de líquido e moléculas entre as células endoteliais adjacentes.

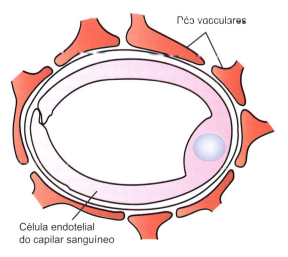

Figura 9.14 Pés vasculares, prolongamentos de astrócitos apoiados sobre a parede de capilar sanguíneo, contribuem para a barreira hematencefálica.

de macrófagos e, por esse motivo, podem ser consideradas como macrófagos residentes do SNC e pertencentes ao sistema mononuclear fagocitário.

Em condições de saúde do SNC, as células da micróglia permanecem em repouso. Durante processos inflamatórios do SNC, elas agem na proteção do tecido nervoso respondendo a agressões de diversas naturezas e participando de processos de reparação. A micróglia remove os restos celulares que surgem nas lesões do SNC e secreta diversas citocinas reguladoras do processo imunitário.

Há, no SNC, grupos de macrófagos que não fazem parte da população de células microgliais. São células de defesa situadas em locais perivasculares, nas meninges, subependimais; portanto, não localizadas na intimidade do tecido nervoso do SNC.

Fibras nervosas

Exceto por um curto segmento inicial, os axônios são sempre revestidos por uma célula envoltória. O conjunto formado por um axônio e pela sua célula envoltória é denominado **fibra nervosa**. No SNC, conjuntos de fibras nervosas formam os **feixes** ou **tratos**, e no SNP, os **nervos**.

Já foi mencionado que, no SNC, cada axônio é envolvido por uma sucessão de prolongamentos de diversos oligodendrócitos enrolados em torno de axônios (ver Figura 9.12). No SNP, são fileiras de células de Schwann que se enrolam em torno de axônios.

O enrolamento das células em torno dos axônios pode resultar ou não na formação de uma camada de mielina ao seu redor, originando, respectivamente, **fibras nervosas mielínicas** e **fibras nervosas amielínicas**. Com exceção dos axônios mais delgados, os axônios com diâmetro maior que 2 μm são revestidos por uma bainha de mielina.

Fibras nervosas mielínicas

Durante o enrolamento das células de Schwann (no SNP) ou dos prolongamentos de oligodendrócitos (no SNC), o citoplasma presente em cada volta é comprimido e excluído, e resta em torno do axônio só um conjunto de membranas plasmáticas muito próximas entre si (Figuras 9.15 e 9.16; ver Figura 9.12). Esse conjunto de membranas de constituição lipoproteica é a **bainha de mielina**. Quanto mais calibroso o axônio, maior o número de voltas e mais espesso o envoltório de mielina. Sua espessura é constante ao longo do axônio.

As porções da membrana da célula envoltória que se prendem internamente ao axônio e externamente à superfície da célula envoltória constituem, respectivamente, o **mesaxônio interno** e o **mesaxônio externo**, observados somente ao microscópio eletrônico de transmissão (Figuras 9.15 e 9.16). Ao microscópio óptico, é possível observar, na bainha de mielina, estriações oblíquas às fibras, as **incisuras de Schmidt-Lantermann** (Figura 9.17). Representam regiões do citoplasma que permaneceu durante o processo de enrolamento, em vez de ser espremido e deslocado.

Há espaços estreitos entre uma célula envoltória e as suas vizinhas. Essas pequenas descontinuidades, que medem de 1 a 2 μm de largura, são chamadas **nós** ou **nódulos de Ranvier** (Figura 9.17). Nesses espaços, projetam-se delicados prolongamentos das células de Schwann. No SNC, em que os axônios são revestidos por prolongamentos de oligodendrócitos, os nódulos de Ranvier são recobertos por prolongamentos de astrócitos. O intervalo entre dois nódulos seguintes (correspondente a uma célula de Schwann ou a um prolongamento de um oligodendrócito) é denominado **internódulo**.

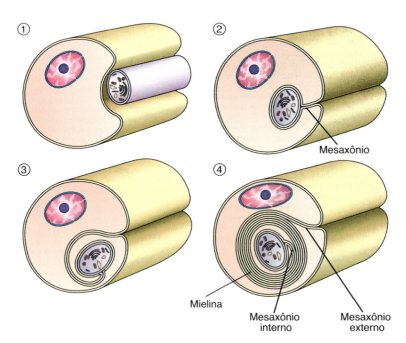

Figura 9.15 Sequência da formação de mielina pelas membranas da célula de Schwann. Essa célula se aproxima do axônio e envolve um segmento do axônio em várias voltas. Durante esse processo, o citoplasma da célula de Schwann é comprimido, restando as suas membranas, que formam a bainha de mielina em torno do axônio. Acompanhe a formação do mesaxônio interno e externo.

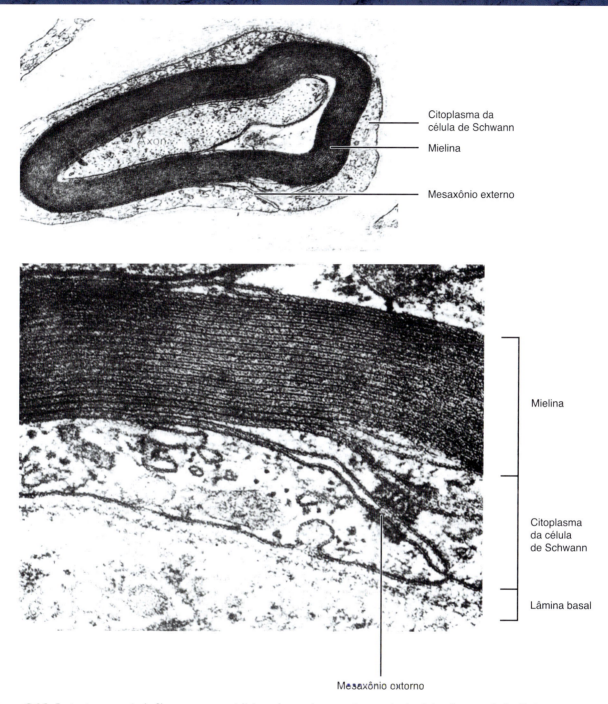

Figura 9.16 Cortes transversais de fibras nervosas mielínicas observadas por microscopia eletrônica de transmissão. *Na imagem superior*: uma célula de Schwann em torno de um axônio. *Na imagem inferior*: detalhe da bainha de mielina e do citoplasma da célula de Schwann. (Imagem superior: 20.000×; imagem inferior: 80.000×.)

A mielina é composta principalmente de lipídios originados das membranas plasmáticas: fosfolipídios, esfingolipídios, galactocerebrosídios, além de colesterol, entram na composição da mielina. A mielina tem cor esbranquiçada e, por esse motivo, as regiões do SNC nas quais a mielina existe em grande quantidade foram denominadas **"substância branca"**.

A importância da bainha de mielina se deve à sua ação como um isolante em torno dos axônios, impedindo que íons ou moléculas situadas em torno dos axônios perturbem a transmissão dos impulsos nervosos.

Nas preparações histológicas rotineiras, grande parte da mielina é removida, pois seu conteúdo lipídico é dissolvido pelos solventes orgânicos. Por esse motivo, a periferia dos axônios mielinizados aparece clara e vazia nos cortes, porém é sempre delimitada pelo citoplasma das células envolventes.

Ver em *Histologia aplicada – Esclerose múltipla* informações sobre uma doença desmielinizante.

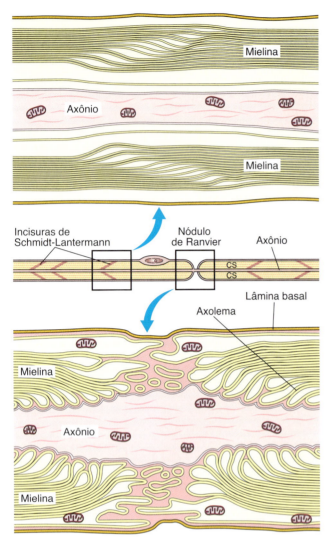

torno dos axônios. Estes se alojam em reentrâncias ou túneis existentes nas células de Schwann (Figuras 9.18 e 9.19). Cada célula de Schwann envolve, geralmente, vários axônios, cada um com o seu próprio mesaxônio.

Velocidade da condução do potencial de ação ao longo do axônio

A velocidade de condução do impulso nervoso nos axônios depende basicamente de dois fatores: o diâmetro do axônio e a presença ou não da bainha de mielina. Axônios de menor diâmetro transmitem o potencial de ação com velocidade menor que axônios de maior diâmetro. Fibras amielínicas (geralmente delgadas) exibem velocidades menores que 3 m/s, enquanto fibras mielinizadas de grande calibre (de 10 a 22 μm de diâmetro) podem transmitir o impulso nervoso de 70 a 100 m/s.

A alta velocidade nas fibras mielinizadas resulta do fenômeno denominado **condução saltatória**. Nas fibras amielínicas, o potencial de ação ("impulso nervoso") percorre a membrana plasmática do axônio sucessivamente, desde o local onde se iniciou a despolarização (geralmente no segmento inicial do axônio) até um terminal sináptico

Figura 9.17 *Ao centro*, está uma fibra nervosa mielínica do SNP. *A linha central* é um axônio envolvido por duas células de Schwann, separadas por um espaço, o nódulo de Ranvier. Uma incisura de Schmidt-Lantermann (restos de citoplasma) é mostrada em maior detalhe *no desenho superior*, vista por microscopia eletrônica de transmissão. *No desenho inferior*, um nódulo de Ranvier, observado por microscopia eletrônica de transmissão.

HISTOLOGIA APLICADA

Esclerose múltipla

A esclerose múltipla é uma doença desmielinizante. Na pessoa afetada, formam-se autoanticorpos contra a mielina e as bainhas de mielina são destruídas, causando diversos distúrbios neurológicos. Nessa doença, os restos de mielina são removidos pelas células da micróglia, que têm função semelhante à dos macrófagos.

Fibras nervosas amielínicas

Axônios de pequeno diâmetro do SNC são envolvidos por uma única volta da célula envoltória, sem haver a formação de mielina.

No SNP, as fibras amielínicas são envolvidas por sequências de células de Schwann que não se enrolam em

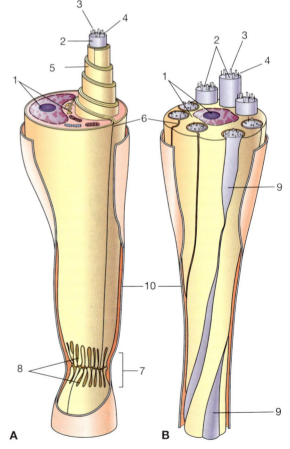

Figura 9.18 Esquemas que mostram a ultraestrutura de uma fibra mielínica (**A**) e de uma fibra amielínica (**B**). 1: núcleo e citoplasma de célula de Schwann; 2: axônio; 3: microtúbulos; 4: neurofilamento; 5: bainha de mielina; 6: mesaxônio; 7: nódulo de Ranvier; 8: interdigitação dos prolongamentos das células de Schwann no nódulo de Ranvier; 9: vista lateral de um axônio amielínico; 10: lâmina basal. (Adaptada, com autorização, de Krstić, 1979.)

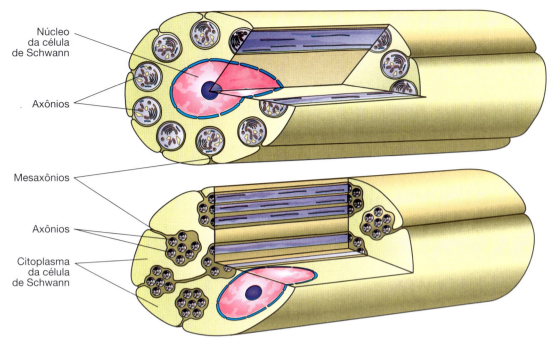

Figura 9.19 Fibras nervosas amielínicas do SNP. Reentrâncias da célula de Schwann formam túneis nos quais se alojam axônios. *No desenho superior*, cada túnel é ocupado por um axônio. Quando os axônios são muito delgados (*desenho inferior*), é possível que se juntem vários em cada túnel.

(ver Figura 9.6). Nas fibras mielínicas, por outro lado, a despolarização da membrana "salta" de um nódulo de Ranvier para outro, o que resulta em uma importante aceleração da condução do impulso.

A mielina funciona como um isolante, dificultando a entrada e a saída de íons através da membrana plasmática do axônio, condição essencial para a formação de um potencial de ação. No entanto, nos locais dos nódulos de Ranvier, o axônio não é recoberto por mielina, somente por prolongamentos de células. Por conseguinte, nesses locais, a passagem de íons sódio e potássio através da membrana plasmática é possível. Além disso, a membrana plasmática do axônio na região dos nódulos de Ranvier tem grande concentração de canais de sódio dependentes de variação de voltagem.

Devido ao isolamento formado pela bainha de mielina, o potencial de ação que se forma em um nódulo de Ranvier induz a formação de um potencial de ação no nódulo de Ranvier seguinte, e assim sucessivamente, até o fim do axônio. Portanto, nas fibras mielinizadas, o potencial de ação não se desloca linearmente ao longo da membrana do axônio, mas de nódulo em nódulo de Ranvier, "saltando" sobre a bainha de mielina formada pelo prolongamento de um oligodendrócito ou de uma célula de Schwann (Figura 9.20).

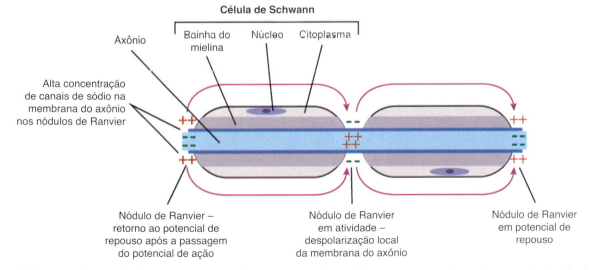

Figura 9.20 Condução saltatória. Nas fibras nervosas mielinizadas, a camada de mielina age como um "isolante" e os canais de sódio da membrana do axônio se concentram nas regiões dos nódulos de Ranvier. Por esses motivos, os potenciais de ação ocorrem somente nos nódulos de Ranvier e não sucessivamente ao longo da membrana, "saltando" de um nódulo de Ranvier para outro.

A condução saltatória é uma importante inovação evolutiva dos vertebrados, pois traz grandes vantagens: por exemplo, facilita a existência de animais de tamanhos maiores, que têm axônios mais longos:

- A velocidade de condução é bastante aumentada (até 100 m/s)
- A velocidade aumenta sem a necessidade de ampliar excessivamente o diâmetro do axônio
- Resulta em uma economia de energia para o neurônio, pois o transporte ativo de íons dependente de ATP através da membrana ocorre em menos locais da membrana, somente nos nódulos de Ranvier.

Sistema nervoso central

A observação macroscópica do cérebro, do cerebelo e da medula espinal seccionados a fresco revela regiões esbranquiçadas, chamadas de **substância branca**, e regiões acinzentadas, que constituem a **substância cinzenta** (Figura 9.21). Essa diferença de cor se deve principalmente à presença, na substância branca, de grande quantidade de mielina em torno dos axônios.

A substância cinzenta contém principalmente corpos celulares de neurônios, dendritos, regiões iniciais não mielinizadas de axônios e células da neuróglia, além de vasos sanguíneos. É o principal local do SNC onde ocorrem as sinapses entre neurônios. A substância branca é constituída principalmente de axônios mielinizados e células da neuróglia, além de vasos sanguíneos. Aglomerados de neurônios formando ilhas de substância cinzenta no interior da substância branca são denominados **núcleos**.

No **cérebro**, a substância cinzenta predomina na camada superficial do órgão, constituindo o **córtex cerebral** (Figuras 9.21, 9.22 e 9.23A), enquanto a substância branca prevalece nas partes mais centrais do órgão (Figuras 9.21 e 9.23B). A substância cinzenta do córtex cerebral tem várias camadas diferenciadas pela forma, pelo tamanho e pela organização dos neurônios. Os neurônios das diversas camadas interagem entre si por meio de complexas redes neuronais.

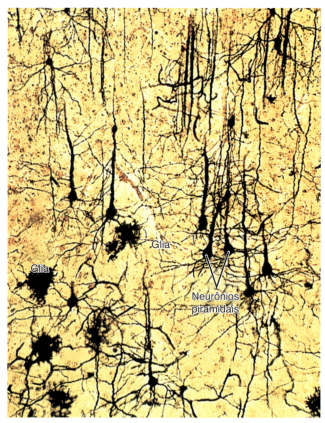

Figura 9.22 Córtex cerebral. Em uma das camadas do córtex, há neurônios denominados piramidais, cujos corpos celulares têm a forma de uma pera, além de células da neuróglia. (Corte tratado com a técnica de impregnação metálica. Pequeno aumento.)

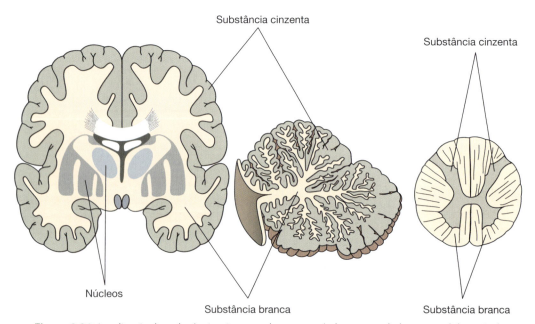

Figura 9.21 Localização das substâncias cinzenta e branca no cérebro, no cerebelo e na medula espinal.

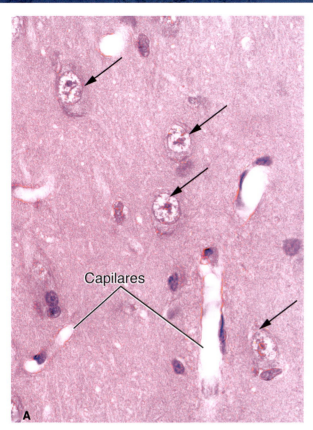
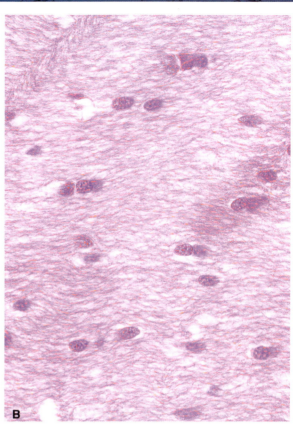

Figura 9.23 Substâncias cinzenta e branca do cérebro. **A.** Na substância cinzenta, concentram-se os corpos celulares de neurônios, nos quais se destacam os núcleos com nucléolos volumosos (*setas*). Há também células da neuróglia, reconhecidas pelos núcleos de menores dimensões. Prolongamentos de neurônios e de células da neuróglia não são geralmente observáveis, exceto os mais espessos. O citoplasma dos neurônios e das células da glia, assim como seus prolongamentos, constituem o "fundo" cor-de-rosa que preenche a imagem. Observe capilares sanguíneos. **B.** A substância branca tem aspecto fibrilar devido ao grande número de axônios presentes. Os núcleos são de células da glia, muitos deles de oligodendrócitos, e de células endoteliais de capilares. (HE. Médio aumento. Imagens de P. Abrahamsohn.)

No **cerebelo**, o tecido nervoso se dispõe em inúmeras pregas chamadas de **folhas do cerebelo**. A substância branca se dispõe no centro do cerebelo e se prolonga em cada uma das folhas, formando o eixo de cada folha. A substância cinzenta se dispõe em torno da substância branca, isto é, na periferia das folhas, onde forma o **córtex cerebelar**, constituído de neurônios e células da glia (Figura 9.24).

No córtex cerebelar, há três camadas de células (Figuras 9.25 e 9.26): a **camada molecular**, mais externa; uma delgada camada intermediária, a **camada de células de Purkinje**; e a **camada granulosa**, mais interna.

As células de Purkinje são neurônios de grandes dimensões que têm uma exuberante árvore dendrítica, disposta em formato de leque, que se expande para a camada molecular, na qual os dendritos recebem inúmeros contatos sinápticos (a Figura 9.2 apresenta um desenho de uma célula de Purkinje). Em cortes histológicos rotineiros, a árvore dendrítica é pouco percebida, porém é possível identificar o corpo celular com seu núcleo e nucléolos, axônios e dendritos, que ocupam grande parte da camada molecular. A camada granulosa é formada por neurônios muito pequenos (os menores do organismo), compactamente organizados.

Cortes transversais da **medula espinal** evidenciam que as substâncias branca e cinzenta têm localização

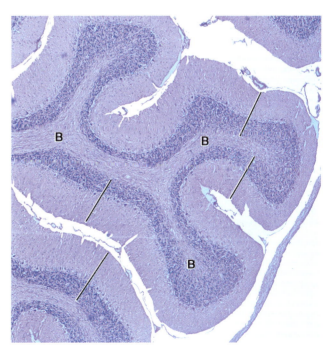

Figura 9.24 Uma folha do cerebelo. A substância branca situa-se no centro do órgão e nos eixos das folhas do cerebelo (B). A substância cinzenta (*indicada pelos traços*) localiza-se na periferia das folhas. (HE. Vista panorâmica. Imagem de P. Abrahamsohn.)

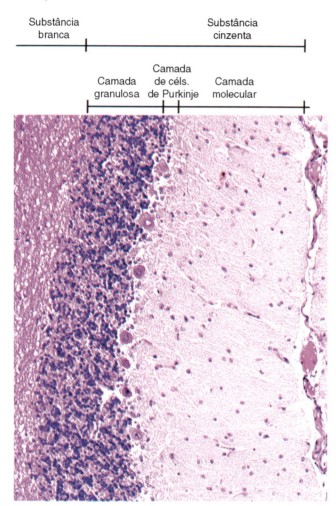

Figura 9.25 Detalhe de uma folha do cerebelo. O eixo da folha, formado por substância branca, *à esquerda*, tem aspecto fibrilar e prolongamentos de neurônios e células da glia. A substância cinzenta, *à direita*, consta de três camadas formadas por neurônios e células da glia. (Microscopia óptica. HE. Pequeno aumento. Imagem de P. Abrahamsohn.)

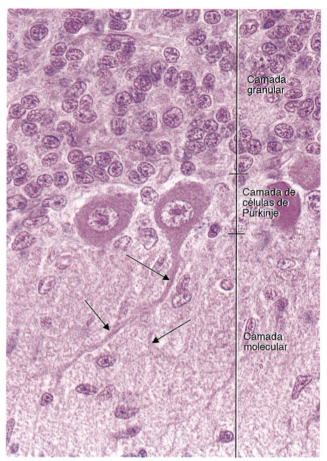

Figura 9.26 Células das camadas da substância cinzenta do cerebelo: camada granulosa (a mais interna, junto à substância branca), camada de células de Purkinje e camada molecular (a mais externa, junto à superfície). As células de Purkinje são grandes neurônios que têm dendritos espessos e muito ramificados (*setas*) que se estendem pela camada molecular. (HE. Aumento médio. Imagem de P. Abrahamsohn, do livro *Histologia*.)

inversa à do cérebro e do cerebelo: externamente, está a substância branca, e internamente, a substância cinzenta. Em cortes transversais, a substância cinzenta da medula espinal tem aspecto de uma borboleta ou da letra H (Figuras 9.27 e 9.28). O orifício existente no centro do traço horizontal desse "H" é o **canal central da medula** (Figura 9.29), um remanescente do canal do tubo neural embrionário, revestido por células ependimárias e preenchido por líquido cefalorraquidiano (LCR).

A substância cinzenta dos traços verticais do "H" da medula espinal forma várias saliências, por exemplo, os **cornos anteriores** e os **cornos posteriores**. Nos cornos anteriores, situam-se os corpos celulares dos neurônios motores, cujos axônios formam a maior parte das raízes ventrais dos nervos raquidianos. Os axônios dos neurônios motores inervam a musculatura estriada do tronco e dos membros. São neurônios multipolares volumosos (ver Figuras 9.1 a e 9.3).

Nos cornos posteriores, chegam as fibras sensoriais dos neurônios pseudounipolares, cujos corpos celulares se situam nos gânglios das raízes dorsais dos nervos espinais. Essas fibras trazem informação sensorial do tronco e dos membros. Na região torácica e no início da região lombar, há **cornos laterais**, nos quais se localizam os corpos celulares dos neurônios do sistema simpático, assunto que será estudado mais adiante.

Meninges

O SNC está contido na caixa craniana e no canal vertebral, e é envolvido por membranas de tecido conjuntivo chamadas **meninges**. As meninges são formadas por três camadas – do exterior para o interior: **dura-máter**, **aracnoide** e **pia-máter** (Figura 9.30).

A **dura-máter**, a camada mais externa, é constituída de tecido conjuntivo denso aderido ao periósteo dos ossos da caixa craniana. Na medula espinal, a dura-máter é separada do periósteo das vértebras pelo **espaço peridural**, que contém veias de parede muito delgada, além de tecido conjuntivo frouxo e tecido adiposo. A superfície interna

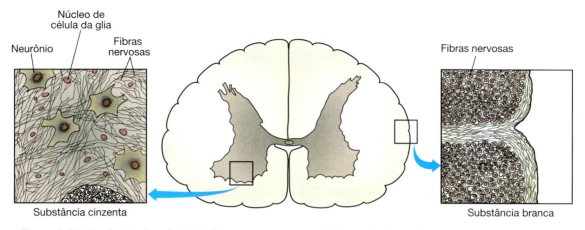

Figura 9.27 Distribuição das substâncias branca e cinzenta na medula espinal, observada em corte transversal do órgão.

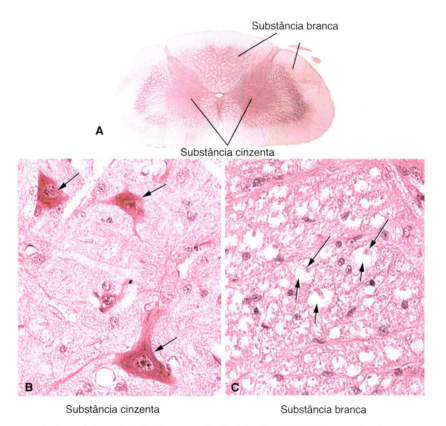

Figura 9.28 Cortes transversais da medula espinal. **A.** Observe a distribuição das substâncias cinzenta e branca e o canal central da medula. **B.** Na substância cinzenta, há corpos celulares de neurônios (*setas*), células da glia e capilares sanguíneos. **C.** Substância branca. Os pequenos círculos (*setas longas*) são cortes transversais de axônios. Os espaços "vazios" em torno dos axônios (*setas curtas*) são bainhas de mielina. (HE. A. Vista panorâmica. B e C. Aumento médio. Imagens de P. Abrahamsohn, no *site* mol.icb.usp.br.)

da dura-máter no cérebro e a superfície externa da dura-máter do canal vertebral são revestidas por um epitélio simples pavimentoso de origem mesenquimal. A interface entre a superfície interna da dura-máter e a aracnoide é muito frágil, e nela, em situações patológicas, pode se acumular líquido (p. ex., liquor ou sangue), formando o espaço subdural, que não existe em condições normais.

A aracnoide é formada por duas partes: uma externa, sob a forma de uma membrana, em contato com a dura-máter, e outra constituída de trabéculas ou pontes de tecido conjuntivo que ligam a aracnoide à pia-máter (Figura 9.30). As cavidades entre as trabéculas conjuntivas formam o espaço subaracnóideo, que contém LCR e se comunica com os ventrículos cerebrais, mas não tem comunicação com o espaço subdural. O líquido do espaço subaracnóideo constitui um colchão hidráulico que protege o SNC contra traumatismos.

O tecido conjuntivo da aracnoide não tem vasos sanguíneos e todas as suas superfícies são revestidas pelo mesmo tipo de epitélio que reveste a dura-máter: tipo

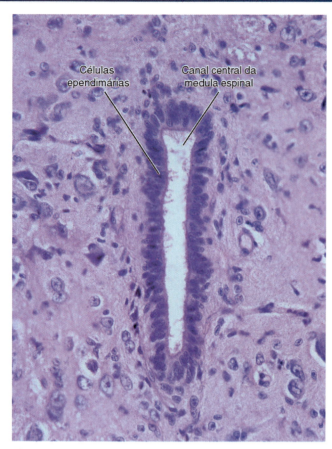

Figura 9.29 Corte transversal de medula espinal na região do canal central, que é revestido por células ependimárias ciliadas dispostas como um epitélio. (HE. Pequeno aumento.)

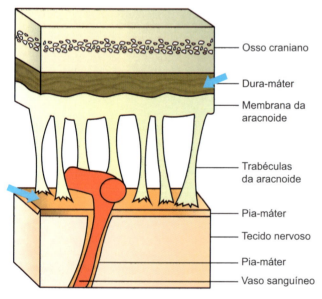

Figura 9.30 Esquema das meninges.

simples pavimentoso e de origem mesenquimatosa. No crânio, pequenas expansões da aracnoide perfuram a dura-máter e fazem saliência em seios venosos, nos quais terminam como dilatações fechadas: as **vilosidades da aracnoide**. Sua função é transferir LCR para o sangue. O líquido atravessa a parede da vilosidade e a parede do seio venoso chegando à circulação sanguínea. Há um fluxo contínuo de produção e eliminação de LCR. Dessa maneira, muitos produtos tóxicos e restos de metabolismo são excluídos do SNC.

A **pia-máter** é muito vascularizada e aderente ao tecido nervoso, embora não fique em contato direto com células ou fibras nervosas. Entre a pia-máter e o tecido nervoso, há prolongamentos de astrócitos que formam uma camada muito delgada que se une firmemente à face interna da pia-máter, isolando o tecido nervoso de contato exterior. A superfície externa da pia-máter é revestida por células achatadas, originadas do mesênquima embrionário.

Os **vasos sanguíneos** penetram o tecido nervoso no interior de túneis revestidos por pia-máter. Esta desaparece antes que os vasos se transformem em capilares sanguíneos, que são envolvidos por prolongamentos de astrócitos.

Plexos coroides e líquido cefalorraquidiano

Os plexos coroides (Figura 9.31) são pregas da pia-máter, ricas em capilares fenestrados e dilatados. Localizam-se no teto dos terceiro e quarto ventrículos cerebrais e em parte das paredes dos ventrículos laterais. São constituídos do tecido conjuntivo frouxo da pia-máter, revestido por células ependimárias dispostas como um epitélio simples, cúbico ou colunar baixo.

As células ependimárias têm características de transportadoras de íons. Estão associadas a plexos de capilares sanguíneos e o líquido que transportam do sangue para os ventrículos constituirá o LCR. As células ependimárias estão unidas por junções oclusivas; dessa maneira, participam da barreira hematencefálica.

O LCR ocupa as cavidades dos ventrículos, o canal central da medula, o espaço subaracnóideo e os espaços perivasculares. Ele é importante para o metabolismo do SNC e o protege contra traumatismos.

No adulto, a quantidade de LCR é estimada em 140 mℓ. Trata-se de um líquido claro, de densidade baixa (1,004 a 1,008), com raras células descamadas e dois a cinco linfócitos por mililitro. É produzido de modo contínuo, até 500 mℓ/dia, o que explica a saída de líquido nas lesões cranianas que alcançam a aracnoide. O LCR é absorvido pelas vilosidades aracnoides, passando para os seios venosos cerebrais.

Ver mais informações em *Histologia aplicada – Hidrocefalia*.

Sistema nervoso periférico

O SNP é constituído do tecido nervoso situado fora do SNC. Seus componentes são os **nervos**, constituídos de feixes de fibras nervosas envolvidas por tecido conjuntivo, e os **gânglios**, conjuntos de corpos celulares de neurônios.

Nervos

Seu principal componente são feixes de fibras nervosas; portanto, axônios envolvidos por sequências de células de Schwann (Figura 9.32). Devido ao seu conteúdo em

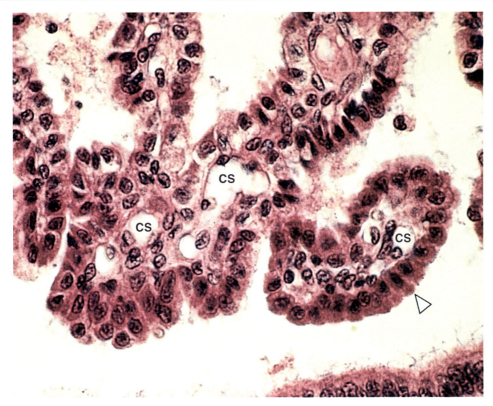

Figura 9.31 Plexo coroide. Formado por pregas revestidas por epitélio cúbico simples de células ependimárias (*ponta de seta*). No centro das pregas, há tecido conjuntivo frouxo com muitos capilares sanguíneos (CS). (HE. Médio aumento.)

> **HISTOLOGIA APLICADA**
>
> **Hidrocefalia**
>
> A obstrução do fluxo de LCR, qualquer que seja a causa, resulta no distúrbio denominado **hidrocefalia**. Essa condição patológica é caracterizada pela dilatação dos ventrículos do encéfalo produzida pelo acúmulo do líquido. Pode ser decorrente de uma diminuição na absorção de LCR nas vilosidades aracnoides ou, mais raramente, de um tumor do plexo coroide que produza excesso de LCR. Os sintomas neurológicos e psíquicos decorrem da compressão do córtex cerebral e de outras estruturas do SNC.
>
> A hidrocefalia instalada antes do nascimento ou em crianças muito pequenas causa afastamento das suturas dos ossos cranianos e aumento progressivo do tamanho da cabeça, podendo ocorrer convulsões, retardo mental e fraqueza muscular.
>
> Atualmente, as hidrocefalias podem ser controladas por meio de válvulas e sondas colocadas em cavidades do SNC.

mielina e colágeno, o aspecto macroscópico dos nervos ricos em fibras mielinizadas é esbranquiçado.

Os nervos estabelecem a comunicação do SNC com os órgãos da sensibilidade e com os efetores (músculos, glândulas). A maioria dos nervos é mista, sensorial e motora (contém **fibras aferentes** e **eferentes**), e é formada por fibras mielínicas e amielínicas. As fibras aferentes levam para o SNC as informações obtidas no interior do corpo e no meio ambiente; as eferentes levam impulsos do SNC para os órgãos efetores (músculos, glândulas). Nervos que contêm apenas fibras aferentes de sensibilidade são chamados **sensoriais**, e os que são formados apenas por fibras que levam a mensagem dos centros para os efetores, **nervos motores**.

Como são organizados os nervos

Nos nervos calibrosos, as fibras nervosas estão organizadas em diversos grupos de feixes. Esses nervos se ramificam ao longo de seu trajeto originando nervos delgados, que são constituídos de poucos feixes ou de somente um feixe.

Além das fibras nervosas, os nervos contêm tecido conjuntivo. Ele mantém a estruturação das fibras nervosas, protege os nervos de trações e pressões, e transporta vasos sanguíneos e vasos linfáticos. Dependendo do calibre do nervo, o tecido conjuntivo existe em dois ou três níveis de organização, denominados **epineuro**, **perineuro** e **endoneuro**.

Os nervos calibrosos são revestidos externamente por uma camada de tecido conjuntivo denso – o **epineuro** (Figura 9.33). Nos locais da origem dos nervos motores e da chegada das raízes dorsais sensoriais na medula espinal, o epineuro se continua com a dura-máter que envolve a medula espinal.

O epineuro é constituído de fibras colágenas e elásticas, fibroblastos e outras células do tecido conjuntivo, além de vasos sanguíneos e vasos linfáticos. A camada mais superficial do epineuro, geralmente, se continua com o tecido conjuntivo das estruturas vizinhas do nervo. Por outro lado, nervos delgados, geralmente posicionados no interior de órgãos, são revestidos pelo tecido conjuntivo

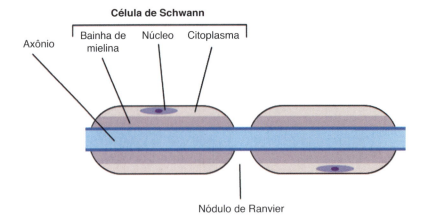

Figura 9.32 Esquema de fibra nervosa do SNP. Um axônio é envolvido por uma sequência de células de Schwann. Essas podem ou não depositar mielina em torno do axônio. O intervalo entre duas células de Schwann adjacentes é o nódulo de Ranvier.

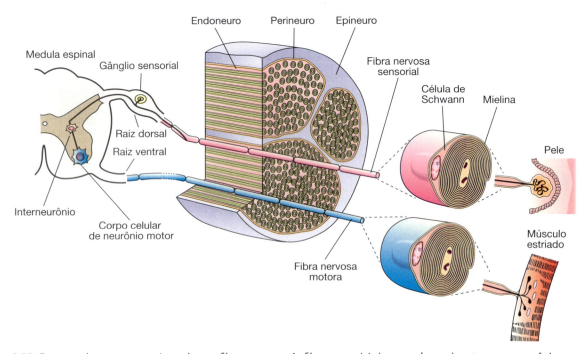

Figura 9.33 Estrutura de um nervo e origem de suas fibras nervosas. As fibras sensoriais (*em cor-de-rosa*) pertencem a neurônios pseudounipolares situados nos gânglios sensoriais da raiz dorsal. As fibras motoras originam-se de neurônios motores cujo corpo celular se situa nos cornos anteriores da medula espinal. Observe a organização do nervo em fascículos e as camadas de tecido conjuntivo que o compõem: epineuro, perineuro e endoneuro.

que forma o estroma do órgão, isto é, não são recobertos por um epineuro próprio.

Cada um dos feixes nervosos que compõem nervos calibrosos e dos feixes isolados que formam um nervo delgado são envolvidos por **perineuro** (ver Figura 9.33). Ele se continua com a aracnoide da medula espinal. O perineuro é formado por uma ou várias camadas concêntricas de células alongadas e pode conter delicadas fibras colágenas. As células do perineuro são envolvidas por uma lâmina basal e formam junções oclusivas entre si. O perineuro forma uma barreira que mantém uma composição constante de eletrólitos, nutrientes e outras moléculas em torno das fibras nervosas.

Em nervos muito calibrosos, formados por muitos feixes nervosos, o epineuro pode se continuar para o interior do nervo, separando seus vários feixes porém cada feixe mantém sempre o seu próprio perineuro.

No interior de cada um dos feixes há, entre as fibras nervosas, uma delicada camada de tecido conjuntivo que envolve as células de Schwann, chamada **endoneuro** (ver Figura 9.33), composta de delgadas fibras colágenas, em grande parte de fibras reticulares. Fibroblastos são frequentes no endoneuro, assim como macrófagos e mastócitos.

No endoneuro, há muitos capilares sanguíneos que são diretamente responsáveis pela nutrição dos axônios e das células de Schwann. Esses capilares têm junções oclusivas bastante desenvolvidas e controlam o fluxo de íons, moléculas e células que possam alcançar axônios e células de Schwann, comportando-se de maneira análoga à barreira hematencefálica.

Aspecto dos nervos em cortes histológicos

Observados em **cortes longitudinais**, os nervos mielínicos são envolvidos pelo epineuro, e os feixes nervosos no seu interior, pelo perineuro. O endoneuro é dificilmente visualizado, por ser uma camada muito delgada em torno de cada fibra. Nesses cortes, as fibras nervosas são vistas em secções longitudinais. Acompanhe a descrição seguinte pela Figura 9.34. As fibras de nervos mielínicos têm aspecto espumoso e vacuolado, devido à extração da mielina durante o processamento histológico. Os axônios percorrem o interior das fibras sob a forma de filamentos delgados. Os nódulos de Ranvier são estrangulamentos discretos das fibras.

A maioria dos núcleos elípticos (em forma de charuto) situados em torno dos axônios pertence a células de Schwann. Núcleos mais delgados, com cromatina mais densa, são de células endoteliais de capilares sanguíneos.

Nervos mielínicos **seccionados transversalmente** são envolvidos pelo epineuro, quando presente. Se esses nervos forem constituídos de vários feixes, estes são separados por continuações de epineuro e cada feixe é envolvido por perineuro (Figura 9.35).

Em aumentos maiores (Figura 9.36), podem ser vistas as fibras nervosas seccionadas transversalmente. Têm, na periferia, uma delgada camada de citoplasma da célula de Schwann e, no centro, um axônio seccionado transversalmente. O espaço aparentemente vazio em torno do axônio corresponde à camada de mielina que foi extraída durante a preparação do corte. Entre as fibras, há endoneuro. Por microscopia eletrônica de transmissão, são vistas essas características, além de outras não observáveis por microscopia óptica (Figuras 9.37 e 9.38).

Os **nervos amielínicos** são delgados, envolvidos somente por perineuro. Em secções transversais (Figura 9.39), diferenciam-se dos nervos mielínicos por não apresentarem espessos axônios envolvidos por um halo claro (de mielina extraída), e sim células de Schwann com múltiplos pequenos espaços claros, que são os túneis nos quais estão contidos os axônios, conforme mostrado no esquema da Figura 9.19.

Gânglios nervosos

São conjuntos de corpos celulares de neurônios localizados fora do SNC. Os corpos celulares são revestidos por células achatadas chamadas **células satélites**, homólogas às células da neuróglia. Muitos gânglios são envolvidos por cápsulas conjuntivas e constituem estruturas anatômicas

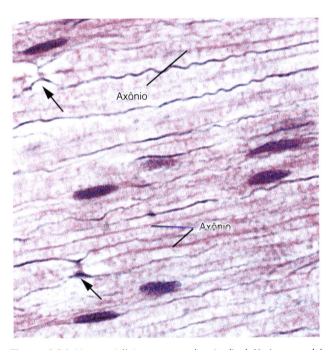

Figura 9.34 Nervo mielínico em corte longitudinal. Na imagem, há inúmeras fibras nervosas. No centro de cada fibra, está um axônio envolvido por células de Schwann. Essas células contêm uma bainha de mielina que está em contato direto com o axônio. A bainha de mielina tem aspecto vacuolizado devido à extração da mielina. As *setas* apontam nódulos de Ranvier, estrangulamentos da bainha de mielina no intervalo entre células de Schwann adjacentes. Os núcleos pertencem a células de Schwann ou a células endoteliais de capilares sanguíneos. (HE. Médio aumento. Imagem de P. Abrahamsohn, do livro *Histologia*.)

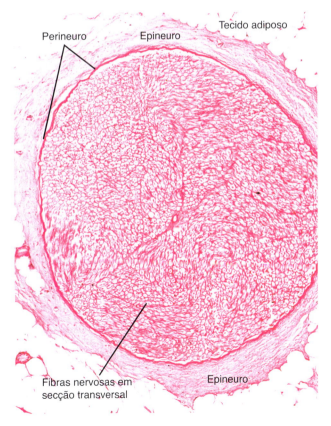

Figura 9.35 Corte transversal de um nervo de pequeno calibre composto de somente um fascículo. É recoberto por epineuro e perineuro. Seu interior é ocupado por fibras nervosas seccionadas transversalmente. (Microscopia óptica. HE. Pequeno aumento. Imagem de P. Abrahamsohn, no *site* mol.icb.usp.br e do livro *Histologia*.)

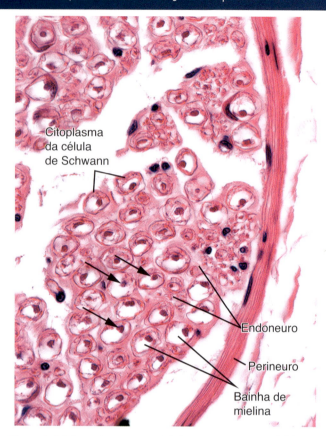

Figura 9.36 Parte de um nervo mielínico em corte transversal. É formado por centenas de fibras nervosas e envolvido por perineuro. Cada fibra tem no seu interior um axônio (*setas*) revestido por uma célula de Schwann. Os espaços "vazios" em torno de cada axônio são bainhas de mielina. Preenchendo o espaço entre as fibras está o endoneuro, em cor-de-rosa. Os grandes espaços vazios entre grupos de fibras são artefatos de técnica devidos à retração dos tecidos. (HE. Médio aumento. Imagem de P. Abrahamsohn, no *site* mol.icb.usp.br e do livro *Histologia*.)

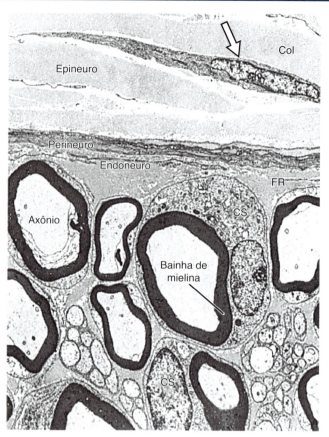

Figura 9.37 Corte transversal de nervo observado por microscopia eletrônica de transmissão. O epineuro (*porção superior da imagem*) é um tecido conjuntivo denso rico em fibras colágenas (Col) e em fibroblastos (*seta*). O perineuro é constituído de diversas camadas de células achatadas. O endoneuro contém muitas fibras reticulares (FR). Há várias células de Schwann (CS) que formam bainhas de mielina com aspecto escuro envolvendo axônios. (1.200×.)

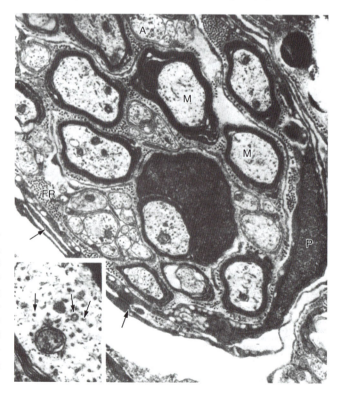

Figura 9.38 Corte transversal de nervo observado por microscopia eletrônica de transmissão. Contém várias fibras nervosas mielínicas (M) e algumas amielínicas (A). O endoneuro é composto principalmente de fibras reticulares (FR). Em torno do fascículo nervoso, observam-se o perineuro (*setas*) e o núcleo de uma célula do perineuro (P). *No detalhe*, um axônio seccionado transversalmente, contendo filamentos intermediários (neurofilamentos) e microtúbulos (*setas*). (30.000×. Detalhe: 60.000×.)

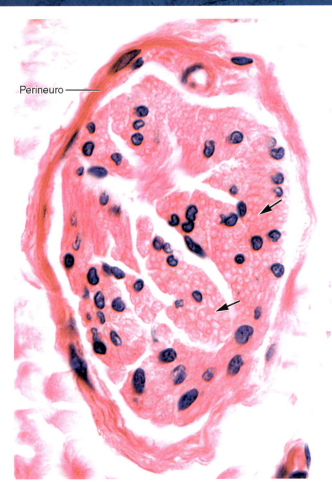

Figura 9.39 Nervo amielínico delgado em corte transversal, revestido por perineuro. Contém células de Schwann e, no interior dessas células, há vários compartimentos pouco corados que abrigam axônios (*setas*). A maioria dos núcleos esféricos é de células de Schwann. (HE. Médio aumento. Imagem de P. Abrahamsohn.)

isoladas, esféricas ou ovaladas, e associadas a nervos. Por outro lado, há gânglios nervosos que não são envolvidos por cápsulas denominados **gânglios intramurais**, situados no interior de vários órgãos, por exemplo, na parede do tubo digestório.

Conforme o tipo de informação que retransmitem, os gânglios podem ser sensoriais ou pertencer ao sistema nervoso autônomo (SNA).

Gânglios sensoriais

Suas fibras são aferentes, que trazem impulsos da periferia para o SNC. Há dois tipos principais: alguns são associados aos nervos cranianos – **gânglios cranianos** – e a maioria se localiza nas raízes dorsais dos nervos espinais – **gânglios espinais** (Figura 9.40). Esses últimos são aglomerados de grandes corpos celulares de neurônios do tipo pseudounipolar, envolvidos por uma **cápsula** de tecido conjuntivo.

Os neurônios pseudounipolares são formados na vida embrionária sob a forma de neurônios bipolares, com um axônio e um dendrito em extremidades opostas do corpo celular. Durante o desenvolvimento, os prolongamentos

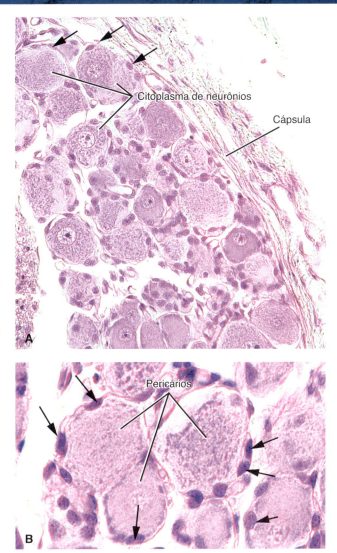

Figura 9.40 Gânglio sensorial. **A.** É revestido por uma delgada cápsula de tecido conjuntivo. No seu interior, há inúmeros corpos celulares de neurônios pseudounipolares envolvidos por células satélites, cujos núcleos estão apontados por *setas*. **B.** Detalhe do gânglio evidenciando corpos celulares de neurônios e núcleos de células satélites (*setas*) que os recobrem. (HE. A. Pequeno aumento. B. Médio aumento. Imagem de P. Abrahamsohn.)

se aproximam e se fundem durante um pequeno percurso próximo ao corpo celular. Os prolongamentos, por suas características morfológicas e eletrofisiológicas, são considerados axônios; no entanto, apenas uma de suas extremidades recebe estímulos, funcionando como dendritos. A informação captada pelos dendritos em órgãos sensoriais transita diretamente para a terminação axonal, sem passar pelo corpo celular.

Gânglios do sistema nervoso autônomo

Os gânglios do SNA são formações esféricas ou ovaladas situadas ao longo ou no fim dos nervos. Muitos localizam-se no interior de órgãos, constituindo **gânglios intramurais**.

Os gânglios do SNA são locais de interconexão de neurônios, geralmente do tipo **multipolar**, e nos cortes histológicos pode ser percebido seu aspecto estrelado. Aos gânglios chegam fibras nervosas que estabelecem sinapses com neurônios dos gânglios. Esses neurônios emitem novas fibras nervosas que irão inervar células musculares ou glandulares.

Sistema nervoso autônomo

O **sistema nervoso autônomo (SNA)** é um sistema motor e efetor que conduz informações do SNC para controlar estruturas e órgãos – musculatura lisa, musculatura cardíaca e glândulas. O termo "autônomo" pode dar a impressão que funciona de modo independente, mas é intimamente ligado estrutural e funcionalmente ao sistema nervoso somático, o qual o influencia continuamente.

Anatomicamente, o SNA é formado por vários componentes: conjuntos de neurônios localizados no SNC, fibras que saem do SNC através de nervos cranianos e nervos espinais, gânglios e fibras nervosas que conectam esses gânglios entre si, ao SNC e às estruturas efetoras.

Há uma grande diferença entre a arquitetura da cadeia efetora do sistema nervoso somático e a do SNA. Acompanhe pela Figura 9.41 a arquitetura desses dois sistemas.

No sistema nervoso somático, a cadeia final da inervação consiste em apenas um neurônio. Os corpos celulares desses neurônios localizam-se no SNC e seus axônios inervam diretamente as fibras musculares esqueléticas.

No SNA, a cadeia efetora final é formada por dois neurônios. Os corpos celulares dos primeiros neurônios da cadeia estão localizados no SNC. Seus axônios saem do SNC e estabelecem sinapses com os segundos neurônios da cadeia neuronal, que se situam em um gânglio do SNA situado fora do SNC. Axônios originados desse segundo neurônio inervam as fibras musculares lisas, as fibras musculares cardíacas e as glândulas.

As fibras nervosas que ligam o primeiro neurônio ao segundo são denominadas **fibras pré-ganglionares**, e as que partem do segundo neurônio para as estruturas inervadas, **fibras pós-ganglionares** (ver Figura 9.41). O mediador químico liberado nas sinapses formadas pelas fibras pré-ganglionares é a acetilcolina, e o mediador liberado pelas fibras pós-ganglionares pode ser a acetilcolina ou a norepinefrina.

Divisões simpática e parassimpática do sistema nervoso autônomo

O SNA é formado por duas divisões distintas, por sua arquitetura anatômica e por suas funções: **divisão simpática** ou **sistema simpático**, e **divisão parassimpática** ou **sistema parassimpático**.

Divisão simpática do sistema nervoso autônomo

Os primeiros neurônios das cadeias da divisão simpática se localizam no SNC, na substância cinzenta das porções torácica e lombar da medula espinal, entre os níveis de T1 e L2. Por isso, o sistema simpático também é chamado de **divisão toracolombar do SNA**.

Os axônios emitidos pelos primeiros neurônios (suas fibras pré-ganglionares) são relativamente curtos. Saem pelas raízes anteriores dos nervos espinais de T1 a L2 e estabelecem sinapses com um segundo neurônio, situado em um gânglio simpático localizado próximo à coluna vertebral, em posição paravertebral ou pré-aórtica. Os gânglios simpáticos que abrigam os corpos celulares do segundo neurônio se intercomunicam, formando plexos nervosos nas cavidades torácica e abdominal.

Esses gânglios simpáticos emitem axônios pós-ganglionares relativamente longos que atingem as células efetoras – fibras musculares lisas, fibras musculares cardíacas e glândulas. Os axônios estão alojados em nervos mistos, isto é, que contêm fibras do sistema somático, fibras sensoriais e fibras do sistema autônomo, ou em nervos predominantemente do SNA (Figura 9.42).

O mediador químico liberado pelas fibras pós-ganglionares do simpático é a **norepinefrina**, e as fibras são classificadas como **fibras adrenérgicas**.

A camada medular da glândula adrenal é a única glândula cujas células são inervadas diretamente por fibras pré-ganglionares, em vez de ser por fibras pós-ganglionares. Norepinefrina e epinefrina são liberadas pelas células da medula da adrenal, as quais se comportam como se fossem neurônios simpáticos pós-ganglionares. A secreção da camada medular da adrenal tem efeito semelhante à estimulação do sistema simpático.

Divisão parassimpática do sistema nervoso autônomo

Os corpos celulares dos primeiros neurônios da cadeia do sistema parassimpático situam-se no SNC, no tronco encefálico e na porção sacral da medula espinal. Por esse motivo, a divisão parassimpática é também denominada **divisão craniossacral do SNA**. As fibras desses neurônios saem por quatro nervos cranianos (III, VII, IX e X) e pelo segundo, terceiro e quarto nervos espinais sacrais.

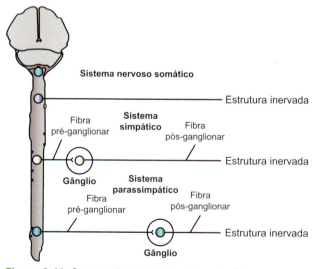

Figura 9.41 Comparação entre a arquitetura das fibras nervosas no sistema nervoso somático e no SNA. No sistema somático, um neurônio situado na medula espinal inerva diretamente fibras musculares esqueléticas. No SNA, há uma sinapse em um gânglio antes de as fibras atingirem células musculares cardíacas, células musculares lisas ou glândulas. No sistema simpático, a fibra pré-ganglionar é curta, e no sistema parassimpático, é longa.

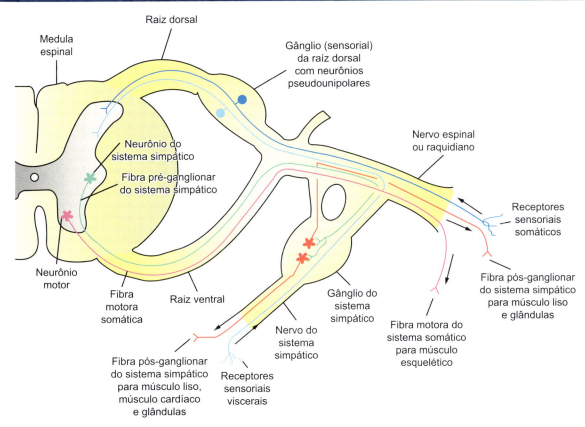

Figura 9.42 Vias aferentes e eferentes do sistema nervoso somático e do sistema simpático na medula espinal. (Adaptada, com autorização, de Youmans, 1962.)

Os corpos celulares do segundo neurônio da cadeia do parassimpático localizam-se próximo dos órgãos e das estruturas inervadas. Por esse motivo, as fibras pré-ganglionares desse sistema são mais longas que as do sistema simpático. Por outro lado, as fibras pós-ganglionares do sistema parassimpático são mais curtas que as pós-ganglionares do sistema simpático devido à proximidade dos gânglios parassimpáticos com as estruturas inervadas. Frequentemente, esses segundos neurônios ficam no interior dos órgãos inervados em gânglios intramurais, por exemplo, na parede do estômago e dos intestinos ou de glândulas (Figura 9.43). O mediador químico liberado pelas terminações nervosas pré e pós-ganglionares do parassimpático é a **acetilcolina**.

A maioria dos órgãos recebe fibras nervosas tanto do simpático quanto do parassimpático. Geralmente, nos órgãos em que o simpático é estimulador, o parassimpático tem ação inibidora, e vice-versa. Por exemplo, a estimulação do simpático acelera o ritmo cardíaco, enquanto a das fibras parassimpáticas diminui esse ritmo. Em alguns casos, ambos os sistemas agem sinergicamente sobre efetores.

Uma grande porção do SNA constitui a **divisão entérica do SNA**, um conjunto de gânglios e plexos nervosos que inervam o tubo digestório, e que será mais bem analisado no Capítulo 15, *Sistema Digestório*.

Ver mais em *Histologia aplicada – Capacidade regenerativa dos nervos*.

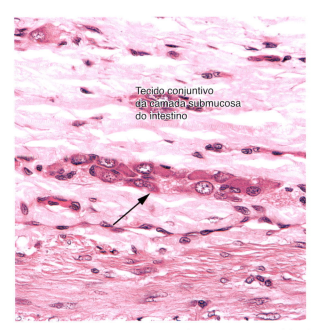

Figura 9.43 Gânglio intramural (*seta*) do sistema parassimpático situado na camada submucosa do intestino, envolvido por tecido conjuntivo denso. Os grandes núcleos do gânglio pertencem a neurônios. (HE. Médio aumento. Imagem de P. Abrahamsohn.)

HISTOLOGIA APLICADA

Capacidade regenerativa dos nervos

 Quando um nervo é seccionado, ocorrem alterações degenerativas, seguidas de uma fase de reparação. Em um nervo seccionado, deve-se distinguir a parte da fibra que ficou desligada do seu corpo celular (**segmento distal**) e a parte que continua unida a ele (**segmento proximal**). O segmento proximal, por manter contato com seu centro trófico (o corpo celular), frequentemente é regenerado, enquanto o segmento distal degenera totalmente e acaba sendo reabsorvido.

A Figura 9.44 ilustra de modo esquemático as modificações que ocorrem nas fibras nervosas lesionadas e nos respectivos corpos celulares. A Figura 9.44A representa um neurônio sadio, e a Figura 9.44B, um neurônio 2 semanas após ter sido seccionado.

O corpo celular do axônio que sofreu lesão mostra as seguintes alterações:

- Cromatólise, isto é, dissolução dos corpúsculos de Nissl e consequente diminuição da basofilia citoplasmática
- Aumento do volume do corpo celular
- Deslocamento do núcleo para a periferia do corpo celular.

Próximo ao ferimento, uma pequena extensão do segmento proximal (a porção do axônio ligada ao corpo celular) degenera, mas seu crescimento se inicia logo que os restos alterados são removidos por macrófagos (Figura 9.44B).

No segmento distal (separado do corpo celular), o axônio e a bainha de mielina degeneram totalmente, sendo fagocitados por macrófagos (Figura 9.44C). Ao mesmo tempo, as células de Schwann proliferam, formando colunas celulares compactas, as quais servirão de guia para os axônios que crescerão durante a fase de regeneração.

O segmento proximal do axônio cresce e se ramifica, formando vários filamentos que progridem em direção às colunas de células de Schwann (Figura 9.44C).

Entre os filamentos de axônios que crescem, somente os que penetram no interior de uma coluna de célula de Schwann têm possibilidade de alcançar um órgão efetor (Figura 9.44D).

Quando a parte distal do nervo é perdida, como ocorre na amputação de um membro, e devido aos filamentos que não encontraram uma coluna de células de Schwann, as fibras nervosas crescem desordenadamente, formando uma dilatação na extremidade do nervo que pode ser muito dolorosa, chamada de **neuroma de amputação** (Figura 9.44E).

A eficiência funcional da regeneração depende de as fibras ocuparem as colunas de células de Schwann destinadas aos locais corretos. Em um nervo misto, por exemplo, se as fibras sensoriais regeneradas ocuparem colunas destinadas às placas motoras de um músculo estriado, a função do músculo não será restabelecida. A possibilidade de recuperação funcional é aumentada pelo fato de cada fibra em regeneração dar origem a vários prolongamentos e cada coluna receber prolongamentos de várias fibras.

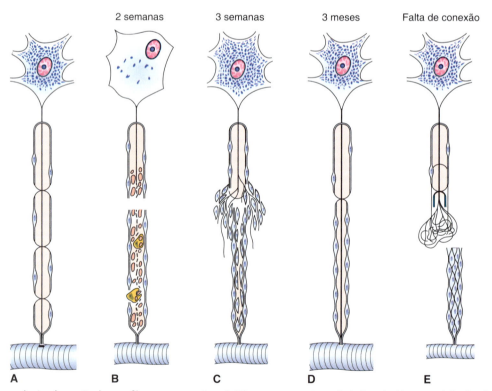

Figura 9.44 Consequências da secção de uma fibra nervosa motora. **A.** Fibra nervosa motora não lesionada. Note a posição do núcleo do neurônio e a distribuição da substância de Nissl. **B.** Quando a fibra é seccionada, o núcleo do neurônio desloca-se para a periferia, e a quantidade da substância de Nissl diminui (chamado cromatólise). A parte distal da fibra nervosa degenera, com fragmentação da mielina, que é fagocitada por macrófagos. **C.** A proliferação das células de Schwann forma um cilindro, que pode ser penetrado pelo axônio em crescimento. Este cresce a uma velocidade de 0,5 a 3 mm por dia. Devido à falta de uso, a fibra muscular estriada atrofia. **D.** Caso um axônio penetre no cilindro de células de Schwann, a regeneração será bem-sucedida e a fibra muscular voltará ao seu diâmetro normal. **E.** Quando um axônio não encontra um cilindro de células de Schwann, seu crescimento é desordenado e pode formar um aglomerado doloroso, denominado neuroma de amputação. (Adaptada, com autorização, de Willis, 1972.)

Vários tipos de neurônio são secretores

Vários tipos de neurônio sintetizam moléculas que são secretadas, processo denominado **neurossecreção**. A secreção por células da neuro-hipófise é colocada em vasos sanguíneos e transportada pelo sangue em circuitos curtos, por exemplo, para o infundíbulo da hipófise, onde ela influencia células secretoras da adeno-hipófise, ou pode ser distribuído pela circulação geral e ter efeitos em vários locais do corpo (p. ex., a ocitocina liberada na neuro-hipófise atua nas glândulas mamárias).

Bibliografia

AUGUSTO-OLIVEIRA, M. *et al.* What do microglia really do in healthy adult brain? **Cells**, v. 8, n. 10, p. 1293, 2019.

BRODAL, P. **The central nervous system**. 4. ed. New York: Oxford University Press, 2010.

BUNGE, M. B.; BUNGE, R. P.; RIS H. Transcultural study of remyelination in an experimental lesion in adult cat spinal cord. **Journal of Biophysical and Biochemical Cytology**, v. 19, p. 67-94, 1961.

CORMACK, D. H. **Essential histology**. Philadelphia: Lippincot, 1993.

DAVALOS, D.; AKASSOGLOU, K.; CARDONA, A. E. Microglia. **Patterning and cell type specification in the developing CNS and PNS**. 2. ed. Comprehensive Developmental Neuroscience.

2020. p. 995-1020. Capítulo 41. doi: 10.1016/B978-0-12-814405-3.00041-2.

GANONG, W. F. **Review of medical physiology**. 15. ed. Norwalk: Appleton & Lange, 1991.

HAMMOND, C.; ESCLAPEZ, M. The chemical synapses. **Cellular and molecular neurophysiology**. p. 122-144. Capítulo 6. doi: 10.1016/B978-0-12-397032-9.00006-6.

KRSTIĆ, R. V. **Microscopic human anatomy**. Berlin: Springer-Verlag, 1991.

KRSTIĆ, R. V. **Ultrastructure of the mammalian cell**. Berlin: Springer-Verlag, 1979.

LENT, R. **Cem bilhões de neurônios?** Conceitos fundamentais de neurociência. São Paulo: Atheneu, 2001.

NOBACK, C. R. *et al.* **The human nervous system**: structure and function. 6. ed. New York: Humana Press, 2005.

REINA, M. A. *et al.* Microscopic morphology and ultrastructure of human peripheral nerves. **Nerves and nerve injuries**. Vol. 1: History, embryology, anatomy, imaging, and diagnostics. 2015. p. 91-106. Capítulo 7. doi: 10.1016/B978-0-12-410390-0.00007-X.

SAIJO, K.; GLASS, C. K. Microglial cell origin and phenotypes in health and disease. **Nature Reviews Immunology**, v. 11, p. 775-787, 2011.

WILLIS A. T. **The principles of pathology and bacteriology**. 3. ed. London: Butterworth, 1972.

WOLBURG, H. *et al.* Ependymal cells. **Reference module in biomedical sciences, Elsevier**, 2015. doi: 10.1016/B978-0-12-801238-3.04586-4.

YOUMANS, W. **Fundamentals of human physiology**. 2. ed. Chicago: Year Book, 1962.

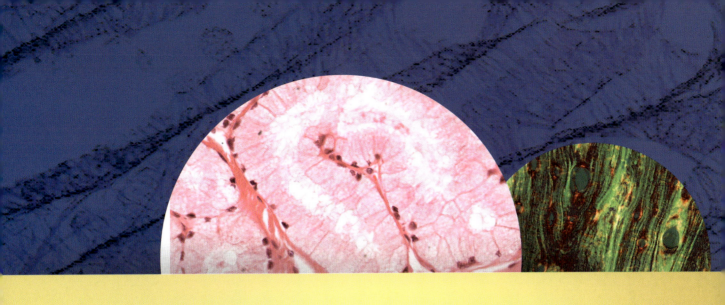

Capítulo 10

Tecido Muscular

PAULO ABRAHAMSOHN

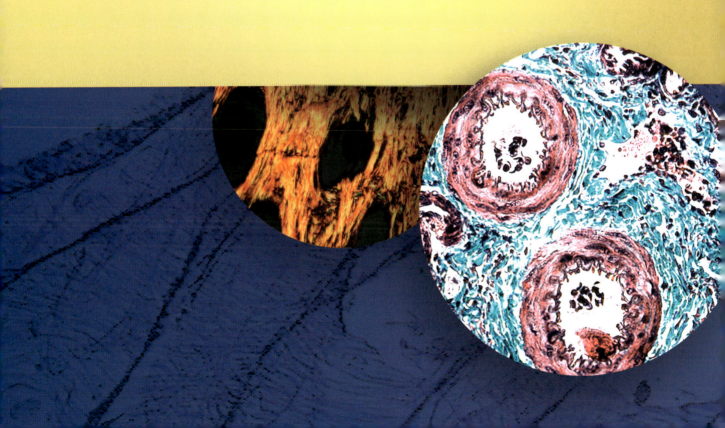

Principais características do tecido muscular, *197*

Bibliografia, *216*

Principais características do tecido muscular

O tecido muscular é constituído de células alongadas, que contêm no seu citoplasma grande quantidade de proteínas motoras. Essas proteínas estão organizadas de maneira a promover a transformação de energia química armazenada em moléculas de trifosfato de adenosina (ATP) em energia mecânica, que é utilizada para a contração das células e dos músculos. A contração individual das células musculares que constituem um músculo é agregada de modo a gerar força e movimento.

As células musculares, também denominadas **miócitos**, têm origem mesodérmica. De acordo com suas características morfológicas e funcionais, distinguem-se três tipos de tecido muscular (Figura 10.1): estriado esquelético, estriado cardíaco e liso. Por serem alongadas, as células musculares são também chamadas **fibras**.

O **tecido muscular estriado esquelético** é formado por feixes de longas células (fibras), multinucleadas, cilíndricas, arranjadas paralelamente entre si. Quando observadas em cortes longitudinais ao microscópio, as células apresentam faixas transversais em seu citoplasma, motivo pelo qual são denominadas **estriadas**. São fibras de contração rápida e vigorosa, sujeitas ao controle voluntário e constituem os músculos esqueléticos do corpo.

O **tecido muscular estriado cardíaco** é formado por curtas células cilíndricas, também estriadas. Suas fibras aderem entre si por junções celulares chamadas **discos intercalares**. Essas fibras constituem a maior parte do coração e sua contração é involuntária, vigorosa e rítmica.

O **tecido muscular liso** é formado por curtas células fusiformes, isto é, alongadas e com as extremidades afiladas. É conhecido como músculo liso porque suas células não apresentam estrias transversais. Sua contração é lenta e não sujeita ao controle voluntário. As fibras se localizam principalmente nas vísceras e na parede dos vasos sanguíneos.

Alguns componentes das células musculares receberam nomes especiais. A membrana celular é chamada de **sarcolema**; o citosol, de **sarcoplasma**; e o retículo endoplasmático liso, de **retículo sarcoplasmático**.

Tecido muscular estriado esquelético

As células ou fibras musculares estriadas esqueléticas são formadas na vida intrauterina a partir de precursores denominados **mioblastos**, originados do mesoderma. Eles migram para os locais em que serão formados os músculos, expressam os fatores de transcrição Pax3 e Pax7, e se fundem paralelamente e pelas suas extremidades, originando longas células multinucleadas.

O tecido muscular estriado esquelético é formado por células longas (de até 30 cm de comprimento), cilíndricas, multinucleadas, cujo diâmetro varia de 10 a 100 μm.

Os numerosos núcleos são elípticos e localizam-se na periferia da fibra, logo abaixo do sarcolema, a membrana plasmática da célula. Essa localização nuclear característica ajuda a distinguir em cortes histológicos o músculo esquelético do músculo cardíaco, no qual os núcleos se localizam no centro das fibras.

A característica estrutural mais importante das fibras estriadas esqueléticas e cardíacas é a existência, em seu citoplasma, de milhares de filamentos cilíndricos chamados

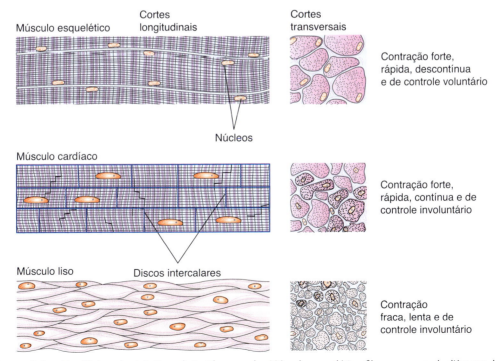

Figura 10.1 Características histológicas dos três tipos de tecido muscular. Músculo esquelético: fibras com grande diâmetro, longas e multinucleadas; núcleos situados na periferia da fibra. Músculo cardíaco: fibras curtas e unidas pelos discos intercalares; cada célula tem apenas um ou dois núcleos, localizados no centro da célula. Músculo liso: células fusiformes, com um núcleo na parte mais dilatada da célula.

miofibrilas, nas quais se localizam as moléculas responsáveis pelo aparelho contrátil.

Os músculos estriados de vertebrados têm, em seu citoplasma, uma proteína denominada **mioglobina**. Essa molécula contém um grupamento heme que se liga reversivelmente a oxigênio; dessa maneira, a mioglobina age como um depósito de oxigênio para a célula muscular.

Estrutura do músculo esquelético

Cada músculo esquelético de mamíferos é formado por milhares de fibras musculares estriadas esqueléticas organizadas em feixes ou fascículos. O músculo é envolvido por uma camada de tecido conjuntivo denso chamada **epimísio** (Figura 10.2), que contém vasos sanguíneos, vasos linfáticos e nervos. Do epimísio partem septos de tecido conjuntivo que constituem o **perimísio**, septos que envolvem e separam os fascículos de fibras (Figuras 10.2 e 10.3). Em torno de cada fibra muscular há uma delicada camada de tecido conjuntivo, denominada **endomísio** (Figura 10.3), que contém fibras reticulares e células do tecido conjuntivo, além de uma extensa rede de capilares sanguíneos e nervos.

Funções importantes do tecido conjuntivo dos músculos são manter unidas as fibras e transmitir aos ossos as forças geradas pela contração. Nas extremidades da maioria dos músculos, há uma região de transição entre as fibras musculares e os tendões. Nessa região, as fibras de colágeno do tendão inserem-se em dobras complexas do sarcolema das fibras musculares.

Estrutura das fibras musculares esqueléticas

Seus núcleos elípticos situam-se na periferia das fibras e o citoplasma contém muitas mitocôndrias, concentradas nos locais próximos às sinapses neuromusculares. O **retículo endoplasmático liso**, também denominado **retículo**

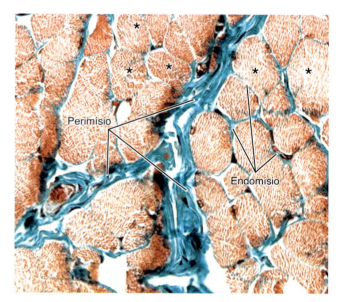

Figura 10.3 Corte transversal de um músculo estriado esquelético. Há inúmeras fibras na imagem, algumas marcadas por *asteriscos*. Os pontos no interior das fibras são miofibrilas cortadas transversalmente. O tecido conjuntivo do perimísio e do endomísio está corado em verde. (Tricrômico de Masson. Médio aumento. Imagem de P. Abrahamsohn.)

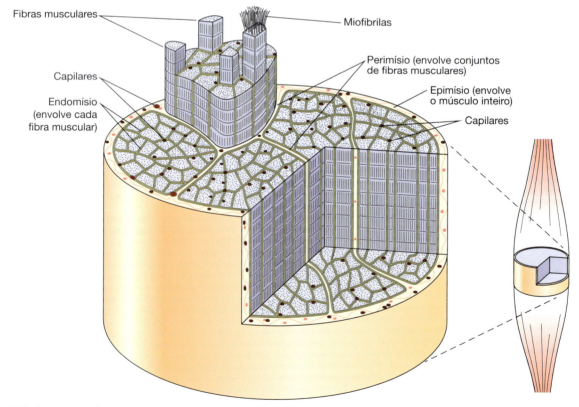

Figura 10.2 Organização de um músculo estriado esquelético. As fibras musculares se organizam em feixes e são envolvidas por tecido conjuntivo disposto em diferentes formações: epimísio, perimísio e endomísio.

sarcoplasmático, é muito desenvolvido e desempenha um papel importante no processo de contração, que será descrito mais adiante.

Cada fibra é envolvida por uma lâmina basal, e entre a lâmina basal e o sarcolema (a membrana plasmática) localizam-se as **células satélites**, importantes para processos de regeneração e hipertrofia do músculo esquelético. Mais informações sobre essas células serão apresentadas na seção *Regeneração do tecido muscular*.

Cortes longitudinais de fibras musculares esqueléticas observadas ao microscópio revelam a presença, no citoplasma, de estriações transversais caracterizadas pela alternância de faixas claras e escuras (Figuras 10.4 a 10.6). Quando as fibras musculares estriadas (tanto esqueléticas quanto cardíacas) são observadas em um microscópio de polarização, as faixas escuras brilham (são anisotrópicas), e, por isso, receberam o nome de **bandas A**. As faixas claras não brilham, são isotrópicas e, por esse motivo, foram denominadas **bandas I**.

No centro de cada banda I, observa-se uma linha transversal escura denominada **disco Z** (Figura 10.6). Além disso, a banda A tem uma zona mais clara no seu centro chamada **banda H**, observável por microscopia óptica após colorações especiais e bem caracterizada por microscopia eletrônica de transmissão.

Por que se observa a estriação nas fibras

Cada fibra muscular estriada contém no seu citoplasma milhares de filamentos cilíndricos de 1,5 a 2 μm de diâmetro chamados **miofibrilas**. Elas se arranjam paralelamente entre si ao longo do eixo maior da fibra muscular, percorrendo-a em toda a sua extensão (Figura 10.4; ver Figuras 10.2 e 10.3).

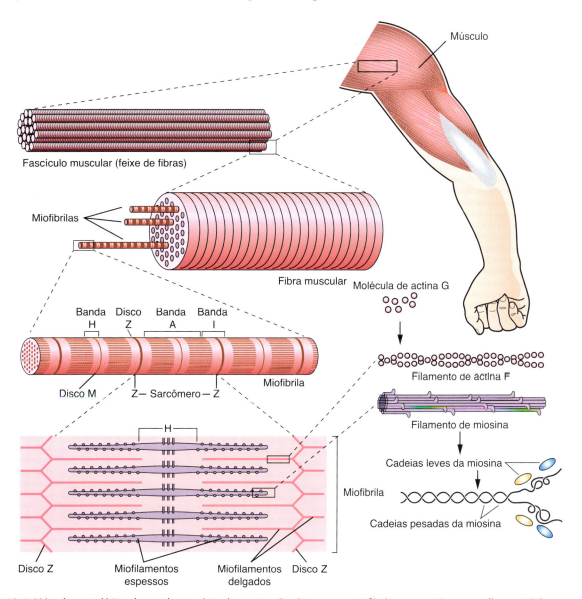

Figura 10.4 Músculo esquelético observado em várias dimensões. *Em destaque*: as miofibrilas que contêm o aparelho contrátil e seus componentes estruturais e moleculares. *À esquerda, embaixo*: observe a localização dos filamentos delgados e grossos no sarcômero. A estrutura molecular desses elementos é mostrada *à direita, embaixo*. (Ilustração de Sylvia Colard Keene. Reproduzida, com autorização, de Bloom e Fawcett, 1968.)

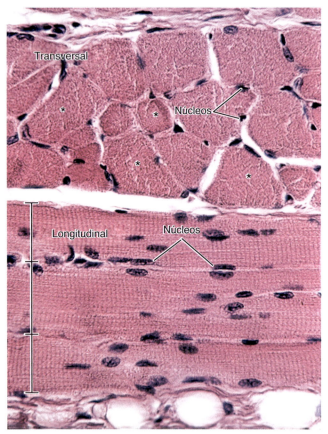

Figura 10.5 Fibras musculares estriadas esqueléticas. *Na metade superior*: corte transversal das fibras musculares, fibras indicadas por *asteriscos*. Note os núcleos localizados na periferia das células. *Na metade inferior*: três fibras seccionadas longitudinalmente e indicadas por *barras*. Note a estriação transversal das fibras. (Hematoxilina e eosina – HE. Médio aumento.)

Cada miofibrila é constituída de uma sequência repetitiva de unidades denominadas **sarcômeros,** que medem cerca de 2,5 μm de comprimento. O sarcômero é formado pela região da miofibrila situada entre dois discos Z sucessivos. Ele contém no centro uma banda A ladeada por duas metades de bandas I (Figura 10.6; ver Figura 10.4).

A Figura 10.7 apresenta cortes longitudinais de células musculares estriadas observadas ao microscópio eletrônico de transmissão, em que é possível observar os sarcômeros e as bandas A, I e os discos Z. A microscopia eletrônica revelou outros fatos muito importantes:

- Os sarcômeros de cada miofibrila, assim como as suas bandas, estão alinhados com os sarcômeros e com as bandas das miofibrilas vizinhas. Na Figura 10.7, isso fica muito evidente. Por esse motivo, quando se observa ao microscópio uma fibra muscular cortada em corte longitudinal, as bandas parecem percorrer a fibra em toda a sua espessura, mas, na verdade, cada banda pertence ao sarcômero da miofibrila em que está localizada
- As miofibrilas são constituídas de filamentos altamente organizados, dispostos ao longo das miofibrilas e, portanto, das fibras Figuras 10.7 e 10.8; ver Figura 10.4. Esses filamentos, chamados **miofilamentos**, são de dois tipos: **delgados** e **espessos**. Nos filamentos delgados, predominam moléculas de **actina**, e nos filamentos espessos, moléculas de **miosina 2**. Além dessas proteínas, há, nas miofibrilas, muitas outras moléculas proteicas.

A localização dos filamentos nas bandas

Cada miofibrila é, portanto, um longo cilindro formado por uma sequência de inúmeros sarcômeros, delimitados por discos Z.

Por microscopia eletrônica de transmissão, observou-se que os filamentos delgados de actina estão ancorados nos discos Z e que eles se dirigem para a região central de cada sarcômero, na qual se intercalam com os filamentos espessos (Figuras 10.7 e 10.8).

Consequências dessa organização: a banda I contém somente filamentos delgados; e a banda A, filamentos espessos intercalados com filamentos delgados, exceto em sua região mais central. Esta é ocupada somente por filamentos espessos e corresponde à banda H (Figura 10.8). No centro da banda H, os filamentos espessos estão presos entre si por meio de conjuntos de proteínas que formam o **disco M**.

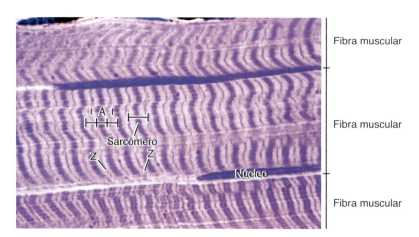

Figura 10.6 Três fibras musculares esqueléticas em corte longitudinal. A estriação transversal é bastante evidente. Observe: os sarcômeros delimitados por discos Z; as bandas A (*escuras*); as bandas I (*claras*); os discos Z nos centros das bandas I. (Corante de Giemsa. Grande aumento.)

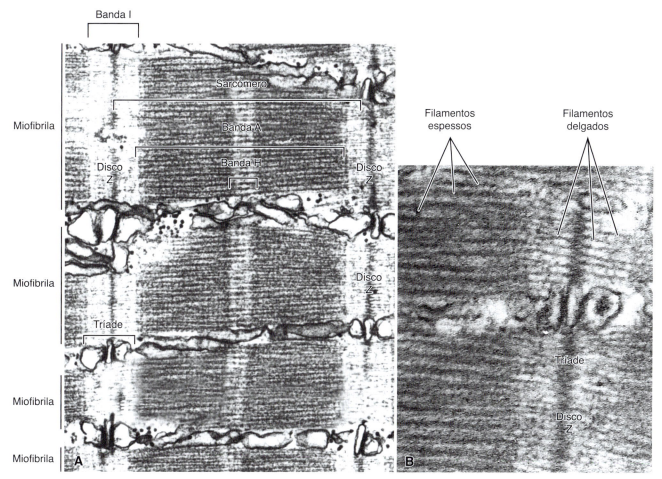

Figura 10.7 Fibras musculares esqueléticas cortadas longitudinalmente. **A.** Na imagem, há várias miofibrilas. Observe os sarcômeros com as bandas A, I, H e os discos Z. Estão indicadas tríades formadas por duas cisternas de retículo sarcoplasmático e um túbulo T. **B.** Detalhe de uma miofibrila com filamentos espessos e delgados. (Microscopia eletrônica de transmissão. A. 42.700×. Cortesia de K. R. Porter. B. 84.200×.)

Cortes transversais de miofibrilas revelam mais detalhes dessa organização: os filamentos delgados se dispõem em torno de cada filamento espesso na proporção de seis delgados para cada espesso.

Diversas moléculas compõem os filamentos e as miofibrilas

Quatro proteínas principais relevantes para a contração muscular formam os miofilamentos das miofibrilas: **actina G**, **tropomiosina**, **troponina** e **miosina 2**. Os filamentos espessos são formados de miosina 2, e as outras três proteínas são encontradas nos filamentos delgados. A miosina e a actina, juntas, representam 55% do total das proteínas do músculo estriado.

Acompanhe pela Figura 10.8 como são constituídos os filamentos de actina e de miosina.

O filamento delgado de **actina** é composto da reunião de moléculas globulares de actina G. Essas moléculas se reúnem em duas sequências lineares de dois filamentos enrolados entre si cujo conjunto é o filamento de actina (ver Figura 2.36). As moléculas de actina G têm um sítio que interage com a miosina. A Figura 2.36 também mostra que o filamento de actina F é polarizado, isto é, tem uma extremidade (+) e outra (−). Nos sarcômeros, os filamentos de actina ancorados a cada lado do disco Z têm polaridades opostas entre si; a extremidade ancorada no disco Z é sempre (+) e a outra extremidade, livre no centro do sarcômero, é sempre (−).

A **tropomiosina** é uma longa molécula constituída de duas cadeias polipeptídicas enroladas entre si. Ela se dispõe ao longo de um sulco da molécula de actina formado pelas sequências globulares de actina G.

A **troponina** é um complexo de três subunidades de proteínas globulares: TnT, que se liga fortemente à tropomiosina; TnC, que tem grande afinidade por íons cálcio (Ca^{2+}); e TnI, que cobre e esconde o sítio ativo da actina, no qual ocorre a interação da actina com a miosina, inibindo essa interação. Os complexos de troponina se prendem aos inúmeros sítios específicos de ligação para troponina existentes na cadeia de tropomiosina.

A molécula de **miosina 2** tem a forma de um bastão constituído pela reunião de duas cadeias polipeptídicas entrelaçadas. Há três domínios ou regiões na molécula:

- Duas cabeças: porções globulares que contêm sítios específicos para ligação de moléculas de ATP. Além disso, são dotadas de atividade ATPásica, que hidrolisa ATP e libera energia necessária para a contração. Em cada cabeça há também um sítio de combinação com a actina

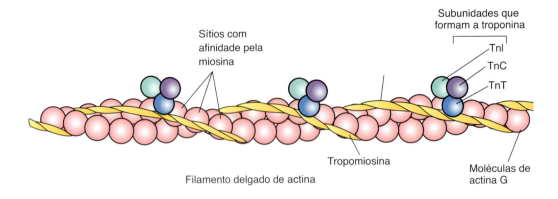

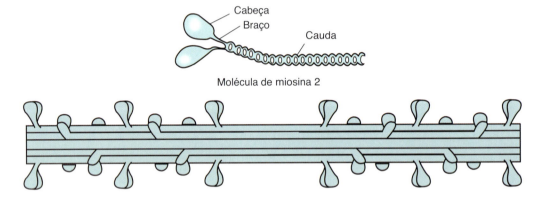

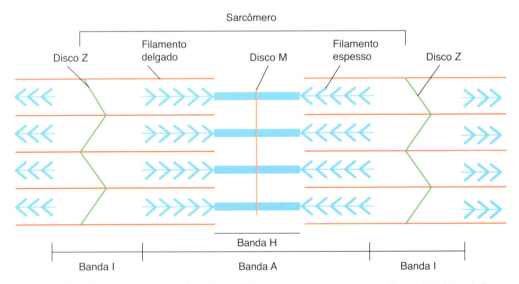

Figura 10.8 Esquema simplificado das principais proteínas dos miofilamentos delgados e espessos. *Na porção inferior da figura*: trecho de uma miofibrila e a posição dos filamentos em um sarcômero.

- Cauda: representa o bastão propriamente dito e é formada por duas cadeias pesadas enroladas entre si
- Dois braços: fazem a ligação entre cada cadeia pesada e cada cabeça. Durante a contração, atuam como dobradiças.

Inúmeras moléculas de miosina 2 se reúnem para formar cada um dos filamentos espessos da seguinte maneira: as caudas da molécula de miosina 2 reúnem-se em feixes. As cabeças das moléculas estão voltadas para uma ou para outra extremidade de cada feixe, de modo que cabeças ficam sempre voltadas para fora do sarcômero, isto é, em direção de cada disco Z que limita o sarcômero (ver Figura 10.8).

Na banda H, na região central do sarcômero, há somente caudas de miosina, sem porções globulares (ver

Figura 10.8). No centro da banda H, encontra-se o **disco M**, formado por proteínas que estabelecem ligações entre os filamentos espessos de cada sarcômero. Essas proteínas, entre as quais se destaca a **miomesina**, são importantes para a manutenção correta da posição dos filamentos espessos no sarcômero.

Muitas outras proteínas fazem parte do sarcômero. A **titina** é uma enorme cadeia polipeptídica ancorada no disco Z e que percorre o sarcômero até a linha M ao longo de cada filamento espesso. Acredita-se que ela proporcione estabilidade ao sarcômero. A **nebulina** também é uma longa cadeia enrolada em torno dos filamentos delgados de actina. Além de atuar na estabilidade para o sarcômero, pode ter atividade na contração.

A correta organização dos filamentos no interior das miofibrilas é mantida por diversas proteínas, por exemplo, a **desmina**, que liga as miofibrilas umas às outras. Proteínas presentes no disco Z também são importantes para a manutenção da estrutura da miofibrila, pois os filamentos delgados se ancoram nesse disco. O conjunto de miofibrilas de cada célula, por sua vez, é ancorado à membrana plasmática da célula muscular por meio de diversas proteínas que têm afinidade tanto pelos miofilamentos quanto por proteínas da membrana plasmática. Uma dessas proteínas, chamada **distrofina**, liga os filamentos de actina a proteínas do sarcolema.

Defeitos da distrofina podem ter graves consequências. Ver informações em *Histologia aplicada – Distrofina*.

HISTOLOGIA APLICADA

Distrofina

 A **distrofia muscular de Duchenne** é uma miopatia hereditária, ligada ao cromossomo X. Causa lesões progressivas das fibras musculares e, frequentemente, leva à morte prematura. No músculo esquelético desses doentes, nota-se que a distrofina é inexistente ou sua molécula é defeituosa.

Inervação da fibra muscular e estrutura da junção neuromuscular

A contração das fibras musculares esqueléticas é comandada por nervos motores originados em grandes neurônios presentes no tronco encefálico e na medula espinal. Os nervos se ramificam no tecido conjuntivo do perimísio dos músculos, originando numerosos ramos delgados que alcançam a superfície das fibras musculares (Figura 10.9). Nesses locais, as fibras nervosas perdem sua bainha de mielina, e o axônio é recoberto apenas por uma delgada camada de citoplasma das células de Schwann.

Os botões sinápticos dos terminais axonais têm numerosas mitocôndrias, além de vesículas sinápticas que contêm o neurotransmissor **acetilcolina**. Esta é sintetizada no citosol da sinapse a partir de precursores e é transportada para o interior das vesículas sinápticas.

Junto ao sarcolema das fibras musculares, os botões sinápticos dos axônios estabelecem sinapses chamadas **junções neuromusculares** ou **placas motoras** (Figuras 10.9 e 10.10). No local das sinapses, a superfície da

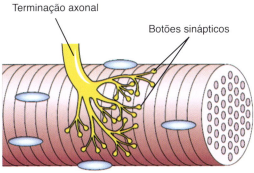

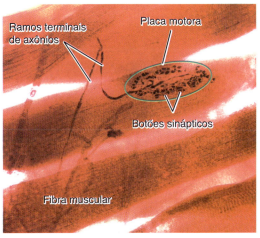

Figura 10.9 Inervação da fibra muscular esquelética. *Figura superior*: uma terminação axonal se subdivide em vários ramos delgados em cujas extremidades há botões sinápticos. *Figura inferior:* fotomicrografia de fibras musculares de ofídio. Estão mostrados um terminal axonal e os botões sinápticos que compõem uma placa motora. (Impregnação metálica com tricloreto de ouro. Pequeno aumento. Imagem de P. Abrahamsohn.)

célula muscular apresenta uma leve depressão na qual o botão sináptico fica parcialmente inserido. O sarcolema que reveste o local da depressão da célula muscular é pregueado, aumentando a superfície da recepção das moléculas do neurotransmissor. A fenda sináptica, o espaço entre a membrana do axônio e a lâmina basal, que reveste a célula muscular, mede de 50 a 100 nm de espessura. O citoplasma da fibra muscular situado abaixo das pregas da membrana contém vários núcleos, numerosas mitocôndrias, ribossomos e grânulos de glicogênio.

O sarcolema da junção neuromuscular (a membrana pós-sináptica) tem milhares de **receptores para acetilcolina,** que são ancorados na membrana por elementos do citoesqueleto da fibra muscular. Esses receptores são moléculas transmembrana que também são canais iônicos dependentes de ligantes, isto é, abrem-se quando reconhecem a acetilcolina. Ver informações sobre miastenia em *Histologia aplicada – Miastenia*.

Quando um potencial de ação chega ao terminal axônico, há liberação de acetilcolina para a fenda sináptica existente entre a membrana do axônio e da célula muscular. A acetilcolina liga-se aos seus receptores na

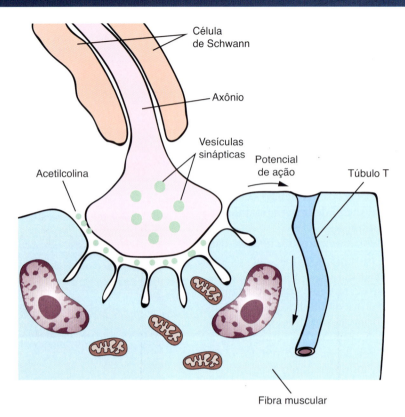

Figura 10.10 Esquema de uma junção neuromuscular vista por microscopia eletrônica de transmissão. O axônio está separado da fibra muscular pela fenda sináptica. Na região da junção, a superfície da fibra tem muitas pregas do sarcolema. Em torno da junção, há centenas de invaginações tubulares do sarcolema, denominadas túbulos T. As membranas dos túbulos T conduzem para o interior da fibra a despolarização causada pelo estímulo nervoso. Núcleos e mitocôndrias (fora de proporção) acumulam-se na região da junção.

HISTOLOGIA APLICADA

Miastenia

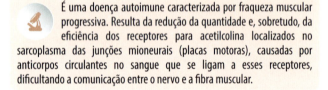

É uma doença autoimune caracterizada por fraqueza muscular progressiva. Resulta da redução da quantidade e, sobretudo, da eficiência dos receptores para acetilcolina localizados no sarcoplasma das junções mioneurais (placas motoras), causadas por anticorpos circulantes no sangue que se ligam a esses receptores, dificultando a comunicação entre o nervo e a fibra muscular.

célula muscular e permite a entrada súbita de íons sódio através do sarcolema no local da junção, resultando na despolarização local do sarcolema. A despolarização se propaga ao longo da membrana da fibra muscular e suas consequências serão descritas na próxima seção.

O excesso de acetilcolina existente na fenda sináptica é hidrolisado pela enzima **acetilcolinesterase**, que é sintetizada no corpo celular do neurônio, transportada ao longo do axônio, transferida para a fenda sináptica e inserida na membrana pós-sináptica, na lâmina basal das pregas da sinapse e permanece livre na fenda sináptica. A lise da acetilcolina é importante para evitar o estímulo prolongado do neurotransmissor sobre os receptores do sarcolema e diminuir a duração da contração da fibra muscular. Porções das moléculas de acetilcolina são captadas e reutilizadas pelo terminal axônico para síntese de novas moléculas de acetilcolina.

O sistema T das fibras musculares e o desencadeamento da contração muscular

O sistema de túbulos transversais ou sistema T é uma estrutura especializada das fibras musculares estriadas (esqueléticas e cardíacas) para conduzir a despolarização da membrana plasmática de maneira rápida e eficiente para o interior da célula. Pelo sistema T, as inúmeras miofibrilas da fibra podem se contrair de maneira sincrônica.

O sistema T é constituído de milhares de invaginações da membrana plasmática da fibra muscular em forma de tubos, chamados **túbulos T** (Figuras 10.10 e 10.11). Da superfície da fibra, os túbulos T se dirigem para o interior da célula e abraçam as miofibrilas, situando-se entre duas cisternas do retículo sarcoplasmático, formando milhares de conjuntos de três estruturas membranosas, as **tríades** (Figuras 10.11 e 10.12; ver Figura 10.7).

As cisternas do retículo sarcoplasmático armazenam íons Ca^{2+} em seu interior. A despolarização da membrana plasmática chega pelos túbulos T até as tríades e provoca a saída de íons Ca^{2+} das cisternas de retículo endoplasmático para o interior das miofibrilas. O aumento da concentração desses íons nas miofibrilas é o fator desencadeador da contração muscular. Quando a onda de despolarização termina, íons Ca^{2+} são transportados de volta para as cisternas do retículo sarcoplasmático por transporte ativo e a fibra muscular relaxa.

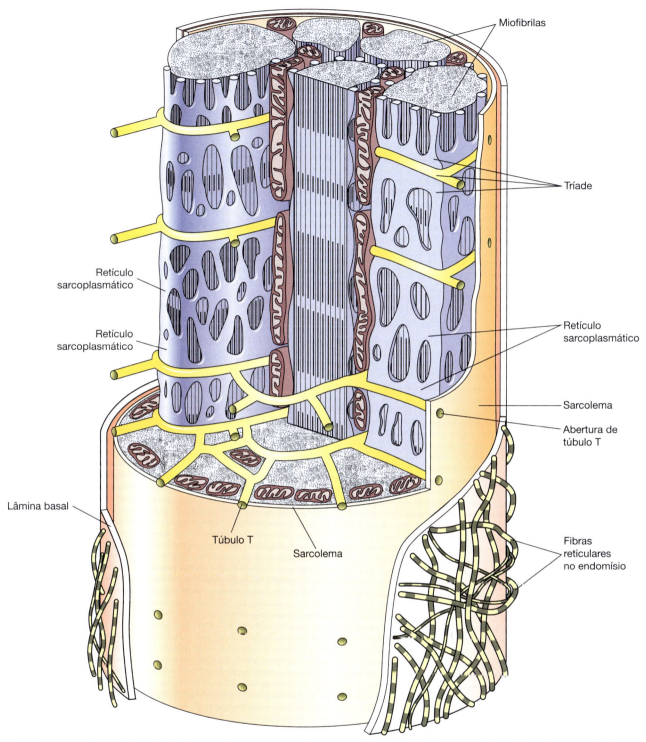

Figura 10.11 Distribuição dos túbulos T e do retículo sarcoplasmático em uma fibra esquelética. Os túbulos T, ou túbulos transversais, são invaginações tubulares da membrana plasmática da fibra. Estão representadas várias miofibrilas recobertas por cisternas de retículo sarcoplasmático. Duas cisternas do retículo sarcoplasmático e um túbulo T constituem uma tríade. Em torno da fibra, observe uma lâmina basal e fibrilas reticulares. (Reproduzida, com autorização, de Krstić, 1979.)

A contração muscular resulta da diminuição do comprimento dos sarcômeros

A miosina 2 é uma proteína motora e interage com a actina. A contração muscular depende da interação de filamentos delgados de actina e filamentos espessos de miosina. Essa interação ocorre na região da banda A, na qual os filamentos estão intercalados e muito próximos entre si. Há um deslizamento dos filamentos delgados em relação aos filamentos espessos e os filamentos delgados são tracionados para a região central dos sarcômeros.

A interação de miosina 2 e actina, durante o repouso e a contração, ocorre na seguinte sequência:

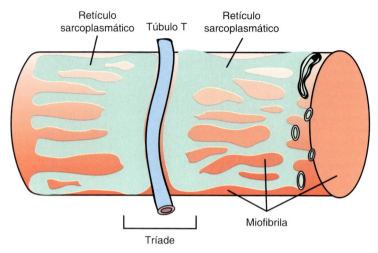

Figura 10.12 Duas cisternas do retículo sarcoplasmático e um túbulo T abraçam uma miofibrila e compõem uma tríade.

1. Durante o repouso, moléculas de ATP ligam-se à região das cabeças da miosina que têm atividade ATPásica. Para essa enzima atuar na molécula de ATP e liberar energia, a miosina necessita da actina, que atua como cofator. No músculo em repouso, as cabeças de miosina não podem associar-se à actina, porque o local de ligação entre miosina e actina está bloqueado pelo complexo troponina-tropomiosina fixado sobre o filamento de actina.
2. Um impulso nervoso sob forma de um potencial de ação chega na junção neuromuscular e libera acetilcolina na fenda sináptica. A acetilcolina promove a abertura de canais de íons Na^+ na membrana plasmática da célula muscular. A súbita entrada de íons Na^+ cria um potencial de ação na membrana plasmática da fibra muscular.
3. Esse potencial de ação se propaga para o interior da fibra muscular ao longo da membrana dos túbulos T, que são extensões da membrana plasmática.
4. Em torno das miofibrilas, os túbulos T estão muito próximos de membranas de cisternas do retículo sarcoplasmático nas tríades (ver Figura 10.12).
5. O potencial de ação promove a saída de íons Ca^{2+} do interior das cisternas para o citosol que envolve as miofibrilas.
6. Íons Ca^{2+} se combinam com a unidade TnC da troponina, modificam a configuração espacial das três subunidades de troponina e deslocam a molécula de tropomiosina em direção ao sulco da hélice de actina.
7. Consequentemente, ficam expostos os locais de ligação da actina com a miosina, permitindo a interação das cabeças da miosina com a actina (Figura 10.13). Além disso, o complexo miosina-ATP é ativado.
8. O ATP libera difosfato de adenosina (ADP), fosfato inorgânico (Pi) e energia. Como resultado, há aumento da curvatura da cabeça da miosina em relação ao bastão da molécula, auxiliado pelos braços da molécula, que funcionam como dobradiças.
9. Como a actina está ligada à miosina, o movimento das cabeças da miosina traciona os filamentos de actina, promovendo seu deslizamento em direção ao centro do sarcômero (Figura 10.13). Os filamentos delgados de actina estão ancorados nos discos Z e seu deslizamento em direção ao centro dos sarcômeros arrasta consigo os discos Z que se aproximam e diminuem o comprimento dos sarcômeros, das miofibrilas e de toda a fibra.
10. Durante uma contração muscular, há inúmeros ciclos, descritos nos itens de 6 a 9. As cabeças das moléculas de miosina se movimentam seguidamente para frente e para trás, tracionando os filamentos delgados de actina.
11. A cada deslizamento dos filamentos delgados, esses se aproximam alguns nanômetros do centro do sarcômero, com o consequente encurtamento das bandas I e do sarcômero (Figura 10.14).
12. O comprimento dos filamentos não se altera, assim como não se altera a largura da banda A.
13. A somatória dos encurtamentos dos sarcômeros de milhares de miofibrilas resulta na contração do músculo como um todo.
14. A contração termina quando se encerra o estímulo nervoso. Os íons Ca^{2+} são removidos do citosol, retornando para o interior das cisternas de retículo sarcoplasmático por meio de bombas de Ca^{2+}.

Embora os filamentos espessos tenham elevado número de cabeças de miosina, a cada momento da contração, apenas certo número de cabeças está alinhado com os locais de combinação existentes nos filamentos delgados da actina. À medida que as cabeças de miosina tracionam a actina, novos locais para formação de pontes entre actina e miosina ficam à disposição. As pontes antigas se desfazem cada vez que a miosina se une a uma nova molécula de ATP. Depois disso, a cabeça de miosina volta para a sua posição primitiva, preparando-se para formar uma nova ponte e um novo movimento de tração de actina.

Unidades motoras do músculo esquelético

Cada neurônio motor inerva um número variado de fibras musculares. Os conjuntos formados por um neurônio e

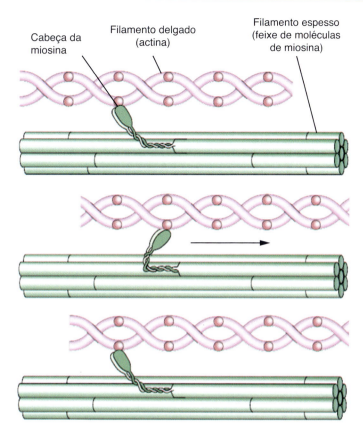

Figura 10.13 A energia liberada por moléculas de ATP é usada para movimentar a cabeça da miosina. Essa cabeça se liga ao filamento delgado e traciona esse filamento para o interior do sarcômero, fazendo-o deslizar ao longo do filamento espesso. Esse processo se repete muitas vezes durante um ciclo de contração e resulta no encurtamento dos sarcômeros, das miofibrilas e da fibra muscular.

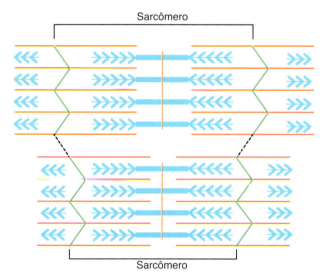

Figura 10.14 Os filamentos delgados de actina são tracionados pelos filamentos espessos em direção ao centro do sarcômero, promovendo o encurtamento deste.

Cada fibra muscular se contrai completamente, não há contração parcial das fibras. O grau de contração de um músculo como um todo depende da quantidade de unidades motoras – portanto, de fibras musculares – que entram em contração. Para aumentar o grau de contração dos músculos, recruta-se maior número de unidades motoras.

Interação do citoplasma das fibras musculares com o tecido conjuntivo

O epimísio, o perimísio e o endomísio mantêm as fibras musculares unidas, possibilitando que a força de contração gerada por cada fibra se componha para produzir a contração do músculo inteiro. É ainda por meio desse tecido conjuntivo que essa força se transmite a outras estruturas, como tendões e ossos.

Um dos mecanismos utilizados para a transmissão da força de contração são os **costâmeros**, formados por conjuntos de moléculas denominados **complexo distrofina-glicoproteínas**. Os costâmeros se localizam abaixo da membrana plasmática (sarcolema) das células musculares esqueléticas e sua denominação deriva da semelhança com uma sequência de costelas. Nos costâmeros, as miofibrilas se ancoram no sarcolema e através dele conectam as fibras musculares com a matriz extracelular. São considerados análogos a junções de adesão, por meio das quais a força de contração é transmitida lateralmente, em direção ao endomísio.

pelas fibras musculares que ele inerva são denominados **unidades motoras** (Figura 10.15). Em certos músculos, uma unidade motora pode ser formada por um neurônio e até mil fibras musculares. Em músculos dotados de movimentos delicados, as unidades motoras são formadas por um neurônio que inerva um número variado de fibras musculares, de algumas poucas a milhares.

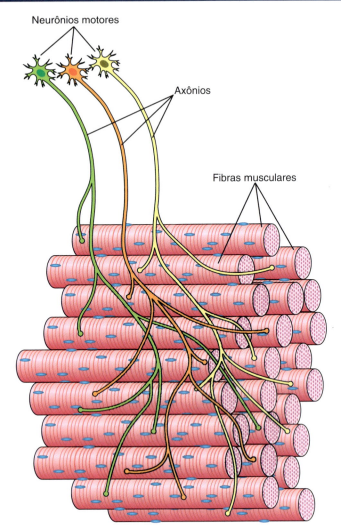

Figura 10.15 Inervação de fibras musculares esqueléticas. O axônio de cada neurônio motor se subdivide e inerva um grupo de fibras. O conjunto de um neurônio e as fibras por ele inervadas é denominado unidade motora. Nem todas as unidades motoras são acionadas durante uma contração. O grau de contração de um músculo depende do número de unidades motoras que se contraem.

Os costâmeros teriam várias funções. A diminuição do comprimento dos sarcômeros das miofibrilas (contração) e da fibra muscular é transmitida para o exterior da célula, onde as malhas de fibras reticulares do endomísio a retransmitem para o perimísio, para o epimísio e, finalmente, para os tendões. No sentido inverso, acredita-se que os costâmeros transmitam forças da matriz extracelular para o interior das fibras musculares, causando respostas moleculares no interior das fibras.

Tipos de fibras musculares esqueléticas

De acordo com sua estrutura e composição molecular, as fibras musculares esqueléticas podem ser identificadas como **tipo I**, ou fibras lentas, e **tipo II**, ou fibras rápidas. As fibras do tipo I, adaptadas para contrações continuadas, são de cor vermelho-escura e ricas em mioglobina no sarcoplasma. Sua energia é obtida principalmente dos ácidos graxos que são metabolizados nas mitocôndrias. As fibras do tipo II, adaptadas para contrações rápidas e descontínuas, contêm pouca mioglobina e são de cor vermelho-clara. Elas podem ser subdivididas nos tipos IIA, IIB e IIC, de acordo com suas características funcionais e bioquímicas. As fibras do tipo IIB são as mais rápidas e dependem principalmente da glicólise como fonte de energia. Ver outras informações sobre mioglobina em *Para saber mais – Mioglobina*.

PARA SABER MAIS

Mioglobina

A **mioglobina** é uma proteína da família da hemoglobina, responsável pela cor vermelho-escura de algumas fibras musculares. A mioglobina serve de depósito de oxigênio e existe em grande quantidade nos músculos dos mamíferos que vivem no oceano e mergulham constantemente, como focas e baleias. Os músculos que executam atividades prolongadas também são vermelhos e têm muita mioglobina, por exemplo, o músculo peitoral das aves migradoras.

Além de refletir propriedades funcionais diferenciadas, a classificação das fibras musculares também é importante para a caracterização das doenças musculares (miopatias) nas biopsias de tecido muscular. Nos seres humanos, os músculos esqueléticos geralmente apresentam diferentes proporções desses tipos de fibras. A diferenciação das fibras musculares nos tipos vermelho, branco e intermediário é controlada pela inervação. Em experimentos com animais, quando se seccionam os nervos das fibras brancas e vermelhas e se faz reimplante cruzado, as fibras musculares mudam seu caráter durante a regeneração, conforme a nova inervação.

Ver informações sobre o diâmetro das fibras musculares em *Histologia aplicada – Diâmetro das fibras musculares esqueléticas*.

HISTOLOGIA APLICADA

Diâmetro das fibras musculares esqueléticas

Esse diâmetro depende de vários fatores, como: os diversos músculos, idade, sexo, estado de nutrição e treinamento físico. Sabe-se que o exercício aumenta a musculatura e diminui a quantidade de tecido adiposo. O aumento da musculatura por meio do exercício se deve à formação de novas miofibrilas, com aumento do diâmetro das fibras musculares. Esse processo, caracterizado pelo aumento de volume das células, chama-se **hipertrofia**, enquanto o crescimento decorrente da proliferação das células é denominado **hiperplasia**. A hiperplasia é comum em outros tecidos, como o músculo liso, mas não nos músculos esquelético e cardíaco. O músculo liso pode aumentar o número de suas células, processo conhecido como hiperplasia.

Fusos musculares e corpúsculos tendíneos de Golgi

Os músculos estriados esqueléticos têm no seu interior receptores que captam modificações mecânicas ocorridas no músculo (proprioceptores), denominados **fusos musculares** (Figura 10.16). Cada fuso é envolvido por uma delgada cápsula de tecido conjuntivo que cria um espaço isolado em seu interior. Os fusos contêm fluido e fibras musculares modificadas chamadas **fibras intrafusais**, algumas longas e espessas, e outras menores e delgadas. Fibras nervosas sensoriais (aferentes) inervam os

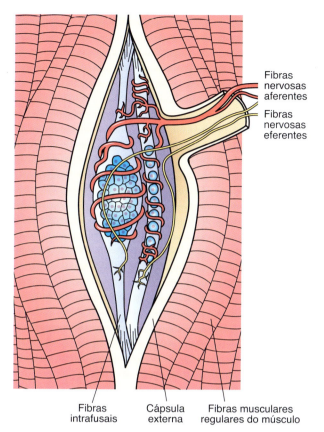
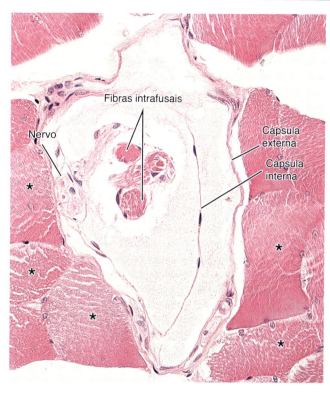

Figura 10.16 Fuso muscular. *À esquerda*, esquema de um fuso muscular com suas fibras nervosas aferentes e eferentes do SNC. O fuso é formado por dois tipos de fibras musculares multinucleadas modificadas denominadas fibras intrafusais. *À direita*, fotomicrografia de um fuso muscular envolvido por fibras musculares regulares marcadas por *asteriscos*. (HE. Pequeno aumento. Imagem de P. Abrahamsohn.)

fusos musculares e detectam modificações no comprimento (distensão) das fibras musculares intrafusais, transmitindo essa informação para o sistema nervoso central (SNC).

Os tendões apresentam feixes de fibras colágenas encapsuladas na proximidade das inserções musculares nos tendões. Nesses locais, penetram fibras nervosas sensoriais, constituindo os **corpúsculos tendíneos de Golgi** (Figura 10.17). Eles respondem às diferenças da tensão exercidas pelos músculos sobre os tendões e tais informações são transmitidas ao SNC e participam do controle das forças necessárias à contração e aos movimentos de músculos.

Tecido muscular estriado cardíaco

É constituído de células cilíndricas com aproximadamente 15 µm de diâmetro e 85 a 100 µm de comprimento, sendo, portanto, curtas, comparadas com as fibras musculares esqueléticas. Em cortes longitudinais, parecem ser ramificadas, devido ao tipo de associação com as células musculares adjacentes.

Cortes longitudinais das fibras musculares cardíacas observados ao microscópio exibem estriações transversais semelhantes às do músculo esquelético (Figura 10.18). Suas fibras contêm um ou, às vezes, dois núcleos elípticos localizados no centro da fibra, e não na periferia da célula, como nas fibras esqueléticas (Figura 10.19).

As fibras cardíacas são circundadas por uma delicada camada de tecido conjuntivo, equivalente ao endomísio do músculo esquelético, que contém abundante rede de capilares sanguíneos.

Uma característica estrutural importante do músculo cardíaco é a presença de complexas junções intercelulares que prendem as fibras musculares entre si. Ao microscópio óptico, são visualizadas em cortes longitudinais das

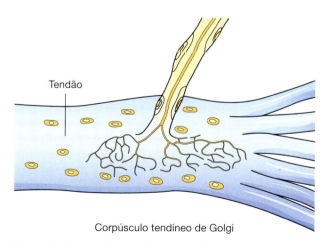

Figura 10.17 Corpúsculo tendíneo de Golgi. Essa estrutura especializada em sensibilidade proprioceptiva capta informações sobre o estado de tensão dos tendões e as transmite para o SNC, participando da coordenação da intensidade das contrações musculares.

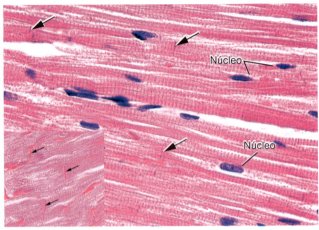

Figura 10.18 Fibras musculares cardíacas em corte longitudinal. Observe a estriação transversal das fibras e seus núcleos centrais. As *setas* apontam discos intercalares. No *detalhe*, estão ressaltados discos intercalares (*setas*). (HE. Imagem maior: médio aumento. Detalhe: grande aumento.)

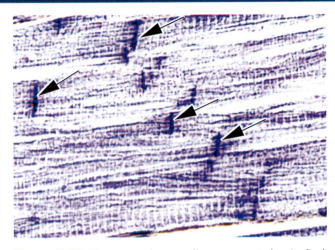

Figura 10.20 Fibras musculares cardíacas em corte longitudinal. Note a estriação transversal e os discos intercalares (*setas*). (Hematoxilina fosfotúngstica. Grande aumento.)

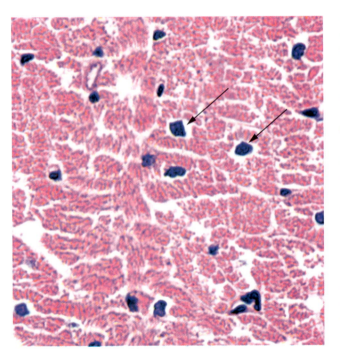

Figura 10.19 Fibras musculares cardíacas em corte transversal. Observe a posição central dos núcleos no interior das fibras, ao contrário da posição periférica encontrada no músculo esquelético. Dois núcleos estão apontados por *setas*. (HE. Pequeno aumento.)

fibras sob forma de traços transversais às fibras chamados **discos intercalares** ou **discos escalariformes**, que têm aspecto de traços retos ou de escada. Em preparados histológicos rotineiros corados por HE, os discos são fracamente corados, porém são bem observados após colorações especiais (Figura 10.20; ver Figura 10.18).

A estrutura dos sarcômeros e o funcionamento das proteínas contráteis das células musculares cardíacas são semelhantes ao descrito para o músculo esquelético (Figura 10.21). Os túbulos T cardíacos localizam-se na altura da banda Z, e não na junção das bandas A e I, como acontece no músculo esquelético. O retículo sarcoplasmático é menos desenvolvido que das fibras esqueléticas e distribui-se irregularmente sobre as miofibrilas. As tríades (túbulo T + duas cisternas de retículo sarcoplasmático) são menos frequentes nas células cardíacas e os túbulos T geralmente se associam apenas a uma cisterna, formando, por esse motivo, **díades**.

O músculo cardíaco contém numerosas **mitocôndrias** (Figura 10.21), que ocupam aproximadamente 40% do volume citoplasmático, refletindo o intenso metabolismo aeróbico desse tecido. Em comparação, no músculo esquelético, as mitocôndrias ocupam apenas cerca de 2% do volume do citoplasma. O músculo cardíaco armazena ácidos graxos sob a forma de triglicerídios, encontrados nas gotículas lipídicas do citoplasma de suas células. Há pequena quantidade de glicogênio, que fornece glicose às células.

Por microscopia eletrônica de transmissão, foram descobertos nas fibras cardíacas grânulos contendo secreção (Figura 10.22). São revestidos por membrana, medem de 0,2 a 0,3 μm de diâmetro e localizam-se próximo aos núcleos, na região do complexo de Golgi. São mais abundantes nas células musculares do átrio esquerdo (cerca de 600 grânulos por célula), mas existem também no átrio direito e nos ventrículos. Eles contêm a molécula precursora do **peptídio atrial natriurético** (**ANP**, do inglês *atrial natriuretic peptide*), que é secretada para a circulação sanguínea e que atua nos rins, aumentando a eliminação de sódio e água pela urina. Esse hormônio natriurético tem ação oposta à da aldosterona, um hormônio antidiurético que atua nos rins promovendo a retenção de sódio e água. Enquanto a aldosterona aumenta a pressão arterial, o hormônio natriurético tem efeito contrário.

Discos intercalares

A microscopia eletrônica de transmissão revelou que os discos intercalares são complexos juncionais situados entre as extremidades de fibras musculares cardíacas adjacentes (Figura 10.21). Os discos têm formato de prateleiras

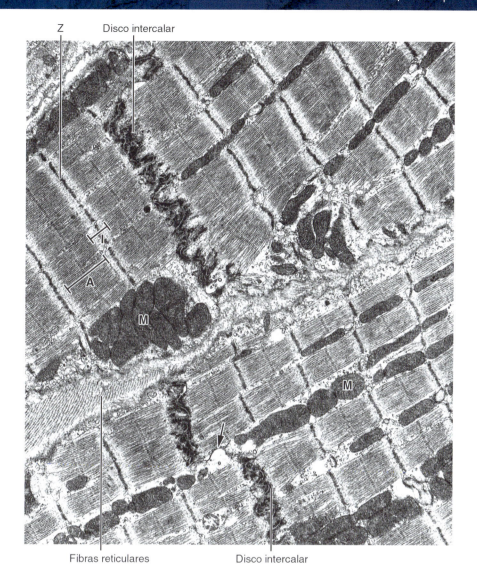

Figura 10.21 Partes de duas células musculares cardíacas, em cortes longitudinais. Observe as bandas A e I e os discos Z no centro da banda I. As estruturas características das fibras musculares cardíacas são os discos intercalares, que são formados por junções de adesão (escuras e pregueadas) e junções comunicantes (*seta*). Há diversas mitocôndrias (M). No espaço extracelular entre as duas células, observam-se fibras reticulares. (Microscopia eletrônica de transmissão 18.000×. Reproduzida, com autorização, de Junqueira e Salles, 1975.)

arranjadas como escadas. Nelas, distinguem-se duas regiões: prateleiras transversais, que cruzam a fibra em ângulo reto, e prateleiras longitudinais, paralelas às miofibrilas e aos miofilamentos (Figuras 10.23 e 10.24).

Nos discos intercalares, há dois tipos principais de junções intercelulares: junções de adesão e junções comunicantes. As **junções de adesão** se localizam principalmente nas membranas das prateleiras transversais do disco, sendo encontradas também nas longitudinais. Nessas junções, ancoram-se os filamentos delgados de actina das miofibrilas adjacentes à membrana plasmática; as junções são, portanto, equivalentes aos discos Z dos sarcômeros. Essas junções oferecem forte adesão às células musculares cardíacas adjacentes, para que elas não se separem durante a atividade contrátil.

Nas prateleiras longitudinais dos discos, paralelas às miofibrilas, encontram-se, principalmente, **junções comunicantes**, responsáveis pela comunicação iônica entre células musculares adjacentes. Do ponto de vista funcional, a passagem de íons permite que conjuntos de células musculares se comportem como se fossem um sincício, pois o sinal para a contração passa de uma célula para a outra.

Sistema gerador de impulsos

No coração, há uma rede de células musculares cardíacas modificadas. Elas têm papel importante na produção e na condução do estímulo de contração da musculatura cardíaca, de tal modo que as contrações dos átrios e dos ventrículos ocorrem em sequência adequada, tornando possível que o coração exerça com eficiência sua função de bombeamento do sangue. As células desse sistema serão descritas no Capítulo 11, *Sistema Circulatório*.

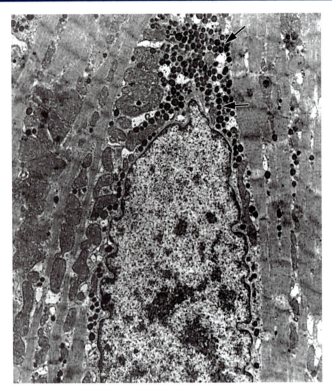

Figura 10.22 Parte de uma fibra cardíaca atrial, com grânulos que contêm hormônio natriurético atrial (*setas*) concentrados ao redor do núcleo. (Microscopia eletrônica de transmissão. Cortesia do Prof. J. C. Nogueira.)

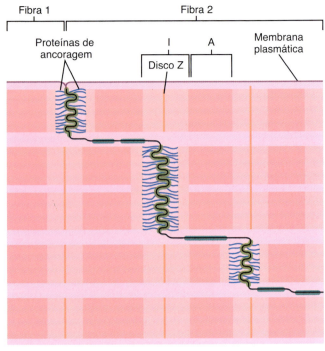

■ Junção comunicante
■ Junção de adesão/desmossoma (junção composta)

Figura 10.24 Esquema de um disco intercalar situado no limite de duas fibras musculares cardíacas, conforme observado por microscopia eletrônica de transmissão. As faces longitudinais do disco (*em posição horizontal na figura*) têm junções comunicantes, enquanto as faces transversais (*em posição vertical na figura*), junções de adesão e proteínas de ancoragem para filamentos de actina.

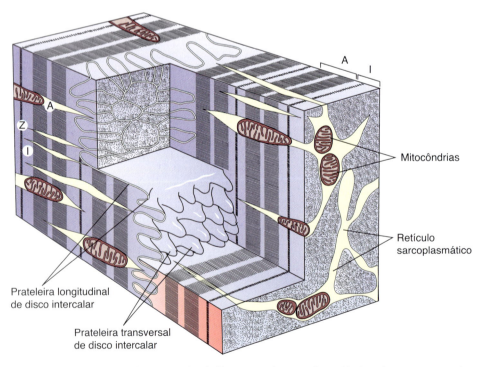

Figura 10.23 Esquema tridimensional de um disco intercalar de fibras musculares cardíacas. Na área de contato entre duas células, estão indicadas uma prateleira longitudinal e uma prateleira transversal. A: banda A; I: banda I; Z: disco Z. (Adaptada, com autorização, de Marshall, 1974.)

Tecido muscular liso

É formado pela associação de células alongadas e fusiformes, mais espessas no centro e afiladas nas extremidades chamadas **fibras musculares lisas** ou **leiomiócitos** (Figuras 10.25 e 10.26). Seu comprimento pode variar de 20 μm na parede dos pequenos vasos sanguíneos até 500 μm no útero gravídico. Em cortes longitudinais das células, o seu citoplasma não apresenta estriação transversal, daí a denominação **músculo liso**.

Proteínas características do citoplasma dessas células são actina, miosina e filamentos intermediários do citoesqueleto contendo desmina e vimentina, além de vinculina, uma molécula presente em junções aderentes.

As fibras são de contração lenta e involuntária. Organizam-se, geralmente, em feixes (p. ex., nos músculos eretores dos pelos) ou em camadas (p. ex., nas paredes de vasos sanguíneos e nas paredes de órgãos ocos). A Figura 10.27 evidencia feixes de músculo liso na parede do estômago.

As fibras têm núcleo único elíptico e central cuja posição pode ser bem evidenciada em secções transversais das fibras (Figura 10.28). Quando vistos em cortes

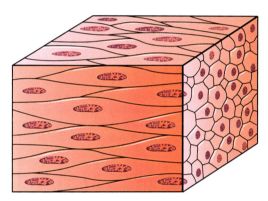

Figura 10.25 Esquema tridimensional de um segmento de um músculo liso. Suas células são fusiformes e têm núcleo único central. Observe que, no corte transversal (*face direita da figura*), as células apresentam diferentes diâmetros dependendo de como as células são seccionadas. Em muitas células, o corte não passou pelo plano dos núcleos.

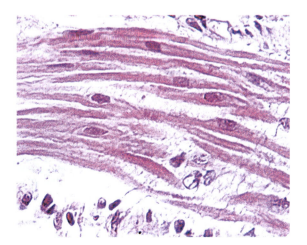

Figura 10.26 Delgado feixe de fibras musculares lisas. São longas e têm núcleos em posição central na região de maior diâmetro da fibra. (HE. Médio aumento. Imagem de P. Abrahamsohn.)

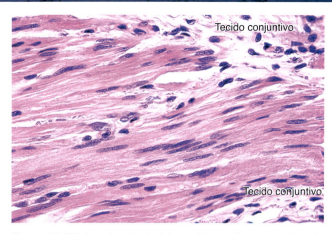

Figura 10.27 Corte longitudinal de um feixe de fibras musculares lisas. As fibras são dispostas paralelamente entre si. Seu citoplasma não apresenta estriações, e seu núcleo elíptico, em forma de charuto, ocupa o centro da célula. (HE. Médio aumento. Imagem de P. Abrahamsohn.)

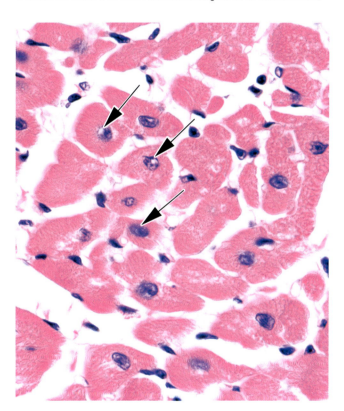

Figura 10.28 Corte transversal de fibras musculares lisas. Os núcleos (*setas*) situam-se na região central das células. (HE. Médio aumento. Imagem de P. Abrahamsohn.)

longitudinais, os núcleos podem exibir um aspecto ondulado quando as fibras estão contraídas (Figura 10.29).

As células musculares lisas são revestidas por uma lâmina basal e mantêm-se unidas por uma rede de fibras reticulares (compostas de colágeno tipo III) que envolve as células (Figura 10.30). Essas fibras fazem com que a contração das células se expanda na contração do músculo inteiro. As fibras reticulares, assim como as fibras elásticas e proteoglicanas, são sintetizadas pelas fibras musculares lisas.

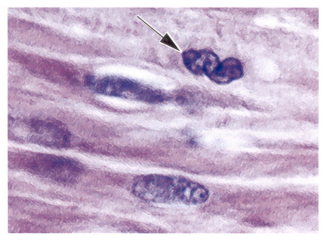

Figura 10.29 Os núcleos de células musculares lisas frequentemente apresentam forma helicoidal ou de saca-rolhas, indicando células em estado de contração (seta). (HE. Grande aumento. Imagem de P. Abrahamsohn.)

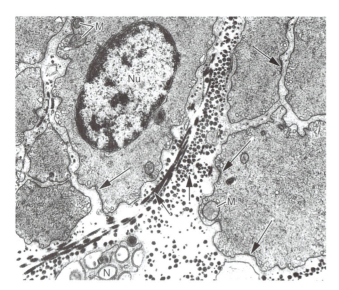

Figura 10.30 Células musculares lisas em corte transversal. Os diferentes diâmetros das células refletem diferentes locais da célula pelos quais o corte passou. Entre as células, há fibras reticulares cortadas transversal ou obliquamente (*setas curtas*). As *setas longas* indicam placas densas junto à superfície celular. Na parte inferior, um pequeno nervo amielínico (N). M: mitocôndrias; Nu: núcleo. (Microscopia eletrônica de transmissão. 27.500×.)

O sarcolema dessas células apresenta grande quantidade de invaginações com o aspecto e as dimensões das vesículas de pinocitose, denominadas **cavéolas**. Estão associadas ao transporte de íons Ca^{2+} para o citosol, necessários para desencadear o processo de contração dessas células. Frequentemente, as células musculares lisas adjacentes estão conectadas por junções comunicantes, que podem transmitir o impulso de contração de uma célula para a outra e, assim, propagar a contração para uma população maior de fibras.

A observação de fibras musculares lisas por microscopia eletrônica de transmissão evidencia que a região do sarcoplasma em torno do núcleo apresenta mitocôndrias, cisternas do retículo endoplasmático granuloso, grânulos de glicogênio e um complexo de Golgi pouco desenvolvido. Ainda por microscopia eletrônica, são vistas no citoplasma estruturas que aparecem escuras nas micrografias eletrônicas, chamadas **corpos densos** e **podossomos**. Além disso, são observadas estruturas densas junto à superfície interna da membrana plasmática, as **placas densas** (Figura 10.31; ver Figura 10.30). Esse conjunto de estruturas se associa ao citoesqueleto das células musculares lisas, e exerce um importante papel na efetivação da contração.

Aparelho contrátil e mecanismo de contração

Embora a contração, isto é, a diminuição do comprimento e do diâmetro das células, seja o resultado final do deslizamento de filamentos de actina em relação a filamentos de miosina, a organização desses filamentos é bastante diferente daquela encontrada nos músculos estriados.

No citoplasma das células musculares lisas, há filamentos de α-actina e de miosina 2, similares aos dos miofilamentos delgados e espessos dos músculos estriados. No entanto, no músculo liso, pelo menos parte da molécula de miosina é composta de isoformas diferentes das existentes em músculos estriados.

Os filamentos de actina formam uma complexa rede tridimensional que se ancora nos corpos densos do citoplasma e nas placas densas situadas junto à membrana (ver Figura 10.31). Os corpos densos são formados de várias proteínas, entre as quais se destacam proteínas de filamentos intermediários – desmina e/ou vimentina –, além de moléculas de **α-actinina**, uma proteína que, em diversos tipos de células do organismo, ancora filamentos de actina. Os filamentos de miosina estabelecem pontes entre os filamentos de actina (ver Figura 10.31).

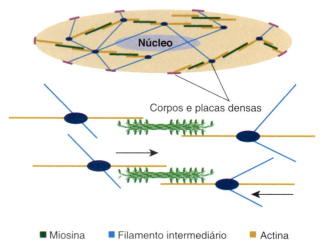

Figura 10.31 *Acima*: aparelho contrátil das fibras musculares lisas constituído de filamentos intermediários, filamentos de actina e de miosina, formando redes aderidas a placas e corpos densos situados no citosol ou abaixo da membrana plasmática. *Abaixo*: moléculas de actina se inserem nos corpos densos citoplasmáticos e nas placas densas associadas à membrana plasmática. Moléculas de miosina formam pontes entre moléculas de actina. O deslizamento de actina em relação à miosina traciona os filamentos intermediários do citoesqueleto ancorados nas placas e nos corpos densos, resultando em redução das dimensões da célula.

A rede tridimensional de actina conectada aos corpos e às placas densas e às moléculas de miosina ocupa todo o citoplasma da célula muscular lisa. O deslizamento dos inúmeros filamentos de actina sobre os de miosina provoca o encurtamento das células, isto é, sua contração, pois actina está ancorada nos corpos densos e nas placas densas da membrana plasmática.

Sequência da contração nas células musculares lisas

A contração obedece a uma sequência bem coordenada. O estímulo inicial da contração pode resultar de estímulos muito diversos, por exemplo, estímulos mecânicos, elétricos (potenciais de ação) e por substâncias presentes no meio extracelular em torno das fibras. A tração das fibras, por exemplo, atua sobre receptores de superfície das células. Receptores presentes na superfície das células reconhecem vários tipos de moléculas, como norepinefrina, colecistoquinina, angiotensina II e endotelina-1. Tais receptores estão acoplados à proteína G e resultam na produção de segundos mensageiros.

Os diversos estímulos promovem a saída para o citosol de íons Ca^{2+} armazenados em cisternas do retículo sarcoplasmático.

No citosol, os íons Ca^{2+} combinam-se com moléculas de **calmodulina**, uma proteína com afinidade para esses íons. A ligação entre ambos depende da proteína **caldesmon**. O **complexo calmodulina–Ca^{2+}** ativa a enzima **quinase da cadeia leve** (que faz parte da molécula de miosina), resultando na fosforilação das moléculas de miosina. Uma vez fosforiladas, essas moléculas combinam-se com a actina, dando início aos ciclos de deslizamento da actina sobre a miosina de maneira semelhante à que ocorre nos músculos estriados. Para o deslizamento, é necessária a energia armazenada em moléculas de ATP.

Os corpos densos contêm α-actinina, que funciona como elemento de ligação entre actina e moléculas dos corpos densos, e são homólogos dos discos Z dos músculos estriados. Como os filamentos de actina estão ligados aos corpos densos da membrana da célula, o resultado de seu deslizamento em relação à miosina é um encurtamento da célula (Figura 10.32; ver Figura 10.31).

Inervação do tecido muscular liso

O músculo liso recebe fibras pós-ganglionares do sistema nervoso simpático e do parassimpático, porém não exibe as complexas junções neuromusculares que há no músculo esquelético.

Ao passar entre células musculares lisas, cada axônio se divide em muitos delgados filamentos não mielinizados que se localizam entre as células musculares. Dessa maneira, cada neurônio adrenérgico ou colinérgico é capaz de estimular um grande número de células musculares. Esses filamentos se assemelham a rosários, porque têm muitas dilatações denominadas **varicosidades** (Figura 10.33). Elas têm em seu interior vesículas que contêm moléculas de neurotransmissores, como a acetilcolina (nas terminações colinérgicas) ou a norepinefrina (nas terminações adrenérgicas).

Calcula-se que um axônio que inerve um músculo liso possa apresentar de 10 mil a 20 mil dilatações em suas extremidades. Os neurotransmissores são liberados no espaço extracelular do músculo liso e se difundem, alcançando receptores da superfície das fibras musculares.

De modo geral, esses receptores estão associados a sistemas de receptores acoplados à proteína G situados na superfície interna da membrana, produzindo mensageiros que desencadeiam a contração muscular. Como as células musculares lisas são conectadas por junções comunicantes, o estímulo inicial que alcança algumas das células de um feixe se transmite rapidamente por muitas outras.

As terminações nervosas adrenérgicas e colinérgicas atuam de modo antagônico, estimulando ou deprimindo a atividade contrátil do músculo. Em alguns órgãos, as terminações colinérgicas estimulam e as adrenérgicas inibem a contração, enquanto em outros ocorre o contrário. O grau de controle do sistema nervoso autônomo

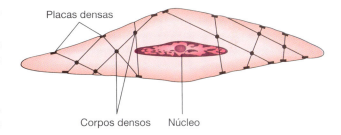

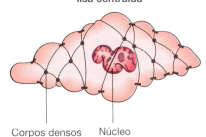

Figura 10.32 Esquema de célula muscular lisa relaxada e contraída.

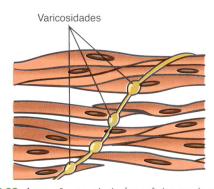

Figura 10.33 As porções terminais dos axônios que inervam fibras musculares lisas têm dilatações chamadas varicosidades, nas quais são armazenadas vesículas que contêm neurotransmissores.

sobre os músculos lisos é muito variável. A musculatura lisa do sistema digestório se contrai em ondas lentas; por outro lado, o músculo liso da íris do globo ocular se contrai ou relaxa de modo muito rápido e preciso. Assim, o diâmetro da pupila se adapta com extrema rapidez às variações da intensidade luminosa.

Regeneração do tecido muscular

No adulto, os três tipos de tecido muscular exibem diferentes capacidades regenerativas após uma lesão que produza destruição parcial do músculo.

O músculo cardíaco não se regenera. Nas lesões do coração, por exemplo, nos infartos, as partes destruídas são invadidas por fibroblastos que produzem fibras colágenas, formando uma cicatriz de tecido conjuntivo denso.

As fibras musculares esqueléticas não se dividem. Mesmo assim, o músculo esquelético tem capacidade de reconstituição a partir das células satélites. Essas são mononucleadas, fusiformes e dispostas paralelamente às fibras musculares entre o sarcolema e a lâmina basal que envolve as fibras musculares. Não são facilmente identificadas com precisão ao microscópio óptico. São consideradas mioblastos inativos. Após uma lesão ou outros estímulos, as células satélites tornam-se ativas, proliferam por divisão mitótica, podem migrar para locais lesionados do músculo e se fundem com as fibras musculares já existentes. As células satélites proliferam quando o músculo é submetido à contração ou à tensão (durante o exercício). Nesse caso, elas se fundem com as fibras musculares preexistentes, contribuindo para a hipertrofia do músculo.

O músculo liso é capaz de uma resposta regenerativa mais eficiente. Ocorrendo lesão, as células musculares lisas que permanecem viáveis podem entrar em mitose e reparam o tecido destruído. Na regeneração do tecido muscular liso da parede dos vasos sanguíneos, há também a participação dos pericitos (ver Capítulo 11, *Sistema Circulatório*), que se multiplicam por mitose e originam novas células musculares lisas.

Bibliografia

BLOOM, W.; FAWCETT, D. W. **A textbook of histology**. 10. ed. Philadelphia: Saunders, 1975.

HAMMOND, C.; ESCLAPEZ, M. The chemical synapses. **Cellular and molecular neurophysiology**. Chapter 6. p. 122-144. doi: 10.1016/B978-0-12-397032-9.00006-6.

HUXLEY, H. E. Molecular basis of contraction in cross-striated muscles and relevance to motile mechanisms in other cells. In: STRACHER, A. (Ed.). **Muscle and nonmuscle motility**. v. 1. New York: Academic Press. 1983.

JUNQUEIRA, L. C. U.; SALLES, L. M. M. **Ultraestrutura e função celular**. São Paulo: Edgard Blücher, 1975.

KLABUNDE, R. E. Vascular smooth muscle contraction and relaxation. **Cardiovascular physiology concepts**. Disponível em: http://cvphysiology.com/Blood Pressure/BP026.htm. Acesso em: 29 ago. 2016.

KRSTIĆ, R. V. **Ultrastructure of the mammalian cell**. New York: Springer-Verlag, 1979.

MARSHALL, J. M. The heart. In: Mountcastle VB (Ed.). **Medical physiology.**13. ed. v. 2. New York: Mosby, 1974.

MUKUND, K.; SUBRAMANIAM, S. Skeletal muscle: a review of molecular structure and function, in health and disease. **Wiley Interdiscip Rev Syst Biol Med.** v. 12, n. 1, e1462, 2020.

PETER, A. K. *et al.* The costamere bridges sarcomeres to the sarcolemma in striated muscle. **Progress in Pediatric Cardiology**, v. 31, n. 2, p. 83-88, 2011.

RELAIX, F.; ZAMMIT, P. S. Satellite cells are essential for skeletal muscle regeneration: the cell on the edge returns centre stage. **Development**, v. 139, n. 16, p. 2845-2856, 2012.

SIT, B.; GUTMANN, D.; ISKRATSCH, T. Costameres, dense plaques and podosomes: the cell matrix adhesions in cardiovascular mechanosensing. **Journal of Muscle Research and Cell Motility**, v. 40, p. 197-209, 2019.

SWEENEY, H. L.; HAMMERS, D. W. Muscle Contraction. **Cold Spring Harbor Perspectives in Biology**, v. 10, n. 2, a023200, 2018.

YUEN, M.; OTTENHEIJM, C. A. C. Nebulin: big protein with big responsibilities. **Journal of Muscle Research and Cell Motility**, v. 41, n. 1, p. 103-124, 2020.

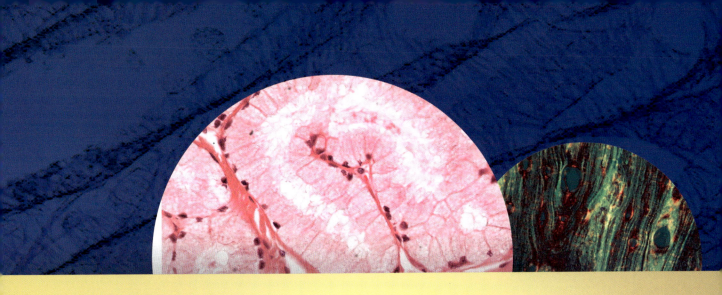

Capítulo 11

Sistema Circulatório

PAULO ABRAHAMSOHN

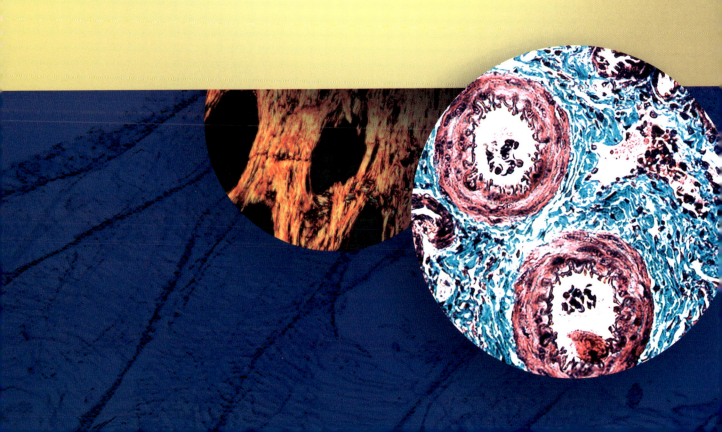

Principais características do sistema circulatório, *219*

Bibliografia, *235*

Principais características do sistema circulatório

O sistema circulatório abrange o sistema vascular sanguíneo e o sistema vascular linfático.

O sistema vascular sanguíneo é um conjunto de estruturas tubulares ocas compostas do coração, encarregado de impulsionar o sangue, e dos vasos sanguíneos, que distribuem o sangue pelo organismo e o retornam ao coração. O conjunto de vasos sanguíneos é composto das artérias, das arteríolas, dos capilares sanguíneos, das vênulas e das veias.

As **artérias** são vasos cujo diâmetro se torna menor à medida que se ramificam, e sua função é conduzir o sangue do coração para os tecidos. As **arteríolas**, além de conduzir o sangue, exercem um papel importante no controle da pressão arterial. Os **capilares sanguíneos** constituem uma rede complexa de tubos muito delgados. Através de suas paredes, ocorre a maior parte do intercâmbio entre o sangue e os tecidos pela passagem de O_2, água, íons e moléculas de diversos tamanhos. As **veias** se formam pela convergência dos capilares e seu diâmetro se torna cada vez mais calibroso à medida que se aproximam do coração, para onde conduzem o sangue proveniente dos tecidos. O sistema vascular sanguíneo é, portanto, um sistema fechado, no interior do qual o sangue circula continuamente.

O **sistema vascular linfático** tem características diferentes do sistema vascular sanguíneo. Inicia-se pelos **capilares linfáticos**, vasos de fundo cego e de pequeno calibre que se originam nos tecidos. Os capilares linfáticos gradualmente se reúnem para formar vasos de diâmetro crescente cujos segmentos finais terminam em dois ductos que desembocam em grandes veias próximas ao coração e transportam a linfa para o sangue.

Uma das funções do sistema linfático é recolher e retornar ao sangue parte do líquido contido no espaço extracelular dos tecidos, denominado **linfa**. Outra importante função é participar da resposta imunitária permitindo a recirculação de linfócitos no corpo e transportando antígenos aos linfonodos.

Componentes da parede dos vasos sanguíneos

A parede dos vasos sanguíneos é formada pela associação de vários tecidos organizados em camadas chamadas **túnicas**. Nos vasos mais calibrosos, a parede é mais espessa e composta das seguintes camadas: **túnica íntima**, **túnica média** e **túnica adventícia** (Figuras 11.1 e 11.2). A estrutura da parede se simplifica à medida que os vasos se tornam menos calibrosos.

Túnica íntima

A camada celular mais interna dos vasos, em contato com o sangue, é um epitélio simples pavimentoso denominado **endotélio**, apoiado sobre uma lâmina basal (Figuras 11.2 e 11.3). O endotélio é uma interface entre dois importantes

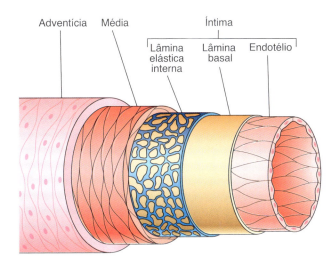

Figura 11.2 Componentes da parede de uma artéria.

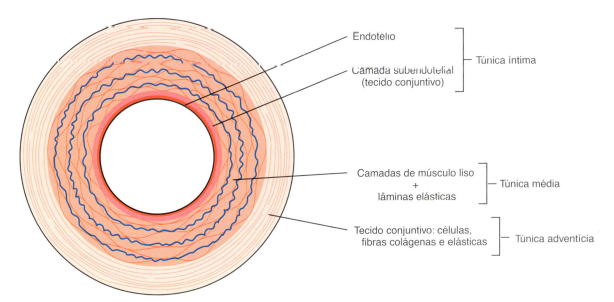

Figura 11.1 Estrutura das túnicas da parede dos vasos sanguíneos.

compartimentos do organismo: o sangue e os tecidos que envolvem os vasos sanguíneos. Nos vasos mais calibrosos, pode haver, em torno da lâmina basal, uma **camada subendotelial** de tecido conjuntivo e que pode apresentar células musculares lisas.

Nos vasos arteriais, a túnica íntima está separada da túnica média pela **lâmina elástica interna**, uma estrutura laminar composta principalmente de elastina. Ela tem aberturas (fenestras) que permitem a difusão de substâncias do sangue para nutrir células da parede do vaso (ver Figura 11.2).

Células endoteliais

As células endoteliais são achatadas, medindo de 20 a 50 μm de comprimento, de 10 a 30 μm de largura e de 0,1 a 10 μm de espessura. Seus núcleos são ovalados. As células endoteliais repousam sobre uma lâmina basal. A parede dos vasos mais delgados – capilares sanguíneos e vênulas pós-capilares – é formada somente por uma camada de células endoteliais e sua lâmina basal. Observe na Figura 11.2 que, nas artérias, o longo eixo das células endoteliais orienta-se na direção do fluxo de sangue.

O endotélio dos capilares sanguíneos efetua as trocas bidirecionais entre o sangue e o tecido que circunda os capilares, e as células endoteliais são capazes de controlar o transporte de substâncias entre esses compartimentos. Através da parede dos capilares são transferidos O_2, CO_2, água, íons, nutrientes, metabólitos, hormônios, sob forma de pequenas moléculas, macromoléculas, além de células.

Além de revestir internamente os vasos sanguíneos, as células endoteliais têm inúmeras outras funções, tais como:

- Disposição de uma superfície que impede a coagulação de sangue – ver informações em *Histologia aplicada – Endotélio e coagulação sanguínea*
- Conversão de bradicinina, serotonina, prostaglandinas, norepinefrina (noradrenalina), trombina etc. em compostos biologicamente inertes
- Lipólise de lipoproteínas por enzimas localizadas na superfície das células endoteliais para liberar triglicerídios e colesterol – ver detalhes no Capítulo 6, *Tecido Adiposo*
- Produção de fatores vasoativos que influenciam o tônus vascular, como a endotelina-1, peptídio com potente ação vasoconstritora, e agentes vasodilatadores (p. ex., óxido nítrico) e fatores de relaxamento
- Conversão de angiotensina I em angiotensina II (ver Capítulo 19, *Sistema Urinário*)
- Síntese e secreção de fatores de crescimento, por exemplo, o fator de crescimento do endotélio vascular (VEGF), com importante papel na formação do sistema vascular durante o desenvolvimento embrionário e na neoformação de vasos e regulação do crescimento dos capilares em condições normais e patológicas em adultos.

> ### HISTOLOGIA APLICADA
> #### Endotélio e coagulação sanguínea
>
> O endotélio tem ação antitrombogênica, impedindo a coagulação de sangue. Quando células endoteliais são danificadas, por exemplo, por lesões provocadas pela **aterosclerose**, o tecido conjuntivo subendotelial é exposto, induzindo a agregação de plaquetas. Essa agregação inicia uma cascata de eventos que resultam na formação de fibrina a partir do fibrinogênio do sangue.
>
> Dessa maneira, um coágulo intravascular, ou **trombo**, é formado e pode crescer até obstruir completamente o fluxo vascular local. Porções de massa sólida podem separar-se do trombo e ser levadas pelo sangue, podendo obstruir vasos sanguíneos distantes, processo chamado **embolia**. Em ambos os casos, pode ocorrer parada do fluxo vascular, constituindo-se em uma potencial condição de ameaça à vida.

Pericitos

Nos vasos da microcirculação – arteríolas pré-capilares, capilares e vênulas pós-capilares –, há células apoiadas externamente sobre a camada endotelial denominadas **pericitos** ou **células CD146+CD34−CD45**. São células de origem mesenquimal dotadas de longos processos citoplasmáticos e que envolvem externamente e de maneira descontínua segmentos da parede desses vasos.

Acredita-se que os pericitos contribuam para a estabilidade do endotélio, embora a totalidade de suas funções ainda não seja conhecida. Possivelmente, participam da formação de novos vasos sanguíneos, do crescimento e da reparação de pequenos vasos sanguíneos e que possam se comportar como progenitores de outros tipos celulares. A existência de miosina, actina e tropomiosina nos pericitos sugere que essas células também tenham uma função contrátil e de migração.

Túnica média

É formada, em grande parte, por camadas concêntricas de fibras musculares lisas organizadas helicoidalmente

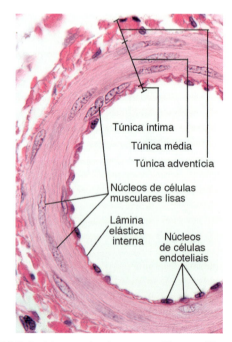

Figura 11.3 Artéria muscular de pequeno diâmetro. Observe as suas túnicas e algumas das células que as compõem. (Hematoxilina e eosina – HE. Médio aumento. Imagem de P. Abrahamsohn.)

em relação ao vaso (ver Figuras 11.2 e 11.3). Principalmente em arteríolas e pequenas artérias, as fibras são frequentemente conectadas entre si por junções comunicantes (junções *gap*).

Cada fibra muscular é envolvida por uma lâmina basal e por uma quantidade variável de matriz extracelular por elas produzida e composta de fibras e lâminas de elastina, fibras reticulares (de colágeno do tipo III), proteoglicanos e glicoproteínas.

Nas **artérias do tipo elástico**, por exemplo, a aorta e a pulmonar, a maior parte da túnica média é ocupada por lâminas concêntricas de elastina. Nas artérias menos calibrosas denominadas **artérias musculares ou de distribuição**, a túnica média contém apenas uma lâmina elástica externa no limite com a túnica adventícia.

Ver mais informações em *Histologia aplicada – Defeitos na túnica média de artérias*.

HISTOLOGIA APLICADA

Defeitos na túnica média de artérias

Quando a túnica média de uma artéria é debilitada por defeito embrionário, doença ou lesão, a parede da artéria pode dilatar-se. Quando essa dilatação progride, pode transformar-se em um **aneurisma**. A ruptura do aneurisma tem consequências graves e pode causar graves hemorragias e morte.

Túnica adventícia

A túnica mais externa dos vasos sanguíneos é composta principalmente de tecido conjuntivo frouxo e denso (ver Figura 11.1). Sua quantidade e proporção dependem do calibre e do tipo de vaso, arterial ou venoso. A periferia da túnica adventícia frequentemente se continua com o tecido conjuntivo do local em que o vaso sanguíneo está passando.

Vasa vasorum

Nas paredes dos vasos mais calibrosos, há arteríolas, capilares e vênulas, principalmente na túnica adventícia e, em menor quantidade, na porção externa da túnica média. Esses vasos são denominados *vasa vasorum* (do latim "vasos dos vasos") e fornecem oxigênio e nutrientes às células da adventícia e da média, porque em vasos calibrosos essas camadas dificilmente podem ser nutridas por difusão a partir do sangue que circula no lúmen do vaso. Há maior quantidade de *vasa vasorum* em veias que em artérias.

Inervação dos vasos sanguíneos

Com exceção dos capilares sanguíneos, a maioria dos vasos sanguíneos que contêm músculo liso nas suas paredes tem uma extensa rede de fibras nervosas do sistema nervoso autônomo simpático. Um número menor de vasos é inervado pelo sistema nervoso parassimpático (p. ex., artérias coronárias). Entre outras funções, a inervação controla o grau de contração da musculatura lisa e, por conseguinte, o diâmetro, o fluxo sanguíneo nos vasos e a pressão arterial. A liberação de acetilcolina por terminações colinérgicas induz as células endoteliais a produzirem óxido nítrico, o qual se difunde através das células musculares lisas e ativa o sistema de mensageiros intracelulares, monofosfato de guanosina cíclico (GMPc). As células musculares, então, relaxam, e o lúmen do vaso é dilatado.

Corpos carotídeos e corpos aórticos

Há, na parede de algumas artérias, receptores sensoriais, como os **barorreceptores** (receptores de pressão), no seio carotídeo e no arco da aorta, e **quimiorreceptores**, nos corpos carotídeos e nos corpos aórticos.

Os quimiorreceptores presentes junto à bifurcação da artéria carótida comum são sensíveis à concentração de dióxido de carbono e oxigênio no sangue. São estruturas ricamente irrigadas por capilares fenestrados que envolvem células de dois tipos: I e II. A maioria dos nervos do corpo carotídeo é fibra aferente (conduz impulsos nervosos ao sistema nervoso central). As células do tipo I são os principais elementos quimiorreceptores dos corpos carotídeos, sensíveis à baixa tensão de oxigênio, à alta concentração de gás carbônico e ao baixo pH do sangue arterial.

Os corpos aórticos são estruturas semelhantes ao corpo carotídeo, localizados no arco da aorta.

Seios carotídeos

Seios carotídeos são pequenas dilatações das artérias carótidas internas. Contêm barorreceptores que detectam variações na pressão arterial e transmitem essa informação ao sistema nervoso central. Na região dos seios carotídeos, a camada média da parede arterial é mais delgada e responde a mudanças na pressão sanguínea. A camada íntima e a adventícia são muito ricas em terminações nervosas. Os impulsos nervosos dos nervos aferentes são processados pelo cérebro, de modo a controlar a vasoconstrição e a manter a pressão sanguínea em níveis adequados.

Tipos de vasos sanguíneos

Costuma-se dividir o sistema circulatório sanguíneo em:

- Vasos da **macrocirculação**: mais calibrosos, responsáveis por transportar sangue aos órgãos e levá-lo de volta ao coração (grandes, médias e pequenas artérias e veias)
- Vasos da **microcirculação**: com menos de 100 μm de diâmetro e visíveis somente ao microscópio (arteríolas, capilares e vênulas pós-capilares). Realizam a distribuição final de sangue arterial nos tecidos e o recolhimento inicial de sangue venoso.

Os vasos sanguíneos arteriais e venosos da macrocirculação são classificados pelo seu diâmetro e pela estrutura de sua parede. As artérias são de dois tipos: elásticas e musculares, também denominadas **artérias de distribuição**. As veias são classificadas em veias de pequeno, médio e grande calibres.

A Figura 11.4 apresenta algumas características estruturais e fisiológicas dos vários tipos de vasos.

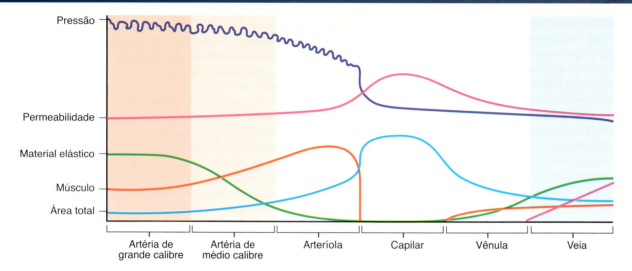

Figura 11.4 Algumas características fisiológicas e estruturais dos diversos tipos de vasos sanguíneos. (Reproduzida, com autorização, de Cowdry, 1944.)

Artérias elásticas ou condutoras

As artérias elásticas incluem a aorta, a artéria pulmonar e alguns de seus ramos. Observadas a fresco, as paredes desses vasos têm cor amarelada devido ao acúmulo de elastina na túnica média.

A túnica íntima também tem fibras elásticas e é proporcionalmente mais espessa que a íntima de uma artéria muscular. Entre a túnica íntima e a média há uma lâmina elástica denominada **lâmina elástica interna**, que, em cortes histológicos, nem sempre pode ser facilmente distinguida das demais lâminas elásticas da túnica média. Como resultado da ausência de pressão sanguínea e da contração do vaso por ocasião da morte, a lâmina elástica interna das artérias geralmente apresenta aspecto ondulado nos cortes histológicos.

A túnica adventícia é relativamente delgada nas artérias elásticas.

Lâminas elásticas

Uma característica marcante das artérias elásticas é a presença de lâminas elásticas perfuradas, organizadas concentricamente na túnica média (Figura 11.5; ver Figura 11.1). Seu número aumenta com a idade (cerca de 40 no recém-nascido e 70 no adulto). Entre as lâminas elásticas há fibras musculares lisas que se organizam em disposição de hélices em torno do lúmen, além de fibras colágenas, proteoglicanos e glicoproteínas. O conjunto de lâminas elásticas, músculo liso e tecido conjuntivo confere à parede das artérias elasticidade e resistência a forças mecânicas.

As lâminas elásticas da túnica média têm a importante função de uniformizar o fluxo de sangue. Após a sístole cardíaca, a pressão intravascular se eleva nas artérias e a parede das artérias elásticas se distende. Em seguida, após a diástole, a parede retorna ao seu estado anterior graças à elasticidade de suas paredes, conferida principalmente pelas lâminas elásticas. Se a parede não tivesse essa elasticidade, a pressão arterial aumentaria muito após a sístole cardíaca e se reduziria muito durante a diástole. Nessas condições, o fluxo de sangue seria quase intermitente em vez de ser contínuo. A diferença entre a pressão sistólica e a diastólica seria muito grande e prejudicial ao funcionamento dos vasos, podendo inclusive causar lesões em vasos com paredes mais delicadas, como os capilares e as vênulas pós-capilares. Graças às lâminas elásticas, obtém-se um fluxo contínuo e uniforme de sangue em todo o sistema arterial e nos capilares, e é mantida uma pressão compatível com as funções orgânicas. As pressões durante a distensão e após o retorno constituem, respectivamente, a pressão sistólica e a pressão diastólica (máxima e mínima).

Artérias musculares ou de distribuição

As artérias musculares resultam da ramificação de artérias elásticas. Suas características principais são: calibre menor que o das artérias elásticas e túnica média formada principalmente por camadas de células musculares lisas, com poucas ou nenhuma lâmina elástica (Figura 11.6).

Sua túnica íntima tem uma camada subendotelial menos espessa do que a das artérias elásticas. A lâmina elástica interna, o componente mais externo da íntima, é bastante destacada em cortes histológicos corados com colorações especiais (Figura 11.7).

A túnica média pode conter até 40 camadas de células musculares lisas nos vasos mais calibrosos. Essas células são entremeadas por algumas lâminas elásticas (nos vasos maiores), como também por fibras reticulares e proteoglicanos, sintetizados pelas células musculares. A lâmina elástica externa, o componente mais externo da túnica média, só é encontrada nas artérias musculares mais calibrosas.

A túnica adventícia consiste em tecido conjuntivo denso e frouxo. Nessa túnica, também são encontrados vasos capilares linfáticos, *vasa vasorum* e nervos da adventícia, estruturas que podem penetrar até a porção mais externa da média.

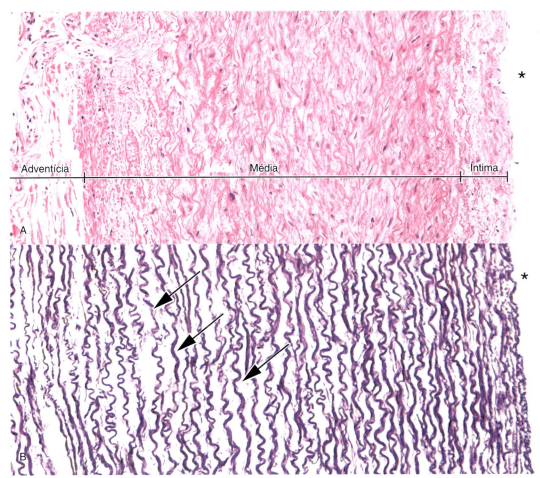

Figura 11.5 Cortes transversais de segmentos da aorta, uma artéria do tipo elástico. **A.** Em cortes corados por HE, é possível distinguir suas túnicas. **B.** Por colorações especiais, são evidenciadas as lâminas elásticas da parede (*algumas apontadas por setas*). Os *asteriscos* indicam o lúmen da artéria. (Microscopia óptica. A. HE. Pequeno aumento. B. Weigert. Médio aumento.)

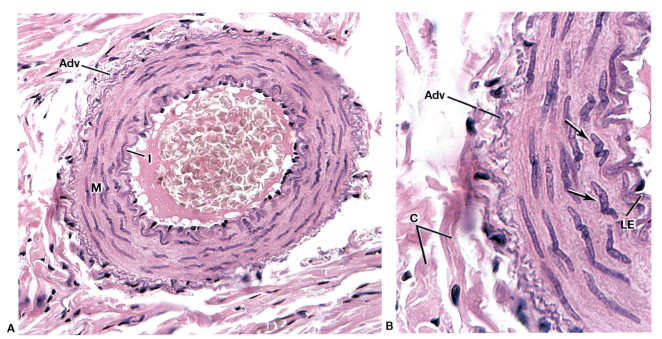

Figura 11.6 Corte transversal de uma artéria muscular de médio calibre. **A.** Em pequeno aumento, observam-se suas túnicas: íntima (I), média (M) e adventícia (Adv). Nas artérias, a túnica média é a camada mais espessa. **B.** Detalhe da túnica média, na qual predominam fibras musculares lisas. Vários de seus núcleos mostram característico aspecto de saca-rolhas (*setas*). Próximo ao lúmen está presente a lâmina elástica interna (LE), limite da túnica média com a túnica íntima. Em torno da delgada túnica adventícia há tecido conjuntivo contendo espessas fibras colágenas (C). (HE. Médio aumento.)

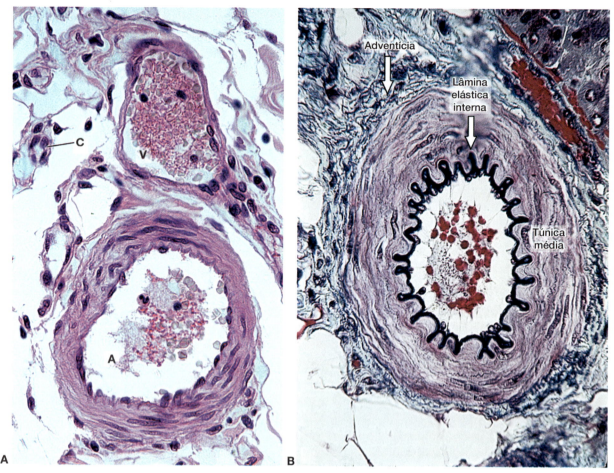

Figura 11.7 Cortes transversais de vasos de pequeno e médio calibres. **A.** Artéria (A) e veia (V) de pequeno calibre. A parede das artérias é geralmente mais espessa que a das veias. Compare esses vasos com um capilar sanguíneo (C). **B.** Artéria de médio calibre. A *seta* aponta a lâmina elástica interna intensamente corada. A túnica média é a camada mais espessa da artéria. (A. HE. Médio aumento. B. Tricrômico de Gomori. Pequeno aumento.)

As artérias musculares podem controlar o fluxo de sangue para os vários órgãos, por meio da contração ou do relaxamento das células musculares lisas de sua túnica média, embora as arteríolas sejam os principais vasos implicados no controle da pressão arterial.

Arteríolas

As arteríolas têm diâmetro externo entre 100 e 10 μm. Elas exercem um importante papel na manutenção da resistência periférica e no controle da pressão arterial.

Uma característica importante para o diagnóstico das arteríolas em cortes histológicos é a seguinte: um lúmen relativamente estreito, quando comparado com o diâmetro do vaso e a espessura da túnica média (Figura 11.8). A túnica média é desproporcionalmente espessa, em comparação com as proporções observadas nas artérias elásticas e musculares (Figura 11.9).

A túnica íntima é formada por endotélio e pela lâmina basal do endotélio. A camada subendotelial é muito delgada e não existente nas arteríolas mais delgadas. Uma lâmina elástica interna está presente nas arteríolas mais calibrosas e ausente nas mais delgadas.

A túnica média geralmente é composta de uma ou duas camadas de células musculares lisas circularmente organizadas. Não tem lâmina elástica externa e sua túnica adventícia é muito delgada.

As arteríolas ramificam-se em vasos curtos e mais delgados envolvidos por uma camada descontínua de músculo liso, as **metarteríolas**. Em alguns locais do corpo, as fibras musculares lisas das metarteríolas funcionam como esfíncteres pré-capilares; dessa maneira, podem regular o fluxo de sangue nos capilares sanguíneos.

Capilares sanguíneos

Os capilares são compostos de uma única camada de **células endoteliais** apoiadas sobre uma lâmina basal. Conforme mencionado anteriormente, na seção *Células endoteliais*, os capilares são os principais locais de trocas entre sangue e tecidos. O diâmetro dos capilares é bastante pequeno, variando de 8 a 12 μm, e sua extensão é de 50 a 300 μm. Nas Figuras 11.10 e 11.11A, compare o diâmetro de capilares com o de uma artéria e de uma veia de médio calibre.

Os menores capilares são compostos de apenas uma célula endotelial enrolada em torno de si mesma,

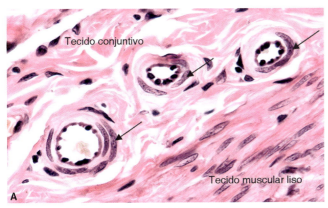

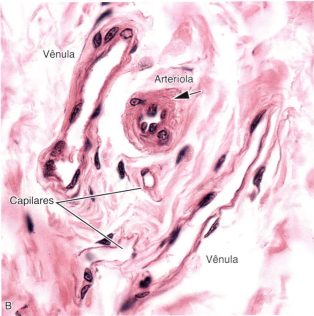

Figura 11.8 Arteríolas, vênulas e capilares em cortes transversais. **A.** As arteríolas são vasos de pequeno calibre nos quais a túnica média, formada por uma a três camadas de células musculares lisas, é o componente mais espesso (*setas*). As vênulas têm paredes delgadas e lumens mais amplos que as arteríolas. **B.** Compare as dimensões dos capilares com os outros vasos. A *seta* indica célula muscular lisa. (HE. Médio aumento.)

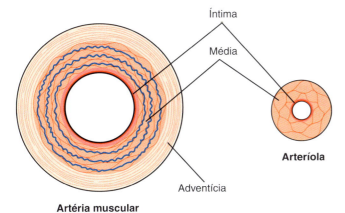

Figura 11.9 Comparação entre a parede de uma artéria muscular e de uma arteríola. A túnica média é proporcionalmente mais espessa na arteríola que na artéria. A adventícia das arteríolas é muito delgada ou inexistente.

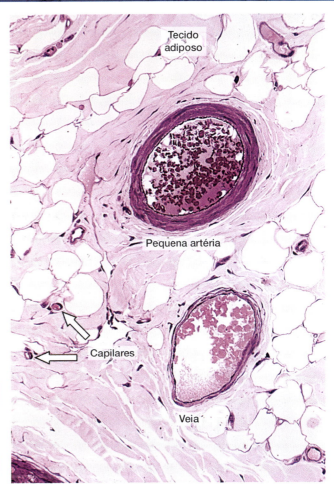

Figura 11.10 As *setas* apontam capilares. Compare suas dimensões com uma pequena artéria muscular e sua veia acompanhante. A parede da artéria é mais espessa que a da veia. Todos os vasos em corte transversal. (Pararrosanilina-azul de toluidina. Médio aumento.)

formando um tubo, e seu diâmetro interno é pouco maior que o diâmetro de uma hemácia. Pericitos são frequentemente encontrados em torno das células endoteliais dos capilares (Figura 11.11B). A parede dos capilares mais calibrosos é formada por duas ou três células endoteliais reunidas, formando um tubo.

Apesar da pequena extensão de cada capilar sanguíneo, calcula-se que o comprimento total do conjunto dos capilares do corpo humano alcance cerca de 96.000 km.

As células endoteliais são poligonais e seus núcleos em geral se projetam para o interior do lúmen do capilar. Ao microscópio eletrônico, observa-se que seu citoplasma contém poucas organelas, representadas principalmente por um complexo de Golgi pequeno, mitocôndrias e polirribossomos livres, bem como algumas cisternas de retículo endoplasmático granuloso.

As células endoteliais prendem-se lateralmente umas às outras, por meio de **junções oclusivas,** que desempenham importante papel na fisiologia do sistema circulatório (Figuras 11.12 e 11.13). A permeabilidade das junções a macromoléculas é variável, de acordo com o tipo de vaso sanguíneo considerado.

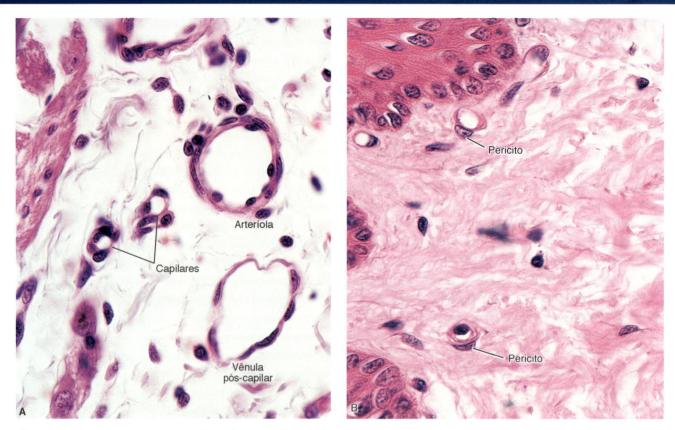

Figura 11.11 Cortes transversais de capilares do tipo contínuo. **A.** Seu diâmetro e seu lúmen são muito reduzidos. A parede é formada por uma camada de células endoteliais. Compare os capilares com arteríola e vênula pós-capilar. **B.** Pericitos situam-se frequentemente em torno da parede de capilares. (HE. Médio aumento.)

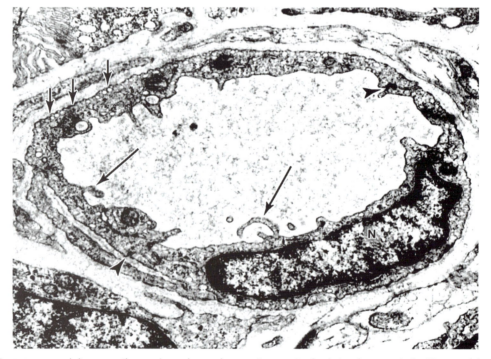

Figura 11.12 Corte transversal de um capilar contínuo observado por microscopia eletrônica de transmissão. Note o núcleo (N) e as junções oclusivas entre células endoteliais adjacentes (*pontas de seta*). Numerosas vesículas de pinocitose são evidentes (*setas curtas*). As *setas longas* mostram pregas do citoplasma de células endoteliais. (Pequeno aumento.)

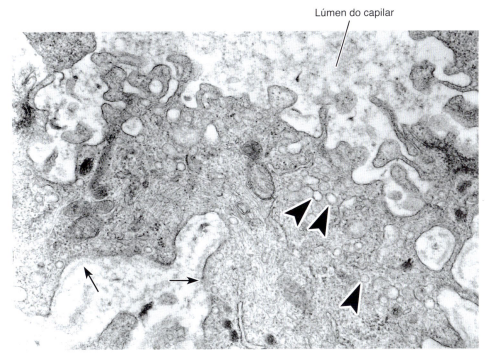

Figura 11.13 Capilar contínuo observado por microscopia eletrônica de transmissão. Note as vesículas de pinocitose no citoplasma da célula endotelial (*pontas de setas*). As *setas* apontam a lâmina basal do vaso. (Médio aumento.)

Tipos de capilares

A parede dos capilares sanguíneos é dotada de diferentes estruturações nos diversos tecidos e órgãos, relacionadas a diversas modalidades de trocas entre o sangue e os tecidos circunvizinhos. Com base na existência ou não de descontinuidades em suas células endoteliais, consideram-se quatro tipos de capilares que exibem diferentes graus de permeabilidade: o capilar contínuo ou somático, o capilar fenestrado ou visceral, o capilar fenestrado destituído de diafragma e o capilar sinusoide.

O **capilar contínuo** ou **somático** é o mais comum no corpo (Figura 11.14). É encontrado no tecido conjuntivo da maioria das estruturas e órgãos, no tecido muscular e no tecido nervoso. Suas células endoteliais têm numerosas vesículas de pinocitose no seu citoplasma com função de transporte entre a superfície luminal e a superfície oposta da célula (Figura 11.15).

As células endoteliais dos **capilares fenestrados** ou **viscerais** têm orifícios chamados **fenestras**, obstruídos por um **diafragma** (Figuras 11.14 e 11.16). O diafragma é mais delgado do que a membrana plasmática da própria célula e não tem a estrutura trilaminar típica de uma unidade de membrana. A lâmina basal desses capilares é contínua. Eles são encontrados em locais onde há intercâmbio intenso de substâncias entre os tecidos e o sangue, por exemplo, no rim, nos intestinos e nas glândulas endócrinas.

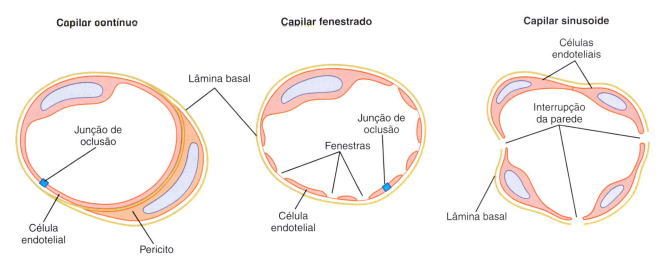

Figura 11.14 Tipos de capilares sanguíneos conforme a estrutura de sua célula endotelial.

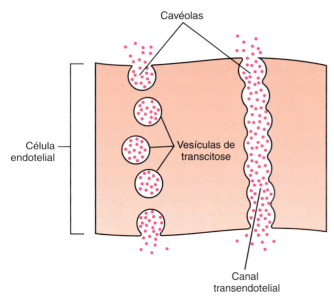

Figura 11.15 O transporte de líquidos e de substâncias neles dissolvidos ou em suspensão através do endotélio dos capilares ocorre, em grande parte, pela formação de vesículas de pinocitose na superfície celular. Elas são transportadas de uma superfície para a superfície oposta, na qual descarregam seu conteúdo por exocitose. Quando em grande número, as vesículas podem se fundir, constituindo canais transendoteliais de duração temporária.

O terceiro tipo de capilar é o **fenestrado e destituído de diafragma**, característico dos glomérulos renais. Nos locais da célula endotelial em que há fenestras, o sangue está separado do tecido ao seu redor apenas por uma lâmina basal espessa e contínua, com capacidade filtrante (ver Capítulo 19, *Sistema Urinário*).

O quarto tipo, o **capilar sinusoide**, tem as seguintes particularidades: células endoteliais que têm fenestras sem diafragmas e são separadas entre si por espaços, havendo ampla passagem de líquido, moléculas e até células, conforme o órgão (ver Figura 11.14); trajeto tortuoso e diâmetro bem maior que dos demais capilares (30 a 40 μm), o que reduz a velocidade da circulação do sangue (Figura 11.17); e é característico do fígado, da medula óssea e do baço.

Redes capilares

Os vários capilares derivados de uma arteríola frequentemente formam redes capilares que depois se reúnem em vênulas pós-capilares. Os vasos de uma rede capilar podem se anastomosar intensamente (Figura 11.18).

Em alguns locais do corpo, há anastomoses arteriovenosas, que possibilitam que arteríolas se comuniquem diretamente com vênulas sem passar por capilares de uma rede capilar (Figura 11.18A). As metarteríolas controlam o fluxo nesses locais por meio de esfíncteres. Quando os esfíncteres estão abertos, descontraídos, o sangue flui livremente pela rede capilar (Figura 11.18B). Quando não é necessário que o sangue percorra toda a rede capilar, o esfíncter é fechado e a maior parte do sangue da rede flui por poucos vasos que permanecem abertos, denominados **vias preferenciais** (Figura 11.18B). Ver mais em *Histologia aplicada – Anastomoses arteriovenosas*.

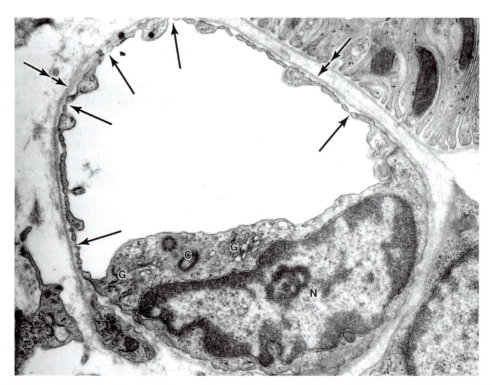

Figura 11.16 Capilar fenestrado do rim. As *setas* indicam as interrupções da parede chamadas fenestras, fechadas por diafragmas delgados. Nessa célula, é possível observar o complexo de Golgi (G), o núcleo (N) e o centríolo (C). Note a lâmina basal em torno da célula endotelial (*setas duplas*). (Médio aumento. Cortesia de J. Rhodin.)

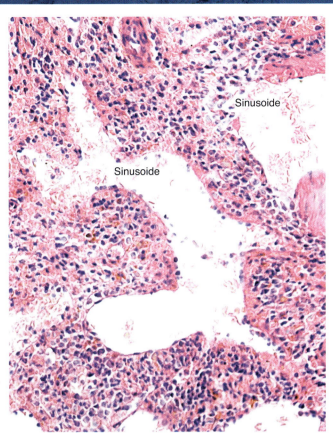

Figura 11.17 Os capilares sinusoides têm lúmen amplo e percurso irregular e tortuoso. (HE. Pequeno aumento. Imagem de P. Abrahamsohn.)

HISTOLOGIA APLICADA

Anastomoses arteriovenosas

 Certas artérias irrigam áreas definidas e a sua obstrução resulta na cessação do suprimento de sangue e em um **infarto** (morte de tecidos por processo patológico). Isso pode ocorrer em vários órgãos, por exemplo, no coração, nos rins e no cérebro.

Em regiões (p. ex., a pele) nas quais as anastomoses arteriovenosas são frequentes, a obstrução de uma artéria não causa necessariamente a necrose de tecido, porque o fluxo de sangue é mantido por outras artérias.

Em vez de retornar ao sistema venoso por uma rede capilar, em alguns locais do corpo o sangue arterial passa por duas redes capilares antes de retornar às veias, estruturação chamada **sistema porta** (Figura 11.18C).

A riqueza da rede capilar é relacionada com a atividade metabólica dos tecidos. Tecidos que têm taxas metabólicas altas, como rim, fígado e músculos cardíaco e esquelético, têm uma rede capilar abundante; o oposto ocorre em tecidos com baixas taxas metabólicas, como o músculo liso e o tecido conjuntivo denso. A velocidade média do sangue nos capilares é lenta (comparada com a velocidade nas artérias), o que favorece as trocas entre o sangue e os tecidos.

Vênulas pós-capilares

A transição dos capilares para as vênulas é gradual. As vênulas formadas pela reunião de capilares (chamadas **vênulas pós-capilares** ou **pericíticas**) têm seu diâmetro aumentado para 0,1 a 0,5 mm, e sua extensão é de 0,5 a 50 mm. Sua parede é formada apenas por uma camada de células endoteliais (ver Figura 11.11A). As junções entre as células endoteliais adjacentes são as mais frouxas de todo o sistema vascular, o que favorece a entrada de fluido tissular no sangue.

As vênulas pós-capilares têm várias características funcionais e morfológicas em comum com os capilares, por exemplo, participam em processos inflamatórios locais e trocas de moléculas entre o sangue e os tecidos. Mediadores da inflamação, como a histamina produzida pelos mastócitos do tecido conjuntivo, aumentam a permeabilidade vascular de vênulas pós-capilares, facilitando a passagem de plasma e de células da defesa do sangue para os tecidos.

Veias

As vênulas que se seguem às vênulas pós-capilares são as pequenas veias musculares, que têm algumas camadas de células musculares lisas em sua parede (ver Figuras 11.7A e 11.8B). Por meio de reunião dessas veias, o sangue é coletado em veias de maiores calibres, classificadas como veias pequenas, médias e grandes.

As veias de pequeno ou médio calibre, com diâmetro entre 1 e 9 mm, contêm maior número de células musculares em suas paredes. A íntima pode apresentar uma camada subendotelial delgada composta de tecido conjuntivo, muitas vezes ausente. A túnica média é relativamente delgada e consiste em pacotes de células musculares lisas entremeadas com fibras reticulares. Enquanto a túnica média é a predominante na parede das artérias, nas veias, a adventícia é quase sempre a túnica mais espessa, importante parâmetro para o diagnóstico diferencial entre artérias e veias (Figura 11.19).

Os grandes troncos venosos, próximos ao coração, são veias de grande calibre. Elas têm uma túnica íntima bem desenvolvida, mas a média é delgada, com poucas camadas de células musculares lisas e abundante tecido conjuntivo. Frequentemente, a adventícia contém feixes longitudinais de músculo liso e fibras colágenas.

As veias frequentemente contêm **válvulas** em seu interior (Figura 11.20). As válvulas consistem em dobras da túnica íntima em forma de meia-lua, que se projetam para o interior do lúmen do vaso. São compostas de tecido conjuntivo rico em fibras elásticas e são revestidas em ambas as faces por endotélio. São especialmente numerosas em veias dos membros inferiores e, junto à contração do músculo esquelético que circunda as veias, impedem o retorno de sangue nas veias e o direcionam de volta para o coração.

As seguintes características podem ser utilizadas para a diferenciação entre a maioria das artérias e veias em cortes histológicos:

- As paredes das veias são quase sempre mais delgadas que as das artérias que acompanham (ver Figura 11.10)
- Nos vasos arteriais, a camada mais espessa é a túnica média, enquanto nos vasos venosos costuma ser a túnica adventícia (Figura 11.19).

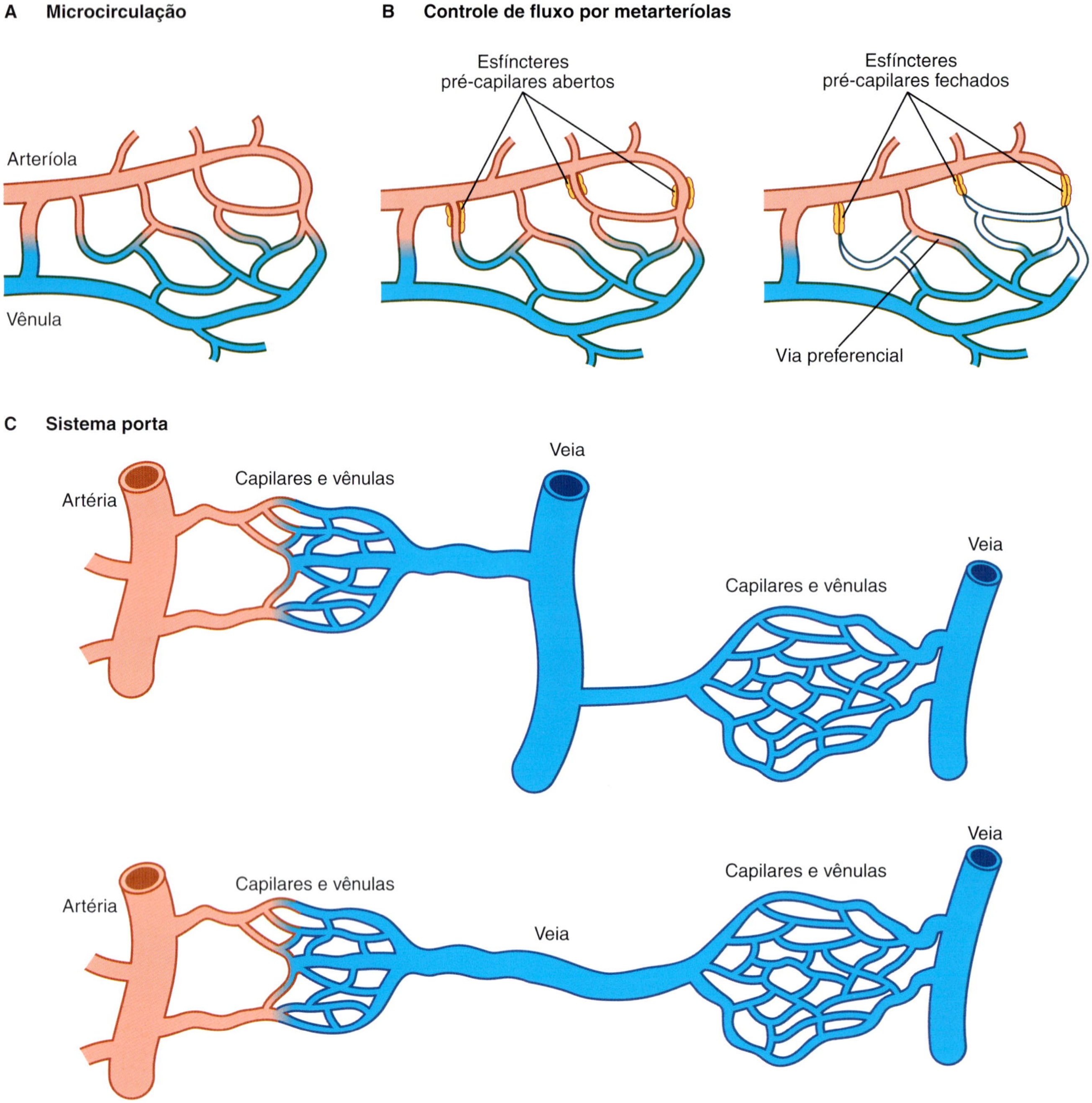

A Microcirculação

B Controle de fluxo por metarteríolas

Esfíncteres
pré-capilares abertos

Arteríola

Vênula

Esfíncteres
pré-capilares fechados

Via preferencial

C Sistema porta

Veia

Capilares e vênulas

Artéria

Veia

Capilares e vênulas

Veia

Capilares e vênulas

Capilares e vênulas

Veia

Artéria

Veia

Figura 11.18 Exemplos da organização da microcirculação. Arteríolas originam capilares que se reúnem em vênulas. **A.** Uma anastomose arteriovenosa comunica diretamente uma arteríola com uma vênula. **B.** Arteríolas que têm esfíncteres pré-capilares podem abri-los ou fechá-los. Quando abertos, o sangue flui por toda a rede capilar local. Quando fechados (*imagem à direita*), o sangue flui apenas por alguns vasos denominados vias preferenciais. **C.** Os sistemas porta são formados por duas redes capilares entre uma artéria inicial e a veia final do sistema, em vez de uma única, como ocorre na maioria das redes capilares.

Coração

O coração é um órgão muscular que se contrai ritmicamente para bombear o sangue pelo sistema circulatório. Também é responsável pela produção de um hormônio chamado **fator natriurético atrial**.

Do ponto de vista embriológico, o coração é considerado um vaso sanguíneo modificado. Suas paredes são constituídas de três túnicas: o **endocárdio**, a mais interna; o **miocárdio**, a túnica intermediária; e o **pericárdio**, a túnica externa. A região central fibrosa do coração, denominada **esqueleto fibroso**, serve de ponto de apoio para as válvulas, além de ser o local de origem e inserção de células musculares cardíacas.

O **endocárdio** é homólogo da íntima dos vasos sanguíneos e é revestido por endotélio, que repousa sobre uma camada de tecido conjuntivo subendotelial delgada de tecido conjuntivo que contém fibras elásticas e

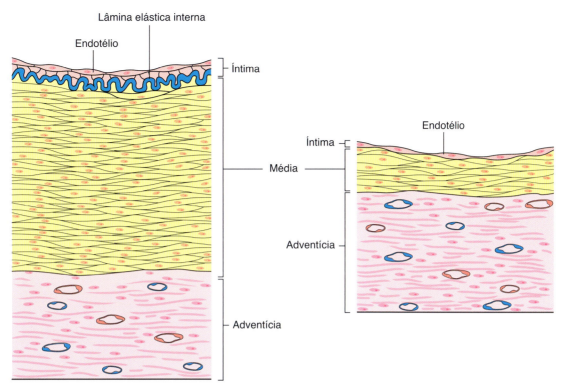

Figura 11.19 Comparação entre a estrutura de uma artéria muscular (*à esquerda*) e sua veia acompanhante (*à direita*). A túnica íntima e a túnica média são mais desenvolvidas na artéria que na veia. Nesta, a túnica predominante é a adventícia.

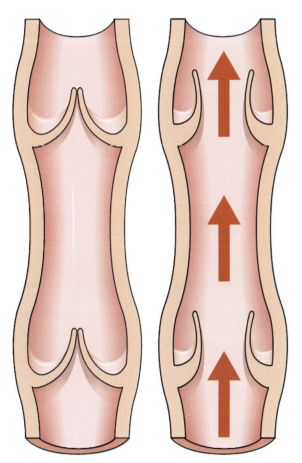

Figura 11.20 As veias, principalmente dos membros, têm válvulas que impedem o retorno do sangue.

colágenas (Figura 11.21A). Entre o endocárdio e o miocárdio, há uma camada de tecido conjuntivo chamada **camada subendocárdica**, na qual há vasos sanguíneos, nervos e ramos do sistema de condução do impulso do coração formados pelas células de Purkinje.

O **miocárdio** é a mais espessa das túnicas do coração e consiste em células musculares estriadas cardíacas (Figura 11.21A e B). Essas são organizadas em camadas que envolvem as câmaras do coração, formando uma espiral complexa. O arranjo dessas células musculares é muito variado, de modo que, em cortes histológicos, são frequentemente vistas células orientadas em muitas direções. Parte das fibras musculares insere-se no esqueleto fibroso (Figura 11.22).

O coração está coberto externamente pelo **epicárdio** (Figura 11.21B). A superfície do epicárdio é revestida por um tecido epitelial simples pavimentoso, um mesotélio, que pertence ao folheto visceral do **pericárdio**, membrana serosa que envolve o coração. A camada subepicárdica de tecido conjuntivo frouxo contém veias, nervos e gânglios nervosos. O tecido adiposo que geralmente envolve o coração se acumula nessa camada. No delgado espaço entre o folheto visceral e o folheto parietal do pericárdio, há uma quantidade pequena de líquido que facilita os movimentos do coração.

O esqueleto cardíaco é composto de tecido conjuntivo denso. Seus principais componentes são o **septo membranoso**, o **trígono fibroso** e o **ânulo fibroso**, formados por tecido conjuntivo denso, com grossas fibras de colágeno

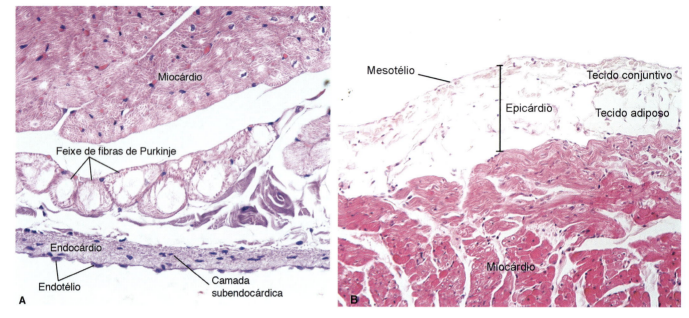

Figura 11.21 Coração. **A.** A superfície interna do coração é revestida pelo endocárdio, formado por um endotélio, e pela camada subendotelial de tecido conjuntivo. Na camada subendocárdica, podem ser encontradas fibras musculares cardíacas modificadas que compõem os feixes de fibras de Purkinje, que fazem parte do sistema de condução do impulso de batimento. As miofibrilas dessas fibras estão deslocadas para a periferia da célula, resultando em um grande espaço central. Parte do miocárdio, a camada mais espessa do coração, pode ser observada na *porção superior* da imagem. **B.** A superfície externa do coração é revestida pelo epicárdio, uma camada de tecido conjuntivo que frequentemente contém tecido adiposo. A superfície externa do epicárdio é revestida por um epitélio simples pavimentoso pertencente à camada visceral do pericárdio. Observe miocárdio na *porção inferior* da imagem. (Microscopia óptica. HE. Médio aumento.)

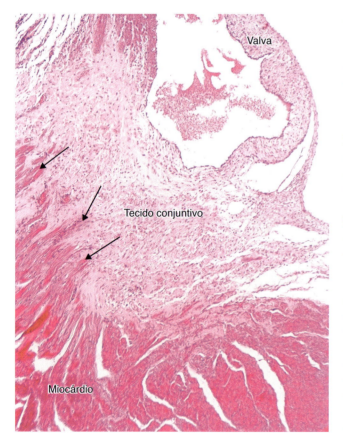

Figura 11.22 O esqueleto fibroso do coração é constituído de tecido conjuntivo denso, no qual penetram e se ancoram fibras musculares do miocárdio para aumentar a adesão entre as duas estruturas (*setas*). O tecido conjuntivo que forma o eixo das valvas cardíacas se continua no esqueleto fibroso. (Microscopia óptica. HE. Pequeno aumento.)

orientadas em várias direções. Nódulos de fibrocartilagem são encontrados em algumas regiões desse esqueleto fibroso.

As valvas cardíacas consistem em um arcabouço central de tecido conjuntivo denso (contendo colágeno e fibras elásticas), revestido em ambos os lados por uma camada de endotélio. As bases das valvas são presas aos anéis fibrosos do esqueleto cardíaco.

Sistema gerador e condutor do impulso do coração

O coração apresenta um sistema próprio para geração de um estímulo rítmico que é distribuído pelo miocárdio. Esse sistema é constituído de dois nodos localizados no átrio, o **nodo sinoatrial** e o **nodo atrioventricular**, e do **feixe atrioventricular**, que se origina do nodo de mesmo nome e se ramifica para ambos os ventrículos, distribuindo o estímulo (Figura 11.23).

As células do sistema gerador e condutor do impulso do coração estão funcionalmente conectadas por junções do tipo comunicante. O nodo sinoatrial é uma massa de células musculares cardíacas especializadas, fusiformes e menores do que as células musculares do átrio, e apresentam menor quantidade de miofibrilas. O nodo atrioventricular é semelhante ao nodo sinoatrial; suas células, porém, ramificam-se e emitem projeções citoplasmáticas em várias direções, formando uma rede. Ver mais informações em *Para saber mais – Sistema condutor do impulso do coração*.

O **feixe atrioventricular** é formado por células semelhantes às do nodo. Contudo, mais distalmente, essas células tornam-se maiores e adquirem uma forma característica. São fibras musculares cardíacas chamadas de **fibras de Purkinje** e contêm um ou dois núcleos centrais

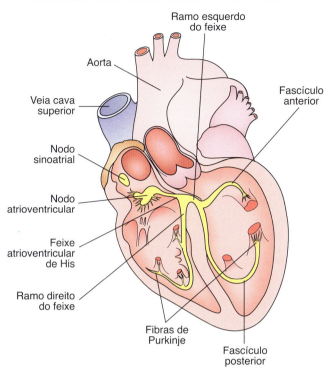

Figura 11.23 Esquema do coração mostrando o sistema gerador e o sistema condutor de impulsos.

> **PARA SABER MAIS**
>
> **Sistema condutor do impulso do coração**
>
> Tanto os ramos do simpático quanto do parassimpático (divisões do sistema nervoso autônomo) contribuem para a inervação do coração e formam um plexo extenso na base do órgão. Neurônios ganglionares e fibras nervosas são encontrados nas regiões próximas aos nodos sinoatrial e atrioventricular. Embora esses nervos não afetem a geração do batimento cardíaco, processo atribuído ao nodo sinoatrial (marca-passo), eles afetam o ritmo do coração durante várias situações (p. ex., exercício, condições fisiológicas, emoções). A estimulação do parassimpático (nervo vago) diminui os batimentos cardíacos, enquanto a estimulação do simpático tem efeito contrário.

e citoplasma rico em mitocôndrias e glicogênio. Nessas células, as miofibrilas são escassas e restritas à periferia do citoplasma (ver Figura 11.21A).

Sistema vascular linfático

Esse sistema tem a finalidade de coletar o líquido dos espaços extracelulares do tecido conjuntivo e retorná-lo para o sangue. O líquido que circula nesses vasos é a **linfa**, e, diferentemente do sangue, não transita em um sistema circular. Ele converge na direção de veias próximas ao coração terminando em dois vasos: o **ducto torácico** e o **ducto linfático direito**, que conduzem a linfa para veias.

Os **capilares linfáticos** originam-se como vasos em fundo de saco, estreitos e de paredes muito delgadas. São constituídos de uma camada de endotélio e sua visualização em cortes histológicos não é fácil (Figura 11.24). A lâmina basal que envolve o endotélio é incompleta e a parede é bastante permeável. O lúmen dos capilares linfáticos é mantido aberto por meio de numerosas microfibrilas individuais ou feixes de microfibrilas de fibrilina do sistema elástico, que se ancoram ao tecido conjuntivo que os envolve (Figura 11.25).

Os capilares linfáticos convergem, reúnem-se e gradualmente originam veias linfáticas de calibres maiores. Em cortes histológicos, podem ser diagnosticados pelas suas paredes delgadas e por uma estrutura semelhante à das veias da circulação sanguínea. Suas paredes não apresentam uma separação muito definida entre as túnicas (íntima, média e adventícia). As veias linfáticas podem ser também diagnosticadas pelo seu conteúdo, pois não têm sangue em seu interior, e sim linfa, um material homogêneo de coloração rosada em cortes corados por HE, no qual podem existir células sanguíneas, principalmente linfócitos, porém não hemácias (Figura 11.26). Eles também apresentam válvulas em seu interior (Figura 11.27). Ver mais informações em *Para saber mais – Estrutura das veias linfáticas.*

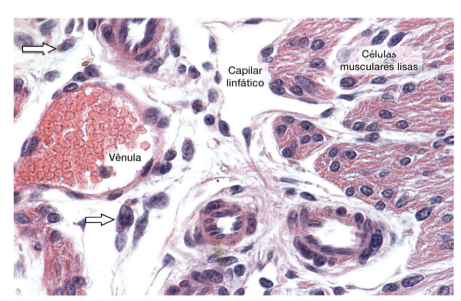

Figura 11.24 Capilar linfático. Sua parede é formada por uma camada de células endoteliais muito delgadas. Observe também arteríolas e uma vênula. As *setas* indicam fibroblastos. (HE. Pequeno aumento.)

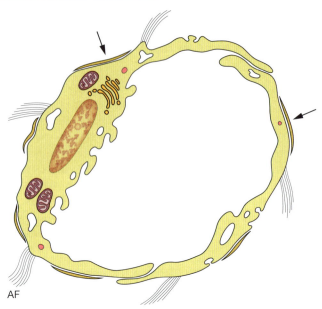

Figura 11.25 Esquema da estrutura de um capilar linfático. Note a sobreposição das bordas livres das células endoteliais, a lâmina basal descontínua (*setas*) e os conjuntos de fibrilas de ancoragem (AF) que mantêm aberto o lúmen do vaso. (Cortesia de J. James.)

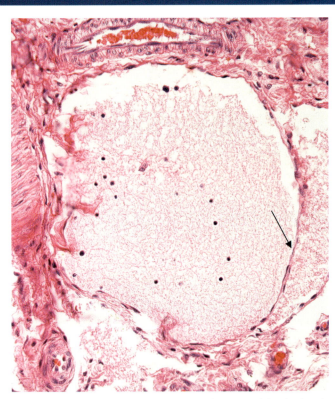

Figura 11.26 Os vasos linfáticos têm paredes muito delgadas (*seta*) relativamente ao seu diâmetro e podem ser confundidos com vasos venosos. Em seu interior, eles têm linfa em cor-de-rosa, corada por eosina, e células, principalmente linfócitos. (HE. Pequeno aumento.)

Vasos linfáticos são encontrados na maioria dos órgãos, com raras exceções, tais como a medula óssea. Como nas veias, o fluxo da linfa na circulação linfática é ajudado pela ação de forças externas sobre as suas paredes, principalmente por músculos adjacentes.

Os vasos linfáticos são muito importantes para manter a recirculação de linfócitos entre os tecidos e os órgãos linfoides, e, ao longo de seu trajeto, os vasos linfáticos atravessam os linfonodos, cujas estrutura e funções são discutidas no Capítulo 14, *Sistema Imune e Órgãos Linfoides.*

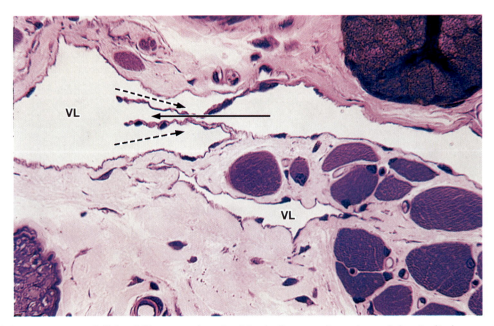

Figura 11.27 Dois pequenos vasos linfáticos (VL) com parede muito delgada. O vaso no alto está cortado longitudinalmente e tem uma válvula. A *seta contínua* mostra a direção do fluxo da linfa, e as *setas tracejadas* mostram como as válvulas evitam refluxo de linfa. (Pararrosanilina-azul de toluidina. Médio aumento.)

PARA SABER MAIS

Estrutura das veias linfáticas

 A estrutura das veias linfáticas e dos grandes **ductos linfáticos** (ducto torácico e ducto linfático direito) é semelhante à das veias, exibindo uma camada média reforçada por músculo liso. Esses feixes musculares se organizam nas direções longitudinal e circular, com predominância de fibras longitudinais. A adventícia é relativamente pouco desenvolvida. Como as artérias e as veias, os ductos linfáticos de grande porte contêm *vasa vasorum* e uma rica rede neural.

Bibliografia

BOEGEHOLD, M. A. Shear-dependent release of venular nitric oxide: effect on arteriolar tone in rat striated muscle. **Am J Physiol**, v. 271, p. H387-H395, 1996.

CANTIN, M. *et al.* Immunocytochemical localization of atrial natriuretic factor in the heart and salivary glands. **Histochemistry**, v. 80, n. 2, p. 113-127, 1984.

COWDRY, E. V. **Textbook of histology**. Philadelphia: Lea & Febiger, 1944.

JOHNSON, P. C. (Ed.). **Peripheral circulation**. New York: Wiley, 1978.

KLABUNDE, R. E. **Cardiovascular physiology concepts**. 3. ed. Alphen aan den Rijn: Wolters Kluwer, 2021.

KRSTIĆ, R. V. **Illustrated encyclopedia of human histology**. New York: Springer-Verlag, 1984.

KRÜGER-GENGE, A. *et al.* Vascular endothelial cell biology: an update. **Int J Mol Sci**, v. 20, n. 18, p. 4411, 2019. doi:10.3390/ijms20184411.

LEAK, L. V. Normal anatomy of the lymphatic vascular system. In: MEESEN, H. (Ed.). **Handbuch der Allgemeine Pathologie**. Berlin: Springer-Verlag, 1972.

PAYNE, L. B. *et al.* The pericyte microenvironment during vascular development. **Microcirculation**, v. 26, n. 8, e12554, 2019. doi:10.1111/micc.12554.

RHODIN, J. A. G. Architecture of the vessel wall. In: BOHR, D. F.; SOMLYO, A. P.; SIMIONESCU, N. Cellular aspects of transcapillary exchange. **Physiol Rev**, v. 63, n. 4, p. 1536-1579, 1983.

SPARKS, H. V. Jr. (Eds.). **Handbook of physiology**. Bethesda: American Physiological Society, 1980.

TROST, A. *et al.* Brain and retinal pericytes: origin, function and role. **Front Cell Neurosci**, v. 10, 20, 2016.

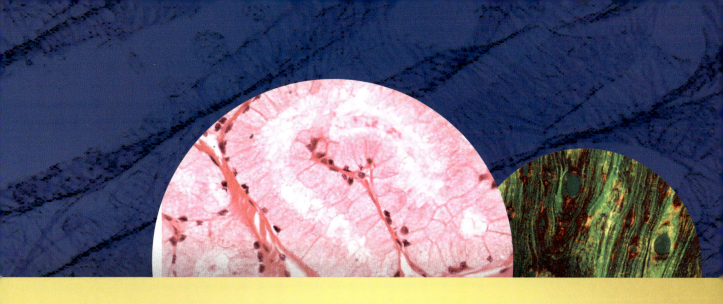

Capítulo 12

Células do Sangue

MARINILCE FAGUNDES DOS SANTOS

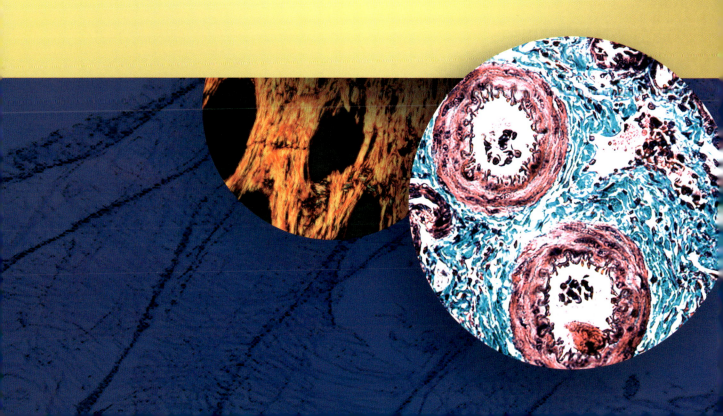

Introdução, *239*

Composição do plasma, *239*

Coloração das células do sangue, *240*

Eritrócitos, *240*

Leucócitos, *243*

Plaquetas, *252*

Bibliografia, *254*

Introdução

O sangue está contido em um compartimento fechado, o aparelho circulatório, que o mantém em movimento regular e unidirecional, devido essencialmente às contrações rítmicas do coração. O volume total de sangue em uma pessoa saudável é de aproximadamente 7% do peso corporal, cerca de 5 ℓ em um indivíduo com 70 kg de peso.

O sangue é formado pelos glóbulos sanguíneos e pelo plasma, parte líquida na qual os primeiros estão suspensos. Os glóbulos sanguíneos são os **eritrócitos** ou **hemácias**, as **plaquetas** (fragmentos do citoplasma dos megacariócitos da medula óssea) e diversos tipos de **leucócitos** ou **glóbulos brancos**.

O sangue coletado por punção venosa, tratado por anticoagulantes (p. ex., heparina) e, em seguida, centrifugado separa-se em várias camadas, que refletem sua heterogeneidade (Figura 12.1). O resultado obtido por essa sedimentação, realizada em tubos de vidro de dimensões padronizadas, chama-se **hematócrito**.

No hematócrito, o plasma corresponde ao sobrenadante translúcido e amarelado. Os glóbulos sedimentam em duas camadas facilmente distinguíveis. A camada inferior (35 a 50% do volume total do sangue) tem cor vermelha e é formada pelos eritrócitos. A camada imediatamente superior (1% do volume de sangue) tem cor acinzentada e contém os leucócitos, que são menos densos do que os eritrócitos. Sobre os leucócitos, repousa delgada camada de plaquetas, não distinguível a olho nu.

O hematócrito possibilita estimar o volume de sangue ocupado pelos eritrócitos em relação ao sangue total. Os valores normais são de 35 a 49% na mulher e de 40 a 54% no homem.

O sangue é principalmente um meio de transporte. Por seu intermédio, os leucócitos, células que desempenham várias funções de defesa (Quadro 12.1) e constituem uma das primeiras barreiras contra a infecção, percorrem constantemente o corpo, atravessam por **diapedese** a parede das vênulas e dos capilares, e concentram-se rapidamente nos tecidos lesionados ou atacados por microrganismos, nos quais desempenham suas funções defensivas. Diapedese é a saída ativa de leucócitos do sistema circulatório, por movimentos ameboides.

O sangue transporta O_2 (Figura 12.2), ligado à hemoglobina dos eritrócitos, e CO_2, ligado à hemoglobina e a outras proteínas dos eritrócitos, ou dissolvido no plasma. O plasma também transporta nutrientes e metabólitos dos locais de absorção ou síntese, distribuindo-os pelo organismo. Transporta, ainda, escórias do metabolismo que são removidas do sangue pelos órgãos de excreção. Como veículo de distribuição dos hormônios, o sangue possibilita a troca de mensagens químicas entre órgãos distantes. Tem, ainda, papel importante na coagulação, além de papel regulador na distribuição de calor, no equilíbrio ácido-básico e no equilíbrio osmótico dos tecidos.

Composição do plasma

O plasma é uma solução aquosa que contém componentes de pequeno e de elevado peso molecular, que correspondem a 10% de seu volume. As proteínas plasmáticas correspondem a 7%, e os sais inorgânicos, a 0,9%, sendo o restante formado por compostos orgânicos diversos, tais como nutrientes (aminoácidos, glicose, lipídios, vitaminas), gases, compostos nitrogenados (ureia, creatina, creatinina, ácido úrico), hormônios e enzimas. O soro é o plasma subtraído de fatores de coagulação.

Os componentes de baixo peso molecular do plasma estão em equilíbrio, por meio das paredes dos capilares e das vênulas, com o líquido intersticial dos tecidos. Por isso, a composição do plasma é um indicador da composição do líquido extracelular.

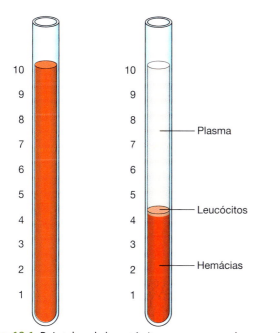

Figura 12.1 Dois tubos de hematócrito com sangue: o da *esquerda* antes e o da *direita* depois da centrifugação. No tubo da *direita* (centrifugado), observe que as hemácias constituem 43% do volume sanguíneo. Entre as hemácias sedimentadas e o plasma claro sobrenadante, há uma fina camada de leucócitos.

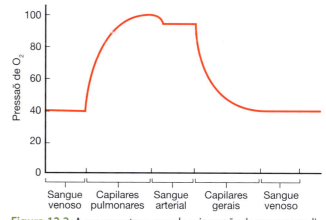

Figura 12.2 A *curva* mostra o grau de oxigenação do sangue em diversos vasos sanguíneos. A quantidade de oxigênio (pressão de O_2) aumenta nos capilares pulmonares, mantém-se alta nas artérias e cai nos capilares gerais do corpo, em que ocorrem as trocas entre o sangue e os tecidos.

Quadro 12.1 Produtos e funções dos glóbulos do sangue.

Tipo de glóbulo	Principais produtos	Principais funções
Eritrócitos	Hemoglobina	Transporte de oxigênio (O_2) e de gás carbônico (CO_2)
Leucócitos		
Neutrófilo (célula terminal)	Grânulos específicos e lisossomos (grânulos azurófilos)	Defesa contra bactérias e fungos (por desgranulação, fagocitose, morte dependente de O_2)
Eosinófilo (célula terminal)	Grânulos específicos, substâncias farmacologicamente ativas e lisossomos (grânulos azurófilos)	Defesa contra helmintos parasitas Modulação do processo inflamatório Participação em reações alérgicas Ação antiviral Fagocitose de complexos antígeno-anticorpo
Basófilo (célula terminal)	Grânulos específicos contendo histamina, heparina e outros mediadores, e lisossomos (grânulos azurófilos)	Liberação de histamina e outros mediadores da inflamação Participação em reações alérgicas Imunomodulação de linfócitos T
Monócito (não é célula terminal)	Lisossomos (grânulos azurófilos) Citocinas	Diferenciação em macrófagos teciduais, que fagocitam, matam e digerem protozoários, bactérias, vírus e células senescentes Apresentação de antígenos para linfócitos T Modulação da hematopoese
Linfócito B	Imunoglobulinas (anticorpos)	Diferenciação em plasmócitos (células produtoras de anticorpos) Apresentação de antígenos para linfócitos T
Linfócito T (várias subpopulações)	Substâncias que matam células (p. ex., perforinas, granzimas) Citocinas	Destruição de células infectadas Modulação da atividade de outros leucócitos Modulação da hematopoese
Linfócito NK (*natural killer cell*) Não tem as moléculas marcadoras dos linfócitos T e B	Substâncias que matam células Interferon-γ	Destruição de células tumorais e de células infectadas por vírus, sem necessidade de estimulação prévia
Plaquetas	Fatores de coagulação do sangue	Coagulação do sangue

As principais proteínas do plasma são as **albuminas (cerca de 50%)**, as **alfa**, **beta** e **gamaglobulinas**, as **lipoproteínas** e as proteínas que participam da coagulação do sangue, como **protrombina** e **fibrinogênio**. As albuminas, que são sintetizadas no fígado e muito abundantes no plasma sanguíneo, desempenham papel fundamental na manutenção da pressão osmótica do sangue, junto a alfa e betaglobulinas. Deficiência em albuminas causa edema generalizado. Funcionam como proteínas carreadoras de diferentes substâncias, como hormônios, alguns metabólitos e medicamentos. As gamaglobulinas são anticorpos e, por isso, também são chamadas de **imunoglobulinas** (ver Capítulo 14, *Sistema Imune e Órgãos Linfoides*). O sistema de coagulação, além das plaquetas, engloba uma cascata complexa de pelo menos 16 proteínas plasmáticas e algumas enzimas e cofatores enzimáticos envolvidos na formação do coágulo. Além disso, enzimas plasmáticas responsáveis pela destruição posterior do coágulo também são importantes para a restauração funcional dos vasos.

Coloração das células do sangue

As células do sangue geralmente são estudadas em esfregaços preparados pelo espalhamento de uma gota de sangue sobre uma lâmina, nos quais as células ficam estiradas e separadas, o que facilita a observação ao microscópio óptico.

Esses esfregaços são corados com misturas especiais, que contêm eosina (corante ácido), azul de metileno (corante básico) e azures (corantes básicos de cor púrpura). São muito utilizadas as misturas de Leishman, Wright e Giemsa, designadas com os nomes dos pesquisadores que as introduziram. Com essas misturas de corantes, as estruturas **acidófilas** tornam-se de cor rosa; as **basófilas**, de cor azul; e as que fixam os azures, ditas **azurófilas**, de cor púrpura.

Eritrócitos

Os **eritrócitos**, ou **hemácias** dos mamíferos, são anucleados e contêm grande quantidade de hemoglobina, uma proteína transportadora de O_2 e CO_2. Em condições normais, esses corpúsculos, ao contrário dos leucócitos, não saem do sistema circulatório, permanecendo sempre no interior dos vasos. Os eritrócitos humanos têm a forma de disco bicôncavo (Figura 12.3). Quando suspensos em soluções isotônicas, têm em média 7,5 μm de diâmetro, com 2,6 μm de espessura próximo à sua borda e 0,8 μm no centro. A forma bicôncava dos eritrócitos normais proporciona grande superfície em relação ao volume, o que facilita as trocas de gases. Os eritrócitos são flexíveis, passando facilmente pelas bifurcações dos capilares mais finos, em que sofrem deformações temporárias, mas não se rompem. Ver, mais adiante, informações sobre reticulócitos, em *Para saber mais*.

A concentração normal de eritrócitos no sangue é de aproximadamente 4 a 5,4 milhões por microlitro (mm^3), na mulher, e de 4,6 a 6 milhões por microlitro, no homem.

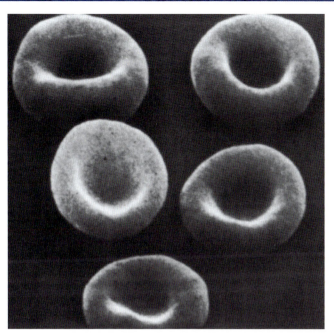

Figura 12.3 Micrografia eletrônica de varredura de eritrócitos humanos normais. Note a forma bicôncava desses corpúsculos. (6.500×.)

Por serem ricos em hemoglobina, uma proteína básica, os eritrócitos são acidófilos, corando-se pela eosina.

A forma bicôncava é mantida por proteínas estruturais do citoesqueleto e ligadas à membrana da hemácia, por exemplo, espectrina, anquirina, actina, proteína 4.1 e banda 3. Essas proteínas conferem também flexibilidade aos eritrócitos. Anormalidades ou deficiências dessas proteínas levam à formação de eritrócitos deformados que são destruídos precocemente, como ocorre, por exemplo, na **esferocitose** e na **eliptocitose hereditária**. Eritrócitos usam energia derivada da glicose. Cerca de 90% da glicose é degradada pela via anaeróbia até o estado de lactato, e os 10% restantes são utilizados pela via pentose-fosfato.

Ao penetrarem a corrente sanguínea, vindos da medula óssea vermelha, na qual são formados, os eritrócitos imaturos (reticulócitos) contêm ainda certa quantidade de ribossomos. Quando corados, apresentam cor azulada, devido à basofilia do ácido ribonucleico (RNA). Certos corantes, como o azul brilhante de cresil, precipitam o RNA, dando origem a uma delicada rede de material basófilo, que aparece bem corado em azul. Ver mais sobre reticulócitos em *Para saber mais*.

A molécula da **hemoglobina** (proteína conjugada com ferro) é formada por quatro subunidades, cada uma contendo um grupo heme ligado a um polipeptídio. O grupo heme é um derivado porfirínico que contém Fe^{2+}.

Devido a variações nas cadeias polipeptídicas, distinguem-se vários tipos de hemoglobina, dos quais três são considerados normais: as hemoglobinas A1, A2 e F.

A hemoglobina A1 (Hb A1) representa cerca de 97%, e a hemoglobina A2 (Hb A2), cerca de 2% da hemoglobina do adulto normal. O terceiro tipo de hemoglobina normal é característico do feto, sendo conhecido como hemoglobina fetal ou F (Hb F). Representa 100% da hemoglobina do feto e cerca de 80% da hemoglobina do recém-nascido; sua taxa diminui progressivamente até o oitavo mês de idade, quando alcança 1%, porcentagem semelhante à encontrada no adulto.

A Hb F é muito ávida pelo oxigênio, tendo importante papel na vida fetal, pois o feto não tem acesso ao ar e obtém oxigênio do sangue materno, por meio da placenta. Algumas isoformas de Hb A1 ligam-se irreversivelmente à glicose no plasma (hemoglobina glicada ou glicosilada), servindo como bons indicadores da glicemia ao longo dos últimos 2 meses. Em um indivíduo normal, a hemoglobina glicada não deve ultrapassar 7% do total de hemoglobinas.

Durante a maturação na medula óssea, o eritrócito perde o núcleo e as outras organelas, não podendo renovar suas moléculas. Ao fim de 120 dias (em média), as enzimas já estão em nível crítico, o rendimento dos ciclos metabólicos geradores de energia é insuficiente e o corpúsculo é digerido pelos macrófagos, principalmente no baço, no fígado e na medula óssea. Mais informações sobre anemias e hemoglobina poderão ser encontradas, adiante, em *Histologia aplicada* e em *Para saber mais*, respectivamente.

PARA SABER MAIS

Reticulócitos são eritrócitos imaturos recém-saídos da medula óssea, encontrados no sangue em pequenas quantidades (0,5 a 2,5% do número de hemácias em adultos). O número elevado de reticulócitos sugere uma vida curta dos eritrócitos e consequente resposta da medula óssea produzindo mais células; possíveis causas seriam hemorragia ou hemólise associada a uma parasitose ou doença autoimune, por exemplo. O número reduzido de reticulócitos sugere produção diminuída de eritrócitos; nesse caso, a morfologia dos eritrócitos no esfregaço sanguíneo é muito importante para o diagnóstico. Eritrócitos normais são uniformes e apresentam de 7 a 7,9 μm de diâmetro; células com diâmetro maior que 9 μm são chamadas de **macrócitos**, enquanto as menores que 6 μm são denominadas **micrócitos**. O grande número de eritrócitos com tamanhos variados é denominado **anisocitose**, enquanto o aparecimento de formas diferenciadas, **poiquilocitose**. O aumento na concentração de eritrócitos chama-se **eritrocitose** ou **policitemia**. Pode ser apenas uma adaptação fisiológica, como acontece com as pessoas que vivem em grandes altitudes, onde a tensão de O_2 na atmosfera é baixa. Certo grau de poiquilocitose também é observado nesses indivíduos. A policitemia pode ser associada a doenças com diferentes graus de gravidade. A policitemia acentuada aumenta muito a viscosidade do sangue e pode dificultar a circulação nos capilares. Na policitemia, o hematócrito está elevado, indicando o aumento no volume ocupado pelos eritrócitos.

HISTOLOGIA APLICADA

As **anemias** são caracterizadas pela baixa concentração de hemoglobina no sangue, ou pela presença de hemoglobina não funcional, o que resulta em oxigenação reduzida para os tecidos. Muitas vezes, a anemia é consequência de uma diminuição na quantidade de eritrócitos; no entanto, essa quantidade pode ser normal, mas cada eritrócito contém pouca hemoglobina. Nesse caso, os eritrócitos se coram mal, e, por isso, esse tipo de anemia é denominado **hipocrômica**. As anemias podem ser causadas por: (1) hemorragia; (2) produção insuficiente de eritrócitos pela medula óssea; (3) produção de eritrócitos com pouca hemoglobina; ou (4) destruição acelerada dos eritrócitos. Cada uma dessas condições pode ter causas variadas, e, por esse motivo, muitas vezes as anemias são manifestações de outras doenças subjacentes. A identificação das causas da anemia exige a análise do histórico e dos sintomas do paciente, exame físico e testes laboratoriais, como hemograma completo, contagem de reticulócitos e análise do esfregaço de sangue periférico. Na análise do esfregaço sanguíneo, o tamanho, a forma, a coloração e as inclusões nos eritrócitos (geralmente contendo fragmentos de RNA, ácido desoxirribonucleico – DNA, hemoglobina desnaturada ou ferro) são relevantes. A existência de núcleos nos eritrócitos circulantes sugere saída prematura dos reticulócitos da medula óssea, ocasionada por resposta da medula a uma forte anemia (frequentemente hemolítica ou associada a um processo tumoral). Em algumas parasitoses, como a malária, é possível a observação de inclusões nos eritrócitos, correspondentes aos parasitos.

PARA SABER MAIS

Nos pulmões, em que a pressão de oxigênio é alta, cada molécula de hemoglobina se combina com quatro moléculas de O_2 (uma molécula de O_2 para cada Fe^{2+} da hemoglobina), formando-se a **oxi-hemoglobina**. Essa combinação é reversível, e o oxigênio transportado pela hemoglobina é transferido para os tecidos, nos quais a pressão de O_2 é baixa. O formato bicôncavo dos eritrócitos é o mais eficiente para essa transferência. A combinação da hemoglobina com o CO_2, que é normalmente produzido nos tecidos, origina a **carbamino-hemoglobina**. Essa combinação também é facilmente reversível quando o sangue chega aos pulmões. No entanto, a maior parte do CO_2 é transportada, dos tecidos para os pulmões, dissolvida no plasma. O monóxido de carbono (CO) reage com hemoglobina para formar a **carbo-hemoglobina**. A afinidade da hemoglobina é cerca de 200 vezes maior para CO do que para O_2. O CO aspirado desloca o O_2 e impossibilita seu transporte pela hemoglobina, determinando uma deficiência na oxigenação dos tecidos, que pode levar à morte. Fontes exógenas comuns de CO são a fumaça do cigarro e os produtos de combustão produzidos por automóveis.

HISTOLOGIA APLICADA

Diversas alterações hereditárias da molécula de hemoglobina causam doenças, como a **anemia falciforme**. Essa doença é decorrente da mutação de um único nucleotídio no DNA do gene para a cadeia beta da hemoglobina. O código GAA para ácido glutâmico é modificado para GUA, código da valina. A hemoglobina que se forma (Hb S) difere da normal apenas pela presença de valina em vez de ácido glutâmico na posição 6 das cadeias beta da hemoglobina.

No entanto, as consequências dessa substituição de apenas um aminoácido são imensas. Quando desoxigenada, como acontece nos capilares, a Hb S polimeriza-se e forma agregados que conferem ao eritrócito uma forma comparável a um crescente ou uma foice (Figura 12.4). Esse eritrócito **falciforme** não tem flexibilidade, é frágil e tem vida curta. O sangue se torna mais viscoso e o fluxo sanguíneo nos capilares é prejudicado, levando os tecidos a uma deficiência em oxigênio (**hipoxia**). Pode também haver lesão da parede capilar e coagulação sanguínea.

Pelo menos duas condições que afetam o metabolismo do ferro podem resultar em anemias microcíticas e hipocrômicas, caracterizadas por eritrócitos pequenos e pouco corados: deficiência de ferro e anemias sideroblásticas. Recém-nascidos, crianças e mulheres em idade fértil estão mais sujeitos à anemia por deficiência de ferro; esse tipo de anemia em homens e em mulheres na pós-menopausa pode indicar a existência de algum sangramento crônico (p. ex., gástrico). As **anemias sideroblásticas** desenvolvem-se quando a incorporação de ferro no grupo heme é bloqueada, resultando em acúmulo de ferro na mitocôndria dos eritrócitos em desenvolvimento. Quando corados com azul da Prússia, os depósitos de ferro aparecem como um anel ao redor do núcleo dessas células ainda imaturas. O bloqueio na incorporação do ferro pode ser devido a deficiências na atividade de enzimas envolvidas na síntese do grupo heme. Essas deficiências podem ser hereditárias (p. ex., **porfiria**) ou adquiridas (p. ex., envenenamento por chumbo).

Chama-se **esferocitose hereditária** um grupo de doenças das hemácias, geneticamente transmitidas, caracterizadas por hemácias esféricas e muito vulneráveis à ação dos macrófagos, causando anemia e outros distúrbios. A esferocitose é consequência de defeitos nas proteínas do citoesqueleto dos eritrócitos, o que impossibilita a manutenção da forma bicôncava. A remoção cirúrgica do baço melhora os sintomas da esferocitose hereditária, porque o baço contém grande quantidade de macrófagos e é o principal órgão em que as hemácias são normalmente destruídas (ver Capítulo 14, *Sistema Imune e Órgãos Linfoides*).

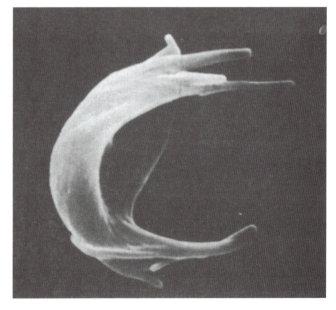

Figura 12.4 Micrografia eletrônica de varredura de um eritrócito em forma de foice de uma pessoa homozigota para o gene da Hb S (anemia falciforme). (6.500×.)

Leucócitos

Os **leucócitos** (Figura 12.5) são incolores, de forma esférica quando em suspensão no sangue e têm a função de proteger o organismo contra infecções. São produzidos na medula óssea (assim como os eritrócitos) ou em tecidos linfoides (ver Capítulo 14, *Sistema Imune e Órgãos Linfoides*) e permanecem temporariamente no sangue. Diversos tipos de leucócitos utilizam o sangue como meio de transporte para alcançar o seu destino final, os tecidos. São classificados em dois grupos: **granulócitos** e **agranulócitos**.

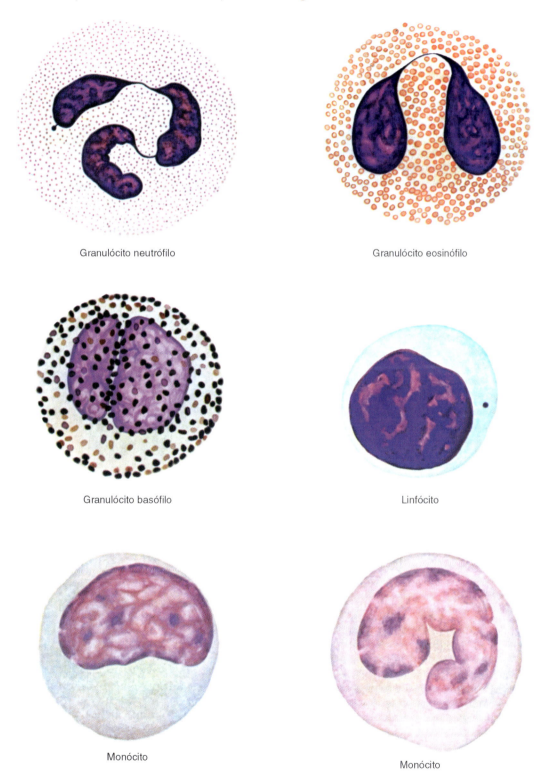

Figura 12.5 Cinco tipos de leucócitos do sangue humano. Os neutrófilos, os eosinófilos e os basófilos têm grânulos que se coram de maneira específica com certos corantes e são chamados de granulócitos. Os linfócitos e os monócitos são agranulócitos, apresentando grânulos azurófilos (lisossomos) encontrados também em outros tipos celulares.

Os **granulócitos** têm núcleo de forma irregular e mostram no citoplasma grânulos específicos que, ao microscópio eletrônico, aparecem envoltos por membrana. De acordo com a afinidade tintorial dos grânulos específicos, distinguem-se três tipos de granulócitos: **neutrófilos**, **eosinófilos** e **basófilos**. Além dos grânulos específicos, essas células contêm grânulos azurófilos, que se coram em púrpura, e são lisossomos. O Quadro 12.2 mostra a composição molecular dos grânulos específicos e dos grânulos azurófilos.

O núcleo dos **agranulócitos** tem forma mais regular e o citoplasma não tem granulações específicas, podendo apresentar grânulos azurófilos, inespecíficos, presentes também em outros tipos celulares. Há dois tipos de agranulócitos: os **linfócitos** e os **monócitos** (ver Figura 12.5).

O número de leucócitos por microlitro (mm³) de sangue no adulto normal é de 4.500 a 11.500. O Quadro 12.3 mostra a quantidade e a porcentagem de glóbulos sanguíneos. Chama-se **leucocitose** o aumento e **leucopenia** a diminuição do número de leucócitos no sangue.

A contagem diferencial de leucócitos circulantes, feita rotineiramente no hemograma, pode indicar a existência de uma grande variedade de doenças; da mesma maneira, a análise morfológica do núcleo e do citoplasma dos leucócitos pode ser determinante para o diagnóstico de diferentes doenças e síndromes. Mais informações sobre os leucócitos nos tecidos podem ser lidas, adiante, em *Para saber mais*.

Quadro 12.2 Composição dos grânulos dos leucócitos humanos.

Tipo celular	Grânulos específicos	Grânulos azurófilos
Neutrófilo	Fosfatase alcalina Colagenase Gelatinase Lactoferrina Lisozima Proteínas básicas antibacterianas (não enzimáticas) Lipocalina Fosfolipase	Várias hidrolases ácidas Várias proteases lisossomais Catepsina G Elastase Proteinase 3 Mieloperoxidase Peroxidase Lisozima Defensinas Catelicidinas Gelatinase B Azurocidina
Eosinófilo	Proteína catiônica eosinofílica Peroxidase eosinofílica Proteína básica principal Neurotoxina derivada de eosinófilos Histaminase Arilsulfatase Catepsinas	Várias hidrolases ácidas e outras enzimas lisossomais
Basófilo	Histamina Heparina Peroxidase Proteína básica principal Sulfatado de condroitina A Carboxipeptidase A β-glicuronidase Basogranulina Proteína de Charcot-Leyden	Várias hidrolases ácidas e outras enzimas lisossomais

Quadro 12.3 Quantidade e porcentagem dos glóbulos do sangue (adulto).

Glóbulo	Quantidade aproximada por microlitro (mℓ)*	Porcentagem aproximada
Hemácias	Na mulher: 4,0 a 5,4 milhões No homem: 4,6 a 6,0 milhões	–
Reticulócitos	–	0,5 a 2,5% do número de hemácias
Leucócitos	4.500 a 11.500	–
Neutrófilos	2.300 a 8.100	50 a 70%
Eosinófilos	0 a 400	1 a 3%
Basófilos	0 a 100	0 a 2%
Linfócitos	800 a 4.800	18 a 42%
Monócitos	90 a 1.300	2 a 11%
Plaquetas	150.000 a 450.000	–

PARA SABER MAIS

Constantemente, os leucócitos deixam os capilares e as vênulas por **diapedese**, passando entre as células endoteliais para penetrar o tecido conjuntivo, no qual muitos morrem por apoptose (ver Capítulo 3, *Núcleo Celular*). Calcula-se que, no adulto típico, bilhões de **granulócitos** morram diariamente no tecido conjuntivo. Os restos celulares são removidos rapidamente pelos macrófagos, sem desencadear resposta inflamatória. Todavia, quando os tecidos são invadidos por microrganismos, os leucócitos são atraídos por **quimiotaxia**, isto é, por substâncias originadas dos tecidos, do plasma sanguíneo, de outros leucócitos e dos microrganismos que provocam nos leucócitos uma resposta migratória, dirigindo-se essas células para os locais onde existe maior concentração dos agentes quimiotáticos.

Neutrófilos

Os **neutrófilos**, ou **leucócitos polimorfonucleares**, são células arredondadas com diâmetros entre 10 e 14 μm, têm núcleos formados por dois a cinco lóbulos (mais frequentemente, três lóbulos) ligados entre si por finas pontes de cromatina (Figura 12.6). A célula muito jovem tem núcleo não segmentado em lóbulos, sendo chamada de **neutrófilo com núcleo em bastonete**, ou, simplesmente, **bastonete**. Nessas células, o núcleo tem a forma de um bastonete curvo (ver Figura 13.5, no Capítulo 13, *Hemocitopoese*). Neutrófilos constituem o tipo mais numeroso de leucócitos no sangue, podendo chegar a 70% do total. Essas células estão entre os primeiros leucócitos a sair dos vasos sanguíneos e alcançar o local onde exercerão sua função de defesa.

Nos núcleos dos neutrófilos em mulheres, aparece, frequentemente, um pequeno apêndice, muito menor do que um lóbulo nuclear, com a forma de uma raquete. Essa raquete contém a cromatina sexual, constituída de um cromossomo X heterocromático (condensado) que não transcreve seus genes.

O citoplasma do neutrófilo apresenta predominantemente grânulos específicos e azurófilos. Enquanto os grânulos azurófilos (lisossomos) contêm proteínas e peptídios destinados a digestão e morte de microrganismos

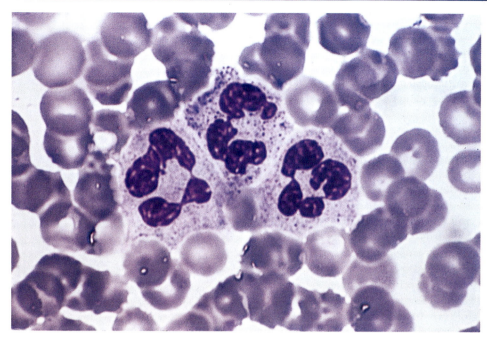

Figura 12.6 Fotomicrografia de um esfregaço de sangue mostrando três neutrófilos e diversos eritrócitos. Cada neutrófilo tem apenas um núcleo, porém com um número variável de lóbulos. A forma bicôncava dos eritrócitos é evidenciada pela coloração mais clara no centro das células. (Coloração pelo Giemsa. Grande aumento.)

(ver Quadro 12.2), os grânulos específicos, além de apresentarem enzimas importantes no combate aos microrganismos, têm componentes para reposição de membrana e auxiliam na proteção da célula contra agentes oxidantes. Os grânulos azurófilos contêm em seu interior uma matriz rica em proteoglicanos sulfatados, importantes para manter os diversos componentes do grânulo em estado quiescente (ver Quadro 12.2). Grânulos atípicos ou vacúolos no citoplasma dos neutrófilos podem sugerir diferentes condições patológicas, como infecções bacterianas e inflamações sistêmicas.

Os neutrófilos são muito importantes para a defesa contra bactérias e fungos, e exercem suas funções por meio da fagocitose dos patógenos, secretando grânulos contendo enzimas citotóxicas (desgranulação) ou expelindo "armadilhas" extracelulares semelhantes a redes, capazes de neutralizar os patógenos. Essas armadilhas são constituídas de DNA descondensado, algumas proteínas nucleares (p. ex., histonas), proteínas antimicrobianas (p. ex., mieloperoxidase) e proteínas citoplasmáticas (p. ex., actina, proteínas S100). Mais informações sobre a função de neutrófilos podem ser lidas, adiante, em *Para saber mais* e em *Histologia aplicada*.

Ao microscópio eletrônico (Figura 12.7), os grânulos azurófilos são menos numerosos, maiores e mais elétron-densos do que os grânulos específicos.

O neutrófilo é uma célula em estágio final de diferenciação e realiza uma síntese proteica muito limitada. Apresenta poucos perfis do retículo endoplasmático granuloso, raros ribossomos livres, poucas mitocôndrias e complexo de Golgi rudimentar. Ver, a seguir, *Histologia aplicada* para aprender mais sobre alterações dos neutrófilos no sangue.

PARA SABER MAIS

Enquanto estão no sangue circulante, os neutrófilos são esféricos e não fagocitam, tornando-se ameboides e fagocitários tão logo encontrem um substrato sólido sobre o qual possam emitir pseudópodos. Por meio de diferentes receptores em sua superfície, o neutrófilo se liga ao microrganismo invasor, envolvendo-o com seus pseudópodos, que se fundem em torno dele.

Neutrófilos secretam vesículas contendo substâncias quimiotáticas para atrair outros neutrófilos e células inflamatórias. Secretam também grânulos específicos, cujo conteúdo facilita a sua migração nos tecidos.

O microrganismo ocupa um vacúolo (fagossomo), delimitado por uma membrana derivada da superfície do neutrófilo. Oxidases presentes na membrana do fagossomo são ativadas, iniciando a digestão. Logo depois disso, os grânulos específicos e os azurófilos situados nas proximidades fundem suas membranas com as dos fagossomos e esvaziam seu conteúdo no interior deles, promovendo a morte e a digestão dos microrganismos. A atividade de hidrolases presentes nos grânulos azurófilos é favorecida pela acidificação do conteúdo do fagossomo, proporcionado por bombas de prótons localizadas na membrana.

Durante a fagocitose, há um aumento brusco e acentuado no consumo de oxigênio, associado à produção de peróxido de hidrogênio (H_2O_2) e ânion superóxido (O_2^-), que é um radical livre muito reativo formado pela adição de um elétron ao O_2. De forma geral, as espécies reativas de oxigênio, devido à presença de um elétron não pareado em sua estrutura, danificam moléculas como ácidos nucleicos, proteínas e lipídios. A enzima NADPH oxidase é essencial para a geração dessas e de outras espécies reativas de O_2. Os ânions O_2^- e H_2O_2, ambos oxidantes enérgicos, são muito importantes para a morte dos microrganismos fagocitados, junto às enzimas contidas nos grânulos. A enzima mieloperoxidase, presente nos grânulos azurófilos, gera ácido hipocloroso (HOCl) a partir de $H_2O_2 + Cl^-$, um composto mil vezes mais letal para os microrganismos. Lisozima e lactoferrina são também componentes dos grânulos específicos dos neutrófilos (ver Quadro 12.2). A lisozima ataca os

(continua)

PARA SABER MAIS (CONTINUAÇÃO)

peptidoglicanos da parede de bactérias gram-positivas. A lactoferrina é uma proteína ávida por ferro; como esse mineral é importante para a nutrição bacteriana, sua remoção prejudica o metabolismo das bactérias. Outros compostos que atacam a parede bacteriana são proteínas antibacterianas catiônicas, como defensinas, e peptídios, como as catelicidinas. Morto o microrganismo, os restos do fagossomo podem permanecer nas células como vacúolos residuais, ou ser exportados para o meio extracelular por exocitose. Como nem todas as bactérias são mortas e digeridas e nem todos os neutrófilos sobrevivem à ação bacteriana, pode aparecer um líquido viscoso, geralmente amarelado, contendo bactérias, neutrófilos mortos, material semidigerido e líquido extracelular, chamado **pus**.

HISTOLOGIA APLICADA

Granulomatose crônica é uma doença genética ocasionada por disfunção da enzima NADPH oxidase, caracterizada por profunda imunodeficiência e predisposição para infecções bacterianas e fúngicas recorrentes e graves, além de condições inflamatórias crônicas. No entanto, portadores dessa doença conseguem combater diversos microrganismos, diferentemente de indivíduos com neutropenia acentuada, para quem até mesmo microrganismos não patogênicos são uma ameaça. Isso demonstra que, embora os radicais livres de oxigênio sejam muito importantes na função dos neutrófilos, essas células têm ainda outros mecanismos de defesa eficientes e variados.

Eosinófilos

Os **eosinófilos** são muito menos numerosos do que os neutrófilos, constituindo apenas de 1 a 3% do total de leucócitos. Essas células têm aproximadamente o mesmo tamanho dos neutrófilos, ou são ligeiramente maiores.

HISTOLOGIA APLICADA

No sangue normal, há apenas poucos bastonetes, e o aumento da quantidade dessas células indica aumento na produção de neutrófilos pela medula óssea vermelha. Os neutrófilos cujos núcleos têm mais de cinco lóbulos são chamados **hipersegmentados** e geralmente são células velhas. Embora em condições normais exista um paralelismo entre o número de lóbulos e a idade do neutrófilo, em certas doenças, por exemplo, na anemia megaloblástica, é possível encontrar neutrófilos jovens, porém com o núcleo hipersegmentado.

Os neutrófilos constituem a primeira linha de defesa do organismo, fagocitando, matando e digerindo bactérias e fungos. O aumento do número de neutrófilos é denominado **neutrofilia** e geralmente indica uma infecção bacteriana. Uma forma de neutrofilia benigna, no entanto, frequentemente está associada a estresse, exercício físico intenso ou ingestão de certos medicamentos à base de epinefrina e cortisona. A diminuição do número de neutrófilos denomina-se **neutropenia** e é, em geral, causada por tratamento farmacológico prolongado ou infecção viral.

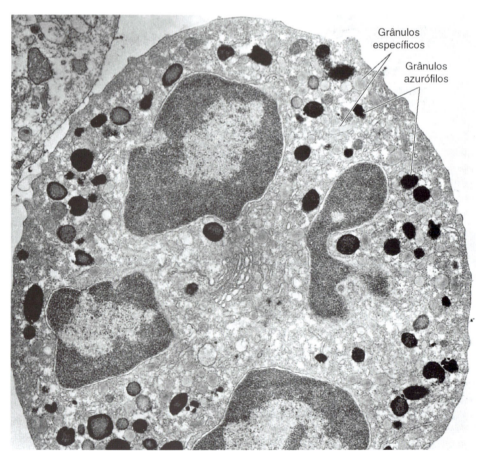

Figura 12.7 Micrografia eletrônica de um neutrófilo humano após reação histoquímica para peroxidase. O citoplasma contém dois tipos de grânulos: os específicos são menores e pálidos por serem peroxidase-negativos; e os azurófilos são maiores e peroxidase-positivos. O núcleo, lobulado, aparece em quatro partes separadas. (27.000×. Reproduzida, com autorização, de Bainton, 1981.)

Seu núcleo, em geral, é bilobulado (Figura 12.8). No eosinófilo, o retículo endoplasmático, as mitocôndrias e o complexo de Golgi são pouco desenvolvidos. Grânulos azurófilos (lisossomos) estão presentes. A principal característica para a identificação do eosinófilo é a presença de grânulos específicos ovoides que se coram pela eosina (granulações acidófilas), os quais são maiores do que os dos neutrófilos, com 0,5 a 1,5 μm em seu maior eixo.

Paralelamente ao eixo maior do grânulo, encontra-se um cristaloide ou *internum* alongado, elétron-denso (Figura 12.9). Seu principal componente é a proteína básica principal, rica em arginina, que constitui 50% das proteínas do grânulo e é responsável por sua acidofilia. A camada que envolve o *internum* é menos densa aos elétrons e denomina-se *externum* ou matriz. Ela é rica em proteína catiônica eosinofílica, peroxidase eosinofílica e neurotoxina derivada de eosinófilos, além de histaminase, arilsulfatase,

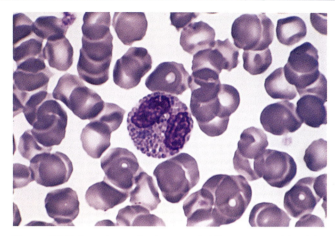

Figura 12.8 Fotomicrografia de um eosinófilo, com seu núcleo bilobulado e grânulos citoplasmáticos eosinofílicos grosseiros. (Coloração pelo Giemsa. Grande aumento.)

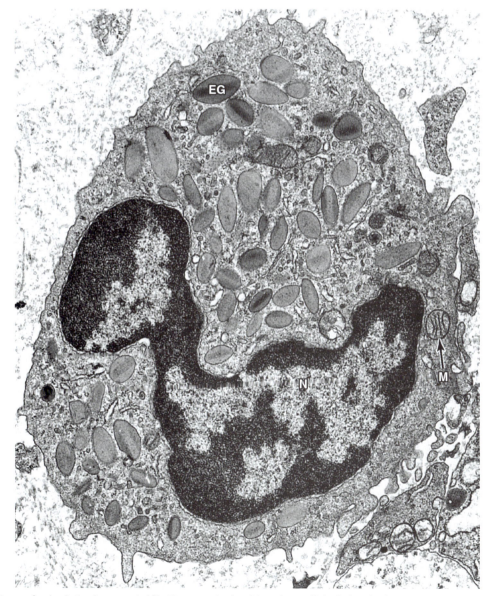

Figura 12.9 Micrografia eletrônica de um eosinófilo. Note os grânulos típicos dessa célula. Cada grânulo tem uma parte central discoide e densa aos elétrons (escura na micrografia), denominada *internum*. Em volta do *internum*, nota-se a matriz, ou *externum*, envolvida por membrana. EG: grânulo eosinófilo; N: núcleo; M: mitocôndria. (20.000×.)

colagenase e catepsinas. A proteína catiônica é uma ribonuclease com atividade contra parasitas, bactérias e alguns vírus, a qual promove o aparecimento de poros nas células-alvo (ação citotóxica), induz a desgranulação de mastócitos e basófilos, e modula negativamente a atividade linfocitária. A proteína básica principal tem atividades antibacteriana e antiparasitária. A neurotoxina eosinofílica é uma ribonuclease com ação antiviral muito efetiva; além disso, promove a maturação fenotípica e funcional de células dendríticas, que são apresentadoras de antígenos para os linfócitos. A peroxidase está envolvida na geração extracelular de substâncias oxidantes muito reativas, um importante mecanismo de defesa. No entanto, essas proteínas, quando liberadas, são também capazes de promover dano tecidual. Entre outras substâncias secretadas pelos eosinófilos, estão citocinas (pelo menos 11 interleucinas – IL – diferentes e interferon, por exemplo) e mediadores inflamatórios lipídicos (leucotrienos), que exacerbam a resposta inflamatória. Sabe-se também que os eosinófilos apresentam antígenos para os linfócitos e fazem a fagocitose de complexos antígeno-anticorpo.

Os eosinófilos são ativados por imunoglobulinas e estão associados à defesa contra parasitas, reações alérgicas e inflamação crônica. Ver, a seguir, *Histologia aplicada* para aprender mais sobre eosinófilos.

Basófilos

O **basófilo** (Figuras 12.10 e 12.11) tem núcleo volumoso, com forma retorcida e irregular, geralmente com o aspecto da letra S. O citoplasma é carregado de grânulos maiores do que os dos outros granulócitos, os quais, muitas vezes, obscurecem o núcleo. Ao microscópio eletrônico, os grânulos dos basófilos são muito elétrondensos (Figura 12.12) e frequentemente contêm filamentos ou partículas alongadas. Os basófilos constituem menos de 2% dos leucócitos do sangue; por isso, é difícil encontrá-los nos esfregaços. Sua meia-vida no sangue é estimada em 1 a 2 dias.

Seus grânulos medem de 0,15 a 0,5 μm de diâmetro e, como os grânulos dos mastócitos, são metacromáticos. Contêm histamina, fatores quimiotáticos para eosinófilos e neutrófilos, e heparina, que é responsável pela metacromasia do grânulo.

A membrana plasmática dos basófilos, como a dos mastócitos, também apresenta receptores para a imunoglobulina E (IgE). Os basófilos liberam seus grânulos para o meio extracelular, sob a ação dos mesmos estímulos que promovem a expulsão dos grânulos dos mastócitos. No entanto, apesar das semelhanças e da origem comum na medula óssea, basófilos e mastócitos não são aspectos diferentes do mesmo tipo celular, pois diferem em suas respostas a outros estímulos com relação à produção de eicosanoides e citocinas imunomoduladoras. Além das proteínas contidas nos grânulos, os basófilos também secretam citocinas (p. ex., IL-4, IL-13) e leucotrienos, que são mediadores inflamatórios. Basófilos estão envolvidos na resposta alérgica imediata, inclusive na reação anafilática, e participam da resposta alérgica tardia por meio da secreção de histamina, IL-4 e IL-13.

Acredita-se que, por meio da secreção de citocinas, os basófilos modulem a função de determinadas populações de linfócitos T, tendo, portanto, uma ação imunomoduladora. Ver, a seguir, *Histologia aplicada* para aprender mais sobre basófilos.

> **HISTOLOGIA APLICADA**
>
> Os eosinófilos fagocitam e digerem complexos de antígenos com anticorpos que aparecem em casos de alergia, como a asma brônquica. Experimentalmente, foi observado que o eosinófilo não fagocita soroalbumina bovina (antígeno) nem seu anticorpo (gamaglobulina específica) isoladamente. Todavia, o eosinófilo fagocita o complexo desse antígeno com o seu anticorpo. Esses granulócitos são atraídos para as áreas de inflamação alérgica pela histamina, produzida principalmente por basófilos e mastócitos. Lá chegando, promovem a desgranulação nessas células e liberam mediadores inflamatórios.
>
> Níveis elevados de proteínas provenientes dos grânulos eosinofílicos são encontrados no fluido bronquioalveolar de pacientes asmáticos. Principalmente devido ao seu papel na desgranulação de mastócitos e basófilos e pela liberação de citocinas, acredita-se que o eosinófilo desempenhe um papel importante na patogênese da asma.
>
> Por intermédio da proteína básica e de outras, os eosinófilos participam da defesa contra os parasitas, por exemplo, o *Schistosoma mansoni* e o *Trypanosoma cruzi*. São também efetivos contra bactérias, vírus e protozoários. Tanto nos parasitoses quanto nos casos de alergia, aumenta o número de eosinófilos no sangue (**eosinofilia**).
>
> Os eosinófilos não são células especializadas para a fagocitose de microrganismos. Sua atividade defensiva é realizada pela liberação seletiva do conteúdo de seus grânulos para o meio extracelular e pela fagocitose e destruição de complexos antígeno-anticorpo.
>
> Os corticosteroides (hormônios da camada cortical da adrenal) induzem uma queda imediata na concentração dos eosinófilos no sangue e nos locais de inflamação. Esses hormônios retardam a passagem dos eosinófilos da medula óssea, onde são produzidos, para a corrente circulatória.

> **HISTOLOGIA APLICADA**
>
>
>
> Embora os basófilos sejam os leucócitos menos abundantes na circulação, seu número se expande rapidamente na medula óssea em resposta a sinais inflamatórios, sendo mobilizados para o sangue, o baço, o pulmão e o fígado. O aumento persistente do número de basófilos no sangue, no entanto, é raro e denomina-se **basofilia**, que pode ocorrer devido a uma doença hematológica, como a leucemia mieloide crônica. Pode também estar associado a hipotireoidismo ou doença renal.

Linfócitos

Os **linfócitos** são leucócitos agranulócitos, responsáveis pela defesa imunológica do organismo. São o segundo tipo de leucócito mais frequente, correspondendo a cerca de 30% do total. Essas células reconhecem moléculas estranhas existentes em diferentes agentes infecciosos, combatendo-as por meio de resposta humoral (produção de imunoglobulinas) e resposta citotóxica mediada por células.

Os linfócitos constituem uma família de células esféricas, com diâmetro variável entre 6 e 8 μm; com essas dimensões semelhantes às dimensões dos eritrócitos, são conhecidos como linfócitos pequenos. No sangue

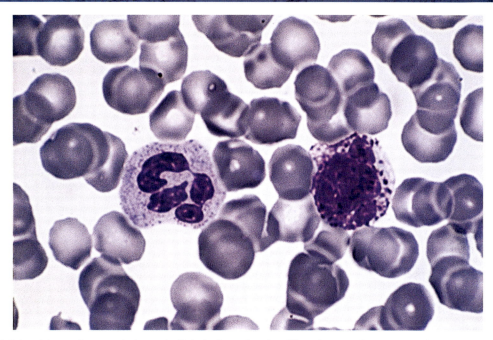

Figura 12.10 Dois leucócitos e diversos eritrócitos. A célula da *direita* é um basófilo; a da *esquerda* é um neutrófilo. Há diversos grânulos sobre o núcleo do basófilo. (Coloração pelo Giemsa. Grande aumento.)

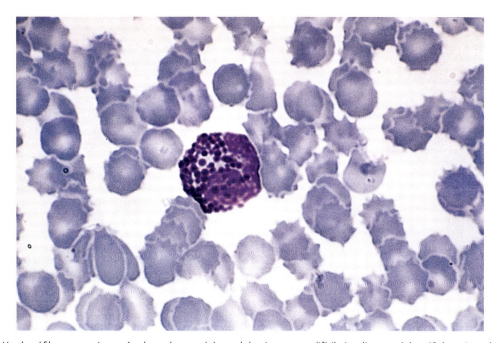

Figura 12.11 Um basófilo com muitos grânulos sobre o núcleo celular. Isso torna difícil visualizar o núcleo. (Coloração pelo Giemsa. Grande aumento.)

circulante, há ainda uma pequena porcentagem de linfócitos médios, que podem alcançar 18 μm de diâmetro. No sangue circulante, a maioria dos linfócitos (90%) é pequena ou média. Quando ativados, os linfócitos tornam-se ainda maiores, podendo chegar a 30 μm; linfócitos NK também são linfócitos grandes.

O linfócito pequeno tem núcleo esférico, às vezes com uma chanfradura. Sua cromatina se dispõe em grumos grosseiros, de modo que o núcleo aparece escuro nos preparados usuais, característica que favorece a identificação do linfócito (Figura 12.13). Nesses preparados, o nucléolo do linfócito não é visível, mas pode ser demonstrado por meio de colorações especiais ou de microscópio eletrônico.

O citoplasma do linfócito pequeno é muito escasso e aparece nos esfregaços como um anel delgado em volta do núcleo. Apresenta basofilia discreta, corando-se em azul-claro. Pode conter grânulos azurófilos (lisossomos),

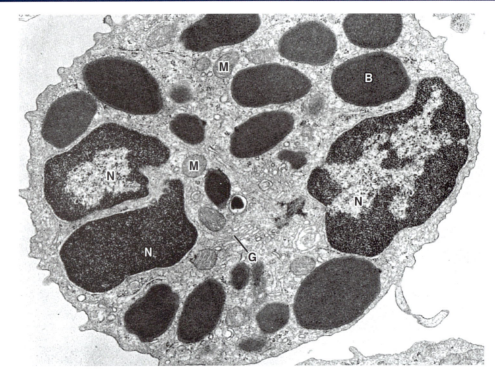

Figura 12.12 Micrografia eletrônica de granulócito basófilo de coelho. Devido ao corte, o núcleo (N) aparece em três pedaços separados. B: grânulos específicos basófilos; M: mitocôndrias; G: complexo de Golgi. (18.000×. Reproduzida, com autorização, de Terry *et al.*, 1969.)

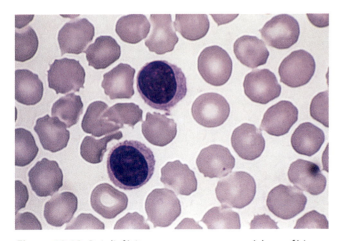

Figura 12.13 Dois linfócitos pequenos com seus núcleos esféricos e fortemente corados. (Coloração pelo Giemsa. Grande aumento.)

depois de migrarem para os tecidos, os linfócitos voltam dos tecidos para o sangue, recirculando continuamente. O Capítulo 14, *Sistema Imune e Órgãos Linfoides*, deve ser consultado para o estudo mais completo dos linfócitos. Ver, a seguir, *Histologia aplicada* para aprender mais sobre alterações dos linfócitos circulantes.

> **HISTOLOGIA APLICADA**
>
> O aumento da quantidade de linfócitos no sangue denomina-se **linfocitose** e frequentemente está associado a infecções virais; nesses casos, há um aumento de linfócitos com diâmetro maior e cromatina menos condensada. Na leucemia linfoide crônica, há linfocitose, mas as células são pequenas e se rompem facilmente na confecção do esfregaço sanguíneo, deixando um aspecto "borrado". O número reduzido de linfócitos chama-se **linfopenia** ou **linfocitopenia** e geralmente está associado à terapia farmacológica prolongada ou à imunodeficiência.

que não são exclusivos dos linfócitos, pois aparecem também nos monócitos e nos granulócitos. Ao microscópio eletrônico, o citoplasma dos linfócitos mostra-se pobre em organelas, contendo moderada quantidade de ribossomos livres (Figura 12.14). O tempo de sobrevivência dos linfócitos é muito variável; alguns vivem apenas alguns dias, enquanto outros vivem durante muitos anos.

Embora os linfócitos tenham morfologia semelhante, dependendo das moléculas localizadas em sua superfície, podem ser separados em três tipos principais: **linfócitos B**, **T e NK** (do inglês *natural killer*) com diversos subtipos (ver Capítulo 14, *Sistema Imune e Órgãos Linfoides*). Ao contrário dos outros leucócitos, que não retornam ao sangue

Monócitos

Os **monócitos** são os maiores leucócitos circulantes, com diâmetro entre 15 e 22 μm. Têm o núcleo ovoide, em forma de rim ou de ferradura, geralmente excêntrico (Figura 12.15). Devido ao arranjo pouco denso de sua cromatina, o núcleo dos monócitos é mais claro do que o dos linfócitos. O núcleo do monócito contém dois ou três nucléolos, que, algumas vezes, podem ser vistos nos esfregaços comuns.

O citoplasma do monócito é basófilo e contém grânulos azurófilos (lisossomos) muito finos, alguns dos quais estão no limite de resolução do microscópio óptico.

Capítulo 12 | Células do Sangue   251

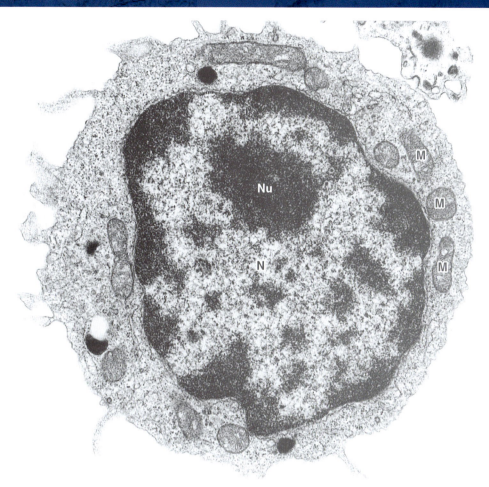

Figura 12.14 Micrografia eletrônica de um linfócito. Essa célula tem pouco retículo endoplasmático granuloso e uma quantidade moderada de polirribossomos livres. Note o núcleo (N), o nucléolo (Nu) e as mitocôndrias (M). (22.000×.)

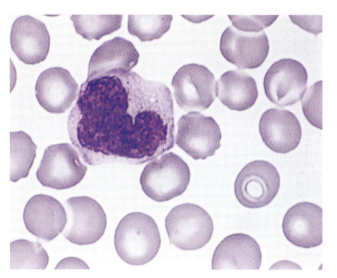

Figura 12.15 Fotomicrografia de um monócito. Essa célula tem o núcleo em forma de rim, com a cromatina apresentando coloração delicada. O citoplasma é ligeiramente basófilo.

Esses grânulos podem preencher todo o citoplasma, conferindo-lhe uma coloração acinzentada. O citoplasma contém pequena quantidade de polirribossomos e retículo endoplasmático granuloso pouco desenvolvido (Figura 12.16). Há muitas mitocôndrias pequenas, e o complexo de Golgi é grande, participando da formação dos grânulos azurófilos. A superfície celular mostra muitas microvilosidades e vesículas de pinocitose.

Os monócitos do sangue representam uma fase na maturação da célula mononuclear fagocitária originada na medula óssea. Essa célula passa para o sangue, no qual permanece apenas por cerca de 3 dias, e, atravessando por diapedese a parede dos capilares e das vênulas, penetra alguns órgãos, transformando-se em macrófagos ou outros tipos celulares pertencentes ao **sistema mononuclear fagocitário** ou **sistema histiocitário** (ver Capítulo 5, *Tecido Conjuntivo*). Exemplos de células originadas dos monócitos são macrófagos alveolares no pulmão, macrófagos do tecido conjuntivo, células de Kupfer no fígado ou osteoclastos no tecido ósseo. Sendo assim, monócitos são precursores de macrófagos, células que fagocitam material estranho (bactérias, debris) e apresentam partes desse material na sua superfície, para reconhecimento pelos linfócitos. Mais informações sobre alterações dos monócitos podem ser lidas, a seguir, em *Histologia aplicada*.

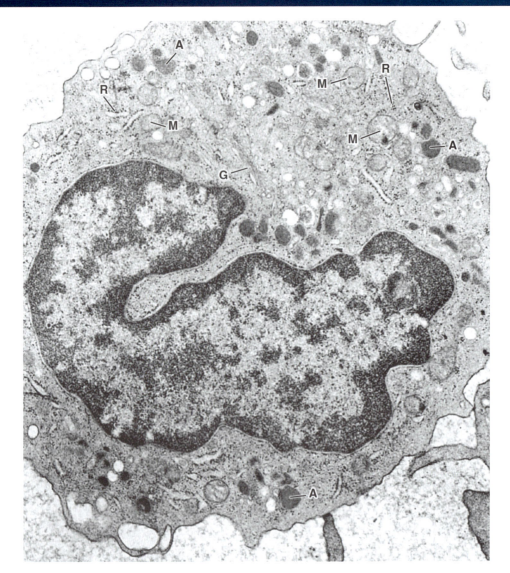

Figura 12.16 Micrografia eletrônica de monócito humano. O retículo endoplasmático é pouco desenvolvido. Notam-se alguns ribossomos livres (R). G: complexo de Golgi; M: mitocôndrias; A: grânulos azurófilos. (22.000×. Cortesia de D. F. Bainton e M. G. Farquhar.)

> **HISTOLOGIA APLICADA**
>
> O aumento da quantidade de monócitos circulantes denomina-se **monocitose** e pode sinalizar doença hematológica (p. ex., leucemia mielomonocítica crônica), infecção causada por alguns tipos de bactérias e parasitos ou doença autoimune. A diminuição do número de monócitos circulantes, chamada **monocitopenia**, é raramente observada, podendo ser ocasionada pelo tratamento com corticosteroides.

Plaquetas

As plaquetas são corpúsculos anucleados, em forma de disco, medindo cerca de 2 a 4 μm de diâmetro, derivados de células gigantes e poliploides da medula óssea, os **megacariócitos**. As plaquetas promovem a coagulação do sangue e auxiliam a reparação da parede dos vasos sanguíneos, evitando perda de sangue. Normalmente, há de 150 mil a 450 mil plaquetas por microlitro (mm³) de sangue. Esses corpúsculos permanecem no sangue por aproximadamente 10 dias.

Nos esfregaços de sangue, as plaquetas tendem a aparecer em grupos (aglutinação). Mais informações sobre a morfologia e sobre a função das plaquetas podem ser lidas, a seguir, em *Para saber mais* e em *Histologia aplicada*, respectivamente.

PARA SABER MAIS

As plaquetas têm um sistema de canais, o sistema canalicular aberto, que se comunica com invaginações da membrana plasmática (Figura 12.17). Assim, o interior da plaqueta comunica-se livremente com sua superfície, disposição que tem importância funcional por facilitar a liberação de moléculas ativas que são armazenadas nas plaquetas. Há também um sistema tubular denso que armazena cálcio; em alguns pontos, os sistemas canalicular e tubular estão conectados, o que é importante para a regulação da concentração de cálcio na plaqueta. Na periferia da plaqueta, observa-se o feixe marginal de microtúbulos, que contribui para manter a forma ovoide desses corpúsculos. Há também microfilamentos de actina e proteínas acessórias como a miosina, responsáveis pela contração das plaquetas. Esses corpúsculos contêm uma camada situada por fora da membrana, medindo de 15 a 20 nm, rica em glicoproteínas e glicosaminoglicanos, responsável pela adesividade das plaquetas e que pode absorver compostos diversos.

No centro das plaquetas, há uma variedade de grânulos delimitados por membrana, algumas mitocôndrias, peroxissomos e inclusões de glicogênio. Os grânulos densos ou delta têm de 250 a 300 nm de diâmetro e armazenam difosfato de adenosina (ADP) e trifosfato de adenosina (ATP). Os grânulos delta também contêm serotonina (5-hidroxitriptamina) retirada do plasma sanguíneo e histamina. Os grânulos alfa são um pouco maiores (300 a 500 nm) e contêm fibrinogênio, fatores de coagulação, plasminogênio e fator de crescimento plaquetário, que estimulam as mitoses no músculo liso dos vasos sanguíneos e a cicatrização das feridas. Os grânulos menores (175 a 250 nm), chamados **grânulos lambda**, são lisossomos carregados com as enzimas usuais dessas organelas.

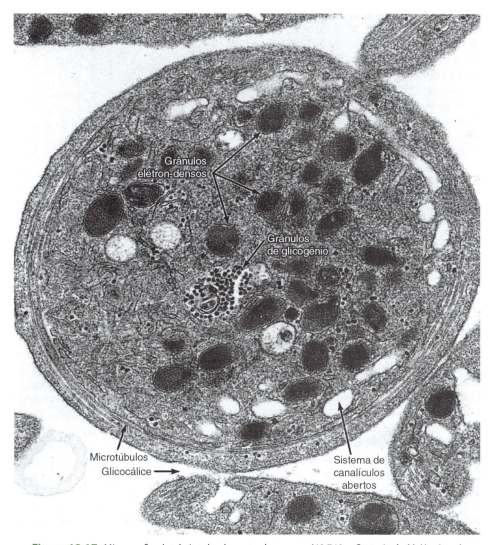

Figura 12.17 Micrografia eletrônica de plaquetas humanas. (40.740×. Cortesia de M. Harrison.)

HISTOLOGIA APLICADA

Quando a parede de um vaso sanguíneo é lesionada, inicia-se um processo denominado **hemostasia**, que visa impedir a perda do sangue (hemorragia). A hemostasia é um fenômeno complexo que envolve a musculatura lisa do vaso lesionado, as plaquetas e diversos fatores do plasma sanguíneo que promovem a coagulação do sangue. A contração do músculo liso é estimulada pela serotonina liberada pelas plaquetas.

A participação das plaquetas na coagulação do sangue pode ser resumida da seguinte maneira:

- **Agregação primária**: descontinuidades do endotélio produzidas por lesão vascular são seguidas pela absorção de proteínas do plasma sobre o colágeno adjacente. As plaquetas também aderem ao colágeno, formando um tampão plaquetário
- **Agregação secundária**: as plaquetas do tampão liberam ADP, que é um potente indutor da agregação plaquetária, fazendo aumentar o número de plaquetas do tampão
- **Coagulação do sangue**: durante a agregação das plaquetas, fatores do plasma sanguíneo, dos vasos lesionados e das plaquetas promovem a interação sequencial (em cascata) de cerca de 16 proteínas plasmáticas, dando origem a um polímero, a fibrina, e formando uma rede fibrosa tridimensional, que aprisiona eritrócitos, leucócitos e plaquetas. Forma-se, assim, o coágulo sanguíneo, mais consistente e firme do que o tampão plaquetário. Um defeito hereditário na formação de uma das proteínas do plasma (fator VIII) resulta na doença hemorrágica conhecida como **hemofilia**
- **Retração do coágulo**: inicialmente, o coágulo provoca grande saliência para o interior do vaso, mas logo se contrai, graças à ação da actina, da miosina e do ATP das plaquetas
- **Remoção do coágulo**: protegida pelo coágulo, a parede do vaso se restaura pela formação de tecido novo. Então, o coágulo é removido principalmente pela enzima **plasmina**, formada pela ativação da proenzima plasmática **plasminogênio** pelos ativadores do plasminogênio produzidos pelo endotélio. Enzimas liberadas pelos lisossomos das plaquetas também contribuem para a remoção do coágulo.

A quantidade elevada de plaquetas no sangue (**trombocitose**) geralmente sinaliza inflamação ou traumatismo, mas tem pouco significado clínico. Já a **trombocitemia essencial** é uma doença rara caracterizada pela produção descontrolada de plaquetas, sendo um distúrbio hematológico grave e potencialmente fatal. O baixo número de plaquetas, denominado **trombocitopenia**, é uma consequência comum do tratamento farmacológico prolongado e de doenças infecciosas, como a dengue hemorrágica, podendo ser fatal devido à propensão do paciente para lesões vasculares e hemorragias.

Bibliografia

ACHARYA, K. R.; ACKERMAN, S. J. Eosinophil granule proteins: form and function. **J Biol Chem**, v. 289, n. 25, p. 17406-17415, 2014.

BAINTON, D. F. Selective abnormalities of azurophil and specific granules of human neutrophilic leukocytes. **Fed Proc**, v. 40, n. 5, p. 1443-1450, 1981.

COMENZO, R. L.; BERKMAN, E. M. Hematopoietic stem and progenitor cells from blood: emerging uses for new components for transfusion. **Transfusion**, v. 35, n. 4, p. 335-345, 1995.

GOMPERTZ, S.; STOCKLEY, R. A. Inflammation – role of the neutrophil and the eosinophil. **Semin Respir Infect**, v. 15, n. 1, p. 14-23, 2000.

KAUSHANSKY, K. et al. (Eds.). **Williams hematology**. 9. ed. New York: McGraw-Hill Education, 2016.

LONGO, D. L. (Ed.). Atlas of hematology and analysis of peripheral blood smears: introduction. In: **Harrison's principles of internal medicine**. 18. ed. New York: The McGraw Hill Companies, 2012.

MALIK, A.; BATRA, J. K. Antimicrobial activity of human eosinophil granule proteins: involvement in host defense against pathogens. **Crit Rev Microbiol**, v. 38, n. 2, p. 168-181, 2012.

MIN, B.; BROWN, M. A.; LEGROS, G. Understanding the roles of basophils: breaking dawn. **Immunology**, v. 135, n. 3, p. 192-197, 2012.

RODAK, B. F.; FRITSMA, G. A.; DOIG, K. (Eds.). **Hematology**: clinical principles and applications. 3. ed. St. Louis: Saunders Elsevier, 2007.

ROSS, M. H.; PAWLINA, W. **Histology**: a text and atlas with correlated cell and molecular biology. 6. ed. Lippincot Williams & Wilkins, 2011.

ROTHENBERG, M. E.; HOGAN, S. P. The eosinophil. **Annu Rev Immunol**, v. 24, p. 147-174, 2006.

SAMPSON, A. P. The role of eosinophils and neutrophils in inflammation. **Clin Exp Allergy**, v. 30, Suppl 1, p. 22-27, 2000.

SEGAL, A. W. How neutrophils kill microbes. **Annu Rev Immunol**, v. 23, p. 197-223, 2005.

TERRY, R. W.; BAINTON, D. F.; FARQUHAR, M. G. Formation and structure of specific granules in basophilic leukocytes of the guinea pig. **Lab Invest**, v. 21, n. 1, p. 65-76, 1969.

THIAM, H. R. et al. Cellular mechanisms of NETosis. **Annu Rev Cell Dev Biol**, v. 36, p. 191-218, 2020.

VARRICCHI, G. et al. Human mast cells and basophils – How are they similar how are they different? **Immunol Rev**, v. 282, n. 1, p. 8-34, 2018.

YIN, C.; HEIT, B. Armed for destruction: formation, function and trafficking of neutrophil granules. **Cell Tissue Res**, v. 371, n. 3, p. 455-471, 2018.

ZUCKER-FRANKLIN, D. et al. **Atlas of blood cells**: function and pathology. v. 1 e 2. Philadelphia: Lea & Febiger, 1981.

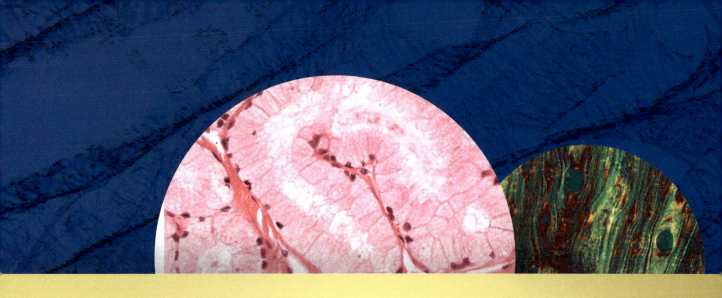

Capítulo 13

Hemocitopoese

MARINILCE FAGUNDES DOS SANTOS

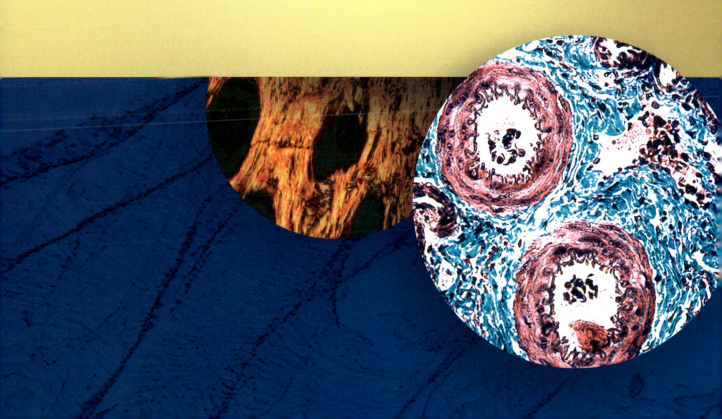

Introdução, *257*

Células-tronco, fatores de crescimento e diferenciação, *257*

Medula óssea, *260*

Bibliografia, *273*

Introdução

Hemocitopoese é o processo contínuo e regulado de produção de células do sangue, que envolve renovação, proliferação, diferenciação e maturação celular. As células do sangue têm vida curta e são constantemente renovadas pela proliferação mitótica de células localizadas nos órgãos **hemocitopoéticos**. As primeiras células sanguíneas do embrião surgem muito precocemente (em torno do 19° dia de gestação), no mesoderma do saco vitelino. Essa fase transiente da hemocitopoese, denominada **mesoblástica**, é caracterizada pelo desenvolvimento de eritroblastos primitivos (principalmente) e, em geral, ocorre no interior de vasos sanguíneos em desenvolvimento, prosseguindo até a 6ª semana de vida intrauterina (VIU). Entre a 4^a e a 6ª semana de VIU, inicia-se a hemocitopoese definitiva, com a migração, para o fígado fetal, de células originadas dos vasos em desenvolvimento, da porção alantoide da placenta em desenvolvimento e da porção anterior do eixo aorta-gônada-mesonefro. Assim, o fígado funciona temporariamente como órgão hemocitopoético. Essa fase, denominada **hepática**, é caracterizada pelo desenvolvimento de eritroblastos, granulócitos e monócitos; além disso, as primeiras células linfoides e os megacariócitos aparecem. A hemocitopoese hepática, extravascular, é muito importante durante a vida fetal, com um pico de atividade em torno de 3 a 4 meses de gestação, declinando gradualmente até o nascimento. Outros órgãos em desenvolvimento, como baço, timo e linfonodos, também contribuem para a hemocitopoese, especialmente para a produção de linfócitos. Em contrapartida, no 2° mês de VIU, a clavícula já passa a se ossificar e começa a formação de medula óssea hematógena (vermelha) em seu interior, dando início à fase **medular** da hemocitopoese. À medida que a ossificação pré-natal do restante do esqueleto avança, a medula óssea se torna cada vez mais importante como órgão hemocitopoético, alcançando um pico de atividade no período próximo ao nascimento.

Na vida pós-natal, os eritrócitos, os granulócitos, os linfócitos, os monócitos e as plaquetas originam-se a partir de células-tronco da medula óssea vermelha. Conforme o tipo de glóbulo formado, o processo recebe os seguintes nomes: **eritropoese**, **granulocitopoese**, **linfocitopoese**, **monocitopoese** e **megacariocitopoese**. Essas células passam por diversos estágios de diferenciação e maturação na medula óssea antes de passarem para o sangue.

Os órgãos nos quais o desenvolvimento linfoide ocorre são classificados como primários (medula óssea e timo) e secundários (ver Capítulo 14, *Sistema Imune e Órgãos Linfoides*). Todas as células são derivadas primariamente da medula óssea; linfócitos B diferenciam-se na medula, enquanto linfócitos T provêm de células que migram da medula para o timo e ali se diferenciam. Linfócitos NK se originam na medula e não passam pelos processos de seleção necessários para a diferenciação de linfócitos T e B. Em órgãos linfoides secundários, como baço, linfonodos e agregados linfoides em diferentes órgãos, os linfócitos T e B proliferam intensamente, em geral estimulados por antígenos (ver Capítulo 14, *Sistema Imune e Órgãos Linfoides*).

Células-tronco, fatores de crescimento e diferenciação

As **células-tronco** originam células-filhas, que seguem dois destinos: algumas permanecem como células-tronco, mantendo sua população (autorrenovação), e outras se diferenciam em outros tipos celulares com características específicas. Acredita-se que a decisão inicial pela autorrenovação ou diferenciação seja aleatória (**modelo estocástico**), enquanto a diferenciação posterior seria determinada por agentes reguladores no microambiente medular, de acordo com as necessidades do organismo (**modelo indutivo**). Essa regulação ocorre via interações célula-célula ou por meio de fatores secretados (**fatores de crescimento, citocinas**) e resulta na amplificação ou na repressão da expressão de determinados genes associados à diferenciação em linhagens múltiplas.

Conforme dados experimentais, as células-tronco são caracterizadas por: (1) capacidade de autorrenovação; (2) capacidade de produzir ampla variedade de tipos celulares; e (3) capacidade de reconstituir o sistema hemocitopoético quando injetadas na medula de camundongos letalmente irradiados. Nesse último caso, elas desenvolvem colônias de células hemocitopoéticas no baço dos camundongos receptores. Mais informações sobre células-tronco hemocitopoéticas podem ser lidas, a seguir, em *Para saber mais*.

PARA SABER MAIS

As células-tronco hemocitopoéticas podem ser isoladas e caracterizadas usando-se (1) anticorpos fluorescentes que reconhecem antígenos específicos encontrados na superfície dessas células; e (2) um aparelho denominado **FACS** (do inglês *fluorescence-activated cell sorter*). Esse aparelho separa as células fluorescentes (células-tronco marcadas) em um recipiente e as células não fluorescentes (que não são células-tronco) em outro. As células-tronco são estudadas também por técnicas experimentais realizadas *in vivo* (p. ex., injeção em animais receptores irradiados ou em animais portadores de diferentes patologias) ou *in vitro* (p. ex., cultura em meio semissólido, como a metilcelulose, para estudo da formação de colônias).

PARA SABER MAIS

De modo geral, nichos de células-tronco são microambientes teciduais nos quais são produzidos diferentes fatores que mantêm e regulam a função dessas células. Embora a medula óssea hematógena seja o sítio de hemocitopoese em adultos sob condições normais, a hemocitopoese pode ocorrer de forma transiente e alternativa em outros órgãos, como fígado e baço, em condições de grave estresse hemocitopoético (p. ex., perda de sangue, anemias ou infecções graves). Assim como ocorre na medula óssea de adultos, há nichos de células-tronco ao redor de capilares sinusoides na polpa vermelha do baço, que podem ser expandidos se houver necessidade. Fatores como SCF (fator de células-tronco) e a quimiocina CXCL12, produzidos por células endoteliais e por algumas outras células do estroma, são essenciais para a manutenção desses nichos.

Células-tronco pluripotentes

Admite-se que todas as células do sangue derivem de um único tipo celular da medula óssea, chamada, por isso, de **célula-tronco pluripotente** (Figura 13.1). Essas células proliferam e formam duas linhagens: a das **células linfoides**, que origina linfócitos (T, B e NK), e a das **células mieloides**, que origina eritrócitos, granulócitos, monócitos e plaquetas. As células mieloides também originam mastócitos (ver Capítulo 5, *Tecido Conjuntivo*) e células dendríticas (ver Capítulo 14, *Sistema Imune e Órgãos Linfoides*), cuja função não é tema deste capítulo.

Células progenitoras e células precursoras

A proliferação das células-tronco pluripotentes origina células-filhas com potencialidade menor – as células **progenitoras multipotentes**, que produzem as **células precursoras** (**blastos**). É nas células precursoras que as características morfológicas diferenciais das linhagens aparecem pela primeira vez (Figuras 13.1 e 13.2), pois as células-tronco pluripotentes e as progenitoras são indistinguíveis morfologicamente e se parecem com os linfócitos grandes. As células-tronco pluripotentes se multiplicam apenas o suficiente para manter sua população, que é reduzida. A frequência das mitoses aumenta muito nas células progenitoras e precursoras (Quadro 13.1), que produzem grande quantidade de células diferenciadas maduras (3×10^9 hemácias e $0,85 \times 10^9$ granulócitos/kg/dia) na medula óssea humana saudável. As células progenitoras, quando se dividem, podem originar outras células progenitoras e células precursoras, embora essas últimas originem apenas células sanguíneas destinadas a amadurecer.

A hemocitopoese depende de microambiente adequado e de fatores de crescimento fornecidos pelas células do estroma dos órgãos hemocitopoéticos (fibroblastos, células reticulares, células endoteliais, macrófagos, mastócitos e linfócitos). Esses fatores, denominados **fatores de crescimento hemocitopoéticos**, regulam a proliferação, a diferenciação e a apoptose de células imaturas, assim como a atividade funcional de células maduras. Entre eles, encontram-se, pelo menos, 18 diferentes **interleucinas** (IL), diversas citocinas (p. ex., interferon) e **fatores estimuladores de colônias** (CSF, do inglês *colony stimulating factors*) (Quadro 13.2). Embora um fator de crescimento em particular possa mostrar especificidade para determinada linhagem (Quadro 13.2), ele é geralmente capaz de influenciar outras linhagens também, atuando sinergicamente com outros fatores. Por exemplo, embora o fator estimulador de colônias granulocíticas (G-CSF) estimule a proliferação de progenitores de granulócitos, ele atua sinergicamente com a IL-3 para aumentar a formação de megacariócitos.

De maneira geral, os fatores de crescimento hemocitopoéticos podem ser divididos em fatores multipotentes, que atuam precocemente, e fatores que atuam tardiamente, mais específicos para cada linhagem.

Uma visão panorâmica da hemocitopoese (Quadro 13.1) mostra que, nesse processo, o potencial de diferenciação e a capacidade de autorrenovação diminuem gradualmente. A resposta mitótica aos fatores de crescimento alcança seu máximo no meio do processo; daí em diante, acentuam-se as características morfológicas da célula e aumenta sua atividade funcional. Para mais

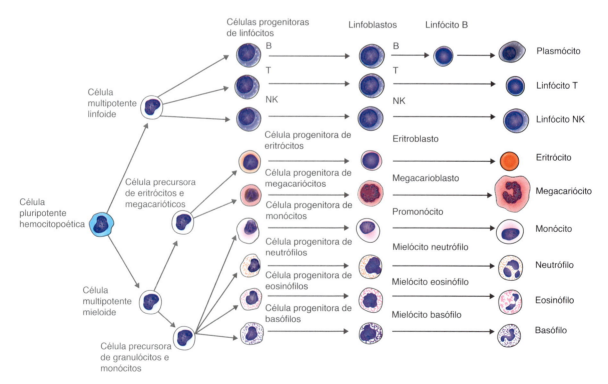

Figura 13.1 Esquema da diferenciação das células hemocitopoéticas, que estão ilustradas de maneira esquemática; seus tamanhos não estão em escala.

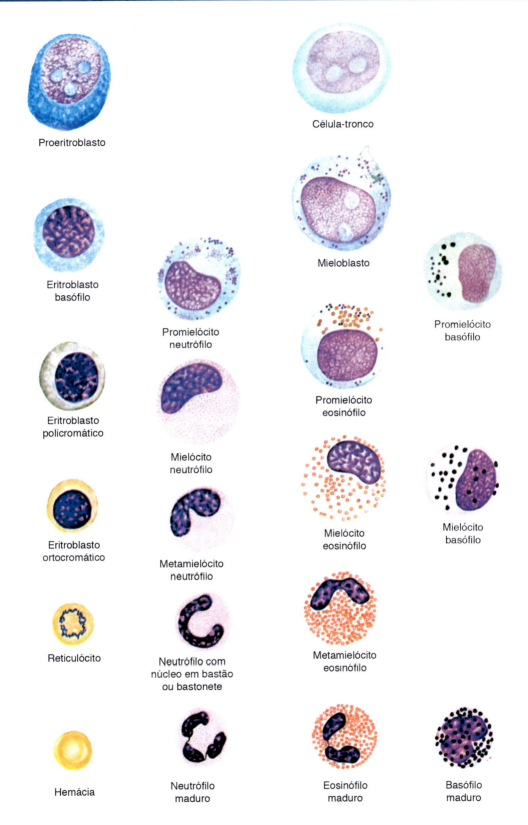

Figura 13.2 Diversas fases de maturação das linhagens eritrocítica e granulocítica. As linhagens linfocítica e megacariocítica, também derivadas da célula-tronco pluripotente da medula óssea vermelha, não estão representadas. As células foram desenhadas conforme aparecem nos esfregaços corados pelas misturas usuais para esfregaços de sangue, exceto o reticulócito, que está corado também pelo azul de cresil brilhante. Esse corante precipita o ácido ribonucleico (RNA) do reticulócito, dando origem a filamentos que aparecem em azul.

Quadro 13.1 Modificações nas propriedades das células hemocitopoéticas durante a diferenciação.

Células-tronco	Células progenitoras	Células precursoras (blastos)	Células maduras

- Potencialidade
- Capacidade autorrenovadora
- Atividade mitótica
- Morfologia típica
- Influência dos fatores de crescimento
- Atividade funcional diferenciada

Quadro 13.2 Alguns fatores de crescimento hemocitopoéticos.

Nome	Células produtoras	Funções principais
G-CSF (fator estimulante de colônias de granulócitos)	Endotélio Monócitos	Formação de granulócitos, monócitos, eritrócitos e megacariócitos
GM-CSF (fator estimulante de colônias de granulócitos e de macrófagos)	Endotélio Fibroblastos Linfócitos T	Regula célula mieloide multipotente Formação de granulócitos, monócitos, eritrócitos e megacariócitos
M-CSF (fator estimulante de colônias de monócitos)	Endotélio Monócitos Macrófagos Células reticulares	Formação de granulócitos e monócitos
IL-3 (Interleucina-3)	Linfócitos T	Regula célula mieloide multipotente Formação de granulócitos, monócitos, eritrócitos e megacariócitos
IL-4 (Interleucina-4)	Linfócitos T Mastócitos	Moduladora de linfócitos B, linfócitos T e mastócitos
IL-5 (Interleucina-5)	Linfócitos T	Formação de eosinófilos Moduladora de linfócitos B
Eritropoetina	Rim	Regula célula mieloide multipotente Formação de eritrócitos e megacariócitos
Trombopoetina	Medula óssea	Formação de megacariócitos

informações sobre a importância de fatores de crescimento hemocitopoéticos na prática clínica e sobre a utilização de células-tronco em terapias celulares, ver, a seguir, respectivamente – e em *Histologia aplicada* – Medula óssea: fonte de células-tronco para outros tecidos.

Medula óssea

A medula óssea é um órgão difuso, porém volumoso e muito ativo. No adulto saudável, produz, por dia, cerca de 2,5 bilhões de eritrócitos, 2,5 bilhões de plaquetas e 1 bilhão de granulócitos por quilo de peso corporal. Essa produção é ajustada com grande precisão às necessidades do organismo.

A medula óssea é encontrada no canal medular dos ossos longos e nas cavidades dos ossos esponjosos (Figura 13.3). Distinguem-se a medula óssea **vermelha**

> **HISTOLOGIA APLICADA**
>
>
>
> Na prática médica, os fatores de crescimento hemocitopoéticos têm sido utilizados para tratar doenças que afetam a medula óssea. Eles aumentam o número de células hematógenas na medula e o número de células no sangue circulante. Esses fatores têm sido úteis para corrigir a quantidade de células sanguíneas diminuídas por radioterapia e por quimioterapia, por exemplo. São usados também para aumentar a eficiência dos transplantes de medula óssea, pelo estímulo das mitoses, e para aumentar as defesas imunológicas em pacientes com câncer, doenças infecciosas e imunodeficiências.
>
> As doenças da hemocitopoese são causadas, geralmente, por aumento ou diminuição da produção de células-tronco, com a consequente superprodução ou subprodução de células das linhagens hemocitopoéticas. Um único tipo ou vários tipos de células-tronco podem ser afetados, podendo haver diminuição de um tipo de célula madura e simultâneo aumento de outro tipo. Um exemplo são as leucemias, nas quais ocorre formação excessiva de leucócitos anormais.

HISTOLOGIA APLICADA
Medula óssea: fonte de células-tronco para outros tecidos

Ao contrário do que sugeriam observações mais antigas, a medula óssea contém células-tronco que podem produzir diversos tecidos, e não apenas células sanguíneas. Com seu grande potencial de diferenciação, essas células tornam possível a produção de células especializadas que não são rejeitadas pelo organismo, porque se originam da medula da mesma pessoa.

Depois de coletadas da medula óssea e isoladas por meio de marcadores específicos, as células-tronco são cultivadas em meio que dirige a diferenciação para originar as células especializadas que se deseja transplantar. Essas células são, então, utilizadas para substituir aquelas de que o paciente necessita. Nesse caso, o doador e o receptor são a mesma pessoa, e há total histocompatibilidade, o que exclui qualquer possibilidade de rejeição. Apenas 0,001 a 0,01% das células isoladas por gradiente de densidade a partir de um aspirado de medula óssea são células-tronco; no entanto, seu número aumenta em 500 vezes em um período de 12 h de cultura *in vitro*.

O uso de células-tronco provenientes da medula tem oferecido alguns benefícios clínicos a pacientes com osteogênese imperfeita e infarto do miocárdio, por exemplo. Tais benefícios têm sido atribuídos a dois mecanismos de ação: efeito parácrino de fatores secretados pelas células-tronco e diferenciação das células-tronco *in situ* para reposição do tecido lesionado. Atualmente, há muitos estudos utilizando células-tronco em diferentes doenças, inclusive doenças neurodegenerativas e degenerativas musculares. Um aspecto interessante do uso de células-tronco de adultos com o intuito de promover a regeneração tecidual é a ausência de conflitos éticos e técnicos, frequentemente associados à obtenção de células-tronco a partir de embriões.

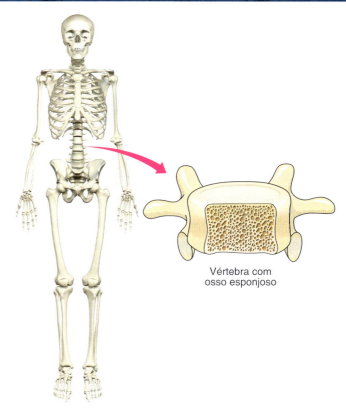

Figura 13.3 Distribuição da medula óssea vermelha (hematógena) no adulto. Esse tipo de medula óssea tende a se localizar no osso esponjoso. (Reproduzida, com autorização, de Krstić, 1991.)

(**hematógena**), que deve sua cor a numerosos eritrócitos em diversos estágios de maturação, e a medula óssea **amarela**, rica em células adiposas e que não produz células sanguíneas. No recém-nascido, toda a medula óssea é vermelha e, portanto, ativa na produção de células do sangue. Com o avançar da idade, porém, a maior parte da medula óssea transforma-se progressivamente na variedade amarela. No adulto, a medula vermelha é observada apenas no esterno, nas vértebras, nas costelas e na díploe dos ossos do crânio; no adulto jovem (por volta de 18 anos), é vista nas epífises proximais do fêmur e do úmero. A medula amarela ainda retém células-tronco e, em certos casos, como hemorragias, hemólise, inflamação, alguns tipos de intoxicação e irradiação, pode transformar-se em medula óssea vermelha e voltar a produzir células do sangue.

Medula óssea vermelha

A medula óssea vermelha (Figura 13.4) é constituída de vasos sanguíneos e células reticulares, associadas a fibras reticulares (colágeno tipo III). Essas células e fibras formam uma rede percorrida por numerosos capilares sinusoides, os quais se originam de capilares no endósteo e terminam em um grande vaso central, cujo sangue desemboca na circulação sistêmica venosa por meio de veias emissárias. Sendo assim, os capilares sinusoides constituem uma barreira entre o compartimento

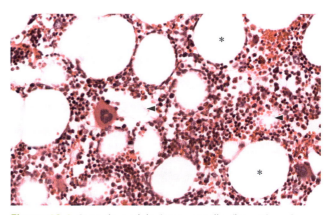

Figura 13.4 Corte de medula óssea vermelha (hematógena) mostrando capilares sinusoides (*pontas de seta*) e células adiposas (*asteriscos*). (Hematoxilina e eosina – HE. Médio aumento.)

hemocitopoético e a circulação geral. Em cortes histológicos, esse compartimento parece formar "cordões" muito celulares entre capilares sinusoides, ou entre os capilares sinusoides e o tecido ósseo. Artérias também são encontradas na medula, principalmente na região cortical, próxima do endósteo. A inervação da medula consiste principalmente em fibras nervosas mielínicas e amielínicas existentes na parede das artérias. Algumas fibras amielínicas terminam em regiões de hemocitopoese, e alguns neurotransmissores (p. ex., substância P) contribuem para a regulação desse processo.

O endotélio dos capilares e as células reticulares são fontes de citocinas hemocitopoéticas. A hemocitopoese ocorre nos espaços entre capilares e células reticulares, sendo regulada por citocinas estimulatórias e inibitórias, contatos intercelulares e proteínas da matriz extracelular existentes nesse estroma. Nesse ambiente especial, células-tronco proliferam e diferenciam-se em todos os tipos de células do sangue (Figura 13.5; ver Figuras 13.2 e 13.4). Células adiposas ocupam aproximadamente 50% da medula óssea vermelha no indivíduo adulto. O aumento do tecido adiposo continua gradualmente com o envelhecimento.

Os adipócitos medulares se desenvolvem a partir de células-tronco mesenquimais e constituem uma população heterogênea, morfologicamente semelhante ao tecido adiposo branco. Diferentemente de outros adipócitos do organismo, os medulares são relativamente resistentes à lipólise promovida pelo jejum prolongado. Além disso, os adipócitos medulares secretam adipocinas que regulam outros depósitos de tecido adiposo e participam da regulação da homeostase sistêmica.

A matriz extracelular da medula, além de colágeno dos tipos I e III, contém fibronectina, laminina, tenascina, trombospondina, vitronectina, glicosaminoglicanos e proteoglicanos. Várias dessas moléculas e outra com afinidade para células, a **hemonectina**, interagem com receptores celulares, fixando temporariamente as células e interferindo positiva ou negativamente na função de diferentes citocinas. Essas interações formam nichos (microrregiões) especializados que podem facilitar o desenvolvimento de linhagens sanguíneas específicas, favorecer a sobrevivência de células-tronco ou a quiescência celular. A medula apresenta microrregiões, nas quais predomina um mesmo tipo de glóbulo sanguíneo em diversas fases de maturação. Nichos para formação de eritrócitos e megacariócitos localizam-se próximo aos capilares sinusoides, enquanto nichos para formação de granulócitos ficam mais distantes desses vasos.

A liberação de células maduras da medula para o sangue ocorre por migração através do endotélio; as células maduras pressionam a parede do capilar sinusoide e promovem uma fusão temporária entre as membranas basal e luminal da célula endotelial, criando um pequeno espaço por meio do qual passam para a corrente sanguínea. De modo geral, o processo de maturação envolve a perda de receptores de adesão célula-célula e célula-matriz, podendo ser controlada por **fatores de liberação**, moléculas produzidas em resposta às necessidades do organismo. Diferentes linhagens sanguíneas podem responder de maneira diferenciada a esses fatores. A Figura 13.5 ilustra a passagem de células da medula óssea para o sangue (liberação). Os megacariócitos localizam-se junto aos capilares sinusoides e liberam plaquetas no interior desses vasos.

Maturação dos eritrócitos

Célula madura é a que alcançou um estágio de diferenciação que lhe possibilita exercer todas as suas funções especializadas. O processo básico da maturação da série

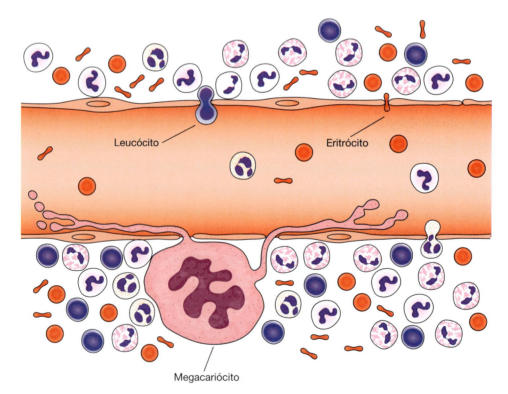

Figura 13.5 Diagrama mostrando a passagem de plaquetas, eritrócitos e leucócitos através da parede de um capilar sinusoide da medula. Os megacariócitos formam prolongamentos delgados que penetram no lúmen vascular, no qual suas extremidades se fragmentam, originando as plaquetas. Os leucócitos, pela ação dos fatores de liberação e graças à sua movimentação ameboide, atravessam a parede capilar através das células endoteliais (transporte transcelular).

eritrocítica ou vermelha é a síntese de hemoglobina e a formação de um corpúsculo pequeno e bicôncavo, que oferece o máximo de superfície para as trocas de oxigênio. A diferenciação dos eritrócitos ocorre em nichos que contêm macrófagos no seu estroma central e células eritrocíticas em desenvolvimento ao seu redor. Esses macrófagos estabelecem contatos com as células eritrocíticas, regulam sua proliferação e fagocitam as células defeituosas e os núcleos extruídos durante o processo de maturação.

De acordo com seu grau de maturação, as células eritrocíticas são chamadas de: **proeritroblastos**, **eritroblastos basófilos**, **eritroblastos policromáticos**, **eritroblastos ortocromáticos** (ou acidófilos), **reticulócitos** e **hemácias** (ver Figura 13.2). No estágio inicial de diferenciação, fatores como o hormônio eritropoetina e as interleucinas IL-3 e IL-4 são importantes para o surgimento dos proeritroblastos.

O **proeritroblasto** é uma célula grande (22 a 28 μm) que apresenta todos os elementos característicos de uma célula que sintetiza intensamente proteínas. O núcleo é esférico, central, tem cromatina com estrutura delicada e um ou dois nucléolos grandes. O citoplasma é intensamente basófilo, com uma região clara ao redor do núcleo. A microscopia eletrônica mostra que o halo perinuclear contém mitocôndrias, o complexo de Golgi e um par de centríolos. O restante do citoplasma contém numerosos polirribossomos, mas o retículo endoplasmático é pouco desenvolvido.

As proteínas sintetizadas pelo proeritroblasto destinam-se principalmente a reconstituir o tamanho da célula, que se divide ativamente. Há também síntese de hemoglobina, que pode ser demonstrada por microespectrofotometria. Nesse estágio, a quantidade de hemoglobina é pequena para ser detectada pelas técnicas de coloração.

O ferro é levado para os proeritroblastos e os outros eritroblastos pela **transferrina**, uma proteína plasmática transportadora de ferro. Os eritroblastos contêm receptores para transferrina na membrana. Após se combinarem, o complexo receptor-transferrina penetra o citoplasma por endocitose.

O **eritroblasto basófilo** é uma célula menor do que a anterior. A cromatina é condensada em grânulos grosseiros, e não há nucléolos visíveis. A basofilia do citoplasma deve-se à grande quantidade de polirribossomos que sintetizam hemoglobina.

O **eritroblasto policromático** é uma célula ainda menor, com um núcleo contendo cromatina mais condensada. Ele contém hemoglobina em quantidade suficiente para aparecer uma acidofilia citoplasmática (cor-de-rosa), que, somada à basofilia ainda existente, confere uma coloração cinza ao citoplasma dessa célula.

O **eritroblasto ortocromático** ou **acidófilo** tem diâmetro de 8 a 10 μm e seu núcleo, com cromatina muito condensada, é picnótico. Em função de sua riqueza em hemoglobina, o citoplasma do eritroblasto ortocromático é acidófilo (Figura 13.6), podendo apresentar traços de basofilia devido aos restos de RNA. A Figura 13.7 mostra

eritroblastos em diferentes fases de maturação, com uma condensação progressiva da cromatina. Nessa fase, a célula já não se divide mais.

A microcinematografia mostrou que, em certo momento, o eritroblasto ortocromático começa a emitir uma série de saliências citoplasmáticas, uma delas contendo o núcleo, que é expelido, levando ao seu redor uma delgada camada de citoplasma (Figura 13.8). A parte anucleada, que passa a ser chamada de **reticulócito**, apresenta algumas mitocôndrias e muitos polirribossomos, que ainda sintetizam hemoglobina. Uma vez que os polirribossomos não podem ser renovados, devido à ausência do núcleo celular, a síntese proteica cessa dentro de pouco tempo.

Nos esfregaços de sangue corados pelos métodos usuais, o reticulócito aparece como um corpúsculo maior do que o eritrócito, medindo cerca de 9 μm de diâmetro. O reticulócito também difere do eritrócito por conter vestígios de RNA, mostrando uma basofilia homogênea, superposta à intensa acidofilia da hemoglobina.

Quando os reticulócitos são tratados por certos corantes, como azul de cresil, suas ribonucleoproteínas precipitam, formando um retículo corado em azul (ver Figura 13.2). Os reticulócitos saem da medula óssea e vão para o sangue, onde permanecem por pouco mais de 1 dia antes de se tornarem eritrócitos maduros; por esse motivo, sua porcentagem no sangue de adultos normais é baixa (cerca de 0,5 a 2,5% do total de hemácias). O processo de eritrogênese dura cerca de 7 dias, até que os reticulócitos saiam da medula para o sangue. Os eritrócitos permanecem na circulação por cerca de 120 dias, até serem destruídos por células fagocitárias. Mais informações sobre fatores regulatórios de eritropoese podem ser lidas, a seguir, em *Para saber mais*.

> **PARA SABER MAIS**
>
> Durante a eritropoese, fatores reguladores como GM-CSF e IL-3 são muito importantes, especialmente nas etapas iniciais. O hormônio eritropoetina (ver Quadro 13.2), produzido e secretado por células intersticiais renais, previne a apoptose de precursores e é essencial para a diferenciação, estimulando a síntese de hemoglobina. Além disso, a eritropoetina estimula a saída precoce de reticulócitos da medula para o sangue. Um estímulo para que as células renais secretem eritropoetina é a baixa tensão de O_2 no sangue.

Granulocitopoese

A célula mieloide multipotente é a precursora dos granulócitos na medula óssea. Fatores como GM-CSF, G-CSF e IL-3 são importantes na fase inicial de desenvolvimento. No processo de maturação dos granulócitos, ocorrem modificações citoplasmáticas caracterizadas pela síntese de muitas proteínas, que são acondicionadas em dois tipos de grânulos: **azurófilos** e **específicos**. As proteínas desses grânulos são produzidas no retículo endoplasmático granuloso e recebem o acabamento final e o endereçamento no complexo de Golgi, em dois estágios sucessivos (Figura 13.9). O primeiro estágio resulta na produção de

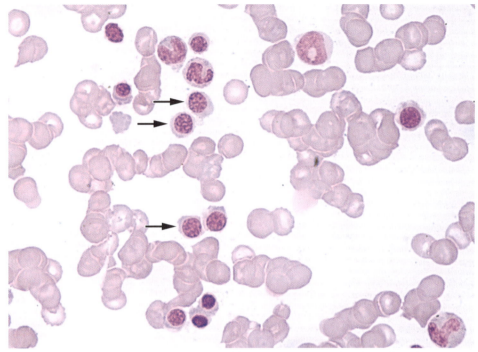

Figura 13.6 Hemocitopoese. Da linhagem eritrocítica, diversos eritroblastos ortocromáticos (*setas*). A palavra "ortocromático" significa "de coloração normal" ou de "coloração correta", referindo-se à coloração do citoplasma. Significa que o citoplasma já está com a coloração de uma hemácia totalmente formada, faltando apenas a expulsão do núcleo. (Coloração de Leishman. Grande aumento. Cortesia de P. Abrahamsohn, microscopia *online*, em www.icb.usp.br/mol.)

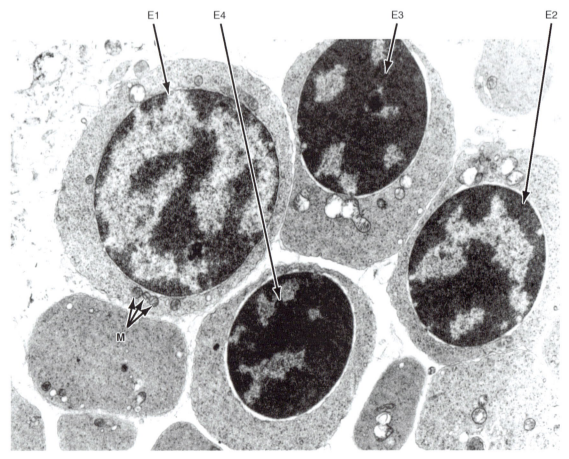

Figura 13.7 Micrografia eletrônica de medula óssea vermelha. Aparecem eritroblastos em diversas fases de maturação, indicados sucessivamente por E1, E2, E3 e E4. À medida que a célula amadurece, a cromatina torna-se mais condensada, e o citoplasma, mais denso aos elétrons, devido ao acúmulo de hemoglobina. M: mitocôndrias. (11.000×.)

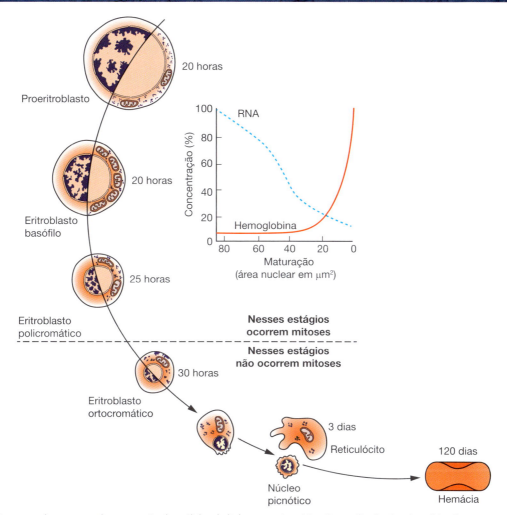

Figura 13.8 Esquema do processo de maturação das células da linhagem eritrocítica. O pontilhado citoplasmático fino representa a hemoglobina, cuja concentração aumenta com o amadurecimento da célula. Ao mesmo tempo, o volume nuclear diminui, o nucléolo desaparece e a cromatina torna-se mais condensada. As quantidades máximas de hemoglobina e de RNA foram indicadas como 100% nas curvas que mostram a variação dessas substâncias durante a maturação do eritrócito. O tempo gasto desde o aparecimento do proeritroblasto até a entrada do reticulócito na circulação é de aproximadamente 7 dias.

grânulos azurófilos, que se coram pelos corantes básicos das misturas usuais (Giemsa, Wright) e contêm enzimas do sistema lisossomal. No segundo estágio, ocorre uma modificação na atividade sintética da célula, com a produção das proteínas dos grânulos específicos. Esses contêm diferentes proteínas, conforme o tipo de granulócito (ver Capítulo 12, *Células do Sangue*). As modificações morfológicas que têm lugar durante a maturação estão apresentadas nas Figuras 13.10 e 13.11. ver Figura 13.2.

Maturação dos granulócitos

O **mieloblasto** é a célula mais imatura já determinada para formar exclusivamente os três tipos de granulócitos (ver Figura 13.2). Quando surgem granulações citoplasmáticas específicas nessa célula, ela passa a ser chamada de **promielócito neutrófilo**, **eosinófilo** ou **basófilo**, conforme o tipo de granulação existente. Os estágios seguintes de maturação são o **mielócito**, o **metamielócito**, o **granulócito com núcleo em bastão** (para neutrófilos) e o **granulócito maduro** (**neutrófilo**, **eosinófilo** ou **basófilo**). A Figura 13.12 mostra um mielócito neutrófilo.

O **mieloblasto** é uma célula com citoplasma basófilo e que contém grânulos azurófilos. Seu núcleo é grande, esférico, com cromatina muito delicada e um ou dois nucléolos.

O **promielócito** é menor do que o mieloblasto. O núcleo é esférico e, às vezes, com uma reentrância. A cromatina é mais grosseira do que na célula anterior, e os nucléolos são visíveis nos esfregaços corados pelas misturas tipo Romanowsky.

Quando comparado com o mieloblasto, o citoplasma do promielócito é mais basófilo e contém alguns grânulos específicos (neutrófilos, eosinófilos e basófilos) ao lado das granulações azurófilas.

O núcleo do **mielócito** pode ser esférico ou em forma de rim, e a cromatina é grosseira. Desaparece a basofilia citoplasmática e aumenta a quantidade de grânulos específicos, formando-se os **mielócitos neutrófilos** (Figuras 13.10 a 13.13), os **basófilos** e os **eosinófilos** (Figura 13.13).

O **metamielócito** caracteriza-se por ter núcleo com uma chanfradura profunda, que indica o início do

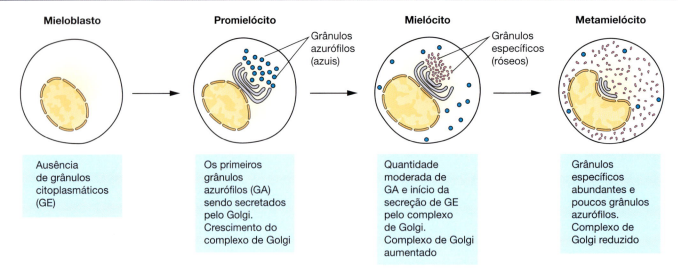

Figura 13.9 Sequência de maturação dos granulócitos. Grânulos azurófilos em *azul*, grânulos específicos em *rosa*. Para neutrófilos, a quantidade de grânulos azurófilos na célula diferenciada é maior do que a apresentada no esquema, já que o conteúdo desses grânulos é importante para a função de defesa contra microrganismos.

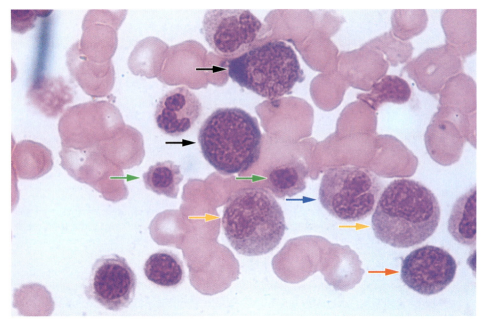

Figura 13.10 Hemocitopoese. Da linhagem eritrocítica, observam-se proeritroblastos (*setas pretas*), células grandes com núcleo volumoso e citoplasma intensamente basófilo; um eritroblasto basófilo (*seta vermelha*), um pouco maior que as hemácias, apresentando citoplasma basófilo; e eritroblastos policromáticos (*setas verdes*), células pequenas com citoplasma de cor misturada entre cor-de-rosa e azul. Da linhagem granulocítica, observam-se alguns mielócitos (*setas amarelas*), células grandes, apresentando núcleo chanfrado (endentado) e grânulos discretos no citoplasma; e um metamielócito neutrófilo (*seta azul*), célula menor que o mielócito, com núcleo ainda mais endentado. (Coloração de Leishman. Grande aumento. Cortesia de P. Abrahamsohn, microscopia *online*, em www.icb.usp.br/mol.)

processo de formação dos lóbulos. As modificações que caracterizam os metamielócitos são difíceis de identificar no granulócito basófilo; por isso, o metamielócito basófilo não costuma ser descrito.

Antes de adquirir a forma nuclear lobulada típica da célula madura, o granulócito neutrófilo passa por uma fase intermediária, chamada de **neutrófilo com núcleo em bastonete** ou simplesmente **bastonete**, na qual o núcleo tem a forma de um bastão recurvado (ver Figura 13.2). Uma vez que sua identificação é difícil, não se descreve nem o basófilo, nem o eosinófilo, com núcleo em bastão.

Cinética da produção de neutrófilos

A cinética dos neutrófilos é mais bem conhecida do que a dos outros granulócitos, principalmente porque são mais numerosos no sangue e, portanto, mais fáceis de estudar. O tempo total gasto desde o aparecimento do mieloblasto até o fim de sua maturação, que leva à penetração de neutrófilos no sangue, é de aproximadamente 11 dias. Durante o processo, ocorrem cinco divisões mitóticas. Alguns fatores de crescimento hemocitopoéticos importantes para o desenvolvimento de neutrófilos são GM-CSF, SCF (fator de célula-tronco) e G-CSF.

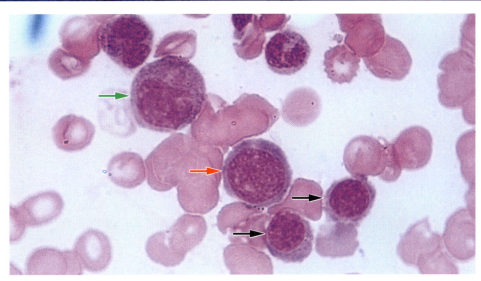

Figura 13.11 Hemocitopoese. Da linhagem eritrocítica, eritroblastos policromáticos (*setas pretas*). Da linhagem granulocítica, um mieloblasto (*seta vermelha*), célula grande de núcleo esférico com cromatina frouxa, apresentando citoplasma levemente basófilo; e um promielócito neutrófilo (*seta verde*), célula grande com núcleo levemente endentado, apresentando citoplasma levemente basófilo. (Coloração de Leishman. Grande aumento. Cortesia de P. Abrahamsohn, microscopia *online*, em www.icb.usp.br/mol.)

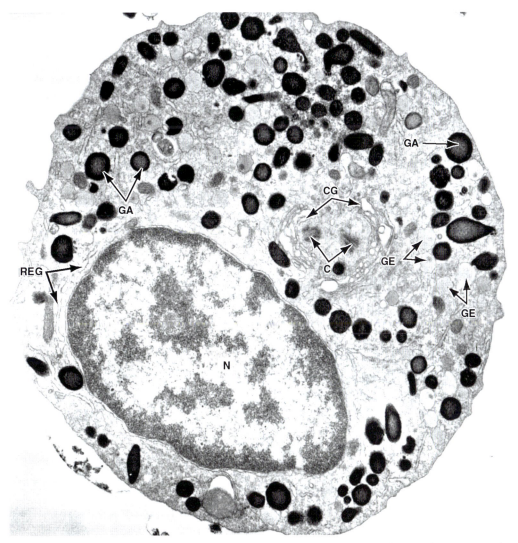

Figura 13.12 Mielócito neutrófilo humano submetido à técnica citoquímica para demonstração de peroxidase e examinado ao microscópio eletrônico. Nessa fase, a célula contém dois tipos de grânulos: os grânulos azurófilos (GA), grandes e contendo peroxidase, e os grânulos específicos (GE), menores, que não contêm peroxidase. O retículo endoplasmático granuloso (REG), as cisternas do complexo de Golgi (CG), localizadas próximo ao centríolo (C), e o núcleo (N) também são visíveis. (15.000×. Cortesia de D. F. Bainton.)

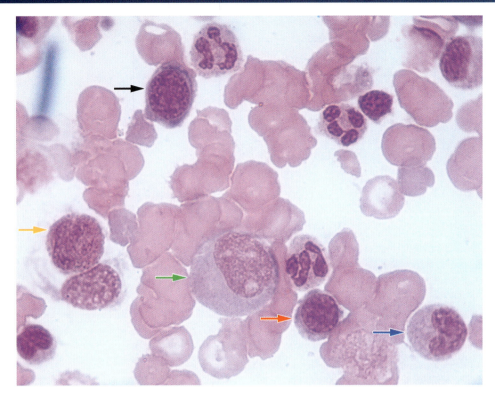

Figura 13.13 Hemocitopoese. Da linhagem eritrocítica, um eritroblasto basófilo (*seta preta*) e um eritroblasto policromatófilo (*seta vermelha*). Da linhagem granulocítica, um mielócito (*seta verde*), um metamielócito eosinófilo (*seta amarela*) e um metamielócito neutrófilo (*seta azul*). O metamielócito eosinófilo é uma célula pequena, com grânulos eosinófilos evidentes no citoplasma. (Coloração de Leishman. Grande aumento. Cortesia de P. Abrahamsohn, microscopia *online*, em www.icb.usp.br/mol.)

Durante sua maturação, os neutrófilos passam por diversos compartimentos anatômicos e funcionais (Figura 13.14):

1. **Compartimento medular de formação**, que pode ser subdividido em compartimento mitótico (aproximadamente 3 dias), no qual os novos neutrófilos são produzidos, e compartimento de amadurecimento (aproximadamente 4 dias)
2. **Compartimento medular de reserva**, que contém neutrófilos maduros, aí mantidos por período variável (geralmente 4 dias) antes de penetrarem o sangue
3. **Compartimento circulante**, constituído dos neutrófilos suspensos no plasma e circulando nos vasos sanguíneos
4. **Compartimento de marginação**, formado por neutrófilos que, embora contidos nos vasos sanguíneos, não circulam. Esses neutrófilos estão: (a) nos capilares colocados temporariamente fora da circulação, por vasoconstrição nas arteríolas, e (b) ligados fracamente a moléculas de integrinas do endotélio dos vasos, não sendo levados pela corrente circulatória.

Há uma troca constante de células entre o compartimento circulante e o de marginação, e ambos têm aproximadamente a mesma quantidade de neutrófilos. Os neutrófilos e os outros granulócitos entram no tecido conjuntivo, passando entre as células endoteliais dos capilares e as vênulas pós-capilares (**diapedese**). O tecido conjuntivo constitui um quinto compartimento para os neutrófilos, de tamanho desconhecido, no qual eles

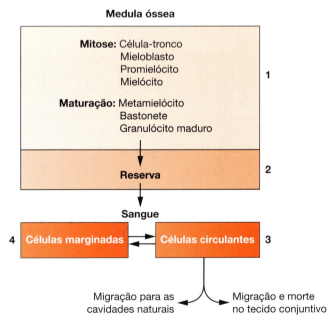

Figura 13.14 Esquema dos compartimentos funcionais dos neutrófilos. 1: compartimento medular de formação; 2: compartimento medular de reserva; 3: compartimento circulante; 4: compartimento de marginação. As áreas de cada compartimento, na ilustração, são aproximadamente proporcionais à sua quantidade de células.

permanecem cerca de 4 dias e morrem por apoptose, quer tenham exercido sua função de fagocitose ou não. Ver, a seguir, em *Histologia aplicada* mais informações sobre alterações na quantidade de neutrófilos circulantes.

> **HISTOLOGIA APLICADA**
>
>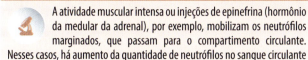
>
> A atividade muscular intensa ou injeções de epinefrina (hormônio da medular da adrenal), por exemplo, mobilizam os neutrófilos marginados, que passam para o compartimento circulante. Nesses casos, há aumento da quantidade de neutrófilos no sangue circulante (neutrofilia) sem que tenha havido elevação da sua produção.
>
> Nas infecções, produz-se neutrofilia como consequência direta de um aumento na produção de neutrófilos e de uma permanência mais curta deles no compartimento medular de reserva. Nesses casos, podem aparecer no sangue circulante as formas jovens, como o neutrófilo com núcleo em bastão, o metamielócito neutrófilo e até mesmo o mieloblasto. Comparada com a neutrofilia de duração extremamente curta que ocorre nos exercícios musculares intensos, a neutrofilia das infecções é relativamente duradoura.

Cinética da produção de outros granulócitos

Os eosinófilos permanecem menos de 1 semana no sangue, mas há um grande *pool* armazenado na medula que pode ser mobilizado rapidamente quando necessário (p. ex., em caso de reações alérgicas ou parasitoses). Fatores importantes para a formação de eosinófilos são GM-CSF, SCF e IL-5.

A formação de basófilos é bem menos conhecida, principalmente em virtude de sua quantidade muito reduzida no sangue. Sabe-se que alguns fatores importantes para a formação dessas células são GM-CSF e SCF.

Maturação dos linfócitos e monócitos

O estudo das células precursoras dos linfócitos e monócitos é difícil porque elas não apresentam grânulos específicos nem núcleos lobulados, característica que facilita a distinção entre os diversos estágios dos granulócitos.

Os precursores dos linfócitos são identificados principalmente pelo tamanho, pela estrutura da cromatina e por nucléolos visíveis nos esfregaços. À medida que os linfócitos maturam, sua cromatina se torna mais condensada, os nucléolos se tornam menos visíveis e a célula diminui de tamanho. Além disso, subpopulações de linfócitos adquirem receptores superficiais específicos, os quais podem ser identificados por meio de técnicas que utilizam anticorpos que se ligam a esses receptores.

Linfócitos

Os linfócitos circulantes no sangue e na linfa se originam principalmente no timo e nos órgãos linfoides periféricos (p. ex., baço, linfonodos e tonsilas). Apesar de os linfócitos proliferarem continuamente nos órgãos linfoides periféricos, as células precursoras da linhagem linfocítica estão localizadas na medula óssea. Os linfócitos T e B se diferenciam no timo e na medula óssea, respectivamente, independentemente de antígenos. Nos tecidos, o linfócito B pode se diferenciar em plasmócito, célula produtora de imunoglobulinas. Os linfócitos NK se formam na medula, sem passar pelo mesmo processo de diferenciação dos outros tipos de linfócitos (ver Capítulo 14, *Sistema Imune e Órgãos Linfoides*).

A célula mais jovem da linhagem é o linfoblasto, que forma o prolinfócito, originando, por sua vez, os linfócitos maduros.

O **linfoblasto** é a maior célula da série linfocítica. Tem forma esférica, com citoplasma basófilo e sem granulações azurófilas. A cromatina é relativamente condensada, em placas, lembrando já a cromatina do linfócito maduro. O linfoblasto apresenta dois ou três nucléolos.

O **prolinfócito** é menor do que a célula anterior; tem o citoplasma basófilo, podendo conter granulações azurófilas. Sua cromatina é condensada, porém menos do que nos linfócitos. Os nucléolos não são facilmente visíveis devido à condensação da cromatina. O prolinfócito dá origem diretamente ao linfócito circulante. Informações sobre neoplasias de células precursoras de leucócitos podem ser lidas, a seguir, em *Histologia aplicada*.

> **HISTOLOGIA APLICADA**
>
>
>
> A proliferação neoplásica de células precursoras dos leucócitos constitui as **leucemias**. As leucemias mais comuns, de acordo com a sua origem, podem ser **linfocíticas**, quando originadas da linhagem linfoide; **granulocíticas**, originadas da linhagem dos leucócitos granulócitos; e **monocíticas**, originadas dos precursores dos monócitos. Nas leucemias, geralmente há produção excessiva de células funcional e morfologicamente defeituosas, originadas de um único tipo de célula precursora, podendo haver redução na formação das outras células sanguíneas. Frequentemente, os pacientes têm anemia e pouca resistência às infecções, além de muitos outros sintomas. As causas das leucemias não estão completamente elucidadas, mas, em muitos casos, há translocações cromossômicas. Por exemplo, 95% dos pacientes com leucemia granulocítica crônica são portadores de translocação entre os cromossomos 22 e 9; e na leucemia mieloide aguda, observa-se translocação entre os cromossomos 8 e 21 e entre os cromossomos 15 e 17. Os esfregaços de medula óssea aspirada do tecido ósseo esponjoso são muito utilizados no diagnóstico das leucemias e de outras doenças da medula óssea. Introduz-se uma agulha, geralmente no osso esterno, e, por aspiração, obtém-se uma amostra de células da medula, que é colocada em lâmina e corada. A utilização de anticorpos específicos (monoclonais) para proteínas da membrana das células precursoras dos leucócitos possibilita a identificação da célula que origina a leucemia, auxiliando o diagnóstico e o tratamento.

Monócitos

Ao contrário dos granulócitos, que são células diferenciadas e terminais, as quais não mais se dividem, os monócitos são células intermediárias, destinadas a formar os macrófagos dos tecidos. Sua origem é a célula mieloide multipotente que origina todos os outros leucócitos, exceto os linfócitos.

A célula mais jovem da linhagem é o **promonócito**, encontrado somente na medula óssea, virtualmente idêntica morfologicamente ao mieloblasto.

O **promonócito** é uma célula que mede aproximadamente 20 μm de diâmetro. Sua cromatina é delicada, e o citoplasma, basófilo, apresentando complexo de Golgi grande e retículo endoplasmático desenvolvido. Mostra também numerosos grânulos azurófilos finos (lisossomos). Os promonócitos dividem-se duas vezes e se transformam em monócitos que passam para o sangue, no qual permanecem cerca de 8 a 16 horas. Depois, migram para o tecido conjuntivo, atravessando a parede das vênulas e dos capilares, e se diferenciam em macrófagos. Alguns fatores relevantes para o desenvolvimento dos monócitos na medula óssea são GM-CSF, IL-3, M-CSF e SCF.

Origem das plaquetas

Conforme já mencionado no Capítulo 12, as plaquetas são corpúsculos anucleados com papéis muito relevantes em hemostasia, trombose, inflamação e biologia vascular. Elas se originam na medula óssea vermelha, pela fragmentação do citoplasma dos megacariócitos, os quais, por sua vez, formam-se pela diferenciação dos megacarioblastos (Figura 13.15).

O megacarioblasto é uma célula com diâmetro de 15 a 50 µm e núcleo grande, oval ou em forma de rim, com numerosos nucléolos (Figura 13.16). O núcleo é também poliploide, contendo até 30 vezes a quantidade normal de ácido desoxirribonucleico (DNA), e o citoplasma é homogêneo e intensamente basófilo. Megacarioblastos originam-se da mesma célula mieloide multipotente que origina os eritrócitos e toda a linhagem mieloide (ver

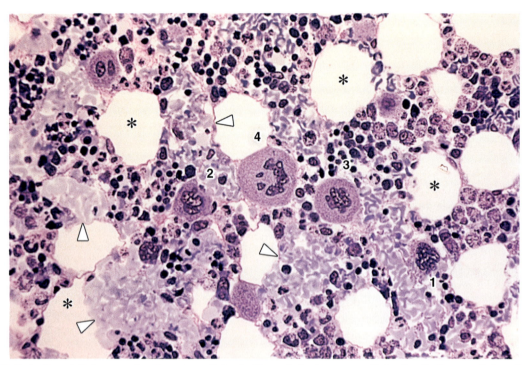

Figura 13.15 Corte de medula óssea mostrando quatro estágios da diferenciação dos megacariócitos (1 a 4), algumas células adiposas (*asteriscos*) e capilares sinusoides (*pontas de seta*). (Pararrosanilina e azul de toluidina. Médio aumento.)

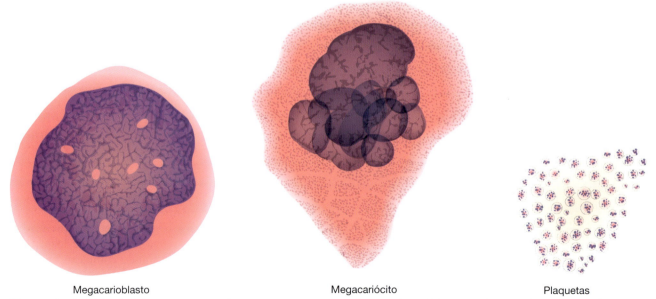

Figura 13.16 Células de linhagem megacariocítica, como aparecem nos esfregaços de medula óssea. Observe a formação das plaquetas na *parte direita* da figura.

Figura 13.1). Fatores como GM-CSF e IL-3 são importantes na fase inicial da diferenciação. Sob efeito do hormônio trombopoetina, o megacarioblasto replica muitas vezes seu DNA, sem que ocorra a divisão celular, tornando-se poliploide.

O megacariócito (Figuras 13.17 a 13.19) mede de 35 a 100 μm de diâmetro, tem núcleo irregularmente lobulado e cromatina grosseira, sem nucléolos visíveis nos esfregaços. O citoplasma é abundante e levemente basófilo. Contém numerosas granulações que ocupam, às vezes, a maior parte do citoplasma, permanecendo posteriormente nas plaquetas.

O citoplasma do megacarioblasto é rico em retículo endoplasmático liso e granuloso. Durante a maturação

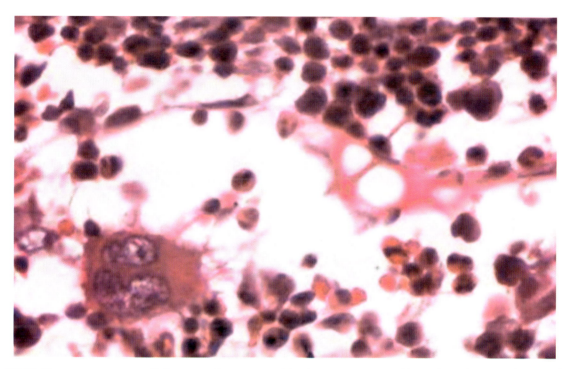

Figura 13.17 Observa-se um megacariócito com prolongamentos delgados que penetram no lúmen do capilar sinusoide, no qual suas extremidades se fragmentam para originar as plaquetas. (HE. Grande aumento.)

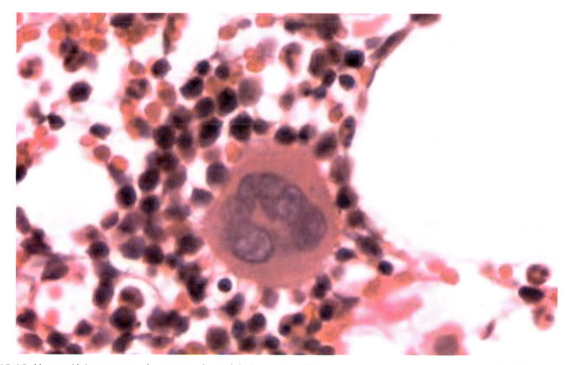

Figura 13.18 Megacariócito no centro de um corte de medula óssea. Essa célula tem apenas um núcleo, de forma irregular. (HE. Grande aumento.)

do megacariócito aparecem grânulos citoplasmáticos, delimitados por membrana. Esses grânulos se formam no complexo de Golgi e depois se distribuem por todo o citoplasma. São precursores dos grânulos das plaquetas e contêm diversas substâncias biologicamente ativas, como o fator de crescimento derivado das plaquetas, o fator de crescimento dos fibroblastos, o fator de von Willebrand (que provoca a adesão das plaquetas a alguns substratos) e o fator IV das plaquetas (que favorece a coagulação do sangue). Com o amadurecimento do megacariócito, ocorre também um aumento na quantidade de membranas lisas, que vão formar os canais de demarcação (Figura 13.19). Essas membranas acabam confluindo, dando origem à membrana das plaquetas.

Os megacariócitos são adjacentes aos capilares sinusoides, o que facilita a liberação das plaquetas para o sangue (ver Figura 13.5). A seguir, mais informações sobre a formação de plaquetas podem ser lidas em *Para saber mais*, e sobre alteração do número de plaquetas no sangue, em *Histologia aplicada*.

PARA SABER MAIS

As células precursoras dos megacarioblastos são recrutadas na medula por GM-CSF, G-CSF e IL-3. Outro fator muito importante na formação de megacariócitos é a trombopoetina, que estimula a proliferação e a diferenciação de progenitores de megacariócitos. Esse hormônio também atua sinergicamente com outras citocinas para estimular o desenvolvimento das linhagens eritroide e mieloide. Quando ele é administrado a animais, há expansão dos progenitores hematopoéticos de todas as linhagens e aceleração da produção de plaquetas. Por outro lado, a deficiência de trombopoetina leva à redução de progenitores de todas as linhagens, e a produção de plaquetas torna-se seriamente prejudicada. Sendo assim, a trombopoetina é, atualmente, considerada o principal regulador do megacariócito e da produção de plaquetas.

HISTOLOGIA APLICADA

Em alguns tipos de **púrpura trombocitopênica**, doença em que o número de plaquetas no sangue é baixo, a quantidade de plaquetas presas ao citoplasma dos megacariócitos é aumentada, indicando um distúrbio no mecanismo de liberação desses corpúsculos. Transfusões de plaquetas são requeridas para prevenir complicações originadas de trombocitopenias graves associadas a diversas condições, incluindo terapia de câncer, sepse e traumatismo. As plaquetas utilizadas clinicamente são, em geral, derivadas de doadores, o que pode acarretar problemas relacionados com disponibilidade, qualidade e potenciais complicações de ordem imunológica e/ou infecciosa. Atualmente, há um esforço enorme para a produção de plaquetas *in vitro*, o que reduziria ou até resolveria muitos problemas.

Observações realizadas usando-se plaquetas marcadas *in vitro* com isótopos radioativos e depois reinjetadas mostraram que a duração desses corpúsculos é de aproximadamente 10 dias.

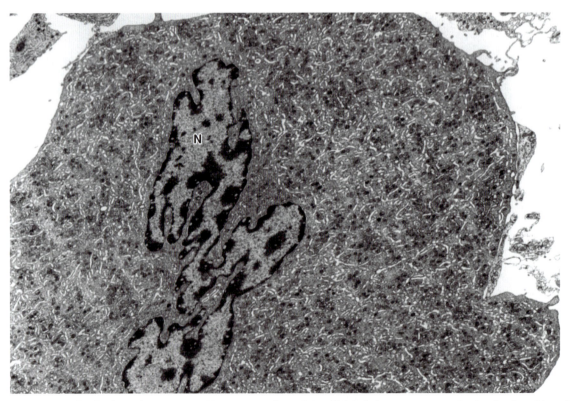

Figura 13.19 Micrografia eletrônica de um megacariócito mostrando o núcleo (N) lobulado e numerosos grânulos citoplasmáticos. Há perfis tubulares no citoplasma, importantes para a formação das plaquetas. Alguns desses perfis originarão o sistema canalicular aberto nas plaquetas. (4.900×. Reproduzida, com autorização, de Junqueira e Salles, 1975.)

Bibliografia

ASTER, J. C.; BUNN, H. F. **Pathophysiology of blood disorders**. 2. ed. New York: McGraw-Hill Education, 2016.

BECKER, R. P.; DE BRUYN, P. P. The transmural passage of blood cells into myeloid sinusoids and the entry of platelets into the sinusoidal circulation; a scanning electron microscopic investigation. **American Journal of Anatomy**, v. 145, n. 2, p. 183-205, 1976.

BERMAN, I. The ultrastructure of erythroblastic islands and reticular cells in mouse bone marrow. **Journal of Ultrastructure Research**, v. 17, n. 3, p. 291-313, 1967.

BEUTLER, E. *et al.* (eds.). **Williams' hematology**. 5. ed. New York: McGraw-Hill, 1995.

CRANE, G. M.; JEFFERY, E.; MORRISON, S. J. Adult haematopoietic stem cell niches. **Nature Reviews Immunology**, v. 17, n. 9, p. 573-590, 2017.

DE PAULA, F. J. A.; ROSEN, C. J. Marrow adipocytes: origin, structure, and function. **Annual Review of Physiology**, v. 82, p. 461-484, 2020.

DESSYPRIS, E. N.; SAWYER, S. T. Erythropoiesis. In: GREER, J. P. *et al.* (eds.). **Wintrobe's clinical hematology**. 11. ed. Philadelphia: Lippincott Williams & Wilkins, 2004.

EVATT, B. L.; LEVINE, R. F.; WILLIAMS, N. T. (eds.). **Megakaryocyte biology and precursors**: in vitro cloning and cellular properties. New York: Elsevier North-Holland, 1981.

FLEISCHMAN, R. A.; CUSTER, R. P.; MINTZ, B. Totipotent hematopoietic stem cells: normal self-renewal and differentiation after transplantation between mouse fetuses. **Cell**, v. 30, n. 2, p. 351-359, 1982.

FOUCAR, K. **Bone marrow pathology**. Chicago: American Society of Clinical Pathologists (ASCP) Press, 1995.

FOX, J. M. *et al.* Recent advances into the understanding of mesenchymal stem cell trafficking. **British Journal of Haematology**, v. 137, n. 6, p. 491-502, 2007.

JUNQUEIRA, L. C. U.; SALLES, L. M. M. **Ultra-estrutura e função celular**. Rio de Janeiro: Edgard Blücher; 1975.

KRSTIĆ, R. V. **Human microscopic anatomy**. New York: Springer-Verlag, 1991.

KUTER, D. J.; BEGLEY, C. G. Recombinant human thrombopoietin: basic biology and evaluation of clinical studies. **Blood**, v. 100, n. 10, p. 3457-3469, 2002.

LONGO, D. L. (ed.). **Harrison's principles of internal medicine**. 18. ed. New York: McGraw-Hill, 2012.

RODAK, B. F.; FRITSMA, G. A.; DOIG, K. (eds.). **Hematology**: clinical principles and applications. 3. ed. St. Louis: Saunders Elsevier, 2007.

ROSS, M. H.; PAWLINA, W. **Histology**: a text and atlas with correlated cell and molecular biology. 6. ed. Lippincot Williams & Wilkins, 2011.

SIM, X. *et al.* Understanding platelet generation from megakaryocytes: implications for in vitro-derived platelets. **Blood**, v. 127, n. 10, p. 1227-1233, 2016.

TAVASSOLI, M.; YOFFEY, J. M. **Bone marrow**: structure and function. New York: Liss, 1983.

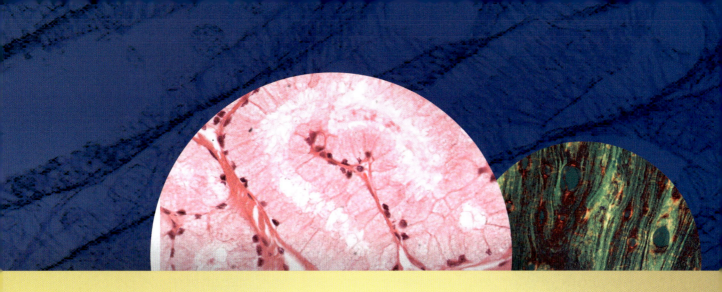

CAPÍTULO 14

Sistema Imune e Órgãos Linfoides

ISES DE ALMEIDA ABRAHAMSOHN

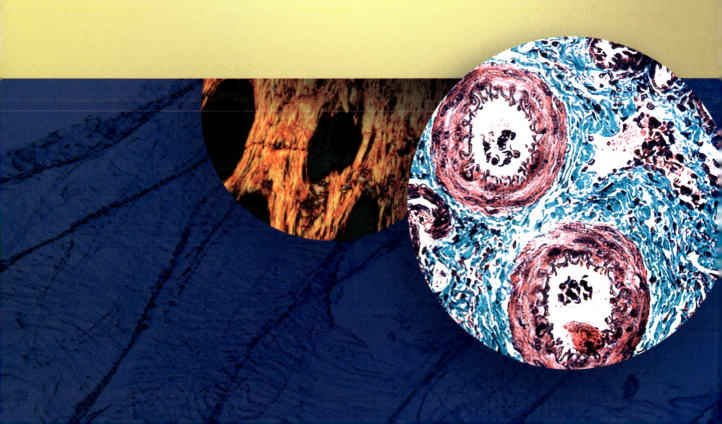

Introdução, *277*

Antígenos e determinantes antigênicos ou epítopos, *277*

Organização do sistema imune, *277*

Diferenciação das populações linfocitárias, *280*

Linfócitos B e anticorpos, *282*

Reconhecimento de antígenos por linfócitos T, *286*

Células dendríticas, *287*

Como ocorrem o processamento e a apresentação de antígenos pelas moléculas MHC, *289*

Ativação de linfócitos Th (TCD4$^+$): diferenciação para subpopulações, *290*

Ativação de linfócitos TCD8$^+$ para ação efetora citotóxica, *292*

Linfócitos T regulatórios, *292*

Imunidade inata, *292*

Órgãos: histologia e organização, *292*

Bibliografia, *307*

Introdução

O sistema imune ou imunológico é um conjunto de células isoladas e de órgãos linfoides que defende o organismo contra moléculas estranhas, como as pertencentes a microrganismos e vírus, e contra toxinas produzidas por microrganismos invasores. As células do sistema imune são capazes de distinguir as moléculas que são do próprio corpo (*self*) das moléculas que não fazem parte do corpo (*non-self*). Essas moléculas estranhas ao organismo podem estar isoladas ou fazer parte de um vírus, bactéria, fungo, protozoário, helminto ou, ainda, de células de um enxerto ou transplante. Após identificar as moléculas estranhas ao próprio organismo, o sistema imune é ativado e desencadeia vários mecanismos destinados a eliminar essas mesmas moléculas, seja isoladamente, seja como constituintes de agentes infecciosos ou de células de um transplante.

Ocasionalmente, o sistema imune pode reagir contra moléculas do próprio organismo, causando **doenças autoimunes**.

Os linfócitos são as células centrais da resposta imune. Há basicamente três tipos de linfócitos no organismo: **linfócitos B**, **T** e **NK** (do inglês *natural killer*).

Linfócitos B e T maduros têm em sua superfície moléculas com capacidade de reconhecer, isto é, de se ligar de maneira altamente específica a moléculas estranhas ao organismo. Nos **linfócitos B,** o receptor é uma molécula de anticorpo inserida na membrana plasmática (**BCR**, do inglês B *cell receptor*), e nos **linfócitos T**, uma molécula chamada de **receptor de linfócito T** (**TCR**, do inglês *T cell receptor*). A estrutura dessas moléculas será abordada mais adiante.

O reconhecimento de uma molécula estranha por linfócitos T ou B é seguido de ativação linfocitária, proliferação, diferenciação e de vários processos celulares destinados à eliminação dessa mesma molécula estranha, desenvolvendo, finalmente, um **estado de memória imunológica**. O conjunto desses processos é chamado de **resposta imune específica**. A memória imunológica surge apenas na **resposta imune específica** e se refere à capacidade de o sistema imune reagir mais rapidamente e com mais especificidade a um encontro subsequente (secundário) com a mesma molécula estimuladora inicial (estímulo primário).

Linfócitos NK têm como receptores de superfície moléculas estruturalmente diversas das existentes nos linfócitos T e B. Diferentemente desses, os NK reconhecem apenas um número limitado de padrões moleculares, não desenvolvem memória imunológica e junto a outras células e moléculas participam da resposta de defesa inicial do organismo, conhecida como **resposta imune inata**.

Antígenos e determinantes antigênicos ou epítopos

As moléculas reconhecidas pelos linfócitos B ou T são chamadas de **antígenos**. Proteínas, polissacarídios ou nucleoproteínas podem atuar como antígenos. Podem estar na superfície, no interior ou em fragmentos de microrganismos (vírus, bactérias, fungos, protozoários) ou de quaisquer células (p. ex., parasitos pluricelulares, células de um transplante oriundas de outro indivíduo, células tumorais) que entrem em contato com o organismo. Também podem estar presentes na superfície de células do próprio corpo (autoantígenos) e, em circunstâncias especiais, podem estimular a resposta imune, como no caso de doenças autoimunes. Células possuidoras de antígenos, ao serem destruídas, liberam moléculas que podem ser reconhecidas como moléculas antigênicas isoladas. Moléculas secretadas por microrganismos (toxinas) ou por animais (venenos) ou provenientes de animais (p. ex., proteínas do leite) ou de vegetais (p. ex., amendoim, cacau) também podem atuar como antígenos. Algumas pequenas moléculas orgânicas e alguns metais se ligam a proteínas e podem também ser antigênicos, ou seja, são capazes de estimular a resposta imune.

A resposta do organismo a antígenos ocorre pelo reconhecimento de porções muito pequenas das moléculas antigênicas denominadas **determinantes antigênicos** ou **epítopos** (ver mais adiante). Há vários determinantes antigênicos diferentes em cada uma das moléculas constituintes de uma bactéria ou de um vírus.

Organização do sistema imune

Além dos linfócitos T e B e NK, o sistema imune é constituído de leucócitos granulócitos, células do sistema mononuclear fagocitário e células dendríticas (DC, do inglês *dendritic cell*) ou outras que, do ponto de vista funcional, recebem o nome de células apresentadoras de antígenos (APC, do inglês *antigen-presenting cells*). As APC internalizam e digerem células, fragmentos celulares ou proteínas, e expõem os respectivos polipeptídios na superfície de sua própria membrana plasmática. Essa exposição ou apresentação de moléculas na superfície é essencial para que linfócitos T reconheçam polipeptídios.

Todas as células mencionadas anteriormente podem ser encontradas em estruturas anatômicas individualizadas, os **órgãos linfoides**, e como **células livres e migratórias**, que circulam pelo sangue e pela linfa, movendo-se entre os órgãos **linfoides** e o tecido conjuntivo dos vários órgãos do corpo. Dessa maneira, as células do sistema imune são encontradas em muitos locais do corpo e interagem entre si e com células de outros sistemas. A ampla distribuição das estruturas linfoides e a constante circulação das células do sistema imune pelos tecidos e órgãos proporcionam ao organismo um sistema muito eficiente de defesa (Figura 14.1).

As células coadjuvantes do sistema imune, junto aos linfócitos T e B e suas respectivas subpopulações, formam os órgãos linfoides e podem se dispor de várias maneiras: **difusamente** ou em aglomerados esféricos denominados **folículos linfoides**, formados principalmente por linfócitos (Figura 14.2). Os linfócitos podem também se dispor

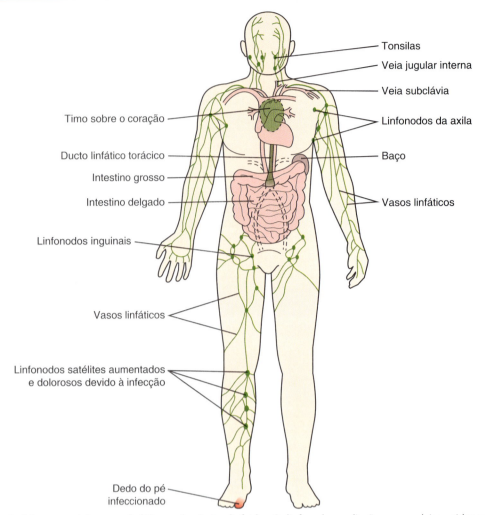

Figura 14.1 Distribuição corporal dos vasos linfáticos e dos órgãos linfoides. Os linfonodos se dispõem em cadeias unidas por vasos linfáticos, pelos quais a linfa percorre até chegar ao sangue próximo ao coração. A figura mostra também como a infecção em um dedo do pé provoca uma reação nos linfonodos que recebem a linfa da região afetada (linfonodos satélites).

em cordões, como observado nos linfonodos ou em bainhas periarteriais, como no baço. Os folículos chamam a atenção em cortes histológicos por se apresentarem como áreas redondas intensamente coradas pela hematoxilina (em colorações HE) devido à grande concentração de linfócitos com núcleo corado em azul e ao escasso citoplasma. Podem apresentar uma área mais clara central chamada **centro germinativo**.

A região periférica dos folículos que apresentam centro germinativo, que é mais corada pela hematoxilina, é chamada de **manto**. Nos folículos linfoides, são encontrados predominantemente **linfócitos B**, além de linfócitos T, células APC e células do tecido conjuntivo. Folículos linfoides podem ser encontrados isolados ou formando conjuntos, imersos no tecido conjuntivo de outros órgãos, como o intestino, e, principalmente, fazem parte de órgãos estruturados do sistema linfoide, como o **baço** e os **linfonodos**.

Além desses órgãos, a **medula óssea hematopoética**, que origina as hemácias, as plaquetas e todas as células precursoras da linhagem leucocitária, faz parte do

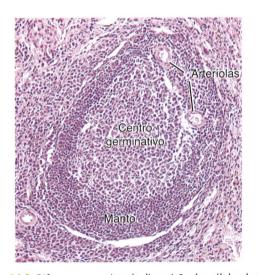

Figura 14.2 Diferentes maneiras de disposição das células do tecido linfoide. A imagem mostra um folículo linfoide com região central mais clara, denominada centro germinativo, rodeada por um manto compacto de linfócitos. No restante do corte, a disposição dos linfócitos é difusa, sem organização aparente. (Baço. Hematoxilina e eosina – HE. Pequeno aumento. Imagem de P. Abrahamsohn.)

sistema imune. O timo, que origina a maior parte dos linfócitos T, o baço e os linfonodos são órgãos isolados e encapsulados. Alguns conjuntos de células e folículos agregados de tecido linfoide são semiencapsulados, como as tonsilas ou amígdalas palatinas. Outros conjuntos celulares linfoides têm disposição difusa, não encapsulada, principalmente na mucosa e na submucosa da parede do sistema digestório, como as placas de Peyer do íleo e o apêndice, e na mucosa dos sistemas respiratório e urinário. O extenso conjunto desse grupo de tecido linfoide existente nas mucosas, tanto semiencapsulado quanto não encapsulado, é conhecido como tecido linfoide associado às mucosas (MALT, do inglês *mucosa-associated lymphoid tissue*).

Todos os linfócitos se originam na medula óssea hematopoética, mas os linfócitos T completam a sua diferenciação no timo, enquanto os linfócitos B completam esse processo na própria medula. Por esse motivo, a medula óssea e o timo são considerados órgãos linfoides primários. Após a diferenciação, os linfócitos B e T são transportados pelo sangue para os órgãos linfoides secundários (baço, linfonodos, folículos linfoides isolados, tonsilas, apêndice, placas de Peyer do íleo e tecido linfoide associado às outras mucosas), nos quais se estabelecem, completam a sua maturação, proliferam e atuam na resposta imune. Os linfócitos T e B fazem parte do sistema imune específico. Os linfócitos NK que atuam na imunidade inata também se originam na medula óssea sem, entretanto, passar por processos de seleção no timo ou na medula óssea.

Ativação da resposta imune específica, memória imunológica

O reconhecimento de antígenos com alta especificidade e o desenvolvimento de memória são atributos da resposta imune específica. Para que essa ocorra, há estimulação das duas principais populações de linfócitos no organismo, os linfócitos T e os linfócitos B. As duas populações coexistem nos órgãos linfoides secundários e no sangue. É impossível distinguir linfócitos T de linfócitos B pelo seu aspecto, isto é, pela morfologia, mesmo com a resolução conferida por microscopia eletrônica. Esses dois tipos celulares são distintos quanto aos seus receptores para determinantes antigênicos (BCR e TCR) e quanto aos determinantes antigênicos que podem se ligar aos receptores. Os linfócitos B mediante seus BCR reconhecem conformações moleculares tridimensionais que podem estar em proteínas ou em polissacarídios. Os TCR dos linfócitos T reconhecem apenas polipeptídios lineares que estão ancorados em um tipo especial de molécula presente nas superfícies celulares. Linfócitos T e B diferem quanto à sua ativação, proliferação e síntese de moléculas ativas na eliminação de antígenos.

Os dois tipos de linfócitos, T ou B, quando não estão na presença de determinantes antigênicos reconhecíveis por seus receptores de superfície, são células de escasso citoplasma e encontram-se em repouso, fora do ciclo celular, ou seja, estão em G zero (G0). O encontro com os respectivos determinantes antigênicos leva à ativação, isto é, à entrada na fase G1 do ciclo celular, seguindo-se a proliferação (fases S, G2 e mitose), e as células resultantes reentram no ciclo celular enquanto durar a reexposição aos mesmos antígenos. Ao longo de sucessivos ciclos celulares ocorrem rearranjos gênicos e ativação e supressão da transcrição de genes específicos de modo a conferir a capacidade aos linfócitos de sintetizarem novas moléculas. Estas podem ser secretadas e/ou ser expressas na superfície celular e serão as responsáveis pelas ações efetoras destinadas à eliminação dos antígenos que inicialmente estimularam a resposta. À medida que os antígenos forem eliminados, também diminui a proliferação celular, os linfócitos morrem e diminui a síntese das moléculas efetoras da resposta imune. Permanece no organismo uma população residual de linfócitos reconhecedores daqueles antígenos, porém em número maior que o existente no início da resposta imune. Esses linfócitos são chamados de linfócitos de memória. As duas populações T e B desenvolvem respectivos linfócitos de memória que são capazes de proliferar e sintetizar moléculas efetoras de modo a eliminar rapidamente o antígeno a um novo encontro. São esses os linfócitos responsáveis pela memória imunológica e podem perdurar por muito tempo no organismo. A imunidade de longa duração conferida por algumas infecções ou vacinas é devida à permanência de linfócitos de memória no organismo. Algumas vacinas, por exemplo contra o vírus da febre amarela, podem conferir imunidade por 10 ou mais anos.

O número de diferentes determinantes antigênicos capazes de serem reconhecidos por linfócitos T e por linfócitos B existentes no organismo é da ordem estimada de 10^{10} e 10^{16}, respectivamente. Entretanto, em um indivíduo que não tenha tido nenhum contato prévio, o número de linfócitos com capacidade de reconhecer um mesmo determinante antigênico hipotético X é muito pequeno, e calcula-se ser por volta de um a cinco linfócitos a cada 10^6 linfócitos T e cerca de um linfócito a cada 10^5 linfócitos B.

Portanto, para que a resposta imune seja eficaz, é necessário que:

a) Ocorram vários ciclos de proliferação celular para aumentar o número de linfócitos capazes de reconhecer X
b) E essas células tenham adquirido a capacidade de sintetizar moléculas apropriadas e em quantidade suficiente para ativar outras células e moléculas do sistema imune voltadas à eliminação de X.

As respostas imunes a algum agente infeccioso, ou molécula ou célula estranha, com poucas exceções, levam à estimulação tanto de linfócitos T quanto de linfócitos B. Os dois tipos celulares interagem na maioria das respostas imunes. Assim, a resposta de linfócitos B e a decorrente produção de anticorpos são essencialmente dependentes da cooperação de uma população de linfócitos T conhecida como T auxiliares (*T helper* ou Th), cujas moléculas secretadas são chamadas de citocinas ou interleucinas. Por outro lado, linfócitos B, além de produzirem anticorpos, podem atuar como APC, isto é, como células que apresentam determinantes antigênicos aos linfócitos T, e são produtores de algumas citocinas.

As ações efetoras de linfócitos T na eliminação de vários tipos de células ou de células infectadas por microrganismos independem da ação de anticorpos, e, historicamente, a participação de linfócitos T na resposta imune recebeu o nome de **resposta imune celular**. Em contrapartida, as ações efetoras de linfócitos B dependem da ação de moléculas por eles secretadas, os anticorpos, para eliminar moléculas isoladas, células ou microrganismos. Anticorpos são encontrados no sangue e em secreções, e, devido a isso, a resposta imune detectada recebeu, há cerca de um século, o nome de **resposta imune humoral** (*i. e.*, presente nos humores do organismo). Na maioria das respostas imunes a infecções, as duas populações celulares, T e B, cooperam na eliminação dos microrganismos. Vamos abordar separadamente como ocorre a ativação dos linfócitos B e T, sua diferenciação, respectivas moléculas, e as principais ações na eliminação de antígenos e de células estranhas e no controle de infecções.

Diferenciação das populações linfocitárias

Origem e diferenciação dos linfócitos B e T

Na **resposta imune de linfócitos B ou resposta imune humoral**, ocorre a produção de anticorpos por linfócitos B ou por células deles derivadas, os plasmablastos e os plasmócitos.

Experimentos realizados com embriões de galinha, no início da década de 1960, revelaram um dos órgãos responsáveis pela diferenciação dos linfócitos. A **bursa de Fabricius** é uma massa de tecido linfoide localizada próximo à cloaca das aves. Quando essa estrutura é destruída no embrião, a ave que se forma não é capaz de produzir anticorpos. Portanto, a **imunidade** que depende da ação dos anticorpos é prejudicada. Nessas aves, a quantidade de linfócitos em determinadas regiões dos órgãos linfoides encontra-se extremamente reduzida. Os linfócitos afetados pela remoção da bursa de Fabricius são os linfócitos B. Nos mamíferos, incluindo-se a espécie humana, a diferenciação das células da linhagem linfocítica em linfócitos B ocorre em **microambientes especializados da medula óssea hematopoética**.

Por outro lado, a remoção cirúrgica do **timo** de camundongos recém-nascidos resulta em deficiência acentuada nas **respostas imunes** que dependem diretamente dos **linfócitos T**. Após esses experimentos em camundongos, foi comprovado que o timo tem nos mamíferos, incluindo nos seres humanos, um papel essencial na diferenciação dos linfócitos T. Na ausência de linfócitos T, também está prejudicada a produção de anticorpos, porque os linfócitos B dependem do auxílio dado por uma população de linfócitos T, denominada **T helper** ou **Th**. A ativação de linfócitos B e a síntese da maioria das classes de anticorpos são dependentes da colaboração dos linfócitos Th. Ver mais informações sobre , a seguir, em *Histologia aplicada – Doenças autoimunes*.

HISTOLOGIA APLICADA

Doenças autoimunes

A autoimunidade é uma resposta imune contra autoantígenos, isto é, moléculas próprias ou *self*. Nesse processo, o sistema imune passa a reconhecer moléculas próprias do organismo como estranhas. As razões são variadas: desde falhas nos mecanismos de regulação (Tregs) e de inibição até modificações estruturais das moléculas *self* causadas por infecções, ou de origem genética ou epigenética. Tanto linfócitos T quanto linfócitos B desenvolvem respostas autoimunes. Algumas doenças são específicas de órgãos e outras são sistêmicas (generalizadas). São exemplos: o diabetes tipo I (juvenil), em razão da ação conjunta de linfócitos *T helper* e citotóxicos na destruição das células beta das ilhotas de Langerhans, que sintetizam insulina (ver Capítulo 20, *Glândulas Endócrinas*). Em certos casos, os anticorpos, ao se ligarem aos receptores, ativam o funcionamento do órgão afetado, como no hipertireoidismo de Graves (ver Capítulo 20, *Glândulas Endócrinas*), em que a tireoide é estimulada pelos anticorpos. Entre as doenças sistêmicas, há o grupo das chamadas **doenças do tecido conjuntivo**, que engloba lúpus eritematoso, esclerodermia e artrite reumatoide.

Em várias dessas patologias ocorrem associações com determinados alelos de MHC classe I e classe II.

Os três tipos de linfócitos – **B**, **T** e **NK** – e seus subtipos principais são denominados de acordo com: o local onde se diferenciam, seus receptores e moléculas de superfície, que são marcadores de populações linfocitárias, e suas funções (Quadro 14.1). Os receptores para antígenos existentes em **linfócitos B** são moléculas transmembrana de anticorpos inseridas na membrana plasmática dessas células e são chamados **BCR**. Os receptores de **linfócitos T** são moléculas proteicas transmembrana chamadas **TCR**.

Os linfócitos se originam na medula óssea a partir de células precursoras da linhagem linfocítica, e esses precursores são chamados de **linfócitos pró-B** ou **pró-T** (Figura 14.3). Em seguida, essas células passam por processos de diferenciação durante os quais ocorrem eventos que as tornam aptas a exercerem suas funções. Entre esses eventos, serão destacados dois: a **aquisição de receptores para antígenos** e a **seleção**. Os linfócitos pró-B passam por esses processos na própria medula óssea, e os linfócitos pró-T, no timo. Os respectivos receptores para antígenos serão analisados mais adiante.

Os processos de **seleção** são importantes para as funções que os linfócitos exercerão depois. Ocorrem após a síntese e a expressão dos receptores na superfície celular de linfócitos B ou T que estão se diferenciando nos respectivos órgãos linfoides primários. O processo de seleção resulta na capacitação dos linfócitos maduros a distinguirem moléculas próprias (*self*) de moléculas estranhas ao organismo (*non-self*). De maneira simplificada, é possível afirmar que linfócitos T que reconhecem moléculas MHC I ou MHC II *self*, expressas no timo com muita avidez, e os que são incapazes de realizar esse reconhecimento sofrem apoptose e morrem. Somente sobrevivem os linfócitos cujos receptores TCR reconhecem com avidez baixa as moléculas MHC I ou MHC II. (Ver moléculas de MHC na seção *Proteínas do complexo principal de histocompatibilidade*). A seleção de linfócitos B na medula óssea resulta na eliminação de linfócitos cujos BCRs se ligam com alta

Quadro 14.1 Sumário dos tipos de linfócitos e suas funções.

Tipo	Principais funções
Linfócitos B	Os receptores para antígeno na superfície celular (BCRs) são moléculas de anticorpo (IgM ou outras classes, dependendo da fase da resposta imune) inseridas na membrana plasmática. Os BCRs reconhecem conformações moleculares em proteínas, polissacarídios e lipídios. Quando reconhecem os determinantes antigênicos correspondentes, os linfócitos B são ativados e proliferam em ciclos subsequentes, de modo a amplificar os clones de B respondedores. Diferenciam-se em plasmablastos e plasmócitos, que secretam grande quantidade de anticorpos
Linfócitos B de memória	Linfócitos B que permanecem no organismo após a expansão clonal e a eliminação dos antígenos estimuladores. Estão em maior número e respondem rapidamente em um encontro subsequente com os mesmos antígenos. Há rápida produção das várias classes de anticorpo que têm maior afinidade/especificidade aos antígenos
Linfócitos TCD4$^+$ *T helper*, Th, T auxiliares	Os receptores para antígeno inseridos na membrana celular (TCRs) são formados por duas cadeias proteicas distintas (alfa e beta, na maioria dos Th) que, na porção próxima ao aminoterminal, formam um sítio combinatório de ligação ao conjunto formado por determinante antigênico peptídico + MHC classe II. Ao serem ativados, sintetizam vários tipos de citocinas e sofrem expansão clonal. Interagem por meio de citocinas e outros receptores de membrana com linfócitos B, outros Th e com T CD8$^+$ (citotóxicos) para que estes se ativem, proliferem e se diferenciem em células efetoras. Além de atuar sobre as várias subpopulações de linfócitos, as citocinas exercem inúmeras atividades sobre outras células, como macrófagos, neutrófilos, eosinófilos, que são células efetoras na eliminação de agentes patogênicos
Linfócitos Tfh *T follicular helper*	É uma subpopulação de linfócitos TCD4$^+$ (Th) que interage com linfócitos B para promover a resposta de B e a produção de anticorpos. É encontrada principalmente nos folículos linfoides, mas também está presente no sangue venoso periférico. Tem alguns marcadores específicos, como CXCR5 e BCL6. Produz IL-21, que contribui para a diferenciação de B e o aumento da afinidade dos anticorpos. Sua presença é indicativa de resposta de B adequada, por exemplo, em vacinação
Linfócitos TCD8$^+$ *T cytotoxic*, T citotóxicos Tcit	Seus receptores são TCRs do tipo alfa/beta. Reconhecem o determinante antigênico peptídico + MHC classe I presente na superfície de quaisquer células nucleadas do organismo (células-alvo). A atividade citotóxica é adquirida ao longo da expansão clonal. Destroem as células-alvo, tais como células infectadas por vírus ou por outros microrganismos, células de MHC diferente e células reconhecidas como tumorais ou cancerosas. Induzem apoptose e secretam moléculas como perforinas e granzimas. Células com TCR gama/delta também são citotóxicas, podem reconhecer antígenos associados ou não a MHC e a maioria é CD4$^-$ CD8$^-$
Linfócitos T reguladores Treg	São uma subpopulação das *T helper*. Modulam a expansão e as funções de células T e B, suprimindo sua proliferação e síntese de citocinas. As Treg são secretoras de citocinas inibitórias de proliferação e síntese, como IL-10 e TGF-beta
Linfócitos T de memória	São linfócitos Th ou Tcit, ou, ainda, Treg periféricas de longa vida. Essas células já passaram por expansão clonal e permanecem no organismo após a eliminação do antígeno. Sua resposta a uma nova exposição ao mesmo antígeno é rápida
Natural Killers Linfócitos NK	São importantes na imunidade inata. Têm na sua superfície conjuntos de moléculas de reconhecimento diferentes dos TCRs e dos BCRs. Reconhecem determinados padrões moleculares existentes em patógenos e em células modificadas. Têm origem na medula óssea, mas não passam por processos de seleção. Destroem células infectadas por vírus e células cancerosas, sem necessidade de prévia estimulação. Não desenvolvem populações de memória

afinidade aos determinantes antigênicos das células e das proteínas encontradas no microambiente de diferenciação da medula óssea. A eliminação dos B autorreativos pode ocorrer por morte celular ou pelo processo conhecido como "edição do receptor", no qual as células rearranjam os genes de modo a sintetizar novas cadeias de receptores possivelmente não autorreativas. Os linfócitos B cujos receptores são de baixa ou de não afinidade para antígenos próprios saem da medula óssea como linfócitos B para povoar os órgãos linfoides do organismo.

Os linfócitos T e B saem dos órgãos linfoides primários, migram pela circulação sanguínea e linfática e povoam os órgãos linfoides secundários (baço, linfonodos) e todos os demais sítios em que se encontra tecido linfoide. Os linfócitos T se estabelecem *preferencialmente* em determinadas regiões dos órgãos linfoides, que são denominadas regiões **timo-dependentes.** São, por exemplo, a zona paracortical dos linfonodos, as bainhas periarteriais da polpa branca do baço e o tecido linfoide frouxo situado entre os folículos linfoides das placas de Peyer e das tonsilas. Por outro lado, as regiões de tecido linfoide mais ricas em linfócitos B estão nos folículos linfoides, chamadas de regiões **timo-independentes.**

Na espécie humana, por ocasião do nascimento, todos os órgãos linfoides já estão povoados por linfócitos T e B, e suas respectivas subpopulações, que se diferenciaram no timo e na medula óssea, por células dendríticas (DCs) e por células do sistema mononuclear fagocitário (SMF). Não é o caso de roedores, nos quais o povoamento dos órgãos linfoides pelos linfócitos T acontece durante a primeira semana de vida pós-natal.

Os linfócitos T e B que passaram pelos processos de seleção nos órgãos primários e emigraram para o restante do organismo, mas que ainda não entraram em contato com os determinantes antigênicos reconhecíveis pelos seus receptores específicos, são denominados **linfócitos naïve** (*i. e.*, ingênuos ou inocentes).

É importante ressaltar que os processos de seleção no timo e na medula óssea resultam em milhões de minúsculas populações (clones) de linfócitos *naïve* que, no total, são capazes de reconhecer enorme variedade de diferentes determinantes antigênicos. Porém, cada linfócito ou pequeno número de linfócitos idênticos tem em sua superfície apenas um tipo de TCR ou BCR, capaz de se ligar com maior afinidade a apenas um determinante antigênico. A cada reduzido grupo de linfócitos com idêntico

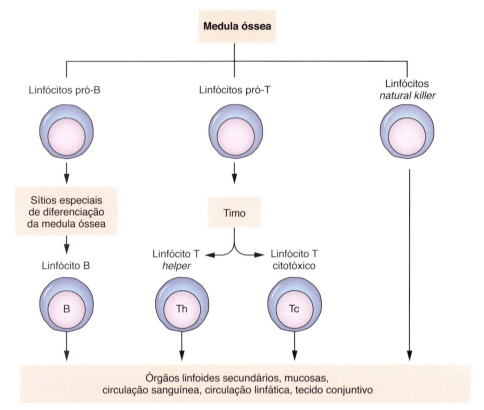

Figura 14.3 Diferenciação dos principais tipos de linfócitos originários da medula óssea. Os linfócitos pró-T imaturos são transportados pelo sangue da medula óssea para o timo, no qual completam a sua diferenciação para distintas populações de linfócitos T; estes são, em seguida, transportados pelo sangue para povoar os órgãos linfoides secundários (linfonodos, baço e todo o tecido linfoide no organismo). Os linfócitos pró-B passam por diferenciação em sítios específicos na própria medula óssea, saindo sob a forma de linfócitos B que são transportados pelo sangue para povoar os órgãos linfoides secundários. Linfócitos NK também se originam na medula óssea, são transportados diretamente aos órgãos linfoides secundários e atuam na resposta imune inata do organismo.

TCR (ou BCR, no caso dos linfócitos B) dá-se o nome de **clone**. Um clone de linfócitos *naïve* pode variar, em geral, de 1 a 10 ou 20 células.

Os linfócitos T se deslocam continuamente pelo sangue e pela linfa, entre os diversos órgãos e tecidos linfoides secundários, e compensam a sua baixa frequência relativa pela grande mobilidade, "patrulhando" esses órgãos para a presença de determinantes antigênicos polipeptídicos inseridos em moléculas MHC complementares ao seu TCR. A circulação de linfócitos B *naïve* é comparativamente mais lenta. Após reconhecerem um antígeno, os linfócitos B e T inicialmente proliferam, passando por sucessivos ciclos mitóticos, em um processo chamado **expansão ou amplificação clonal**. Esse processo resulta em um grande número de células de um mesmo clone que reconhecem o antígeno estimulador original, amplificando, dessa maneira, a resposta imune.

Linfócitos B e anticorpos

Reconhecimento, ativação e expansão clonal e memória nos linfócitos B

Os linfócitos B representam 5 a 10% dos linfócitos do sangue, cada célula tendo cerca de 150 mil moléculas idênticas de anticorpo inseridas como proteínas transmembrana.

Os BCRs nos linfócitos B *naïve*, portanto antes do primeiro contato com antígeno, são moléculas de anticorpo da classe IgM (ver estrutura a seguir) inseridas na membrana plasmática com as regiões ligantes para determinante antigênico expostas ao meio extracelular. Quando linfócitos B em repouso, ou seja, fora do ciclo celular, em G0, ligam-se por meio das regiões ligantes dos BCRs aos determinantes antigênicos complementares, ocorre a ativação celular com subsequente mitose. Enquanto o mesmo antígeno estiver presente no microambiente, ciclos celulares sucessivos resultam na **expansão clonal** de modo a aumentar exponencialmente o número de células no clone reconhecedor daquele determinante (Figura 14.4). Ao longo dos ciclos de ativação e proliferação, os linfócitos B passam a ser capazes de sintetizar e expressar outras classes de anticorpo na superfície e se diferenciam em **plasmablastos e plasmócitos**, que secretam grande quantidade de anticorpo e têm vida curta. À medida que o estímulo antigênico é eliminado, a maioria dos linfócitos morre, porém algumas populações de linfócitos B se diferenciam em **linfócitos B de memória imunológica**, que persistem longo tempo no organismo. Os **linfócitos B de memória** são produtores de anticorpos de alta afinidade para o antígeno e reagem com rápida expansão clonal a uma exposição seguinte ao mesmo antígeno; esse tipo de resposta é denominado **resposta imune secundária**. Os processos de diferenciação, síntese de outras classes de anticorpo e memória nos linfócitos B dependem da cooperação dada por linfócitos T do tipo Th ativados (Figuras 14.4 e 14.5).

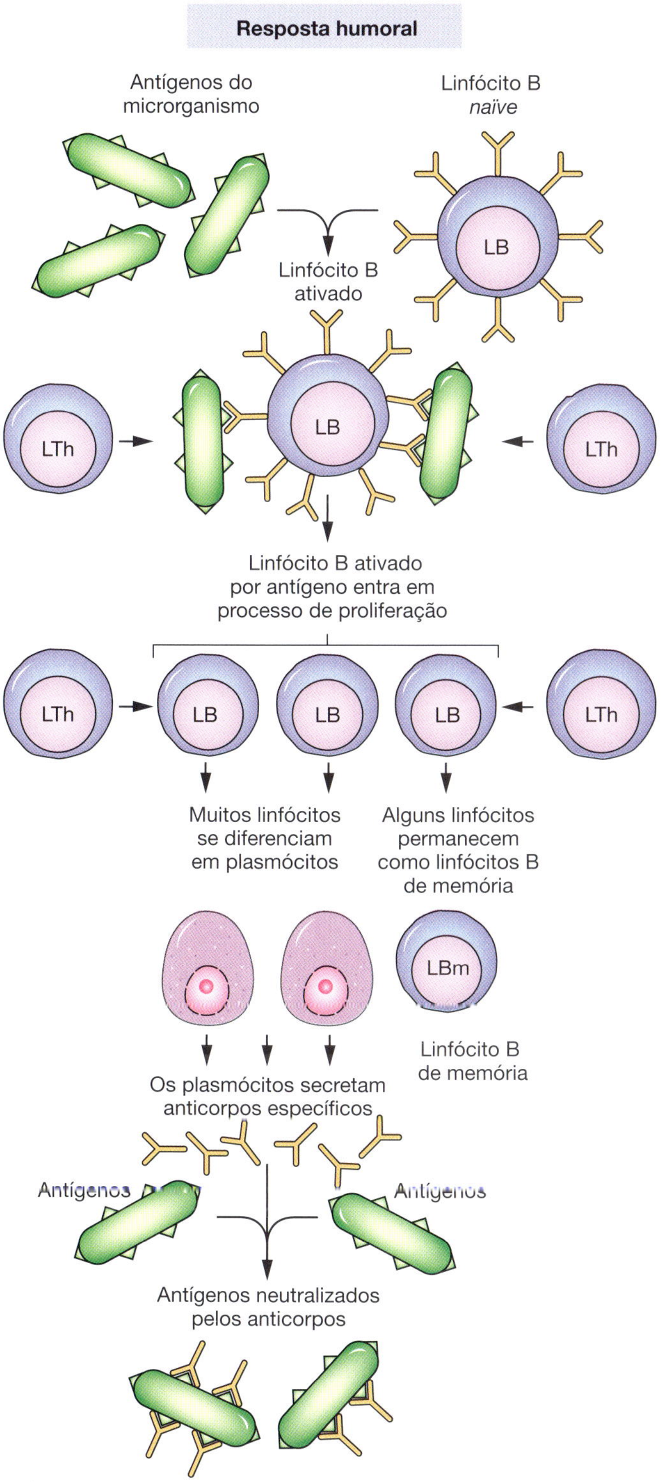

Figura 14.4 Esquema simplificado da resposta imune de linfócitos B ilustrando as fases de: reconhecimento de antígeno pelos receptores BCR, entrada no ciclo celular e proliferação resultando em amplificação clonal, e diferenciação para plasmócitos secretores de anticorpos e para linfócitos B de memória. A fase efetora corresponde às várias ações dos anticorpos na eliminação de antígeno. O auxílio de linfócitos Th (tipo *helper* ou auxiliares) é necessário para as respostas de linfócitos B e a produção de anticorpos para a maioria dos antígenos.

Anticorpos: estrutura e classes

Os **anticorpos** ou **imunoglobulinas** (**Ig**) são glicoproteínas que se ligam aos determinantes antigênicos. São sintetizados no retículo endoplasmático granuloso e, por meio de vesículas de transporte formadas no complexo de Golgi, são inseridos na membrana plasmática dos linfócitos B como receptores BCR ou são secretados para o meio extracelular. As células resultantes da diferenciação dos linfócitos B são os plasmablastos e plasmócitos, que perdem os BCRs e passam a sintetizar e secretar os anticorpos em grande quantidade para o meio extracelular.

A ligação aos determinantes antigênicos ocorre em uma **região da molécula de anticorpo conhecida como sítio de ligação de antígeno**, existente na molécula das Igs (Figura 14.6). As ligações entre determinante antigênico e essa região da molécula de anticorpo são do tipo **não covalente**. Os linfócitos B, via seus BCRs, assim como os anticorpos secretados, reconhecem a conformação espacial de moléculas inteiras ou de fragmentos de moléculas de proteínas, polissacarídios, lipídios e outras moléculas que tenham conformação tridimensional. A estabilidade da ligação depende da adequada inserção tridimensional do determinante na região de ligação do anticorpo e do estabelecimento de ligações fracas entre os átomos dos aminoácidos da região e os átomos do determinante antigênico. Os aminoácidos situados mais próximo aos terminais amino das cadeias polipeptídicas da molécula de anticorpo são os que formam a região de ligação ao determinante antigênico. Diferenças estruturais em outras regiões da molécula, afastadas da região de reconhecimento antigênico, permitem identificar na espécie humana cinco classes principais de imunoglobulinas: IgG, IgA, IgM, IgE e IgD.

As moléculas de Ig da classe G (**IgG**) são, entre as classes de imunoglobulinas, as mais abundantes no plasma e a estrutura da IgG pode ser usada para explicar a estrutura geral monomérica das moléculas de anticorpos. A IgG é formada por duas cadeias leves (cerca de 220 aminoácidos) idênticas entre si e por duas cadeias pesadas (com cerca de 330 a 440 aminoácidos) também idênticas, ligadas por pontes dissulfeto (S-S) e por forças não covalentes (Figura 14.6A). As cadeias pesadas são as que determinam as classes de anticorpos.

A maior parte **da cadeia pesada** é a **região constante**, cuja sequência de aminoácidos é basicamente semelhante em todas as moléculas de IgG. Pequenas variações quanto aos aminoácidos constituintes das regiões constantes das cadeias pesadas das Ig determinam subclasses. Próximo ao terminal amino da cadeia pesada encontra-se a **região variável**, assim chamada porque a sequência de aminoácidos é extremamente variável entre diferentes moléculas de IgG. A **cadeia leve** também tem uma **região constante**, cujos aminoácidos variam pouco entre os dois tipos de cadeias leves (kappa e lambda) existentes na espécie humana, e uma **região variável**, próxima ao aminoterminal, onde há grande variação na sequência de aminoácidos. Cada cadeia pesada é ligada a uma cadeia leve de modo que as regiões variáveis próximas aos terminais amino das cadeias leve e pesada estão próximas e, conjuntamente,

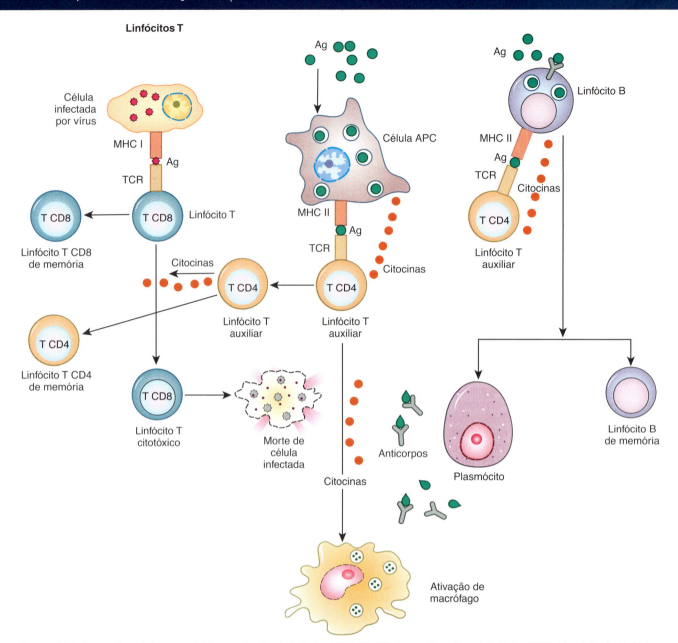

Figura 14.5 Interações celulares envolvidas na ativação de linfócitos TCD4 (Th, *T helper* ou T auxiliares), linfócitos TCD8 (citotóxicos) e linfócitos B para funções efetoras. A ativação de TCD4 (Th) depende de células com função APC que apresentam peptídios em associação a MHC II. Citocinas produzidas por TCD4 atuam em linfócitos B e em TCD8 e ativam células fagocitárias para destruição de microrganismos intracelulares. O auxílio de TCD4 para linfócitos B se faz por contato direto e por citocinas secretadas, necessários para amplificação clonal, mudança de classe e aumento de afinidade dos anticorpos, e para memória. Linfócitos TCD8 reconhecem peptídios apresentados em MHC I e necessitam do auxílio de Th, por contato e por citocinas secretadas, para adquirirem a função citotóxica e se tornarem T citotóxicos. (Imagem de P. Abrahamsohn.)

formam o **sítio de ligação ou sítio combinatório**, no qual se pode encaixar o determinante antigênico. Como a molécula é simétrica, com idênticas cadeias pesadas e leves, cada molécula de IgG pode se combinar simultaneamente com dois determinantes antigênicos idênticos.

A **IgM** constitui 8% das imunoglobulinas do plasma sanguíneo, no qual se encontra sob a forma de pentâmero (cinco moléculas idênticas combinadas), com massa molecular de 900 kDa. É o anticorpo que predomina no início das respostas imunes. As **moléculas de IgM monomérica** são encontradas sob a forma de glicoproteínas integrais inseridas principalmente na **membrana plasmática de**

linfócitos B e constituem os receptores BCRs (Figura 14.6B). Os determinantes antigênicos se ligam aos sítios combinatórios expostos na superfície celular. Essa ligação específica, junto a outros estímulos celulares, levará à ativação dos linfócitos B, à expansão clonal e à diferenciação em plasmablastos e plasmócitos, que produzem e secretam anticorpos em maior quantidade.

A **IgG** é a Ig de maior concentração no plasma (cerca de 75% das Igs). É o único anticorpo que atravessa a barreira placentária humana, passando para o sangue fetal, contribuindo, assim, para a defesa do feto e do recém-nascido contra infecções. A IgG, assim como a IgA

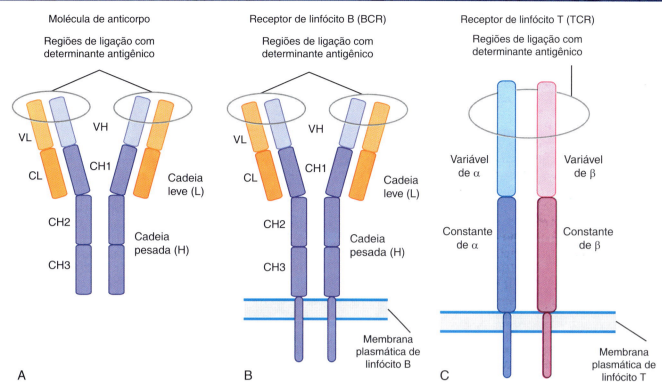

Figura 14.6 A. Esquema de uma molécula de anticorpo IgG constituída de duas cadeias pesadas e duas cadeias leves idênticas unidas por pontes dissulfeto (S-S). Cada uma das duas regiões de ligação com o determinante antigênico, indicadas pelas *elipses*, é formada por aminoácidos das porções variáveis das cadeias pesada (VH) e leve (VL). **B.** Receptor de célula B (BCR). Note que a molécula de anticorpo destinada à expressão na membrana tem uma porção adicional para inserção na membrana. **C.** Receptor de célula T (TCR) constituído de duas cadeias diferentes entre si, alfa e beta, em cujas porções variáveis encontra-se a região de reconhecimento que se liga a um peptídio associado à molécula de MHC classe II ou classe I.

e a IgE, também pode ser encontrada como glicoproteína integral de membrana nos linfócitos B ao longo do desenvolvimento da resposta imune à estimulação antigênica.

A IgA monomérica existe em pequena quantidade no sangue (10 a 16% das Igs). Sob a forma de IgA secretora (sIgA) é o principal anticorpo encontrado em secreções como lágrimas, leite, saliva, secreções nasal e brônquica, secreção contida no lúmen do intestino delgado e secreções da próstata e vagina. A sIgA existente nas secreções é constituída de dímeros ou trímeros de moléculas da IgA monoméricas, unidas por uma cadeia polipeptídica, a proteína J (de *joining*), combinada a outra proteína, a peça secretora ou peça de transporte. A sIgA é muito resistente às enzimas proteolíticas e, por isso, adaptada para atuar nas secreções sem sofrer inativação pelas enzimas lá existentes. As moléculas monoméricas de IgA e a proteína J são sintetizadas localmente pelos plasmócitos presentes nas mucosas. A peça secretora é produzida pelas células epiteliais do revestimento das mucosas que transportam a IgA para uma cavidade.

IgE existe sob a forma de monômero em baixíssimas concentrações no plasma (da ordem de 30 microgramas/100 mℓ). As moléculas de IgE têm na região constante das cadeias pesadas, próximo ao carboxiterminal (oposta à região variável), um sítio que se liga com grande afinidade a moléculas complementares (receptores) localizadas na membrana dos mastócitos e dos basófilos (ver Capítulo 5, *Tecido Conjuntivo*). Após secreção pelos plasmócitos, as moléculas de IgE prendem-se por esses sítios àqueles receptores. As reações alérgicas rápidas ou imediatas resultam da produção de IgE a antígenos (chamados alérgenos). Na resposta primária ao alérgeno, as moléculas de IgE sintetizadas ligam-se aos receptores de mastócitos e basófilos e têm meia-vida longa. Quando o mesmo alérgeno é reintroduzido no organismo, suas moléculas vão se ligar à IgE já ancorada na superfície dos mastócitos e dos basófilos. A formação desse complexo IgE/alérgeno desencadeia a liberação por essas células de diversas substâncias biologicamente ativas, como histamina, heparina, leucotrienos e ECF-A (do inglês *eosinophil chemotactic factor of anaphylaxis*), que causam a chamada reação alérgica imediata, caracterizada por vasodilatação, edema e quimiotaxia de células para o local.

A IgD é monomérica e está presente na superfície de linfócitos B *naïve* recém-emigrados da medula óssea. Sua função parece estar ligada à regulação da ativação dessa população linfocitária que também coexpressa IgM na superfície. Existe no plasma na forma monomérica, em concentrações extremamente baixas.

A produção das várias classes de anticorpos, o aumento de afinidade dos anticorpos e a diferenciação para linfócitos B de memória dependem de interação com linfócitos Th. A ativação de linfócitos B por antígeno leva à ativação de muitos outros genes codificantes para citocinas, receptores de citocinas e de ligantes para moléculas presentes na superfície de linfócitos Th. Essas interações levam à expansão clonal dos linfócitos B e ao rearranjo de genes na região codificadora para anticorpos. Inicialmente, na resposta a um determinante antigênico por linfócitos B *naïve*, há a diferenciação preferencial para plasmablastos e plasmócitos secretores de IgM; essa resposta chama-se **resposta primária**. Essa ativação é dependente de linfócitos T e de citocinas, resultando, ao longo dos vários ciclos, na **mudança de classe do anticorpo produzido pelo linfócito B**. Resumidamente, o gene codificante da porção variável (que participa do sítio combinatório) da cadeia pesada original (μ na IgM) se unirá ao gene codificante da porção constante da cadeia pesada de IgG (γ na IgG). A cadeia pesada resultante sintetizada será da classe IgG, cuja porção variável é semelhante à da IgM original. Esses complexos rearranjos gênicos levam às mudanças de classe no anticorpo produzido pelos linfócitos B de IgM para IgG, ou para IgA ou para IgE. Além de mudança de classe, à medida que ocorrem os ciclos de ativação em B, observam-se substituições de aminoácidos em regiões de hipermutação nos genes da porção variável de cadeias pesadas e leves, resultando em **aumento de afinidade do anticorpo**. Alguns antígenos não evocam respostas de linfócitos T, por exemplo, os polissacarídios, e para estes (**antígenos T-independentes**) os linfócitos B e os plasmócitos produzem apenas IgM e não há aumento de afinidade.

Uma fração dos plasmablastos se diferencia em **plasmócitos de longa vida**, que se localizam na medula óssea e nos órgãos linfoides secundários.

Como agem anticorpos na eliminação de moléculas ou microrganismos

Os anticorpos secretados pelos plasmablastos ou plasmócitos apresentam vários tipos de ação, como aglutinar células e precipitar antígenos solúveis (Figura 14.7). Anticorpos podem se ligar a determinantes antigênicos presentes em moléculas isoladas, ou na superfície de microrganismos (bactérias, vírus, protozoários, fungos), ou, ainda, nas superfícies de células tumorais ou não. A aglutinação de microrganismos facilita sua fagocitose, e a ligação ou precipitação de moléculas agressivas estranhas (p. ex., toxinas) pode torná-las inócuas. A ligação de antígenos aos anticorpos IgG ou IgM formando um complexo molecular pode ativar o **Sistema Complemento**. Esse sistema é um grupo de proteínas do plasma sanguíneo cujos componentes são ativados ao se ligarem tanto ao complexo molecular antígeno/IgM ou antígeno/IgG quanto à superfície de bactérias ou outros microrganismos, facilitando a sua fagocitose porque as células fagocitárias têm, na superfície, moléculas receptoras para fragmentos de proteínas do Complemento. Ver mais informações em *Para saber mais – Sistema Complemento*.

Quando moléculas de IgG se ligam a antígenos de superfície de microrganismos e de partículas, estes são denominados **opsonizados** (Figura 14.7). As membranas plasmáticas de neutrófilos e de macrófagos têm moléculas receptoras para uma região (Fc, de fragmento cristalizável)

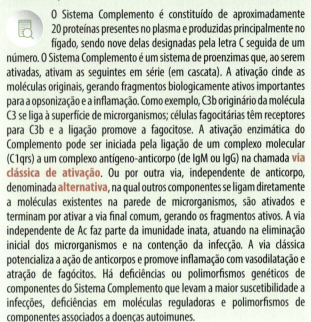

PARA SABER MAIS

Sistema Complemento

O Sistema Complemento é constituído de aproximadamente 20 proteínas presentes no plasma e produzidas principalmente no fígado, sendo nove delas designadas pela letra C seguida de um número. O Sistema Complemento é um sistema de proenzimas que, ao serem ativadas, ativam as seguintes em série (em cascata). A ativação cinde as moléculas originais, gerando fragmentos biologicamente ativos importantes para a opsonização e a inflamação. Como exemplo, C3b originário da molécula C3 se liga à superfície de microrganismos; células fagocitárias têm receptores para C3b e a ligação promove a fagocitose. A ativação enzimática do Complemento pode ser iniciada pela ligação de um complexo molecular (C1qrs) a um complexo antígeno-anticorpo (de IgM ou IgG) na chamada **via clássica de ativação**. Ou por outra via, independente de anticorpo, denominada **alternativa**, na qual outros componentes se ligam diretamente a moléculas existentes na parede de microrganismos, são ativados e terminam por ativar a via final comum, gerando os fragmentos ativos. A via independente de Ac faz parte da imunidade inata, atuando na eliminação inicial dos microrganismos e na contenção da infecção. A via clássica potencializa a ação de anticorpos e promove inflamação com vasodilatação e atração de fagócitos. Há deficiências ou polimorfismos genéticos de componentes do Sistema Complemento que levam a maior suscetibilidade a infecções, deficiências em moléculas reguladoras e polimorfismos de componentes associados a doenças autoimunes.

das cadeias pesadas γ da IgG e, também, para o fragmento C3b da molécula C3 do Sistema Complemento. A IgG ligada à superfície de microrganismos pelos sítios combinatórios liga-se pela sua região Fc a esses receptores para Fc, imobilizando o microrganismo, facilitando assim sua fagocitose. De maneira semelhante, moléculas de C3b na superfície de um microrganismo se ligam a receptores para C3b existentes nos fagócitos, promovendo a fagocitose. A facilitação de fagocitose por esses mecanismos é chamada de **opsonização**.

Reconhecimento de antígenos por linfócitos T

Os TCRs de linfócitos T reconhecem pequenas sequências lineares de aminoácidos (de 12 a 20 aminoácidos) inseridas em moléculas do tipo MHC na superfície de outra célula. As proteínas estranhas são metabolizadas e processadas intracelularmente para resultar nessa associação peptídio + MHC, reconhecível pelos TCRs. O TCR é formado por duas cadeias distintas que são dos tipos alfa e beta na maioria dos linfócitos T. Uma população bem menor de linfócitos T tem o TCR formado por cadeias dos tipos gama e delta. O sítio combinatório é formado conjuntamente pelas porções variáveis próximas aos terminais amino das duas cadeias (ver Figura 14.6C).

Ao saírem do timo, os linfócitos T *naïve* que compartilham idênticos TCRs constituem clones de poucas células. De maneira semelhante ao que ocorre com os linfócitos B, os linfócitos T, ao reconhecerem o antígeno correspondente, são ativados a entrar no ciclo celular e ocorre a **amplificação clonal**.

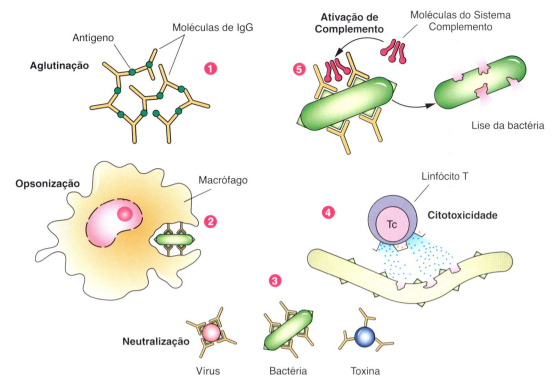

Figura 14.7 Alguns tipos de inativação de antígenos por anticorpos ou por ações efetoras de linfócitos T. (1) Na aglutinação, os anticorpos se prendem aos antígenos, formando agregados, reduzindo a quantidade de antígenos livres; (2) um macrófago ativado por citocinas produzidas por linfócito T fagocita e destrói um microrganismo coberto por anticorpos (opsonizado); (3) neutralização por ligação de anticorpos à parede de microrganismos, vírus ou bactérias, bloqueando sua adesão às células-alvo, e inativação de venenos ou toxinas por bloqueio de sítios ativos; (4) a citotoxicidade consiste na destruição de células por ação de linfócitos TCD8 citotóxicos que liberam perforinas e granzimas; (5) a ativação do Complemento iniciada pela ligação de anticorpos a proteínas do Sistema Complemento (C) (na imunidade adquirida), ou pela ativação direta do C por moléculas da parede bacteriana (imunidade inata). A cascata de ativação do Complemento gera fragmentos opsonizantes e um complexo molecular que pode causar lise da célula-alvo (no exemplo, uma bactéria).

Células apresentadoras de antígenos

As denominadas **células apresentadoras de antígenos** (**APCs**) são especializadas na apresentação de antígenos para células Th. Vários tipos celulares podem atuar como APCs: DCs, células de Langherhans da epiderme (ver Capítulo 18, *Pele e Anexos*), linfócitos B e macrófagos (ver Capítulo 5, *Tecido Conjuntivo*). As APCs são encontradas em muitos locais do corpo e, por via sanguínea ou linfática, migram para os órgãos linfoides, nos quais exercem sua função. Células que funcionam como **APCs** compartilham a capacidade de internalizar antígenos, digerir e processar os antígenos proteicos e expressar na superfície celular os polipeptídios resultantes em **associação com moléculas MHC classe II**.

Os TCRs dos linfócitos Th reconhecem os polipeptídios apenas se estiverem inseridos nas fendas de moléculas MHC classe II, que, por sua vez, só são expressas em APCs. A razão pela qual os Th só se ligam a MHC II se deve à presença na superfície dos Th da molécula CD4, que se liga no domínio constante da molécula MHC II (Figura 14.8). Portanto, linfócitos Th interagem com APCs por meio de seu TCR que se liga ao polipeptídio + MHC II, que é uma ligação altamente específica, e por meio da molécula CD4, que se liga ao domínio constante da molécula MHC II (Figura 14.9). Esse conjunto de ligações constitui o primeiro sinal para que ocorra a ativação do linfócito Th pelo peptídio antigênico. O segundo sinal é chamado de **coestimulação**, e ocorre entre moléculas existentes na superfície do linfócito T (CD28) e respectivas moléculas aceptoras na superfície da APC (CD80 e CD86) (Figura 14.9). O terceiro sinal é dado pela interação de citocinas secretadas com os respectivos receptores na superfície de linfócitos T (Figura 14.9). Todas essas ligações são do tipo não covalente.

Células dendríticas

As DCs se originam na medula óssea, a partir de células precursoras comuns às linhagens monocítica e dendrítica. Na própria medula óssea a linhagem dendrítica se separa e células pré-dendríticas migram da medula para povoar os órgãos linfoides e não linfoides do organismo.

As DCs são encontradas em muitos órgãos. Nos órgãos linfoides, são numerosas nas áreas ricas em linfócitos T. São consideradas as principais APCs e imunoestimuladoras, porque apresentam antígenos e estimulam a ativação inicial de linfócitos T. Há diversas subpopulações de DCs

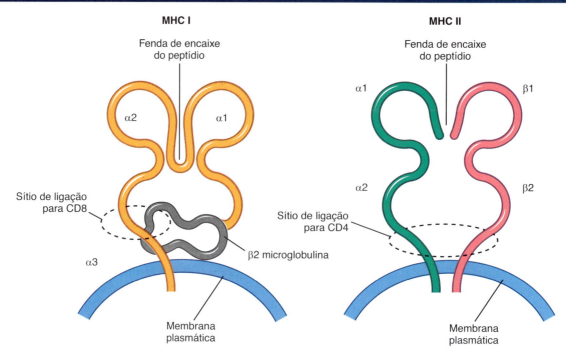

Figura 14.8 Estrutura básica das moléculas do tipo MHC classe I e classe II. Nas fendas de encaixe para peptídios nos dois tipos de moléculas MHC, há a maior variabilidade na sequência de aminoácidos (polimorfismos). Nas moléculas MHC I, há uma única cadeia polipeptídica cuja fenda é formada por aminoácidos dos domínios α1 e α2; no domínio α3, liga-se à molécula invariável β2 microglobulina. Na região assinalada, há o sítio de ligação para a molécula CD8 de superfície dos linfócitos TCD8+. Moléculas do tipo MHC II são formadas por duas cadeias polipeptídicas distintas, α e β. A fenda de ligação com o peptídio é formada por aminoácidos dos domínios α1 e β1. Na porção constante das duas cadeias, é indicado o sítio de ligação para a molécula CD4 existente na superfície de linfócitos Th ou TCD4+.

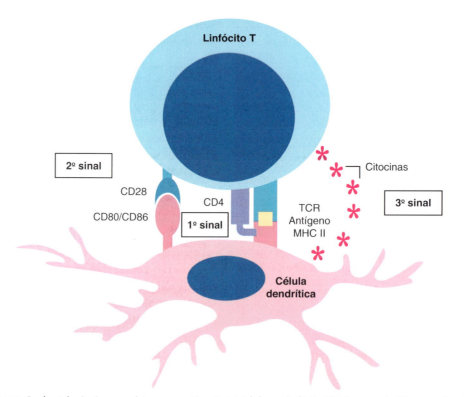

Figura 14.9 Representação dos três sinais necessários para a ativação inicial de um linfócito TCD4 passar de G0 para a fase G1 e entrar no ciclo celular de proliferação. O sinal 1 é dado pela ligação específica entre TCR e o peptídio exposto na fenda de uma molécula do tipo MHC II. Essa ligação é estabilizada pela ligação entre CD4 e a região dos domínios constantes de MHC II. O segundo sinal é dado pela interação de moléculas chamadas coestimulatórias, situadas na superfície do linfócito e da célula APC. No esquema, é mostrada apenas a ligação CD28 com as moléculas CD80 e CD86 presentes na superfície da célula dendrítica, porém há outras moléculas adicionais e respectivos ligantes que interagem no segundo sinal. O terceiro sinal é dado por citocinas secretadas por APCs e por outros linfócitos no microambiente de ativação.

distribuídas nos órgãos e que podem ser identificadas pela presença de distintos marcadores de superfície. Além de apresentarem polipeptídios associados a MHC II, as DCs produzem citocinas que promovem diferenciação de linfócitos Th para subpopulações funcionalmente distintas.

As DCs imaturas são estimuladas por moléculas de microrganismos, por citocinas nos órgãos linfoides ou em regiões de inflamação, tornando-se maduras e eficientes na ativação de linfócitos T. A capacidade de as DCs serem atraídas para os locais de penetração de antígenos e de migrarem para os órgãos linfoides é essencial. Uma ocorrência frequente é a entrada pela pele de microrganismos ou moléculas antigênicas; estas são captadas por células de Langherhans – que são DCs imaturas encontradas na derme – e transportadas pelos vasos linfáticos para o linfonodo satélite da região, onde se inicia a resposta imune. As DCs também captam antígenos em qualquer ponto do organismo e os levam pela circulação sanguínea ou linfática até o baço ou outros órgãos linfoides secundários. Há basicamente duas populações de DCs: as mieloides, secretoras de IL-12, e as plasmocitoides, secretoras de interferons do tipo I (grupo conhecido como interferons de atividade antiviral).

Nos centros germinativos dos folículos linfoides dos linfonodos, do baço e de outros órgãos linfoides, há as **células foliculares dendríticas**, que têm morfologia semelhante àquela das verdadeiras DCs, porém são funcionalmente diferentes. As células foliculares dendríticas **são de origem mesenquimal, não derivam da medula óssea**, e não são capazes de endocitar antígenos e processá-los. Portanto, elas não são APCs. Todavia, as células foliculares dendríticas mantêm complexos antígeno-anticorpo em sua superfície por longos períodos (sem internalizá-los), mantendo a estimulação de linfócitos B por longo tempo.

Como ocorrem o processamento e a apresentação de antígenos pelas moléculas MHC

Para entender como ocorre a apresentação de polipeptídios associados às moléculas MHC é necessário conhecer a estrutura básica dessas proteínas e como uma molécula proteica antigênica é processada nas células de modo a gerar o conjunto polipeptídio ligado às moléculas MHC reconhecível por linfócitos T.

Proteínas do complexo principal de histocompatibilidade

As proteínas do MHC são moléculas glicoproteicas codificadas em uma região gênica chamada **complexo principal de histocompatibilidade** (**MHC**, do inglês *major histocompatibility complex*). O nome "histocompatibilidade" para esse grupo de genes resulta do fato de que as respectivas proteínas foram inicialmente identificadas nas décadas de 1950 e 1960 como as principais responsáveis pela rejeição de transplantes ou enxertos. Assim, enxertos entre indivíduos da mesma espécie que têm idênticos genes no MHC, por exemplo, gêmeos univitelinos, são aceitos, enquanto os que diferem nos genes MHC são rejeitados. Só duas décadas mais tarde o papel fisiológico fundamental das proteínas codificadas no MHC na resposta imune foi compreendido. Ver informações sobre moléculas MHC envolvidas na resposta imune aos transplantes, a seguir, em *Para saber mais – Transplante de órgãos*.

> **PARA SABER MAIS**
>
> Transplante de órgãos
>
> Os enxertos de tecidos e transplantes de órgãos podem ser classificados em: **autólogos**, quando o tecido ou órgão é enxertado no mesmo indivíduo (p. ex., enxertos de pele); **isólogos**, quando o transplante provém de um gêmeo idêntico; **homólogos**, quando realizados entre indivíduos diferentes, porém da mesma espécie; e **heterólogos**, quando realizados entre espécies diferentes.
>
> Os transplantes autólogos e isólogos são bem-sucedidos, desde que se estabeleça uma circulação sanguínea eficiente. Nesses casos, não há rejeição, pois as células transplantadas são geneticamente idênticas às do receptor e apresentam as mesmas moléculas MHC. Assim, o organismo reconhece as células transferidas como sendo iguais às suas e não desenvolve uma resposta imune.
>
> As células de transplantes homólogos contêm moléculas MHC estranhas ao receptor do transplante, e este, ao reconhecê-las, desenvolve potente resposta imune que, se não for controlada, leva à destruição do órgão transplantado. Mediante o uso de fármacos com potente ação imunossupressora, consegue-se boa sobrevida de órgãos homólogos transplantados, por exemplo, o rim. Atualmente, estão sendo desenvolvidos, em caráter experimental, animais cujos genes são modificados para expressarem moléculas humanas MHC classe I e classe II de modo a poder suprir órgãos para transplante.

Na espécie humana, o principal grupo de proteínas do tipo MHC é denominado **HLA** (do inglês *human leukocyte antigen*), porque foram originalmente descritas em leucócitos. São altamente variáveis entre indivíduos da mesma espécie, e cada indivíduo ou pessoa tem em suas células conjuntos definidos dessas proteínas tanto do tipo MHC I (encontradas em todas as células nucleadas) quanto do tipo MHC II (encontradas apenas em APCs). **Na complexa região gênica MHC, situam-se os genes que codificam** dois tipos (classes) diferentes de glicoproteínas integrais de membrana: **as moléculas MHC classe I e as MHC classe II** (ver Figura 14.8). Em ambos os tipos, MHC I e MHC II, encontra-se uma região cuja sequência de aminoácidos varia bastante em comparação à mesma região em outras moléculas do mesmo tipo. Essa região forma uma **fenda**, exposta ao meio extracelular, na qual se encontra encaixado um polipeptídio. Na resposta imune, o polipeptídio origina-se da digestão intracelular da proteína antigênica original e inserido na molécula MHC constitui o determinante antigênico reconhecível pelo TCR. Como já mencionado, ainda expostos ao meio extracelular, existem na região constante das moléculas MHC I e MHC II sítios ligantes para moléculas de superfície de linfócitos T. Nas moléculas MHC I, esse sítio ligante é específico para a molécula CD8 de linfócitos (identificados como linfócitos TCD8+, também chamados Tcit ou T citotóxicos). Nas moléculas do tipo MHC II, o sítio de ligação da região constante é específico para CD4 encontrada na superfície de linfócitos Th ou T auxiliares (identificados como linfócitos TCD4+) (ver Figura 14.8).

Processamento dos antígenos e apresentação na superfície celular

As moléculas proteicas que serão processadas e apresentadas podem se originar do **citosol** ou de **antígenos provenientes do meio extracelular**. Moléculas originárias de vírus ou de outros microrganismos intracelulares são liberadas no citosol, processadas a peptídios nos proteassomos (ver Capítulo 2, *Introdução ao Estudo das Células: Citoplasma*) e transportadas para o retículo endoplasmático granuloso (REG), no qual ocorre fusão com moléculas MHC I recém-sintetizadas. Microrganismos, células, fragmentos celulares e moléculas presentes no meio extracelular que são endocitados ou fagocitados e digeridos por enzimas lisossômicas são reduzidos a peptídios e são transportados em vesículas para subsequente fusão com vesículas carreadoras de MHC II (Figura 14.10). Embora preferenciais, essas vias de processamento não são exclusivas, havendo muitos exemplos de apresentação cruzada (*cross presentation*).

As proteínas do MHC sintetizadas no retículo endoplasmático granuloso (REG) permanecem inseridas nas membranas das cisternas do REG como proteínas transmembrana. A extremidade da molécula de MHC, na qual se situa a fenda, está voltada para o interior da cisterna do REG. Os polipeptídios originários da digestão de proteínas no proteassomo são transportados para a cisterna do REG e, no caso de MHC I, são inseridos na fenda molecular na própria cisterna do REG (Figura 14.10). Os polipeptídios originários da digestão de proteínas antigênicas captadas do extracelular estão em vesículas; essas se fundem com vesículas do Golgi carreando moléculas de MHC II, e os polipeptídios se inserem na fenda da molécula MHC II (Figura 14.10). Vesículas contendo MHC I ou vesículas contendo MHC II com os respectivos polipeptídios nas fendas se fundem com a membrana plasmática de modo a expor para o exterior as moléculas MHC carreando os polipeptídios. Ver mais informações a seguir, em *Para saber mais – Moléculas MHC na espécie humana*.

Ativação de linfócitos Th (TCD4+): diferenciação para subpopulações

Os linfócitos Th percorrem continuamente as APCs do organismo ligando e desligando contatos entre as moléculas CD4 de Th com o domínio constante das moléculas de MHC II na superfície das APCs. Esses contatos

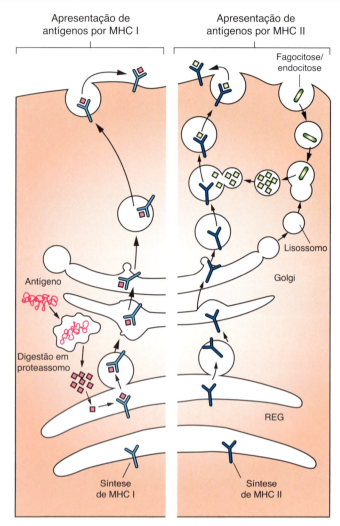

Figura 14.10 Esquema simplificado da síntese de moléculas MHC, sua associação com peptídios e sua inserção na superfície celular. As moléculas MHC são sintetizadas no retículo endoplasmático granuloso (REG) e, em seguida, transportadas para o complexo de Golgi e colocadas na superfície celular. Observe que as moléculas MHC I se associam a peptídios derivados de moléculas digeridas em proteassomos (*sequência à esquerda*), as quais são transportadas para o interior do REG, no qual se ligam às moléculas MHC nascentes. A *sequência à direita* mostra como moléculas MHC II portando peptídios chegam à superfície celular. As vesículas do Golgi carreando moléculas MHC II se fundem com fagolisossomas contendo peptídios resultantes da digestão de moléculas fagocitadas ou endocitadas vindas do meio externo. Os peptídios se encaixam nas fendas das moléculas MHC II e o conjunto é expresso na superfície celular.

membrana/membrana proporcionam o contato entre o sítio combinatório do TCR com aminoácidos do polipeptídio inserido e da respectiva fenda da molécula MHC II. Se o TCR se ligar ao polipeptídio na fenda do MHC, isto é, se houver reconhecimento pelo TCR, a ligação se estabiliza (ver Figura 14.9). Esse reconhecimento é o primeiro sinal, sendo necessários, ainda, o segundo sinal dado pelas moléculas coestimulatórias e o terceiro sinal dado pela ligação de citocinas com as respectivas moléculas receptoras. Portanto, para o linfócito Th ser ativado e passar para a fase G1 do ciclo celular, são necessárias

> **PARA SABER MAIS**
>
> **Moléculas MHC na espécie humana**
>
>
> Na espécie humana, as moléculas do tipo MHC são denominadas **HLA** (do inglês *human leukocyte antigen*). Os genes estão localizados no braço curto do cromossomo 6. Em cada *locus*, os dois alelos são coexpressos. Na região que codifica MHC classe I, os três *loci* principais são: HLA-A, HLA-B e HLA-C. O número de moléculas classe I sintetizadas por uma pessoa heterozigota nos três *loci* é seis. Na região que codifica MHC classe II, os *loci* principais são: HLA-DR, HLA-DQ e HLA-DP. Como em cada *locus* há um gene para a cadeia alfa e outro para a beta, e há combinação entre cadeias *cis* e *trans* (dos outros alelos), o número de diferentes moléculas classe II varia entre cerca de 16 até mais de 30. Cada molécula HLA é capaz de ancorar uma grande variedade de peptídios diferentes desde que apresentem na molécula determinados resíduos de aminoácidos em posições-chave. Portanto, cada indivíduo é dotado de um conjunto de moléculas MHC I e MHC II capazes de ancorar algumas centenas de milhares de polipeptídios. Se olharmos a população humana, o número de alelos já identificados para cada um dos *locus* é da ordem de milhares. Esse enorme polimorfismo assegura à espécie humana uma diversidade enorme na capacidade de apresentar possíveis antígenos proteicos ao sistema imune e estimular a resposta de linfócitos T.

três sinalizações, das quais a primeira é a específica. Se não houver o reconhecimento do polipeptídio pelo TCR, o Th se desliga da APC e prossegue perscrutando outras APCs. As ligações entre TCR e MHC II + polipeptídio são do tipo não covalente, assim como entre todos os outros ligantes e receptores entre linfócitos e APCs.

Os estímulos adicionais por coestimulação e por citocinas presentes no microambiente durante os vários ciclos de ativação e proliferação dos Th influenciam a diferenciação para subpopulações de Th especializadas na síntese de determinadas interleucinas ou citocinas (ver Figura 14.5).

Os linfócitos Th que estão passando pelos ciclos iniciais de ativação e proliferação e que produzem principalmente interleucina-2 (IL-2) e alguma IL-4, antes de terem polarizado sua produção de citocinas, são chamados **Th zero (Th0)**. Os Th0, sob influência da interleucina-12 (IL-12), sintetizada por APCs estimuladas principalmente por componentes bacterianos, irão se diferenciar para a subpopulação conhecida como Th1. Linfócitos Th1 sintetizam preferencialmente as citocinas interferon-gama (IFN-γ) e IL-2. Na ausência de IL-12 no microambiente de estimulação, os linfócitos Th0, sob a ação de IL-4 produzida por eles próprios e por linfócitos B, irão se diferenciar para a população Th2. A população Th2 sintetiza preferencialmente IL-4, IL-13 e IL-5. Se linfócitos Th0 receberem estímulos dados por IL-6 e TGF-beta, irão se diferenciar para linfócitos do tipo Th17. Estes produzem preferencialmente IL-17, que age atraindo neutrófilos e promovendo, em células do SMF e em outros leucócitos, a síntese de citocinas chamadas **pró-inflamatórias**, como TNF-alfa, IL-1 e IL-6.

Principais funções efetoras de linfócitos Th (TCD4)

As ações efetoras dos linfócitos Th na resposta imune são principalmente devidas às atividades das citocinas sintetizadas.

Ações sobre linfócitos B e produção de anticorpos

As citocinas IL-2 e IL-4 são essenciais para a proliferação inicial de linfócitos B e a produção de anticorpos da classe IgM. A ação de IFN-γ induz nos linfócitos B a mudança de classe (*switch*) dos anticorpos produzidos para IgG. Sob a ação de IL-4 e IL-13, ocorre o *switch* para IgE, e sob a ação de TGF-β e IL-4, é produzida IgA. O contato com linfócitos Th e citocinas é também essencial para que se desenvolvam os linfócitos B de memória. Há uma subpopulação de linfócitos TCD4 chamada **T auxiliar folicular (Tfh**, do inglês *follicular T helper cell*) que se desenvolve ao longo da resposta imune, identificada por moléculas marcadoras na superfície. As Tfhs são especializadas em prover auxílio para a produção de anticorpos nos linfócitos B e são encontradas nos órgãos linfoides secundários e no sangue. A sua presença é indicativa da instauração de memória e de respostas eficientes de linfócitos B.

Ações sobre células do sistema mononuclear fagocitário e outras células inflamatórias

A ativação de macrófagos para fagocitose e destruição de microrganismos é uma das ações mais eficientes de controle de infecções. Linfócitos Th1 secretam IFN-γ, que atua ativando macrófagos de modo a facilitar a fagocitose e a destruição de microrganismos mediante vários mecanismos. Por exemplo, aumento da superfície celular e do número de receptores facilitadores de adesão (para Fc de IgG e Sistema Complemento), aumento da atividade lisossomal e da síntese de enzimas proteolíticas, e de moléculas e radicais oxidativos, como óxido nítrico e peróxido de hidrogênio. Em suma, a atividade de linfócitos Th1 é essencial para a eliminação de microrganismos, especialmente os de vida intracelular, por exemplo, as bactérias do gênero *Mycobacterium* causadoras da tuberculose e da hanseníase, fungos causadores de micoses profundas e de vários protozoários como *Leishmania* e *Trypanosoma cruzi*. A ativação de Th17 e a respectiva síntese de IL-17 promovem atração e ativação de neutrófilos que formam redes para imobilizar e ingerir microrganismos extracelulares, além de estimularem a produção de citocinas pró-inflamatórias cujas ações são de mobilização e ativação das células do SMF. A ativação de Th2 desencadeia mecanismos de eliminação de vermes. Pacientes com reduzida resposta Th1, por exemplo, por infecção pelo vírus HIV, que infecta linfócitos TCD4, frequentemente são acometidos por infecções causadas por microrganismos intracelulares.

Ações sobre linfócitos TCD8+ ou T citotóxicos (Tc)

Os linfócitos TCD8 *naïve* não têm atividade citotóxica, isto é, a capacidade de lesar ou matar outras células. Apenas após ativação e ciclos sucessivos de ativação e proliferação, os TCD8+ adquirem atividade citotóxica. Linfócitos TCD8+ reconhecem polipeptídios antigênicos inseridos na fenda de moléculas MHC I, enquanto a molécula CD8 se liga à região localizada no segmento invariável da molécula MHC I. Porém, essa interação não é suficiente para que os TCD8 sejam ativados, proliferem e adquiram as funções citotóxicas. É necessária a colaboração dos Th por coestimulação e das respectivas citocinas, especialmente IL-2 e IL-18. Portanto, o desenvolvimento da atividade citotóxica nos TCD8, que é o principal mecanismo de defesa contra vírus, é dependente do auxílio dos linfócitos Th ativados (ver Figura 14.5).

Em conclusão, os linfócitos Th são as células que regem a grande orquestra do sistema imune. Para o efetivo controle de infecções ou de agentes patogênicos, são necessárias a resposta imune própria dos Th, a produção eficiente de anticorpos e a atividade de linfócitos T citotóxicos, sendo estas duas também dependentes do auxílio dado por Th. As deficiências totais de anticorpos de origem genética (agamaglobulinemias congênitas) ou parciais de classes de anticorpos (p. ex., IgA ou IgG) podem ser remediadas com a infusão de anticorpos purificados. Porém, a ausência total do timo (síndrome de Di George) ou hipoplasia tímica associada a infecções intrauterinas, HIV ou alcoolismo afetam tanto as respostas celulares quanto a produção de anticorpos, e só podem ser recuperadas com transplante de timo e reconstituição da medula óssea.

Ativação de linfócitos TCD8⁺ para ação efetora citotóxica

Linfócitos T que adquiriram no timo a molécula de superfície CD8⁺ reconhecem polipeptídios antigênicos inseridos na fenda de moléculas MHC I. Ao estabelecerem contato com as superfícies de outras células, a molécula CD8 dos linfócitos TCD8⁺ se liga à região invariável da molécula MHC I. Simultaneamente, os receptores TCR dos mesmos linfócitos estabelecem contato com o conjunto polipeptídio antigênico + aminoácidos da molécula MHC I existente na superfície da célula portadora de MHC I. Para exemplificar, vamos designar essa célula como sendo uma célula-alvo epitelial infectada por um vírus. Se os TCRs do linfócito TCD8⁺ se ligam aos polipeptídios virais expostos nas fendas de MHC I, a ligação se estabiliza, e é o primeiro sinal para a ativação do linfócito TCD8⁺. Porém, para o TCD8⁺ entrar no ciclo celular são necessárias citocinas (IL-18, IL-12 e IL-2) e outras moléculas e sinais coestimulatórios provenientes de linfócitos Th (TCD4⁺) que estão sendo ativados no mesmo microambiente. Após esse auxílio dos Th, os TCD8⁺ entram em ciclos sucessivos de ativação e proliferação e ativam a síntese das moléculas que lhes conferem a atividade citotóxica (ver Figura 14.5). Entre os mecanismos pelos quais TCD8⁺citotóxicos ou Tc destroem células-alvo, serão citados dois. Ao haver o reconhecimento entre Tc e célula-alvo, o contato entre as superfícies celulares deflagra a apoptose (ver Capítulo 3, *Núcleo Celular*) na célula-alvo. O outro mecanismo é a secreção de moléculas como a perforina (forma poros na membrana da célula-alvo) e granzimas (proteases exógenas). Após a eliminação das células-alvo infectadas, permanece uma população de TCD8⁺ de memória com capacidade citotóxica ao ser ativada secundariamente.

Linfócitos T regulatórios

Os linfócitos Treg atuam como supressores e reguladores da resposta imune com a capacidade de inibir ou suprimir a resposta imune. Algumas populações de Treg emergem do timo já com a capacidade de induzir tolerância do sistema imune aos próprios antígenos. Outras Tregs se expandem durante a ativação e expansão clonal dos linfócitos T, sejam TCD4⁺ ou TCD8⁺, e controlam a ativação excessiva e a proliferação na resposta imune. As ações supressoras de Tregs se devem a citocinas secretadas e à expressão na superfície celular de moléculas cuja ligação com receptores em outros linfócitos ativam circuitos inibitórios. Muitas das subpopulações de Tregs têm a molécula FoxP3 como marcador intracelular.

Imunidade inata

A imunidade inata é a primeira linha de defesa do organismo contra agentes patogênicos. A imunidade específica de linfócitos B ou T necessita de prévia expansão clonal para atingir níveis eficazes. Há uma infinidade de moléculas atuantes na imunidade inata produzidas por células epiteliais, células do tecido conjuntivo, e por macrófagos, neutrófilos e DCs. O Sistema Complemento de proteínas plasmáticas pode ser ativado, independentemente de anticorpo, por moléculas de microrganismos, gerando moléculas com atividade de opsonização e quimiotaxia. Muitas moléculas têm atividade quimiotática atraindo monócitos, neutrófilos ou eosinófilos para sítios em que estão os agentes patogênicos. Várias citocinas produzidas na resposta inata ativam macrófagos e DCs, e são sinalizadoras de inflamação, como TNF-α, IL-1 e IL-6. Uma subpopulação de DCs (plasmocitoide) produz interferons do tipo I, que atuam principalmente inibindo a replicação viral intracelular.

As células NK são linfócitos que têm um arsenal de moléculas com potencial tóxico contra microrganismos e destroem células por eles infectadas. Produzem citocinas como interferon-γ, que atua sobre macrófagos e neutrófilos aumentando a fagocitose e a síntese de radicais microbicidas. As NK têm receptores que reconhecem alguns padrões moleculares presentes em microrganismos, porém, diferentemente de linfócitos T e B, não passam por seleção e não desenvolvem memória. As NK têm receptores inibitórios associados aos receptores reconhecedores de patógenos, o que evita a ação indesejada das NK contra células normais.

Um sumário das principais populações de linfócitos encontra-se no Quadro 14.1.

Órgãos: histologia e organização

Timo

O timo é um órgão situado no mediastino, na altura dos grandes vasos do coração. É formado por dois **lobos** envolvidos por uma delicada cápsula de tecido conjuntivo denso. A cápsula origina delgados septos que penetram no parênquima delimitando lóbulos (Figura 14.11). Enquanto os outros órgãos linfoides são de origem exclusivamente mesodérmica, o timo tem origem embriológica dupla: mesodérmica e endodérmica. Linfócitos migram do tecido hematopoético e invadem um esboço epitelial derivado do endoderma da terceira e da quarta bolsa faríngea. Além dos linfócitos, também migram para o esboço tímico outras células de origem mesodérmica, como células precursoras de células endoteliais, fibroblastos, DCs e monócitos. A migração por via sanguínea de linfócitos para o timo a partir da sua origem no tecido hematopoético se inicia na espécie humana por volta da sétima/oitava semana de vida intrauterina.

Ao contrário dos outros órgãos linfoides, o timo não tem folículos linfoides. Em cada lóbulo há uma zona cortical, periférica, corada intensamente pela hematoxilina por ter maior número de linfócitos com escasso citoplasma e uma região central mais clara denominada zona medular (Figura 14.12A e B). Na zona medular, encontram-se estruturas características do timo, os corpúsculos de Hassall (Figura 14.12B).

As células mais abundantes no timo são os linfócitos T em diversos estágios de diferenciação e maturação. Além dos linfócitos T, o timo contém células reticulares epiteliais (CRE), CDs, macrófagos e fibroblastos.

Células reticulares epiteliais

As CRE têm origem endodérmica. São células de núcleos grandes de cromatina delicada que têm numerosos prolongamentos citoplasmáticos que se ligam aos das células adjacentes por desmossomos, formando uma malha tridimensional cujos espaços são ocupados principalmente por linfócitos T. Os prolongamentos são muito delgados e não podem ser observados por microscopia óptica em preparados rotineiros. Ao microscópio eletrônico de transmissão, podem ser observados grânulos semelhantes a grânulos de secreção e feixes de filamentos intermediários constituídos de citoqueratinas, o que evidencia a origem epitelial dessas células. As CRE não produzem fibras reticulares como as células reticulares presentes em outros órgãos. Há subtipos de CRE localizados nas zonas cortical e medular com diferentes funcionalidades.

Diferenciação de linfócitos T no timo

Os linfócitos ainda não diferenciados (pró-T) provenientes dos órgãos hematopoéticos multiplicam-se intensamente na zona cortical e migram para a zona medular do timo (ver Figura 14.3). Os linfócitos em diferenciação no interior do timo são também chamados de timócitos. Durante o trajeto pelo timo, ocorrem os processos de seleção já mencionados. Somente os timócitos que passaram pelo processo de seleção sobrevivem, e saem do timo como linfócitos T *naïve* portadores de TCRs. Atravessam a parede das vênulas na zona medular do timo e são transportados pelo sangue para povoar todos os órgãos linfoides secundários.

Corpúsculos de Hassall

Os corpúsculos de Hassall (Figura 14.12B) têm diâmetro de 30 a 150 μm e são formados por CRE organizadas em camadas concêntricas unidas por numerosos desmossomos. Algumas dessas células, as mais centrais, podem degenerar e morrer, deixando restos celulares que podem calcificar. Os corpúsculos de Hassall são encontrados exclusivamente na região medular do timo e sua observação em cortes histológicos auxilia o diagnóstico diferencial entre órgãos linfoides.

Vascularização e barreira hematotímica

As artérias penetram no timo pela cápsula, ramificam-se em arteríolas que acompanham os septos conjuntivos penetrando no parênquima e seguem pela região limítrofe entre a cortical e a medular. Dessas arteríolas, originam-se capilares que tornam a entrar na zona cortical, na qual se ramificam e se anastomosam, formando arcos, e dirigem-se de volta para a zona medular, na qual desembocam em vênulas. A vascularização da região cortical do timo é particular. Os capilares que irrigam a zona cortical têm endotélio sem poros e lâmina basal muito espessa. CRE envolvem externamente os capilares, contribuindo para a

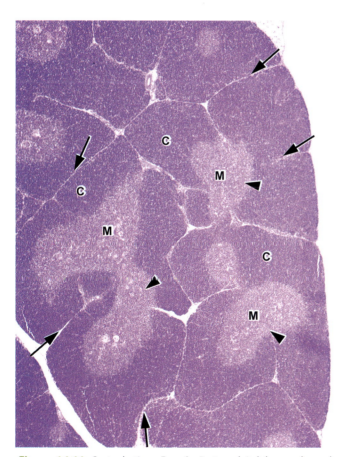

Figura 14.11 Corte de timo. Esse órgão tem dois lobos, cada qual constituído de inúmeros lóbulos delimitados por delgadas paredes de tecido conjuntivo (*setas*). Cada lóbulo é formado por uma zona cortical periférica (C) e por uma zona medular central (M). As regiões medulares de lóbulos adjacentes podem se continuar de um lóbulo para outro (*pontas de seta*). (HE. Vista panorâmica.)

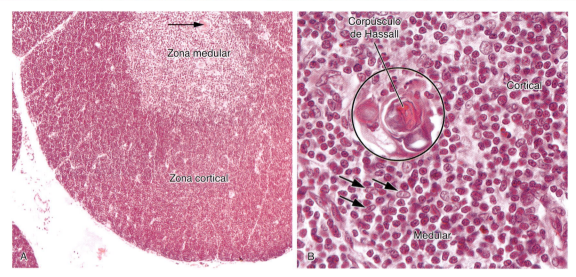

Figura 14.12 Cortes de timo. **A.** Em pequeno aumento, observa-se parte de um lóbulo tímico com a zona cortical de alta densidade de linfócitos e a zona medular com menos linfócitos, contendo um corpúsculo de Hassal indicado pela *seta*. **B.** Em médio aumento, observam-se na zona medular, linfócitos e células de núcleo claro e ovalado indicadas pelas *setas*, provavelmente células reticulares epiteliais. Um corpúsculo de Hassal com acúmulo central de queratina é delimitado pelo *círculo*. (HE.)

formação da **barreira hematotímica**, cujos outros componentes são os seguintes: os pericitos dos capilares, a lâmina basal do endotélio, a lâmina basal das células reticulares e as células endoteliais não fenestradas da parede capilar. Essa barreira hematotímica só existe na zona cortical na qual estão se diferenciando os linfócitos T, e impede a entrada, nessa zona, de antígenos existentes no sangue.

A irrigação da zona medular é por capilares convencionais que se originam diretamente das arteríolas que estão no limite corticomedular. Não há barreira hematotímica na zona medular. As vênulas da medular confluem para formar veias que penetram nos septos conjuntivos e saem do timo pela cápsula do órgão.

O timo não contém vasos linfáticos aferentes e não constitui um filtro para a linfa, como ocorre nos linfonodos. Os poucos vasos linfáticos no timo são todos eferentes e localizam-se nas paredes dos vasos sanguíneos e no tecido conjuntivo dos septos e da cápsula do órgão.

Atividade funcional do timo

O timo é o órgão de diferenciação e seleção de linfócitos T. Alcança seu desenvolvimento máximo no feto a termo e no recém-nascido (peso de 12 a 15 g), e cresce até a puberdade (peso de 30 a 40 g), quando começa a sua involução. Em torno dos 60 anos, o timo pesa apenas 10 a 15 g.

A involução relacionada à idade atinge principalmente a zona cortical, que progressivamente se torna mais delgada. As CRE e os corpúsculos de Hassall são mais resistentes à involução do que os linfócitos. Em idade muito avançada, o órgão mantém CRE, corpúsculos de Hassall, alguns linfócitos e grande quantidade de tecidos conjuntivo e adiposo. O timo involui, mas não desaparece totalmente, e o potencial de promover a diferenciação de linfócitos T é mantido. É essa capacidade que proporciona a repopulação do organismo com linfócitos T nos pacientes com leucemia. Nesses pacientes, procede-se à eliminação total das células leucêmicas e de todos os linfócitos seguida de transplante de células-tronco obtidas da medula óssea. Essas células podem ser próprias ou provir de doador sadio histocompatível (mesmo MHC).

Vários fatores de crescimento proteicos que estimulam a proliferação e a diferenciação de linfócitos T são produzidos no timo, principalmente pelas CRE. Entre esses fatores, estão: **timosina alfa**, **timopoetina**, **timulina** e **fator tímico humoral**.

O timo está sujeito à influência de vários hormônios. A injeção de certos corticosteroides causa atrofia acentuada da zona cortical do timo. O **hormônio adrenocorticotrófico** (ACTH), produzido na hipófise, tem efeito semelhante, pois estimula a secreção dos esteroides na adrenal. Os hormônios sexuais também aceleram a involução do timo.

Linfonodos

Os **linfonodos** (antigamente chamados de **gânglios linfáticos**) são órgãos encapsulados constituídos de tecido linfoide, espalhados pelo corpo sempre interpostos no trajeto de vasos linfáticos (ver Figura 14.1). São encontrados de modo constante na axila, na virilha, ao longo dos grandes vasos do pescoço e em grande quantidade nas cavidades torácica e abdominal, no hilo pulmonar e em torno de vasos sanguíneos, e no interior dos folhetos que formam o mesentério.

Os linfonodos em geral têm a forma semelhante à do rim, com uma face convexa e uma face côncava, em que há um **hilo**, pelo qual penetram artérias e saem veias e vasos linfáticos (Figura 14.13).

O tamanho dos linfonodos é muito variável: os maiores alcançam de 1 a 2 cm de comprimento. Os linfonodos são envolvidos por uma **cápsula de tecido conjuntivo denso** (Figura 14.14) que envia **trabéculas** para o seu

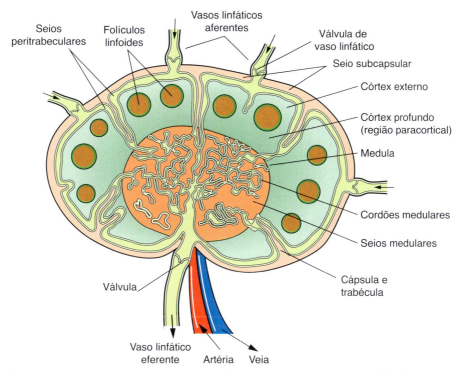

Figura 14.13 Desenho esquemático da estrutura de um linfonodo. Observam-se a região cortical com folículos linfoides, o córtex profundo ou região paracortical e a região medular. Vasos linfáticos aferentes entram pela região convexa do órgão e a linfa contendo células alcança seio subcapsular, seios peritrabeculares e seios medulares, distribuindo-se pelo órgão. No hilo, penetra a artéria que se ramifica em capilares; esses se continuam em vênulas pós-capilares de endotélio alto (HEV) pelas quais linfócitos migram do sangue para o interior do linfonodo. Linfócitos e linfa saem do linfonodo por linfáticos eferentes que originam um vaso linfático eferente que emerge no hilo. Linfócitos também saem pelas vênulas que originam a veia principal que deixa o órgão no hilo.

interior, dividindo o parênquima em compartimentos incompletos e interligados. Como acontece em outros órgãos do tecido linfoide (exceto o timo), as células do parênquima do órgão são sustentadas por um arcabouço de **células reticulares** e **fibras reticulares**, sintetizadas por essas células. A cápsula, as trabéculas e as fibras reticulares compõem o **estroma** dos linfonodos.

Linfa formada no interstício dos tecidos e dos órgãos circula por meio dos linfonodos de maneira unidirecional: ela é transportada pelos **vasos linfáticos aferentes** que entram na face convexa do órgão. A linfa cai em um espaço chamado **seio subcapsular** e espalha-se pelo órgão, saindo pelos linfáticos do hilo (**vasos linfáticos eferentes**) (Figura 14.13).

O parênquima do linfonodo apresenta uma **região cortical**, que se localiza abaixo da cápsula, e uma **região medular**, que ocupa o centro do órgão e o seu hilo (Figuras 14.13 e 14.14). Entre essas duas regiões, encontra-se a **região cortical profunda**, ou **região paracortical**.

Região cortical

A **região cortical superficial** é constituída de vários componentes: **seio subcapsular** e **seios peritrabeculares**, **folículos linfoides** e vários outros tipos celulares espalhados entre essas estruturas (Figuras 14.13 e 14.14).

Os diversos **seios** dos linfonodos são constituídos de tecido linfoide frouxo, que tem menor concentração de células. São espaços irregulares delimitados de modo descontínuo por células endoteliais, células reticulares com fibras reticulares e macrófagos. Constituem os espaços por onde a linfa perfunde os linfonodos. Os seios da região cortical recebem a linfa trazida pelos vasos linfáticos aferentes, encaminhando-a na direção dos seios medulares. Como suas paredes são muito permeáveis, linfa e células entram e saem dos seios durante o seu trajeto pelo linfonodo. O espaço irregular dos seios dos linfonodos é penetrado por prolongamentos das células reticulares e dos macrófagos.

A região cortical é formada por **tecido linfoide difuso**, constituído de milhares de linfócitos livres dispersos aparentemente sem organização e por **inúmeros folículos linfoides** (Figuras 14.13 e 14.14). Esses se localizam exclusivamente na região cortical mais externa e não são observados na região medular. Assim como os folículos linfoides de outros locais do corpo, são aglomerados esféricos formados predominantemente por linfócitos B. Chamam a atenção em cortes histológicos por se apresentarem como áreas circulares ou ovais coradas em azul (após coloração por HE) devido à grande quantidade de linfócitos pequenos com escasso citoplasma (Figura 14.14). Se estiverem ativados por antígenos, podem apresentar áreas centrais claras, os **centros germinativos**, nos quais predominam linfócitos com maior volume de citoplasma ou em divisão, envolvidos por um halo mais corado composto de linfócitos menores com escasso citoplasma, o **manto**.

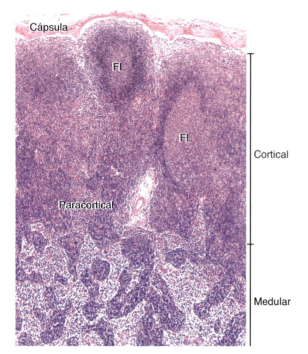

Figura 14.14 Corte de um linfonodo. Observe a cápsula e as camadas do órgão. Os folículos linfoides (FL) situam-se exclusivamente na cortical e apresentam um manto denso em linfócitos e a região central mais clara, o centro germinativo. Entre os folículos há grande número de linfócitos e essas áreas se continuam com a região denominada paracortical, de limites imprecisos, próxima à medular. Na região medular, observam-se cordões medulares compactos em linfócitos em secções transversais e oblíquas e os seios medulares, mais claros, entre os cordões. (HE. Vista panorâmica.)

Nas regiões da cortical entre os folículos linfoides encontram-se linfócitos B, linfócitos T, DCs, plasmablastos, plasmócitos, macrófagos, células reticulares e células foliculares dendríticas. Essas últimas não são APCs (não processam antígenos) e retêm, em sua superfície, complexos de anticorpo ligado a antígeno por longo tempo, mantendo a estimulação de linfócitos B.

A **região cortical profunda** ou **paracortical**, adjacente à região medular, não apresenta folículos linfoides, e nela predominam linfócitos T, DCs e células reticulares, além de alguns plasmablastos, plasmócitos e macrófagos.

A região medular tem dois componentes principais: os **cordões medulares** e os **seios medulares** (Figuras 14.15 e 14.16). Os primeiros são cordões de células constituídos principalmente de linfócitos, contendo também plasmablastos e plasmócitos, macrófagos e células reticulares. Entre os cordões medulares, encontram-se os seios medulares, que são espaços que, na região do hilo, originam os vasos linfáticos eferentes (Figura 14.16). Os seios medulares contêm linfa e linfócitos e leucócitos polimorfonucleares que vêm das várias regiões do linfonodo e chegam ao seu interior após atravessarem facilmente a sua parede. Também se observam células reticulares formando redes por meio de seus prolongamentos e macrófagos (Figura 14.16).

Na região do hilo do linfonodo, os seios medulares se fundem originando os **vasos linfáticos eferentes**, pelos quais saem linfa e linfócitos. Também é pelo hilo que chega a artéria aferente e sai a veia eferente do órgão. Na região hilar do linfonodo, a artéria se ramifica e as vênulas confluem.

Recirculação dos linfócitos

A maioria dos linfócitos T circula constantemente por vários locais do corpo, em um processo conhecido como **recirculação de linfócitos**. Os linfócitos entram e saem constantemente dos vários órgãos no organismo, dos linfonodos e dos órgãos do MALT, e do baço, utilizando vasos sanguíneos e linfáticos. Linfócitos podem sair do sangue por diapedese através das paredes de capilares sanguíneos e vênulas, alcançando o tecido conjuntivo. Os linfócitos presentes nos tecidos, por sua vez, saem na linfa por pequenos vasos linfáticos situados em meio ao tecido conjuntivo, que chegam aos linfonodos mais próximos como linfáticos aferentes. Ao entrar no linfonodo, os linfócitos o percorrem e com outros linfócitos originários do próprio linfonodo saem pelos vasos linfáticos eferentes, sendo carreados pela linfa até o próximo linfonodo. Dessa maneira, os linfócitos percorrem vários linfonodos em sequência, alcançando os grandes vasos linfáticos, os ductos torácico e linfático direito, que desembocam,

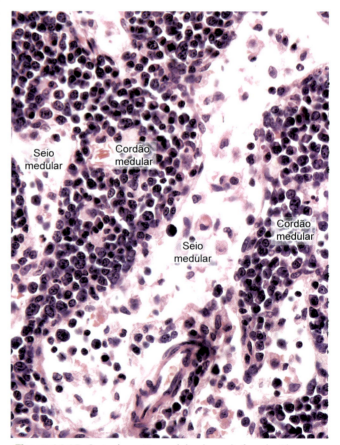

Figura 14.15 Corte de região medular de um linfonodo. Observe os dois componentes da medular: os cordões medulares, que são cordões compactos de células, e os seios medulares, espaços com poucas células e locais preferenciais de passagem de linfa. (HE. Pequeno aumento.)

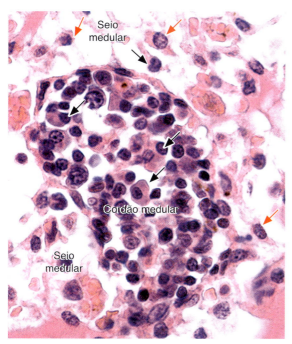

Figura 14.16 Corte de região medular de um linfonodo. Observe dois segmentos de cordões medulares cercados por seios medulares. Os cordões medulares são constituídos principalmente de linfócitos e frequentemente contêm plasmócitos (*setas pretas*). Nos seios medulares, observam-se principalmente linfócitos e células reticulares (*setas vermelhas*) com núcleos elípticos e prolongamentos. (HE. Médio aumento.)

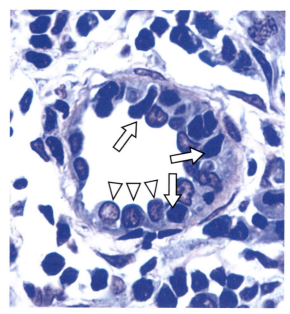

Figura 14.17 Vênula de endotélio alto (HEV) de um linfonodo. As *pontas de seta* indicam as células endoteliais altas (cuboides). Diversos linfócitos estão atravessando a parede da vênula (*setas*). (Pararrosanilina e azul de toluidina. Grande aumento.)

respectivamente, nas veias subclávias esquerda e direita e no átrio direito. Uma vez no sangue, os linfócitos podem atingir os tecidos, saindo pelos capilares mais finos, e podem sair pelos linfáticos, e, após passarem pelos linfonodos, atingir de novo os grandes linfáticos e o sangue. Porém, esse circuito de transporte entre sangue, linfa e sangue seria pouco eficiente, porque a circulação linfática é muito lenta e demoraria para os linfócitos se deslocarem entre os órgãos linfoides secundários e percorrerem todos os outros órgãos do organismo. Cabe lembrar que a frequência de um clone de linfócitos T em relação ao número total de linfócitos é muito baixa, e que microrganismos e antígenos que entram pela pele e pelas mucosas são drenados pela linfa aferente e/ou transportados por DCs aos linfonodos. Para aumentar a chance de encontro com o respectivo determinante antigênico, há, no linfonodo, um atalho entre vênulas, linfonodo e linfáticos. Os linfócitos presentes em grande número na corrente sanguínea chegam pela artéria ao linfonodo e entram no parênquima do órgão, atravessando a parede de um tipo especial de vênula existente na região paracortical, a **vênula de endotélio alto** (**HEV**, do inglês *high endothelium venule*). Essas vênulas são revestidas de endotélio cuboide em vez de pavimentoso, como existente nos demais vasos sanguíneos (Figura 14.17). A membrana plasmática dos linfócitos tem proteínas de adesão chamadas de **L-selectinas**. A superfície interna das HEVs tem moléculas complementares às selectinas denominadas **adressinas**. Dessa maneira, os linfócitos que passam pelo interior das HEVs são retidos nas HEVs e atravessam por diapedese a parede das HEVs, alcançando o parênquima dos linfonodos. Dessa maneira os linfócitos T se deslocam pelo interior dos linfonodos "examinando" as superfícies de APCs; se não encontram o determinante antigênico complementar ao seu TCR, saem pelo linfático eferente para chegar ao linfonodo seguinte da cadeia linfática, percorrê-lo e assim sucessivamente. Alternativamente, linfócitos T podem sair do linfonodo pelos capilares e pelas vênulas. Os linfócitos B recirculam, porém em menor quantidade que os T. As vênulas de endotélio alto também existem no apêndice, nas tonsilas e nas placas de Peyer, mas não existem no baço.

Atividade funcional dos linfonodos

Os linfonodos acham-se interpostos nos vasos linfáticos que transportam a linfa. O líquido intersticial nos tecidos que não é reabsorvido por capilares venosos (ver Figura 5.33, no Capítulo 5, *Tecido Conjuntivo*) é captado pelos capilares linfáticos que têm paredes altamente permeáveis. A linfa é conduzida por capilares linfáticos que confluem em vasos linfáticos, atingindo os primeiros linfonodos de uma série. São os **linfonodos satélites que drenam a linfa de um órgão ou de determinada região**. O exame de linfonodos satélites é extremamente importante para avaliar a disseminação de tumores.

A linfa chega aos linfonodos pelos linfáticos aferentes na região cortical, distribui-se nos seios subcapsulares e perfunde o linfonodo, chegando aos seios medulares e saindo do órgão pelos vasos linfáticos eferentes do hilo. A arquitetura dos seios dos linfonodos diminui a velocidade de fluxo da linfa, facilitando a fagocitose e a difusão da linfa pelos cordões medulares. As válvulas existentes nos vasos linfáticos aferentes e eferentes asseguram o fluxo unidirecional de linfa, desde a entrada na superfície convexa do linfonodo até a saída pelo linfático eferente no hilo.

A passagem da linfa pelo linfonodo traz grande parte das moléculas, dos microrganismos e dos fragmentos celulares, e as DCs vindas do tecido do qual se originaram. É no linfonodo onde ocorre a estimulação inicial da resposta imune aos antígenos proveniente do meio externo. A ativação e expansão clonais determinam o aparecimento de áreas mais claras centrais nos folículos, os centros germinativos. Ocorrem também aumento dos plasmócitos, retenção de linfa e, secundariamente, infiltração por monócitos e polimorfonucleares neutrófilos. Os linfonodos satélites aumentam muito de tamanho em resposta a infecções e tornam-se dolorosos, conhecidos popularmente como **íngua** (ver Figura 14.1).

Baço

O **baço** é o órgão isolado com maior acúmulo de tecido linfoide do organismo e, na espécie humana, o único órgão linfoide interposto na circulação sanguínea. Em virtude de sua riqueza em linfócitos e células fagocitárias, e do contato íntimo entre essas células e o sangue, o baço é um importante órgão de defesa contra microrganismos presentes no sangue circulante. É também o principal órgão em que são eliminados eritrócitos envelhecidos.

Componentes do baço

Ao se observar a olho nu a superfície cortada de um baço a fresco ou fixado, percebem-se pontos esbranquiçados que são folículos linfoides pertencentes ao componente do baço denominado **polpa branca**. Entre os folículos, há um tecido vermelho-escuro, rico em sangue, chamado **polpa vermelha**. As polpas branca e vermelha compõem o interior do baço também conhecido como **parênquima** esplênico. No baço encontram-se células e fibras reticulares, macrófagos, células apresentadoras de antígenos, linfócitos isolados ou agrupados em torno de vasos ou formando folículos e também as células circulantes no sangue (hemácias, leucócitos polimorfonucleares, monócitos, plaquetas, além de linfócitos).

O baço é revestido por uma **cápsula** de tecido conjuntivo denso, em torno da qual há um folheto da membrana peritoneal (Figura 14.18). A cápsula emite **trabéculas** de tecido conjuntivo que dividem o **parênquima** ou **polpa esplênica** em compartimentos incompletos e intercomunicantes. Na superfície medial do baço há um **hilo**, no qual a cápsula emite maior número de trabéculas pelas quais penetram os ramos da artéria esplênica e os nervos. Pelo hilo também saem a veia esplênica, formada pela junção das veias do parênquima, e os vasos linfáticos originados nas trabéculas. Na espécie humana, o parênquima esplênico não contém vasos linfáticos. A cápsula, as trabéculas e uma rica rede de fibras reticulares constituem o **estroma esplênico**.

Na espécie humana o tecido conjuntivo da cápsula e das trabéculas apresenta pequena quantidade de fibras musculares lisas. Contudo, em certos mamíferos (p. ex., gato, cão, cavalo), essas fibras são abundantes, e sua contração provoca a expulsão do sangue acumulado no baço.

Circulação sanguínea do baço

Para se compreender melhor a estrutura do baço e a disposição e a organização das polpas branca e vermelha é necessário conhecer a circulação sanguínea desse órgão.

A artéria esplênica divide-se ao penetrar no hilo do baço originando ramos que seguem no interior das trabéculas conjuntivas – são as **artérias trabeculares** (Figura 14.19). Os ramos dessas artérias deixam as trabéculas e penetram no parênquima, no qual são chamados de **arteríolas centrais** ou **arteríolas da polpa branca**. Envolvendo essas arteríolas há uma bainha compacta de linfócitos, chamada de **bainha linfoide periarteriolar** (**PALS**, do inglês *periarteriolar lymphoid sheath*) (Figura 14.20A e B). Ao longo das bainhas linfoides periarteriolares, encontram-se **folículos linfoides**. Na região dos folículos, a arteríola se desvia ligeiramente de modo que, em corte transversal, observa-se, no interior dos folículos linfoides do baço, uma pequena arteríola, denominada **artéria central do folículo**, apesar de ser uma arteríola e de, geralmente, não se encontrar no centro do folículo (Figura 14.20A e B).

Após o trajeto em que estão envolvidas pelas PALS, as arteríolas se dividem, formando as **arteríolas peniciladas**, que são muito delgadas, com diâmetro externo de aproximadamente 0,25 µm. Só ocasionalmente as arteríolas peniciladas contêm músculo liso em sua parede. Elas são formadas por endotélio que se apoia em espessa lâmina basal e uma delgada adventícia. Em certas espécies animais, mas não na espécie humana, a parede de alguns ramos da arteríola penicilada tem,

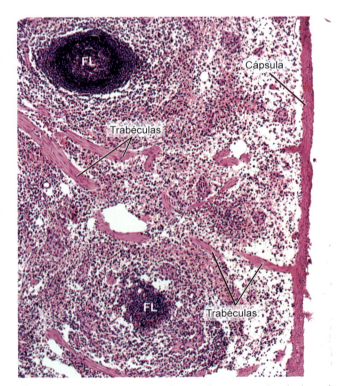

Figura 14.18 Baço. Esse órgão é revestido por uma cápsula da qual partem trabéculas para o seu interior. O parênquima é constituído por polpa vermelha e polpa branca. Os folículos linfoides (FL) da polpa branca se destacam em meio à polpa vermelha. (HE. Vista panorâmica.)

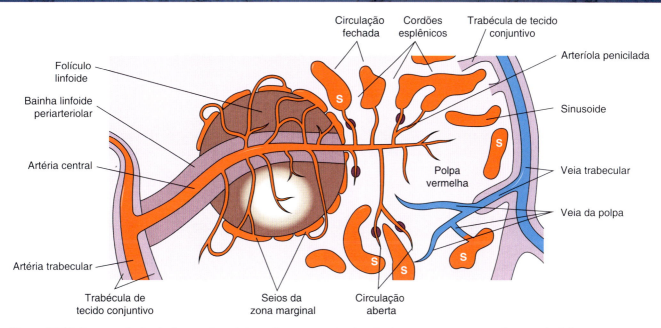

Figura 14.19 Esquema da circulação sanguínea do baço. Os componentes da polpa branca aparecem na *porção esquerda* da figura e os componentes da polpa vermelha, *à direita*. Da polpa branca estão representados um folículo linfoide com área clara do centro germinativo e a bainha linfoide periarteriolar ao longo da artéria central. Estão representadas a circulação fechada (*região direita superior*) e a circulação aberta (*região direita inferior*) com as arteríolas desaguando diretamente na polpa vermelha entre cordões esplênicos e nos seios da zona marginal ao folículo. S: sinusoides com lúmen dilatado. (Adaptada, com autorização, de Greep e Weiss, 1973.)

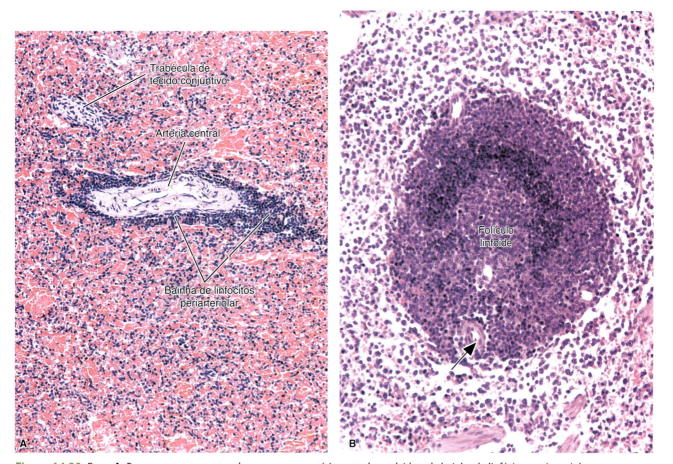

Figura 14.20 Baço. **A.** Em pequeno aumento, observa-se uma artéria central envolvida pela bainha de linfócitos periarteriolar, componentes da polpa branca. O restante da imagem é ocupado por polpa vermelha. Observe uma trabécula de tecido conjuntivo. **B.** Em aumento médio, observa-se, ao centro, um folículo linfoide e a respectiva arteríola, indicada pela *seta*. A área mais clara margeando o folículo é a zona marginal, que se continua com a polpa vermelha. Linfócitos trafegam entre folículo, zona marginal e polpa vermelha nos dois sentidos. (HE.)

próximo ao seu término, um segmento espessado chamado **elipsoide**, constituído de macrófagos, células reticulares e linfócitos.

As artérias peniciladas se continuam em **capilares arteriais**, que levam o sangue para os **capilares sinusoides** ou **seios esplênicos** (ver Figura 14.19). Os sinusoides se situam entre cordões celulares denominados **cordões esplênicos** ou cordões de Billroth. Os seios esplênicos e os cordões esplênicos compõem a **polpa vermelha** do baço (ver Figura 14.20A e B). Há duas maneiras pelas quais o sangue trazido pela artéria esplênica percorre o baço para ser coletado em vênulas e sair pela veia esplênica. Na chamada **circulação fechada**, o sangue permanece sempre no interior dos vasos: os capilares arteriais abrem-se diretamente no lúmen dos sinusoides, que se continuam com as veias da polpa vermelha. Na **circulação aberta**, o sangue arterial contendo células e plasma sai para os cordões esplênicos para depois voltar aos sinusoides adjacentes aos cordões. O revestimento desses sinusoides é descontínuo, permitindo a passagem fácil de células entre as células endoteliais dos sinusoides (ver Figura 14.19). Atualmente, considera-se que, **na espécie humana, a circulação esplênica é aberta**. Dos sinusoides, o sangue passa para as veias da polpa vermelha, que se fundem e penetram nas trabéculas, formando as veias trabeculares (ver Figura 14.19). Estas confluem e originam a **veia esplênica**, que sai pelo hilo do baço. As veias trabeculares não têm paredes próprias, a não ser uma camada endotelial; suas paredes são formadas pelo tecido conjuntivo das trabéculas.

Polpa branca

A polpa branca é constituída por tecido linfoide, que forma as **bainhas periarteriais**, que envolvem as artérias centrais, e pelos **folículos linfoides**, adjacentes às bainhas periarteriais. No tecido linfoide das bainhas periarteriais, predominam os linfócitos T, enquanto nos folículos predominam linfócitos B.

No limite entre a polpa branca e a polpa vermelha, há uma zona mal delimitada, constituída pelos **seios marginais** (ver Figura 14.20B). Nesses seios, encontram-se linfócitos, macrófagos e células dendríticas (APCs), que retêm e processam os antígenos trazidos pelo sangue. Muitas arteríolas derivadas da artéria central drenam diretamente nos seios marginais, e outras se estendem além da polpa branca, mas fazem um trajeto curvo e retornam, desembocando também nos seios marginais. Assim, os seios marginais têm papel importante na circulação e na "filtração" do sangue no baço.

Polpa vermelha

A polpa vermelha é formada por cordões celulares, os **cordões esplênicos**, que são separados por **sinusoides** (Figura 14.21A e B). Os cordões esplênicos são cordões de células, contínuos e de espessura variável. São constituídos de uma rede frouxa de células reticulares e fibras reticulares que contêm linfócitos B e T, macrófagos, plasmócitos, monócitos, leucócitos, granulócitos, plaquetas e eritrócitos.

Os **sinusoides esplênicos** são vasos de lúmen dilatado e trajeto irregular, revestidos por células endoteliais alongadas, cujo eixo maior é paralelo ao sinusoide. O revestimento

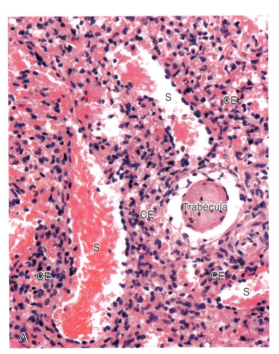
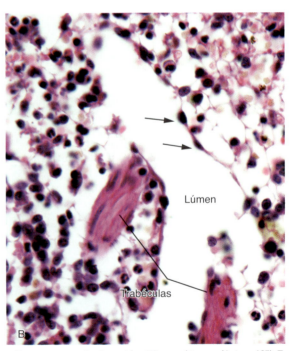

Figura 14.21 Baço. **A.** Em pequeno aumento, observa-se a polpa vermelha, composta de sinusoides (S) e cordões esplênicos (CE). Também se observa uma trabécula de tecido conjuntivo. **B.** Em aumento médio, observa-se, em detalhe, um capilar sinusoide. Seu lúmen é dilatado e a parede, muito delgada. As setas apontam núcleos de células endoteliais que revestem de maneira descontínua o sinusoide, em torno do qual está a polpa vermelha, composta de linfócitos, plasmócitos, células do SMF, entre outras. (HE.)

endotelial é descontínuo, com espaços de 2 a 3 mm entre células endoteliais adjacentes. As células endoteliais das paredes dos sinusoides também apresentam orifícios (Figura 14.22A e B). Essa parede delgada e incompleta é envolvida por uma lâmina basal descontínua e, mais externamente, por fibras reticulares que se dispõem principalmente em sentido transversal ao capilar, como os aros de um barril (Figura 14.23). Longos filamentos de vimentina no citoplasma na face basal das células endoteliais unem essas células ao arcabouço externo formado pelas fibras reticulares transversais e as que correm em outras direções.

Atividades funcionais do baço

As funções mais relevantes do baço são: **resposta imune dos linfócitos** a antígenos e a agentes patogênicos que alcançam ou estão na circulação sanguínea, **destruição de eritrócitos envelhecidos** e **armazenamento de sangue**. Para a destruição de eritrócitos e a defesa contra infecções, contribuem os macrófagos existentes em grande quantidade no baço (Figura 14.24).

Ativação e proliferação de linfócitos

A polpa branca é um local de ativação e de proliferação de linfócitos, que migram para a polpa vermelha e alcançam o lúmen dos sinusoides, incorporando-se ao sangue que percorre esses vasos.

Destruição de eritrócitos

Os eritrócitos têm vida média de cerca de 120 dias e, quando envelhecidos, são destruídos, principalmente no baço. A remoção das hemácias é denominada **hemocatérese** e ocorre também, embora com intensidade menor,

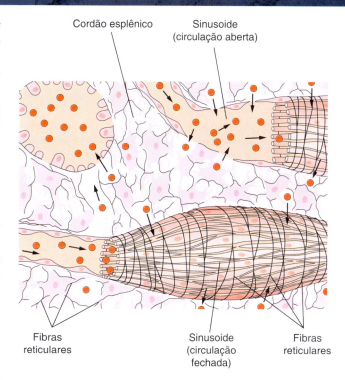

Figura 14.23 Esquema da estrutura da polpa vermelha do baço mostrando sinusoides com as fibras reticulares dispostas circundando os sinusoides (como anéis em volta de um barril). Nos cordões esplênicos entre os sinusoides, essas fibras formam uma malha tridimensional. No *canto esquerdo superior*, é mostrado um sinusoide em corte transversal. A figura mostra a circulação aberta (*porção superior da figura*) e a circulação fechada (*porção inferior*). As *setas* indicam os trajetos de células provenientes do sangue e dos cordões esplênicos e suas opções de movimento.

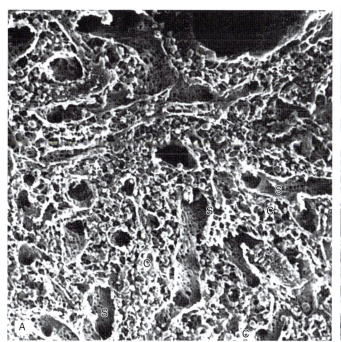
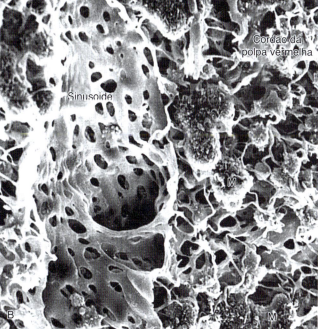

Figura 14.22 Baço observado por microscopia eletrônica de varredura. **A.** Observe sinusoides (S) e cordões esplênicos da polpa vermelha (C). (Aumento 360 ×.) **B.** Detalhe da polpa vermelha. No centro, um sinusoide, cuja parede delgada é descontínua e apresenta inúmeros orifícios ovalados. Em torno do sinusoide localizam-se os cordões esplênicos (de Billroth), nos quais predominam linfócitos e macrófagos (M). (1.600 ×. Ambas as fotomicrografias foram reproduzidas com autorização de Miyoshi e Fujita, 1971.)

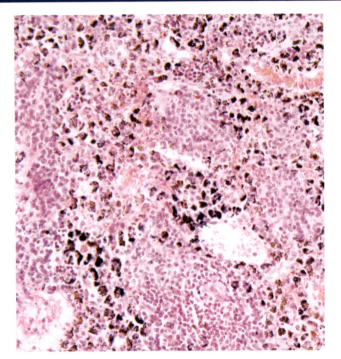

Figura 14.24 Corte de baço evidenciando a grande quantidade de macrófagos existente nesse órgão. Cada pequeno agrupamento de pigmento marrom é formado por restos de hemoglobina no interior de um macrófago. (Hematoxilina. Pequeno aumento.)

na medula óssea. A redução da flexibilidade das hemácias e modificações de sua membrana constituem as sinalizações para sua destruição.

Os macrófagos dos cordões esplênicos fagocitam hemácias inteiras e fragmentos de hemácias. As hemácias fagocitadas são digeridas pelos lisossomos dos macrófagos e a hemoglobina é metabolizada a diversos produtos. Um destes é um pigmento desprovido de ferro, a **bilirrubina**, que é devolvida ao sangue, captada pelas células hepáticas e por estas excretada como um dos constituintes da bile. Outro produto da quebra da hemoglobina é a proteína **globina**, digerida nos macrófagos a aminoácidos, que são reaproveitados pelo organismo.

O ferro liberado pela quebra da hemoglobina pode ser imediatamente armazenado associado à proteína **ferritina**, que é a fonte primária de ferro destinado à síntese de hemoglobina. O ferro também se liga à **transferrina**, proteína plasmática transportadora de ferro. O complexo ferro-transferrina é captado por endocitose pelas células que contêm receptores para transferrina em suas membranas, como os eritroblastos, e é reutilizado para a síntese de hemoglobina.

Defesa contra infecções

Do mesmo modo que os linfonodos "filtram" a linfa e retêm antígenos e microrganismos, podemos considerar o baço como um "filtro" para o sangue. A resposta imune de ativação e expansão clonal ocorre como descrito nas regiões ricas em linfócitos T e B da polpa branca. Essas regiões são também ricas em APCs e macrófagos. Assim como em outros órgãos linfoides secundários, há uma intensa mobilidade de linfócitos continuamente entrando e saindo do baço pela circulação sanguínea. Linfócitos não ativados continuam o seu trajeto passando a outros órgãos, enquanto linfócitos ativados são atraídos para sítios de inflamação por quimiotaxia e alterações do endotélio. O baço é um importante órgão de defesa imune. A remoção cirúrgica do baço, seja por ruptura acidental, seja para reduzir a atividade de hemocatérese em alguns tipos de anemia autoimune, torna o indivíduo mais suscetível a infecções bacterianas. Ver mais informações a seguir, em *Histologia aplicada – Baço e células sanguíneas* e *Histologia aplicada – Remoção do baço*.

> **HISTOLOGIA APLICADA**
>
> **Baço e células sanguíneas**
>
> Durante a vida fetal, o baço produz também células sanguíneas – granulócitos (neutrófilos, basófilos e eosinófilos) e hemácias; porém, essa atividade cessa por volta do sétimo mês de vida intrauterina. Em determinadas condições patológicas (p. ex., leucemias), o baço pode voltar a produzir granulócitos e hemácias, sofrendo um processo chamado de **metaplasia mieloide**. Metaplasia é a transformação patológica de um tipo de tecido em outro, e metaplasia mieloide é o aparecimento de tecido mieloide fora da medula óssea vermelha.

> **HISTOLOGIA APLICADA**
>
> **Remoção do baço**
>
> Apesar de o baço exercer funções importantes, outros órgãos do sistema imune podem suprir parcialmente a sua falta. Entretanto, a ausência do baço determina maior suscetibilidade a infecções bacterianas que podem provocar septicemia, isto é, infecção grave generalizada devido à proliferação de bactérias no sangue. Atualmente, tenta-se evitar a remoção completa do órgão (esplenectomia), optando-se, quando possível, por remoção parcial. A destruição de hemácias envelhecidas após a remoção do baço passa a ser feita principalmente na medula óssea vermelha e no fígado, órgãos que contêm muitos macrófagos.

Tecido linfoide associado às mucosas

No corpo, há vários aglomerados de tecido linfoide, situados no tecido conjuntivo das paredes dos sistemas digestório (Figura 14.25), respiratório e geniturinário, assim como na pele. São locais sujeitos a invasões microbianas frequentes, porque estão expostos ao meio externo; portanto, a localização do tecido linfoide nesses locais é estratégica para detectar antígenos rapidamente, especialmente microrganismos, e proteger o organismo contra patógenos do meio ambiente.

Em alguns locais, esses acúmulos de tecido linfoide formam órgãos permanentes e bem estruturados, como as tonsilas e as placas de Peyer da região do íleo do intestino delgado. Acúmulos temporários de tecido linfoide podem ocorrer em qualquer local de tecido conjuntivo, se houver inflamação ou infecção local, ou a introdução de antígenos, mas desaparecem após se resolver a causa inicial. A pele também apresenta muitas células do sistema imune, como linfócitos, macrófagos e células de Langerhans.

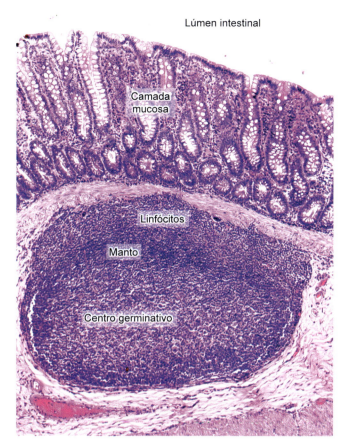

Figura 14.25 Intestino grosso, em cuja camada submucosa há um folículo linfoide formado pelo manto periférico e pelo centro germinativo. Em torno do folículo, há acúmulos de linfócitos dispersos pelo tecido conjuntivo. Ambos são componentes do tecido linfoide associado às mucosas (MALT). (HE. Pequeno aumento.)

O conjunto do tecido linfoide das mucosas é conhecido pela sigla MALT. Há denominações específicas para o tecido linfoide associado ao tubo digestório (GALT, do inglês *gut-associated lymphoid tissue*), aos brônquios (BALT, do inglês *bronchus-associated lymphoid tissue*), à pele (SALT, do inglês *skin associated lymphoid tissue*), assim como para outros locais do corpo.

Tonsilas

As tonsilas são órgãos constituídos de aglomerados de tecido linfoide incompletamente encapsulados, localizados sob o epitélio de revestimento da orofaringe. Conforme a localização, são denominadas tonsila faringiana, tonsilas palatinas e tonsilas linguais. Estão situadas em posição estratégica para captar microrganismos e antígenos transportados pelo ar e pelos alimentos e desencadear a resposta imune correspondente. As tonsilas desempenham papel importante na defesa contra microrganismos cujas portas de entrada são as cavidades oral e nasal.

As tonsilas, diferentemente dos linfonodos e do baço, não são órgãos de passagem de linfa ou sangue. Têm vasos linfáticos eferentes, mas não vasos linfáticos aferentes.

As tonsilas palatinas, comumente chamadas de amígdalas, são duas e estão localizadas uma de cada lado na parte oral da faringe. Nelas, o tecido linfoide forma uma faixa relativamente espessa sob o epitélio estratificado pavimentoso da faringe, com folículos linfoides e grande quantidade de linfócitos dispostos de maneira difusa (Figura 14.26A e B).

Uma característica importante das tonsilas palatinas é a presença de invaginações epiteliais, que penetram profundamente no parênquima da tonsila, formando as criptas da tonsila (Figura 14.26A e B). As criptas estão em continuidade com a cavidade da faringe e frequentemente contêm células epiteliais descamadas, linfócitos e bactérias. O epitélio que reveste as criptas está frequentemente infiltrado por linfócitos e outras células inflamatórias, às vezes tornando difícil a visualização das camadas do epitélio (Figura 14.26B). As células inflamatórias são provenientes dos acúmulos de tecido linfoide localizados abaixo do epitélio e, em grande parte, migram para o interior das criptas, onde morrem. Em caso de inflamação aguda (tonsilite, antigamente denominada amigdalite), as aberturas das criptas podem ser vistas como pontos purulentos na superfície das tonsilas.

A tonsila faringiana é única e situa-se nas porções superior e posterior da faringe, próxima das cóanas, sendo recoberta pelo epitélio tipicamente encontrado na porção condutora das vias respiratórias – epitélio pseudoestratificado cilíndrico ciliado. A tonsila faringiana é formada por pregas da mucosa e contém tecido linfoide difuso e folículos linfoides. Essa tonsila não contém criptas. O aumento de volume dessa tonsila por inflamação recorrente dificulta a livre respiração nasal, sendo indicada a sua remoção.

As tonsilas linguais são pequenas, porém mais numerosas do que as outras. Situam-se na base da língua, recobertas por epitélio estratificado plano. Em cada tonsila, o epitélio forma uma invaginação que se aprofunda muito, originando uma cripta.

Os componentes do MALT chamados placas de Peyer são estruturas linfoides em forma de anel, situadas na mucosa e na submucosa do segmento distal do íleo. São compostas de tecido linfoide difuso e de folículos linfoides (Figura 14.27). Uma particularidade do epitélio de revestimento das placas de Peyer é a presença de células especializadas denominadas células M (*microfold cells*). Enquanto o restante dos intestinos é revestido por epitélio simples colunar com células caliciformes, a região que recobre as placas de Peyer contém as células M. Essas células estão intercaladas entre as células colunares do epitélio e, devido à sua forma, apresentam pequenos espaços abaixo da porção basal (Figura 14.28). Para esse espaço, a célula M transporta por fagocitose e endocitose partículas e moléculas presentes no lúmen intestinal para a lâmina própria (Figura 14.29). Linfócitos e APCs também têm acesso a esses espaços.

A resposta imune é desencadeada por APCs, captadoras desses antígenos de origem intestinal, que migram para as áreas de MALT na mucosa e na submucosa. A apresentação e a ativação de linfócitos T e de linfócitos B levam à proliferação destes e à sua diferenciação para

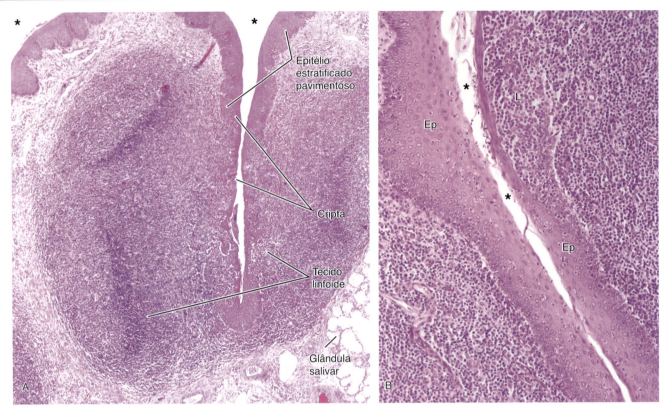

Figura 14.26 Tonsila palatina. **A.** É caracterizada pelos acúmulos de tecido linfoide ao redor de profundas invaginações denominadas criptas, revestidas por epitélio estratificado pavimentoso. O epitélio é contínuo com o epitélio da faringe, cujo lúmen se observa na *porção superior* da imagem (*asteriscos*). A tonsila faz parte do tecido linfoide associado às mucosas. **B.** Parte de uma cripta (*asterisco*) revestida por epitélio estratificado pavimentoso (Ep). Alguns trechos do epitélio estão muito infiltrados por linfócitos (L). Sob o epitélio das criptas, há grande quantidade de tecido linfoide, constituído principalmente de linfócitos. (A: pequeno aumento; B: médio aumento. HE.)

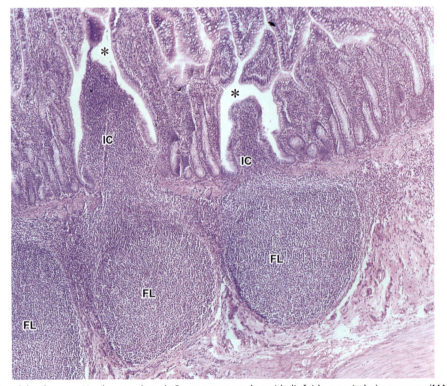

Figura 14.27 Intestino delgado na região de uma placa de Peyer, estrutura de tecido linfoide associado às mucosas (MALT). Há vários folículos linfoides (FL) na camada submucosa, que se continuam com um infiltrado celular difuso (IC), principalmente de linfócitos. Esse se estende para a camada mucosa, alcançando a região abaixo do epitélio intestinal. Os *asteriscos* indicam espaços do lúmen intestinal. (HE. Pequeno aumento.)

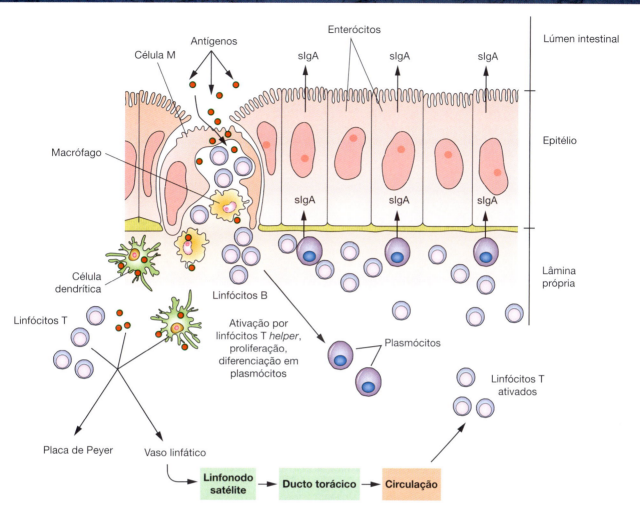

Figura 14.28 Esquema do epitélio intestinal mostrando as células M, localizadas nas regiões de epitélio que recobrem as placas de Peyer. As células M formam um espaço abaixo do lúmen para o qual transportam partículas e microrganismos. Linfócitos, macrófagos e CDs têm acesso a esse espaço e podem fagocitar ou endocitar microrganismos e moléculas que serão apresentados a linfócitos T. Plasmócitos produtores de anticorpo IgA dimérica ou trimérica, oriundos da ativação de linfócitos B na placa de Peyer, situam-se próximo ao polo basal das células epiteliais. Eles agregam a peça secretora ao anticorpo, o qual é transportado pelas células epiteliais e liberado como sIgA no lúmen intestinal.

plasmablastos e plasmócitos, que secretam predominantemente IgA. Essas células se localizam abaixo do epitélio e secretam os dímeros ou trímeros de IgA, que são transportados pelo interior das células epiteliais, nas quais recebem a molécula secretora S e eliminados como IgA secretora pela face luminal da célula epitelial para o lúmen intestinal. Células M são também encontradas em outras mucosas do organismo, por exemplo, a mucosa brônquica.

O **apêndice vermiforme** é uma extensão curta e estreita em fundo cego localizada no ceco (ver Capítulo 15, *Sistema Digestório*). Na submucosa, encontram-se grande número de folículos linfoides e grande quantidade de linfócitos na lâmina própria (Figura 14.30A e B). Células M são encontradas especialmente na mucosa diretamente acima dos folículos linfoides. Na lâmina própria, encontra-se grande número de plasmablastos e plasmócitos secretores de IgA, IgG e células NK. Pelo fato de o apêndice estar isolado do trajeto fecal intestinal, há evidências experimentais de que o biofilme que reveste a mucosa possa atuar como reservatório da flora microbiana comensal natural.

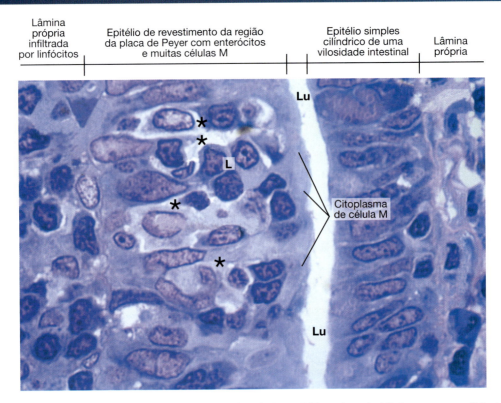

Figura 14.29 Corte do intestino delgado (íleo) na região de uma placa de Peyer. O lúmen intestinal (Lu) separa a superfície de uma vilosidade (*à direita do lúmen*) da superfície de uma placa de Peyer (*à esquerda do lúmen*). No epitélio que reveste a placa de Peyer, há várias células M. A parte apical de seu citoplasma indicada na imagem forma o teto do espaço situado abaixo das células M. Essa região das células está bem visível, ao contrário do restante de seu citoplasma, que se confunde com outras estruturas (ver Figura 14.28). Os *asteriscos* indicam os espaços delimitados pelas células M, que contêm material originado do lúmen intestinal, assim como células vindas da lâmina própria, por exemplo, linfócitos (L). (Pararrosanilina e azul de toluidina. Grande aumento.)

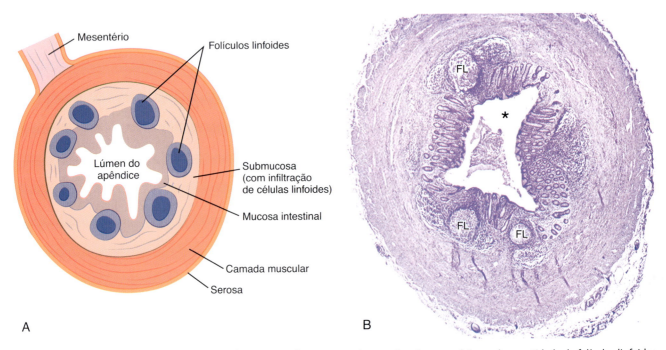

Figura 14.30 O apêndice vermiforme é um prolongamento do ceco em cuja camada submucosa há grande quantidade de folículos linfoides. **A.** Esquema. **B.** Em corte transversal, observa-se o acúmulo de folículos linfoides (FL) na parede do apêndice e infiltrados linfocitário e inflamatório. O *asterisco* indica o lúmen. (Vista panorâmica. HE.)

Bibliografia

ABBAS, A. K.; LICHTMAN, A. H.; PILLAI, S. **Cellular and molecular immunology**. 10. ed. Philadelphia: Saunders/Elsevier, 2021.

ANDERSON, D. A. 3rd; MURPHY, K. M.; BRISEÑO, C. G. Development, diversity, and function of dendritic cells in mouse and human. **Cold Spring Harbor Perspectives in Biology**, v. 10, n. 11, a028613, 2018. doi: 10.1101/cshperspect.a028613.

DILLON, A.; LO, D. D. M cells: intelligent engineering of mucosal immune surveillance. **Frontiers in Immunology**, v. 10, p. 1499, 2019. doi: 10.3389/fimmu.2019.01499. eCollection 2019.

DOAN, T. *et al.* **Lippincott illustrated reviews immunology**. 3. ed. Philadelphia: Wolters Kluwer, 2022.

GREEP, R. O.; WEISS, L. **Histology**. 3. ed. New York: McGraw-Hill, 1973.

HILLIGAN, K. L.; RONCHESE, F. Antigen presentation by dendritic cells and their instruction of CD4+ T helper cell responses. **Cellular & Molecular Immunology**, v. 17, n. 6, p. 587-599, 2020. doi: 10.1038/s41423-020-0465-0. Epub 2020 May 20.

KOOIJ, I. A. *et al.* The immunology of the vermiform appendix: a review of the literature. **Clinical and Experimental Immunology**, v. 186, n. 1, p. 1-9, 2016. doi: 10.1111/cei.12821. Epub 2016 Jul 19.

MYIOSHI M.; FUJITA T. Stereo-fine structure of the splenic red pulp. A combined scanning and transmission electron microscope study on dog and rat spleen. **Archivum Histologicum Japonicum**, v. 33, n. 3, p. 225-246, 1971.

MURPHY, K.; WEAVER, C. **Janeway's Immunobiology**. 9. ed. New York: Garland Science, Taylor&Francis, LLC, 2016.

REIZIS, B. Plasmacytoid dendritic cells: development, regulation, and function. **Immunity**, v. 50, n. 1, p. 37-50, 2019. doi: 10.1016/j.immuni.2018.12.027.

STEINIGER, B. S. Human spleen microanatomy: why mice do not suffice. **Immunology**, v. 145, n. 3, p. 334-46, 2015. doi: 10.1111/imm.12469.

TAKAHAMA, Y. *et al.* Generation of diversity in thymic epithelial cells. **Nature Reviews Immunology**, v. 17, n. 5, p. 295-305, 2017. doi: 10.1038/nri.2017.12.

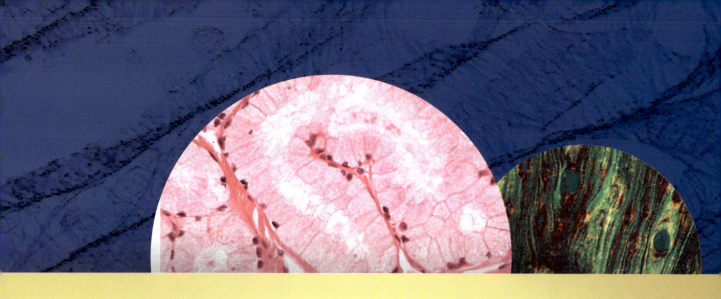

Capítulo 15

Sistema Digestório

PATRÍCIA GAMA

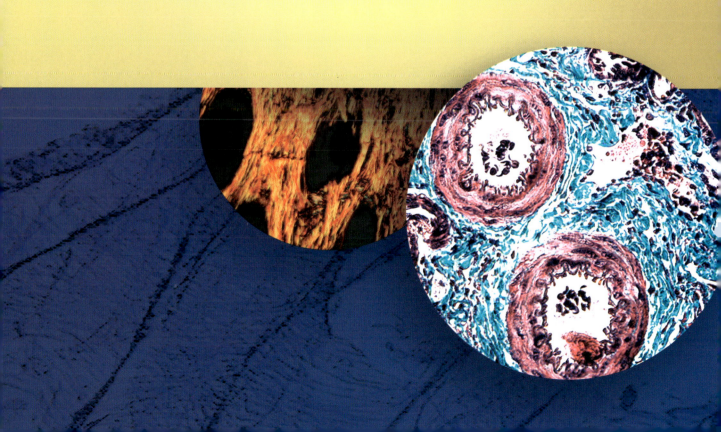

Introdução, *311*

Estrutura geral do tubo digestório, *311*

Cavidade oral, *312*

Esôfago, *318*

Estômago, *318*

Intestino delgado, *326*

Intestino grosso, *337*

Apêndice, *338*

Renovação celular no sistema digestório, *338*

Bibliografia, *342*

Introdução

O sistema digestório consiste em cavidade oral, esôfago, estômago, intestinos delgado e grosso, que compõem o tubo digestório, e suas glândulas associadas (glândulas salivares, fígado e pâncreas). Sua função é obter as moléculas necessárias para a manutenção, o crescimento e as demais necessidades energéticas do organismo a partir dos alimentos ingeridos. Moléculas grandes, como proteínas, lipídios, carboidratos complexos e ácidos nucleicos, são quebradas em moléculas menores, e junto a água, vitaminas e minerais, também obtidos dos alimentos, são absorvidos por meio do revestimento do tubo digestório. A camada mais interna do tubo digestório constitui ainda uma barreira protetora entre o conteúdo luminal (meio externo) e o meio interno do organismo.

A primeira etapa do processo complexo conhecido como digestão ocorre na boca, na qual o alimento é umedecido pela saliva e triturado pelos dentes, formando pedaços menores; a saliva também inicia a digestão de carboidratos. A digestão continua no estômago e no intestino delgado, no qual o alimento, transformado em seus componentes básicos (aminoácidos, monossacarídios, ácidos graxos livres, monoglicerídios etc.), é absorvido. A absorção de água ocorre no intestino grosso, tornando semissólido o conteúdo luminal que não foi totalmente digerido.

Estrutura geral do tubo digestório

Todos os componentes do tubo digestório apresentam certas características estruturais em comum. Trata-se de um tubo oco composto de um lúmen, ou luz, cujo diâmetro é variável, circundado por uma parede formada por quatro camadas distintas: mucosa, submucosa, muscular e serosa. A estrutura dessas camadas está resumida a seguir e ilustrada na Figura 15.1.

A camada mucosa é composta de: (a) um revestimento epitelial, (b) uma lâmina própria de tecido conjuntivo frouxo rico em vasos sanguíneos e linfáticos e células musculares lisas, algumas vezes apresentando também glândulas e tecido linfoide, e (c) uma muscular da mucosa, que separa a camada mucosa da submucosa e geralmente consiste em duas subcamadas delgadas de células musculares lisas, uma circular interna e outra longitudinal externa. Essas subcamadas promovem o movimento da camada mucosa, independentemente de outros movimentos do sistema digestório, aumentando o contato da mucosa com o alimento.

A camada submucosa é composta de tecido conjuntivo com muitos vasos sanguíneos e linfáticos e um plexo nervoso submucoso (também denominado plexo de Meissner). Essa camada pode conter também glândulas e tecido linfoide.

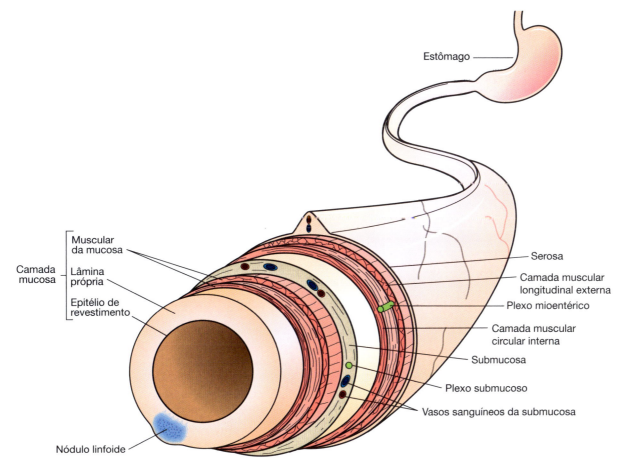

Figura 15.1 Representação esquemática do sistema digestório com as camadas da parede. (Redesenhada e adaptada de Gartner e Hiatt, 2007.)

A camada **muscular** contém células musculares lisas orientadas em espiral, divididas em duas subcamadas, de acordo com o direcionamento principal. Na subcamada mais interna (próxima do lúmen), a orientação é geralmente circular; na subcamada externa, é majoritariamente longitudinal. Entre essas duas subcamadas, observam-se o **plexo nervoso mioentérico** (ou **plexo de Auerbach**) e o tecido conjuntivo contendo vasos sanguíneos e linfáticos. Assim, as contrações da camada muscular, geradas e coordenadas pelos plexos nervosos, impulsionam e misturam o alimento ingerido no sistema digestório. Esses plexos são compostos principalmente de agregados de células nervosas (neurônios viscerais multipolares) que formam pequenos gânglios parassimpáticos. Uma rede rica em fibras pré e pós-ganglionares do sistema nervoso autônomo e algumas fibras sensoriais viscerais possibilitam comunicação entre esses gânglios. A quantidade de gânglios ao longo do sistema digestório é variável; eles são mais numerosos em regiões de maior motilidade. Ver mais informações em *Histologia aplicada – Doenças e motilidade*.

HISTOLOGIA APLICADA
Doenças e motilidade

 Em algumas doenças, como **megacólon congênito** (**doença de Hirschsprung**), **doença de Chagas** (infecção por *Trypanosoma cruzi*) e diabetes, os plexos nervosos no sistema digestório são bastante alterados, e muitos dos seus neurônios são destruídos. Isso resulta em distúrbios da motilidade, com dilatações frequentes em algumas áreas. Ainda sobre inervação, o sistema digestório recebe uma grande quantidade de fibras do sistema nervoso autônomo, e essa distribuição contribui para os efeitos desencadeados pelo estresse emocional sobre o sistema gastrintestinal – um fenômeno muito comum e importante em medicina psicossomática.

A **serosa** é formada por uma camada delgada de tecido conjuntivo frouxo, revestida por um epitélio pavimentoso simples, denominado **mesotélio**. Na cavidade abdominal, a serosa que reveste os órgãos é chamada de **peritônio visceral** e está em continuidade com o **mesentério** (membrana delgada revestida por mesotélio nos dois lados), que suporta os intestinos, e com o **peritônio parietal**, uma membrana serosa que reveste a parede da cavidade abdominal. Em locais em que o órgão está unido a outros órgãos ou estruturas, no entanto, a serosa é substituída por uma **adventícia** espessa, que consiste em tecido conjuntivo e, em algumas regiões, por tecido adiposo também, contendo vasos e nervos. Nesse caso, não há mesotélio. A determinação dessa camada ocorre durante a embriogênese, de acordo com o segmento e sua orientação.

As principais funções do revestimento epitelial da mucosa do tubo digestório são: prover uma barreira seletivamente permeável entre o conteúdo do lúmen e os tecidos do organismo; facilitar o transporte e a digestão do alimento; promover a absorção dos produtos dessa digestão; e produzir hormônios que regulem a atividade do sistema digestório. Algumas células contidas nessa camada produzem muco para lubrificação e proteção.

Cabe ressaltar que a lâmina própria, localizada logo abaixo do epitélio, é uma zona rica em macrófagos e células linfoides, e algumas dessas células produzem anticorpos ativamente. Esses anticorpos são principalmente do tipo imunoglobulina A (IgA), que é secretada para o lúmen ligada a uma proteína produzida pelas células epiteliais do revestimento intestinal. Esse complexo (sIgA) protege contra invasões virais e bacterianas. A sIgA existente nos sistemas respiratório, digestório e urinário é resistente à digestão por enzimas proteolíticas, podendo, portanto, coexistir com as proteases encontradas no lúmen. Além das células de defesa dispersas no tecido, há nódulos linfoides na lâmina própria e na camada submucosa, que protegem o organismo (em associação com o epitélio) da invasão bacteriana. A necessidade desse suporte imunológico é óbvia, porque todo o sistema digestório – com exceção da cavidade oral, do esôfago e do canal anal – é revestido por um epitélio simples, bastante vulnerável.

Cavidade oral

A cavidade oral é revestida por um epitélio pavimentoso estratificado, queratinizado ou não, dependendo da região. A camada queratinizada protege a mucosa oral de agressões mecânicas durante a mastigação e pode ser observada na gengiva e no palato duro. A lâmina própria nessas regiões contém várias papilas e repousa diretamente sobre o periósteo. Epitélio pavimentoso não queratinizado reveste o palato mole, os lábios, as bochechas e o assoalho da boca. A lâmina própria tem papilas similares às observadas na derme e é contínua com a submucosa, que contém glândulas salivares menores distribuídas difusamente. Nos lábios, observa-se uma transição do epitélio oral não queratinizado para o epitélio queratinizado da pele.

O palato mole contém, em seu centro, músculo estriado esquelético e numerosas glândulas mucosas e nódulos linfoides na submucosa.

Língua

A língua é uma massa de músculo estriado esquelético revestida por uma camada mucosa cuja estrutura varia de acordo com a região. As fibras musculares se entrecruzam em três planos; estão agrupadas em feixes, geralmente separados por tecido conjuntivo. A camada mucosa está fortemente aderida à musculatura, porque o tecido conjuntivo da lâmina própria penetra os espaços entre os feixes musculares. A superfície ventral (inferior) da língua é lisa, enquanto a superfície dorsal é irregular, recoberta anteriormente por uma grande quantidade de eminências pequenas, denominadas **papilas**. O terço posterior da superfície dorsal da língua é separado dos dois terços anteriores por uma região em forma de "V". Posteriormente a essa região, a superfície da língua apresenta saliências compostas principalmente de dois tipos de agregados linfoides: pequenos grupos de nódulos e tonsilas linguais, nas quais os nódulos linfoides se agregam ao redor de invaginações da camada mucosa, denominadas **criptas** (Figura 15.2).

Papilas linguais

Papilas são elevações do epitélio oral e da lâmina própria que assumem diversas formas e funções. Há quatro tipos (Figura 15.2): filiformes, fungiformes, foliadas e circunvaladas.

As **papilas filiformes** têm formato cônico alongado, são numerosas e estão sobre toda a superfície dorsal da língua; têm a função mecânica de fricção. Seu epitélio de revestimento, que não contém botões gustativos, é queratinizado.

As **papilas fungiformes** assemelham-se a cogumelos, tendo a base estreita e a porção superior mais superficial dilatada e lisa. Essas papilas, que contêm poucos botões gustativos em sua superfície superior, estão irregularmente distribuídas entre as papilas filiformes.

As **papilas foliadas** são pouco desenvolvidas em seres humanos, porém encontradas em macacos e coelhos. Elas consistem em duas ou mais rugas paralelas separadas por sulcos na superfície dorsolateral da língua, contendo muitos botões gustativos.

As **papilas circunvaladas** são 7 a 12 estruturas circulares grandes, cujas superfícies achatadas se estendem acima das outras papilas. Elas estão distribuídas na região do V lingual, na parte posterior da língua. Numerosas glândulas serosas (**glândulas de von Ebner**) secretam seu conteúdo no interior de uma profunda depressão que circunda cada papila. Esse arranjo similar a um fosso possibilita um fluxo contínuo de líquido sobre uma grande quantidade de botões gustativos ao longo das superfícies laterais dessas papilas. Esse fluxo é importante na remoção de partículas de alimentos da adjacência dos botões gustativos, para que eles possam receber e processar novos estímulos. As glândulas serosas também secretam uma lipase que provavelmente previne a formação de uma camada hidrofóbica sobre os botões gustativos, o que poderia prejudicar sua função. Além desse papel local, a **lipase lingual** é ativa no estômago e pode digerir até 30% dos triglicerídios da dieta. Outras glândulas salivares menores de secreção mucosa dispersas pela cavidade oral atuam do mesmo modo que as glândulas serosas associadas às papilas circunvaladas, auxiliando a função de botões gustativos encontrados em outras partes da cavidade oral, por exemplo, na porção anterior da língua.

Há pelo menos cinco qualidades na percepção humana de sabor: salgado, azedo, doce, amargo e o saboroso (*umami*, termo japonês para o sabor do glutamato monossódico). Todas essas qualidades podem ser percebidas em todas as regiões da língua que contêm **botões gustativos** (ver mais informações em *Para saber mais – Percepção do sabor dos alimentos*). Esses botões são estruturas em forma de cebola (Figura 15.3), cada uma contendo de 50 a 100 células. O botão repousa sobre uma lâmina basal, e, em sua porção apical, as células gustativas têm microvilosidades que se projetam por uma abertura denominada **poro gustativo**. Muitas das células têm função gustativa, enquanto outras têm função de suporte. Células basais indiferenciadas são responsáveis pela reposição de todos os tipos celulares.

PARA SABER MAIS
Percepção do sabor dos alimentos

Substâncias dissolvidas na saliva (gustantes) se difundem pelos poros, interagindo com receptores gustativos (TR1 ou TR2) na membrana superficial e basolateral das células. Esses receptores são acoplados a uma proteína G (gustaducina) e controlam a atividade de canais iônicos, que levam à despolarização das células gustativas, que, por sua vez, liberam neurotransmissores que estimulam fibras nervosas aferentes (Figura 15.3). Acredita-se que cada estímulo gustativo gere um padrão único de atividade envolvendo um alto número de neurônios, o que explicaria a discriminação dos sabores. Os receptores para o sabor azedo pertencem a uma família que se estima ter cerca de 40 a 80 proteínas.

Faringe

A faringe, uma região de transição entre a cavidade oral e os sistemas digestório e respiratório, forma uma área de comunicação entre a região nasal e a laringe. A faringe é revestida por epitélio pavimentoso estratificado não queratinizado na região contínua ao esôfago e por epitélio pseudoestratificado cilíndrico ciliado contendo células caliciformes nas regiões próximas à cavidade nasal.

A faringe contém as tonsilas (descritas no Capítulo 14, *Sistema Imune e Órgãos Linfoides*). A mucosa da faringe também tem muitas glândulas salivares menores de secreção mucosa em sua lâmina própria, composta de tecido conjuntivo. Os músculos constritores e longitudinais da faringe estão localizados mais externamente a essa camada.

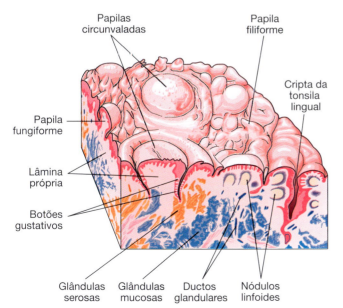

Figura 15.2 Superfície da língua na região próxima ao V lingual, entre as porções anterior e posterior. Note os nódulos linfoides, as tonsilas linguais, as glândulas e as papilas.

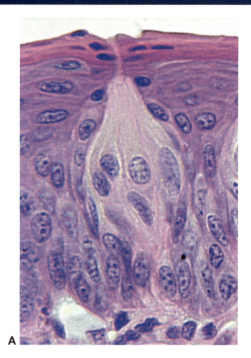

gengiva, as quais unem os dentes aos alojamentos ósseos denominados **alvéolos**, um para cada dente (Figura 15.4). A coroa é recoberta por um tecido mineralizado extremamente duro, chamado **esmalte**, e as raízes, por outro tecido mineralizado, o **cemento**. Essas duas coberturas se encontram no colo do dente. Localizada mais internamente, imediatamente abaixo do esmalte e do cemento, a **dentina** é outro tecido mineralizado que compõe a maior parte de um dente. Ela circunda um espaço denominado **cavidade pulpar**, preenchido com tecido conjuntivo frouxo muito vascularizado e inervado, chamado **polpa dental** (Figura 15.4). A cavidade pulpar contém uma porção coronária (**câmara pulpar**) e uma porção na raiz (**canal radicular**), estendendo-se até o ápice do dente, no qual um orifício (**forame apical**) possibilita a entrada e a saída de vasos sanguíneos, linfáticos e nervos da polpa. O **ligamento periodontal** é um tecido conjuntivo com feixes grossos de fibras colágenas inseridos no cemento e no osso alveolar, fixando o dente firmemente no alvéolo.

Dentina

A dentina é um tecido mineralizado mais duro que o osso, devido a um conteúdo mais elevado de sais de cálcio (70% do peso seco). É composta principalmente de fibrilas de colágeno tipo I, glicosaminoglicanos, fosfoproteínas, fosfolipídios e sais de cálcio na forma de **cristais de hidroxiapatita**. A matriz orgânica da dentina é secretada pelos **odontoblastos**, células localizadas na periferia da polpa, junto à dentina (Figuras 15.5 e 15.6). O odontoblasto é

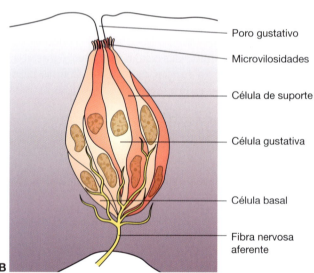

Figura 15.3 Fotomicrografia (**A**) e esquema de um botão gustativo (**B**). O esquema ilustra diversos tipos celulares (células basais, gustativas e de suporte) e fibras nervosas aferentes que, após estímulo, transmitirão a informação sensorial aos neurônios centrais associados à gustação. (Hematoxilina e eosina – HE. Grande aumento. Imagem de M. F. Santos.)

Dentes e estruturas associadas

Em seres humanos adultos, normalmente há **32 dentes permanentes**. Esses dentes estão dispostos em dois arcos bilateralmente simétricos nos ossos maxilar e mandibular, com oito dentes em cada quadrante: dois incisivos, um canino, dois pré-molares e três molares permanentes. Vinte desses dentes permanentes são precedidos por **dentes decíduos** (de leite); os restantes (molares permanentes) não têm precursores decíduos.

Cada dente tem uma porção que se projeta acima da **gengiva** – a **coroa** – e uma ou mais **raízes** abaixo da

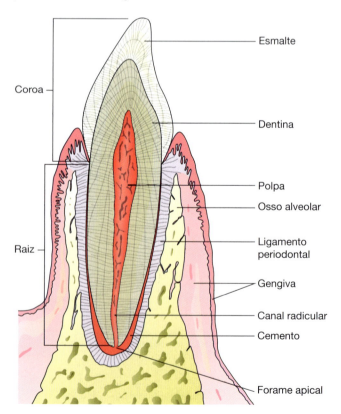

Figura 15.4 Diagrama de corte sagital de um dente incisivo posicionado no osso mandibular. (Adaptada, com autorização, de Leeson e Leeson, 1970.)

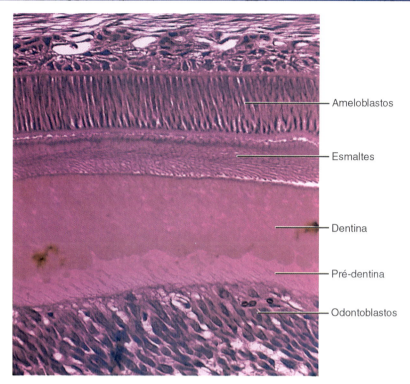

Figura 15.5 A fotomicrografia de um corte de dente imaturo mostra esmalte e dentina. Os ameloblastos (células produtoras de esmalte) e os odontoblastos (células produtoras de dentina) estão dispostos em paliçada. (Pararrosanilina e toluidina. Médio aumento.)

uma célula alongada que deposita a matriz orgânica apenas sobre a superfície dentinária. Essas células apresentam estrutura de células polarizadas secretoras de proteínas, com grânulos de secreção no citoplasma apical e um núcleo basal. Cada odontoblasto tem uma extensão apical ramificada que penetra perpendicularmente a dentina, percorrendo toda a sua extensão – os **prolongamentos odontoblásticos** (**fibras de Tomes**). Esses prolongamentos tornam-se gradualmente mais longos à medida que a dentina se torna mais espessa, ocupando canais estreitos denominados **túbulos dentinários**. Esses túbulos ramificam-se intensamente próximo da junção entre dentina e esmalte (Figura 15.6). Os prolongamentos odontoblásticos têm diâmetro de 3 a 4 μm próximo ao corpo celular, tornando-se cada vez mais delgados em sua porção distal, próximo ao esmalte e ao cemento. Ver mais informações em *Histologia aplicada – Nossos dentes*.

> **HISTOLOGIA APLICADA**
> **Nossos dentes**
>
> Diferentemente do osso, a dentina persiste por muito tempo como tecido mineralizado, mesmo após a morte dos odontoblastos. É possível, portanto, manter dentes cuja polpa e odontoblastos tenham sido destruídos por infecção ou traumatismo. A **endodontia** (tratamento de canal) remove os restos pulpares do canal radicular. Em dentes adultos, a destruição do esmalte que recobre a coroa por erosão devido ao uso, ou por cáries dentárias, geralmente estimula uma reação nos odontoblastos, levando-os a retomar ou acelerar a síntese de componentes dentinários. Essa reação protege os odontoblastos, distanciando-os da lesão, e pode ser estimulada por medicamentos locais contendo hidróxido de cálcio.

A matriz produzida pelos odontoblastos é inicialmente não mineralizada e denomina-se **pré-dentina** (Figuras 15.5 e 15.6). A mineralização da dentina em desenvolvimento começa quando vesículas circundadas por membrana – as **vesículas da matriz** – aparecem, produzidas pelos odontoblastos. Em virtude de um elevado conteúdo de íons cálcio e fosfato em seu interior, elas facilitam o aparecimento de cristais pequenos de hidroxiapatita que crescem e servem como sítios de nucleação para deposição adicional de minerais sobre as fibrilas colágenas circundantes.

A dentina é sensível a diversos estímulos, como calor, frio, traumatismo e pH ácido, sendo todos esses estímulos percebidos como dor. Embora a polpa seja muito inervada, a dentina contém poucas fibras nervosas amielínicas que penetram os túbulos em sua porção pulpar. De acordo com a teoria hidrodinâmica, os diferentes estímulos podem causar movimento de fluidos no interior do túbulo dentinário, estimulando assim as fibras nervosas localizadas junto aos prolongamentos odontoblásticos.

Esmalte

O esmalte é o componente mais duro do corpo humano, consistindo em cerca de 96% de mineral, cerca de 1% de matéria orgânica e 3% de água. Assim como em outros tecidos mineralizados, o componente inorgânico do esmalte é formado principalmente por cristais de hidroxiapatita. Outros íons como estrôncio, magnésio, chumbo e fluoreto, se existentes durante a síntese do esmalte, podem ser incorporados ou adsorvidos pelos cristais.

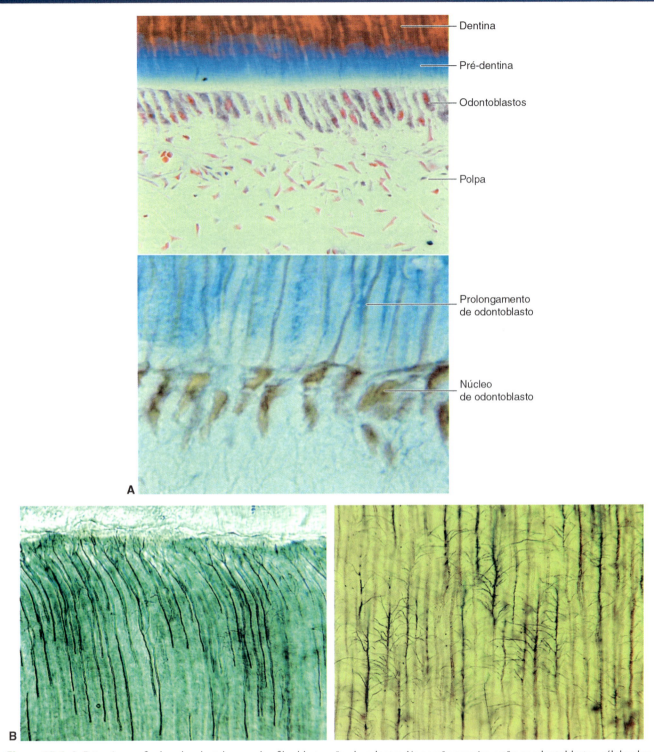

Figura 15.6 A. Fotomicrografia da polpa dental, na qual os fibroblastos são abundantes. Na *porção superior*, estão os odontoblastos, células das quais derivam os prolongamentos que penetram a dentina. A camada de pré-dentina está corada em azul, e a dentina, em vermelho. (Tricrômico de Mallory. Aumentos médio [*acima*] e grande [*abaixo*].) **B.** Fotomicrografias de um corte de dente mostrando os túbulos dentinários, originalmente ocupados pelos prolongamentos dos odontoblastos. *À esquerda*, porção inicial, próxima do esmalte (*acima*). *À direita*, porção média. Os processos ramificam-se em extensões delicadas (*abaixo*). (Grande aumento. Imagens de M. F. Santos.)

Apenas durante o desenvolvimento do dente, o esmalte é produzido por células de origem ectodérmica, os **ameloblastos** (ver Figura 15.5) (a maioria das outras estruturas dentais deriva do mesoderma ou de células da crista neural). A matriz orgânica do esmalte não é composta de fibrilas colágenas, e sim de pelo menos duas classes heterogêneas de proteínas denominadas **amelogeninas** e **enamelinas**. O papel dessas proteínas na organização do componente mineral do esmalte está sob investigação intensa.

O esmalte consiste em colunas alongadas – **prismas do esmalte** – que estão unidas entre si pelo **esmalte interprismático**. Tanto os prismas quanto o esmalte interprismático são formados por cristais de hidroxiapatita; eles diferem apenas na orientação dos cristais. Cada prisma se estende por toda a espessura da camada de esmalte e tem um trajeto sinuoso; o arranjo dos prismas em grupos é muito importante para as propriedades mecânicas do esmalte. Ver mais informações em *Histologia aplicada – Cárie dental*.

> **HISTOLOGIA APLICADA**
>
> Cárie dental
>
> A suscetibilidade dos cristais do esmalte à dissolução em pH ácido é a base da **cárie dental**. Alguns cristais do esmalte (p. ex., de fluorapatita) são menos suscetíveis que a hidroxiapatita.

Os ameloblastos (ver Figura 15.5) são células colunares altas que contêm numerosas mitocôndrias na região abaixo do núcleo. Retículo endoplasmático granuloso e um complexo de Golgi bem desenvolvido são observados acima do núcleo. Cada ameloblasto apresenta uma extensão apical, conhecida como **processo de Tomes**, que tem numerosos grânulos de secreção contendo as proteínas que constituem a matriz do esmalte. Após o término da síntese do esmalte, os ameloblastos formam um epitélio protetor que recobre a coroa até a erupção do dente. Essa função protetora é muito importante na prevenção de vários defeitos do esmalte.

Polpa dental

A polpa dental consiste em tecido conjuntivo frouxo. Seus principais componentes são odontoblastos, fibroblastos e uma matriz que contém fibrilas finas de colágeno e diversos glicosaminoglicanos (ver Figura 15.6).

A polpa é um tecido altamente vascularizado e inervado. Vasos sanguíneos e fibras nervosas mielinizadas penetram o dente pelo forame apical e ramificam-se. Algumas fibras nervosas perdem suas bainhas de mielina e estendem-se por uma curta distância no interior de túbulos dentinários. As fibras pulpares são sensíveis à dor, única modalidade sensorial reconhecida pelo dente.

Periodonto

O periodonto compreende as estruturas responsáveis por manter o dente nos ossos maxilar e mandibular. Ele consiste em **cemento**, **ligamento periodontal**, **osso alveolar** e **gengiva**.

Cemento

O cemento recobre a dentina radicular e assemelha-se em composição ao tecido ósseo, embora não contenha vasos sanguíneos e sistemas haversianos (Figura 15.7). É mais espesso na região apical da raiz, na qual podem

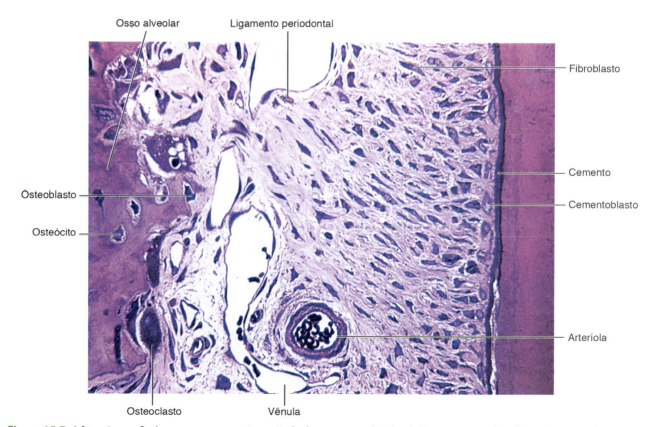

Figura 15.7 A fotomicrografia de um corte mostra a inserção do dente no osso alveolar via ligamento periodontal. Os vários osteoclastos observados devem-se ao fato de esse material ser proveniente de um animal jovem, no qual o osso está em constante remodelação durante o processo de erupção do dente. O ligamento é formado e mantido por fibroblastos dispostos de forma orientada. (Pararrosanilina e azul de toluidina. Médio aumento.)

ser encontrados os **cementócitos**, células com aspecto de osteócitos. Assim como os osteócitos, essas células ficam enclausuradas em **lacunas**; no entanto, os cementócitos quase não se comunicam entre si através de canalículos, e sua nutrição provém principalmente do ligamento periodontal. Assim como no tecido ósseo, o cemento é lábil e reage às forças às quais é submetido com reabsorção de tecido antigo ou produção de novo tecido. A produção contínua de cemento no ápice compensa o desgaste fisiológico dos dentes e mantém um contato próximo entre as raízes dos dentes e seus alvéolos. Comparado ao osso, o cemento tem atividade metabólica mais baixa porque não é irrigado por vasos sanguíneos. Essa característica torna possível a movimentação dos dentes por meio de aparelhos ortodônticos, sem que haja reabsorção radicular significativa.

Ligamento periodontal

O ligamento periodontal é composto de um tipo especial de tecido conjuntivo cujas fibras, arranjadas em feixes grossos (**fibras de Sharpey**), penetram o cemento do dente e as paredes ósseas do alvéolo, possibilitando movimentos limitados do dente. As fibras do ligamento são organizadas para suportar pressões exercidas durante a mastigação, o que evita a transmissão direta da pressão para o osso, um processo que poderia ocasionar reabsorção óssea localizada.

O colágeno do ligamento periodontal (ver mais informações em *Histologia aplicada – O colágeno e a ortodontia*) apresenta características que lembram aquelas de um tecido imaturo; tem elevado índice de renovação e grande quantidade de colágeno solúvel. O espaço entre os feixes de fibras é ocupado por glicosaminoglicanos.

HISTOLOGIA APLICADA

O colágeno e a ortodontia

 O elevado índice de renovação do colágeno no ligamento periodontal faz com que processos patológicos que afetem a síntese proteica ou de colágeno – deficiência de vitamina C, por exemplo (**escorbuto**) – causem atrofia do ligamento. Como consequência, os dentes tornam-se móveis em seus alvéolos e, em casos extremos, perdem-se. Essa plasticidade relativa do ligamento periodontal é importante porque possibilita a **intervenção ortodôntica**, que pode produzir alterações extensas na disposição dos dentes na arcada dentária.

Osso alveolar

O osso alveolar está em contato direto com o ligamento periodontal (ver Figura 15.7). Trata-se de um tipo de osso imaturo (osso primário) no qual as fibras colágenas não estão arranjadas no padrão lamelar típico do osso adulto. Muitas das fibras colágenas do ligamento periodontal estão dispostas em feixes que penetram esse osso e o cemento, formando uma espécie de ponte conectora entre essas duas estruturas. O osso mais próximo das raízes dos dentes forma o osso alveolar. Vasos sanguíneos atravessam o osso alveolar e penetram o ligamento periodontal ao longo da raiz, formando os **vasos perfurantes**. Alguns vasos e nervos dirigem-se ao forame apical da raiz, a fim de penetrar a polpa.

Gengiva

A gengiva é uma membrana mucosa firmemente aderida ao periósteo dos ossos maxilar e mandibular. É composta de epitélio pavimentoso estratificado e lâmina própria contendo numerosas papilas conjuntivas. Uma parte muito especializada desse epitélio, denominada **epitélio juncional**, está unida ao esmalte do dente por meio de uma cutícula que se assemelha a uma lâmina basal espessa. As células epiteliais estão aderidas a essa cutícula por meio de hemidesmossomos. Entre o esmalte e o epitélio localizado acima do epitélio juncional está o **sulco gengival**, com profundidade de até 3 mm, circundando a coroa. Durante o exame clínico, a medida dessa profundidade do sulco gengival é muito importante e pode indicar a existência de doença periodontal.

Esôfago

O **esôfago** é um tubo muscular cuja função é transportar o alimento da boca para o estômago. De modo geral, o esôfago contém as mesmas camadas que o resto do tubo digestório (ver Figura 15.1). A mucosa esofágica é revestida por um epitélio pavimentoso estratificado não queratinizado (Figura 15.8). Na lâmina própria da região próxima do estômago, há grupos de glândulas, as **glândulas esofágicas da cárdia**, que secretam muco. Na submucosa, também existem grupos de glândulas secretoras de muco, as **glândulas esofágicas**, cuja secreção facilita o transporte de alimento e protege a mucosa (Figura 15.8). Na porção proximal do esôfago, a camada muscular consiste exclusivamente em fibras estriadas esqueléticas (esfíncter superior, importante para a deglutição); na porção média, há uma mistura de musculatura estriada esquelética e lisa; na porção distal, há células musculares lisas (não se define um esfíncter anatômico, apenas funcional). Somente a porção do esôfago que está na cavidade peritoneal é recoberta por uma membrana serosa. O restante é envolvido por uma camada de tecido conjuntivo, a adventícia, que se mistura com o tecido conjuntivo circundante.

Estômago

O estômago é responsável pela digestão parcial dos alimentos e pela secreção de enzimas e hormônios (**funções exócrinas e endócrinas**). Trata-se de um segmento dilatado do sistema digestório, cuja função principal é transformar o bolo alimentar em uma massa viscosa (**quimo**) por meio da atividade muscular e química. A digestão química se deve a: continuação da digestão de carboidratos iniciada na boca; adição de um fluido ácido (**HCl**) ao alimento ingerido; digestão parcial de proteínas (ação da **pepsina**); e digestão parcial de triglicerídios (lipases

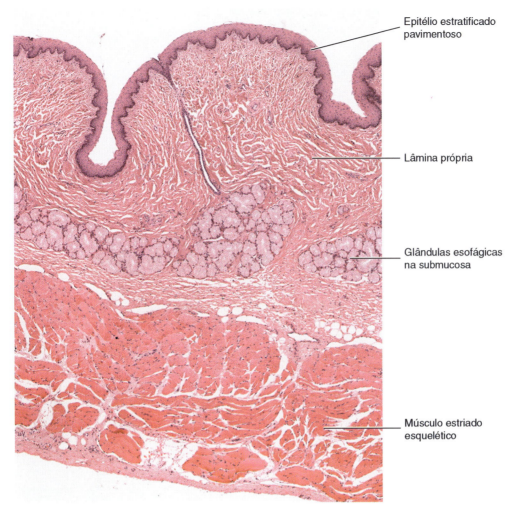

Figura 15.8 Fotomicrografia de um corte na região proximal do esôfago. Glândulas mucosas são verificadas na submucosa; observa-se músculo estriado na camada muscular. (HE. Pequeno aumento. Imagem de P. Gama.)

gástrica e lingual). O estômago também produz **fator intrínseco** (ver adiante) e hormônios.

No estômago, são identificadas quatro regiões: **cárdia**, **fundo**, **corpo** e **piloro** (ou **antro**) (Figura 15.9). As regiões do fundo e do corpo apresentam estrutura microscópica idêntica e, portanto, apenas três regiões são consideradas histologicamente. As camadas mucosa e submucosa do estômago não distendido repousam sobre dobras direcionadas longitudinalmente. Quando o estômago está distendido pela ingestão de alimentos, essas dobras se achatam.

Mucosa

A mucosa gástrica é formada por **epitélio glandular**, cuja unidade secretora é tubular e ramificada e desemboca na superfície, em uma área denominada **fosseta gástrica** (Figura 15.9). Em cada região do estômago, as glândulas apresentam morfologia característica. Todo o epitélio gástrico está em contato com o tecido conjuntivo frouxo (**lâmina própria**), que contém células musculares lisas e células linfoides. Separando a mucosa da submucosa adjacente, há uma camada de músculo liso, a **muscular da mucosa** (Figuras 15.9 e 15.10).

Quando a superfície luminal do estômago é observada ao microscópio em pequeno aumento, numerosas invaginações do epitélio de revestimento são vistas; são as aberturas das fossetas gástricas.

O epitélio que recobre a superfície do estômago e reveste as fossetas é colunar simples, e todas as células secretam muco alcalino (Figuras 15.9 a 15.11), composto de água (95%), glicoproteínas e lipídios. O bicarbonato, também secretado por essas células, forma um gradiente de pH que varia de 1 (porção luminal) a 7 (superfície celular). A parte do muco que está firmemente aderida ao glicocálice das células epiteliais é muito efetiva na proteção, enquanto a parte menos aderida (luminal) é mais solúvel, sendo parcialmente digerida pela pepsina e misturada com o conteúdo luminal. Assim, o muco forma uma espessa camada que protege as células da acidez do estômago.

As junções de oclusão entre as células superficiais e da fosseta também participam da barreira de proteção na mucosa gástrica. Finalmente, a rede de vasos na lâmina própria e na submucosa possibilita a nutrição e a remoção

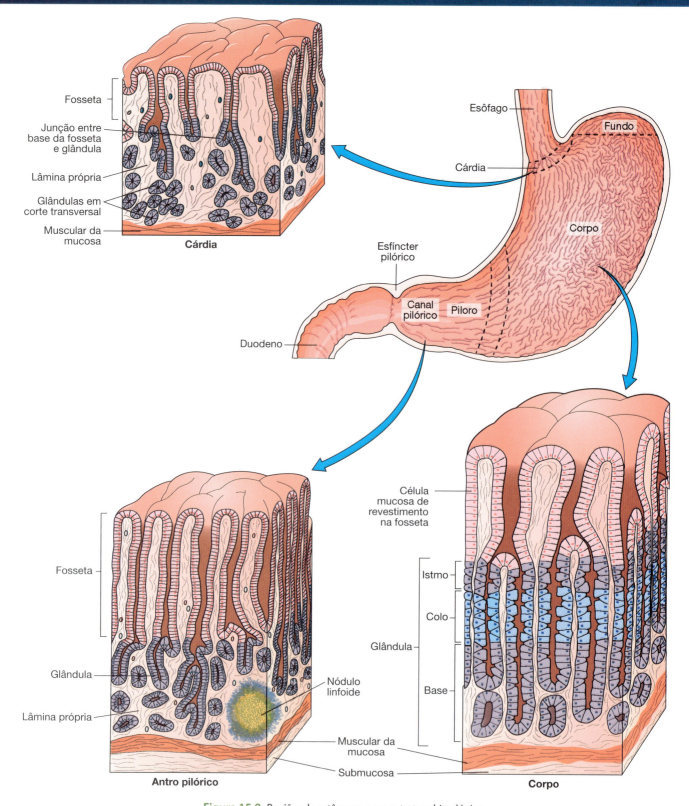

Figura 15.9 Regiões do estômago e sua estrutura histológica.

de metabólitos tóxicos das células mucosas superficiais; dessa maneira, funciona como mais um fator de proteção.

Assim como o ácido hidroclorídrico (HCl), a pepsina e as lipases (lingual e gástrica) também devem ser consideradas como fatores endógenos de agressão à mucosa de revestimento do estômago.

Regiões do estômago
Cárdia

A cárdia é uma banda circular estreita, com cerca de 1,5 a 3 cm de largura, na transição entre o esôfago e o estômago (ver Figura 15.9). Sua mucosa contém glândulas

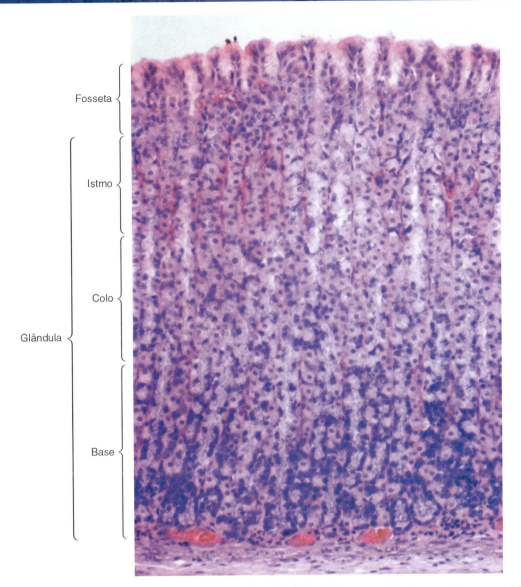

Figura 15.10 Fotomicrografia de um corte de estômago mostrando as glândulas gástricas na região do corpo. Observe o epitélio superficial secretor de muco. Células parietais (eosinófilas) predominam nas regiões do istmo e do colo da glândula; células zimogênicas (basófilas) predominam na base da glândula. (HE. Pequeno aumento. Imagem de P. Gama.)

tubulares simples ou ramificadas, denominadas **glândulas da cárdia**. As porções terminais dessas glândulas são frequentemente enoveladas, com lúmen amplo. Muitas das células secretoras produzem muco e lisozima (uma enzima que destrói a parede de bactérias), mas algumas poucas células parietais produtoras de H⁺ e Cl⁻ (que formarão HCl no lúmen) também podem ser encontradas.

Fundo e corpo

A mucosa nas regiões do fundo e do corpo está preenchida por glândulas tubulares, das quais três a sete se abrem em cada fosseta gástrica. As glândulas contêm três regiões distintas: **istmo**, **colo** e **base** (ver Figura 15.9). A distribuição dos diferentes tipos celulares epiteliais nas glândulas gástricas não é uniforme (ver Figuras 15.9 e 15.10). O istmo tem **células mucosas** em diferenciação que substituirão as células da fosseta e as superficiais, **células-tronco** e **células parietais** (**oxínticas**). O colo contém **células em diferenciação, mucosas do colo** (distintas das mucosas do istmo e da superfície) e **parietais** (oxínticas); a base das glândulas contém principalmente células parietais e **zimogênicas** (**principais**), e poucas células-tronco (ver Figura 15.10). Células **enteroendócrinas** estão distribuídas pelo colo e pela base das glândulas.

Células-tronco

Encontradas na região do istmo, as células-tronco são colunares baixas com núcleos ovais próximos da base das células. Algumas células-filhas já comprometidas com a linhagem de células superficiais migram nessa direção (incluindo a fosseta) para repor as células mucosas, que se renovam a cada 4 a 7 dias. Outras células-filhas migram mais profundamente nas glândulas e se diferenciam em células mucosas do colo ou parietais, zimogênicas ou

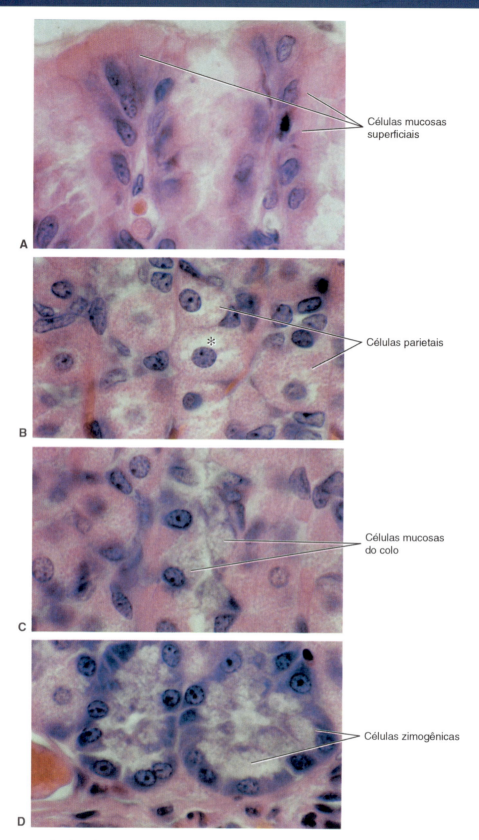

Figura 15.11 Fotomicrografias dos diferentes tipos celulares da mucosa gástrica. **A.** Células mucosas superficiais, responsáveis pelo revestimento e pela secreção de muco. **B.** Células parietais, produtoras de HCl. Observe o canalículo aberto (*) e a quantidade de mitocôndrias. **C.** Células mucosas do colo, responsáveis pela produção de muco na porção glandular. Observe como estão entremeadas a células parietais. **D.** Células zimogênicas, produtoras de pepsinogênio. (HE. Grande aumento. Imagens de P. Gama.)

enteroendócrinas. Uma segunda população de células-tronco encontra-se na base da glândula, sendo distinta molecularmente das células-tronco encontradas no istmo. Na base, essas células contribuem com a reposição de células zimogênicas e participam de processos patogênicos, que podem levar à metaplasia.

Células mucosas do colo

Essas células são observadas agrupadas ou isoladamente entre as células parietais no colo das glândulas gástricas (ver Figura 15.11). Elas têm formato irregular, com os núcleos na base das células e os grânulos de secreção próximos da superfície apical. O tipo de mucina secretada (mucina 6) é diferente daquela proveniente das células epiteliais mucosas da superfície (mucina 2) e tem, inclusive, propriedades antibióticas.

Células parietais (oxínticas)

Células parietais (ver adiante mais informações em *Histologia aplicada – Gastrite atrófica*) são observadas principalmente no istmo e no colo das glândulas gástricas e são mais escassas na base. São células arredondadas ou piramidais, com núcleo esférico que ocupa posição central e citoplasma intensamente eosinofílico (ver Figura 15.11). As características mais marcantes observáveis ao microscópio eletrônico em células que estão secretando ativamente são a abundância de mitocôndrias (eosinofílicas) e a invaginação circular profunda da membrana plasmática apical, formando um canalículo intracelular (Figuras 15.12 e 15.13; ver Figura 15.11). Na célula em repouso, muitas estruturas tubulovesiculares podem ser observadas na região apical logo abaixo da membrana plasmática (*à esquerda*, na Figura 15.13). Nessa fase, a célula contém poucos microvilos. Quando estimulada a produzir H^+ e Cl^-, as estruturas tubulovesiculares se fundem com a membrana celular para formar o canalículo e mais microvilos (MV, na Figura 15.12), provendo assim um aumento generoso na superfície da membrana celular, na qual irá ocorrer o transporte dos íons (Figura 15.13, *à direita*, e mais informações em *Para saber mais – A acidez estomacal*).

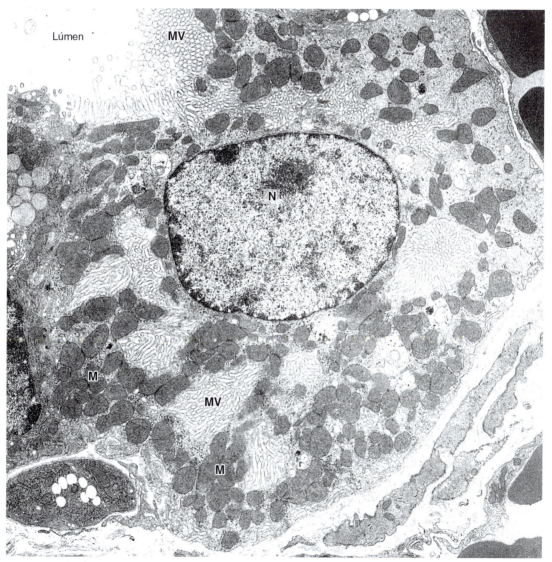

Figura 15.12 Micrografia eletrônica de uma célula parietal parcialmente ativada. Observe o núcleo (N), os microvilos (MV) salientando-se no canalículo intracelular e a grande quantidade de mitocôndrias (M). (10.200×. Cortesia de S. Ito.)

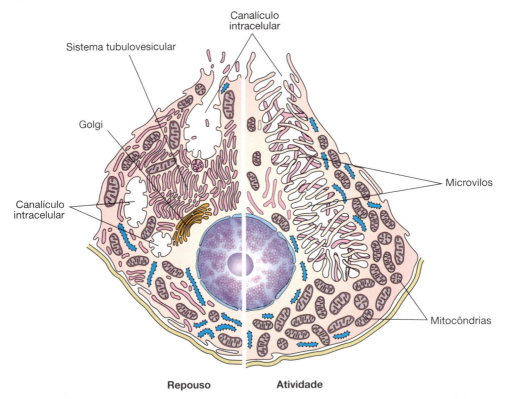

Figura 15.13 O diagrama composto de uma célula parietal mostra as diferenças estruturais existentes entre uma célula em repouso (à *esquerda*) e uma célula ativa (à *direita*). Note que as estruturas tubulovesiculares no citoplasma da célula em repouso se fundem para formar os microvilos que preenchem o canalículo intracelular. (Adaptada de Ito e Schofield, 1974.)

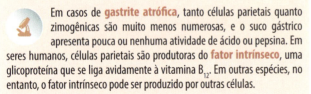

HISTOLOGIA APLICADA
Gastrite atrófica

Em casos de **gastrite atrófica**, tanto células parietais quanto zimogênicas são muito menos numerosas, e o suco gástrico apresenta pouca ou nenhuma atividade de ácido ou pepsina. Em seres humanos, células parietais são produtoras do **fator intrínseco**, uma glicoproteína que se liga avidamente à vitamina B_{12}. Em outras espécies, no entanto, o fator intrínseco pode ser produzido por outras células.

O complexo de vitamina B_{12} e o fator intrínseco são absorvidos por pinocitose pelas células do íleo – o que explica por que a perda do fator intrínseco pode levar à deficiência de vitamina B_{12}. Essa condição resulta em um distúrbio no mecanismo de formação de hemácias conhecido como **anemia perniciosa**, geralmente causada por **gastrite atrófica**. Em certa porcentagem dos casos, a anemia perniciosa parece ser uma doença autoimune porque anticorpos contra proteínas da célula parietal são frequentemente detectados no sangue de portadores dessa doença.

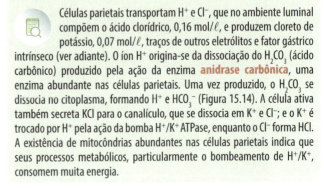

PARA SABER MAIS
A acidez estomacal

Células parietais transportam H^+ e Cl^-, que no ambiente luminal compõem o ácido clorídrico, 0,16 mol/ℓ, e produzem cloreto de potássio, 0,07 mol/ℓ, traços de outros eletrólitos e fator gástrico intrínseco (ver adiante). O íon H^+ origina-se da dissociação do H_2CO_3 (ácido carbônico) produzido pela ação da enzima **anidrase carbônica**, uma enzima abundante nas células parietais. Uma vez produzido, o H_2CO_3 se dissocia no citoplasma, formando H^+ e HCO_3^- (Figura 15.14). A célula ativa também secreta KCl para o canalículo, que se dissocia em K^+ e Cl^-; e o K^+ é trocado por H^+ pela ação da bomba H^+/K^+ ATPase, enquanto o Cl^- forma HCl. A existência de mitocôndrias abundantes nas células parietais indica que seus processos metabólicos, particularmente o bombeamento de H^+/K^+, consomem muita energia.

A atividade das células parietais é desencadeada ou aumentada por vários mecanismos, como o estímulo parassimpático (terminações nervosas colinérgicas), histamina e um polipeptídio denominado **gastrina**. Gastrina e histamina são potentes estimulantes da produção de ácido clorídrico, sendo ambos secretados pela mucosa gástrica. A gastrina também apresenta efeito trófico na mucosa gástrica, estimulando o seu crescimento.

Células zimogênicas (principais)

Células zimogênicas predominam na região basal das glândulas gástricas (ver Figuras 15.10 e 15.11) e apresentam todas as características de células que sintetizam e exportam proteínas. Sua basofilia deve-se ao retículo endoplasmático granuloso abundante. Os grânulos em seu citoplasma contêm uma proenzima, o **pepsinogênio**, que é rapidamente convertido na enzima proteolítica **pepsina** após ser secretado no ambiente ácido do estômago. Há sete pepsinas diferentes no suco gástrico humano, e todas ativas em pH menor que 5. Em seres humanos, as células zimogênicas também produzem a enzima **lipase**.

Células enteroendócrinas

Células enteroendócrinas são encontradas principalmente próximo da base das glândulas gástricas (Figura 15.15). Diversos hormônios são secretados ao longo do sistema

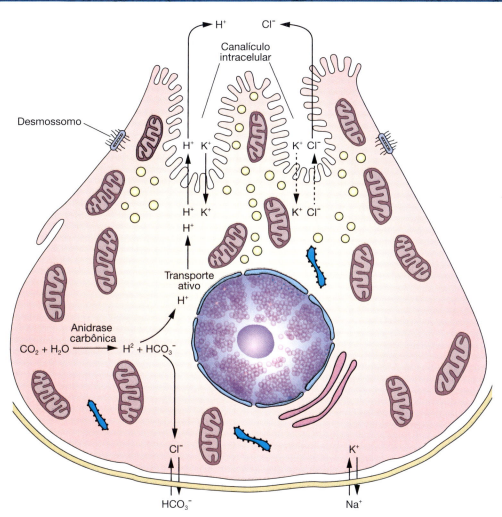

Figura 15.14 O diagrama da célula parietal mostra os principais passos na síntese do ácido clorídrico. Sob a ação da enzima anidrase carbônica, CO_2 e água produzem o ácido carbônico (H_2CO_3). Esse ácido dissocia-se em um íon bicarbonato (HCO_3^-) e um próton H^+, o qual é bombeado para o lúmen do estômago em troca de um potássio (K^+), por meio de uma ATPase H^+/K^+ (bomba gástrica). A célula ativada transporta KCl passivamente; o K^+ é trocado pelo H^+, enquanto o Cl^- é importante para a formação do HCl. A elevada concentração intracelular de K^+ é mantida pela bomba de Na^+/K^+ localizada na membrana basal. O íon bicarbonato é trocado pelo Cl^- na membrana basal e retorna ao sangue, sendo responsável por uma elevação detectável no pH sanguíneo durante a digestão. Esse íon é utilizado pelas células mucosas superficiais para síntese do muco protetor da parede do estômago.

digestório (Quadro 15.1). Na região do corpo do estômago, a **5-hidroxitriptamina** (serotonina) e a **grelina** são os principais produtos de secreção. No antro, a **gastrina** (células G) constitui o principal hormônio secretado e é essencial para diversas funções gástricas.

Piloro (antro pilórico)

O piloro (do grego, "porteiro") contém fossetas gástricas profundas, nas quais as **glândulas pilóricas** tubulosas simples ou ramificadas se abrem. Comparada à região da cárdia, a região pilórica apresenta fossetas mais longas e glândulas mais curtas (Figura 15.16). Essas glândulas secretam muco, assim como quantidades apreciáveis da enzima lisozima. A região pilórica contém muitas **células G**, intercaladas com células mucosas. Estímulo parassimpático, presença de aminoácidos e aminas no lúmen, bem como distensão da parede do estômago, estimulam diretamente a atividade das células G, que liberam gastrina, a qual, por sua vez, ativa a produção de ácido pelas células parietais.

Outras camadas do estômago

A **submucosa** é composta de tecido conjuntivo moderadamente denso que contém vasos sanguíneos e linfáticos; além das células em geral encontradas no tecido conjuntivo, está infiltrada por células linfoides e macrófagos. As camadas **musculares** são compostas de fibras musculares lisas orientadas em três direções principais. A camada externa é longitudinal, a média é circular e a interna é oblíqua. No piloro, a camada média encontra-se muito mais espessa para formar o **esfíncter pilórico**. O estômago é revestido por uma membrana **serosa** delgada.

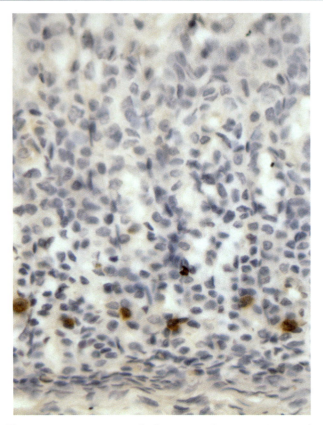

Figura 15.15 Fotomicrografia de um corte da mucosa gástrica submetido à imuno-histoquímica para localização de células X/A *like* produtoras de grelina. (Médio aumento. Imagem de N. M. Bittar-Rodrigues e P. Gama.)

Intestino delgado

O intestino delgado é o sítio terminal de digestão dos alimentos, absorção de nutrientes e secreção endócrina.

Os processos de digestão são completados no intestino delgado, no qual os nutrientes (produtos da digestão) são absorvidos pelas células epiteliais de revestimento. O intestino delgado é relativamente longo –

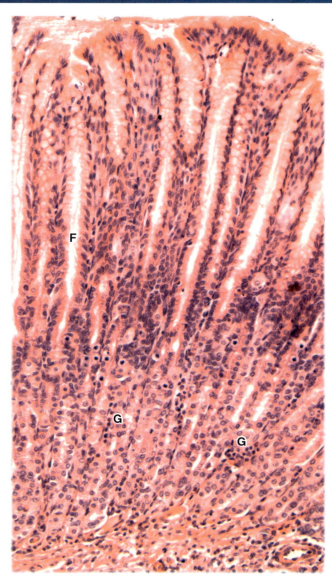

Figura 15.16 Fotomicrografia de um corte da região do antro pilórico do estômago. Observe as fossetas gástricas profundas (F) com glândulas curtas (G). (HE. Pequeno aumento. Imagem de P. Gama.)

Quadro 15.1 Principais células enteroendócrinas do sistema digestório.

Tipo celular e localização	Hormônio produzido	Efeito principal
G – estômago (piloro)	Gastrina	Estimula a secreção gástrica ácida
S – intestino delgado	Secretina	Secreção pancreática rica em bicarbonato (alcalina) e água
K – intestino delgado	Polipeptídio inibidor gástrico (GIP)	Inibe a secreção de HCl pelo estômago; estimula a secreção de insulina
L – intestino delgado	Glicentina (similar ao glucagon – GLP1)	Inibe a secreção de HCl pelo estômago; estimula a secreção de insulina
I – intestino delgado	Colecistoquinina (CCK)	Secreção de enzimas pancreáticas; contração da vesícula biliar
D – estômago (piloro), duodeno	Somatostatina	Inibição localizada de outras células enteroendócrinas e da proliferação celular gástrica
Mo – intestino delgado	Motilina	Aumenta a motilidade intestinal
EC – trato digestório	Serotonina, substância P	Aumenta a motilidade intestinal
D_1 – trato digestório	Polipeptídio intestinal vasoativo (VIP)	Eliminação de água e íons; aumenta a motilidade intestinal
X/A *like* – preferencialmente no estômago	Grelina (ou ghrelina, de *Gh-relin*)	Estimula a liberação do hormônio do crescimento; aumenta o apetite e a ingestão alimentar (hormônio orexigênico)

aproximadamente 5 m – e consiste em três segmentos: **duodeno**, **jejuno** e **íleo** (ver Figura 15.31, mais adiante), os quais apresentam muitas características em comum, que serão discutidas em conjunto. O comprimento do órgão é um dos fatores importantes para o aumento de superfície de contato com o bolo alimentar, como será discutido a seguir.

Camada mucosa

A parede do intestino delgado apresenta várias estruturas que ampliam a sua superfície, aumentando assim a área disponível para absorção de nutrientes. Quando observado a olho nu, o revestimento do intestino delgado apresenta uma série de pregas permanentes, *plicae circularis*, em forma semilunar, circular ou espiral, que consistem em dobras da mucosa e da submucosa. Essas pregas são mais desenvolvidas no jejuno e, embora sejam frequentemente observadas no duodeno e no íleo, não são características desses órgãos. Na camada mucosa, as **vilosidades intestinais** ou **vilos** são projeções alongadas formadas pelo epitélio e pela lâmina própria, com cerca de 0,5 a 1,5 mm de comprimento (Figuras 15.17 e 15.18). No duodeno, têm forma de folhas, gradualmente assumindo forma de dedos à medida que se aproximam do íleo (Figura 15.17; ver Figura 15.31, mais adiante).

O epitélio de revestimento dos **vilos** é do tipo cilíndrico simples e representa o compartimento funcional da mucosa, em termos de digestão e absorção. É formado principalmente por células absortivas (**enterócitos**) e células caliciformes (Figuras 15.17, 15.19 e 15.20), porém observam-se também as células enteroendócrinas, e raras células de tufo (*tuft cells*). O epitélio dos vilos se continua com o epitélio das **criptas**, que, por sua vez, contêm algumas células absortivas e caliciformes, células enteroendócrinas, células de Paneth, células M (íleo) e células-tronco (Figuras 15.17 e 15.21). A cripta tem formato tubular e representa o compartimento proliferativo da camada mucosa do intestino (Figura 15.21).

Células absortivas (ver mais informações em *Para saber mais – Absorção*) são células colunares altas, cada uma com um núcleo oval em sua porção basal. No ápice de cada célula, a membrana plasmática se projeta para o lúmen (**microvilosidade**), criando a **borda em escova** (Figura 15.19), que pode ser observada ao microscópio de luz. Quando observada ao microscópio eletrônico, a borda em escova é vista como um conjunto de **microvilosidades** densamente agrupadas (Figuras 15.19 e 15.20). Cada microvilosidade mede aproximadamente 1 μm em altura por 0,1 μm de diâmetro. A membrana celular envolve um eixo de microfilamentos de actina associados a fimbrina e vilina (proteínas do citoesqueleto) (Figuras 15.20 e 15.22). Estima-se que cada célula absortiva tenha em média 3 mil microvilosidades e que 1 mm² de mucosa contenha cerca de 200 milhões dessas estruturas. Ver mais informações em *Histologia aplicada – Deficiência de absorção*.

Pregas, vilosidades e microvilosidades aumentam muito a superfície de revestimento intestinal. Calcula-se

> ### PARA SABER MAIS
> **Absorção**
>
> A função mais importante das células absortivas é internalizar as moléculas nutrientes produzidas durante a digestão. Enzimas como as dissacaridases e dipeptidases são produzidas pelas células absortivas e podem fazer parte da membrana plasmática (glicocálice) nas microvilosidades. Essas enzimas hidrolisam os dissacarídios e dipeptídios em monossacarídios e aminoácidos, que são absorvidos por meio de transporte ativo. A digestão lipídica ocorre principalmente como resultado da ação conjunta da lipase pancreática e da bile. Em seres humanos, grande parte da absorção lipídica ocorre no duodeno e no jejuno proximal. As Figuras 15.23 e 15.24 ilustram esse processo de absorção.

> ### HISTOLOGIA APLICADA
> **Deficiência de absorção**
>
> Deficiências de dissacaridases têm sido descritas em doenças humanas caracterizadas por distúrbios digestivos. Algumas dessas deficiências enzimáticas parecem ter origem genética. A absorção de nutrientes também se encontra muito prejudicada em doenças marcadas pela atrofia da mucosa intestinal, causadas por infecções ou deficiências nutricionais, gerando a síndrome da má absorção.

que as pregas aumentem a superfície intestinal em cerca de três vezes, as vilosidades, em 10 vezes e as microvilosidades, em cerca de 20 vezes. Em conjunto, esses processos são responsáveis por um aumento de aproximadamente 600 vezes na superfície intestinal, resultando em uma área aproximada de 200 m².

Células caliciformes estão distribuídas entre as células absortivas (Figuras 15.17 e 15.19). Elas são menos abundantes no duodeno e aumentam em número em direção ao íleo (Figura 15.31, mais adiante). Essas células produzem glicoproteínas ácidas do tipo **mucina**, que são hidratadas e formam ligações cruzadas entre si para originar o muco, cuja função principal é proteger e lubrificar o revestimento do intestino.

Células de tufo estão localizadas entre as células absortivas, têm formato de balão e apresentam alguns microvilos em sua superfície, que se conectam por meio de microfilamentos e microtúbulos com o citoplasma apical. Essas células funcionam como sensores ao identificar e detectar parasitas no lúmen intestinal, disparam uma resposta imunológica e comunicam-se com as células vizinhas por meio de projeções de membrana e com os plexos nervosos intestinais.

Células de Paneth, localizadas na porção basal das criptas intestinais, são células exócrinas com grandes grânulos de secreção eosinofílicos em seu citoplasma apical. Esses grânulos contêm **lisozima** e defensina, enzimas que podem permeabilizar e digerir a parede de bactérias (Figuras 15.17, 15.21 e 15.25). Em virtude de sua atividade antibacteriana, a lisozima também exerce controle sobre a microbiota intestinal. Essas células são importantes para manter a organização do nicho de células-tronco. Ver mais informações em *Para saber mais – Células-tronco*.

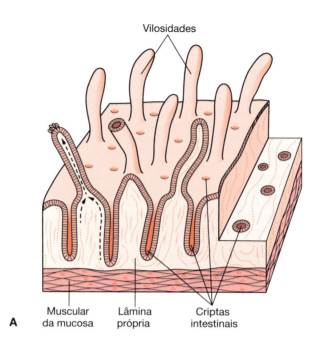
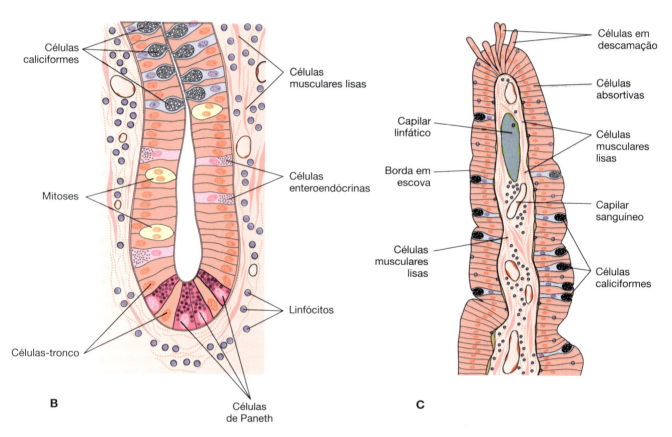

Figura 15.17 Diagramas que ilustram a estrutura do intestino delgado. **A.** O intestino delgado em pequeno aumento. Devido à atividade mitótica constante das células localizadas nas criptas e à migração dessas células em direção à superfície, o epitélio intestinal é constantemente renovado. Observe as criptas intestinais. **B.** As criptas intestinais são revestidas por epitélio intestinal e células caliciformes (*porção superior*). Na *porção inferior*, células epiteliais imaturas são frequentemente observadas em mitose; observe também as células de Paneth e as células enteroendócrinas. À medida que células imaturas migram, elas se diferenciam. Proliferação e diferenciação celular ocorrem simultaneamente nas criptas. **C.** O diagrama da vilosidade mostra o revestimento epitelial colunar com sua borda em escova, um número moderado de células caliciformes e de linfócitos intraepiteliais (não representados). Capilares sanguíneos, um capilar linfático, células musculares lisas e linfócitos podem ser observados na lâmina própria. Células estão sendo descamadas na superfície do vilo. (Adaptada, com autorização, de Ham, 1969.)

Capítulo 15 | Sistema Digestório 329

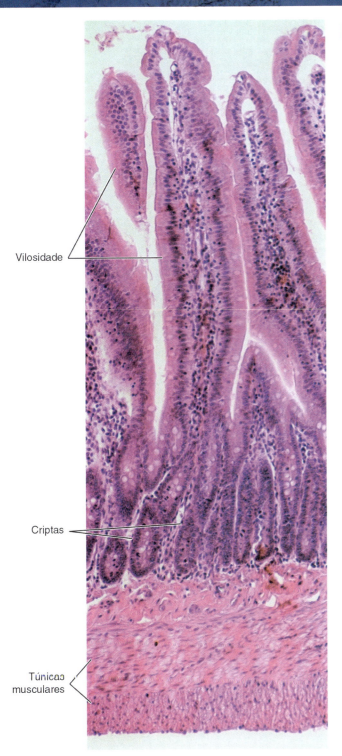

Figura 15.18 Fotomicrografia da parede do intestino delgado. Observe as vilosidades e as criptas na mucosa. A submucosa não é visível neste corte. Note as túnicas musculares bem desenvolvidas. (HE. Médio aumento. Imagem de P. Gama.)

Células-tronco estão localizadas no terço basal da cripta, entre as células de Paneth (ver Figura 15.37, mais adiante).

Células M (*microfold*) são células epiteliais especializadas que recobrem folículos linfoides das **placas de Peyer**, localizadas no íleo. Essas células são caracterizadas por numerosas invaginações basais que contêm muitos linfócitos e células apresentadoras de antígenos, como os macrófagos. Células M podem captar antígenos por endocitose e transportá-los para os macrófagos e as células linfoides subjacentes, as quais migram então para outros compartimentos do sistema linfoide (nódulos), em que são iniciadas respostas imunológicas contra esses antígenos. Células M representam, portanto, um elo importante na defesa imunológica intestinal (Figuras 15.26 a 15.28). A lâmina basal sob as células M é descontínua, facilitando o trânsito de células entre o tecido conjuntivo e as células M (Figuras 15.26 e 15.27).

A extensa superfície mucosa do sistema digestório está exposta a muitos microrganismos potencialmente invasivos. Imunoglobulinas da classe IgA (discutida anteriormente), encontradas nas secreções, são sintetizadas por plasmócitos e formam a primeira linha de defesa. Outro mecanismo protetor é formado pelas junções intercelulares oclusivas que fazem da camada de células epiteliais uma barreira para a penetração de microrganismos. Além disso, e, provavelmente, servindo como a principal barreira protetora, o sistema digestório também contém macrófagos e grande quantidade de linfócitos (Figura 15.28), localizados tanto na mucosa quanto na submucosa. Juntas, essas células formam o tecido linfoide associado ao sistema digestório (GALT, do inglês *gastrointestinal associated lymphoid tissue*).

Células endócrinas do intestino

Além das células já discutidas, o intestino contém células amplamente distribuídas com características do **sistema neuroendócrino difuso**. Os principais tipos descritos até o momento estão resumidos no Quadro 15.1.

Sob estímulo, essas células liberam seus grânulos de secreção por exocitose e os hormônios podem então exercer efeitos parácrinos (locais) ou endócrinos (via sangue). Células secretoras de polipeptídios do sistema digestório podem ser classificadas de duas maneiras: **tipo aberto**, nas quais o ápice da célula apresenta microvilosidades e está em contato com o lúmen do órgão (Figura 15.29), e **tipo fechado**, nas quais o ápice da célula está recoberto por outras células epiteliais. No intestino delgado, as células endócrinas do tipo aberto são mais alongadas que as células absortivas adjacentes; têm microvilosidades

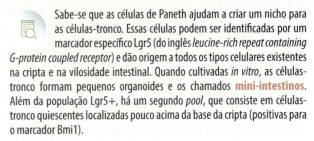

PARA SABER MAIS

Células-tronco

Sabe-se que as células de Paneth ajudam a criar um nicho para as células-tronco. Essas células podem ser identificadas por um marcador específico Lgr5 (do inglês *leucine-rich repeat containing G-protein coupled receptor*) e dão origem a todos os tipos celulares existentes na cripta e na vilosidade intestinal. Quando cultivadas *in vitro*, as células-tronco formam pequenos organoides e os chamados **mini-intestinos**. Além da população Lgr5+, há um segundo *pool*, que consiste em células-tronco quiescentes localizadas pouco acima da base da cripta (positivas para o marcador Bmi1).

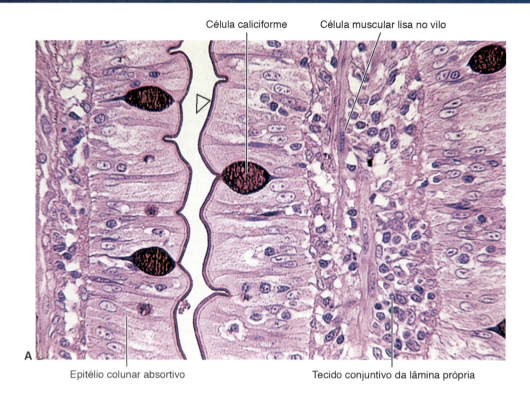

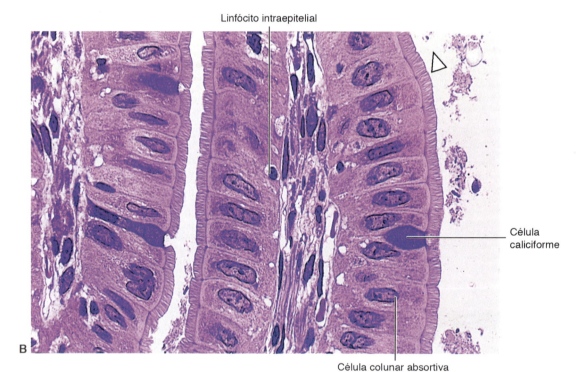

Figura 15.19 Fotomicrografia do epitélio de revestimento do intestino delgado. **A.** Células epiteliais colunares absortivas com borda em escova (*ponta de seta*), intercaladas com células caliciformes secretoras de muco. (Coloração pelo ácido periódico-Schiff (PAS) e hematoxilina, que evidencia as glicoproteínas existentes no muco e na borda em escova. Médio aumento.) **B.** Numerosas células absortivas com suas bordas em escova (*ponta de seta*) e os limites intercelulares claramente visíveis. (Pararrosanilina e azul de toluidina. Grande aumento.)

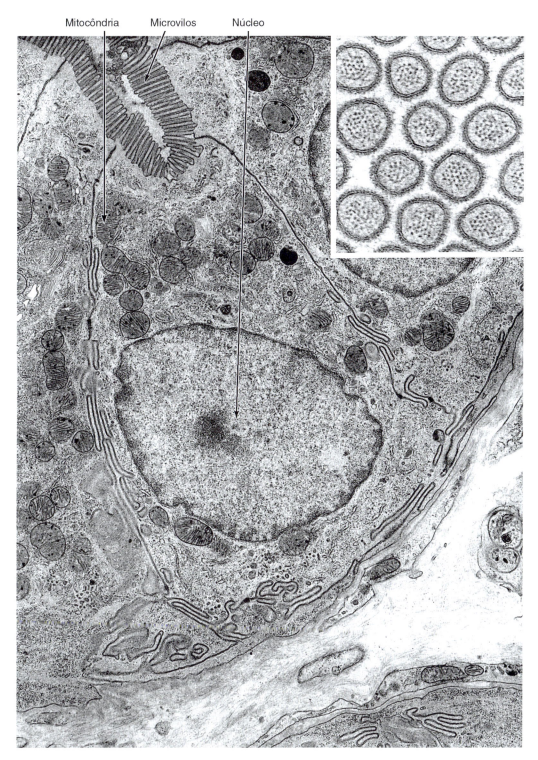

Figura 15.20 Micrografia eletrônica de uma célula epitelial absortiva do intestino delgado. Observe o acúmulo de mitocôndrias em seu polo apical. A superfície luminal está coberta de microvilosidades (mostradas em corte transversal no *detalhe*). No *detalhe*, observa-se que os microfilamentos de actina, cortados transversalmente, constituem a principal característica estrutural no centro do microvilo. (6.300×. Cortesia de K. R. Porter.)

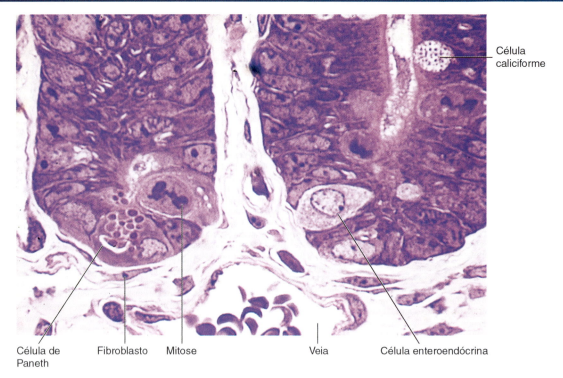

Figura 15.21 Fotomicrografia da porção basal de duas criptas do intestino delgado. Observe célula enteroendócrina, célula de Paneth, célula caliciforme e uma célula em mitose. (Corte semifino. Grande aumento.)

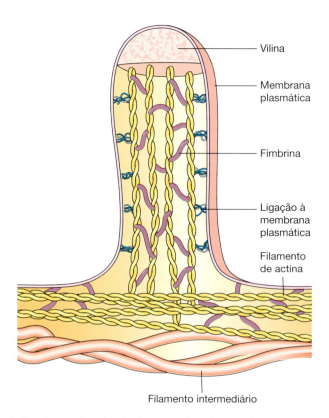

Figura 15.22 Estrutura de um microvilo. Um citoesqueleto de microfilamentos de actina associados a outras proteínas mantém a forma do microvilo. Os microfilamentos de actina são contínuos com os microfilamentos da trama terminal, que também contém filamentos intermediários. Perceba que, nessa localização, os microfilamentos de actina exercem função estrutural e não estão relacionados com o movimento, como geralmente acontece. Para exercer essa função de suporte, a actina está associada a proteínas que unem os filamentos entre si e à membrana celular.

irregulares na superfície apical e pequenos grânulos de secreção no citoplasma. Tem sido sugerido que no tipo aberto as microvilosidades podem conter receptores para substâncias existentes no lúmen do intestino, o que poderia regular a secreção dessas células. Embora os conhecimentos sobre a endocrinologia gastrintestinal ainda estejam bastante incompletos, a atividade do sistema digestório é claramente controlada pelo sistema nervoso e modulada por um sistema complexo de hormônios peptídicos produzidos localmente.

Da lâmina própria à serosa

A **lâmina própria** do intestino delgado é composta de tecido conjuntivo frouxo com vasos sanguíneos e linfáticos, fibras nervosas e fibras musculares lisas. A lâmina própria preenche o centro das vilosidades intestinais, no qual as células musculares lisas (dispostas verticalmente entre a muscular da mucosa e a ponta das vilosidades) são responsáveis pela movimentação rítmica, importante para a absorção dos nutrientes (Figura 15.30; ver Figura 15.17).

A **muscular da mucosa** não apresenta qualquer peculiaridade nesse órgão. A **submucosa** contém, na porção inicial do duodeno, grupos de glândulas tubulares enoveladas ramificadas que se abrem nas glândulas intestinais. Estas são as **glândulas duodenais** (Figura 15.31), cujas células secretam muco alcalino (pH 8,1 a 9,3). Esse muco protege a mucosa duodenal contra os efeitos da acidez do suco gástrico e contribui para a neutralização do pH do quimo. As glândulas duodenais são importantes no diagnóstico diferencial das regiões do intestino delgado.

A lâmina própria e a submucosa do intestino delgado contêm agregados de nódulos linfoides (**GALT**), que são mais numerosos no íleo (Figura 15.31) e, neste órgão, são conhecidos como **placas de Peyer**.

Cada placa consiste em 10 a 200 nódulos e é visível a olho nu como uma área oval no lado antimesentérico do intestino. Nos seres humanos, há aproximadamente 30 placas, a maioria no íleo. Quando observada a partir da superfície luminal, cada placa de Peyer aparece como uma área com formato arredondado sem vilosidades na superfície. Em vez de células absortivas, seu epitélio de revestimento consiste em **células M** (Figura 15.26).

As camadas musculares são bem desenvolvidas nos intestinos, compostas de uma túnica circular interna e outra túnica longitudinal externa (Figura 15.32). O aspecto das células musculares lisas nessas camadas em cortes histológicos depende do plano de corte (transversal ou longitudinal).

Vasos e nervos

Os vasos sanguíneos que nutrem o intestino e removem os produtos da digestão penetram a camada muscular e formam um grande plexo na submucosa (Figura 15.30). Da submucosa, ramos se estendem atravessando a muscular da mucosa, a lâmina própria e penetram as vilosidades. Cada vilosidade recebe, de acordo com o seu tamanho, um ou mais ramos que formam uma rede capilar na lâmina própria, logo abaixo do epitélio. Na extremidade das vilosidades, uma ou mais vênulas surgem dos capilares e percorrem a direção oposta, alcançando as veias do

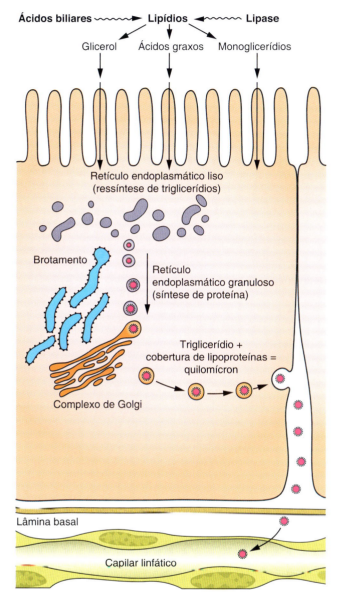

Figura 15.23 Absorção lipídica no intestino delgado. A enzima lipase promove a hidrólise de lipídios em monoglicerídios e ácidos graxos no lúmen intestinal. Esses compostos estão estabilizados em uma emulsão pela ação dos ácidos biliares. Os produtos da hidrólise cruzam a membrana das microvilosidades passivamente ou com auxílio de proteínas transportadoras (dependendo do tamanho da molécula) e são coletados nas cisternas do retículo endoplasmático liso, nas quais os triglicerídios são novamente sintetizados. Esses triglicerídios são circundados por uma camada delgada de proteínas, formando partículas denominadas quilomícrons (0,2 a 1 μm de diâmetro). Os quilomícrons são transferidos para o complexo de Golgi e migram então para a membrana lateral, na qual são liberados por exocitose. Muitos quilomícrons são transportados para a linfa; poucos o são para a circulação sanguínea. Os ácidos graxos de cadeia longa (> C12) seguem principalmente para os vasos linfáticos. Ácidos graxos com menos de 10 a 12 átomos de carbono não são reesterificados a triglicerídios, difundem-se para fora da célula e dirigem-se para os vasos sanguíneos. (Adaptada dos resultados de Friedman e Cardell, 1977.)

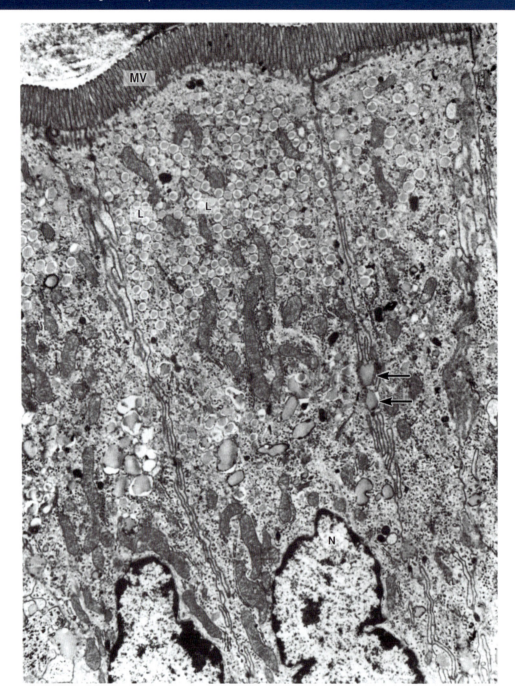

Figura 15.24 Micrografia eletrônica de uma célula epitelial do intestino na fase de absorção lipídica. Observe o acúmulo de gotículas lipídicas (L) em vesículas do retículo endoplasmático liso localizadas no polo apical. Essas vesículas fundem-se próximo do núcleo (N), formando gotículas lipídicas maiores que migram lateralmente, cruzam a membrana celular e vão para o espaço extracelular (*setas*). Observe os microvilos (MV) na superfície. (5.000×. Cortesia de H. I. Friedman.)

plexo submucoso. Os vasos linfáticos (**lacteais**) do intestino surgem como capilares de fundo cego no centro das vilosidades. Esses capilares, apesar de serem maiores que os capilares sanguíneos, são de observação mais difícil porque suas paredes estão tão próximas entre si que parecem estar colabadas. Os capilares linfáticos correm em direção à lâmina própria acima da muscular da mucosa, na qual formam um plexo. De lá, direcionam-se para a submucosa, na qual circundam nódulos linfoides (Figura 15.30). Esses vasos se anastomosam repetidamente e deixam o intestino junto aos vasos sanguíneos. São especialmente importantes para a absorção de lipídios, porque a circulação sanguínea não aceita facilmente as lipoproteínas produzidas pelas células colunares absortivas durante esse processo. A contração rítmica das vilosidades intestinais auxilia a propulsão da linfa contida no interior dos capilares linfáticos para os vasos linfáticos mesentéricos.

A inervação dos intestinos apresenta um **componente intrínseco** e um **componente extrínseco**. O componente intrínseco está constituído de grupos de

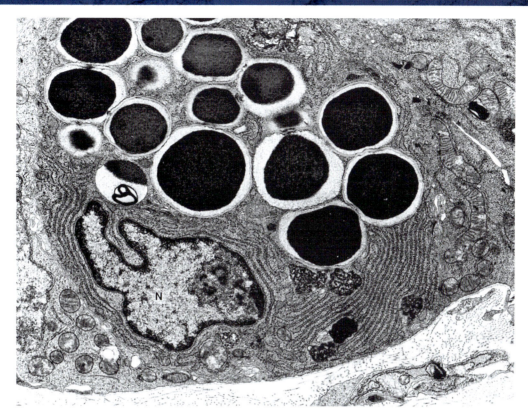

Figura 15.25 Micrografia eletrônica de uma célula de Paneth. Observe o núcleo (N) basal com nucléolo proeminente, retículo endoplasmático granuloso abundante e grânulos de secreção grandes com um centro proteico e um halo claro formado por material rico em polissacarídios. Esses grânulos contêm lisozima e defensinas. (3.000×.)

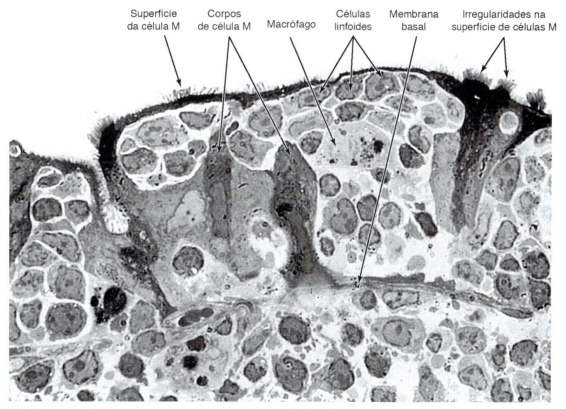

Figura 15.26 Fotomicrografia de uma região do intestino em que um nódulo linfoide está recoberto pela mucosa intestinal. Observe as células M que formam um compartimento especial contendo células linfoides. Um macrófago (célula apresentadora de antígenos) também está nesse compartimento. (Corte semifino. Grande aumento. Cortesia de M. Neutra.)

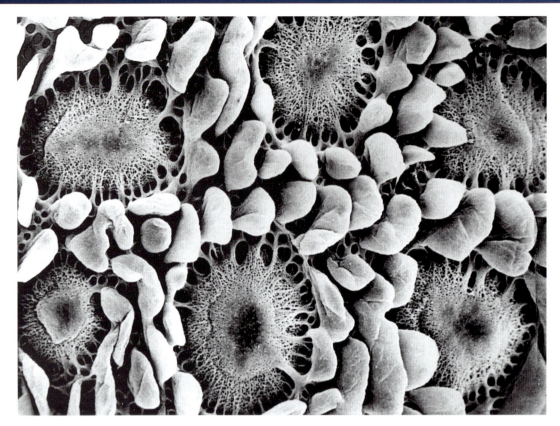

Figura 15.27 A micrografia eletrônica de varredura da superfície intestinal após a remoção do epitélio da mucosa mostra a lâmina basal. Observe que essa camada é contínua quando recobre os remanescentes dos vilos intestinais, mas assume estrutura semelhante a uma peneira quando recobre os folículos linfoides que constituem as placas de Peyer. Essa configuração facilita o contato entre os antígenos e as células linfoides, assim como a circulação de células linfoides entre o epitélio e a lâmina própria. (Cortesia de S. McClugage.)

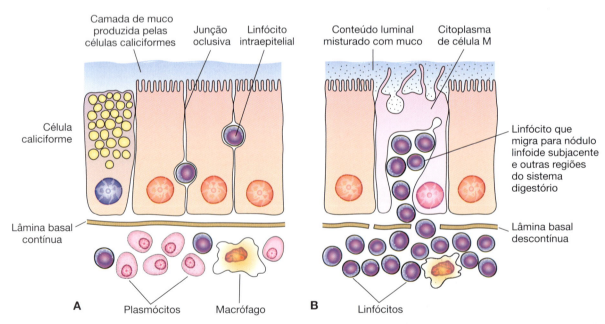

Figura 15.28 Alguns aspectos da proteção imunológica do intestino. **A.** Uma condição mais frequente na porção proximal do sistema digestório, por exemplo, no jejuno. Há muitos plasmócitos secretores de IgA, poucos linfócitos e alguns macrófagos. Observe os linfócitos no epitélio de revestimento, mas localizados externamente às células epiteliais, abaixo das junções oclusivas. **B.** Uma condição mais frequente no íleo, no qual agregados de linfócitos são encontrados abaixo de células M. A célula M transfere o material exógeno (microrganismos e macromoléculas) para linfócitos e macrófagos localizados profundamente em suas cavidades intracelulares. Os linfócitos propagam essa informação recebida a partir do material exógeno para outras regiões do sistema digestório, provavelmente também para outros órgãos, por meio do sangue e da linfa.

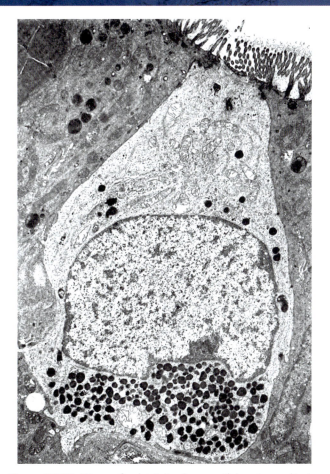

Figura 15.29 Micrografia eletrônica de uma célula enteroendócrina (do tipo aberto) do duodeno humano. Observe os microvilos em seu ápice. (6.900×. Cortesia de A. G. E. Pearse.)

neurônios que formam o **plexo nervoso mioentérico** (**de Auerbach**) (Figura 15.32) entre as camadas musculares, circular interna e longitudinal externa, e o **plexo nervoso submucoso** (**de Meissner**) na submucosa (Figura 15.33). Os plexos contêm alguns neurônios sensoriais que recebem informações de terminações nervosas próximas da camada epitelial e na camada de músculo liso com relação à composição do conteúdo intestinal (quimiorreceptores) e ao grau de expansão da parede intestinal (mecanorreceptores), respectivamente. As outras células nervosas são efetoras e inervam as camadas musculares e as células secretoras de hormônios. A inervação intrínseca formada por esses plexos é responsável pelas contrações intestinais que ocorrem de modo independente da inervação extrínseca. A inervação extrínseca pertence ao **sistema nervoso autônomo** e é formada por fibras nervosas colinérgicas parassimpáticas, que estimulam a atividade da musculatura lisa intestinal, e por fibras nervosas adrenérgicas simpáticas, que deprimem a atividade da musculatura lisa intestinal.

Intestino grosso

O intestino grosso é constituído de: **ceco**, **cólon ascendente**, **cólon transverso**, **cólon descendente**, **cólon sigmoide**, **reto** e **ânus**. A camada mucosa não tem pregas, exceto em sua porção distal (reto), nem vilosidades (Figura 15.34). As criptas intestinais são longas e caracterizadas por abundância de células caliciformes (Figuras 15.34 e 15.35) e um pequeno número de células enteroendócrinas. As células

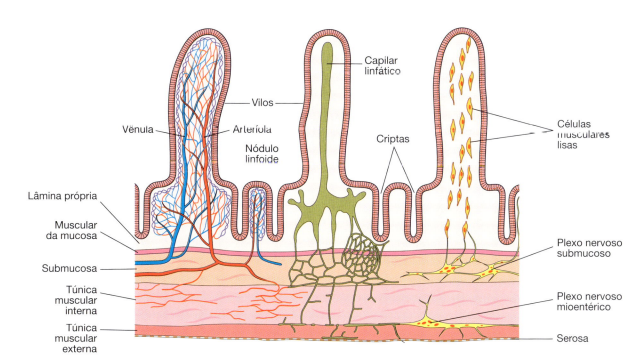

Figura 15.30 Circulação sanguínea (*à esquerda*), linfática (*centro*) e inervação (*à direita*) do intestino delgado. As células musculares lisas responsáveis pela contração do vilo estão ilustradas *à direita*.

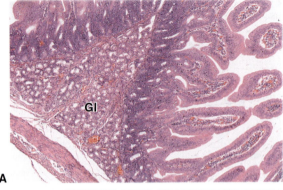
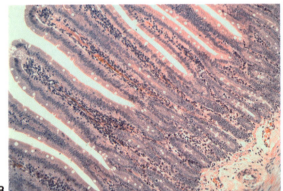
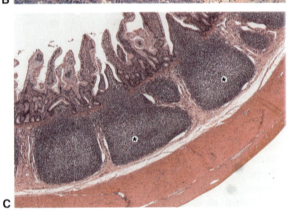

Figura 15.31 Fotomicrografias de cortes. **A.** Duodeno mostrando vilos, criptas intestinais e glândulas duodenais (Gl) na submucosa. **B.** Jejuno; **C.** Íleo mostrando nódulo linfoide na mucosa (placa de Peyer) (*asteriscos*). (HE. Pequeno aumento. Imagens de P. Gama.)

camada muscular é constituída das camadas circular e longitudinal. No entanto, essa camada é diferente daquela observada no intestino delgado, porque fibras da camada longitudinal externa se unem para formar três bandas longitudinais espessas, denominadas **tênias do cólon**. Nas porções livres do colo, a camada serosa é caracterizada por protuberâncias pequenas pedunculadas formadas por tecido adiposo – os **apêndices epiploicos**.

Na região anal, a camada mucosa forma uma série de dobras longitudinais, as **colunas retais**. Cerca de 2 cm acima da abertura anal, a mucosa intestinal é substituída por epitélio pavimentoso estratificado. Nessa região, a lâmina própria contém um plexo de veias grandes que, quando excessivamente dilatadas e varicosas, provocam as **hemorroidas**.

Apêndice

O apêndice é um divertículo do ceco; é caracterizado por um lúmen relativamente irregular, pequeno e estreito devido a abundantes nódulos linfoides em sua parede. Embora sua estrutura geral seja similar à do intestino grosso, ele contém menos glândulas intestinais, sendo estas menores. Além disso, não contém tênias do cólon. (ver mais informações em *Histologia aplicada – Apendicite*).

> **HISTOLOGIA APLICADA**
>
> **Apendicite**
>
> Por ter fundo cego, o conteúdo do apêndice não é renovado rapidamente, tornando-o frequentemente um local de inflamação (**apendicite**). Essa inflamação pode progredir até a destruição dessa estrutura, com consequente infecção da cavidade peritoneal.

Renovação celular no sistema digestório

As células epiteliais de todo o sistema digestório são constantemente descamadas (ver mais informações em *Histologia aplicada – Câncer*) e repostas por novas células formadas por meio da divisão de células-tronco, as quais estão localizadas na camada basal do epitélio esofágico, no istmo e na base das glândulas gástricas, na porção inferior das criptas do intestino delgado (ver mais informações em *Para saber mais – Renovação rápida do intestino*) e no intestino grosso (Figura 15.37). De acordo com a organização do nicho de células-tronco em cada órgão, a partir da proliferação dessas células, a população resultante pode ser amplificada em novos ciclos proliferativos, e, em seguida, migrar e se diferenciar, processo durante o qual ocorre maturação estrutural e enzimática, provendo as populações celulares funcionais para a mucosa de cada região.

absortivas são colunares e contêm microvilosidades curtas e irregulares (Figura 15.36).

O intestino grosso está bem adaptado para exercer as suas funções: absorção de água, fermentação, formação da massa fecal e produção de muco. A absorção de água é passiva, seguindo o transporte ativo de sódio pela superfície basal das células epiteliais (Figura 15.36).

A lâmina própria é rica em células linfoides e em nódulos (GALT) que frequentemente se estendem até a submucosa. Essa riqueza em tecido linfoide está relacionada com a população bacteriana abundante no intestino grosso. A

HISTOLOGIA APLICADA
Câncer

 Aproximadamente 90 a 95% dos tumores do sistema digestório são derivados das células epiteliais gástricas ou intestinais. De acordo com o INCA (2020), no Brasil, para o triênio 2020 a 2022, o câncer de estômago distribui-se igualmente entre homens e mulheres, e tem taxas mais altas de incidência no Norte e no Nordeste, enquanto o câncer de cólon e reto prevalece em homens e principalmente em Sudeste, Sul e Centro-Oeste. Diferentes marcadores moleculares podem ser utilizados para a detecção desses tumores, e o diagnóstico precoce pode favorecer muito o prognóstico.

PARA SABER MAIS
Renovação rápida do intestino

O elevado índice de renovação celular explica por que o intestino delgado é rapidamente afetado pela administração de fármacos antimitóticos, como no caso da quimioterapia para o câncer. As células epiteliais continuam a ser descamadas no topo das vilosidades, mas esses fármacos inibem fortemente a proliferação celular. Esse efeito promove a atrofia do epitélio, com resultados como má absorção de nutrientes, perda excessiva de fluidos e diarreia.

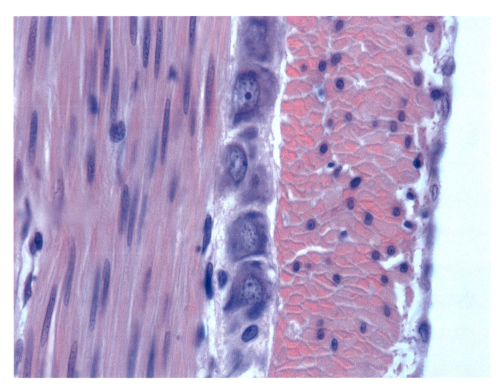

Figura 15.32 Fotomicrografia de um corte transversal do intestino delgado mostrando a túnica muscular circular interna, a longitudinal externa e a serosa. Observe um gânglio do plexo mioentérico entre as túnicas. A serosa é constituída de uma camada delgada de tecido conjuntivo revestido por mesotélio. (HE. Grande aumento. Imagem de P. Gama.)

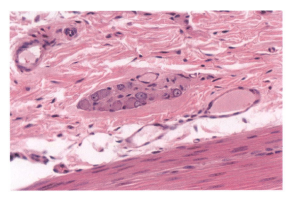 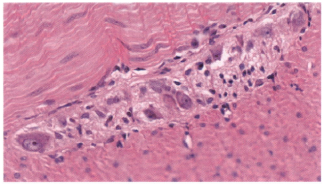

Figura 15.33 Fotomicrografias da parede intestinal mostram um gânglio do plexo submucoso (*à esquerda*) e outro plexo mioentérico (*à direita*). Esses gânglios contêm corpos celulares de neurônios (com núcleos grandes) e células satélites (com núcleos pequenos). (HE. Médio aumento. Imagens de P. Gama.)

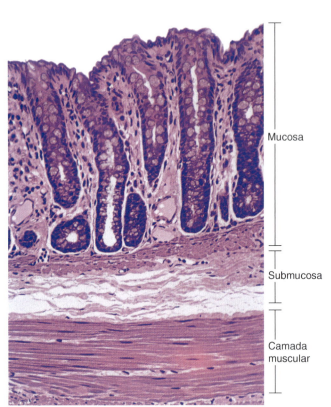

Figura 15.34 Fotomicrografia da parede do intestino grosso que mostra seus componentes e a abundância de células caliciformes (produtoras do muco que lubrifica essa parte do tubo digestório) intercaladas com células absortivas. (HE. Pequeno aumento.)

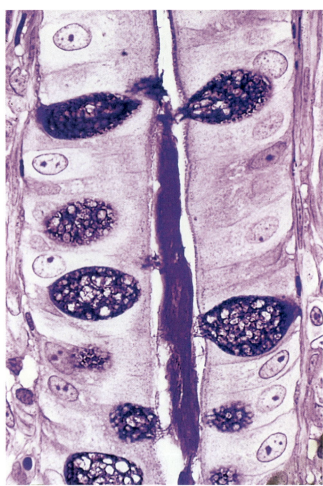

Figura 15.35 O corte de uma cripta do intestino grosso mostra suas células absortivas e caliciformes. Observe que as células caliciformes estão secretando, e o muco produzido começa a preencher o lúmen da glândula. Os microvilos nas células absortivas participam do processo de absorção de água. (PAS – pararrosanilina e azul de toluidina. Grande aumento.)

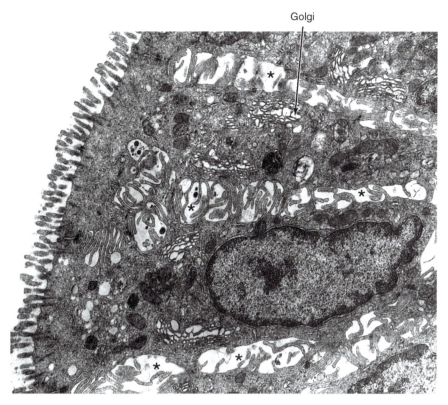

Figura 15.36 Micrografia eletrônica das células epiteliais do intestino grosso. Observe os microvilos curtos na superfície luminal, o complexo de Golgi bem desenvolvido e os espaços intercelulares dilatados (*) preenchidos por projeções da membrana lateral que se interdigitam, um sinal de transporte de íons e água. (3.900×.)

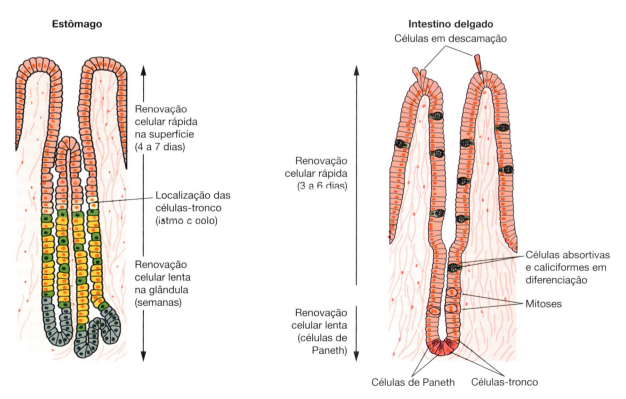

Figura 15.37 Compartimento proliferativo do epitélio do estômago e do intestino delgado. Observe diferenças na localização das células-tronco e no tempo de renovação das diferentes populações celulares.

Bibliografia

ALLEN, A. *et al.* Gastroduodenal mucosal protection. **Physiological Reviews**, v. 73, n. 4, p. 823-857, 1993.

ANDERSSON-ROLF, A. *et al.* Stem cells in repair of gastrointestinal epithelia. **Physiology**, v. 32, n. 4, p. 278-289, 2017. doi:10.1152/physiol.00005.2017.

BARKER, N. *et al.* Identification of stem cells in small intestine and colon by marker gene *Lgr5*. **Nature**, v. 449, p. 1003-1007, 2007.

BARRETO E BARRETO, L. *et al.* Paneth cells and their multiple functions. **Cell Biology International**, v. 46, n. 5, p. 701-710, 2022. doi: 10.1002/cbin.11764.

BEUMER, J.; GEHART, H.; CLEVERS, H. Enteroendocrine dynamics – new tools reveal hormonal plasticity in the gut. **Endocrine Reviews**, v. 41, n. 5, 2020. doi: 10.1210/endrev/bnaa018.

FORTE, J. G.; MACHEN, T. E.; OBRINK, K. J. Mechanism of gastric H^+ and Cl^- transport. **Annual Review of Physiology**, v. 42, p. 111-126, 1980.

FRIEDMAN, H. I.; CARDELL JR, R. R. Alterations in the endoplasmic reticulum and Golgi complex of intestinal epithelial cells during fat absorption and after termination of this process: a morphological and morphometric study. **Anatomical Record**, v. 188, n. 1, p. 77-101, 1977.

GABELLA, G. Innervation of the gastrointestinal tract. **International Review of Cytology**, v. 59, p. 129-193, 1979.

GARTNER, L. P.; HIATT, J. L. **Color textbook of histology**. 3. ed. Philadelphia: Saunders, 2007.

GERBE, F.; JAY, P. Intestinal tuft cells: epithelial sentinels linking luminal cues to the immune system. **Mucosal Immunology**, v. 9, n. 6, p. 1353-1359, 2016. doi: 10.1038/mi.2016.68

HAM, A. W. **Histology**. 6. ed. Philadelphia: Lippincott, 1969.

INSTITUTO NACIONAL DE CÂNCER JOSÉ ALENCAR GOMES DA SILVA (INCA). Estimativa 2020: incidência de câncer no Brasil. Rio de Janeiro: INCA; 2020. Disponível em: https://www.inca.gov.br/publicacoes/livros/estimativa-2020-incidencia-de-cancer-no-brasil. Acesso em: 22 set. 2022.

ITO, S.; SCHOFIELD, G. C. Studies on the depletion and accumulation of microvilli and changes in the tubulovesicular compartment of mouse parietal cells in relation to gastric acid secretion. **Journal of Cell Biology**, v. 63, p. 364-382, 1974.

KAWAKUBO, M. *et al.* Natural antibiotic function of a human gastric mucin against Helicobacter pylori infection. **Science**, v. 305, n. 5686, p. 1003-1006, 2004.

KLOCKARS, M.; REITAMO, S. Tissue distribution of lysozyme in man. **Journal of Histochemistry and Cytochemistry**, v. 23, n. 12, p. 932-940, 1975.

LEESON, T. S.; LEESON, C. R. **Histology**. 2. ed. Philadelphia: Saunders, 1970.

MADARA, J. L.; TRIER, J. S. The functional morphology of the mucosa of the small intestine. In: JOHNSON, L. R. (ed.). **Physiology of the gastrointestinal tract**. v. 2. New York: Raven Press, 1994.

MCCLUGAGE, S. G.; LOW, F. N.; ZIMNY, M. L. Porosity of the basement membrane overlying Peyer's patches in rats and monkeys. **Gastroenterology**, v. 91, n. 5, p. 1128-1133, 1986.

MOOSEKER, M. S.; TILNEY, L. G. Organization of an actin filament-membrane complex. Filament polarity and membrane attachment in the microvilli of intestinal epithelial cells. **Journal of Cell Biology**, v. 67, n. 3, p. 725-743, 1975.

OWEN, D. A. Normal histology of the stomach. **American Journal of Surgical Pathology**, v. 10, n. 1, p. 48-61, 1986.

RINDI, G. *et al.* Ghrelin expression and actions: a novel peptide for an old cell type of the diffuse endocrine system. **Experimental Biology and Medicine (Maywood)**, v. 229, n. 10, p. 1007-1016, 2004.

SACHS, G. The gastric H, K ATPase: regulation and structure/function of the acid pump of the stomach. In: JOHNSON, L. R. (ed.) **Physiology of the gastrointestinal tract**. v. 2. New York: Raven Press, 1994.

SANGIORGI, E.; CAPECCHI, M. R. Bmi1 is expressed in vivo in intestinal stem cells. **Nature Genetics**, v. 40, n. 7, p. 915-920, 2008.

SMITH, D. V.; MARGOLSKEE, R. F. Making sense of taste. **Scientific American**, v. 284, n. 3, p. 32-39, 2001.

WILLET, S. G.; MILLS, J. C. Stomach organ and cell lineage differentiation: from embryogenesis to adult homeostasis. **Cellular and Molecular Gastroenterology and Hepatology**, v. 2, n. 5, p. 546-559, 2016. doi: http://dx.doi.org/10.1016/j.jcmgh.2016.05.006.

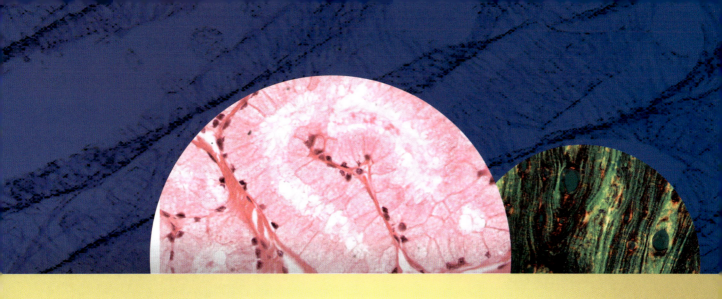

Capítulo 16

Órgãos Associados ao Sistema Digestório

PATRÍCIA GAMA

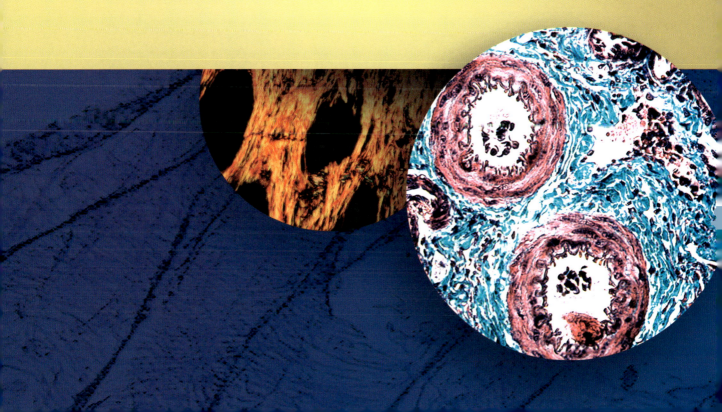

Introdução, *345*
Glândulas salivares, *345*
Pâncreas, *349*
Fígado, *351*
Trato biliar, *363*
Bibliografia, *365*

Introdução

Os órgãos associados ao sistema digestório incluem as glândulas salivares, o pâncreas, o fígado e a vesícula biliar.

As principais funções da saliva, produzida pelas glândulas salivares (ver mais informações em *Histologia aplicada – Tumores de glândulas salivares*), são: umidificar e lubrificar a mucosa oral e o alimento ingerido, iniciar a digestão de carboidratos e lipídios (por meio das atividades da amilase e da lipase lingual, respectivamente), ter ação protetora (moléculas como a imunoglobulina A (IgA), a lisozima e a lactoferrina fazem parte do conteúdo secretado) e agir sobre o crescimento da mucosa gastrintestinal (por meio da secreção do fator de crescimento epidermal, EGF). A saliva também é muito importante na manutenção de um pH neutro na cavidade oral (função de tamponamento) e forma uma película sobre os dentes por meio de proteínas salivares ricas em prolina, que se ligam ao cálcio. Em algumas espécies, mas não em seres humanos, a secreção de saliva também é importante na regulação da temperatura corporal.

HISTOLOGIA APLICADA

Tumores de glândulas salivares

Diversos tumores originam-se em glândulas salivares, principalmente na parótida. A hipofunção das glândulas salivares maiores decorrente de doenças ou radioterapia está associada a cáries, atrofia da mucosa oral e dificuldades na fala.

As principais funções do pâncreas são: produzir enzimas digestivas que atuam no intestino delgado e secretar para o sangue hormônios como a insulina e o glucagon, ambos muito importantes para o metabolismo dos nutrientes absorvidos.

O fígado produz a bile, um líquido importante na digestão de gorduras **no intestino delgado**, e desempenha um papel essencial no metabolismo de lipídios, carboidratos e proteínas, além de inativar e metabolizar muitas substâncias tóxicas, medicamentos e fármacos. Esse órgão também participa do metabolismo do ferro, da síntese de proteínas do plasma sanguíneo e de fatores necessários para a coagulação do sangue.

A vesícula biliar **está associada ao fígado**, e absorve água da bile, **concentrando-a para posterior liberação no ducto colédoco**.

Glândulas salivares

São glândulas exócrinas que produzem saliva, líquido com funções digestivas, lubrificantes e protetoras. Além das glândulas pequenas dispersas pela cavidade oral, há três pares de glândulas salivares maiores: **parótida**, **submandibular** (**submaxilar**) e **sublingual**. Em seres humanos, as glândulas salivares menores secretam 10% do volume total de saliva, mas são responsáveis por aproximadamente 70% do muco que é secretado.

Uma cápsula de tecido conjuntivo rico em fibras colágenas circunda e reveste as glândulas salivares maiores. O parênquima dessas glândulas consiste em terminações secretoras e em um sistema de ductos ramificados que se arranjam em lóbulos, separados entre si por septos de tecido conjuntivo que se originam da cápsula. As terminações secretoras têm dois tipos de células secretoras – serosas ou mucosas (Figura 16.1) –, além das células mioepiteliais não secretoras. Essa porção secretora precede um sistema de ductos cujos componentes modificam a saliva à medida que a conduzem para a cavidade oral.

Células serosas têm, em geral, um formato piramidal, com uma base larga que repousa sobre uma lâmina basal e um ápice com microvilos pequenos e irregulares voltados para o lúmen (Figura 16.2). Elas exibem características de células polarizadas secretoras de proteínas. Células secretoras adjacentes estão unidas entre si por complexos juncionais e formam uma massa esférica denominada **ácino**, contendo um lúmen central (Figura 16.1).

Células mucosas apresentam, em geral, um formato cuboide ou colunar; seu núcleo é oval e encontra-se pressionado junto à base da célula. Elas exibem características de células secretoras de muco (Figuras 16.1 e 16.3), contendo glicoproteínas importantes para as funções lubrificantes da saliva. A maioria dessas glicoproteínas pertence à família das **mucinas**, cuja estrutura contém 70 a 80% de cadeias de carboidratos. As células mucosas frequentemente se organizam formando **túbulos**, que consistem em arranjos cilíndricos de células secretoras que circundam um lúmen.

No ser humano, as **glândulas submandibulares** e **sublinguais**, as células mucosas e serosas estão arranjadas em um padrão característico. As células mucosas formam túbulos, mas, no término deles, há um grupo de células serosas que constituem as **semiluas serosas** (Figuras 16.1 e 16.3).

Células mioepiteliais, descritas no Capítulo 4, *Tecidos do Corpo/Tecido Epitelial*, são encontradas junto à lâmina basal de terminações secretoras e a ductos intercalares (em menor extensão), que formam a porção inicial do sistema de ductos (Figura 16.1). Duas ou três células mioepiteliais envolvem a terminação secretora e, nessa porção, são bem desenvolvidas e ramificadas. Nos ductos intercalares, as células mioepiteliais são mais alongadas e fusiformes, dispondo-se paralelamente ao comprimento do ducto. Essas células têm várias características semelhantes às das células musculares, incluindo a contratilidade. Entretanto, elas estabelecem junções (desmossomos) entre si e também com as células secretoras.

Embora a contração das células mioepiteliais acelere a secreção de saliva, sua principal função parece ser a prevenção da distensão excessiva da terminação secretora durante a secreção, devido a um aumento da pressão luminal. Paralelamente, a contração das células mioepiteliais localizadas nos ductos intercalares aumenta o diâmetro luminal, contribuindo para a diminuição da pressão na terminação secretora e facilitando a secreção.

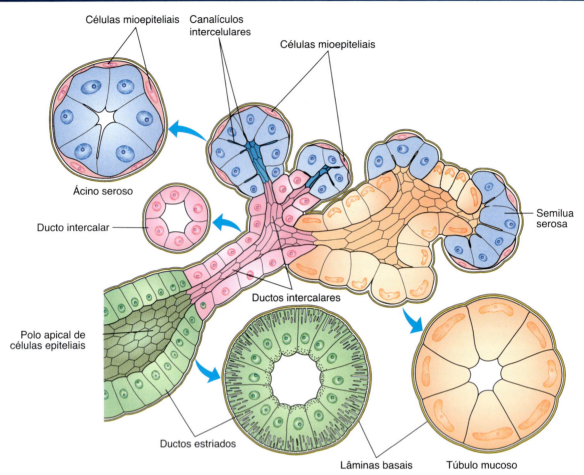

Figura 16.1 Estrutura da glândula submandibular (submaxilar). As porções secretoras são compostas de células serosas piramidais e células mucosas. Células serosas são típicas células secretoras de proteínas, com núcleo arredondado, acúmulo de retículo endoplasmático granuloso no terço basal e polo apical repleto de grânulos de secreção contendo proteínas. Os núcleos das células mucosas, achatados e com cromatina condensada, estão localizados próximo à base das células. Células mucosas contêm pouco retículo endoplasmático granuloso e grânulos de secreção característicos. Os ductos intercalares curtos são revestidos por epitélio cuboide simples, e os ductos estriados são compostos de células colunares com características de células transportadoras de íons, como invaginações da membrana basal e acúmulo de mitocôndrias. Células mioepiteliais estão representadas nas terminações secretoras.

No **sistema de ductos**, as terminações secretoras se continuam com os **ductos intercalares**, formados por células epiteliais cuboides. Vários desses ductos curtos se unem para formar um **ducto estriado** (Figuras 16.1 e 16.3). Os ductos são caracterizados por estriações radiais que se estendem da base das células até a altura dos núcleos. Quando observadas ao microscópio eletrônico, essas estriações consistem em invaginações da membrana plasmática basal, com numerosas mitocôndrias alongadas que estão alinhadas paralelamente às invaginações; essa estrutura é característica de células transportadoras de íons. Ductos intercalares e estriados são também denominados **ductos intralobulares**, devido à sua localização dentro dos lóbulos glandulares.

Os ductos estriados de cada lóbulo convergem e desembocam em ductos maiores localizados nos septos de tecido conjuntivo que separam os lóbulos, onde se tornam **ductos interlobulares** ou **excretores**. Estes são inicialmente formados por epitélio cuboide estratificado, mas as porções mais distais dos ductos excretores são revestidas por epitélio colunar estratificado. O ducto principal de cada glândula salivar maior desemboca na cavidade oral e, no fim, é revestido por epitélio pavimentoso estratificado não queratinizado.

Vasos e nervos penetram as glândulas salivares maiores pelo hilo e gradualmente se ramificam até os lóbulos. Um rico plexo vascular e nervoso circunda os componentes secretores e ductais de cada lóbulo. Os capilares que circundam as terminações secretoras são muito importantes para a secreção de saliva, após estímulo pelo sistema nervoso autônomo. O estímulo parassimpático, geralmente iniciado pelo gosto ou aroma do alimento, provoca uma secreção abundante de saliva aquosa. O estímulo simpático produz uma pequena quantidade de saliva viscosa, rica em material orgânico. Essa secreção está frequentemente associada à sensação de "boca seca" (xerostomia).

Glândula parótida

A parótida é uma glândula acinosa composta. Sua porção secretora é constituída exclusivamente de células serosas (Figura 16.2) contendo grânulos de secreção ricos em proteínas e elevada atividade de amilase. Essa atividade

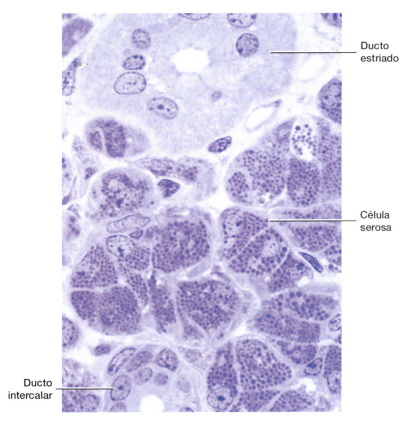

Figura 16.2 Fotomicrografia de glândula parótida. Sua porção secretora consiste em células serosas produtoras de amilase que armazenam essa enzima, entre outras proteínas, nos grânulos de secreção. Ductos intralobulares (intercalares e estriados) também são observados. (Pararrosanilina e azul de toluidina. Corte semifino. Médio aumento.)

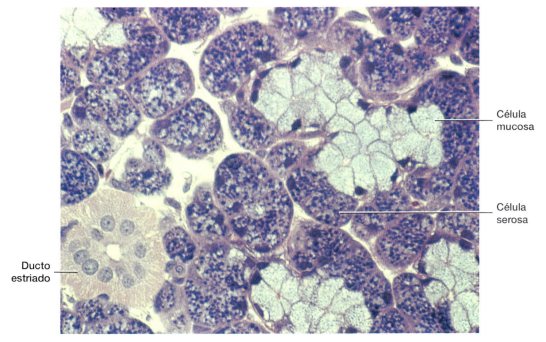

Figura 16.3 Fotomicrografia de glândula submandibular. Observe as células serosas (escuras) formando semiluas e as células mucosas (claras) agrupadas em arranjos tubulares nessa glândula tubuloacinosa composta. (Pararrosanilina e azul de toluidina. Médio aumento.)

é responsável pela hidrólise de boa parte dos carboidratos ingeridos. A digestão se inicia na boca e continua por um curto período de tempo no estômago, até que o suco gástrico acidifique o bolo alimentar e diminua consideravelmente a atividade da amilase.

Como em outras glândulas salivares, o tecido conjuntivo contém muitos plasmócitos e linfócitos. Os plasmócitos secretam IgA, que forma um complexo com um componente secretor sintetizado pelas células acinosas, células dos ductos intercalares e estriados. O complexo secretor rico em IgA (sIgA) é liberado na saliva, sendo resistente à digestão enzimática e constituindo-se em um mecanismo de defesa imunológica contra patógenos da cavidade oral.

Glândula submandibular (submaxilar)

A glândula submandibular é uma glândula tubuloacinosa composta (Figura 16.3), e sua porção secretora contém tanto células serosas quanto células mucosas. As células serosas são o principal componente dessa glândula, sendo facilmente diferenciadas das células mucosas pelo seu núcleo arredondado e citoplasma basófilo. Em seres humanos, cerca de 90% das terminações secretoras da glândula submandibular são acinosas serosas, enquanto 10% consistem em túbulos mucosos com semiluas serosas.

Nas células secretoras, extensas invaginações basais e laterais voltadas para o plexo vascular aumentam a superfície para transporte de íons em aproximadamente 60 vezes, facilitando o transporte de água e eletrólitos. Em razão dessas invaginações, não é possível identificar os limites entre as células. Células serosas são responsáveis por uma fraca atividade de amilase existente nessa glândula e em sua saliva. As células que constituem as semiluas na glândula submandibular secretam a enzima lisozima, cuja atividade principal é hidrolisar as paredes de determinadas bactérias. Algumas células acinosas e dos ductos intercalares encontradas nas glândulas salivares maiores também secretam lactoferrina, que se liga ao ferro, um nutriente essencial para o crescimento bacteriano. Os ductos estriados podem ser observados facilmente na glândula submandibular humana, enquanto os ductos intercalares são muito curtos.

Glândula sublingual

A glândula sublingual, assim como a submandibular, é uma glândula tubuloacinosa, composta de células serosas e mucosas. As células mucosas predominam nessa glândula, enquanto as células serosas se apresentam exclusivamente constituindo semiluas serosas na extremidade de túbulos mucosos (Figura 16.4). Assim como na glândula submandibular, as células que formam as semiluas serosas na glândula sublingual secretam lisozima.

Glândulas salivares menores

Essas glândulas não encapsuladas estão distribuídas em toda a mucosa oral e submucosa. A saliva (ver mais informações em *Histologia aplicada – Xerostomia*) é produzida por pequenas unidades secretoras e é conduzida à cavidade oral em ductos curtos, com pouca modificação de seu conteúdo. Embora existam variações, as glândulas salivares menores normalmente produzem muco, mas as glândulas serosas na parte posterior da língua (ver Capítulo 15, *Sistema Digestório*) são exceção. Agregados de linfócitos podem ser encontrados nas glândulas salivares menores, associados à secreção de IgA.

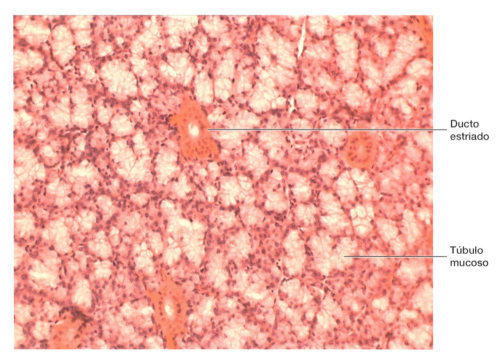

Figura 16.4 Fotomicrografia de glândula sublingual mostrando a predominância de células mucosas. (Hematoxilina e eosina – HE. Pequeno aumento. Imagem de M. F. Santos.)

> **HISTOLOGIA APLICADA**
>
> **Xerostomia**
>
> Xerostomia ("boca seca") é uma condição associada a dificuldades em mascar, engolir, saborear e falar, assim como a cáries dentárias e atrofia da mucosa oral. As causas mais comuns são modificações sistêmicas (principalmente em idosos), altas doses de radiação e algumas doenças, como a síndrome de Sjögren. Essa síndrome tem origem autoimune e é caracterizada por infiltração linfocitária em glândulas exócrinas, particularmente em glândulas salivares e lacrimais. Características clínicas são observadas na pele, nos olhos, na cavidade oral e nas glândulas salivares, bem como nos sistemas nervoso, musculoesquelético, urogenital e vascular.

Pâncreas

O pâncreas é uma glândula mista exócrina e endócrina, que produz enzimas digestivas e hormônios. As enzimas são armazenadas e secretadas por células da porção exócrina, arranjadas em ácinos. Os hormônios são sintetizados em grupamentos de células epiteliais endócrinas conhecidos como ilhotas pancreáticas (*ilhotas de Langerhans*) (ver Capítulo 20, *Glândulas Endócrinas*). A porção exócrina do pâncreas é uma glândula acinosa composta, similar à glândula parótida em estrutura. Em cortes histológicos, a distinção entre essas duas glândulas pode ser feita com base na ausência de ductos estriados e na existência das ilhotas pancreáticas no pâncreas. Outro detalhe característico do pâncreas é a penetração das porções iniciais dos ductos intercalares no lúmen dos ácinos. Núcleos circundados por citoplasma claro pertencem às **células centroacinosas**, que constituem a porção intra-acinosa dos ductos intercalares (Figuras 16.5 e 16.6).

Essas células são encontradas apenas nos ácinos pancreáticos, e os **ductos intercalares** são tributários de **ductos interlobulares** maiores revestidos por epitélio colunar. O ácino pancreático exócrino é constituído de várias células serosas que circundam um lúmen (Figuras 16.6 a 16.8), as quais são polarizadas, com um núcleo esférico, sendo típicas células secretoras de proteínas. A quantidade de grânulos de secreção (grânulos de zimogênio) existentes em cada célula varia de acordo com a fase digestiva, sendo máxima em animais em jejum.

Uma cápsula delgada de tecido conjuntivo reveste o pâncreas e envia septos para o seu interior, separando-o em lóbulos. Os ácinos são circundados por uma lâmina basal, que é sustentada por uma bainha delicada de fibras reticulares. O pâncreas também tem uma rede capilar extensa, essencial para o processo de secreção.

Além de água e íons, o pâncreas exócrino humano secreta diversas proteinases (**tripsinogênios 1, 2 e 3, quimiotripsinogênio, pré-elastases 1 e 2, proteinase E, calicreinogênio, pré-carboxipeptidases A1, A2, B1 e B2**), amilase, lipases (**lipase de triglicerídios, colipase e hidrolase carboxil-éster**), **fosfolipase A2** e **nucleases** (**ribonuclease** e **desoxirribonuclease**). A maioria das enzimas é armazenada na forma inativa (pré-enzimas) nos grânulos de secreção das células acinosas, sendo ativada no lúmen do intestino delgado após a secreção. Esse fato é muito importante para a proteção do pâncreas (ver mais informações em *Histologia aplicada – Pancreatite aguda*) contra a atividade dessas enzimas.

> **HISTOLOGIA APLICADA**
>
> **Pancreatite aguda**
>
> Na **pancreatite hemorrágica aguda**, as pré-enzimas podem ser ativadas e digerir todo o pâncreas, levando a complicações muito sérias. Esse quadro pode ser provocado por alcoolismo, fatores metabólicos, cálculos biliares, traumatismo, infecção e uso de determinados fármacos.

A secreção pancreática exócrina é controlada principalmente por meio de dois hormônios – **secretina** e **colecistoquinina** – que são produzidos por células enteroendócrinas da mucosa intestinal (duodeno e jejuno). O estímulo do nervo vago (parassimpático) também aumenta a secreção pancreática, e, assim, hormônios e sistema nervoso agem conjuntamente no controle da secreção pancreática.

A existência de ácido (pH < 4,5) no lúmen intestinal é um forte estímulo para a secreção de secretina, hormônio que promove uma secreção fluida abundante, pobre em atividade enzimática e rica em bicarbonato. Essa secreção alcalina é produzida pelas células dos ductos intercalares e serve para neutralizar a acidez do **quimo** (alimento parcialmente digerido), para que as enzimas pancreáticas possam funcionar em sua faixa ótima de pH (neutro). A liberação de colecistoquinina é estimulada por ácidos graxos de cadeia longa, ácido gástrico e alguns aminoácidos essenciais no lúmen intestinal. A colecistoquinina

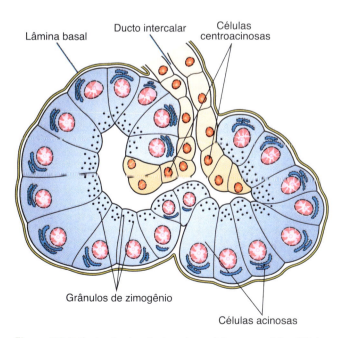

Figura 16.5 Ilustração da estrutura de um ácino pancreático. Células acinosas (escuras) são piramidais, com grânulos no polo apical e retículo endoplasmático granuloso na base. O ducto intercalar penetra parcialmente o ácino. Essas células ductais são conhecidas como células centroacinosas (claras). Observe a ausência de células mioepiteliais.

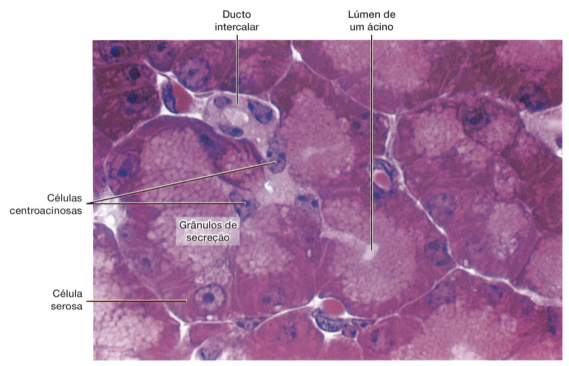

Figura 16.6 Fotomicrografia do pâncreas exócrino mostrando os seus principais componentes. (Pararrosanilina e azul de toluidina. Grande aumento.)

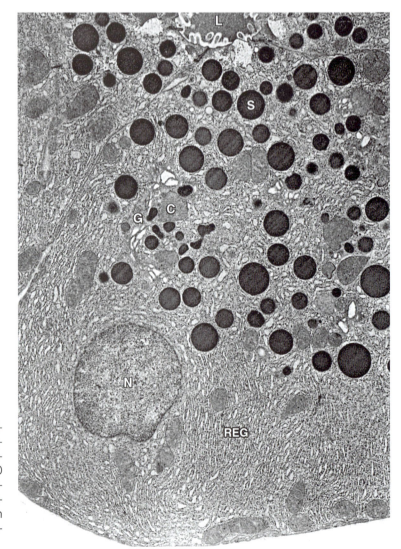

Figura 16.7 Micrografia eletrônica de uma célula acinosa de pâncreas de rato. Observe o núcleo (N) circundado por numerosas cisternas do retículo endoplasmático granuloso (REG) próximo à base da célula. O complexo de Golgi (G) está situado no polo apical, associado a vacúolos de condensação (C) e numerosos grânulos de secreção maduros (S). O lúmen (L) contém proteínas recentemente secretadas pela célula por exocitose. (8.000×.)

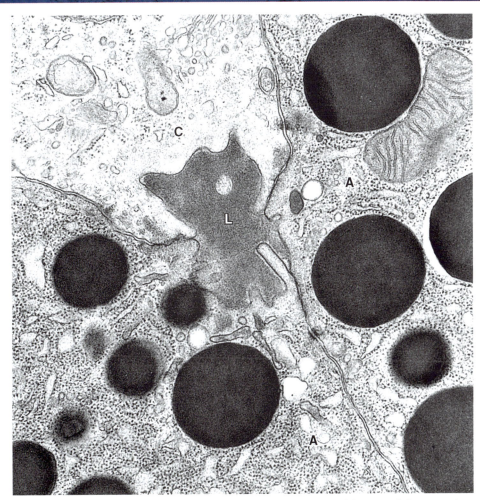

Figura 16.8 Micrografia eletrônica mostrando o ápice de duas células acinosas pancreáticas (A) e uma célula centroacinosa (C) de pâncreas de rato. Observe a ausência de grânulos de secreção e a escassez de retículo endoplasmático granuloso na célula centroacinosa, quando comparada às células acinosas. L: lúmen acinar. (30.000×.)

promove uma secreção pouco abundante e rica em enzimas, atuando principalmente na extrusão dos grânulos de zimogênio. A ação integrada da secretina e da colecistoquinina provê a secreção abundante de suco pancreático alcalino, rico em enzimas.

Fígado

O fígado é o segundo maior órgão do corpo (o maior é a pele) e a maior glândula, pesando cerca de 1,5 kg. Está localizado na cavidade abdominal abaixo do diafragma. É o órgão no qual os nutrientes absorvidos no sistema digestório são processados e armazenados para serem utilizados por outros órgãos; portanto, é uma interface entre o sistema digestório e o sangue. Grande parte do sangue transportado para o fígado chega pela veia porta (70 a 80%), e menor porcentagem é suprida pela artéria hepática. Todos os nutrientes absorvidos pelo intestino chegam ao fígado pela veia porta, exceto os lipídios complexos (**quilomícrons**), que chegam pela artéria hepática. A posição do fígado no sistema circulatório é ideal para captar, transformar e acumular metabólitos, e para a neutralização e a eliminação de substâncias tóxicas. A eliminação ocorre na bile, uma secreção exócrina do fígado, importante para a digestão de lipídios. O fígado também exerce função muito importante na produção de proteínas plasmáticas, como a albumina e outras proteínas carreadoras.

O fígado é revestido por uma cápsula delgada de tecido conjuntivo que se torna mais espessa no **hilo**, por onde a veia porta e a artéria hepática penetram o fígado e por onde saem os ductos hepáticos direito e esquerdo, bem como os linfáticos. Esses vasos e ductos são circundados por tecido conjuntivo ao longo de toda a sua extensão até o término (ou origem), nos espaços porta entre os lóbulos hepáticos. Nesse ponto, forma-se uma delicada rede de fibras reticulares que suporta os hepatócitos (células do fígado) e as células endoteliais dos capilares sinusoides.

Lóbulo hepático

O componente estrutural básico do fígado é a célula hepática, ou **hepatócito** (do grego *hepar*, fígado + *kytos*, célula). Essas células epiteliais estão agrupadas em placas interconectadas. Em cortes histológicos, unidades estruturais denominadas **lóbulos hepáticos** podem ser observados (Figura 16.9). O lóbulo hepático é formado por massa poligonal de tecido, cujo tamanho oscila em torno de 0,7 × 2 mm (Figuras 16.9 e 16.10). Em determinados animais (p. ex., porcos), os lóbulos são separados entre si

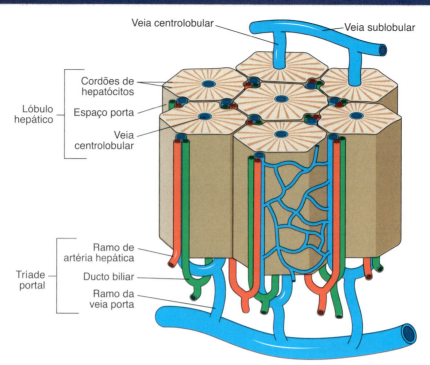

Figura 16.9 Desenho esquemático que ilustra os lóbulos hepáticos. Cada lóbulo é composto de cordões de hepatócitos que são entremeados por capilares sinusoides (não representados nesta ilustração), os quais desembocam em uma veia centrolobular. Na periferia do lóbulo, há tecido conjuntivo, no qual se encontra o espaço porta, que contém a tríade portal (arteríola, vênula e ducto biliar). Há também vasos linfáticos e nervos (não representados). (Adaptada de Bourne, 1953.)

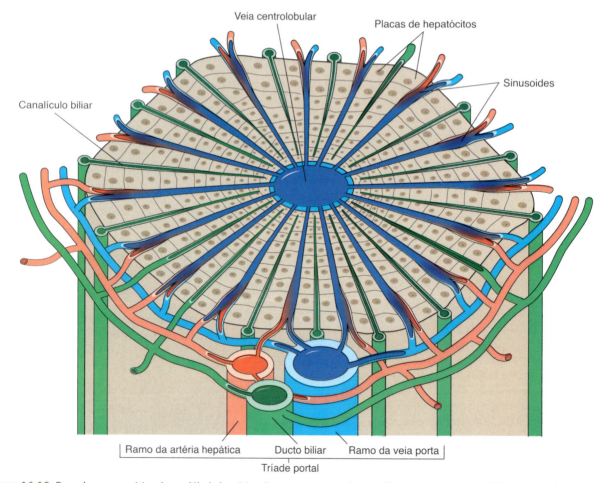

Figura 16.10 Desenho esquemático de um lóbulo hepático. O espaço porta está na periferia, e, a partir da arteríola e da vênula, o sangue flui para os sinusoides, que desembocam na veia centrolobular. Cordões de hepatócitos se organizam de forma radial, e, a partir de cada célula, a bile produzida é escoada nos canalículos biliares que convergem na periferia do lóbulo para o ducto biliar.

por uma camada de tecido conjuntivo. Isso não ocorre em seres humanos, nos quais os lóbulos estão em contato ao longo de grande parte de seu comprimento, tornando difícil o estabelecimento de limites exatos entre lóbulos diferentes. Em algumas regiões da periferia dos lóbulos, há tecido conjuntivo contendo ductos biliares, vasos linfáticos, nervos e vasos sanguíneos. Essas regiões, os **espaços porta**, são encontradas nos cantos dos lóbulos. O fígado humano contém de três a seis espaços porta por lóbulo, cada um contendo um ramo da veia porta, um ramo da artéria hepática, um ducto (parte do sistema de ductos biliares) e vasos linfáticos (ver Figura 16.9). A veia porta contém sangue proveniente do sistema digestório, do pâncreas e do baço; a artéria hepática contém sangue proveniente do tronco celíaco da aorta abdominal. O ducto, revestido por epitélio cúbico, transporta bile sintetizada pelos hepatócitos, a qual desemboca no ducto hepático. Um ou mais linfáticos transportam linfa, a qual, eventualmente, entra na circulação sanguínea. Todas essas estruturas estão envolvidas em uma bainha de tecido conjuntivo (Figura 16.11).

Os hepatócitos estão radialmente dispostos no lóbulo hepático, arranjados como os tijolos de uma parede. Essas placas celulares estão direcionadas da periferia do lóbulo para o seu centro e anastomosam-se livremente, formando um labirinto semelhante a uma esponja (ver Figura 16.10). Os espaços entre essas placas contêm capilares, os **sinusoides** hepáticos (Figura 16.11; ver Figura 16.10). Como discutido no Capítulo 11, *Sistema Circulatório*, capilares sinusoides são vasos irregularmente dilatados compostos de uma camada descontínua de células endoteliais fenestradas. As fenestras têm cerca de 100 nm de diâmetro e geralmente estão agrupadas (Figura 16.12).

As células endoteliais são separadas dos hepatócitos adjacentes por uma lâmina basal descontínua (dependendo da espécie) e um espaço subendotelial conhecido como **espaço de Disse**, que contém microvilos dos hepatócitos (Figuras 16.12 a 16.14). Líquidos provenientes do sangue percolam rapidamente a parede endotelial e fazem um contato muito próximo com a parede dos hepatócitos, o que possibilita uma troca fácil de macromoléculas entre o lúmen sinusoidal e os hepatócitos, e vice-versa. Essa troca é fisiologicamente importante, não apenas devido ao grande número de macromoléculas secretadas dos hepatócitos para o sangue (p. ex., lipoproteinas, albumina, fibrinogênio), mas também porque o fígado capta e cataboliza muitas moléculas grandes. O sinusoide é circundado e sustentado por uma delicada bainha de fibras reticulares (Figura 16.11). Além das células endoteliais, os sinusoides contêm macrófagos conhecidos como **células de Kupffer** (Figura 16.15). Essas células são encontradas na superfície luminal das células endoteliais, e suas principais funções são: metabolizar hemácias velhas, digerir hemoglobina, secretar proteínas relacionadas com processos imunológicos e destruir bactérias que eventualmente penetrem o sangue portal a partir do intestino grosso. Células de Kupffer constituem cerca de 15% da população celular no fígado. Muitas estão localizadas na região periférica do lóbulo hepático, na qual são muito ativas na

fagocitose. No espaço de Disse (espaço perissinusoidal), células armazenadoras de lipídios, também denominadas **células de Ito**, contêm inclusões lipídicas ricas em vitamina A. No fígado saudável, essas células desempenham várias funções, como captação, armazenamento e liberação de retinoides, síntese e secreção de várias proteínas da matriz extracelular e proteoglicanos, secreção de fatores de crescimento e citocinas, e regulação do diâmetro do lúmen sinusoidal em resposta a diferentes fatores reguladores (prostaglandinas, tromboxano A2 etc.).

Suprimento sanguíneo

O fígado é um órgão incomum, por receber sangue de duas fontes diferentes: 80% derivam da veia porta, que transporta o sangue pouco oxigenado e rico em nutrientes provenientes das vísceras abdominais, enquanto os 20% restantes derivam da artéria hepática, que fornece sangue rico em oxigênio (Figura 16.16; ver Figuras 16.9 e 16.10).

Sistema portal venoso

A **veia porta** ramifica-se repetidamente e envia pequenas **vênulas portais** (**interlobulares**) aos espaços porta. As vênulas portais ramificam-se em **vênulas distribuidoras**, que correm ao redor da periferia do lóbulo. A partir das vênulas distribuidoras, pequenas vênulas desembocam nos **capilares sinusoides**. Estes correm radialmente, convergindo para o centro do lóbulo a fim de formar a **veia central** ou **veia centrolobular** (Figura 16.11; ver Figuras 16.9 e 16.10). Esse vaso tem parede delgada constituída apenas de células endoteliais, suportadas por uma quantidade esparsa de fibras colágenas. À medida que a veia central progride ao longo do lóbulo, ela recebe mais e mais sinusoides, aumentando gradualmente em diâmetro. Ao fim, ela deixa o lóbulo em sua base, fundindo-se com a **veia sublobular**, de diâmetro maior (ver Figura 16.9). As veias sublobulares gradualmente convergem e se fundem, formando duas ou mais **veias hepáticas grandes**, que desembocam na veia cava inferior.

O sistema portal contém sangue proveniente do pâncreas, do baço e do intestino. Os nutrientes absorvidos no intestino são acumulados e transformados no fígado, no qual substâncias tóxicas são também neutralizadas e eliminadas.

Sistema arterial

A **artéria hepática** ramifica-se repetidamente e forma as **arteríolas interlobulares**, localizadas nos espaços porta. Algumas dessas arteríolas irrigam as estruturas do espaço porta, e outras formam arteríolas que desembocam diretamente nos sinusoides, provendo uma mistura de sangue arterial e venoso portal nesses capilares (ver Figura 16.10). A principal função do sistema arterial é suprir os hepatócitos com uma quantidade adequada de oxigênio.

O sangue flui da periferia para o centro do lóbulo hepático. Consequentemente, oxigênio e metabólitos, assim como todas as substâncias tóxicas e não tóxicas absorvidas no intestino, alcançam primeiro as células periféricas e, posteriormente, as células centrais dos lóbulos.

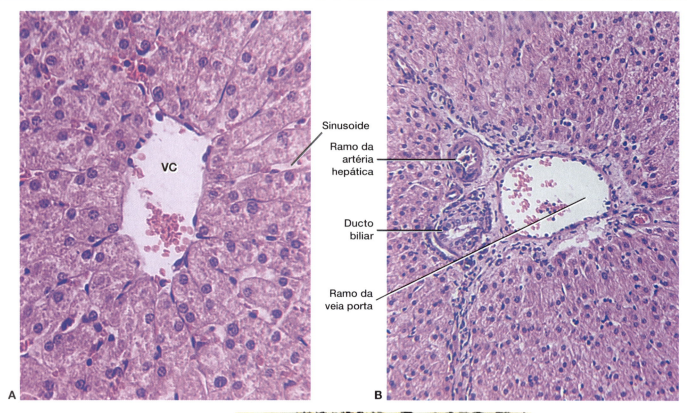
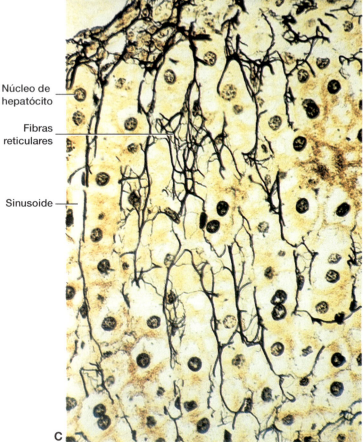

Figura 16.11 Fotomicrografia do fígado. **A.** Veia central (VC). Observe as placas de hepatócitos limitando os espaços ocupados pelos capilares sinusoides. (HE. Médio aumento. Imagem de M. F. Santos.) **B.** Espaço porta contendo ramo da artéria hepática, ramo da veia porta e ducto biliar, circundados por tecido conjuntivo. (HE. Pequeno aumento. Imagem de M. F. Santos.) **C.** Fibras reticulares constituídas de colágeno III no lóbulo, formando uma rede de suporte para os hepatócitos. (Impregnação pela prata. Médio aumento.)

Capítulo 16 | Órgãos Associados ao Sistema Digestório   355

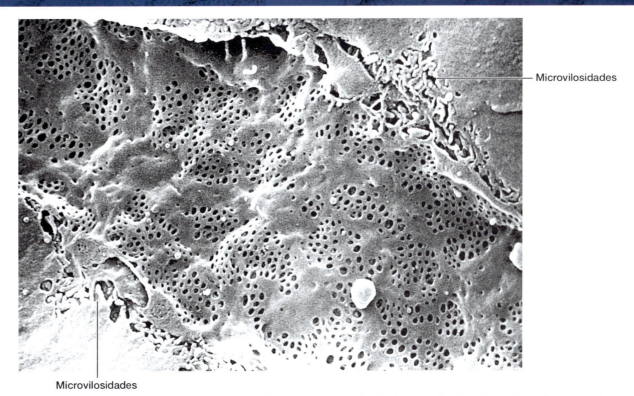

Figura 16.12 Micrografia eletrônica de varredura mostrando o revestimento endotelial de um capilar sinusoide no fígado de rato, com fenestras agrupadas em sua parede. Nas bordas, detalhes de hepatócitos cortados podem ser observados, como as microvilosidades protraindo-se nos espaços de Disse. (6.500×. Cortesia de E. Wisse.)

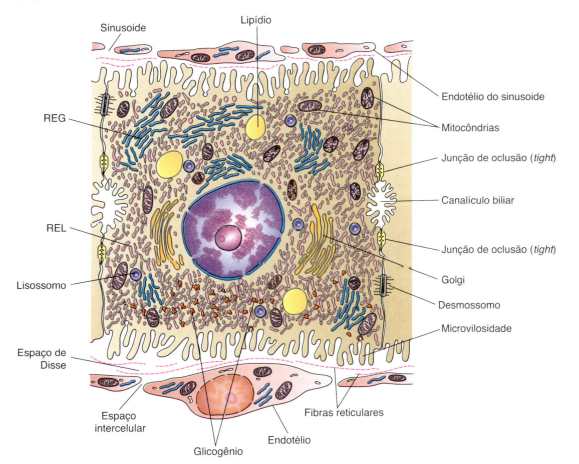

Figura 16.13 Ilustração mostrando a ultraestrutura de um hepatócito. Células dos capilares sinusoides também estão demonstradas. REG: retículo endoplasmático granuloso; REL: retículo endoplasmático liso. (10.000×.)

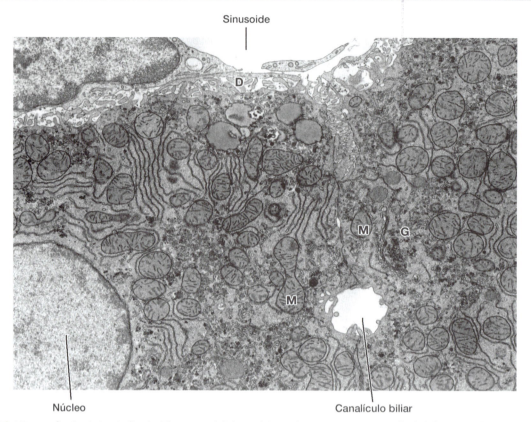

Figura 16.14 Micrografia eletrônica do fígado. Observe os dois hepatócitos adjacentes com um canalículo biliar entre eles. Os hepatócitos contêm numerosas mitocôndrias (M) e retículos endoplasmáticos liso e granuloso. Um complexo de Golgi proeminente (G) está próximo ao canalículo biliar. O sinusoide é revestido por células endoteliais com amplas fenestras abertas. O espaço de Disse (D) é ocupado por numerosos microvilos que se projetam dos hepatócitos. (9.200×. Cortesia de D. Schmucker.)

Essa direção do fluxo sanguíneo explica parcialmente por que o comportamento das células mais periféricas (perilobulares) difere daquele das células mais centrais (centrolobulares) (Figura 16.16). Essa dualidade de comportamento dos hepatócitos é particularmente evidente em determinadas patologias, em que alterações podem ser observadas nas células periféricas ou nas células centrais do lóbulo.

Hepatócito

Hepatócitos são células poliédricas, com seis ou mais superfícies e diâmetro de 20 a 30 μm. Em cortes corados com HE, o citoplasma do hepatócito é eosinofílico, principalmente devido ao grande número de mitocôndrias e algum retículo endoplasmático liso (REL). Hepatócitos localizados a distâncias variáveis dos espaços porta mostram diferenças em suas características estruturais, histoquímicas e bioquímicas. A superfície de cada hepatócito está em contato com a parede do capilar sinusoide, através do espaço de Disse, e com a superfície de outros hepatócitos. Sempre que dois hepatócitos se encontram, eles delimitam um espaço tubular entre si conhecido como **canalículo biliar** (Figuras 16.17 a 16.19; ver Figuras 16.10, 16.13 e 16.14). Os canalículos, que constituem a primeira porção do sistema de ductos biliares, são espaços tubulares com cerca de 1 a 2 mm de diâmetro. Eles são delimitados apenas pela membrana plasmática de dois hepatócitos e contêm poucos microvilos em seu interior (Figura 16.18; ver Figura 16.13). As membranas celulares próximas desse canalículo estão unidas firmemente por junções de oclusão (descritas no Capítulo 4, *Tecidos do Corpo/Tecido Epitelial*). Junções comunicantes do tipo *gap* são frequentes entre os hepatócitos e são importantes na comunicação intercelular, participando do processo de coordenação das atividades fisiológicas dessas células. Os canalículos biliares formam uma rede complexa que se anastomosa progressivamente ao longo das placas do lóbulo hepático, terminando na região do espaço porta (ver Figuras 16.9 e 16.10). Sendo assim, a bile flui progressivamente na direção contrária do sangue, do centro do lóbulo para a sua periferia, onde a bile adentra os **dúctulos biliares** (**canais de Hering**) (Figura 16.19; ver Figura 16.10), constituídos de células cuboidais. Após uma curta distância, esses canais terminam nos **ductos biliares** localizados no espaço porta (Figura 16.19; ver Figuras 16.9 e 16.10). Ductos biliares são formados por epitélio cuboide ou colunar e contêm uma bainha distinta de tecido conjuntivo. Esses ductos gradualmente aumentam e se fundem, formando o **ducto hepático**, que, em seguida, deixa o fígado.

A superfície do hepatócito que está voltada para o espaço de Disse contém muitos microvilos, mas há sempre um

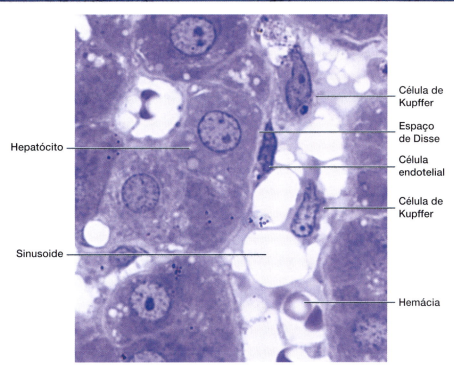

Figura 16.15 Fotomicrografia do fígado mostrando capilares sinusoides com suas células endoteliais próximas dos hepatócitos. A pequena fenda entre os hepatócitos e as células endoteliais constitui o espaço de Disse. Células de Kupffer podem ser observadas no interior do sinusoide. (Pararrosanilina e azul de toluidina. Corte semifino. Grande aumento.)

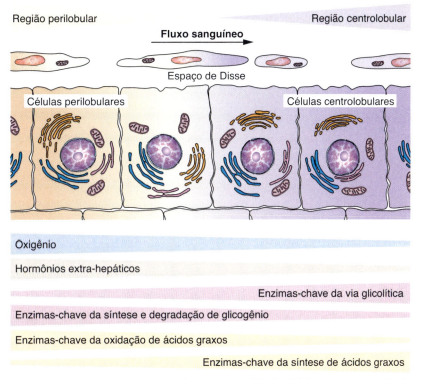

Figura 16.16 Heterogeneidade dos hepatócitos nas regiões perilobular e centrolobular. Células na região perilobular são aquelas mais próximas do espaço porta e, consequentemente, as primeiras a alterar o conteúdo do sangue ou a ser afetadas por ele. As próximas são as células na região intermediária, enquanto as células da região centrolobular recebem o sangue já alterado pelas células das regiões anteriores. Por exemplo, após uma refeição, células da periferia dos lóbulos são as primeiras a receber a glicose absorvida e armazená-la em glicogênio. A glicose não captada por essas células é provavelmente utilizada pelas células da região seguinte. No jejum, as células periféricas (perilobulares) seriam as primeiras a responder à queda na glicemia, quebrando glicogênio e liberando glicose para a circulação sanguínea. Nesse processo, células das regiões intermediária e centrolobular não respondem à condição de jejum até que o estoque de glicogênio nas células perilobulares seja depletado. Esse arranjo em zonas é responsável por algumas das diferenças na suscetibilidade dos hepatócitos a diversos agentes nocivos ou em condições patológicas. (Cortesia de A. Brecht.)

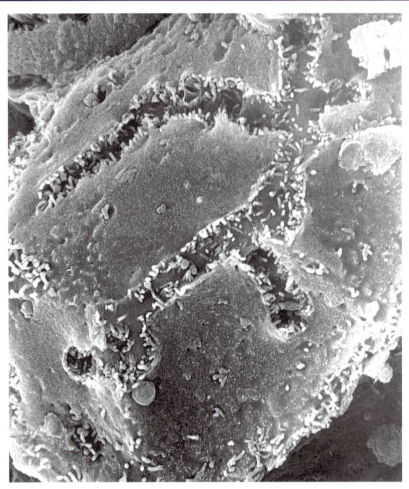

Figura 16.17 Micrografia eletrônica de varredura mostrando a ramificação dos canalículos biliares no fígado. Observe os microvilos na superfície interna do canalículo. (Reproduzida, com autorização, de Motta *et al.*, 1978.)

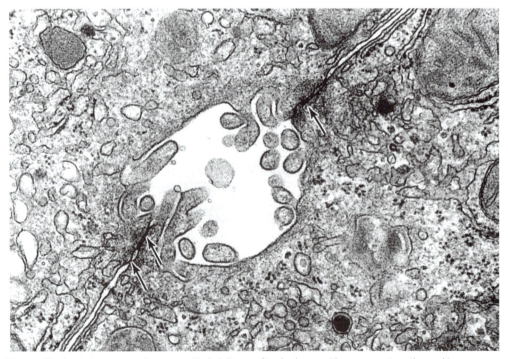

Figura 16.18 Micrografia eletrônica mostrando um canalículo biliar em fígado de rato. Observe os microvilos no lúmen e os complexos juncionais (*setas*) que selam esse espaço, separando-o do espaço extracelular. (54.000×. Cortesia de S. L. Wissig.)

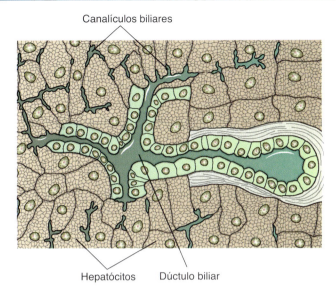

Figura 16.19 Ilustração mostrando a confluência dos canalículos biliares e a formação dos dúctulos biliares, que são revestidos por epitélio cúbico simples. Os dúctulos se fundem aos ductos biliares localizados nos espaços porta.

espaço entre eles e a parede do sinusoide (ver Figuras 16.13 e 16.14). O hepatócito tem um ou dois núcleos arredondados, contendo um ou dois nucléolos. Alguns núcleos são poliploides, com múltiplos do número haploide de cromossomos. Núcleos poliploides são caracterizados pelo seu tamanho maior, que é proporcional à ploidia. O hepatócito também contém abundante retículo endoplasmático, tanto liso quanto granuloso (Figura 16.20; ver Figura 16.13). Esse último forma agregados que se dispersam no citoplasma, os quais são frequentemente denominados **corpos basofílicos**. Diversas proteínas (p. ex., albumina, fibrinogênio) são sintetizadas em polirribossomos nessas estruturas. Vários processos importantes acontecem no REL, que está distribuído difusamente pelo citoplasma. Essa organela é responsável pelos processos de oxidação, metilação e conjugação requeridos para a inativação ou destoxificação de várias substâncias antes de sua excreção pelo organismo. O REL é um sistema lábil, que reage prontamente às moléculas recebidas pelo hepatócito.

Um dos principais processos que acontecem no REL é a conjugação da bilirrubina tóxica e hidrofóbica (insolúvel em água) com o glucuronato pela enzima glucuronil-transferase, para formar o **glucuronato de bilirrubina**, não tóxico e solúvel em água. Esse conjugado é excretado na bile pelos hepatócitos (Figura 16.21). A bilirrubina resulta principalmente da quebra da hemoglobina, que ocorre no sistema mononuclear fagocitário (que inclui as células de Kupffer, os capilares sinusoides), sendo

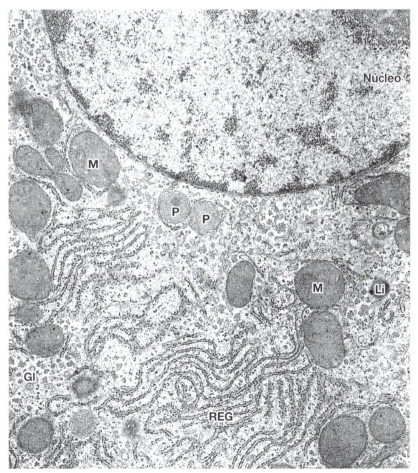

Figura 16.20 Micrografia eletrônica mostrando um hepatócito. No citoplasma, abaixo do núcleo, podem ser observadas mitocôndrias (M), retículo endoplasmático granuloso (REG), glicogênio (Gl), lisossomos (Li) e peroxissomos (P). (6.600×.)

transportada para os hepatócitos. Quando bilirrubina ou glucuronato de bilirrubina não são excretados, podem ocorrer várias doenças caracterizadas por icterícia (Figura 16.21; ver mais informações, a seguir, em *Histologia aplicada – Icterícia em recém-nascidos*).

O hepatócito frequentemente contém glicogênio. Esse polissacarídio aparece ao microscópio eletrônico na forma de agregados elétron-densos no citosol, frequentemente associados ao REL (Figura 16.22; ver Figura 16.13 e mais informações em *Para saber mais – Desintoxicação*). A quantidade de glicogênio no fígado varia de acordo com um ritmo circadiano e depende do estado nutricional do indivíduo. O glicogênio hepático funciona como depósito de glicose e, quando ocorre hipoglicemia, esse estoque é mobilizado. Dessa maneira, os hepatócitos contribuem para manter a glicemia estável, representando uma das principais fontes de energia para a utilização pelo organismo.

PARA SABER MAIS

Desintoxicação

O REL participa também da inativação de vários fármacos e substâncias, e isso ocorre por oxidação, metilação ou conjugação. Muitas substâncias são lipofílicas, capazes de atravessar a membrana das células intestinais, e, dessa maneira, podem chegar ao fígado. Nos hepatócitos, essas substâncias se tornam mais hidrofílicas por meio de processos oxidativos. Esses produtos são frequentemente conjugados a glucuronato, sulfato ou glutationa, sendo exportados para o plasma ou a bile por meio de proteínas transportadoras localizadas na membrana dos hepatócitos. Assim, a excreção dessas substâncias ocorre no rim ou no sistema digestório. Como exemplo, a enzima glucuronil-transferase, que conjuga glucuronato a bilirrubina, também promove a conjugação de diversos outros compostos, como esteroides, barbitúricos, anti-histamínicos e anticonvulsivantes. Em certas condições, substâncias que são inativadas no fígado podem induzir aumento no REL do hepatócito, elevando, assim, a capacidade de desintoxicação do órgão.

HISTOLOGIA APLICADA

Icterícia em recém-nascidos

Uma das causas mais frequentes de icterícia (pigmentos biliares no sangue) em recém-nascidos é o estado subdesenvolvido do retículo endoplasmático liso de seus hepatócitos (hiperbilirrubinemia neonatal). O tratamento atual para esses casos é a exposição à luz azul de lâmpadas fluorescentes comuns, procedimento que transforma a bilirrubina não conjugada em um fotoisômero solúvel em água que pode ser excretado pelos rins.

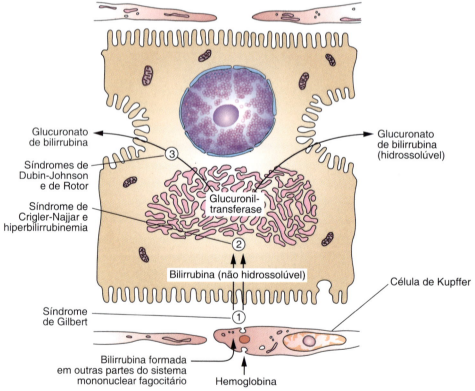

Figura 16.21 Secreção de bilirrubina. A bilirrubina, insolúvel em água, é derivada do metabolismo de hemoglobina nos macrófagos. A atividade glucuronil-transferase nos hepatócitos é responsável pela conjugação da bilirrubina com glucuronato no retículo endoplasmático liso, formando um composto solúvel em água, o glucuronato de bilirrubina. Quando a secreção de bile é bloqueada, o glucuronato de bilirrubina não é excretado e se acumula no sangue, causando a icterícia. Diversos processos incorretos nos hepatócitos podem causar doenças que produzem icterícia: um defeito na capacidade de a célula captar a bilirrubina (1); a inabilidade da célula em conjugar bilirrubina, devido a uma deficiência na atividade glucuronil-transferase (2); ou problemas na transferência e excreção do glucuronato de bilirrubina para o canalículo biliar (3). Uma das causas mais frequentes de icterícia, embora não relacionada com a atividade dos hepatócitos, é a obstrução do fluxo de bile como resultado de cálculos ou tumores. Ver mais informações em *Histologia aplicada – Icterícia em recém-nascidos*.

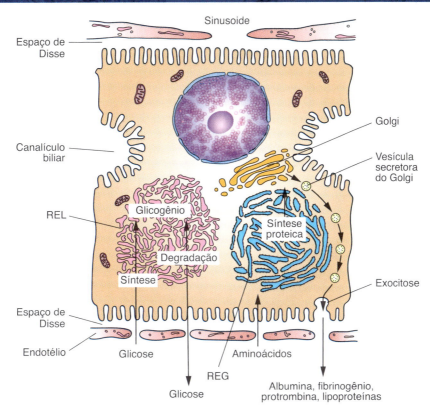

Figura 16.22 Síntese proteica e armazenamento de carboidratos no fígado. O carboidrato é armazenado na forma de glicogênio, geralmente associado ao retículo endoplasmático liso (REL). Quando a glicose é necessária, o glicogênio é degradado. Em diversas patologias, a degradação de glicogênio é deprimida, resultando em acúmulos intracelulares anormais de glicogênio. Proteínas produzidas pelos hepatócitos são sintetizadas no retículo endoplasmático granuloso (REG), o que explica por que lesões em hepatócitos ou jejum prolongado levam a uma diminuição na quantidade de albumina, fibrinogênio e protrombina no sangue. O bloqueio dessa função causa diversas complicações, já que muitas dessas proteínas são carreadoras, importantes para a pressão osmótica do sangue e para a coagulação.

Cada hepatócito contém aproximadamente 2 mil mitocôndrias (ver Figuras 16.14 e 16.20). Outro componente celular frequente é a gotícula lipídica, cuja quantidade varia muito. Os lisossomos do hepatócito são importantes na degradação e renovação das organelas intracelulares. Assim como os lisossomos, os peroxissomos (ver mais informações em *Para saber mais – Peroxissomos e doença*), abundantes nos hepatócitos, são organelas que contêm enzimas. Algumas das suas funções são: oxidação de ácidos graxos em excesso; quebra do peróxido de hidrogênio gerado por essa oxidação (por meio da atividade da enzima catalase); quebra de purinas em excesso (monofosfato de adenosina – AMP, monofosfato de guanosina – GMP), com consequente formação de ácido úrico e participação na síntese de colesterol; ácidos biliares e alguns lipídios utilizados para a síntese de mielina. Os complexos de Golgi no hepatócito também são numerosos – até 50 por célula. As funções dessa organela incluem a formação de lisossomos e a secreção de proteínas plasmáticas (p. ex., albumina, proteínas do Sistema Complemento), glicoproteínas (p. ex., transferrina) e lipoproteínas (p. ex., lipoproteína de muito baixa densidade – VLDL).

O hepatócito (ver mais informações em *Histologia aplicada – Hepatócitos e lesões*) é, provavelmente, a célula mais versátil do organismo. Tem funções endócrinas e exócrinas, e acumula, destoxifica e transporta diversas substâncias. Além de **sintetizar proteínas** para a sua própria manutenção, o hepatócito produz várias **proteínas plasmáticas para exportação**, entre elas albumina, protrombina, fibrinogênio e lipoproteínas. Essas proteínas são sintetizadas em polirribossomos aderidos ao retículo endoplasmático granuloso. Geralmente, o hepatócito não armazena proteínas em grânulos de secreção no citoplasma, mas secreta continuamente para a circulação sanguínea (ver Figura 16.22). Cerca de 5% da proteína exportada pelo fígado é produzida pelas células de Kupffer; o restante é sintetizado pelos hepatócitos.

> **PARA SABER MAIS**
>
> **Peroxissomos e doença**
>
> Uma variedade de doenças genéticas que envolvem a função de peroxissomos ocorre em seres humanos, muitas em virtude de mutações em enzimas dessa organela. Como exemplo, a **adrenoleucodistrofia ligada ao cromossomo X (X-ALD)** resulta de uma incapacidade de metabolizar ácidos graxos corretamente, resultando na deterioração das bainhas de mielina dos neurônios. Uma tentativa de encontrar um tratamento efetivo foi tema do filme *O óleo de Lorenzo* (1992).

HISTOLOGIA APLICADA

Hepatócitos e lesões

Algumas substâncias podem ser tóxicas para o fígado e, frequentemente, lesionam os hepatócitos, causando um quadro clínico que se assemelha ao quadro da hepatite viral, caracterizado por mal-estar súbito e icterícia associada à atividade elevada de aminotransferases. Cada medicamento apresenta um padrão de lesão, dependendo da predominância de lesão aos hepatócitos, do envolvimento do trato biliar ou de reações alérgicas. Uma falência hepática pode ocorrer dentro de 1 semana ou mais do início da doença, principalmente se o paciente persistir na utilização do medicamento após o início dos sintomas.

A **secreção de bile** é uma função exócrina, já que os hepatócitos captam do sangue, transformam e excretam vários componentes para o interior dos canalículos biliares. Além de água e eletrólitos, a bile tem outros componentes essenciais: ácidos biliares, fosfolipídios, colesterol e bilirrubina. A secreção de ácidos biliares está ilustrada na Figura 16.23. Cerca de 90% dos ácidos biliares derivam da absorção pelo epitélio intestinal no íleo e são transportados pelo hepatócito, do sangue para o canalículo biliar (recirculação êntero-hepática). Os 10% restantes são sintetizados no REL do hepatócito por meio de conjugação do ácido cólico (sintetizado pelo fígado a partir do colesterol) com os aminoácidos glicina ou taurina, produzindo ácidos glicocólico ou taurocólico, respectivamente. Ácidos biliares desempenham papel importante na emulsificação de lipídios no sistema digestório, facilitando a digestão pelas lipases e sua subsequente absorção.

Lipídios e **carboidratos** são armazenados no fígado na forma de triglicerídios e glicogênio, respectivamente. Essa capacidade de armazenar metabólitos é importante, porque supre o organismo de substratos energéticos no período entre refeições. O fígado também serve como um importante compartimento de **armazenamento** de algumas **vitaminas**, especialmente a vitamina A. Essa vitamina se origina da dieta, chegando ao fígado junto a outros lipídios absorvidos na forma de quilomícrons. No fígado, a vitamina A é armazenada nas células de Ito.

O hepatócito também é responsável pela conversão de aminoácidos em glicose, por meio de um processo enzimático complexo denominado **gliconeogênese** (do grego *glykys*, doce + *neos*, novo + *genesis*, produção). É também o principal local de desaminação de aminoácidos, processo que resulta na produção de ureia, que é transportada para os rins pelo sangue, sendo excretada na urina.

Regeneração hepática

Apesar de ter um ritmo lento de renovação celular, o fígado (ver mais informações em *Histologia aplicada – Cirrose hepática*) apresenta capacidade de regeneração que envolve a renovação tanto de hepatócitos quanto de células do trato biliar. A renovação dessas populações pode depender de: proliferação direta das células, de células proliferativas do fígado ou do processo de transdiferenciação (entre

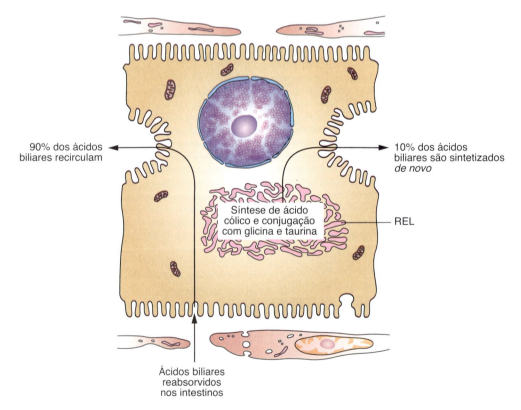

Figura 16.23 Mecanismo de secreção dos ácidos biliares. Cerca de 90% dos ácidos biliares são captados pelo epitélio intestinal e transportados para o fígado. Os 10% restantes são sintetizados no fígado pela conjugação do ácido cólico com os aminoácidos glicina e taurina. Esse processo ocorre no REL.

hepatócitos e células do trato biliar). Em alguns animais, a perda de tecido hepático por remoção cirúrgica ou pela ação de substâncias tóxicas dispara um mecanismo pelo qual os hepatócitos começam a se multiplicar, continuando até que a massa original de tecido tenha sido restaurada. Em seres humanos, essa capacidade é consideravelmente restrita, mas sua importância reside no fato de que partes de um fígado podem ser utilizadas em transplantes cirúrgicos.

> **HISTOLOGIA APLICADA**
>
> **Cirrose hepática**
>
> O fígado regenerado é geralmente bem organizado, exibindo o arranjo lobular típico, chamado **lóbulo clássico**, e, consequentemente, função normalizada. No entanto, quando os hepatócitos são repetidamente agredidos durante um longo período, sua multiplicação é seguida de um aumento significativo na quantidade de tecido conjuntivo. Em vez da organização normal dos lóbulos hepáticos, ocorre a formação de nódulos de diferentes tamanhos, muitos dos quais são visíveis a olho nu. Esses nódulos são compostos de massa central de hepatócitos em arranjo desordenado, circundada por grande quantidade de tecido conjuntivo denso. Essa desorganização, denominada **cirrose**, é um processo progressivo e irreversível, levando à falência do órgão e, frequentemente, ao óbito. Trata-se de uma fibrose difusa, que afeta todo o fígado, resultante de diversas condições que acometem a arquitetura hepática.
>
> A cirrose pode ocorrer como consequência de lesões progressivas e duradouras aos hepatócitos, provocadas por agentes variados, como etanol, fármacos ou outros agentes químicos, além de hepatite viral (principalmente tipos B, C ou D) e doença hepática autoimune.
>
> A lesão hepática produzida pelo álcool é responsável por muitos dos casos de cirrose, porque o etanol é metabolizado primariamente no fígado. Alguns dos supostos mecanismos patogênicos na lesão hepática induzida pelo álcool são a formação de radicais livres (provavelmente devido à peroxidação lipídica) e a geração de acetaldeído, citocinas pró-inflamatórias e citocinas com ação fibrogênica. O etanol também altera a regeneração hepática por meio de um mecanismo ainda não conhecido, favorecendo o desenvolvimento da cirrose.

Trato biliar

A bile produzida pelos hepatócitos flui através de **canalículos biliares**, **dúctulos biliares (canais de Hering)** e **ductos biliares**. Essas estruturas se fundem gradualmente, formando uma rede que converge para formar os **ductos hepáticos direito** e **esquerdo**, os quais se fundem para formar o ducto hepático. Este, após receber o ducto cístico proveniente da vesícula biliar, continua até o duodeno como **ducto colédoco** ou **ducto biliar comum**. Dos dúctulos biliares ao ducto colédoco, as células epiteliais de revestimento são chamadas de **colangiócitos**, e, embora representem menos de 5% da população celular do fígado, essas células têm um papel essencial na manutenção do órgão, por meio da modificação da bile, da secreção de mucinas, defensinas e imunoglobulinas.

Os ductos hepático, cístico e biliar comum são revestidos por uma camada mucosa com epitélio colunar simples (**colangiócitos**). A lâmina própria é delgada e circundada por uma camada discreta de músculo liso. Essa camada muscular se torna mais espessa próximo ao duodeno e, finalmente, na porção intramural, forma um esfíncter que regula o fluxo de bile (**esfíncter de Oddi**).

Vesícula biliar

A vesícula biliar (ver mais informações em *Histologia aplicada – Cálculo biliar*) é um órgão oco, com formato de pera, aderido à superfície inferior do fígado. Pode armazenar de 30 a 50 mℓ de bile. A parede da vesícula consiste em uma camada mucosa composta de epitélio colunar simples e lâmina própria, uma camada de músculo liso, uma camada de tecido conjuntivo perimuscular e uma membrana serosa (Figura 16.24).

> **HISTOLOGIA APLICADA**
>
> **Cálculo biliar**
>
> Proporções anormais de ácidos biliares podem levar à formação de cálculos na vesícula, que podem bloquear o fluxo de bile e provocar icterícia, devido à ruptura das junções oclusivas ao redor dos canalículos biliares.

A camada mucosa contém pregas abundantes que são particularmente evidentes quando a vesícula está vazia. As células epiteliais são ricas em mitocôndrias e têm núcleo localizado no terço basal (Figura 16.25). Todas essas células são capazes de secretar pequenas quantidades de muco. Glândulas mucosas tubuloacinosas situam-se

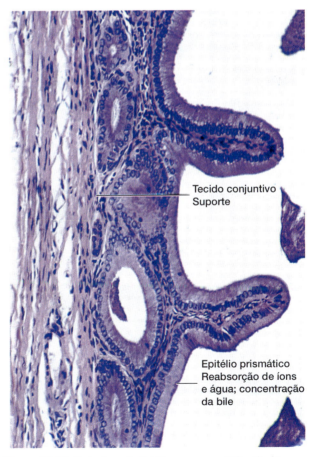

Figura 16.24 Corte de vesícula biliar com seu epitélio cilíndrico e reentrâncias epiteliais repousando sobre tecido conjuntivo. Esse epitélio tem um sistema transportador de cloreto de sódio na direção do tecido conjuntivo, que cria uma diferença osmótica, responsável pela concentração da bile. (Pequeno aumento.)

próximo ao ducto cístico e são responsáveis pela secreção da maior parte do muco existente na bile.

A principal função da vesícula biliar é armazenar bile, concentrá-la por meio da absorção de água e secretá-la no sistema digestório quando necessário. Esse processo depende de um mecanismo de transporte ativo de sódio no epitélio de revestimento da vesícula. A contração da musculatura lisa da vesícula é induzida pela **colecistoquinina**, hormônio produzido por células enteroendócrinas do intestino delgado (células I). A secreção de colecistoquinina, por sua vez, é estimulada por nutrientes no intestino delgado, particularmente por ácidos graxos da dieta. Ver mais informações em *Histologia aplicada – Tumores das glândulas digestivas*.

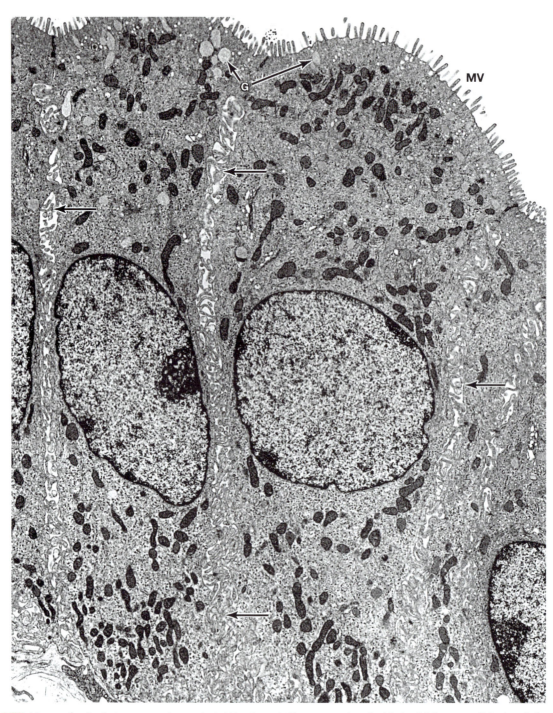

Figura 16.25 Micrografia eletrônica mostrando a vesícula biliar de preá. Observe as microvilosidades (MV) na superfície das células e os grânulos de secreção (G) contendo muco. As *setas* indicam os espaços intercelulares. Essas células epiteliais transportam íons sódio e cloreto do lúmen para o tecido conjuntivo subjacente. A água segue esses íons passivamente, tornando a bile mais concentrada. (5.600×.)

> **HISTOLOGIA APLICADA**
>
> **Tumores das glândulas digestivas**
>
> Muitos tumores malignos do fígado derivam do parênquima hepático ou dos **colangiócitos**. A patogênese do **carcinoma hepatocelular** não está totalmente esclarecida, mas acredita-se que esteja associada a diversos distúrbios adquiridos, por exemplo, hepatite viral crônica (B ou C), cirrose etc. No pâncreas exócrino, muitos tumores originam-se das células epiteliais dos ductos; a taxa de mortalidade associada a esses tumores pancreáticos é elevada.

Bibliografia

Pâncreas e glândulas salivares

COOK, D. I. *et al.* Secretion by the major salivary glands. In: JOHNSON, L. R. (ed.). **Physiology of the gastrointestinal tract**. 3. ed. v. 2. New York: Raven Press, 1994.

LOWE, M. E. The structure and function of pancreatic enzymes. In: JOHNSON, L. R. (ed.). **Physiology of the gastrointestinal tract**. 3. ed. v. 2. New York: Raven Press, 1994.

MASON, D. K.; CHISHOLM, D. M. **Salivary glands in health and disease**. Philadelphia: Saunders, 1975.

MCDANIEL, M. L. *et al.* Cytokines and nitric oxide in islet inflammation and diabetes. **Proc Soc Exp Biol Med**, v. 211, n. 1, p. 24-32, 1996.

Fígado e trato biliar

BOURNE, G. **An introduction to functional histology**. London: Churchill, 1953.

GEERTS, A. *et al.* Fat-storing (Ito) cell biology. In: ARIAS, I. M.; BOYER, J. L. (eds.). **The liver**: biology and pathobiology. New York: Raven Press, 1994.

GERBER, M. A.; THUNG, S. N. Histology of the liver. **Am J Surg Pathol**, v. 11, n. 9, p. 709-722, 1987.

ITO, T.; SHIBASAKI, S. Electron microscopic study on the hepatic sinusoidal wall and the fat-storing cells in the normal human liver. **Arch Histol Jpn**, v. 29, n. 2, p. 137-192, 1968.

LAN, T. *et al.* Role of immune cells in biliary repair. **Frontiers in Immunology**, v. 13, 866040, 2022. doi: 10.3389/fimmu.2022.866040.

LEE, W. M. Drug-induced hepatotoxicity. **N Engl J Med**, v. 349, n. 5, p. 474-485, 2003.

MADDREY, W. C. Alcohol-induced liver disease. **Clin Liver Dis**, v. 4, n. 1, p. 115-131, 2000.

MOTTA, P. M.; FUJITA, T.; MUTO, M. **The liver**: an atlas of scanning electron microscopy. Tokyo, New York: Igaku-Shoin, 1978.

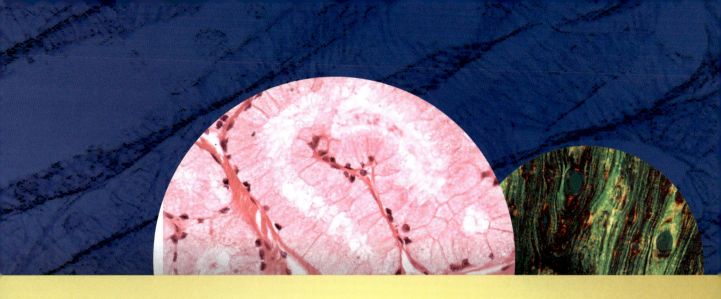

Capítulo 17

Sistema Respiratório

PAULO ABRAHAMSOHN

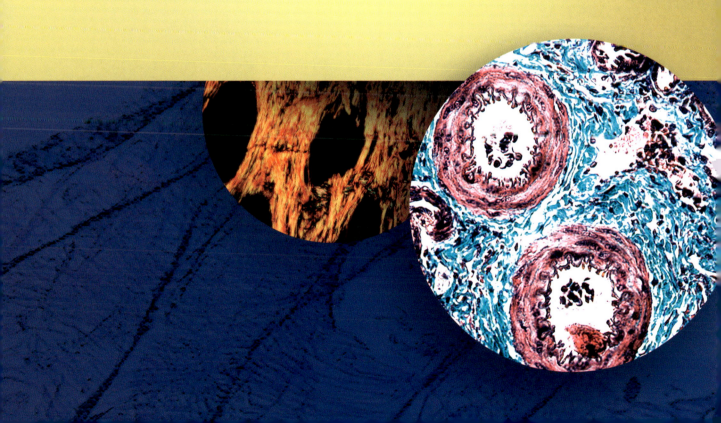

Principais características do sistema respiratório, *369*

Funções de defesa no sistema respiratório, *371*

Fossas nasais, *372*

Seios paranasais, *373*

Nasofaringe e orofaringe, *373*

Laringe, *373*

Traqueia, *374*

Árvore brônquica, *375*

Porção respiratória, *377*

Vasos sanguíneos dos pulmões, *383*

Vasos linfáticos dos pulmões, *384*

Pleura, *384*

Bibliografia, *384*

Principais características do sistema respiratório

O sistema respiratório é constituído dos pulmões e de um conjunto de ductos que comunicam os pulmões com o meio exterior. Pela respiração é feita a troca de CO_2 do sangue por O_2. Além disso, esse sistema está envolvido na fonação e na recepção de estímulos olfatórios.

Distinguem-se no sistema respiratório duas porções com atividades funcionais distintas: a **porção condutora** e a **porção respiratória**.

Porção condutora

Formada por uma sequência de ductos extra e intrapulmonares – fossas nasais, nasofaringe, orofaringe, laringe, traqueia, brônquios e bronquíolos (Figuras 17.1 e 17.2). Além de disponibilizar a passagem de ar, a porção condutora purifica, umedece e aquece o ar inspirado, funções importantes para proteger o delicado revestimento dos alvéolos pulmonares e impedir a sua dessecação. A traqueia e os ductos dela derivados se ramificam de maneira semelhante aos galhos de uma árvore e seu conjunto é denominado **árvore traqueobrônquica**.

Para assegurar a passagem contínua de ar pela porção condutora, é essencial manter o lúmen de seus ductos constantemente aberto. Nesse sentido, a parede dos ductos da porção condutora tem componentes que lhe proporcionam suporte estrutural, flexibilidade e extensibilidade. Conforme o local da porção condutora, esses componentes consistem em um ou vários dos seguintes tecidos: ósseo, cartilaginoso, conjuntivo e muscular liso.

Porção respiratória

É o segmento constituído de bronquíolos respiratórios, ductos alveolares e alvéolos, todos intrapulmonares (Figura 17.2). A maior parte do volume pulmonar é ocupado pelos alvéolos, espaços delimitados por paredes muito delgadas através das quais ocorre a troca de CO_2 do plasma por O_2 do ar inspirado.

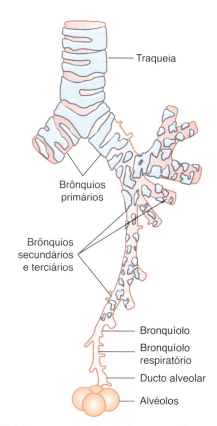

Figura 17.2 Esquema simplificado da traqueia, da árvore brônquica e da porção respiratória do sistema respiratório, com destaque para a presença e a conformação das cartilagens.

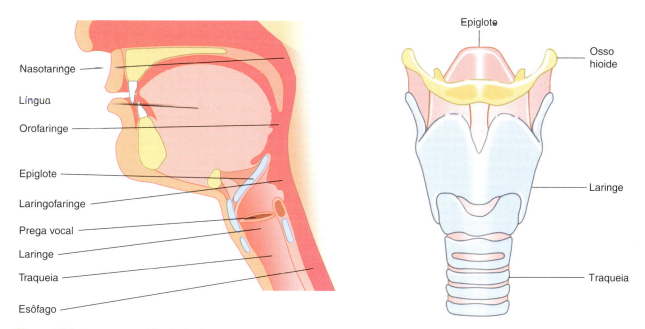

Figura 17.1 Esquema simplificado de alguns componentes da porção condutora do sistema respiratório situados na cabeça e no pescoço.

Elasticidade do sistema respiratório

A maior parte do tecido conjuntivo desse sistema tem grande quantidade de **fibras elásticas**. As vias respiratórias extra e intrapulmonares, assim como os alvéolos, aumentam o seu volume durante a inspiração e, graças às fibras elásticas e, em parte, à musculatura lisa, retornam ao seu estado de repouso na expiração.

Epitélio respiratório

Grande parte da porção condutora é revestida internamente pelo epitélio denominado **epitélio respiratório**, embora ele não participe das trocas gasosas entre o sangue e o ar. É um epitélio pseudoestratificado colunar ciliado que repousa sobre uma lâmina própria de tecido conjuntivo. Entre o epitélio e o tecido conjuntivo há uma lâmina basal na qual todas as células de epitélio se apoiam. No entanto, como as células têm tamanhos diferentes, seus núcleos aparecem em diversas alturas no epitélio dando a impressão de existirem várias camadas, razão pela qual é denominado **pseudoestratificado**.

Ao microscópio eletrônico, identificam-se cinco tipos celulares no epitélio respiratório, e ao microscópio óptico, podem ser facilmente identificados três tipos, que são os predominantes: as células colunares ciliadas, as células caliciformes e as células basais. As duas primeiras alcançam a superfície do epitélio, porém as células basais são curtas.

Ver mais informações sobre a mucosa em *Histologia Aplicada – Mucosa do sistema respiratório*.

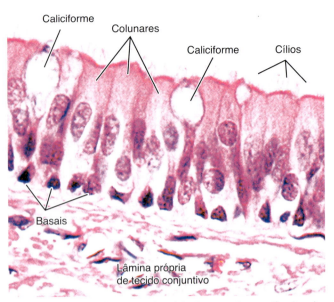

Figura 17.3 O epitélio respiratório é do tipo pseudoestratificado colunar ciliado. Suas células mais frequentes são as colunares ciliadas, as caliciformes e as basais. O epitélio repousa sobre uma lâmina própria de tecido conjuntivo. (Hematoxilina e eosina – HE. Médio aumento. Imagem de P. Abrahamsohn.)

> **HISTOLOGIA APLICADA**
> **Mucosa do sistema respiratório**
>
> Em vários locais da mucosa, desde as cavidades nasais até a laringe, há áreas não revestidas pelo epitélio pseudoestratificado cilíndrico ciliado. São revestidas por epitélio estratificado pavimentoso, que oferece melhor proteção ao atrito. O epitélio estratificado pavimentoso é encontrado nas regiões expostas à possibilidade de abrasão (p. ex., orofaringe, epiglote, pregas vocais).
>
> Quando ocorrem modificações na corrente de ar e no direcionamento de substâncias abrasivas do ambiente, áreas do epitélio pseudoestratificado colunar de outros locais podem se transformar em epitélio estratificado pavimentoso.
>
> Nos tabagistas, ocorre aumento no número das células caliciformes e redução da quantidade de células ciliadas. O aumento da produção de muco nos fumantes frequentemente leva à obstrução parcial dos ramos mais finos da porção condutora do sistema respiratório.

A **célula colunar ciliada** tem um núcleo elíptico e, em sua superfície apical, tem cerca de 300 cílios (Figuras 17.3 a 17.5). Próximo aos corpúsculos basais dos cílios há numerosas mitocôndrias, que fornecem trifosfato de adenosina (ATP) necessário para os batimentos ciliares.

Ver mais informações sobre as doenças causadas por cílios defeituosos em *Histologia aplicada – Síndrome dos cílios imóveis*.

> **HISTOLOGIA APLICADA**
> **Síndrome dos cílios imóveis**
>
> Causa esterilidade no homem e infecção crônica das vias respiratórias em ambos os sexos. Deve-se à imobilidade ou a defeitos dos batimentos dos cílios e dos flagelos. Uma das causas da síndrome é uma deficiência genética na proteína dineína, presente entre os microtúbulos de cílios e importante para o deslizamento dos microtúbulos, que é essencial para o batimento ciliar.

As **células caliciformes** são o segundo tipo celular mais numeroso (Figura 17.3). São secretoras de muco e foram descritas no Capítulo 4, *Tecidos do Corpo/Tecido Epitelial*. O citoplasma de sua região apical abriga numerosos grânulos de secreção contendo mucinas compostas de glicoproteínas. Não são ciliadas.

As **células basais** são curtas e arredondadas (Figura 17.3). Apoiam-se na lâmina basal do epitélio, mas não se estendem até a superfície do epitélio. São células-tronco que se multiplicam continuamente por mitose e originam os demais tipos celulares do epitélio respiratório.

As **células colunares em escova** (*brush cells*) têm numerosos microvilos em sua superfície apical. Em sua superfície basal, há terminações nervosas aferentes, consideradas **receptores sensoriais**.

As **células granulares**, semelhantes às basais, contêm numerosos grânulos com diâmetro de 100 a 300 nm, que, ao microscópio eletrônico de transmissão, exibem a sua parte central mais densa aos elétrons. Estudos histoquímicos mostraram que fazem parte do **sistema neuroendócrino difuso**.

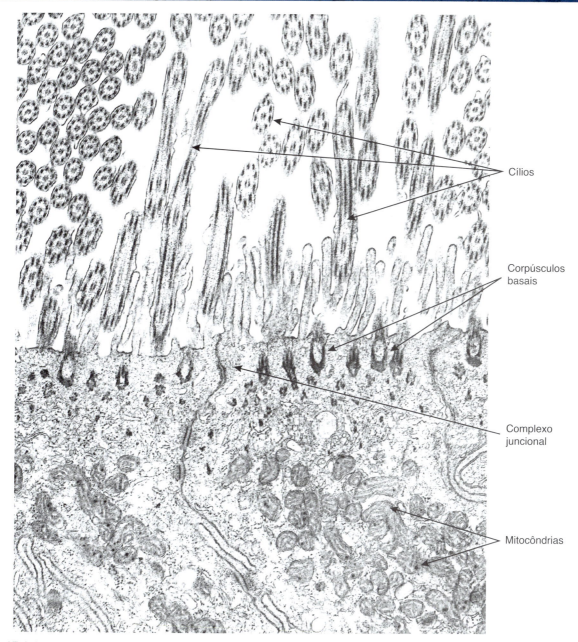

Figura 17.4 Pequena região de duas células colunares ciliadas do epitélio respiratório observadas por microscopia eletrônica de transmissão. Nos cílios, cortados transversal e obliquamente, é possível distinguir seus microtúbulos. Os cílios se inserem em corpúsculos basais situados na região apical das células e próximo aos quais acumulam-se muitas mitocôndrias. Um complexo juncional está presente entre duas células colunares. (Aproximadamente 10.000×.)

Funções de defesa no sistema respiratório

Devido ao trânsito constante de ar em seu interior, o sistema respiratório está diretamente exposto ao meio externo e sua mucosa é uma interface estratégica entre o meio interno do corpo e o ar inspirado. A mucosa protege o organismo contra as impurezas do ar por meio de vários mecanismos de defesa existentes nas porções condutora e respiratória.

As inúmeras células caliciformes do epitélio respiratório, assim como pequenas glândulas situadas na mucosa, secretam grande quantidade de muco para o lúmen dos tubos da porção respiratória. Esse muco deposita-se sobre a superfície do epitélio formando uma lâmina, que é continuamente deslocada por batimento ciliar ao longo da superfície do epitélio, em direção à faringe. Grande parte das partículas de poeira e microrganismos presentes no ar adere ao muco e não alcança os alvéolos, que são os componentes mais frágeis do sistema respiratório.

Outro mecanismo de defesa contra antígenos vindos do meio externo é uma camada de grande número de linfócitos dispersos abaixo do epitélio. Além disso, há muitos nódulos linfáticos e linfonodos distribuídos na mucosa ou na região externa dos tubos da porção condutora. Os nódulos fazem parte do conjunto denominado **tecido linfático associado às mucosas**, conhecido

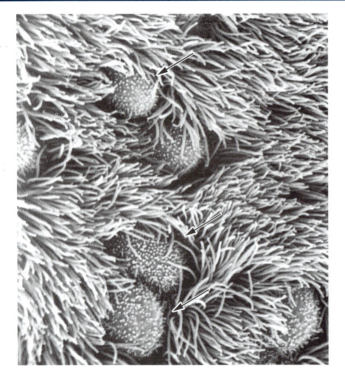

Figura 17.5 Superfície da mucosa respiratória do rato observada por microscopia eletrônica de varredura. Na maior parte da imagem, observam-se cílios das células colunares. As células caliciformes (*setas*) não são ciliadas. (Reproduzida, com autorização, de Andrews, 1974.)

pela sigla MALT (do inglês *mucosa-associated lymphoid tissue*). Os linfócitos da mucosa migram, levando para linfonodos informações sobre moléculas estranhas (que podem ou não fazer parte de microrganismos); dessa maneira, podem desencadear uma resposta imunitária. Na mucosa da porção condutora, há ainda grande quantidade de plasmócitos e macrófagos.

As áreas da lâmina própria que contêm nódulos linfáticos são recobertas por **células M** semelhantes às descritas nos Capítulos 14, *Sistema Imune e Órgãos Linfoides*, e 15, *Sistema Digestório*. Elas captam antígenos e os transferem para o tecido abaixo da célula, no qual há macrófagos e linfócitos. Na porção respiratória, há uma grande quantidade de macrófagos denominados **macrófagos alveolares**, localizados nas paredes e no interior dos alvéolos pulmonares.

Fossas nasais

As fossas nasais comunicam o meio exterior com a faringe. Nelas, há três regiões: o **vestíbulo**, a **área respiratória** e a **área olfatória**. A sua mucosa é suportada por osso ou por cartilagem e sua estrutura histológica difere nas várias regiões. As fossas nasais se comunicam com os seios paranasais e recebem os ductos lacrimais.

Vestíbulo e área respiratória

O **vestíbulo** é a porção mais anterior e dilatada das fossas nasais. Sua mucosa se continua com a pele do nariz e o epitélio estratificado pavimentoso da pele, o qual perde sua camada de queratina na entrada do vestíbulo, e o tecido conjuntivo da derme se continua sob a forma da lâmina própria da mucosa. Os pelos (**vibrissas**) e a secreção das glândulas sebáceas e sudoríparas existentes no vestíbulo constituem uma barreira à penetração de partículas grosseiras nas vias respiratórias. Partículas de poeira e microrganismos aderem à camada de muco distribuída sobre o epitélio.

A **área respiratória** ocupa a maior parte das fossas nasais. A mucosa dessa região é recoberta pelo **epitélio respiratório**, já descrito, e a sua lâmina própria contém **glândulas mistas serosas e mucosas**. Assim como no vestíbulo, a secreção produzida pelas glândulas e pelas células caliciformes forma uma camada sobre o epitélio.

A superfície da parede lateral de cada cavidade nasal é irregular, em razão da existência de três expansões ósseas chamadas **conchas**, ou **cornetos**, que se projetam para o interior da fossa nasal. Na superfície dos cornetos inferior e médio, a lâmina própria contém um abundante plexo venoso que contribui para o aquecimento do ar inspirado.

Área olfatória

A **área olfatória**, responsável pela **sensibilidade olfatória**, situa-se na parte superior das fossas nasais e é revestida por um epitélio especializado, o **epitélio olfatório**. É um neuroepitélio colunar pseudoestratificado formado por três tipos celulares: células de sustentação, células basais e células olfatórias (Figuras 17.6 e 17.7).

As **células de sustentação** são colunares, largas no ápice e estreitas na base. Na superfície apical, têm microvilos que se projetam para o interior da camada de muco que cobre o epitélio. Essas células contêm carotenoides, vitamina A e pigmentos, responsáveis pela cor amarelo-castanho da mucosa olfatória, em contraste com o restante da mucosa nasal, que é avermelhada.

As **células basais** são curtas, arredondadas e situam-se na região basal do epitélio, entre as outras células do epitélio. São consideradas células-tronco do epitélio olfatório, cujas células se renovam constantemente.

As **células olfatórias** são neurônios bipolares e seus núcleos se localizam na região central do epitélio. A extremidade voltada para a cavidade nasal é um dendrito que tem uma dilatação em sua extremidade, de onde partem seis a oito cílios. Esses cílios têm quimiorreceptores em sua membrana plasmática que são estimulados por substâncias odoríferas e ampliam enormemente a superfície receptora de odorantes. Os quimiorreceptores pertencem à família de receptores acoplados à proteína G. Proteínas de ligação a odorantes (OBPs, do inglês *odorant binding proteins*) são secretadas para a cavidade nasal e se ligam a odorantes, transportando-os aos receptores.

Os axônios das células olfatórias saem pela outra extremidade da célula, a sua porção basal, e reúnem-se em pequenos feixes. Estes se dirigem para os dois bulbos olfatórios (um a cada lado das fossas nasais), nos quais os axônios estabelecem sinapses com neurônios dos bulbos,

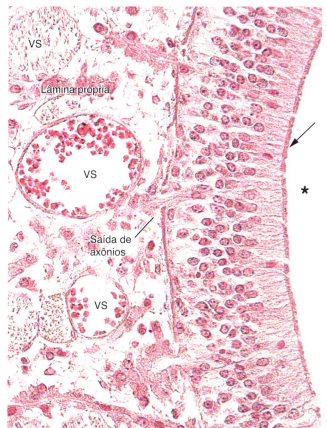

Figura 17.6 O epitélio olfatório reveste a região olfatória das cavidades nasais, cujo lúmen está apontado por um *asterisco*. Na superfície do epitélio, há uma faixa mais corada (*seta*) correspondente aos microvilos das células de sustentação e aos cílios das células olfatórias. Na superfície oposta do epitélio, apoiada sobre a lâmina própria, observam-se axônios que emergem das células olfatórias. VS: vasos sanguíneos. (HE. Médio aumento. Imagem de P. Abrahamsohn de corte gentilmente cedido pela Professora Sima Katz.)

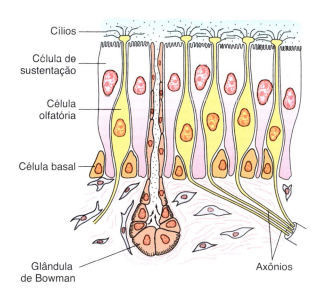

Figura 17.7 Esquema do epitélio olfatório com seus três tipos de células – de sustentação, olfatórias e basais – e uma glândula de Bowman na lâmina própria.

cujos axônios constituem os nervos olfatórios que se dirigem para o sistema nervoso central.

Além de abundantes vasos e nervos, há na lâmina própria da mucosa glândulas ramificadas tubuloacinosas alveolares, as **glândulas de Bowman**. Sua secreção cria uma corrente líquida contínua que remove constantemente o muco superficial, permitindo o acesso de novas substâncias odoríferas aos cílios. Admite-se que em algumas espécies animais essas glândulas secretem OBPs.

Seios paranasais

São cavidades dos ossos frontal, maxilar, etmoide e esfenoide, revestidas por epitélio do tipo respiratório, com células mais baixas que o epitélio da porção condutora e com menos células caliciformes. A lâmina própria contém algumas pequenas glândulas e repousa sobre o periósteo dos ossos. Os seios paranasais se comunicam com as fossas nasais por meio de pequenos orifícios, e o muco produzido nessas cavidades é drenado para as fossas nasais pelo movimento ciliar das células epiteliais.

Nasofaringe e orofaringe

A nasofaringe é a primeira parte da faringe e se continua caudalmente com a orofaringe, porção oral desse órgão oco. A nasofaringe é revestida por epitélio do tipo respiratório, enquanto na orofaringe o epitélio é estratificado pavimentoso, contínuo com o da cavidade oral.

Laringe

É um tubo oco de forma irregular que une a faringe à traqueia (ver Figura 17.1). Suas paredes contêm peças cartilaginosas de formatos irregulares, unidas entre si por tecido conjuntivo fibroelástico. As cartilagens são importantes para manter o lúmen da laringe aberto, garantindo a livre passagem do ar. As peças cartilaginosas maiores (tireoide, cricoide e a maior parte das aritenoides) são do tipo hialino, enquanto as demais são do tipo elástico.

A **epiglote** é um curto prolongamento da laringe, de forma achatada, que se estende da porção cranial do órgão em direção à faringe (ver Figura 17.1). Sua porção central é uma cartilagem elástica revestida por tecido conjuntivo e epitélio. Esse epitélio é estratificado pavimentoso na face anterior (em continuação do epitélio da cavidade oral) e do tipo respiratório na face posterior (em continuação com o epitélio da laringe) (Figura 17.8). Durante a deglutição, devido principalmente à elevação da laringe, a epiglote é passivamente fletida para trás e fecha a entrada da laringe durante a passagem de alimentos entre a faringe e o esôfago. Durante esse movimento, a região da epiglote revestida por epitélio estratificado pavimentoso fica em contato com o alimento.

Na parede interna da laringe, há dois pares de pregas que são salientes no lúmen do órgão. O par superior se

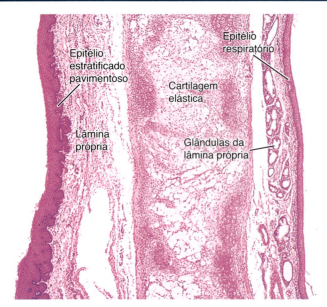

Figura 17.8 Corte transversal de um segmento da epiglote. Seu eixo central é formado por cartilagem elástica. Sua face ventral (*à esquerda*) é revestida por epitélio estratificado pavimentoso e sua face dorsal (*à direita*), por epitélio respiratório. (HE. Pequeno aumento. Imagem de P. Abrahamsohn.)

denomina **pregas vestibulares** (ou **falsas cordas vocais**). A lâmina própria de sua mucosa é formada por tecido conjuntivo frouxo e contém glândulas. O par inferior constitui as **pregas vocais** (ou **cordas vocais verdadeiras**) (Figura 17.9). Essas têm um eixo de tecido conjuntivo muito elástico, sem glândulas, e têm os **músculos intrínsecos da laringe**, do tipo estriado esquelético. Quando o ar passa através da laringe, esses músculos podem contrair-se, modificando a posição, a tensão e a forma das pregas vocais e a amplitude da fenda que há entre elas, produzindo sons com diferentes tonalidades.

O revestimento epitelial da mucosa da laringe não é uniforme. Nas pregas vocais, o epitélio está sujeito a mais atritos e desgaste e é do tipo estratificado pavimentoso não queratinizado. Nas demais regiões, o epitélio é do tipo respiratório, e seus cílios batem em direção à faringe. A lâmina própria do epitélio é rica em fibras elásticas e contém pequenas glândulas mistas (serosas e mucosas). Não há uma submucosa bem definida.

Além dos **músculos intrínsecos**, a laringe tem outro conjunto de músculos estriados esqueléticos, os **músculos extrínsecos**. Eles têm uma inserção na laringe e outra em estruturas externas a ela (p. ex., osso hioide, mandíbula). Sua contração eleva ou abaixa a laringe durante e após a deglutição. As inserções dos músculos intrínsecos localizam-se somente na laringe.

Traqueia

A traqueia é um tubo que se continua com a laringe e termina ramificando-se nos dois brônquios principais ou primários (extrapulmonares). É revestida internamente por epitélio do tipo respiratório (Figura 17.10). A lâmina própria da sua mucosa é formada por tecido conjuntivo frouxo, rico em fibras elásticas, e contém glândulas

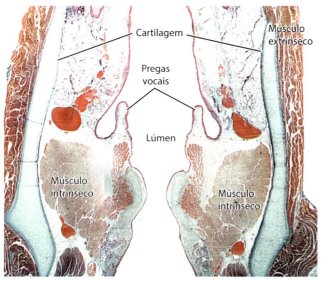

Figura 17.9 Secção longitudinal da laringe na região das pregas vocais. Observe as cartilagens e as musculaturas extrínseca e intrínseca da laringe. (Tricrômico de Masson. Pequeno aumento. Imagem de P. Abrahamsohn.)

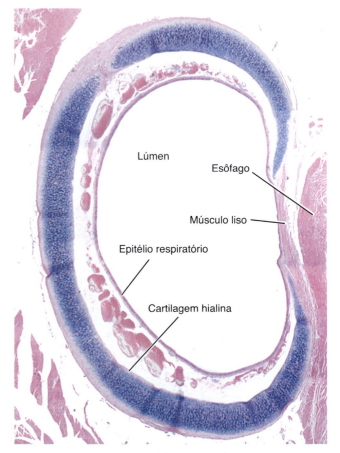

Figura 17.10 Corte transversal da traqueia. Observe sua característica cartilagem hialina em forma de "C" com abertura voltada para a região dorsal, em contato com o esôfago. A região da abertura é fechada por músculo liso e tecido conjuntivo inseridos no pericôndrio da cartilagem. (HE. Vista panorâmica. Imagem de P. Abrahamsohn.)

seromucosas, cujos ductos se abrem no lúmen traqueal. A secreção das glândulas e das células caliciformes do epitélio superficial forma uma lâmina contínua sobre o epitélio, que é movida em direção à faringe pelos batimentos ciliares do epitélio.

A parede da traqueia tem de 16 a 20 cartilagens hialinas, **em forma de "C"**, cujas extremidades abertas se situam dorsalmente (ver Figura 17.10). Ligamentos fibroelásticos e feixes de músculo liso prendem-se ao pericôndrio das cartilagens e unem os braços das porções abertas das peças cartilaginosas, fechando o espaço dessa extremidade. Os ligamentos impedem a excessiva distensão do lúmen, e os feixes musculares possibilitam a sua regulação. O estreitamento do lúmen pela contração muscular aumenta a velocidade do ar expirado e participa do reflexo da tosse, permitindo expulsar a secreção acumulada na traqueia e os corpos estranhos que possam ter penetrado, por exemplo, durante a deglutição. O reflexo da tosse é desencadeado por receptores localizados na parede dorsal da faringe e da traqueia e concentrados na bifurcação da traqueia.

A traqueia é revestida externamente por tecido conjuntivo frouxo, constituindo a sua **camada adventícia**, de espessura variada e que se continua com tecido conjuntivo de órgãos adjacentes.

Árvore brônquica

Os dois **brônquios primários ou principais**, após curto trajeto, entram nos pulmões pelo hilo pulmonar (ver Figura 17.2). Pelo hilo entram também artérias pulmonares e artérias brônquicas e saem vasos linfáticos e veias pulmonares que conduzem sangue oxigenado para o coração e as veias brônquicas. Todas essas estruturas são envolvidas por tecido conjuntivo, e esse conjunto é chamado **raiz do pulmão**.

Os **brônquios primários** ramificam-se no interior dos pulmões e originam três **brônquios secundários** no pulmão direito e dois no esquerdo. Cada brônquio secundário supre um lobo pulmonar, sendo, por esse motivo, também denominados **brônquios lobares**. Esses se dividem repetidas vezes, originando brônquios cada vez menos calibrosos. Seus últimos ramos originam os **bronquíolos**, que se ramificam originando de cinco a sete **bronquíolos terminais**, últimos segmentos da porção condutora (ver Figura 17.2).

À medida que os condutos se segmentam, a estrutura de sua parede se torna mais simples (Figura 17.11). O epitélio diminui de altura e se transforma de epitélio pseudoestratificado para epitélio simples colunar não ciliado. Essa simplificação é gradual, não havendo transição brusca entre os vários segmentos da árvore brônquica.

Brônquios

Em sua porção extrapulmonar, os brônquios primários têm estrutura semelhante à da traqueia, sendo suas cartilagens em forma de anéis fechados.

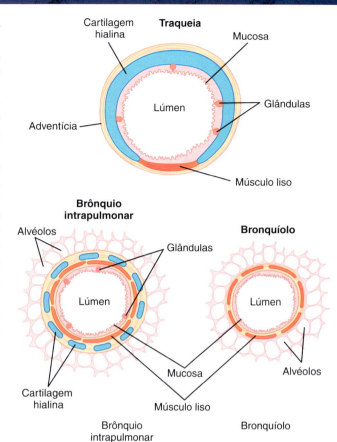

Figura 17.11 Neste esquema, compare a estrutura histológica da traqueia, dos brônquios e dos bronquíolos, observados em cortes transversais. Note a simplificação da parede e a ausência de cartilagens na parede do bronquíolo. Brônquios e bronquíolos (não estão proporcionais entre si no desenho) são envolvidos por alvéolos pulmonares.

A mucosa dos brônquios é revestida por epitélio respiratório que repousa sobre uma lâmina própria. O epitélio dos bronquíolos e de outras regiões da porção condutora tem as **células neuroendócrinas pulmonares** isoladas ou em grupos de 80 a 100 células chamados **corpos neuroepiteliais**. Essas células atuam como sensores de O_2 e CO_2 nas vias respiratórias e são inervadas por fibras do nervo vago.

Em torno da mucosa há uma camada de músculo liso que circunda completamente a parede do brônquio, formada por feixes musculares dispostos em espiral (Figuras 17.11 a 17.13). A contração desse músculo após a morte é responsável pelas pregas longitudinais características da mucosa brônquica, frequentemente observadas em cortes histológicos. Em torno da camada muscular da parede dos brônquios secundários e de suas ramificações há pequenas **placas de cartilagem hialina** de formato irregular que circundam inteiramente o brônquio (Figuras 17.11 a 17.13). No tecido conjuntivo que envolve a camada muscular e entre as peças de cartilagens há glândulas seromucosas cujos ductos se abrem no lúmen brônquico.

Em torno das cartilagens há uma camada de tecido conjuntivo rico em fibras elásticas denominada **camada adventícia**. Tanto na adventícia quanto na mucosa, são frequentes os acúmulos de linfócitos.

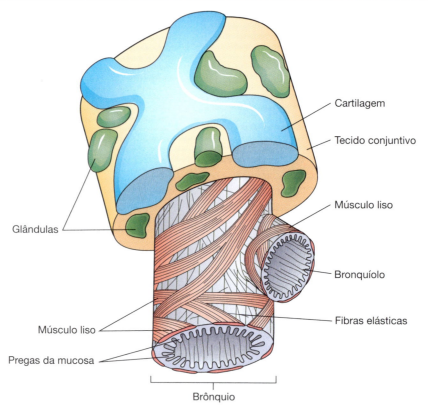

Figura 17.12 Esquema de brônquio e de bronquíolo (*embaixo, à direita*). Observe a forma irregular de uma das peças cartilaginosas da parede do brônquio. O bronquíolo não tem cartilagem em sua parede. Na *parte inferior* do desenho, foi removida uma porção do tecido conjuntivo para mostrar os feixes de fibras musculares lisas e as fibras elásticas. Não estão representadas as camadas adventícias.

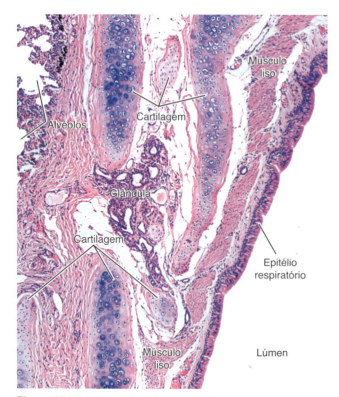

Figura 17.13 Pequena área da parede de um brônquio intrapulmonar. Observe seus principais componentes: epitélio respiratório, músculo liso, glândulas e várias peças de cartilagem hialina. No canto esquerdo superior, note que o brônquio está envolvido por alvéolos pulmonares. (HE. Pequeno aumento. Imagem de P. Abrahamsohn.)

Bronquíolos

Os bronquíolos têm diâmetro de 1 mm ou menos e suas paredes são mais simples que os segmentos anteriores. Além do menor diâmetro, algumas características importantes para o seu diagnóstico em cortes são:

- Epitélio de revestimento simples colunar ciliado nas porções iniciais, tornando-se simples cúbico ciliado e finalmente sem cílios. As células caliciformes diminuem em número e podem estar completamente ausentes nos segmentos finais dos bronquíolos
- Ausência de cartilagem e de glândulas em suas paredes (Figura 17.14; ver Figura 17.11).

A lâmina própria da mucosa dos bronquíolos é delgada e rica em fibras elásticas. A lâmina própria é envolvida por uma camada de músculo liso que circunda toda a parede e sua espessura é proporcionalmente maior que a dos brônquios (Figura 17.14; ver Figura 17.11).

Ver mais informações sobre o papel da musculatura lisa na asma em *Histologia aplicada – Asma*.

Bronquíolos terminais

São as porções finais dos bronquíolos. Sua estrutura é semelhante à dos bronquíolos, mas a sua parede é mais delgada, revestida por epitélio colunar baixo ou cúbico, com células ciliadas e não ciliadas.

O epitélio dos bronquíolos e dos bronquíolos terminais tem grande quantidade de **células em clava**, também chamadas **células bronquiolares secretoras**

> **HISTOLOGIA APLICADA**
>
> **Asma**
>
> As crises asmáticas são causadas principalmente pela contração da musculatura dos bronquíolos, com pequena participação da musculatura dos brônquios. Essa musculatura lisa está sob controle do nervo vago (parassimpático) e do sistema simpático. A estimulação vagal (parassimpática) diminui o diâmetro desses segmentos, enquanto a estimulação do simpático produz efeito contrário. Por esse motivo, os fármacos simpaticomiméticos são frequentemente empregados nas crises de asma, para relaxar essa musculatura lisa e facilitar a passagem do ar.

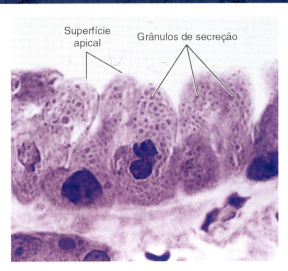

Figura 17.15 Células granulosas do epitélio de um bronquíolo terminal. Elas contêm grânulos de secreção e sua superfície apical é saliente e abaulada. (Pararrosanilina e azul de toluidina. Grande aumento.)

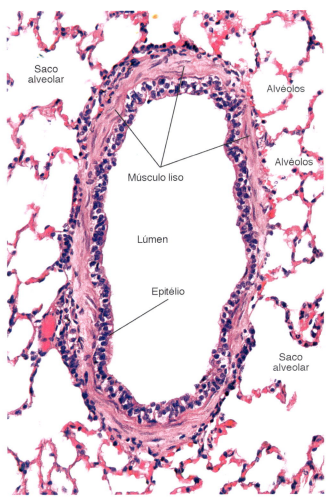

Figura 17.14 Corte transversal de um bronquíolo revestido por epitélio colunar/cuboide. Em sua parede, uma camada contínua e relativamente espessa de músculo liso. O bronquíolo e suas ramificações não têm cartilagens, e ao seu redor há alvéolos e sacos alveolares. (HE. Pequeno aumento. Imagem de P. Abrahamsohn.)

Lóbulo pulmonar

Cada bronquíolo terminal e suas ramificações até os alvéolos constitui um **lóbulo pulmonar**. Os lóbulos têm forma aproximada de pirâmides cujo ápice está voltado para o hilo do pulmão e a base dirigida para a superfície pulmonar. Sua superfície é delimitada por delgados septos conjuntivos, de difícil visualização no adulto, porém bem observados em fetos. No adulto, esses septos são incompletos, sendo os lóbulos mal delimitados.

Porção respiratória

Bronquíolos respiratórios e ductos alveolares

Cada bronquíolo terminal subdivide-se em dois ou mais bronquíolos respiratórios, que formam a transição entre a porção condutora e a respiratória do sistema respiratório (Figura 17.16; ver Figura 17.2).

O bronquíolo respiratório é um tubo curto, às vezes ramificado, com estrutura semelhante à do bronquíolo terminal, porém a sua principal característica é a existência de **descontinuidades em sua parede**, pelas quais o seu lúmen se comunica diretamente com alvéolos pulmonares (Figuras 17.16 e 17.17).

A superfície interna dos bronquíolos respiratórios é revestida por um epitélio simples, inicialmente colunar baixo e depois cuboide, podendo apresentar cílios na porção inicial. Esse epitélio não tem células caliciformes, mas pode conter células em clava. O músculo liso e as fibras elásticas de sua parede formam uma camada mais delgada do que a do bronquíolo terminal.

Ao longo da parede do bronquíolo respiratório aumenta o número de descontinuidades, acompanhadas de alvéolos que se abrem no seu lúmen. Quando a parede se torna muito descontínua, é constituída quase só de saídas de alvéolos, e o segmento passa a ser considerado um **ducto alveolar** (Figura 17.18; ver Figura 17.16).

não ciliadas, anteriormente denominadas **células de Clara** (Figura 17.15). Sua superfície apical tem forma de abóbada, é saliente em relação às outras células do epitélio e abriga grânulos secretores que contêm diversas moléculas. Uma das moléculas produzidas é a CC16, que possivelmente atua controlando a resposta inflamatória local.

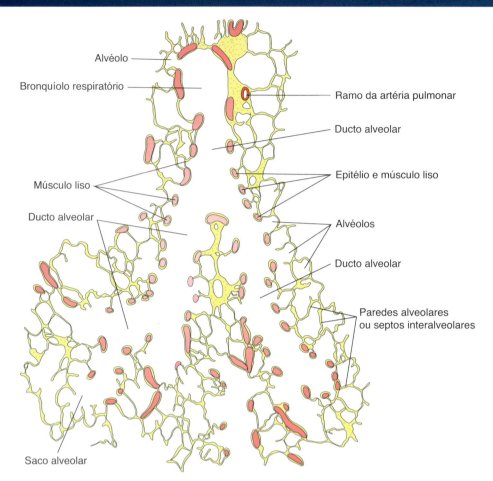

Figura 17.16 Bronquíolos respiratórios e ductos alveolares. Os primeiros têm algumas descontinuidades em suas paredes, comunicando seu lúmen com o dos alvéolos. A parede dos ductos alveolares se torna muito descontínua, e em cortes histológicos observam-se apenas "botões" formados por epitélio e músculo liso. O músculo liso (*em cor-de-rosa*) não existe nas paredes dos alvéolos e dos sacos alveolares.

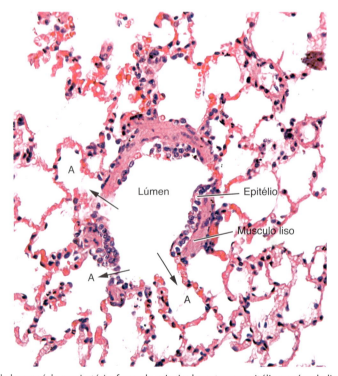

Figura 17.17 Corte transversal de bronquíolo respiratório, formado principalmente por epitélio e músculo liso. Descontinuidades de sua parede (*setas*) comunicam o seu lúmen com o dos alvéolos (A) que estão ao seu redor. (HE. Pequeno aumento. Imagem de P. Abrahamsohn.)

Devido à grande quantidade de interrupções da parede dos ductos alveolares, as paredes são percebidas nos cortes histológicos na forma de pequenos "botões" (Figura 17.19A). Nesses "botões", observa-se um revestimento de células epiteliais cúbicas situadas sobre células musculares (Figura 17.19B). As interrupções da parede, intercaladas nos botões, comunicam o lúmen dos ductos alveolares com os últimos segmentos da porção respiratória: os sacos alveolares e os alvéolos.

Sacos alveolares e alvéolos

Os **alvéolos** são pequenas bolsas delimitadas por delgada parede, denominada **parede alveolar**, e seu conjunto se assemelha a favos de mel construídos por abelhas. Os alvéolos ocupam a maior parte do volume dos pulmões, sendo responsáveis pela estrutura esponjosa do parênquima pulmonar. Os **sacos alveolares** são espaços mais amplos nos quais se abrem vários alvéolos. Veja alvéolos, paredes e sacos alveolares nas Figuras 17.19 a 17.21.

Estrutura das paredes alveolares

Sua porção central é constituída de uma delgada camada de tecido conjuntivo cuja matriz extracelular é rica em fibras elásticas, fibras reticulares e substância fundamental. As fibras elásticas das paredes alveolares se distendem

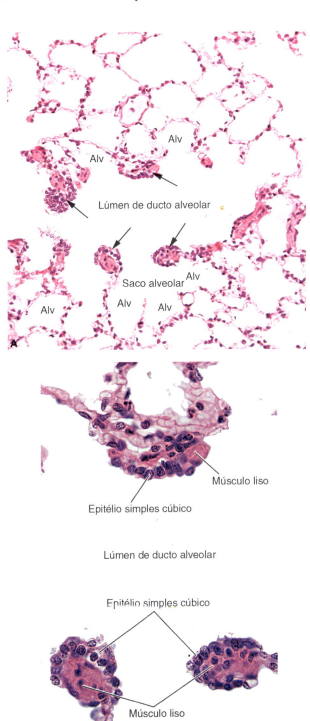

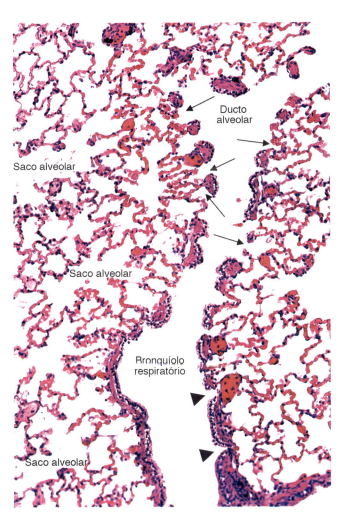

Figura 17.18 Transição de bronquíolo respiratório para ducto alveolar (em cortes longitudinais). O bronquíolo respiratório tem poucas descontinuidades em sua parede (*pontas de setas*), cuja quantidade aumenta muito ao longo do ducto alveolar (*setas*). Em torno desses ductos há sacos alveolares e alvéolos. (HE. Pequeno aumento. Imagem de P. Abrahamsohn.)

Figura 17.19 Ducto alveolar (em corte longitudinal). **A.** Devido às descontinuidades em sua parede, esta é vista sob forma de "botões" formados por epitélio (*setas*) e músculo liso. As descontinuidades comunicam o seu lúmen com o lúmen de alvéolos (Alv). **B.** Detalhe dos "botões" na parede do ducto alveolar. (HE. A: pequeno aumento; B: grande aumento. Imagens de P. Abrahamsohn.)

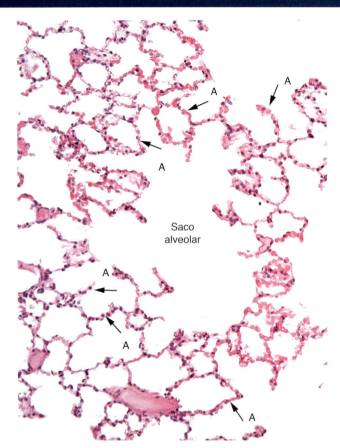

Figura 17.20 Os sacos alveolares são espaços mais amplos nos quais se abrem diversos alvéolos (A). As *setas* indicam paredes alveolares. (HE. Pequeno aumento. Imagem de P. Abrahamsohn.)

durante a inspiração e se contraem passivamente na expiração, retornando os alvéolos e todo o pulmão ao estado anterior ao da inspiração. As fibras reticulares são importantes para estabilizar as delgadas e delicadas paredes dos alvéolos. No tecido conjuntivo, há células, tais como fibroblastos e leucócitos, mastócitos e macrófagos. Além disso, um importante componente das paredes é uma extensa **rede de capilares sanguíneos**.

As paredes alveolares são revestidas por uma delgada camada de células epiteliais que estão em contato direto com o ar presente no lúmen dos alvéolos. Dois tipos de células participam dessa camada epitelial: o **pneumócito tipo I** e o **pneumócito tipo II**.

Pneumócito tipo I

É uma célula epitelial pavimentosa cujo citoplasma é muito delgado e de difícil visualização em cortes histológicos. Seu núcleo achatado e alongado faz uma ligeira saliência no interior do alvéolo (Figuras 17.22 e 17.23). Em razão da grande extensão de seu citoplasma, os núcleos dessas células estão muito separados uns dos outros. Na maior parte da superfície alveolar, o citoplasma dos pneumócitos tipo I é tão delgado que somente pelo uso de microscopia eletrônica de transmissão foi possível saber que eles formam uma camada contínua na superfície dos alvéolos (Figura 17.24).

Os pneumócitos I aderem entre si por desmossomos e por junções oclusivas que impedem a livre passagem de fluidos do interior da parede para o interior dos alvéolos. A principal função dessas células é constituir uma

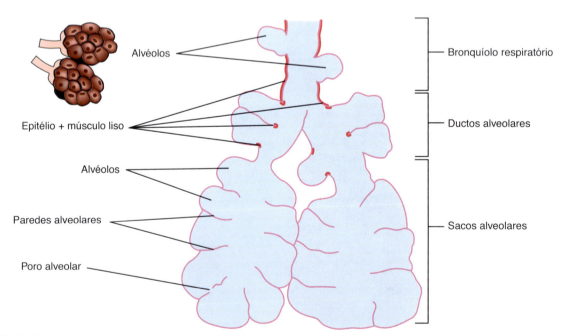

Figura 17.21 Porção respiratória do sistema respiratório. Transição entre um bronquíolo respiratório e suas segmentações – os ductos alveolares e os sacos alveolares. Estes são espaços em que se abrem os alvéolos, separados entre si por paredes alveolares. No *canto esquerdo superior*, uma representação gráfica de alvéolos.

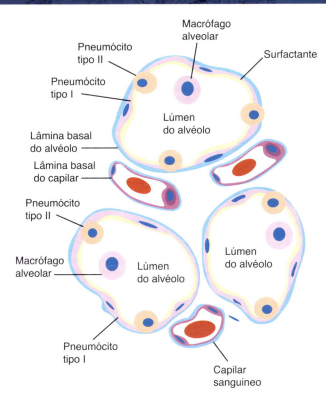

Figura 17.22 Componentes das paredes alveolares, revestidas por pneumócitos tipo I e pneumócitos tipo II. No interior das paredes, há capilares sanguíneos com hemácias, além de tecido conjuntivo (não mostrado). Macrófagos se situam nas paredes alveolares e no lúmen dos alvéolos.

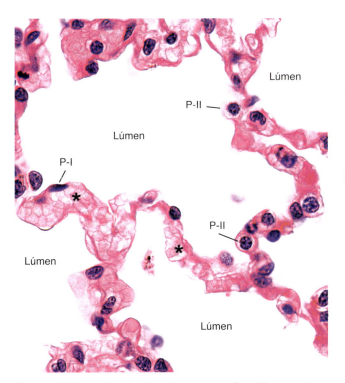

Figura 17.23 Paredes alveolares. Em sua superfície, há pneumócitos tipo I (P-I) reconhecidos pelos seus núcleos alongados próximos do lúmen alveolar, e pneumócitos tipo II (P-II), esféricos, que fazem saliência no interior do alvéolo. Têm núcleo esférico e citoplasma pouco corado. No interior das paredes alveolares, os *asteriscos* indicam capilares sanguíneos repletos de hemácias. (HE. Médio aumento. Imagem de P. Abrahamsohn.)

barreira de espessura mínima, mas que possibilite facilmente as trocas de O_2 e CO_2 entre o lúmen alveolar e o centro da parede alveolar, em que se localizam os capilares sanguíneos.

Pneumócito tipo II

Também reveste a superfície alveolar, intercalado nos pneumócitos tipo I (ver Figura 17.22). Ambos os tipos de células aderem entre si por meio de desmossomos e junções oclusivas.

Os pneumócitos tipo II são células arredondadas que frequentemente fazem saliência no interior do alvéolo. Seu núcleo é esférico, maior e mais claro que dos pneumócitos tipo I. O citoplasma é vacuolizado e pouco corado em cortes histológicos (ver Figura 17.23).

Por microscopia eletrônica de transmissão, observa-se que essas células apresentam retículo endoplasmático granuloso desenvolvido e microvilos em sua superfície livre. Eles têm em seu citoplasma muitos **corpos multilamelares** elétron-densos, de 1 a 2 µm de diâmetro (Figura 17.25).

Os corpos multilamelares contêm fosfolipídios, proteínas e glicosaminoglicanos que são continuamente sintetizados e liberados por exocitose, através da membrana apical das células, para o espaço alveolar. Essa secreção se espalha sobre a superfície dos alvéolos formando uma delgada película hidrofóbica sobre os pneumócitos tipo I e tipo II denominada **surfactante pulmonar**, que reveste a superfície dos alvéolos. Ela exerce importantes funções, das quais uma das mais relevantes é reduzir a tensão superficial da parede alveolar, mantendo a delicada estrutura da parede, evitando o seu colapso e o colabamento do alvéolo durante a inspiração. A camada surfactante é renovada constantemente pela secreção continuada de seus componentes. Nos fetos de seres humanos, essa película surfactante lipoproteica aparece nas últimas semanas da gestação, na mesma ocasião em que os corpos multilamelares surgem nos pneumócitos tipo II.

Ver mais informações sobre os problemas causados pela falta de surfactante em *Histologia aplicada – Doença da membrana hialina*.

HISTOLOGIA APLICADA

Doença da membrana hialina

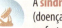

A **síndrome do desconforto respiratório do recém-nascido** (doença da membrana hialina) é causada pela deficiência de surfactante pulmonar, que pode ocorrer em recém-nascidos prematuros. O pulmão imaturo é deficiente tanto na quantidade quanto na composição do surfactante. No recém-nascido a termo (nascido após 39 semanas de gestação), o início da respiração coincide com a liberação de grande quantidade de surfactante armazenado no citoplasma dos pneumócitos tipo II, o que diminui a tensão superficial dos alvéolos. Isso reduz a força necessária para inflá-los, e o trabalho respiratório é menor. No entanto, na síndrome, a microscopia mostra que os alvéolos estão colabados, e os bronquíolos respiratórios e os ductos alveolares estão distendidos e contêm líquido. Um material eosinófilo, rico em fibrina, chamado de **membrana hialina**, cobre os ductos alveolares.

A produção de surfactante pode ser induzida pela administração de hormônios glicocorticoides. Atualmente, há surfactantes sintéticos e surfactantes extraídos de pulmões de animais, que podem ser aplicados por meio de intubação traqueal a recém-nascidos portadores da síndrome.

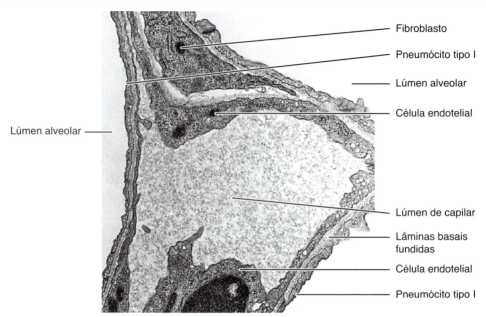

Figura 17.24 Corte transversal de um pequeno segmento de uma parede alveolar, observada ao microscópio eletrônico de transmissão. A parede separa os lumens de dois alvéolos e suas superfícies estão revestidas pelo delgado citoplasma de pneumócitos tipo I. Pneumócitos tipo II não estão presentes. O *centro da imagem* é ocupado por um capilar sanguíneo situado no interior da parede. A célula endotelial do capilar e os pneumócitos são separados por uma delgada lâmina basal. (30.000×. Cortesia de M. C. Williams.)

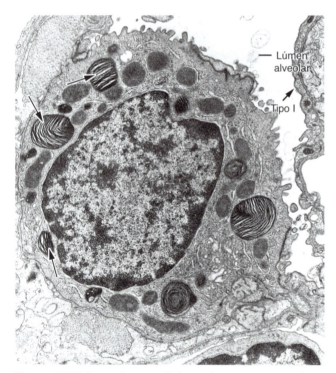

Figura 17.25 Pneumócito tipo II observado por microscopia eletrônica de transmissão. É uma célula arredondada em contato com o lúmen alveolar. Seu núcleo é esférico, e o citoplasma apresenta vários corpos lamelares contendo surfactante pulmonar (*setas*). (17.000×. Cortesia de M. C. Williams.)

Macrófagos alveolares e células dendríticas

Há uma grande população de macrófagos e células dendríticas no sistema respiratório, no qual exercem, respectivamente, funções de fagocitose e processamento/apresentação de antígenos a linfócitos T.

Os macrófagos alveolares fazem parte do sistema mononuclear fagocitário do organismo. Situam-se nas paredes alveolares e no lúmen dos alvéolos (Figura 17.26). São também chamados de **células de poeira**, pois frequentemente têm em seu citoplasma fagossomos contendo partículas de carbono ou outras partículas inaladas e fagocitadas, observadas por microscopia óptica.

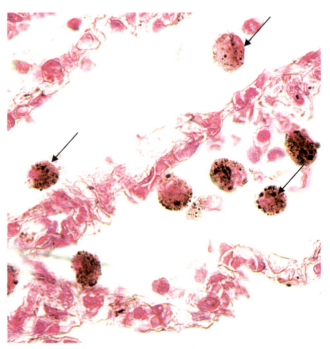

Figura 17.26 As *setas* indicam macrófagos alveolares situados no lúmen de alvéolos, também chamados "células da poeira", contendo partículas de material fagocitado. (Microscopia óptica. HE. Médio aumento. Imagem de P. Abrahamsohn.)

Ver mais informações sobre os macrófagos alveolares em *Histologia aplicada – Insuficiência cardíaca congestiva*.

Barreira hematoaérea

O ar no interior dos alvéolos e as hemácias presentes no sangue dos capilares sanguíneos da parede alveolar estão separados entre si por quatro estruturas que compõem a **barreira hematoaérea**: o citoplasma dos pneumócitos tipo I, a lâmina basal sob essas células, a lâmina basal em torno do capilar e o citoplasma da célula endotelial do capilar (Figura 17.27; ver Figura 17.21). Esta barreira é muito delgada e sua espessura é de 0,1 a 1,5 μm. Frequentemente, as duas lâminas basais se fundem, diminuindo a distância pela qual os gases devem se difundir.

O O_2 do ar alveolar passa para o sangue capilar e o CO_2 difunde-se em sentido contrário. A liberação do CO_2 acumulado no citoplasma das hemácias é facilitada pela atividade catalítica da enzima anidrase carbônica, que atua nas moléculas de ácido carbônico (H_2CO_3).

Poros alveolares

Com certa frequência, as paredes alveolares apresentam poros de 10 a 15 μm de diâmetro que comunicam alvéolos adjacentes. Esses poros equalizam a pressão do ar nos alvéolos e possibilitam a circulação colateral do ar, quando um bronquíolo ou ducto alveolar é obstruído.

Fluido alveolar

Há uma quantidade mínima de fluido no interior dos alvéolos, que é constantemente removido para a porção condutora, na qual se mistura com o muco dos brônquios, formando o **fluido broncoalveolar**. Esse líquido contém diversas enzimas, como lisozima, colagenase e betaglicuronidase, provavelmente produzidas pelos macrófagos alveolares e, em parte, pelas células em clava, e tem ação antimicrobiana.

Vasos sanguíneos dos pulmões

Há nos pulmões dois sistemas separados de vasos sanguíneos.

A **circulação funcional** é representada pelas artérias e veias pulmonares. As artérias pulmonares, do tipo elástico, conduzem sangue venoso do ventrículo direito

---

HISTOLOGIA APLICADA

Insuficiência cardíaca congestiva

Nessa condição clínica, os pulmões tornam-se congestionados com sangue, em consequência da redução da capacidade de bombeamento do coração. Devido ao acúmulo de sangue, as paredes dos capilares podem se romper, e as hemácias escapam para o interior dos alvéolos, no qual são fagocitadas pelos macrófagos alveolares. Nesses casos, os macrófagos são chamados de **células da insuficiência cardíaca**, podendo aparecer no escarro. Elas apresentam reação histoquímica positiva para ferro, porque contêm pigmento com ferro derivado da hemoglobina das hemácias fagocitadas.

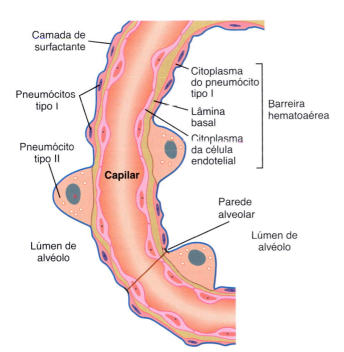

Figura 17.27 Esquema de parede alveolar entre dois alvéolos adjacentes com os componentes que formam a barreira hematoaérea.

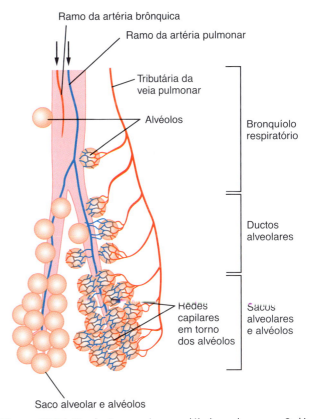

Figura 17.28 Circulação sanguínea nos lóbulos pulmonares. Os lóbulos têm forma aproximada de pirâmides. Sangue venoso (*em azul*) chega por ramos da artéria pulmonar que se estendem até os alvéolos (que formam a base da pirâmide). Nos alvéolos, originam as redes de capilares sanguíneos situadas no interior das paredes alveolares, ao redor dos alvéolos. Retornam com sangue oxigenado (*em vermelho*) formando vênulas e veias que transitam na periferia dos lóbulos e que originarão as veias pulmonares.

do coração para ser oxigenado nos alvéolos pulmonares. Nos pulmões, elas se ramificam, acompanhando a árvore brônquica, e seus ramos se colocam em torno das paredes dos brônquios e dos bronquíolos (Figura 17.28).

No nível dos ductos alveolares, os ramos originam as redes capilares presentes no interior das paredes que separam os alvéolos. No nível dessa rede, ocorrem as trocas gasosas entre o sangue e o ar alveolar, e os pulmões têm a rede capilar mais desenvolvida de todo o organismo. Essas redes capilares originam vênulas que se reúnem em veias que contêm sangue oxigenado. Esses vasos acompanham a árvore brônquica, dirigindo-se para o hilo, reunindo-se para formar as veias pulmonares que conduzem o sangue oxigenado para o ventrículo esquerdo do coração.

Os **vasos nutridores** compreendem as artérias e as veias brônquicas. As artérias levam sangue com nutrientes e O_2 para a oxigenação e nutrição das células do parênquima pulmonar, não participando das trocas gasosas das redes capilares. Os ramos da artéria brônquica acompanham a árvore brônquica até os bronquíolos respiratórios. Os capilares desses ramos se reúnem em vasos que acabam formando as veias brônquicas nos hilos.

Vasos linfáticos dos pulmões

Vasos linfáticos nascem no parênquima pulmonar e dirigem-se para o hilo acompanhando os brônquios e os vasos pulmonares. São encontrados também nos septos interlobulares. Essa rede linfática é chamada de **rede profunda**, para ser distinguida da **rede superficial**, que compreende os linfáticos existentes na pleura visceral. Os vasos linfáticos da rede superficial acompanham a pleura em toda a sua extensão ou podem penetrar o parênquima pulmonar através dos septos interlobulares, dirigindo-se também para os linfonodos do hilo pulmonar.

Pleura

A pleura, membrana serosa que envolve o pulmão, é formada por dois folhetos, parietal e visceral, que se continuam na região do hilo pulmonar. Os dois folhetos delimitam entre si, em torno de cada pulmão, uma cavidade, a cavidade pleural. A superfície dos folhetos voltada para a cavidade é revestida por um mesotélio – epitélio simples pavimentoso (Figura 17.29). Ele repousa sobre uma fina camada de tecido conjuntivo que faz parte da pleura e que contém fibras colágenas e elásticas. O folheto visceral adere ao tecido pulmonar e as fibras colágenas e elásticas desse folheto se continuam com as do parênquima pulmonar.

Em condições normais, a cavidade pleural é virtual, contendo apenas uma quantidade mínima de líquido que age como lubrificante, facilitando o deslizamento entre os dois folhetos durante os movimentos respiratórios.

A pleura – assim como o revestimento de outras cavidades serosas, por exemplo, o peritônio e o pericárdio – é uma estrutura de grande permeabilidade, o que explica a frequência de acúmulo patológico de líquido entre os dois

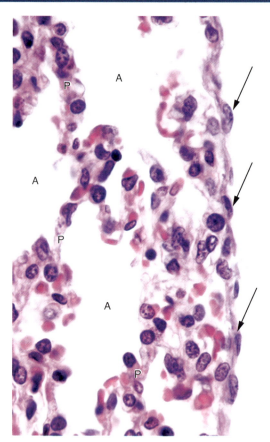

Figura 17.29 Superfície do pulmão coberta pelo folheto visceral da pleura, revestido por um epitélio simples pavimentoso – um mesotélio (*setas*) – e apoiado sobre delgada camada de tecido conjuntivo. O espaço "vazio" à direita corresponde ao espaço pleural. A: alvéolos; P: paredes alveolares. (HE. Médio aumento. Imagem de P. Abrahamsohn.)

folhetos pleurais (derrame pleural). Esse líquido deriva de plasma sanguíneo por transudação através da parede dos capilares sanguíneos e vênulas, provocada por processos patológicos. Em contrapartida, na ausência desses, líquidos ou gases contidos na cavidade da pleura são rapidamente absorvidos.

Bibliografia

ALLARD, B.; PANARITI, A.; MARTIN, J. G. Alveolar macrophages in the resolution of inflammation, tissue repair, and tolerance to infection. **Frontiers in Immunology**, v. 9, 1777, 2018.

ALMUNTASHIRI, S. *et al.* Club cell secreted protein CC16: potential applications in prognosis and therapy for pulmonary diseases. **Journal of Clinical Medicine**, v. 9, n. 12, p. 4039, 2020. doi:10.3390/jcm9124039.

ANDREWS P. M. A scanning electron microscopic study of the extrapulmonary respiratory tract. **American Journal of Anatomy**, v. 139, n. 3, p. 399-423, 1974.

ARSALANE, K. *et al.* Clara cell specific protein (CC16) expression after acute lung inflammation induced by intratracheal lipopolysaccharide administration. **American Journal of Respiratory and Critical Care Medicine**, v. 161, n. 5, p. 1624-1630, 2000.

DUNHAM-SNARY, K. J. *et al.* A mitochondrial redox oxygen sensor in the pulmonary vasculature and ductus arteriosus. **Pflügers Archiv: European Journal of Physiology**, v. 468, n. 1, p. 43-58, 2016.

GRAZIADEI, P. P. C. The olfactory mucosa of vertebrates. In: BEIDLER, L. M. (eds.). **Olfaction**. Handbook of Sensory Physiology, v. 4/1. Springer, Berlin, Heidelberg, 1971. https://doi.org/10.1007/978-3-642-65126-7_2.

PELOSI, P. The role of perireceptor events in vertebrate olfaction. **Cellular and Molecular Life Sciences**, v. 58, p. 503-509, 2001.

SCHYNS J, BUREAU F, MARICHAL T. Lung interstitial macrophages: past, present, and future. **Journal of Immunology Research**, v. 2018, 5160794, 2018. https://doi.org/10.1155/2018/5160794.

THURLBECK, W. M.; ABELL, R. M. (eds.). **The lung**: structure, function, and disease. Baltimore: Williams & Wilkins, 1978.

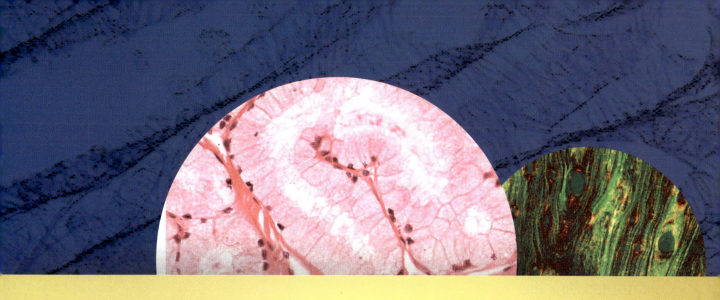

CAPÍTULO 18

Pele e Anexos

MARINILCE FAGUNDES DOS SANTOS

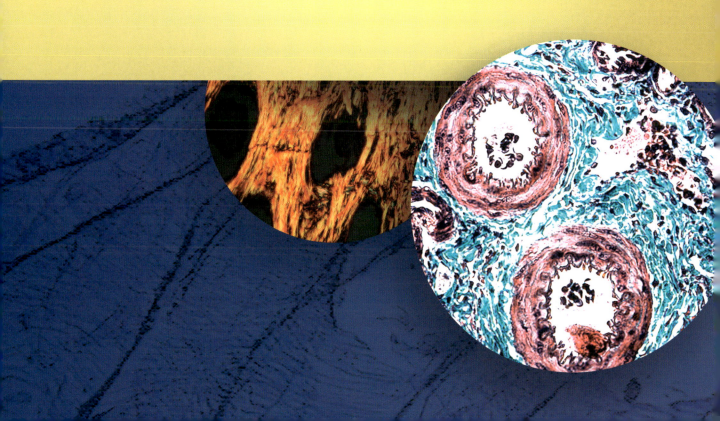

Introdução, *389*

Epiderme, *389*

Derme, *393*

Hipoderme, *396*

Vasos e receptores sensoriais da pele, *396*

Pelos, *397*

Unhas, *398*

Glândulas da pele, *398*

Bibliografia, *402*

Introdução

A pele recobre a superfície do corpo e é constituída de um tecido epitelial de origem ectodérmica, a **epiderme**, e um tecido conjuntivo de origem mesodérmica, a **derme**. Dependendo da espessura da epiderme, distinguem-se a pele **espessa** e a **fina** (Figuras 18.1 e 18.2, respectivamente). A pele espessa é encontrada na palma das mãos, na planta dos pés e recobrindo algumas articulações. O restante do corpo é protegido por pele fina. Abaixo e em continuidade com a derme, encontra-se a **hipoderme** ou **tecido celular subcutâneo**, que não faz parte da pele, apenas lhe serve de união com os órgãos subjacentes. A hipoderme é um tecido conjuntivo frouxo que pode conter muitas células adiposas, constituindo o **panículo adiposo**.

A pele é o maior órgão do corpo humano, compondo 16% do peso corporal, e desempenha múltiplas funções. Graças à estrutura da epiderme, com suas múltiplas camadas celulares e camada córnea, ela protege o organismo contra desidratação, atrito, agentes químicos e patógenos. Por meio de suas terminações nervosas sensoriais, a pele recebe constantemente informações sobre o ambiente e as envia para o sistema nervoso central. Em virtude de seus vasos sanguíneos e glândulas, colabora com a termorregulação do organismo. Suas glândulas sudoríparas participam da termorregulação e da excreção de várias substâncias. Um pigmento que é produzido e acumulado na epiderme, a **melanina**, tem função protetora contra os raios ultravioleta. Na pele, também se forma vitamina D_3 pela ação da radiação ultravioleta do Sol sobre precursores sintetizados no organismo. Ela apresenta ainda células do sistema imunitário, que atuam contra a invasão de microrganismos.

A junção entre a epiderme e a derme é irregular. A derme tem projeções, as **papilas dérmicas**, que se encaixam em reentrâncias da epiderme, as **cristas epidérmicas**, aumentando a coesão entre essas duas camadas. Essa coesão é muito importante, porque a pele está constantemente sujeita a agressões mecânicas provenientes de múltiplas direções. Pelos, unhas e glândulas sudoríparas, sebáceas e mamárias são estruturas anexas da pele. As glândulas mamárias serão descritas no Capítulo 22, *Sistema Genital Feminino*.

Epiderme

É constituída de epitélio estratificado pavimentoso queratinizado (com camada córnea), cujas células mais abundantes são os **queratinócitos**. A epiderme apresenta ainda outros três tipos de células: os **melanócitos**, as **células de Langerhans** e as **de Merkel**. Para aprender mais sobre células de Langerhans e de Merkel, ver, adiante, em *Para saber mais*.

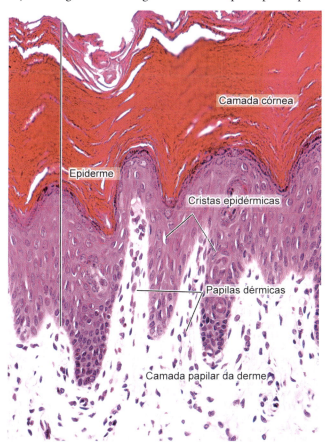

Figura 18.1 Fotomicrografia de corte de pele espessa, na qual podem ser observadas a epiderme, com suas várias camadas (inclusive a camada córnea, mais superficial) e cristas epidérmicas, e a derme, com as papilas dérmicas penetrando a epiderme. (Hematoxilina e eosina – HE. Médio aumento.)

> **PARA SABER MAIS**
>
> ### Células de Langerhans
>
> As células de Langerhans localizam-se em toda a epiderme entre os queratinócitos; porém, são mais frequentes na camada espinhosa. São dendríticas, tendo muitos prolongamentos; contudo, em preparações histológicas comuns, aparecem arredondadas, com um halo claro ao seu redor, separando-as dos queratinócitos. Essas células se originam de células precursoras da medula óssea que são transportadas pelo sangue circulante. As **células de Langerhans** são móveis, capazes de captar antígenos que penetram na epiderme, processá-los e apresentá-los aos linfócitos T presentes em linfonodos regionais, participando da defesa imunológica na pele e exercendo um papel importante nas reações imunitárias cutâneas (ver Capítulo 14, *Sistema Imune e Órgãos Linfoides*).
>
> ### Células de Merkel
>
> Essas células existem em maior quantidade na pele espessa da palma das mãos e da planta dos pés, especialmente nas pontas dos dedos, nas quais a sensibilidade tátil é maior. Apresentam pequenos grânulos citoplasmáticos elétron-densos, contendo neuropeptídios. As **células de Merkel**, que se originam de precursores epidérmicos, localizam-se na parte profunda da epiderme, apoiadas na membrana basal e unidas aos queratinócitos por meio de desmossomos; além disso, apresentam no seu citoplasma tonofilamentos. Em contato com a base das células de Merkel há uma estrutura em forma de disco, que consiste na expansão terminal de fibras nervosas aferentes mielinizadas que penetraram a lâmina basal (conduzem impulsos para o sistema nervoso central). As células de Merkel são mecanorreceptoras (sensibilidade tátil), embora existam algumas evidências de que elas também participem do sistema neuroendócrino difuso, secretando neuropeptídios que podem potencialmente regular a função de queratinócitos, fibroblastos, células imunitárias, vasos próximos e neurônios.

A espessura e a estrutura da epiderme variam com o local estudado, sendo mais espessa e complexa na palma das mãos, na planta dos pés e em algumas articulações. Nessas regiões, a espessura chega até a 1,5 mm e, vista da derme para a superfície, apresenta cinco camadas (Figura 18.3): basal, espinhosa, granulosa, lúcida e córnea, descritas a seguir.

A camada basal é constituída de células prismáticas baixas ou cuboides, ligeiramente basófilas, que estão aderidas à membrana basal que separa a epiderme da derme por meio de junções do tipo hemidesmossomos. A camada basal, que contém as células-tronco (*stem cells*) da epiderme, é também chamada de germinativa. Apresenta atividade mitótica, sendo responsável, junto à camada seguinte (espinhosa), pela constante renovação da epiderme. Os queratinócitos proliferam na camada basal e migram em direção à superfície da epiderme, diferenciando-se progressivamente até morrer por uma forma especializada de apoptose e contribuir para a formação da camada córnea. Fatores mitogênicos produzidos pelos fibroblastos presentes na derme subjacente, como o fator de crescimento semelhante à insulina (IGF), o fator

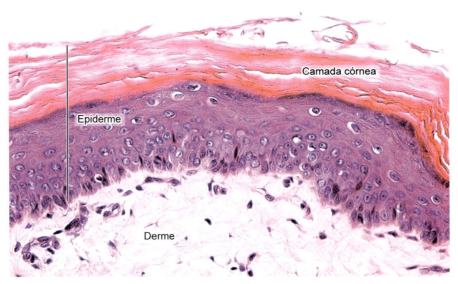

Figura 18.2 Fotomicrografia de corte de pele fina. Em comparação com a Figura 18.1, a epiderme é menos espessa, e a interface entre derme e epiderme é mais regular. (HE. Médio aumento.)

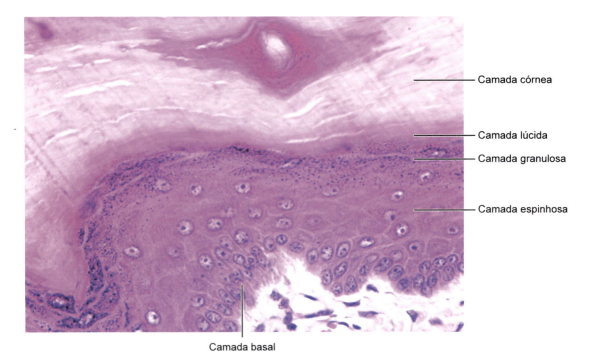

Figura 18.3 Fotomicrografia de corte de pele espessa, na qual podem ser observadas a epiderme com as suas várias camadas: basal (junto à membrana basal e à derme), espinhosa, granulosa, lúcida e córnea. (HE. Médio aumento.)

de crescimento de fibroblastos 7 e 10 (FGF-7 e FGF-10) e diversos ligantes para o receptor do fator de crescimento epidérmico (EGFR), são muito importantes para a proliferação celular na camada basal. Calcula-se que a epiderme humana se renove a cada 15 a 30 dias, dependendo principalmente do local e da idade da pessoa. Os queratinócitos contêm filamentos intermediários de queratina, que se tornam mais abundantes à medida que a célula avança para a superfície.

A **camada espinhosa** (Figuras 18.1, 18.3 e 18.4) é formada por várias fileiras de células com volume maior que o das células da camada basal, de núcleo central e citoplasma com feixes de filamentos de queratina (**tonofilamentos**). Nessa camada, os queratinócitos estão unidos entre si por inúmeras junções intercelulares do tipo desmossomo. Em preparações histológicas, essas junções aparecem como pequenas projeções celulares, o que confere a cada célula um aspecto espinhoso (Figura 18.4). Ao microscópio eletrônico, verifica-se que os tonofilamentos terminam inserindo-se nos espessamentos citoplasmáticos dos desmossomos (Figura 18.5). Os filamentos de queratina e os desmossomos têm importante papel na manutenção da coesão entre as células da epiderme e na resistência ao atrito.

A **camada granulosa** tem apenas três a cinco fileiras de células poligonais achatadas, núcleo central e citoplasma carregado de grânulos basófilos (ver Figura 18.3), chamados de **grânulos de querato-hialina**, que não são envolvidos por membrana. Esses grânulos contêm uma proteína rica em histidina e cisteína, precursora da proteína filagrina, além da proteína trico-hialina. Os grânulos de querato-hialina são muito importantes para a condensação dos tonofilamentos, previamente à formação da camada córnea. Outra característica das células

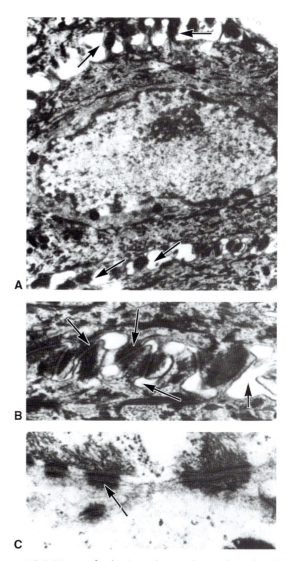

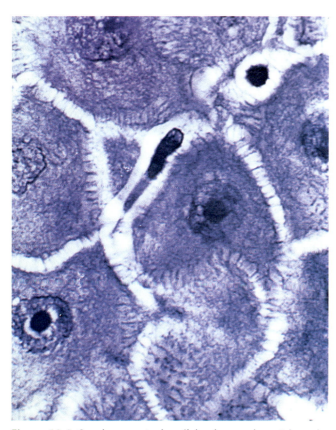

Figura 18.4 Grande aumento das células da camada espinhosa da epiderme. Esse corte foi processado para demonstrar a queratina por imunocitoquímica, mostrando os feixes de filamentos de queratina no citoplasma e os seus prolongamentos. Também se podem observar os prolongamentos celulares, em que se localizam desmossomos que unem fortemente as células dessa camada para resistir à abrasão. (Grande aumento.)

Figura 18.5 Micrografia eletrônica da camada espinhosa de pele humana espessa. **A.** Célula da camada espinhosa, mostrando seu núcleo e o citoplasma com feixes de filamentos intermediários e grânulos de melanina. De cada lado da célula, são bem visíveis as pequenas expansões citoplasmáticas que se tocam com as células adjacentes (*setas*). (14.000×.) **B.** Observam-se as pequenas expansões citoplasmáticas (*setas superiores*) de duas células adjacentes, com os desmossomos e os espaços intercelulares (*setas inferiores*). (24.000×.) **C.** Observam-se vários desmossomos, nos quais podem ser vistas claramente duas linhas escuras, paralelas e grossas. Entre elas, aparecem três linhas finas, também paralelas (mais visíveis no desmossomo indicado pela *seta*). Na *porção superior*, note os feixes de filamentos intermediários inserindo-se nos desmossomos. (75.000×. Cortesia de C. Barros.)

da camada granulosa, que somente pode ser visualizada ao microscópio eletrônico, são os **grânulos lamelares**, que contêm discos lamelares constituídos de bicamadas lipídicas e diversas enzimas, formados no complexo de Golgi. Esses grânulos se fundem com a membrana plasmática e expulsam o seu conteúdo para o espaço intercelular da camada granulosa, no qual o material lipídico se deposita, contribuindo para a formação de uma barreira contra a penetração de substâncias e para tornar a pele impermeável à água, impedindo a desidratação do organismo. Durante a evolução, esse impermeabilizante epidérmico surgiu nos répteis, e esse foi um evento importante para tornar possível a vida fora da água. A presença dessa camada também facilita a penetração de diferentes substâncias lipossolúveis, constituindo-se em uma via eficaz para administração de certos medicamentos.

A **camada lúcida**, mais evidente na pele espessa, é constituída de uma delgada camada de células achatadas, eosinófilas e translúcidas, cujos núcleos e organelas citoplasmáticas foram digeridos por enzimas dos lisossomos e desapareceram. O citoplasma apresenta numerosos filamentos de queratina, compactados e envolvidos por material elétron-denso. Ainda se podem ver desmossomos entre as células ao microscópio eletrônico, mas as células são indistinguíveis ao microscópio óptico.

A **camada córnea** tem espessura muito variável e é constituída de células achatadas, mortas e sem núcleo (ver Figuras 18.1 a 18.3), cujo citoplasma se apresenta repleto de **queratina**. A queratina contém pelo menos seis polipeptídios diferentes, com peso molecular entre 40 e 70 kDa. A composição dos tonofilamentos se modifica à medida que os queratinócitos se diferenciam. As células da camada basal apresentam queratinas de baixo peso molecular (tipos 5 e 14, principalmente), enquanto os queratinócitos mais diferenciados sintetizam queratinas de peso molecular maior (tipos 1 e 10, principalmente). Na camada córnea, os tonofilamentos se aglutinam junto a uma matriz formada pelos grânulos de querato-hialina. Nessa etapa da diferenciação, os queratinócitos estão transformados em placas sem vida e descamam continuamente.

Essa descrição da epiderme corresponde à epiderme em sua maior complexidade, que é encontrada na pele espessa. Na pele fina, a epiderme é mais simples, faltando frequentemente as camadas granulosa e lúcida, e apresenta uma camada córnea muito reduzida (ver Figura 18.2). Ver, a seguir, informações sobre uma doença inflamatória crônica da pele em *Histologia aplicada*. Para aprender mais sobre melanócitos, ver, adiante, em *Para saber mais – Melanócitos*. Para mais informações sobre albinismo, vitiligo e melanomas, ver adiante, em *Histologia aplicada*.

Derme

É o tecido conjuntivo (ver Figuras 18.1 e 18.2) em que se apoia a epiderme e que une a pele ao tecido subcutâneo,

HISTOLOGIA APLICADA

Na psoríase, uma das mais comuns doenças inflamatórias crônicas da pele, ocorrem o aumento acentuado no número de mitoses na epiderme e a diminuição na duração do ciclo mitótico dessas células. Consequentemente, a epiderme se torna mais espessa e se renova com mais rapidez. Derme e epiderme encontram-se infiltradas por células inflamatórias, principalmente linfócitos T. As áreas acometidas apresentam acúmulos de placas esbranquiçadas de queratina descamada; muitas vezes, há uma zona avermelhada em torno das áreas esbranquiçadas, outras vezes predominam as áreas avermelhadas ou pústulas. Embora as lesões visíveis sejam localizadas na pele e envolvam a epiderme e a derme, a psoríase pode ter repercussões mais gerais. Por exemplo, cerca de 7% dos pacientes com psoríase apresentam artrite. Sabe-se que nos indivíduos acometidos há uma suscetibilidade genética, e fatores ambientais como estresse, fumo, obesidade e infecção por estreptococos podem contribuir para o aparecimento da doença. Estudos imunológicos e genéticos identificaram as interleucinas IL-17 e IL-23 como centrais na patogênese da psoríase. Atualmente, não há cura para a psoríase, mas há cuidados paliativos que melhoram sobremaneira a qualidade de vida.

PARA SABER MAIS

Melanócitos

A cor da pele se deve a vários fatores, e os de maior importância são: seu conteúdo em melanina e caroteno, a quantidade de capilares na derme e a cor do sangue nesses capilares. A pigmentação da pele é regulada por fatores genéticos, ambientais e endócrinos, que modulam a quantidade, o tipo e a distribuição de melanina na pele, nos pelos e nos olhos.

A melanina é um pigmento de cor marrom-escura, produzido pelos **melanócitos**, que se encontram entre os queratinócitos da camada basal da epiderme (Figuras 18.6 a 18.9), em uma proporção que varia de 1:4 a 1:10, dependendo da região do corpo. Os melanócitos são células cujos precursores se originam da crista neural do embrião e invadem a pele entre a 12ª e a 14ª semana da vida intrauterina. Apresentam citoplasma globoso, de onde partem prolongamentos que penetram as reentrâncias das células das camadas basal e espinhosa, e transferem os grânulos de melanina para as células dessas camadas (Figura 18.6). Os melanócitos não formam desmossomos com os queratinócitos, mas se prendem à membrana basal por meio de hemidesmossomos. Os melanócitos mantêm a sua capacidade proliferativa ao longo da vida, em um ritmo menor que o dos queratinócitos.

A melanina é sintetizada nos melanócitos com a participação da enzima tirosinase. Em razão da ação dessa enzima, o aminoácido tirosina é transformado primeiro em 3,4-di-hidroxifenilalanina (**dopa**). A tirosinase também age na dopa, produzindo dopaquinona que, após várias transformações, converte-se em melanina. A tirosinase é sintetizada nos polirribossomos, introduzida nas cisternas do retículo endoplasmático granuloso e acumulada em vesículas formadas no complexo de Golgi (Figura 18.7). É nessas vesículas (**melanossomos I**) que se inicia a síntese da melanina. Inicialmente, coexistem melanina e tirosinase nos melanossomos II e III (Figura 18.7). Quando cessa a síntese de melanina, o melanossomo III (maduro) está repleto de melanina e perde a sua atividade tirosinásica, recebendo, então, o nome de **grânulo de melanina**.

Uma vez formados, os grânulos de melanina migram pelos prolongamentos dos melanócitos e são transferidos para os queratinócitos por meio de um mecanismo que envolve a fagocitose das pontas dos prolongamentos dos melanócitos pelos queratinócitos. Os queratinócitos funcionam como depósitos de melanina e contêm maior quantidade desse pigmento (Figura 18.8) do que os melanócitos. Os grânulos de melanina se fundem com

(continua)

PARA SABER MAIS (CONTINUAÇÃO)

os lisossomos dos queratinócitos; por isso, as células mais superficiais da epiderme quase não têm melanina. Nas peles mais claras, essa degradação ocorre mais rapidamente e de forma mais completa do que nas peles mais escuras. Nas células epiteliais, os grânulos de melanina localizam-se em posição supranuclear (Figura 18.9), oferecendo proteção máxima ao ácido desoxirribonucleico (DNA) contra os efeitos prejudiciais da radiação solar.

O bronzeamento da pele por exposição à luz do Sol ocorre em razão da aceleração da transferência de melanina para os queratinócitos, do aumento da síntese da melanina e, eventualmente, do aumento do número de melanócitos. A resposta à radiação ultravioleta é mais efetiva em pessoas de pele mais escura.

HISTOLOGIA APLICADA

O **albinismo** resulta da incapacidade hereditária dos melanócitos de produzirem melanina. Geralmente, o albinismo é causado pela ausência de atividade da tirosinase ou pela incapacidade das células de transportarem tirosina para o seu interior. Com a falta de melanina, a pele não tem proteção contra a radiação solar, e os tumores de pele (carcinoma basocelular, carcinoma espinocelular e melanomas) são mais frequentes do que em não albinos.

A degeneração e o desaparecimento de melanócitos em determinadas áreas da pele causam uma despigmentação localizada e assintomática, o **vitiligo**. Trata-se de uma doença autoimune comum e crônica, que envolve linfócitos T citotóxicos CD8+ e a produção local de interferon-γ. Estudos clínicos e experimentais sugerem que haja uma destruição sistêmica de melanócitos, especialmente em mucosas, olhos e no labirinto auditivo. Há uma associação frequente entre vitiligo, outras doenças autoimunes, manifestações oculares e perda de audição (4 a 20% dos pacientes). Graças à existência de células precursoras de melanócitos localizadas entre as células-tronco do folículo piloso, as lesões de vitiligo podem ser repigmentadas, dependendo da região anatômica.

Nos adultos, um terço dos tumores malignos se origina na pele, e muitos deles são derivados de células da camada basal da epiderme (**carcinoma basocelular**) ou de células da camada espinhosa (**carcinoma espinocelular**). Ambos, principalmente os carcinomas basocelulares, quando detectados muito cedo, podem ser removidos com sucesso. Os tumores da pele são mais frequentes nas pessoas de pele muito clara e que se expõem a muita radiação solar. Os **melanomas** são tumores com grande potencial de invasividade que se originam dos melanócitos. Nas formas mais invasivas, as células desses tumores se dividem muito rapidamente, atravessam a membrana basal, entram na derme e rapidamente invadem os vasos sanguíneos e linfáticos, provocando metástases.

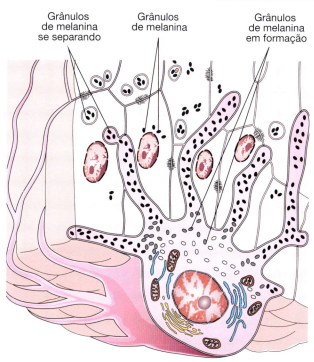

Figura 18.6 Desenho de um melanócito. Seus prolongamentos citoplasmáticos se insinuam entre as células da camada basal e da camada espinhosa da epiderme. Esses prolongamentos estão cheios de grânulos de melanina, que são transferidos para o citoplasma dos queratinócitos.

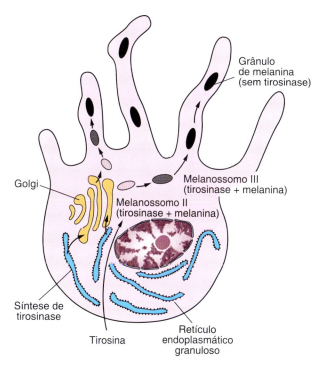

Figura 18.7 Ilustração de melanócito mostrando o processo de melanogênese. A tirosinase é sintetizada no retículo endoplasmático granuloso e daí passa ao complexo de Golgi, no qual é acumulada em vesículas. Estas, uma vez livres no citoplasma e cheias de tirosinase, são os melanossomos I. É nelas que se inicia a síntese da melanina, graças à ação da tirosinase sobre a tirosina. As vesículas com tirosinase e melanina são os melanossomos II e III. A etapa seguinte do processo é o desaparecimento da tirosinase, constituindo-se os grânulos de melanina, os quais são transferidos para os queratinócitos por meio dos prolongamentos dos melanócitos.

ou hipoderme. A **derme** apresenta espessura variável de acordo com a região observada, alcançando 3 mm na planta do pé. Sua superfície externa é irregular, observando-se saliências, as **papilas dérmicas**, que acompanham as reentrâncias correspondentes da epiderme (ver Figura 18.1). As papilas são mais frequentes nas zonas sujeitas a pressões e atritos.

A derme oferece suporte à epiderme e é essencial para a sua nutrição, já que a epiderme não é vascularizada. Além disso, os vasos sanguíneos da derme são importantes para a função de termorregulação da pele. A derme é também importante para a percepção sensorial (tato, temperatura, dor) e para a defesa imunológica da pele.

A derme é constituída de duas camadas de limites pouco distintos: a **papilar**, superficial, e a **reticular**, mais profunda.

A **camada papilar** é delgada, constituída de tecido conjuntivo frouxo que forma as papilas dérmicas (ver

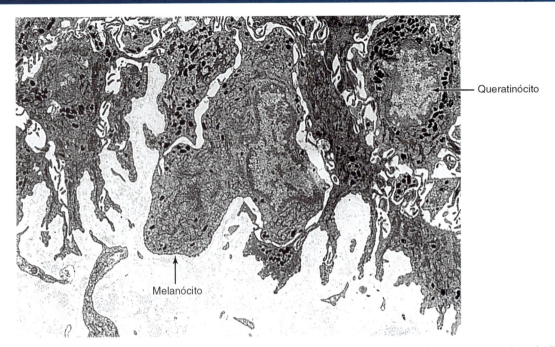

Figura 18.8 Micrografia eletrônica de melanócitos e queratinócitos. Note a maior quantidade de grânulos de melanina no queratinócito da *direita* do que no melanócito próximo. O material claro na *parte inferior* da micrografia é colágeno da derme. (1.800×.)

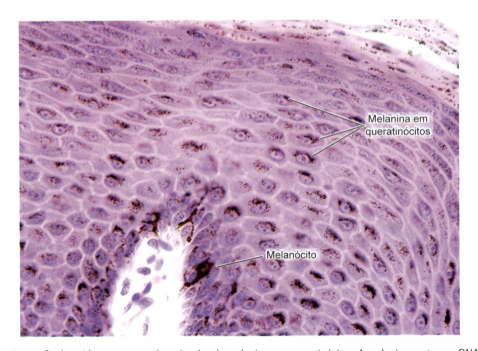

Figura 18.9 Fotomicrografia da epiderme mostrando acúmulos de melanina em queratinócitos. A melanina protege o DNA da radiação ultravioleta do Sol, que provoca mutações genéticas, acumulando-se principalmente sobre os núcleos das células. A melanina é produzida pelos melanócitos na camada basal e transferida aos queratinócitos vizinhos. (HE. Médio aumento.)

Figura 18.1). A matriz extracelular apresenta um arcabouço delicado de fibras colágenas e elásticas. Nessa camada, também foram descritas fibrilas especiais de colágeno, que, por um lado, inserem-se na membrana basal e, por outro lado, penetram profundamente a derme. Essas fibrilas contribuem para prender a derme à epiderme. Os pequenos vasos sanguíneos observados nessa camada são responsáveis pela nutrição e pela oxigenação da epiderme.

A **camada reticular** é mais espessa, constituída de tecido conjuntivo denso (Figura 18.10). Ambas as camadas contêm muitas fibras do sistema elástico (Figuras 18.11 e 18.12), responsáveis, em parte, pela elasticidade da pele.

Fibras colágenas e elásticas seguem linhas de tensão na pele. Além dos vasos sanguíneos e linfáticos, dos nervos e dos receptores sensoriais, são encontradas na derme as seguintes estruturas, derivadas da epiderme: folículos pilosos, glândulas sebáceas e glândulas sudoríparas. Ver, a seguir, mais informações sobre a importância de estrógenos para a pele e, ainda, sobre o processo de cicatrização em *Histologia aplicada*.

HISTOLOGIA APLICADA

A maioria das evidências das ações dos estrógenos na pele é resultante de estudos realizados com mulheres na pós-menopausa. Os anos seguintes à menopausa representam um período de privação de estrógenos, que resulta em efeitos deletérios em vários órgãos e sistemas, como os ossos e os sistemas geniturinário e neuroendócrino. Na pele, as consequências da baixa concentração de estrógenos incluem atrofia, perda de elasticidade, ressecamento e cicatrização deficiente; porém, a terapia com reposição hormonal pode amenizar esses efeitos.

HISTOLOGIA APLICADA

O processo de **cicatrização** cutânea (quando ocorre remoção acidental de um fragmento de pele) é inicialmente caracterizado por um infiltrado inflamatório, seguido pela formação de um tecido de granulação. Esse tecido se constitui pela proliferação do conjuntivo, é bastante vascularizado e apresenta muitas células inflamatórias e uma matriz extracelular provisória. Subsequentemente, ocorre a reepitelização (as células da epiderme migram e fecham a lesão); então, a inflamação cessa, e, finalmente, ocorre a remodelação da derme (a matriz extracelular é gradualmente degradada e substituída pela matriz da derme normal, rica em colágeno do tipo I). Em indivíduos com diabetes melito, a inflamação inicial é retardada; no entanto, persiste na fase mais tardia, prejudicando a reepitelização e a remodelação da derme. Em geral, nessas pessoas, a cicatrização é ainda mais complicada pela presença de neuropatia e alterações na microvasculatura, complicações comuns nessa doença.

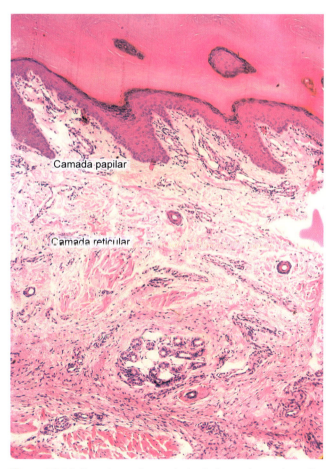

Figura 18.10 Camadas papilar e reticular da derme. A camada papilar é constituída de tecido conjuntivo frouxo e contém as papilas dérmicas. A camada reticular é constituída de tecido conjuntivo denso, com feixes grossos de fibras de colágeno tipo I. (HE. Pequeno aumento.)

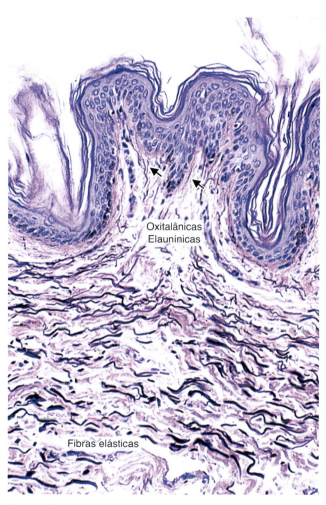

Figura 18.11 Fotomicrografia de pele abdominal (pele fina) corada para fibras do sistema elástico. Note que a espessura das fibras se reduz gradualmente à medida que elas se aproximam da epiderme. As mais grossas são as fibras elásticas, as de diâmetro intermediário são as elaunínicas, e as mais finas, próximas à epiderme, são as fibras oxitalânicas, que se prendem à membrana basal localizada entre a derme e a epiderme. (Coloração de Weigert. Médio aumento.)

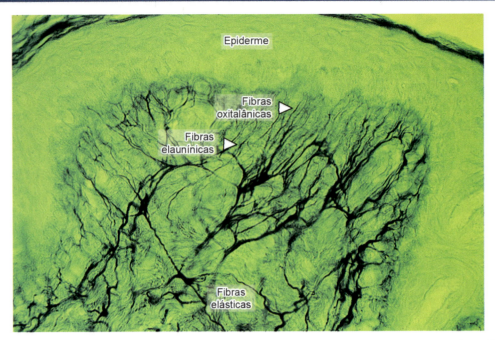

Figura 18.12 Pele em corte histológico grosso corado para mostrar as fibras do sistema elástico, fotografado por meio de um filtro amarelo, para aumentar o contraste. Nesse corte grosso, pode-se observar que as fibras constituem um sistema contínuo (o que não é visível no corte fino da Figura 18.11). (Coloração de Weigert. Médio aumento.)

Hipoderme

É formada por tecido conjuntivo frouxo, que une de maneira pouco firme a derme aos órgãos subjacentes. É a camada responsável pelo deslizamento da pele sobre as estruturas nas quais se apoia.

Dependendo da região e do grau de nutrição do organismo, a hipoderme pode ter uma camada variável de tecido adiposo, que, quando desenvolvida, constitui o **panículo adiposo** (ver Capítulo 6, *Tecido Adiposo*). Esse modela o corpo, é uma reserva de energia e proporciona proteção contra o frio (a gordura é um bom isolante térmico).

Vasos e receptores sensoriais da pele

Os vasos **arteriais** que suprem a pele formam dois plexos: um que se situa no limite entre a derme e a hipoderme e outro entre as camadas reticular e papilar. Desse último plexo partem finos ramos para as papilas dérmicas; cada papila tem uma única alça vascular, com um ramo **arterial ascendente** e um **venoso descendente**.

Há três **plexos venosos** na pele: dois nas posições descritas para as artérias e um na região média da derme. Frequentemente, encontram-se na pele anastomoses arteriovenosas com *glomus* (ver Capítulo 11, *Sistema Circulatório*), que têm papel importante nos mecanismos de termorregulação.

O sistema de vasos linfáticos inicia-se nas papilas dérmicas como capilares em fundo cego, que convergem para um plexo entre as camadas papilar e reticular. Desse plexo partem ramos para outro plexo localizado no limite da derme com a hipoderme; portanto, na mesma localização dos vasos sanguíneos arteriais descritos anteriormente.

Uma das funções mais importantes da pele, graças à sua grande extensão e à sua abundante inervação sensorial, é receber estímulos do meio ambiente, já que ela funciona como o receptor sensorial mais extenso do organismo. Além das numerosas terminações nervosas livres localizadas na epiderme (que alcançam até a camada granulosa), nos folículos pilosos e nas glândulas, há receptores encapsulados e não encapsulados na derme e na hipoderme, sendo mais frequentes nas papilas dérmicas. As terminações nervosas livres são sensíveis ao toque e à pressão (receptores táteis), bem como a variações de temperatura, e estão associadas a dor, coceira e outras sensações. Os receptores encapsulados por tecido conjuntivo são os corpúsculos de **Ruffini**, **Vater-Pacini**, **Meissner** e **Krause** (Figuras 18.13 a 18.15). De forma geral, eles funcionam como mecanorreceptores. Os corpúsculos de Vater-Pacini e os de Ruffini são encontrados também no tecido conjuntivo de órgãos situados nas partes profundas do corpo, em que provavelmente são sensíveis aos movimentos dos órgãos e às pressões de uns órgãos sobre os outros. Na pele, os corpúsculos de Vater-Pacini estão localizados na derme profunda e na hipoderme, e detectam pressão e vibrações aplicadas na superfície, enquanto os corpúsculos de Ruffini detectam melhor o estiramento. Os corpúsculos de Meissner são receptores táteis localizados na derme papilar em regiões de grande sensibilidade, por exemplo, lábios, palma das mãos, pontas dos dedos etc. Além da inervação aferente, a pele tem uma inervação eferente que regula principalmente os vasos sanguíneos, os músculos eretores dos pelos e as glândulas sudoríparas.

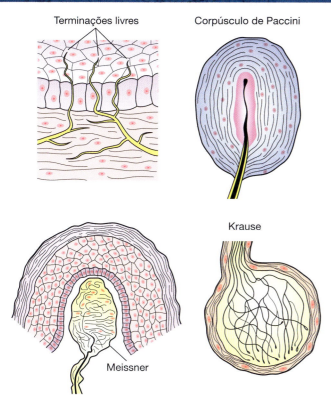

Figura 18.13 Diversos tipos de receptores sensoriais encontrados na pele. (Adaptada e reproduzida, com autorização, de Ham, 1969.)

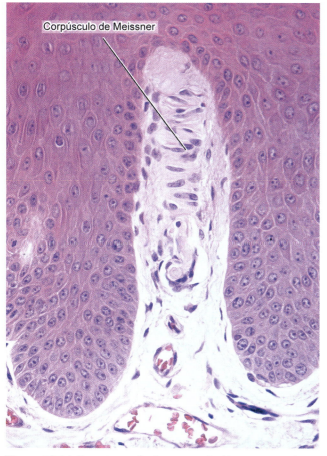

Figura 18.14 Fotomicrografia de uma papila dérmica contendo um corpúsculo de Meissner, receptor tátil da pele. (HE. Médio aumento.)

Pelos

Os **pelos** (Figura 18.16) são estruturas delgadas e queratinizadas que se desenvolvem a partir de uma invaginação da epiderme. A cor, o tamanho e a disposição deles variam de acordo com a cor da pele e a região do corpo. São observados em quase toda a superfície corporal, com exceção de algumas regiões bem delimitadas. Os pelos são estruturas que crescem descontinuamente, intercalando fases de repouso com fases de crescimento, cuja duração é variável de uma região para outra. No couro cabeludo, por exemplo, a fase de crescimento é muito longa, durando vários anos, enquanto a fase de repouso é da ordem de 3 meses. As características dos pelos de determinadas regiões do corpo (face e região pubiana) são influenciadas por hormônios, principalmente os hormônios sexuais.

Cada pelo se origina de uma invaginação da epiderme, o **folículo piloso** (Figuras 18.16 e 18.17), que, no pelo em fase de crescimento, apresenta-se com uma dilatação terminal, o **bulbo piloso**, em cujo centro se observa uma **papila dérmica** de tecido conjuntivo frouxo (Figura 18.16). As células que recobrem a papila dérmica formam a **raiz do pelo**, de onde emerge o **eixo do pelo**. Na fase de crescimento, as células da raiz multiplicam-se e diferenciam-se em vários tipos celulares. Em certos tipos de pelos grossos, as células centrais da raiz produzem células grandes, vacuolizadas e fracamente queratinizadas, que formam a **medula do pelo** (Figura 18.16). Ao redor da medula, diferenciam-se células mais queratinizadas e dispostas compactamente, formando o **córtex do pelo**. Células mais periféricas formam a **cutícula do pelo**, constituída de células fortemente queratinizadas que se dispõem envolvendo o córtex como escamas. Finalmente, das células epiteliais mais periféricas de todas, originam-se duas **bainhas epiteliais** (uma interna e outra externa), que envolvem o eixo do pelo em sua porção inicial. A bainha externa se continua com o epitélio da epiderme, enquanto a interna desaparece na altura da região onde desembocam as glândulas sebáceas no folículo. Separando o folículo piloso do tecido conjuntivo que o envolve, encontra-se uma membrana basal muito desenvolvida, que recebe o nome de **membrana vítrea** (Figura 18.16). O conjuntivo que envolve o folículo apresenta-se mais espesso, formando a **bainha conjuntiva do folículo piloso**. Dispostos obliquamente e inseridos de um lado nessa bainha e do outro na camada papilar da derme (Figura 18.17), encontram-se os **músculos eretores dos pelos**, cuja contração puxa o pelo para uma posição mais vertical, tornando-o eriçado. Para informações sobre o crescimento de cabelos, ver, mais adiante, em *Histologia aplicada*.

A cor do pelo depende dos melanócitos localizados na raiz do pelo (Figura 18.16), que fornecem melanina às células do córtex e da medula do pelo por processo semelhante ao que ocorre na epiderme.

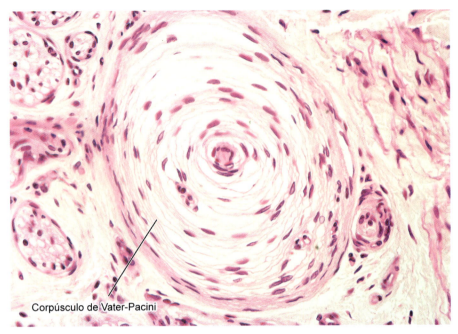
Corpúsculo de Vater-Pacini

Figura 18.15 Fotomicrografia de um corpúsculo de Vater-Pacini, receptor sensorial da pele, frequentemente localizado na derme profunda e na hipoderme. (HE. Médio aumento.)

Embora os processos de queratinização pareçam semelhantes na epiderme e no pelo, eles diferem em alguns aspectos:

- Enquanto a epiderme produz uma camada superficial de células mortas contendo queratina relativamente mole, com pouca adesividade e que se descama continuamente, no pelo acontece o oposto. Os pelos têm uma estrutura compacta constituída de queratina mais dura
- Na epiderme, o processo de diferenciação e queratinização é contínuo e tem lugar sobre toda a superfície. No pelo, ele é intermitente e localizado no bulbo piloso. A papila do pelo tem ação indutiva sobre o epitélio que o recobre, o que explica a ausência de pelos quando ocorre a destruição da papila. No bulbo piloso, junto à papila dérmica, há um nicho de células-tronco pertencentes à bainha externa, que são responsáveis pelo crescimento do pelo
- Enquanto na epiderme as células se diferenciam de modo uniforme, resultando na camada córnea, as células epiteliais da raiz do pelo diferenciam-se em múltiplos tipos celulares, cada qual com a sua ultraestrutura, histoquímica e funções características. A atividade mitótica das células dos folículos dos pelos é influenciada pelos hormônios androgênicos (hormônios masculinos).

Unhas

As unhas são placas de células queratinizadas localizadas na superfície dorsal das falanges terminais dos dedos. Sua porção proximal é chamada de **raiz da unha**. O epitélio da dobra de pele que cobre a raiz da unha consiste nas camadas usuais da epiderme, e a camada córnea desse epitélio forma a **cutícula da unha**. É na raiz da unha que se observa sua formação, graças a um processo de proliferação e diferenciação das células epiteliais aí colocadas, que gradualmente se queratinizam, formando uma placa córnea. A unha é constituída essencialmente de escamas córneas compactas, fortemente aderidas umas às outras, contendo um tipo de queratina mais dura, diferente da epiderme. Elas crescem deslizando sobre o leito ungueal, que tem estrutura típica de pele e não participa na firmação da unha. A transparência da unha e a pequena espessura do epitélio do leito ungueal possibilitam observar a cor do sangue dos vasos da derme, constituindo uma maneira de se avaliar a oxigenação sanguínea.

Glândulas da pele

Glândulas sebáceas

As **glândulas sebáceas** situam-se na derme, e os seus ductos, revestidos por epitélio estratificado, geralmente desembocam nos folículos pilosos (Figura 18.17). Em algumas regiões (lábio, mamilos, glande e pequenos lábios da vagina), porém, os ductos abrem-se diretamente na superfície da pele. A pele da palma das mãos e a da planta dos pés não têm glândulas sebáceas. As glândulas sebáceas são acinosas (ver Capítulo 4, *Tecidos do Corpo/Tecido Epitelial*) e, geralmente, vários ácinos desembocam em um ducto curto. Os ácinos são formados por uma camada externa de células epiteliais achatadas que repousam sobre uma membrana basal. Essas células proliferam e se diferenciam em células arredondadas (Figura 18.18), que acumulam no citoplasma o produto de secreção, de natureza lipídica. Os núcleos tornam-se gradualmente condensados e desaparecem. As células mais centrais do ácino morrem por apoptose e se rompem, formando a secreção sebácea, ou sebo.

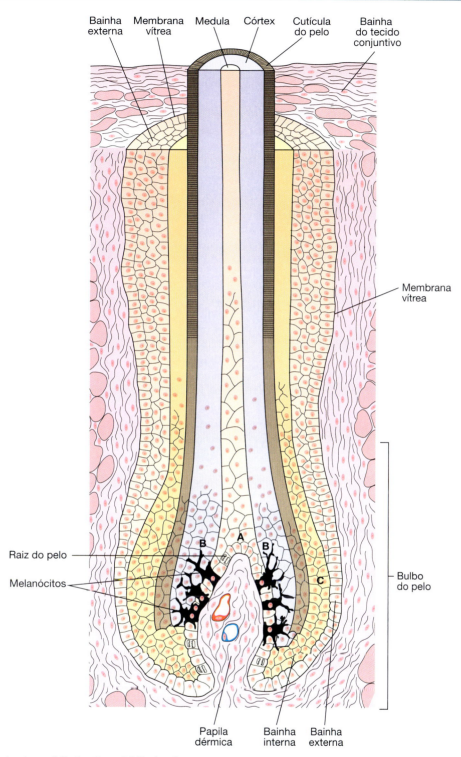

Figura 18.16 Desenho de um folículo piloso. O folículo piloso apresenta uma dilatação terminal, o bulbo piloso, que contém a papila dérmica. Recobrindo a papila dérmica estão as células que formam a raiz do pelo. As células centrais da raiz do pelo (A) produzem células grandes, vacuolizadas e fracamente queratinizadas, que formam a medula do pelo. Em seguida, lateralmente, aparecem células que dão origem ao córtex (B) do pelo. Células epiteliais mais periféricas dão origem às bainhas interna (C) e externa. A bainha externa continua-se com o epitélio da epiderme, e a bainha interna desaparece na altura da região onde desembocam as glândulas sebáceas no folículo (não desenhadas). Entre o folículo piloso e o conjuntivo que fica em volta, situa-se a membrana vítrea.

HISTOLOGIA APLICADA

O crescimento dos cabelos é cíclico, apresentando uma fase de crescimento, seguida de uma parada do crescimento e de uma longa fase de repouso, na qual ocorre atrofia do bulbo, terminando na perda do cabelo. Ao fim de cada ciclo, um novo ciclo se inicia com a proliferação celular no bulbo piloso. Na calvície, após vários ciclos de crescimento, os folículos pilosos não desaparecem, mas tornam-se progressivamente menores e produzem fios muito finos. A alopecia androgenética masculina é uma forma comum de calvície, afetando de 30 a 50% dos homens que chegam aos 50 anos. Há uma variação racial em sua prevalência, e a predisposição genética é muito significativa. Há uma alteração no ciclo de desenvolvimento do cabelo, além de inflamação e miniaturização do folículo capilar, com perda de inserção do músculo eretor do pelo. A enzima 5-alfarredutase converte o hormônio testosterona em di-hidrotestosterona, que atua em receptores androgênicos no folículo e contribui para a alopecia. Algumas substâncias inibidoras dessa enzima têm sido utilizadas com algum sucesso no tratamento da alopecia androgenética.

holócrina, pois a formação da secreção resulta na morte das células. A secreção sebácea é uma mistura complexa de lipídios, que contém triglicerídios, ácidos graxos livres, colesterol e ésteres de colesterol. Informações sobre acne podem ser lidas, a seguir, em *Histologia aplicada*.

HISTOLOGIA APLICADA

A secreção sebácea é contínua e muito aumentada na puberdade, em consequência da produção acelerada de hormônios sexuais. Qualquer distúrbio no fluxo da secreção sebácea para a superfície da epiderme pode provocar uma inflamação crônica nos ductos obstruídos, o que se denomina **acne**. Bactérias presentes na superfície da pele contribuem para essas lesões metabolizando os lipídios do sebo e produzindo substâncias irritantes. Embora possa ocorrer em qualquer idade, exceto na infância, a acne é muito mais frequente na puberdade e pode levar à formação de abscessos nos folículos inflamados.

Glândulas sudoríparas

As **glândulas sudoríparas merócrinas** (Figura 18.19) são muito numerosas e encontradas em toda a pele, excetuando-se certas regiões, como a glande. Essas glândulas são tubulosas simples enoveladas, cujos ductos se abrem na superfície da pele (ver Figura 18.17). Os ductos não se ramificam e têm menor diâmetro do que a porção secretora, que se encontra na derme. As células secretoras são piramidais, e entre elas e a membrana basal estão localizadas as células mioepiteliais, que ajudam a expulsar o produto de secreção. Nessas glândulas, há dois tipos de células secretoras: as **células escuras** e as **células claras** (Figura 18.19). As escuras são adjacentes ao lúmen, e as claras localizam-se entre as células escuras e as mioepiteliais. Como todas as células repousam sobre a membrana basal, o epitélio secretor é pseudoestratificado. O ápice das células escuras apresenta muitos grânulos de secreção que contêm glicoproteínas, e o citoplasma é rico em retículo endoplasmático granuloso. As **células claras** não contêm grânulos de secreção e são pobres em retículo endoplasmático granuloso, mas contêm muitas mitocôndrias. Entre elas, há delgados espaços intercelulares (canalículos). As células claras apresentam muitas dobras da membrana plasmática, uma característica das células que participam do transporte transepitelial de fluido e sais (ver Capítulo 4, *Tecidos do Corpo/Tecido Epitelial*). Essas características estruturais sugerem que a função das células claras seja produzir a parte aquosa do suor.

O **ducto da glândula** abre-se na superfície da pele e segue um curso em hélice ao atravessar a epiderme. Apresenta-se constituído de epitélio cúbico estratificado (duas camadas de células), que repousa sobre a membrana basal (Figura 18.19). As células da camada mais externa do revestimento dos ductos, em contato com a membrana basal, apresentam invaginações da membrana plasmática e citoplasma rico em mitocôndrias, que são aspectos característicos de células que transportam íons e água.

O suor secretado por essas glândulas é uma solução extremamente diluída, que contém pouquíssima proteína,

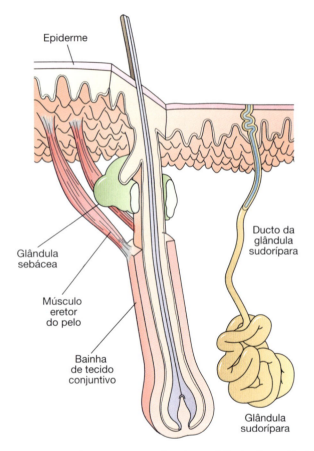

Figura 18.17 Ilustração mostrando pele com folículo piloso, glândula sebácea, músculo eretor do pelo e uma glândula sudorípara, cujo ducto tem trajeto helicoidal ao atravessar a epiderme. O curto ducto da glândula sebácea abre-se no folículo piloso, na região entre a inserção do músculo eretor e a epiderme. O músculo eretor do pelo se insere, de um lado, na camada papilar da derme, e, de outro lado, na bainha de conjuntivo do folículo piloso; é um músculo liso e, portanto, involuntário. Sua contração eriça o pelo.

A atividade secretora dessas glândulas é muito pequena até a puberdade, quando é estimulada pelos hormônios sexuais. As glândulas sebáceas são um exemplo de glândula

Capítulo 18 | Pele e Anexos   401

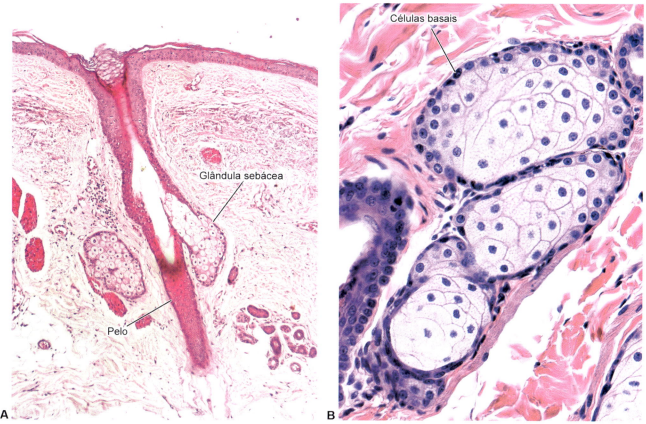

Figura 18.18 Fotomicrografia de glândulas sebáceas da pele. **A.** Glândulas sebáceas associadas a um folículo piloso. **B.** Ácinos de glândula sebácea, apresentando uma camada externa de células achatadas e células centrais mais arredondadas com aspecto claro. Esse aspecto claro deve-se ao conteúdo lipídico da secreção sebácea. (HE. Pequeno e médio aumentos.)

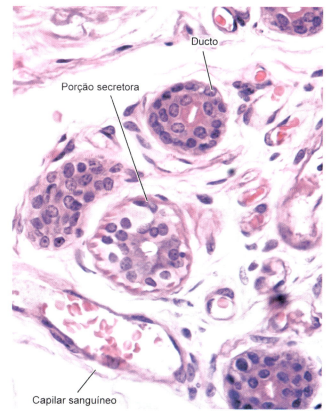

além de sódio, potássio, cloreto, ureia, amônia e ácido úrico. O seu teor de Na^+ (85 mEq/ℓ) é muito menor do que o do sangue (144 mEq/ℓ). Os ductos excretores absorvem Na^+, que é devolvido ao sangue, evitando a sua perda excessiva. O fluido encontrado no lúmen das glândulas sudoríparas é essencialmente um ultrafiltrado do plasma sanguíneo, derivado dos abundantes capilares localizados em volta das porções secretoras. Ao alcançar a superfície da pele, o suor evapora, fazendo baixar a temperatura corporal. Os catabólitos encontrados no suor mostram que as glândulas sudoríparas participam da excreção de substâncias inúteis para o organismo.

Além das glândulas sudoríparas merócrinas, descritas anteriormente, nas axilas, nas regiões perianal e pubiana, bem como na aréola mamária, há glândulas de maior tamanho (3 a 5 mm), com partes secretoras muito dilatadas, as **glândulas sudoríparas apócrinas**, localizadas na derme profunda e na hipoderme. Essas glândulas tornam-se bastante desenvolvidas na puberdade, por serem reguladas por hormônios sexuais. Há fortes indicações de que essas glândulas secretem pelo processo merócrino, mas o nome de glândulas sudoríparas apócrinas tornou-se consagrado pelo uso. Há apenas um tipo celular na porção secretora, e o produto de secreção contendo proteínas, lipídios, carboidratos e amônia acumula-se no lúmen da glândula.

Os ductos dessas glândulas desembocam em um folículo piloso, e o lúmen de suas partes secretoras é dilatado. As células dos ductos não modificam a composição iônica

Figura 18.19 Fotomicrografia de uma glândula sudorípara da pele. (HE. Médio aumento.)

da secreção, que é ligeiramente viscosa e inodora, mas adquire um odor desagradável e característico pela ação das bactérias da pele. Na mulher, as glândulas apócrinas axilares passam por alterações durante o ciclo menstrual. As glândulas apócrinas são inervadas por fibras adrenérgicas, enquanto as merócrinas o são por fibras colinérgicas. As glândulas de Moll da margem das pálpebras e as de cerume do ouvido são glândulas sudoríparas modificadas.

Bibliografia

COSTIN, G. E.; HEARING, V. J. Human skin pigmentation: melanocytes modulate skin color in response to stress. **FASEB Journal**, v. 21, n. 4, p. 976-994, 2007.

EDELSON, R. L.; FINK, J. M. The immunologic function of skin. **Sci Am**, v. 252, n. 6, p. 46-53, 1985.

FRISOLI, M. L.; ESSIEN, K.; HARRIS, J. E. Vitiligo: mechanisms of pathogenesis and treatment. **Annual Review of Immunology**, v. 38, p. 621-648, 2020.

GOLDSMITH, L. A. (ed.). **Biochemistry and physiology of the skin**. New York: Oxford University Press, 1983.

GREEN, H.; FUCHS, E.; WATT, F. Differentiated structural components of the keratinocytes. **Cold Spring Harbor Symposia on Quantitative Biology**, v. 46, Pt 1, p. 293-301, 1982.

GRIFFITHS, C. E. M. *et al.* Psoriasis. **Lancet**, v. 397, n. 10281, p. 1301-1315, 2021.

HALL, G.; PHILLIPS, T. J. Estrogen and skin: the effects of estrogen, menopause, and hormone replacement therapy on the skin. **Journal of the American Academy of Dermatology**, v. 53, n. 4, p. 555-568, 2005.

HAM, A. W. **Histology**. 6. ed. Philadelphia: Lippincott, 1969.

HENTULA, M.; PELTONEN, J.; PELTONEN, S. Expression profiles of cell-cell and cell-matrix junction proteins in developing human epidermis. **Archives of Dermatological Research**, v. 293, n. 5, p. 259-267, 2001.

IANNELLA, G. *et al.* Vitiligo: pathogenesis, clinical variants and treatment approaches. **Autoimmunity Reviews**, v. 15, n. 4, p. 335-343, 2016.

LIN, J. Y.; FISHER, D. E. Melanocyte biology and skin pigmentation. **Nature**, v. 445, n. 7130, p. 843-850, 2007.

LOWES, M. A.; BOWCOCK, A. M.; KRUEGER, J. G. Pathogenesis and therapy of psoriasis. **Nature**, v. 445, n. 7130, p. 866-873, 2007.

LUMPKIN, E. A.; CATERINA, M. J. Mechanisms of sensory transduction in the skin. **Nature**, v. 445, n. 7130, p. 858-865, 2007.

MIER, P. D.; COTTON, D. W. K. **The molecular biology of skin**. Oxford: Blackwell Scientific Publications, 1976.

MILLINGTON, P. F.; WILKINSON, R. **Skin**. New York: Cambridge University Press, 1983.

MONTAGNA, W.; PARAKKAL, P. F. **The structure and function of skin**. 3. ed. New York: Academic Press, 1974.

ROSS, M. H.; PAWLINA, W. **Histology**: a text and atlas with correlated cell and molecular biology. 6. ed. Lippincott: Williams & Wilkins, 2011.

ROWDEN, G. Immuno-electron microscopic studies of surface receptors and antigens of human Langerhans cells. **British Journal of Dermatology**, v. 97, n. 6, p. 593-608, 1977.

SHELLEY, W. B.; JUHLIN, L. The Langerhans cell: its origin, nature, and function. **Acta Dermato-Venereologica Suppl (Stockh)**, v. 58, n. 79, p. 7-22, 1978.

SOLANO, F. *et al.* Hypopigmenting agents: an updated review on biological, chemical and clinical aspects. **Pigment Cell Research**, v. 19, n. 6, p. 550-571, 2006.

STICHERLING, M. Psoriasis and autoimmunity. **Autoimmunity Reviews**, v. 15, n. 12, p. 1167-1170, 2016.

STRAUSS, J. S.; POCHI, P. E.; DOWNING, D. T. The sebaceous glands: twenty-five years of progress. **Journal of Investigative Dermatology**, v. 67, n. 1, p. 90-97, 1976.

VERDIER-SÉVRAIN, S.; BONTÉ, F.; GILCHREST, B. Biology of estrogens in skin: implications for skin aging. **Experimental Dermatology**, v. 15, n. 2, p. 83-94, 2006.

XIAO, Y.; WILLIAMS, J. S.; BROWNELL, I. Merkel cells and touch domes: more than mechanosensory functions? **Experimental Dermatology**, v. 23, n. 10, p. 692-695, 2014.

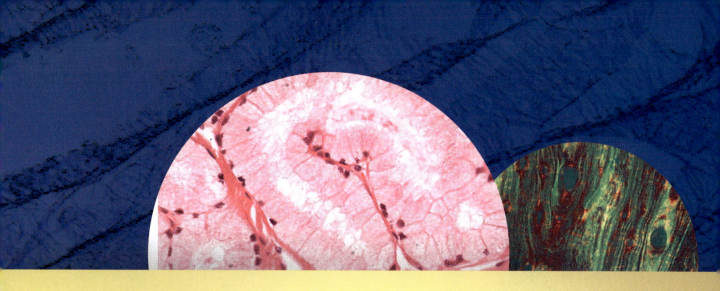

Capítulo 19

Sistema Urinário

PAULO ABRAHAMSOHN

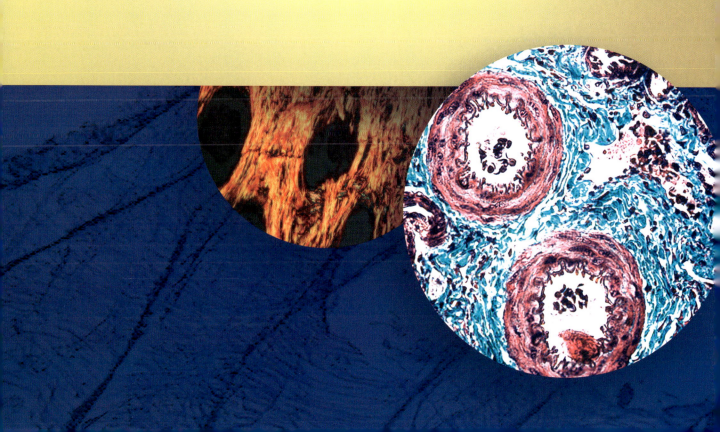

Características gerais do sistema urinário, *405*

Bibliografia, *419*

Características gerais do sistema urinário

O sistema urinário é formado pelos rins, pelos ureteres, pela bexiga e pela uretra. Os rins participam da manutenção do volume e da composição dos líquidos do organismo compreendidos pelo plasma e pelo líquido intersticial presente no espaço extracelular dos tecidos.

Nos glomérulos renais, é produzido o filtrado glomerular, também denominado ultrafiltrado glomerular. Durante a passagem do filtrado pelos túbulos uriníferos, ocorrem processos complexos de reabsorção ativa, reabsorção passiva e excreção, que modificam o filtrado glomerular, transformando-o em urina. Por meio desta, são eliminados água, eletrólitos, pequenas moléculas (p. ex., hormônios, ureia, antibióticos) e diversos resíduos do metabolismo.

Além da função reguladora da composição do meio interno, os rins secretam hormônios, como a renina, que participa da regulação da pressão sanguínea, e a eritropoetina, uma glicoproteína formada por 165 aminoácidos e massa de 30 kDa, que estimula a produção de eritrócitos. Os rins também participam, junto a outros órgãos (fígado, pele), da ativação da vitamina D_3 (um pró-hormônio esteroide) para a sua forma do hormônio ativo.

Rins

Os rins têm o formato de um grão de feijão, com uma borda convexa e outra côncava, na qual se situa o hilo. Neste, entram e saem vasos sanguíneos, entram nervos e saem os ureteres (Figura 19.1). No hilo, há, geralmente, tecido adiposo. A porção interna do rim, junto à superfície côncava e adjacente ao hilo, é chamada de seio renal. Este é ocupado por espaços denominados cálices menores e cálices maiores e pela pélvis renal, um tubo com formato de funil do qual se origina o ureter.

Componentes do rim

O rim é envolvido por uma cápsula de tecido conjuntivo denso, que envolve o interior do órgão denominado parênquima renal, a porção funcional do órgão. A Figura 19.1 mostra que o parênquima é composto de duas camadas facilmente reconhecidas à vista desarmada em cortes macroscópicos de rim, assim como em cortes histológicos:

- O córtex ou região cortical contínua e situada abaixo da cápsula
- A medula ou região medular mais interna, apoiada sobre o seio renal e a pélvis. A medula é descontínua porque porções da cortical, chamadas colunas renais, interpõem-se entre segmentos da medula.

Pirâmides renais

A medula é composta das pirâmides renais (pirâmides de Malpighi) – na espécie humana, são encontradas de 4 a 18 pirâmides renais, sendo mais comum de 7 a 9 (Figura 19.1). As bases das pirâmides estão voltadas para a cortical, e junto à base de cada pirâmide há os raios medulares, extensões da medular formadas por conjuntos de túbulos renais paralelos que penetram na cortical.

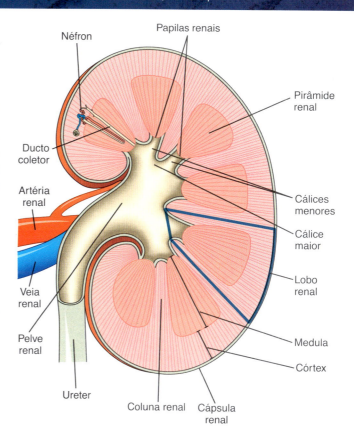

Figura 19.1 Esquema da estrutura do rim observado em um corte longitudinal do órgão. Um lobo renal está delineado *em azul*.

Os vértices das pirâmides fazem saliência nos espaços representados pelos cálices menores e constituem as papilas renais (Figuras 19.1 e 19.2). A superfície da extremidade de cada papila renal (a ponta da pirâmide) é perfurada por 10 a 25 orifícios formando a estrutura denominada área crivosa. Por meio dos orifícios, a urina deixa o sistema de túbulos renais e passa para os cálices e para a pélvis renal.

Lobulação do rim

O rim de animais de maior porte é dividido em lobos. Na Figura 19.1, está demarcado em azul o contorno de um lobo. Cada lobo renal é formado pelos seguintes componentes: uma pirâmide renal; a porção da cortical situada sobre a base da pirâmide; e as duas metades das colunas renais adjacentes à pirâmide. Em cada rim há, portanto, tantos lobos quanto pirâmides. Os lobos não têm bordas definidas, porque, ao contrário dos lobos existentes em outros órgãos, não são delimitados por tecido conjuntivo. Os rins de animais de pequeno porte, por exemplo, ratos e camundongos, têm apenas uma pirâmide, uma papila renal e um lobo renal.

Os lóbulos renais são conceituados por serem formados por um raio medular e pelo tecido cortical situado ao seu redor, sendo delimitado pelas artérias interlobulares (detalhes mais adiante). Do mesmo modo que os lobos, os lóbulos não têm limites observáveis em cortes histológicos.

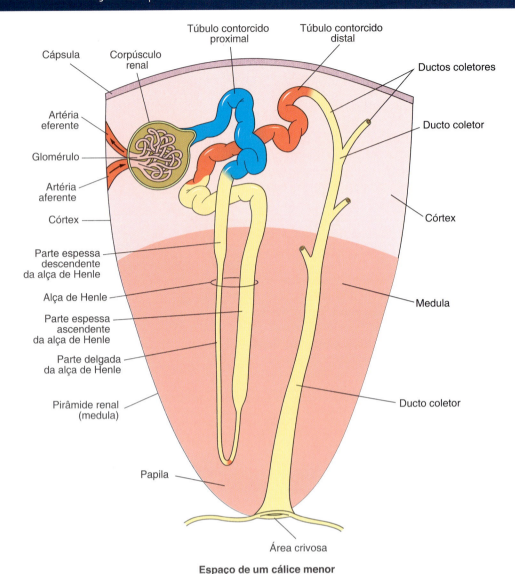

Figura 19.2 Esquema de uma pirâmide renal da medula e da região do córtex que recobre a pirâmide. Fora de proporção estão mostrados os componentes de um dos milhares de túbulos uriníferos e suas localizações no córtex e na medula.

Estrutura do parênquima renal

É constituído dos **túbulos uriníferos**, formados por dois componentes: os **néfrons** e os **ductos coletores**.

Em cada rim da espécie humana, há mais de 1 milhão de **néfrons**, cujos componentes se distribuem no córtex e na medula. Cada néfron é formado por uma porção inicial dilatada, o **corpúsculo renal** ou **corpúsculo de Malpighi**, e por uma sequência de túbulos: o **túbulo contorcido proximal**; as duas **porções espessas da alça de Henle**, entre as quais se situa a **porção delgada da alça de Henle**; e o **túbulo contorcido distal** (ver Figura 19.2). Os corpúsculos, os túbulos proximais e distais situam-se no córtex; as alças de Henle e os ductos coletores, no córtex e na medula (Figura 19.3; ver Figura 19.2).

Interstício renal

O epitélio dos túbulos uriníferos está apoiado sobre uma lâmina basal, a qual é envolvida pelo escasso tecido conjuntivo do interior do rim denominado **interstício renal**, no qual há vasos sanguíneos e linfáticos. O interstício renal é muito reduzido na cortical, mas existe em quantidade maior na medular. Seu tecido conjuntivo tem fibroblastos, fibras reticulares e, principalmente na medula, uma substância fundamental muito hidratada e rica em proteoglicanos. No interstício da medula, há células secretoras chamadas **células intersticiais**, que contêm gotículas lipídicas no citoplasma e participam da produção de prostaglandinas e prostaciclinas.

As células do interstício do córtex renal produzem 85% da **eritropoetina** do organismo, um hormônio glicoproteico que estimula a produção de eritrócitos pelas células da medula óssea hematopoética. O fígado sintetiza os 15% restantes da eritropoetina necessária para o bom funcionamento do erítron. Várias doenças renais são caracterizadas por uma profunda anemia decorrente da deficiência de produção de eritropoetina, pois o fígado não tem capacidade de suprir sozinho as necessidades do organismo.

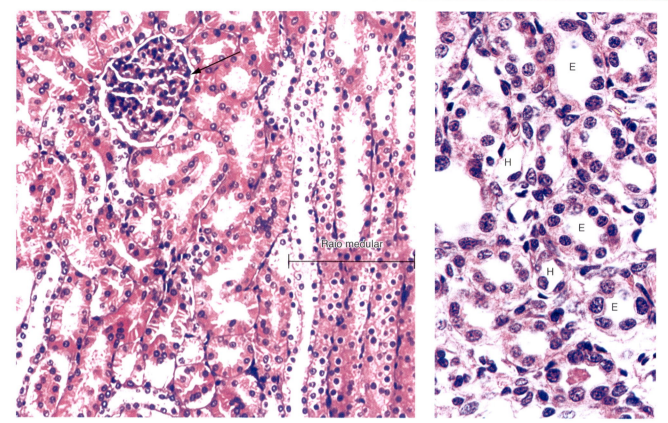

Figura 19.3 À *esquerda*, imagem de corte histológico do córtex renal com seus elementos característicos: um corpúsculo renal (*seta*) e os túbulos renais. Está também indicado um feixe de túbulos de um raio medular. À *direita*, imagem da medula. Esta tem apenas túbulos, dos quais dois tipos estão presentes na imagem: porção delgada da alça de Henle (H) e ramo espesso da alça de Henle (E). (Hematoxilina e eosina – HE. Esquerda: pequeno aumento; direita: médio aumento.)

Corpúsculos renais e filtração do plasma

Os **corpúsculos renais**, os primeiros componentes dos néfrons, são pequenas esferas localizadas no córtex, que medem de 200 a 300 μm de diâmetro. Conforme as suas localizações, originam: **néfrons justamedulares**, **intermediários** ou **superficiais**. Os primeiros são cerca de 25% do total e seus corpúsculos estão localizados próximos da medula; os superficiais situam-se próximos à cápsula; e os intermediários entre os dois. A localização dos glomérulos tem importantes consequências para a transformação do filtrado glomerular em urina, como se verá mais adiante.

Os corpúsculos renais são formados por uma rede de capilares sanguíneos, o **glomérulo renal**, e pela **cápsula de Bowman**, a **parede do corpúsculo**. Os corpúsculos têm dois polos: o **polo vascular**, pelo qual penetra uma **arteríola aferente** e sai uma **arteríola eferente**, e o **polo urinário**, pelo qual sai o túbulo contorcido proximal (Figuras 19.4 a 19.6).

Sangue chega pela arteríola aferente, que, no interior do corpúsculo, divide-se em vários capilares sanguíneos com formato de alças; as extremidades finais de cada alça se reúnem para formar a arteríola eferente, por onde o sangue sai do corpúsculo (Figura 19.4A). Os capilares glomerulares são do **tipo fenestrado**, **sem diafragmas** fechando os poros das células endoteliais. Esses capilares são mostrados nas Figuras 11.14 e 11.16 do Capítulo 11, *Sistema Circulatório*.

Somando-se o fluxo sanguíneo nos dois rins (cerca de 1 ℓ de sangue por minuto), a cada 4 a 5 minutos passa por eles a totalidade do sangue circulante no corpo. A pressão hidrostática no interior dos capilares glomerulares é regulada principalmente pela arteríola eferente, que tem maior quantidade de músculo liso em sua parede do que a aferente. A pressão hidrostática no interior dos capilares glomerulares é elevada (da ordem de 45 mmHg) em comparação com outros capilares do corpo. Essa pressão hidrostática promove a filtração do plasma através da parede dos capilares, resultando na formação do filtrado glomerular. À pressão hidrostática se opõem a pressão osmótica dos coloides do plasma (20 mmHg) e a pressão do líquido contido no espaço da cápsula de Bowman (10 mmHg).

Cápsula de Bowman

Ela envolve o glomérulo (Figuras 19.4, 19.5 e 19.6A). É formada por dois folhetos de células: o **folheto parietal** e o **folheto visceral**. O primeiro reveste a superfície interna da parede da cápsula e o segundo está disposto em torno dos capilares glomerulares (Figura 19.4B). O espaço no interior do corpúsculo, situado em torno da rede de capilares, é denominado **espaço de Bowman** (ou **espaço capsular**), mostrado nas Figuras 19.4 e 19.5. Esse espaço recebe o filtrado glomerular do plasma e se continua com

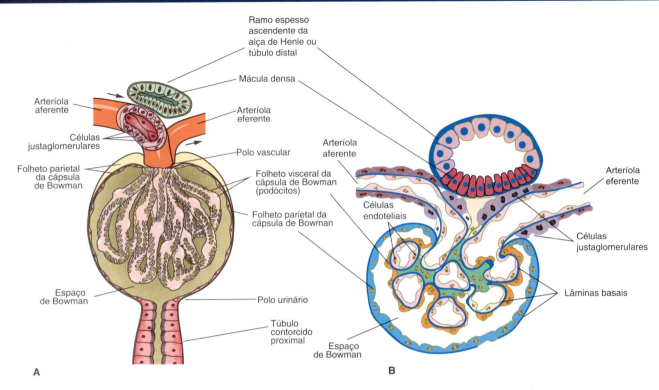

Figura 19.4 A e B. Principais componentes dos corpúsculos renais e de estruturas associadas.

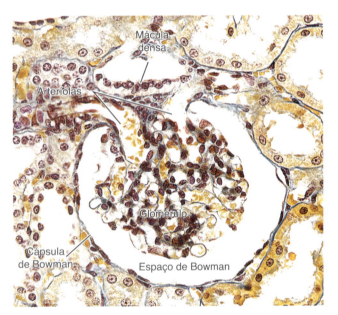

Figura 19.5 Corpúsculo renal envolvido por túbulos. (Tricrômico de Mallory. Aumento médio.)

o lúmen do túbulo contorcido proximal, para onde o filtrado se dirige (Figura 19.6B).

O folheto **parietal** da cápsula de Bowman é constituído de um **epitélio simples pavimentoso**, que se apoia sobre uma lâmina basal envolvida externamente por uma fina camada de fibras reticulares, e ambos constituem uma membrana basal bem visível ao microscópio de luz. O epitélio, a lâmina basal e as fibras formam a parede do corpúsculo.

As células do **folheto visceral** adquirem características muito peculiares durante o desenvolvimento embrionário. Chamadas de **podócitos**, colocam-se sobre os capilares glomerulares (Figura 19.7; ver Figura 19.4). Os podócitos são formados por um corpo celular de onde partem diversos **prolongamentos primários** que dão origem a **prolongamentos secundários** (Figuras 19.7 a 19.10). Os prolongamentos abraçam os capilares, colocando-se sobre a lâmina basal dos capilares e aderindo a ela por meio de várias proteínas, entre as quais se destacam as integrinas (ver Capítulo 5, *Tecido Conjuntivo*).

A microscopia eletrônica revelou que entre os prolongamentos secundários dos podócitos há delgados espaços denominados **fendas de filtração** (Figuras 19.10 e 19.11). As fendas são obstruídas por uma membrana muito delgada que faz parte da barreira de filtração. A membrana é constituída de um conjunto de proteínas (p. ex., a **nefrina**) e tem cerca de 6 nm de espessura. As proteínas da membrana atravessam a membrana plasmática dos podócitos e se ligam a filamentos de actina do citoplasma.

Lâmina basal dos capilares glomerulares

As células endoteliais dos capilares estão apoiadas sobre uma espessa lâmina basal (de 215 a 430 nm de espessura em seres humanos), resultado da fusão da lâmina basal do endotélio com a dos podócitos, mostrada na Figura 19.11. Ela contém fibronectina, que estabelece ligações com as membranas plasmáticas das células endoteliais.

A lâmina basal é um componente importante da barreira de filtração glomerular. Sua estrutura se assemelha a um feltro formado por colágeno tipo IV e laminina em uma matriz que contém proteoglicanos eletricamente

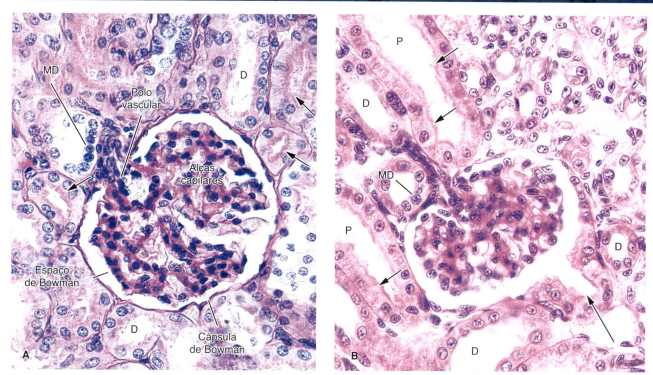

Figura 19.6 Corpúsculo e túbulos no córtex renal. Nos corpúsculos, observe as alças capilares dos glomérulos, o polo vascular, a cápsula de Bowman e o espaço de Bowman. Os túbulos proximais (P) têm células mais altas, mais coradas, lúmen mais estreito e orla em escova na superfície apical das células (*setas curtas*). Túbulos distais (D) têm células mais baixas, menos coradas e lúmen mais amplo. Veja a concentração de núcleos característica das máculas densas (MD). A *seta longa* indica a saída de um túbulo proximal a partir de um corpúsculo. (A: PAS-HE; B: HE. Médio aumento. Imagens de P. Abrahamsohn.)

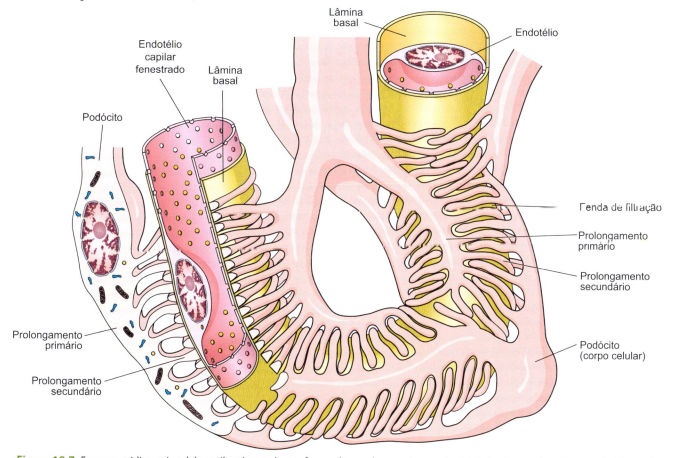

Figura 19.7 Esquema tridimensional de capilar glomerular conforme observado por microscopia eletrônica de varredura. Sua parede é formada por células endoteliais fenestradas envolvidas por uma lâmina basal. Podócitos são células do folheto visceral da cápsula de Bowman que abraçam o capilar por meio de seus prolongamentos primários e secundários. Nos espaços entre os secundários, situam-se as fendas de filtração. (Reproduzida, com autorização, de Ham, 1969.)

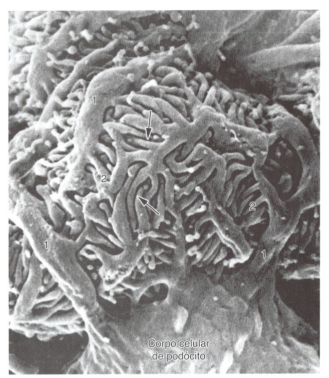

Figura 19.8 Podócito observado por microscopia eletrônica de varredura. O corpo celular de um podócito emite prolongamentos primários (1), que originam prolongamentos secundários (2). As *setas* indicam as fendas de filtração situadas entre os prolongamentos secundários (10.700×.)

negativos (aniônicos), que retêm moléculas carregadas positivamente. Esses componentes constituem um filtro de macromoléculas, que atua como uma barreira física. Partículas com mais de 10 nm de diâmetro e proteínas de massa molecular maior que a albumina (69 kDa) atravessam essa membrana basal com dificuldade e quase não fazem parte do filtrado glomerular.

A barreira de filtração glomerular é, portanto, formada pelos seguintes componentes: células endoteliais (fenestradas) dos capilares glomerulares, lâmina basal, prolongamentos dos podócitos e membranas das fendas de filtração (Figura 19.12).

Células mesangiais

Nos glomérulos, há as **células mesangiais internas**, localizadas principalmente nos espaços do glomérulo em que a lâmina basal envolve duas ou mais alças capilares adjacentes (Figura 19.13).

São células contráteis e têm receptores para **angiotensina II**, um vasoconstritor de arteríolas, e a ativação desses receptores reduz o fluxo sanguíneo glomerular. Contêm ainda receptores para o **fator natriurético atrial**, produzido pelas células musculares dos átrios cardíacos, um hormônio vasodilatador que relaxa as células mesangiais e aumenta o volume de sangue que passa pelos capilares.

As células mesangiais têm ainda outras funções: oferecer suporte estrutural ao glomérulo, sintetizar matriz

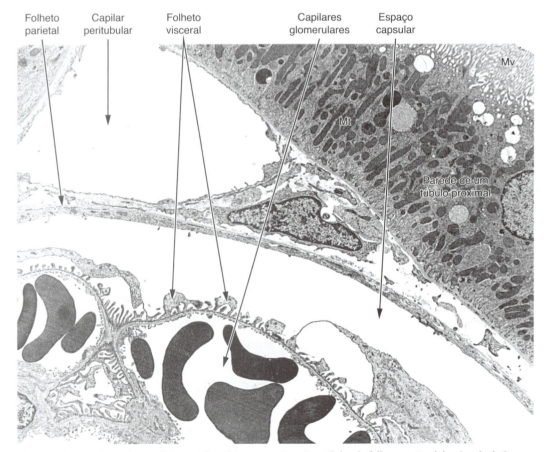

Figura 19.9 Partes de dois capilares glomerulares com hemácias em seu interior; células do folheto parietal da cápsula de Bowman e prolongamentos de células do folheto visceral (podócitos) estão apoiadas sobre os capilares. Em torno do corpúsculo, no *canto superior direito*: parte da parede de um túbulo contorcido proximal, cujas células têm muitas mitocôndrias (Mt) alongadas e microvilos (Mv) na superfície apical. (Microscopia eletrônica de transmissão. 3.250×. Cortesia de S. L. Wissig.)

Capítulo 19 | Sistema Urinário

extracelular, fagocitar e digerir substâncias normais e patológicas (p. ex., complexos de antígenos com anticorpos) retidas pela barreira de filtração e produzir moléculas biologicamente ativas, como prostaglandinas e endotelinas, fatores de crescimento e citocinas. As endotelinas causam contração da musculatura lisa das arteríolas aferentes e eferentes do glomérulo.

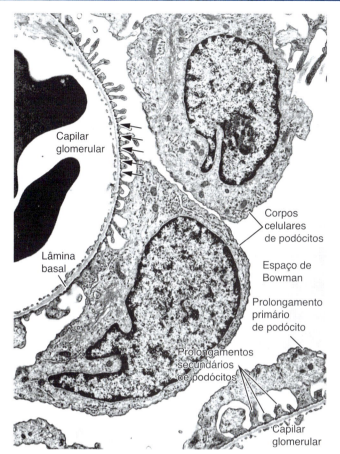

Figura 19.10 Capilar glomerular envolvido por prolongamentos primários e secundários de podócitos. Os delgados espaços entre prolongamentos secundários de podócitos são fechados por fendas de filtração (*setas*). Para o espaço de Bowman é encaminhado o filtrado glomerular. (Microscopia eletrônica de transmissão. 9.000×. Cortesia de S. L. Wissig.)

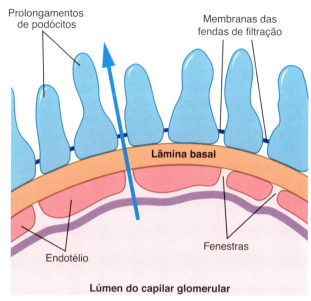

Figura 19.12 A barreira de filtração glomerular é formada pelas células endoteliais dos capilares glomerulares, pela lâmina basal dos capilares, pelos prolongamentos dos podócitos e pelas membranas das fendas de filtração. A *seta* indica o sentido da filtração.

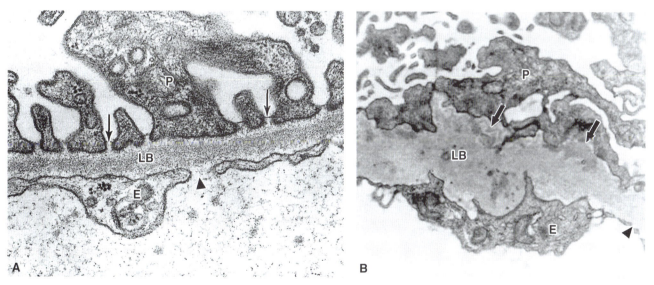

Figura 19.11 Barreira de filtração glomerular observada por microscopia eletrônica de transmissão. **A.** Capilar glomerular (seu lúmen ocupa a *parte inferior* da imagem). O endotélio do capilar (E) está interrompido por fenestras sem diafragma (*ponta de seta*). LB indica as lâminas basais do endotélio e do podócito fundidas. A *porção superior* da figura é ocupada por prolongamentos de podócitos (P). As *setas* indicam os delgados diafragmas presentes nas fendas de filtração. (55.000×. Cortesia de S. L. Wissig.) **B.** Lâmina basal de portador de glomerulopatia imunomediada. Há um espessamento da lâmina basal (LB) e a ocorrência de depósitos irregulares e densos (*setas*), possivelmente resultantes da retenção de complexos antígeno-anticorpo pela lâmina basal. (22.000×.)

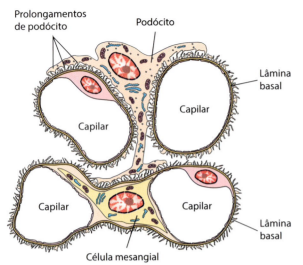

Figura 19.13 O esquema indica a localização de podócitos e de uma célula mesangial entre capilares glomerulares. A célula mesangial e os dois capilares são envolvidos pela mesma lâmina basal.

Túbulo contorcido proximal

No polo urinário do corpúsculo renal, as células do folheto parietal da cápsula de Bowman se continuam com o epitélio cuboide ou colunar baixo do túbulo contorcido proximal; dessa maneira, o espaço de Bowman se continua com o lúmen dos túbulos proximais (ver Figuras 19.4 e 19.6B).

A maior parte do trajeto desse túbulo é tortuosa. Como ele é mais longo que o túbulo contorcido distal, as secções dele são vistas mais frequentemente em cortes histológicos que secções de túbulos distais. Os núcleos esféricos dos túbulos proximais se situam na porção basal das células. Essas células são relativamente largas e, por esse motivo, nos cortes transversais do túbulo costumam ser vistos poucos núcleos. Seu citoplasma é acidófilo, corando-se bem, por exemplo, pela eosina e pela pararrosanilina (Figura 19.14; ver Figura 19.6).

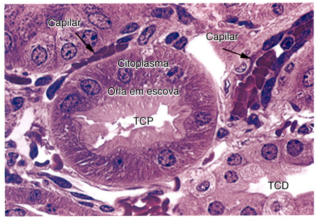

Figura 19.14 Córtex renal. Túbulo contorcido proximal (TCP) formado por células cuboides volumosas e acidófilas, apresentando orla em escova formada por numerosos microvilos paralelos. No *canto inferior direito*, há parte de um túbulo contorcido distal (TCD), com células mais baixas e menos coradas. (Tecido incluído em resina sintética, corado por pararrosanilina e azul de toluidina. Médio aumento.)

A superfície apical das células dos túbulos proximais tem grande quantidade de microvilos, que formam uma orla em escova bastante evidente, principalmente em preparados tratados pela técnica de PAS-Schiff e mesmo em cortes corados por HE (Figuras 19.14 a 19.16; ver Figura 19.6). Os microvilos oferecem um grande aumento da superfície apical, na qual há uma intensa atividade de reabsorção de substâncias do filtrado glomerular.

Os limites entre as células desses túbulos são dificilmente observados ao microscópio óptico. Uma razão para isso é porque as células têm grande quantidade de projeções laterais que se interdigitam com projeções das células adjacentes (Figura 19.15). Há muitas mitocôndrias no interior dessas projeções para fornecer ATP para a atividade de bombas de sódio (Na^+/K^+-ATPase), presentes na membrana basolateral das células e importantes para o transporte de íons do citoplasma para o interstício renal. Ver mais informações em *Para saber mais – Atividade excretora dos túbulos contorcidos proximais*.

> **PARA SABER MAIS**
> **Atividade excretora dos túbulos contorcidos proximais**
>
> As células do túbulo proximal secretam para o lúmen do túbulo creatinina e outras substâncias, tais como os ácidos úrico e para-amino-hipúrico, retirando essas moléculas do plasma do interstício renal. É um processo ativo com gasto de energia. O estudo da velocidade de secreção tubular de creatinina (depuração de creatinina) é útil na clínica para a avaliação da filtração glomerular.

Alça de Henle

A alça de Henle está intercalada entre o túbulo proximal e o túbulo distal. Ela é composta de um **ramo delgado**, em forma de letra U, formado por um ramo descendente e um ramo ascendente. O ramo delgado está interposto entre dois **ramos espessos** (descendente e ascendente), com trechos curvos e trechos retilíneos (ver Figuras 19.2 e 19.3). Em cortes histológicos, os ramos espessos são formados por um epitélio simples cúbico e têm aspecto semelhante ao dos túbulos contorcidos distais (Figura 19.17; ver Figura 19.3).

O ramo espesso descendente, após penetrar na medula, estreita-se para um diâmetro de cerca de 12 μm, transformando-se no ramo delgado descendente. Este, após a curvatura, retorna em direção do córtex sob forma do ramo delgado ascendente que se continua com o ramo espesso ascendente, que penetra no córtex.

O lúmen da alça delgada é relativamente amplo e sua parede é muito delgada, pois passa abruptamente a ser formada por um epitélio simples pavimentoso (Figuras 19.16 e 19.17; ver Figura 19.3). Os ramos delgados se situam na medula, enquanto a localização dos ramos espessos depende da posição ocupada pelo glomérulo de onde se originaram (justamedulares, intermediários ou superficiais).

Túbulo contorcido distal

Esse túbulo, que é continuação do ramo espesso ascendente da alça de Henle, situa-se no córtex e tem um

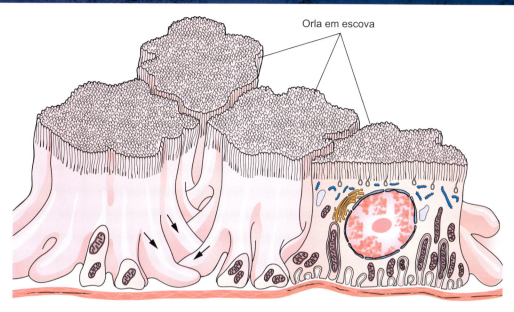

Figura 19.15 Células epiteliais da parede dos túbulos contorcidos proximais. São cuboides e têm na superfície apical uma orla em escova constituída de numerosos microvilos. Suas expansões laterais (*setas*) se imbricam com expansões das células adjacentes. Note o acúmulo de mitocôndrias no interior das expansões celulares. (Adaptada de Bulger, 1965.)

trajeto tortuoso. Sua parede é um epitélio simples cúbico (Figura 19.16; ver Figuras 19.5 e 19.6A e B). Em cortes histológicos, a distinção entre esse túbulo e o proximal baseia-se nas seguintes características: as células dos túbulos distais são mais estreitas e mais baixas que as dos túbulos proximais; consequentemente, o lúmen dos túbulos distais é mais amplo que o dos proximais. Além disso, suas células não têm orla em escova e são menos coradas e menos acidófilas, em parte por conterem menos mitocôndrias.

Mácula densa

A região final do ramo espesso ascendente da alça de Henle ou a região inicial do túbulo contorcido distal têm uma característica muito importante: esses túbulos voltam a se aproximar do corpúsculo renal do qual se originaram. Os núcleos das células epiteliais da parede do túbulo na região de grande proximidade se situam muito próximos entre si, e, por esse motivo, esse segmento se cora com mais intensidade, sendo denominado **mácula densa**, em geral de fácil reconhecimento em cortes histológicos (ver Figuras 19.5 e 19.6A e B).

As células da mácula densa são sensíveis ao conteúdo iônico e ao volume de água do fluido presente no lúmen do túbulo. Seu complexo de Golgi se situa na região basal das células e elas produzem moléculas sinalizadoras que promovem a liberação da enzima **renina** na circulação. A mácula densa faz parte do aparelho justaglomerular, que será discutido mais adiante.

Ductos coletores

No córtex, grupos de seis a oito túbulos contorcidos distais de diferentes néfrons se unem para formar os **ductos coletores corticais** por meio de curtos **túbulos de conexão** (muitos dos quais têm forma de arcos). Os ductos coletores são revestidos por epitélio simples cúbico. Têm núcleos esféricos e se caracterizam pelo citoplasma pouco corado, pelos limites celulares bem distintos e pela superfície apical em forma de abóboda (Figura 19.18). Eles se unem em ductos mais calibrosos que se dirigem para a medula, na qual são denominados **ductos coletores medulares** (Figura 19.17), que se distinguem por terem um halo claro em torno dos núcleos esféricos.

Os ductos coletores medulares se reúnem em cerca de 20 ductos mais calibrosos chamados **ductos papilares** (também denominados **ductos de Bellini**). Eles se dirigem para os vértices das papilas renais e terminam nos orifícios da área crivosa das papilas, pelos quais a urina é transferida para os cálices renais (Figura 19.19; ver Figura 19.2).

O epitélio dos ductos coletores tem dois tipos de células: claras ou principais e menor quantidade de células escuras ou intercaladas. As células claras têm um cílio isolado em sua superfície apical, que poderia estar relacionado com a detecção do fluxo de líquido no interior do ducto e na indução de excreção de potássio. Em suas membranas plasmáticas, estão inseridas grandes quantidades de moléculas de aquaporinas-2, moléculas que têm poros e que são canais de água. A atividade dessas moléculas é regulada pelo hormônio antidiurético secretado pela neuro-hipófise. Têm também receptores para o hormônio aldosterona, secretado pelas adrenais.

Circulação sanguínea nos rins

Os rins recebem sangue por intermédio das artérias renais, ramos diretos da aorta abdominal. As artérias renais dividem-se, penetram no órgão pelo seu hilo e se ramificam nas **artérias interlobares**, com trajeto entre as pirâmides renais em direção à cápsula (Figura 19.20). Na altura da junção corticomedular (nas bases das pirâmides),

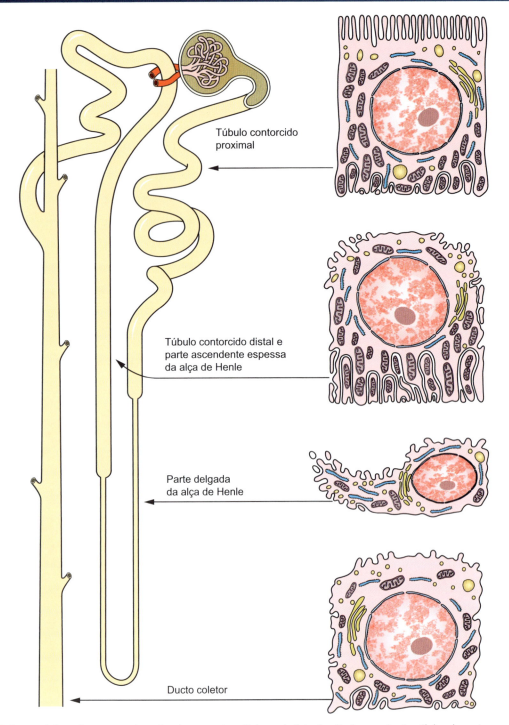

Figura 19.16 Características ultraestruturais mais relevantes das células epiteliais de túbulos renais. As células da parte espessa da alça de Henle e as do túbulo distal são semelhantes em sua ultraestrutura, mas têm atividades funcionais diferentes. A superfície apical de cada célula está voltada para cima.

as artérias interlobares originam as artérias arciformes, em forma de arcos, no trajeto entre medula e córtex. As arciformes dão origem às artérias interlobulares, perpendiculares à cápsula do rim, com trajeto entre os raios medulares (lembrando que os raios medulares e o parênquima cortical adjacente formam os lóbulos do rim).

Em seu trajeto em direção à cápsula, as artérias interlobulares originam as arteríolas aferentes dos glomérulos que se ramificam nas alças dos capilares glomerulares, as quais se reúnem nas arteríolas eferentes. Trata-se de uma situação pouco comum no corpo: uma arteríola se capilariza e os capilares se reúnem em uma arteríola em vez de se reunir em uma vênula (ver Figura 11.18 do Capítulo 11, *Sistema Circulatório*).

As arteríolas eferentes originam capilares. Nos néfrons intermediários e superficiais (situados próximo à cápsula),

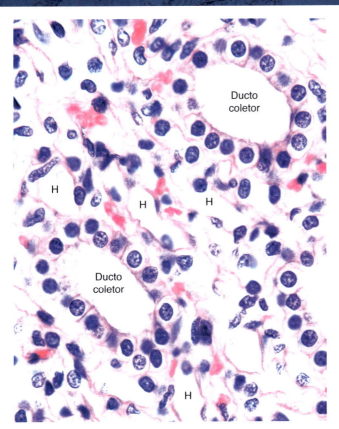

Figura 19.17 Corte da medula renal que mostra: ductos coletores constituídos de células cuboides com limites bem definidos e um halo claro em torno do núcleo; porções delgadas de alças de Henle (H) formadas por células pavimentosas. Observe capilares sanguíneos com hemácias em seu interior. (HE. Médio aumento. Imagem de P. Abrahamsohn.)

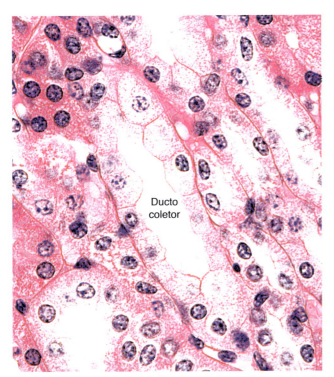

Figura 19.18 Ducto coletor no córtex renal, formado por células cuboides com limites bem definidos, citoplasma pouco corado e superfície apical convexa. (HE. Médio aumento. Imagem de P. Abrahamsohn.)

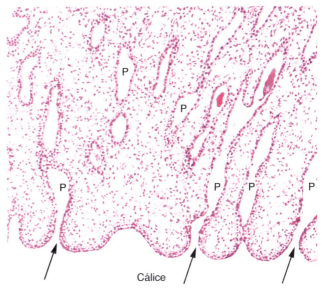

Figura 19.19 Papila de uma pirâmide renal. Os ductos coletores da medula se unem formando os ductos papilares (P). Estes se abrem nos cálices e suas aberturas (*setas*) formam a área crivosa da papila. (HE. Pequeno aumento. Imagem de P. Abrahamsohn.)

esses capilares formam as redes de **capilares peritubulares**, dispostas em torno dos túbulos, responsáveis pela nutrição e pela oxigenação das células da cortical (Figura 19.20B). Em outro tipo de arranjo, as arteríolas eferentes dos glomérulos de néfrons justamedulares – situados próximo da medula – originam vasos longos e retilíneos – os **vasos retos** –, que se dirigem para a medula ao longo das alças de Henle. Na extremidade dessas, formam alças que retornam para a cortical sob a forma de delgadas vênulas (Figura 19.20B). O endotélio do ramo descendente dessas alças é do tipo contínuo, porém as células endoteliais do ramo ascendente são fenestradas. O sangue dos vasos retos fornece nutrientes e oxigênio à medular do rim. Esses vasos participam do importante sistema contracorrente multiplicador do rim (mais adiante).

Os capilares da região superficial do córtex se reúnem para formar as **veias estreladas**, assim chamadas por seu aspecto quando observadas na superfície do rim. Elas se unem às **veias interlobulares**, que formam as veias arciformes, dando origem às **veias interlobares**. Estas convergem para formar as veias renais, tributárias da veia cava inferior, pela qual o sangue de cada rim retorna à circulação sistêmica.

Como os rins controlam o volume e a composição do plasma

As principais atividades dos rins consistem na produção do filtrado glomerular, na reabsorção de substâncias filtradas e na secreção de hormônios.

Pela filtração do plasma ocorre a eliminação de água e de íons em excesso no organismo, além de moléculas de diversas naturezas, desde hormônios, antibióticos, resíduos do metabolismo e muitos outros produtos. O filtrado glomerular tem concentrações de cloreto, glicose, ureia e fosfato semelhantes às do plasma sanguíneo, porém

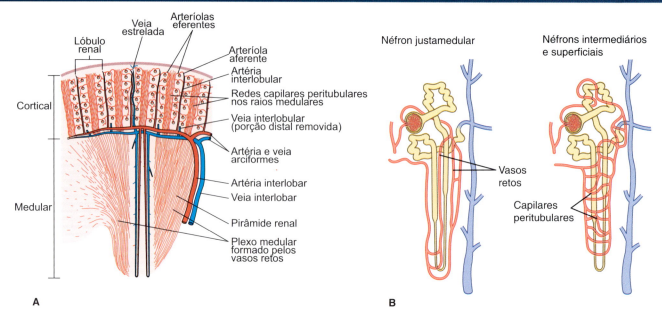

Figura 19.20 Vasos sanguíneos da circulação renal. **A.** Esquema simplificado da circulação sanguínea em uma pirâmide renal e na região cortical adjacente. Os vasos arciformes percorrem o limite entre córtex e medula. **B.** A circulação sanguínea em torno das alças de Henle de néfrons justamedulares é diferente da circulação em néfrons intermediários e subcorticais. Nos justamedulares, há os vasos retos, e nas outras redes, capilares peritubulares.

quase não contém proteínas, pois as macromoléculas de maior massa molecular não atravessam a barreira de filtração glomerular.

Para recuperar água, íons e outras substâncias que foram filtradas, mas que são necessárias para o organismo, a retenção dessas substâncias é feita por meio de sua reabsorção nos túbulos renais.

Túbulos contorcidos proximais

Esse segmento do néfron reabsorve do filtrado glomerular quase toda glicose e aminoácidos do filtrado glomerular e mais de 70% da água. Bicarbonato, cloreto de sódio, além de cálcio e fosfato, entre outros, também são reabsorvidos. A glicose, os aminoácidos e os íons são reabsorvidos por proteínas transportadoras e por transporte ativo.

Moléculas de água acompanham passivamente o transporte dessas substâncias. Moléculas intramembranosas da família das aquaporinas, situadas nas superfícies apical e basolateral das células desses túbulos, são responsáveis por grande parte do transporte de água entre o lúmen tubular e o interstício renal.

Há endocitose de moléculas maiores suspensas no líquido presente no lúmen dos túbulos, as quais podem ser digeridas por atividade lisossômica. Água, íons, glicose, aminoácidos resultantes da digestão de proteínas e outras substâncias são transportados através da membrana basolateral dos túbulos e colocados no interstício renal, no qual são captados por capilares sanguíneos para serem reaproveitados. O volume do filtrado é reduzido após a sua passagem pelos túbulos proximais.

Alças de Henle

As alças de Henle participam da reabsorção de água do filtrado principalmente pelo fato de criarem um gradiente de osmolaridade no interstício medular. A alça delgada descendente é permeável à água pela presença de aquaporinas nas membranas apicais e basolaterais de suas células. É também permeável a ureia, mas impermeável a outros solutos presentes no filtrado. Por outro lado, a alça delgada ascendente torna-se cada vez mais impermeável à água à medida que retorna para o córtex, e nela há intensa atividade de transporte de íons do lúmen para fora do túbulo.

Em virtude dessas propriedades da alça, o filtrado se torna hiperosmolar à medida que passa pelo ramo descendente e, em seguida, gradativamente, hipo-osmolar, ao passar pelo ramo ascendente. Devido à diferença no transporte de água e íons por meio dos vários segmentos da alça, a osmolaridade do interstício renal situado em torno das alças, dos vasos retos e dos ductos coletores é diferente nas várias alturas da medula: a osmolaridade do interstício renal da medula é mais baixa próxima ao limite com o córtex, e mais alta próxima aos ápices das pirâmides.

Os segmentos delgados das alças de Henle criam um mecanismo denominado **contracorrente multiplicador**, capaz de reabsorver e economizar água com dispêndio relativamente pequeno de energia, mecanismo do qual participam, além das alças de Henle, os ductos coletores da medula e os vasos retos da circulação sanguínea.

O comprimento dos segmentos delgados depende da localização dos glomérulos no córtex – glomérulos de néfrons subcorticais, intermediários ou justamedulares. Esses últimos têm alças delgadas mais longas e, por esse motivo, são os néfrons que têm maior atuação no sistema contracorrente multiplicador (Figura 19.21). Apenas os vertebrados que têm alças longas são capazes de produzir urina hipertônica e, assim, poupar a água do corpo, evitando a necessidade de beber água continuamente. Vários animais que vivem em desertos têm alças de Henle extremamente longas.

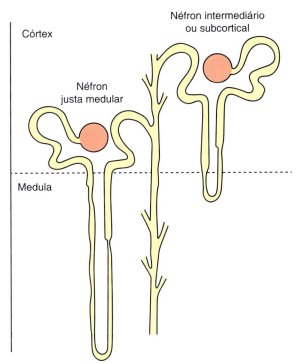

Figura 19.21 Os néfrons justamedulares têm alças de Henle longas, importantes para a produção de urina hipertônica, enquanto os néfrons intermediários e subcorticais têm alças curtas.

Túbulos contorcidos distais

Nesses túbulos, há reabsorção de cloreto de sódio e bicarbonato do lúmen para o interstício e, em sentido contrário, excreção de potássio e de íons hidrogênio e amônia para a urina, atividades essenciais para a manutenção do equilíbrio ácido-básico do sangue. Sua porção inicial é alvo de atuação do hormônio da paratireoide, que promove a reabsorção de cálcio pelos túbulos.

Ductos coletores

Nesse local, a urina é acidificada por meio da excreção de íons H⁺ para o interior dos ductos. Além disso, por reabsorção de água do filtrado é estabelecida a densidade final da urina.

Mais informações sobre os processos de filtração, reabsorção tubular e sobre o sistema contracorrente multiplicador podem ser buscadas em textos de fisiologia.

Aparelho justaglomerular

Próximo ao corpúsculo renal, as células musculares da parede da arteríola aferente (às vezes, também da eferente) são células modificadas. São chamadas **células justaglomerulares**, mostradas na Figura 19.4. Têm núcleos esféricos e seu citoplasma contém grânulos de secreção que participam da regulação da pressão sanguínea.

A mácula densa do túbulo distal (ou da porção ascendente espessa da alça de Henle) se localiza próximo às células justaglomerulares, formando com elas um conjunto chamado **aparelho justaglomerular**. Também estão associadas ao aparelho justaglomerular células com citoplasma claro, de função pouco conhecida, denominadas **células mesangiais extraglomerulares**.

Ao microscópio eletrônico, as células justaglomerulares apresentam características de células secretoras de proteínas, tais como retículo endoplasmático rugoso abundante e complexo de Golgi desenvolvido. Os grânulos de secreção medem cerca de 10 a 40 nm e reúnem-se em aglomerados.

As células da mácula densa são sensíveis à concentração de sódio no interior do túbulo e estimulam as células justaglomerulares a secretarem **renina**. De maneira indireta, a renina age sobre a secreção de **aldosterona**, um hormônio da camada cortical da glândula adrenal que aumenta a pressão arterial, da seguinte maneira: a renina atua sobre o **angiotensinogênio** (uma globulina do plasma), o qual libera um decapeptídio – a **angiotensina I**. Uma enzima do plasma remove dois aminoácidos da angiotensina I, formando a **angiotensina II**. Os principais efeitos fisiológicos da angiotensina II são: aumentar a pressão sanguínea e induzir a secreção pela glândula adrenal de aldosterona, hormônio que inibe a excreção do sódio pelos rins.

A diminuição da concentração de sódio no sangue é um estímulo para a liberação da renina, que acelera a secreção de aldosterona. Inversamente, o excesso de sódio no sangue deprime a secreção de renina, que inibe a produção de aldosterona, aumentando, então, a excreção de sódio pela urina.

O aparelho justaglomerular exerce, portanto, um importante papel no controle do balanço hídrico (já que água é retida ou eliminada junto ao sódio) e do equilíbrio iônico do meio interno. Ver mais informações, a seguir, em *Histologia aplicada*.

> **HISTOLOGIA APLICADA**
>
>
>
> Após uma hemorragia extensa, a diminuição do volume de sangue causa redução na pressão sanguínea. Consequentemente, há aumento na secreção de renina pelos rins. Produz-se angiotensina II, que eleva a pressão do sangue pela constrição das arteríolas do corpo e pelo estímulo da secreção do hormônio **aldosterona** pela adrenal.
>
> A aldosterona atua nas células dos túbulos renais, principalmente os túbulos distais, aumentando a absorção de íons sódio e cloreto contidos no filtrado glomerular e a absorção de água. Dessa maneira, expande-se o volume de plasma sanguíneo, acarretando aumento na pressão do sangue.
>
> A diminuição da pressão sanguínea causada por outros fatores, como desidratação ou depleção de sódio, também ativa o mecanismo renina-angiotensina-aldosterona, que contribui para elevar a pressão do sangue.

Cálices, pélvis renal, ureteres, bexiga e uretra

Os cálices, a pélvis renal, os ureteres e a bexiga têm a mesma estrutura básica, embora suas paredes se tornem gradualmente mais espessas na direção da bexiga. A mucosa dessas estruturas é revestida internamente por um **urotélio** ou **epitélio de transição**, que forma uma barreira entre a urina e o fluido presente no tecido conjuntivo subjacente, dificultando a passagem de água e de íons. Além disso, esse epitélio se adapta ao estado de distensão dos órgãos que reveste. Detalhes sobre esse epitélio estão descritos na seção *Tipos de epitélios de revestimento*, do

Capítulo 4, *Tecidos do Corpo/Tecido Epitelial*. A mucosa da bexiga e dos ureteres é pregueada quando o órgão está vazio, o que facilita a sua distensão quando a bexiga está cheia e durante a passagem de urina pelos ureteres.

A espessura do epitélio aumenta desde os cálices até a bexiga. O urotélio da bexiga repousa sobre uma **lâmina própria** de tecido conjuntivo, que varia do frouxo ao denso, e em torno da mucosa há feixes de tecido muscular liso em várias direções, enquanto em torno do urotélio do ureter a lâmina própria é delgada (Figuras 19.22 e 19.23).

A túnica muscular do ureter na espécie humana é formada por uma camada longitudinal interna e uma circular externa, ambas de tecido muscular liso. A partir da porção inferior do ureter aparece uma camada longitudinal externa. Nos ureteres, a musculatura lisa exibe peristaltismo, que ajuda a impelir a urina em direção da bexiga.

Os ureteres atravessam a parede da bexiga obliquamente, formando uma estrutura semelhante a uma válvula que impede o refluxo de urina. A parte do ureter colocada na parede da bexiga mostra apenas músculo longitudinal, cuja contração abre a válvula e facilita a passagem de urina do ureter para a bexiga.

Na parte proximal da uretra, a musculatura da bexiga forma um esfíncter interno. Para a micção, são necessários a contração da musculatura da bexiga e o concomitante relaxamento do esfíncter.

As vias urinárias são envolvidas externamente por uma camada adventícia de tecido conjuntivo, exceto a parte superior da bexiga, que é recoberta por folheto parietal do peritônio.

Uretra

É um tubo que transporta a urina da bexiga para o exterior para a micção. No sexo feminino, é um órgão exclusivamente do sistema urinário. Tem 4 a 5 cm de comprimento e é revestido internamente por epitélio pseudoestratificado colunar e por epitélio estratificado pavimentoso. Próximo à sua abertura exterior, a uretra feminina contém um esfíncter de músculo estriado, o **esfíncter externo da uretra**.

No sexo masculino, além de conduzir urina, a uretra dá passagem ao esperma durante a ejaculação. A **uretra masculina** é formada pelas porções prostática, membranosa e cavernosa ou peniana. A porção prostática atravessa o interior da próstata e os ductos que transportam a secreção da próstata abrem-se na uretra prostática. Na parte dorsal da uretra prostática, há uma elevação que provoca saliência para o interior da uretra, o *verumontanum*, em cujo ápice abre-se um tubo em fundo cego de cerca de 1 cm de comprimento sem função conhecida, o **utrículo prostático**. Nos lados do *verumontanum* abrem-se os dois **ductos ejaculadores**, pelos quais chega o líquido espermático. A uretra prostática é revestida por urotélio.

A uretra membranosa tem apenas cerca de 1 cm de extensão e é revestida por epitélio pseudoestratificado colunar. Nessa parte da uretra, há um esfíncter de músculo estriado: o **esfíncter externo da uretra**.

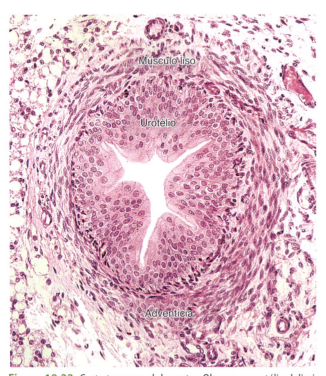

Figura 19.22 Corte transversal de ureter. Observe o urotélio delimitando o lúmen, a camada de músculo liso e a adventícia de tecido conjuntivo. (HE. Pequeno aumento. Imagem de P. Abrahamsohn.)

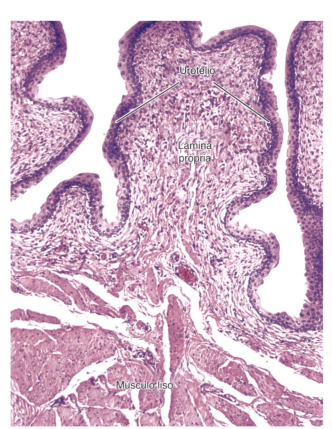

Figura 19.23 Corte transversal da parede da bexiga. Sua superfície interna é revestida por urotélio apoiado sobre uma lâmina própria de tecido conjuntivo frouxo, envolvida por feixes de músculo liso. (HE. Pequeno aumento.)

A **uretra cavernosa** localiza-se no pênis, no interior do corpo cavernoso da uretra (também denominado **corpo esponjoso**). Próximo à sua extremidade externa, o lúmen da uretra cavernosa dilata-se, formando a **fossa navicular**. O epitélio da uretra cavernosa é pseudoestratificado colunar, com áreas de epitélio estratificado pavimentoso. As estruturas eréteis do pênis serão abordadas no Capítulo 21, *Sistema genital masculino*.

As **glândulas de Littré**, de tipo mucoso, encontram-se em toda a extensão da uretra, embora predominem na uretra peniana. Algumas dessas glândulas têm suas porções secretoras fazendo parte do epitélio de revestimento da uretra, enquanto outras contêm ductos excretores.

Bibliografia

BULGER, R. E. The shape of rat kidney tubular cells. **American Journal of Anatomy**, v. 117, p. 237-255, 1965.

FARQUHAR, M. G. The glomerular basement membrane: a selective macromolecular filter. In: HAY, E. D. (ed.). **Cell biology of extracellular matrix**. New York: Plenum Press, 1981.

GANONG, W. F. Formation and excretion of urine. **Review of medical physiology**. 21. ed. New York: McGraw-Hill, 2001.

HAM, A. W. **Histology**. 6. ed. Philadelphia: Lippincott, 1969.

KRIZ, W.; KAISSLING, B. Structural organization of the mammalian kidney. In: ALPERN, R. J.; MOE, O. W.; CAPLAN, M. (eds.). **Seldin and Giebisch's The kidney**. 5 ed. Academic Press, 2013. p. 595-691. Capítulo 20.

KURIHARA, H.; SAKAI, T. Cell biology of mesangial cells: the third cell that maintains the glomerular capillary. **Anatomical Science International,** v. 92, n. 2, p. 173-186, 2017.

MCCORMICK, J. A.; ELLISON, D. H. Distal convoluted tubule. **Comprehensive Physiology**, v. 5, n. 1, p. 45-98, 2015.

NIELSEN, S. *et al.* Aquaporin water channels in mammalian kidney. In: ALPERN, R. J.; MOE, O. W.; CAPLAN, M. (eds.). **Seldin and Giebisch's The kidney**. 5 ed. Academic Press, 2013. p. 1405-1439. Capítulo 41.

NIELSEN, S. *et al.* Aquaporins in the kidney: from molecules to medicine. **Physiological Reviews**, v. 82, n. 1, p. 205-244, 2002.

PARK, K. M. Can tissue cilia lengths and urine cilia proteins be markers of kidney diseases? **Chonnam Medical Journal**, v. 54, n. 2, p. 83-89, 2018.

PERSSON, P. B. Renin: origin, secretion and synthesis. **Journal of Physiology**, v. 552, Pt 3, p. 667-671, 2003.

SCHNERMANN, J.; BRIGGS, J. P. Tubular control of renin synthesis and secretion. **Pflügers Archiv European Journal of Physiology**, v. 465, n. 1, p. 39-51, 2013.

WILHELM, K.; MARLIES, E. Renal anatomy. In: FLOEGE, J.; JOHNSON, R. J.; FEEHALLY, J. (eds.). **Comprehensive clinical nephrology**. Section I – Essential renal anatomy and physiology. 4 ed. Elsevier, 2010.

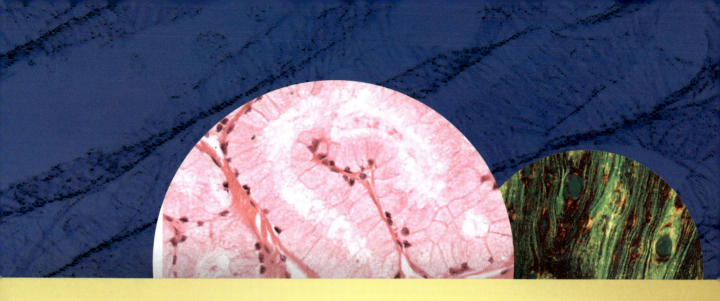

Capítulo 20

Glândulas Endócrinas

EDNA T. KIMURA

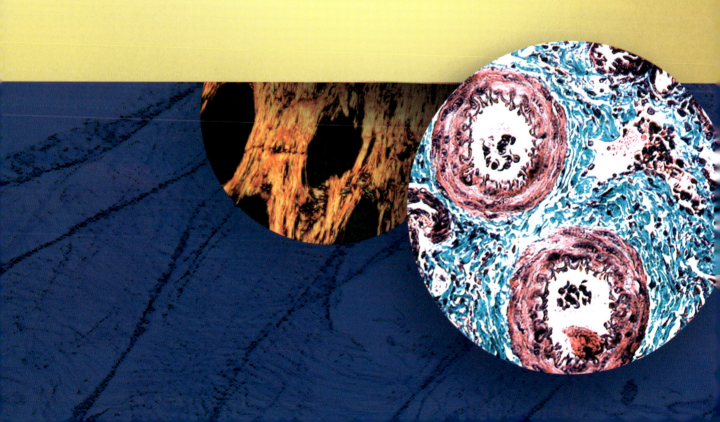

Hormônios, *423*

Hipófise, *423*

Adrenais, *431*

Ilhotas de Langerhans, *436*

Tireoide, *438*

Paratireoides, *443*

Glândula pineal, *443*

Sistema neuroendócrino difuso, *445*

Bibliografia, *445*

Hormônios

Glândulas endócrinas produzem hormônios, que, por meio da circulação sanguínea, atingem locais distantes e agem como sinalizadores químicos.

As células endócrinas sintetizam os hormônios e se organizam formando órgãos ou se encontram como nichos de células produtoras de hormônio integrando um tecido epitelial de revestimento. As glândulas endócrinas e exócrinas têm origem no tecido epitelial de revestimento, e as que formarão o tecido glandular endócrino perdem o elo do ponto de origem e, por isso, não apresentam ductos, sendo reconhecidas como glândulas sem ductos. Por outro lado, as glândulas exócrinas mantêm o contato com o local de origem ligadas por ductos. Quanto ao padrão morfológico, as células endócrinas estão organizadas formando cordões celulares (padrão cordonal) ou estruturas esféricas (padrão folicular) (ver Capítulo 4, *Tecidos do Corpo/Tecido Epitelial*).

Os hormônios são classificados bioquimicamente como proteínas ou peptídios (p. ex., insulina, GH, PTH), aminoácidos modificados (p. ex., catecolamina, iodotironina) ou hormônios esteroides (p. ex., cortisol, testosterona). A natureza química determina como o hormônio é sintetizado, estocado e secretado pelas células, como é transportado no sangue e a sua ação.

Os tecidos e os órgãos nos quais os hormônios atuam são chamados tecidos-alvo e órgãos-alvo, respectivamente. Esses reagem aos hormônios porque as suas células têm receptores que reconhecem especificamente determinados hormônios e só a eles respondem. Por esse motivo, os hormônios podem circular no sangue sem influenciar indiscriminadamente todas as células do corpo. Outra vantagem da existência de receptores é a capacidade de resposta das células-alvo aos respectivos hormônios, mesmo se esses estiverem no sangue em concentrações muito pequenas, o que normalmente acontece. As próprias células endócrinas também podem ser células-alvo de outras glândulas endócrinas. Desse modo, o organismo pode controlar a secreção de hormônios por um mecanismo de retroalimentação (*feedback*) e manter níveis hormonais plasmáticos adequados dentro de limites muito precisos.

As glândulas endócrinas apresentam uma rica vascularização capilar, em geral fenestrada ou sinusoidal, muito próxima à lâmina basal das células endócrinas. Isso facilita a liberação de hormônios na circulação sanguínea, essencial para a atuação clássica deles – o controle endócrino. A ação endócrina é observada predominantemente nas glândulas endócrinas descritas neste capítulo. Nesse processo, os hormônios circulantes atuam em tecidos e órgãos distantes por intermédio de receptores específicos.

Há, no entanto, células endócrinas que produzem hormônios que agem a uma distância curta, denominada controle parácrino. Esses hormônios podem chegar ao seu local de ação por meio de curtos trechos de vasos sanguíneos. Um exemplo de controle parácrino é o da gastrina, liberada pelas células G localizadas principalmente na região do piloro, no estômago. A gastrina alcança as glândulas fúndicas do estômago por vasos sanguíneos e, ligando-se ao receptor específico, estimula a produção de ácido clorídrico. Outro modo de controle é o justácrino, no qual uma molécula é liberada na matriz extracelular, difunde-se por essa matriz e atua em células situadas a uma distância muito curta de onde foi liberada. A inibição de secreção de insulina em ilhotas de Langerhans pela ação de somatostatina produzida por células da mesma ilhota é um exemplo de controle justácrino. No controle chamado de autócrino, as células sintetizam moléculas que agem nelas próprias ou em células adjacentes do mesmo tipo. O fator de crescimento epidérmico (do inglês *epidermal growth factor* – EGF) produzido por vários tipos celulares age quando se liga a receptores (receptor de EGF, do inglês *epidermal growth factor receptor* – EGFR) presentes na superfície das próprias células.

Hipófise

A hipófise ou pituitária é um pequeno órgão que pesa menos que 1 g no adulto e com dimensões de 10 × 13 × 6 mm. Localiza-se na cavidade do osso esfenoide – a *sella turcica* –, um importante ponto de referência radiológico. A hipófise está ligada ao hipotálamo, situado na base do cérebro, por um pedúnculo que mantém a continuidade da hipófise com o sistema nervoso central.

Em razão de sua origem embriológica dupla – nervosa e ectodérmica –, a hipófise consiste em dois segmentos glandulares: a neuro-hipófise e a adeno-hipófise, unidas anatomicamente e com funções diferentes, porém inter-relacionadas (Figura 20.1).

A neuro-hipófise, de origem nervosa, desenvolve-se pelo crescimento do assoalho do diencéfalo em direção caudal, resultando em uma porção volumosa – a *pars nervosa* – e no pedúnculo – o infundíbulo –, que está em continuidade com o hipotálamo. O segmento originado do ectoderma – a adeno-hipófise – compreende três segmentos: *pars distalis*, *pars tuberalis* e *pars intermedia*. A adeno-hipófise desenvolve-se a partir de um trecho do ectoderma do teto da boca primitiva que cresce em direção cranial, formando a bolsa de Rathke (Figura 20.1). Uma constrição na base dessa bolsa acaba separando-a da cavidade bucal. Ao mesmo tempo, ocorre um espessamento da parede anterior da bolsa de Rathke (origem da *pars distalis*) e um segmento que abraça externamente o infundíbulo (origem da *pars tuberalis*). A parede posterior da bolsa de Rathke (origem da *pars intermedia*) tem um desenvolvimento muito menor do que o da parede anterior e se aproxima da neuro-hipófise. A *pars intermedia* é um segmento pouco desenvolvido e rudimentar na espécie humana, localizada entre a neuro-hipófise e a *pars distalis*, separada desta pela fissura residual da cavidade da bolsa de Rathke (Figura 20.2).

O conjunto de *pars nervosa* e *pars intermedia* também recebe o nome de lobo posterior da hipófise, e os

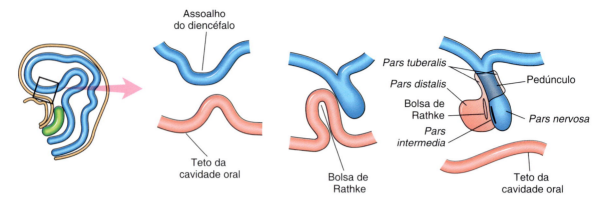

Figura 20.1 Desenvolvimento embrionário da adeno-hipófise e da neuro-hipófise a partir do ectoderma do teto da cavidade oral e do assoalho do diencéfalo.

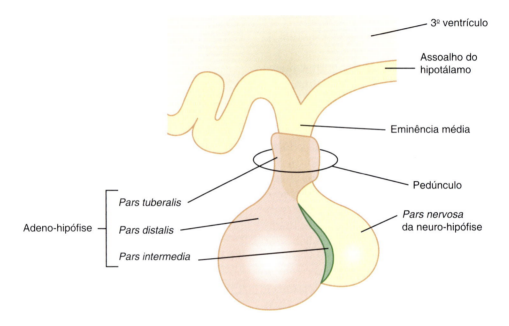

Figura 20.2 Estrutura e componentes da hipófise.

segmentos localizados anteriormente à fissura residual do dobramento da bolsa de Rathke são chamados de **lobo anterior** (Figura 20.2). A hipófise é revestida por uma **cápsula** de tecido conjuntivo e uma rede de fibras reticulares apoia as células do parênquima glandular.

Suprimento sanguíneo

Apesar do pequeno tamanho da hipófise, a neuro-hipófise e a adeno-hipófise têm uma distribuição distinta da irrigação sanguínea (Figura 20.3), que assegura a função de cada segmento.

A hipófise recebe o fluxo sanguíneo de dois grupos de artérias originadas das artérias carótidas internas: as **artérias hipofisárias superiores**, irrigam a eminência mediana e o infundíbulo; e as **artérias hipofisárias inferiores**, irrigam predominantemente a neuro-hipófise. Os vasos que irrigam a neuro-hipófise drenam nas **veias hipofisárias** (Figura 20.3).

No infundíbulo, as artérias hipofisárias superiores formam um **plexo capilar primário**, cujas células endoteliais são fenestradas. Os capilares do plexo primário se reúnem para formar vênulas e pequenos vasos que se encaminham para a *pars distalis*, onde se ramificam novamente, formando um extenso **plexo capilar secundário** que irriga os cordões celulares da adeno-hipófise (Figura 20.3). Há, portanto, dois sistemas venosos em cascata, o que caracteriza um sistema porta, denominado **sistema porta-hipofisário**. O suprimento sanguíneo da *pars distalis* é feito, portanto, de sangue vindo principalmente do infundíbulo, através do sistema porta-hipofisário, e, em escala muito menor, de alguns ramos das artérias hipofisárias inferiores. Por meio desse circuito vascular, vários neuro-hormônios produzidos no hipotálamo são levados diretamente do infundíbulo para a *pars distalis*, onde controlam a função das células adeno-hipofisárias.

Capítulo 20 | Glândulas Endócrinas   425

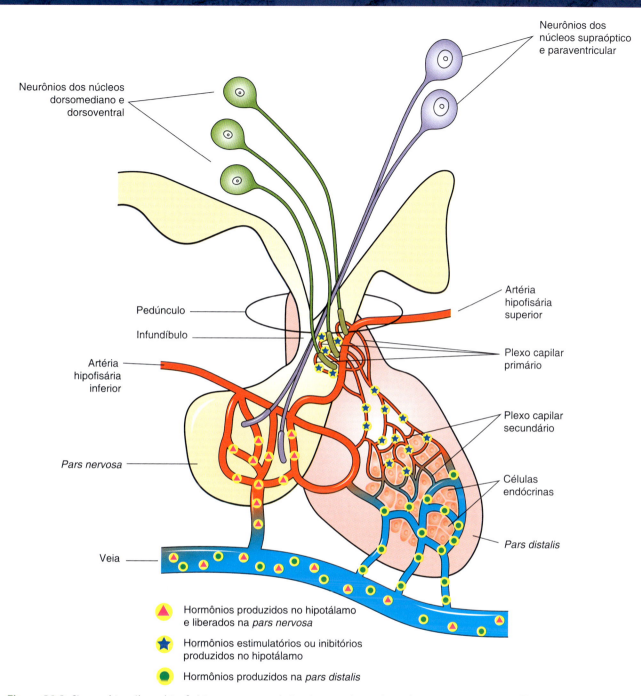

Figura 20.3 Sistema hipotálamo-hipofisário com sua vascularização e seus locais de produção, armazenamento e liberação de hormônios.

Sistema hipotálamo-hipofisário

Em virtude de sua origem embriológica e de seu sistema porta-hipofisário, a hipófise mantém com o hipotálamo importantes relações anatômicas e funcionais. Nichos de neurônios hipotalâmicos – denominados **núcleos** –, localizados bilateralmente na proximidade do terceiro ventrículo, produzem hormônios. O hormônio sintetizado vai se acumular nas terminações nervosas localizadas na proximidade do infundíbulo e será secretado nas imediações dos capilares sanguíneos. O conjunto dessas estruturas do **hipotálamo** e da **hipófise** constitui o **sistema hipotálamo-hipofisário**.

Os núcleos hipotalâmicos localizados nas regiões supraóptica (**núcleos supraópticos**) e paraventriculares (**núcleos paraventriculares**) apresentam um corpo celular relativamente grande, por isso denominados **neurônios magnocelulares** (ver Figura 20.3). Seus axônios se direcionam para a neuro-hipófise; o conjunto de axônios, quando atravessam o segmento infundibular, recebe o nome de **trato hipotalâmico-hipofisário,** e nos segmentos terminais dos axônios ficam armazenados os hormônios antes de sua liberação na rede capilar da neuro-hipófise. Embora haja alguma sobreposição, as fibras de núcleos supraópticos estão relacionadas principalmente com a secreção de **vasopressina** ou **hormônio antidiurético (ADH)**, enquanto a maioria das fibras dos núcleos paraventriculares está envolvida com a secreção de **ocitocina**. Cada um desses hormônios – ADH e ocitocina – é transcrito junto a um segmento adicional de proteína chamado **neurofisina**. E ainda ligados à neurofisina, tanto o ADH quanto a ocitocina percorrem todo o axônio até as terminações nervosas que se situam na neuro-hipófise. Antes da liberação de ADH ou de ocitocina nos capilares adjacentes, ocorre a clivagem dessas moléculas separando os hormônios das respectivas neurofisinas.

Peptídios produzidos por neurônios secretores dos núcleos **dorsomediano** e **dorsoventral** do hipotálamo, em geral, apresentam tamanho pequeno, por isso são chamados de **neurônios parvocelulares**. Esses neurônios estendem os seus axônios e mantêm um armazenamento de hormônios em suas terminações localizadas na proximidade do plexo capilar primário, na região do infundíbulo. Quando liberados, os hormônios são transportados para a *pars distalis* por vasos que comunicam o plexo capilar primário com o plexo secundário (ver Figura 20.3). Esses hormônios hipotalâmicos controlam a secreção de hormônios da adeno-hipófise.

Na adeno-hipófise, são produzidas proteínas e glicoproteínas principalmente pelas células da *pars distalis*. Esses hormônios entram nos vasos que formam o segundo trecho do sistema porta-hipofisário, o plexo capilar secundário. Desse plexo, são transportados por veias hipofisárias e chegam à circulação sanguínea sistêmica (ver Figura 20.3).

Adeno-hipófise
Pars distalis

A *pars distalis* representa em torno de 75% da massa da hipófise. É formada por cordões e ilhas de células epiteliais cuboides ou poligonais produtoras de hormônios (Figuras 20.4 e 20.5). A maioria das células desse segmento hipofisário é endócrina e produz hormônios, que são armazenados nos grânulos de secreção no citoplasma (Figura 20.6). Na *pars distalis*, há, ainda, um tipo celular não secretor, denominado **célula foliculoestelar**, que compõe 10% das células dessa região. Por meio de seus prolongamentos, as células foliculoestelares fazem conexões com células do mesmo tipo por meio de junções intercelulares (desmossomos e junções comunicantes *gap*), formando uma rede em torno das células secretoras. As células foliculoestelares podem estabelecer uma rede de comunicação entre a *pars tuberalis* e a *pars distalis*, estabelecendo um circuito adicional de controle da síntese hormonal na adeno-hipófise.

Entre os cordões e as ilhas de células, há muitos capilares sanguíneos, que pertencem ao plexo capilar secundário do sistema porta-hipofisário. Os poucos fibroblastos dessa região produzem fibras reticulares que sustentam os cordões de células.

Células secretoras da *pars distalis*

A *pars distalis* secreta vários hormônios que controlam o crescimento, a reprodução e o metabolismo. Pelo menos seis importantes hormônios são produzidos: GH, ACTH, TRH, FSH, LH e prolactina (Figura 20.7). No entanto; somente três tipos de célula costumam ser reconhecidos por colorações rotineiras. Essas células são classificadas em **cromófilas** (contêm grânulos bem corados) e **cromófobas** (pouco coradas).

As células cromófilas são constituídas de dois subtipos – **acidófilas** e **basófilas** –, de acordo com sua afinidade por corantes ácidos ou básicos no citoplasma (ver Figuras 20.5

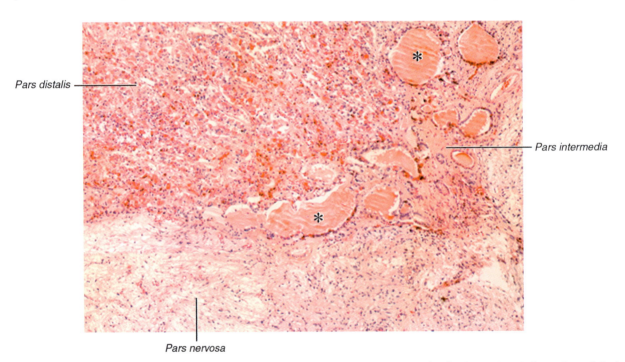

Figura 20.4 Corte histológico de hipófise mostrando a *pars nervosa*, a *pars intermedia* e a *pars distalis*. Os *asteriscos* indicam alguns folículos da *pars intermedia*. (Fotomicrografia. Hematoxilina e eosina – HE. Pequeno aumento.)

Capítulo 20 | Glândulas Endócrinas   427

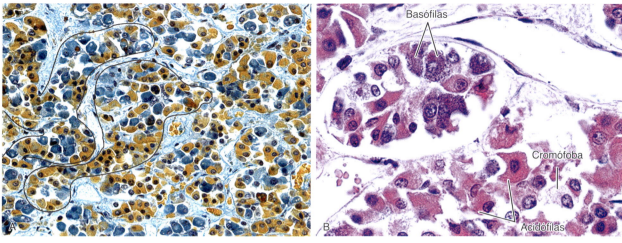

Figura 20.5 *Pars distalis* da adeno-hipófise. **A.** Na *pars distalis*, as células endócrinas são organizadas em cordões ou ilhas. Dois desses cordões estão assinalados. As células acidófilas estão coradas em castanho e as basófilas, em azul. (Fotomicrografia. Tricrômico de Mallory. Pequeno aumento.) **B.** Alguns corantes permitem uma distinção melhor dos grãos de secreção das células cromófilas (acidófilas e basófilas) da *pars distalis*. Observe dois capilares sanguíneos: em cima, *à esquerda*, e embaixo, *à direita*. (Fotomicrografia. Tricrômico de Gomori. Grande aumento.)

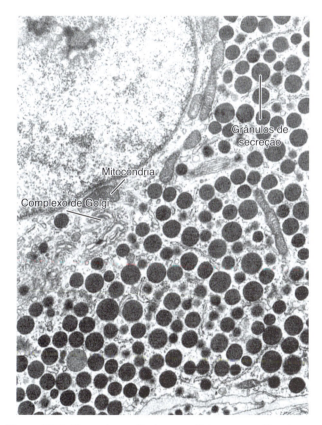

Figura 20.6 Eletromicrografia de uma célula somatotrófica da *pars distalis*. Observe os numerosos grânulos de secreção e de algumas mitocôndrias alongadas, e o complexo de Golgi. (Médio aumento.)

e 20.7). As células cromófobas são mais difíceis de serem visualizadas devido à pouca quantidade ou ausência de grãos de secreção em seu citoplasma; por isso, é possível que sejam células cromófilas degranuladas.

Embora muitos corantes tenham sido desenvolvidos em tentativas de identificar os hormônios secretados por cada tipo celular, a imunocitoquímica e a hibridização *in situ* são, atualmente, as melhores técnicas utilizadas para reconhecer essas células. Por essas técnicas, é possível distinguir os principais tipos de células secretoras. O Quadro 20.1 resume os tipos celulares, as funções das células secretoras e as ações de seus hormônios. Ver, a seguir, informações adicionais em *Histologia aplicada*.

HISTOLOGIA APLICADA

Os tumores da hipófise são, em sua maioria, benignos, e aproximadamente dois terços produzem hormônios, o que resulta em sintomas clínicos. Podem ser tumores de um único tipo celular (p. ex., somente células somatotrópicas) ou de vários tipos celulares da adeno-hipófise.

Quando há produção excessiva de hormônio do crescimento na infância ou na adolescência, origina-se o **gigantismo**, caracterizado pela grande estatura do indivíduo acometido. Quando a produção excessiva ocorre no adulto, há crescimento das extremidades (pés, mãos, mandíbula, nariz), pois as cartilagens epifisárias não existem mais. Essa condição é denominada **acromegalia**.

O diagnóstico histopatológico dos tumores da adeno-hipófise pode ser confirmado por meio de métodos imunocitoquímicos, após a remoção cirúrgica do tumor.

A secreção deficiente de hormônio do crescimento na infância produz o **nanismo hipofisário**, que é uma situação em que o indivíduo apresenta baixa estatura, principalmente devido ao pequeno crescimento dos ossos longos. Essa situação pode ser corrigida pela administração de hormônio do crescimento.

Controle funcional da *pars distalis*

As atividades das células da *pars distalis* são controladas por vários mecanismos que, em conjunto, formam um **eixo** de regulação **hipotálamo-hipófise-órgão (ou tecido)-alvo**.

A participação do hipotálamo ocorre pela ação dos hormônios hipotalâmicos, chamados **hormônios liberadores hipotalâmicos** (*hypothalamic releasing hormones*) ou **hipofisiotrópicos**, que são reguladores **estimulatórios**

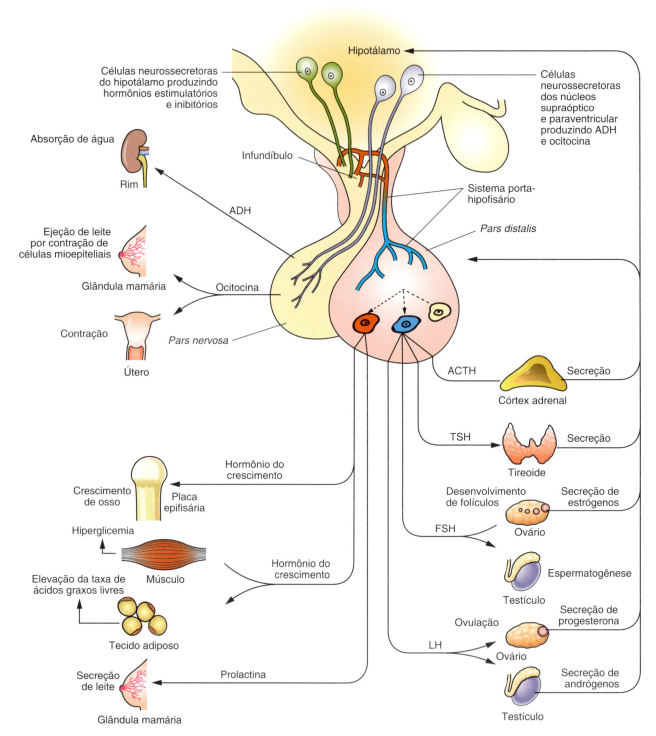

Figura 20.7 Efeitos dos vários hormônios da hipófise em órgãos-alvo e alguns mecanismos de retroalimentação que controlam a sua secreção. Para abreviações, ver Quadros 20.1 e 20.2.

da função das células da *pars distalis*. Adicionalmente, alguns hormônios hipotalâmicos exercem uma **ação inibitória**, reprimindo a liberação de *hormônios da adenohipófise* (Quadro 20.2). Os hormônios hipotâlamicos são sintetizados pelos neurônios dos núcleos dorsomediano e dorsoventral, cujos axônios se estendem até a região infundibular na proximidade do plexo capilar primário que forma o sistema porta-hipofisário. Os hormônios armazenados nos terminais axônicos, quando liberados, são transportados à *pars distalis* pelo plexo capilar que forma o sistema porta-hipofisário (ver Figura 20.7). O hipotálamo ocupa uma posição muito estratégica no corpo,

Quadro 20.1 Células secretoras da *pars distalis* da hipófise e seus hormônios.

Tipo celular	Afinidade por corantes	Proporção aproximada (%)	Hormônio produzido	Principais atividades fisiológicas
Somatotrópica	Acidófila	50	Hormônio do crescimento ou somatotropina (GH)	Promove o crescimento de ossos longos e age no metabolismo em muitos locais do organismo via somatomedinas (IGF-1) sintetizadas no fígado e em outros locais
Mamotrópica ou lactotrópica	Acidófila	15	Prolactina (PRL)	Atua no desenvolvimento da glândula mamária durante a gestação e estimula a secreção de leite
Gonadotrópica	Basófila	10	Hormônio foliculoestimulante (FSH) e hormônio luteinizante (LH)	FSH promove o crescimento de folículos ovarianos e a secreção de estrógeno nas mulheres, e estimula a espermatogênese nos homens; LH promove a ovulação e a secreção de progesterona nas mulheres, e estimula as células de Leydig na secreção de andrógenos nos homens
Tireotrópica	Basófila	5	Hormônio estimulante da tireoide ou tireotropina (TSH)	Estimula a síntese e a secreção de hormônio tireoidiano
Corticotrópica	Basófila	15	Produtos da clivagem da pró-opiomelanocortina (POMC): hormônio adrenocorticotrófico (ACTH) e hormônio melanotrópico (α-MSH)	ACTH estimula a secreção de glicocorticoides no córtex adrenal; α-MSH estimula a produção de melanina

pois recebe inervação de várias partes do encéfalo e (entre outras funções) controla a hipófise e, consequentemente, um número muito grande de atividades do organismo. Dessa maneira, muitos estímulos externos, assim como estímulos formados no cérebro, podem afetar a função da hipófise e, por conseguinte, a função de muitos tecidos e órgãos (Quadros 20.1 e 20.2). O padrão de secreção dos hormônios hipotalâmicos e dos hormônios hipofisários da *pars distalis* não é contínuo, porém pulsátil, por picos de secreção. Além disso, a secreção de vários deles obedece a um ritmo circadiano, isto é, varia nas diferentes horas do dia e da noite. O pico de secreção de ACTH, por exemplo, ocorre entre 6 e 8 horas, depois diminui até alcançar seu valor mínimo, em torno da meia-noite.

No outro extremo do eixo está o controle determinado pelos hormônios produzidos pelas glândulas endócrinas (alvos do hormônio hipofisário). Os níveis plasmáticos de hormônios das glândulas-alvo controlam a função das células secretoras da adeno-hipófise e das células neurossecretoras do hipotálamo, por retroalimentação negativa. Utilizando a tireoide como exemplo, a Figura 20.8 ilustra os mecanismos de controle, estabelecido pelo eixo hipotálamo-hipófise-órgão-alvo (tireoide), regulando os níveis de hormônios da tireoide no organismo.

Pars tuberalis

A *pars tuberalis* é uma região em forma de funil em torno do infundíbulo da neuro-hipófise (ver Figura 20.2). Em geral, é formada por uma camada de tecido epitelial cúbico e a maioria é célula gonadotrófica, caracterizada por imuno-histoquímica. É uma região importante em animais que mudam seus hábitos em função da estação do ano (p. ex., animais que hibernam) por meio do controle da produção de prolactina.

Pars intermedia

A *pars intermedia*, que está localizada na porção dorsal da antiga bolsa de Rathke (ver Figura 20.2), em

Quadro 20.2 Hormônios produzidos no hipotálamo.

Hormônio	Função
Liberados na eminência mediana	
Hormônio liberador de tireotropina (TRH)	Estimula a liberação de tireotropina (TSH) e de prolactina (PRL)
Hormônio liberador de gonadotropina (GnRH)	Estimula a liberação dos hormônios foliculoestimulante (FSH) e luteinizante (LH)
Somatostatina (SST)	Inibe a liberação de hormônio do crescimento (GH)
Hormônio liberador de hormônio do crescimento (GHRH)	Estimula a liberação de hormônio do crescimento (GH)
Dopamina ou hormônio inibidor de prolactina (PRL)	Inibe a liberação de prolactina (PRL)
Hormônio liberador de corticotropina (CRH)	Estimula a liberação de lipotropina B e corticotropina
Liberados na *pars nervosa*	
Vasopressina ou hormônio antidiurético (ADH)	Aumenta a permeabilidade de túbulos coletores do rim à água e promove contração de musculatura lisa de vasos sanguíneos
Ocitocina	Promove a contração da musculatura lisa do útero e das células mioepiteliais da glândula mamária

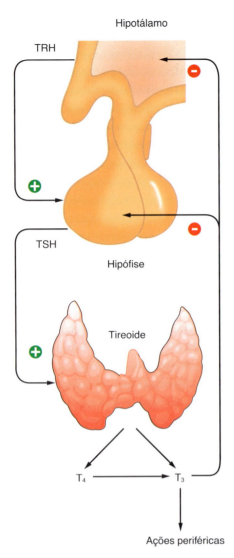

Figura 20.8 Relação entre o hipotálamo, a hipófise e a tireoide. O hormônio liberador de tireotropina (TRH) promove a secreção de tireotropina (TSH), que estimula a síntese e a secreção dos hormônios tireoidianos T_3 e T_4. Esses hormônios agem sobre tecidos e órgãos-alvo, além de inibir a secreção de TRH e de TSH.

humano adulto, é uma região rudimentar composta de cordões e folículos de células fracamente basófilas que contêm pequenos grânulos de secreção. Em peixes e anfíbios, contém células melanotrópicas que produzem várias substâncias, entre as quais o hormônio estimulante de melanócitos, que regula a produção de melanina.

Neuro-hipófise

A neuro-hipófise consiste na *pars nervosa* e no infundíbulo. A *pars nervosa*, diferentemente da adeno-hipófise, não contém células secretoras. Apresenta um tipo específico de célula glial muito ramificada, chamada **pituícito** (Figura 20.9). O componente mais importante da *pars nervosa* é formado por cerca de 100 mil axônios não mielinizados. Esses axônios são dos neurônios secretores cujos corpos celulares estão situados nos núcleos supraópticos

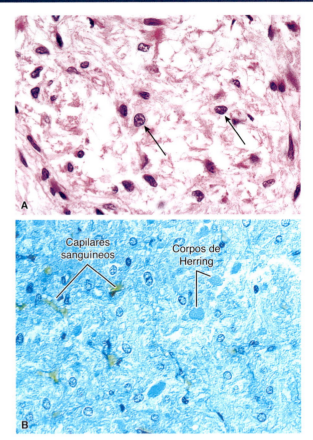

Figura 20.9 *Pars nervosa* da hipófise. **A.** A *pars nervosa* é formada por axônios, vasos sanguíneos e pituícitos (*setas*). (Microscopia óptica. HE. Médio aumento.) **B.** A maior parte da imagem é constituída de axônios. Podem ser vistos alguns corpos de Herring, que são terminais de axônios nos quais se acumula secreção. Os núcleos são, em sua maioria, de pituícitos. Observam-se algumas hemácias (*em verde*) dentro de capilares sanguíneos. (Fotomicrografia. Tricrômico de Mallory. Grande aumento.)

e paraventriculares localizados no hipotálamo formando um trato hipotálamo-hipofisário quando passam pelo infundíbulo a caminho da neuro-hipófise (ver seção *Sistema hipotálamo-hipofisário* e Figura 20.3).

Nas terminações axonais localizadas na *pars nervosa*, ficam acumulados os grânulos de secreção contendo os hormônios: **ocitocina** ou **ADH**. Esses grânulos podem ser visualizados ao microscópio convencional utilizando a coloração de hematoxilina-crômica de Gomori, que cora e localiza essas estruturas denominadas **corpos de Herring** (ver Figuras 20.3 e 20.9). Ocitocina e ADH são liberados nas proximidades dos capilares sanguíneos adjacentes e atingem a circulação sistêmica através das veias hipofisárias.

Ações dos hormônios da neuro-hipófise

A **vasopressina**, ou **ADH**, é secretada quando a pressão osmótica do sangue aumenta. O estímulo de osmorreceptores situados no hipotálamo anterior promove a secreção em neurônios do núcleo supraóptico (ver Figura 20.7). Seu efeito principal é aumentar a permeabilidade dos túbulos coletores do rim à água. Como consequência, mais água sai do lúmen desses túbulos em direção ao tecido conjuntivo que os envolve, onde é coletada por vasos sanguíneos. Assim, a vasopressina ajuda a regular o equilíbrio osmótico do ambiente interno.

Em doses altas, a vasopressina promove a contração do músculo liso de vasos sanguíneos (principalmente de artérias pequenas e arteríolas), elevando a pressão arterial. Em contrapartida, não se sabe se a quantidade de vasopressina endógena, que circula normalmente no plasma, é suficiente para ter qualquer efeito apreciável na pressão arterial. Ver, a seguir, outras informações sobre ADH em *Histologia aplicada*.

> **HISTOLOGIA APLICADA**
>
> Lesões no pedúnculo da neuro-hipófise, com rompimento do trato hipotálamo-hipofisário, interrompem a liberação de ADH e causam **diabetes insípido**, caracterizado pela perda da capacidade renal de concentrar urina. Como resultado, um paciente pode eliminar até 20 ℓ de urina por dia e beber grandes quantidades de líquidos. Essa doença não tem nenhuma relação com o diabetes caracterizado pelo aumento da taxa de glicose no plasma.

A **ocitocina** estimula a contração do músculo liso da parede uterina durante o coito e durante o parto, e de células mioepiteliais dos alvéolos e ductos das glândulas mamárias. A secreção de ocitocina é estimulada por distensão da vagina, distensão da cérvice uterina e pela amamentação, por meio de tratos nervosos que agem sobre o hipotálamo. O reflexo neuro-hormonal estimulado pela sucção dos mamilos é chamado **reflexo de ejeção do leite** (ver Figura 20.7).

Adrenais

As **adrenais** são duas glândulas achatadas com forma de meia-lua, cada uma situada no retroperitônio sobre o polo superior do rim bilateralmente (Figura 20.10). Em seres humanos, também são chamadas de **suprarrenais**, porque se situam acima dos rins. O tamanho das adrenais varia com a idade e as condições fisiológicas do indivíduo; as duas glândulas de um adulto pesam, em conjunto, cerca de 10 g.

Anatomicamente, observam-se duas camadas nítidas: a **camada cortical** ou **córtex adrenal**, logo abaixo da cápsula, e a **camada medular** ou **medula adrenal**, central e menos volumosa (Figura 20.11).

Essas duas camadas têm origens embriológicas distintas. O córtex tem origem no epitélio celomático, sendo, portanto, mesodérmico, enquanto a medula se origina de células da crista neural, isto é, tem origem neuroectodérmica. As duas camadas apresentam funções diferentes pelas características de hormônios produzidos: esteroides na camada cortical e catecolaminas na camada medular (Figura 20.12). Cada camada apresenta morfologia diferente, embora seu aspecto histológico geral seja típico de uma glândula endócrina formada de células dispostas em cordões cercados por capilares sanguíneos.

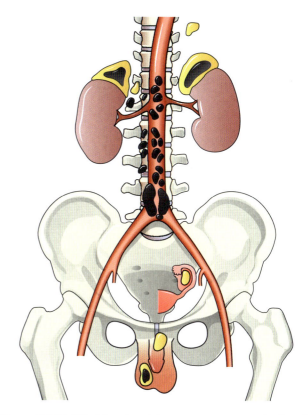

Figura 20.10 Glândulas adrenais humanas na parte superior de cada rim. O córtex é mostrado em amarelo e a medular, em preto. Também estão mostradas algumas localizações de porções de córtex e medular fora das adrenais, ocasionada por defeito embriológico. (Adaptada, com autorização, de Williams, 1968.)

Uma cápsula de tecido conjuntivo denso recobre a glândula e envia septos delgados ao interior da adrenal. O estroma consiste basicamente em uma rede rica de fibras reticulares, as quais sustentam as células secretoras.

Circulação sanguínea

As glândulas adrenais recebem várias artérias que entram por vários pontos ao seu redor. Os ramos dessas artérias formam um plexo subcapsular do qual se originam três grupos de vasos arteriais:

1. Artérias da cápsula;
2. Artérias do córtex, que se ramificam repetidamente entre as células da camada cortical e que acabam formando capilares sanguíneos que deságuam em vasos capilares da camada medular; e
3. Artérias da medula, que atravessam o córtex e se ramificam, formando uma extensa rede de capilares na medula (Figura 20.11).

Há, portanto, um suprimento duplo de sangue para a medula, tanto arterial (diretamente pelas artérias medulares) quanto venoso (pelos capilares derivados das artérias do córtex). O endotélio capilar é fenestrado e muito delgado, havendo uma lâmina basal contínua abaixo do endotélio. Os **capilares da medula**, junto a **vasos capilares**

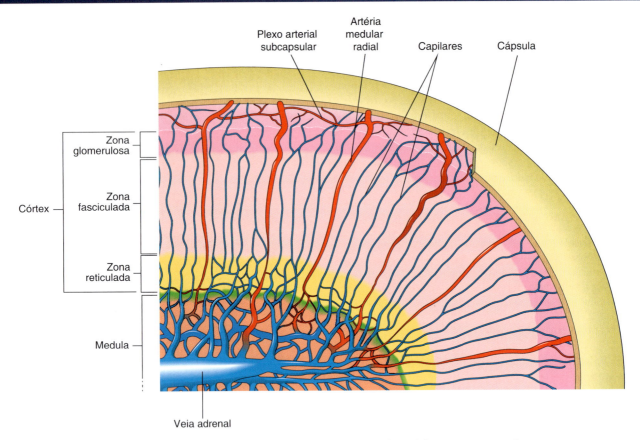

Figura 20.11 Glândula adrenal: estrutura geral, indicando a região do córtex e da medula, e irrigação sanguínea nesses segmentos.

que proveem o córtex, formam as **veias medulares**, que se unem e formam as veias adrenais ou suprarrenais (Figura 20.11), que drenam para a veia cava inferior (adrenal direita) ou para a veia renal (adrenal esquerda).

Córtex adrenal

As células do córtex adrenal têm a ultraestrutura típica de células secretoras de esteroides, em que a organela predominante é o retículo endoplasmático liso (ver Capítulo 4, *Tecidos do Corpo/Tecido Epitelial*). As células do córtex **não armazenam** os seus produtos de secreção em grânulos, pois a maior parte de seus hormônios esteroides é sintetizada após estímulo e secretada logo em seguida. Os esteroides, sendo moléculas de baixo peso molecular e solúveis em lipídios, podem difundir-se pela membrana celular e não são excretados por exocitose.

Em virtude de diferenças na disposição e na aparência de suas células, o córtex adrenal pode ser subdividido em três camadas concêntricas cujos limites nem sempre são perfeitamente definidos em humanos: a **zona glomerulosa**, a **zona fasciculada** e a **zona reticulada** (Figura 20.12). Essas camadas ocupam, respectivamente, em torno de 15, 65 e 7% do volume total das glândulas adrenais, e cada uma das camadas apresenta atividades secretórias distintas.

A **zona glomerulosa**, local de síntese de **mineralocorticoide**, situa-se imediatamente abaixo da cápsula de tecido conjuntivo e é composta de células piramidais ou colunares, organizadas em cordões que têm forma de arcos envolvidos por capilares sanguíneos (ver Figura 20.12A).

Na **zona fasciculada,** sintetiza-se **glicocorticoide** e caracteriza-se pelo arranjo das células em cordões retos e regulares, semelhantes a feixes, entremeados por capilares e dispostos perpendicularmente à superfície do órgão (Figura 20.12B). As células da zona fasciculada são poliédricas, contêm grande número de gotículas de lipídios no citoplasma e aparecem vacuoladas em preparações histológicas rotineiras devido à dissolução de lipídios durante a preparação do tecido. Pelos inúmeros vacúolos no citoplasma, as células da zona fasciculada são conhecidas como **espongiócitos**, pois mimetizam a imagem de uma esponja.

A **zona reticulada**, local de síntese de **esteroides andrôgenicos**, é a região mais interna do córtex e faz limite com a zona fasciculada e a medula (Figura 20.12C). As células dispostas em cordões irregulares formam uma rede anastomosada. Essas células são menores que as das outras duas camadas e contêm menos gotas de lipídios que as da zona fasciculada, apresentando um citoplasma mais corado. Grânulos de pigmento de lipofuscina são grandes e bastante numerosos nessas células em adultos.

Hormônios do córtex e suas ações

Os hormônios produzidos pelo córtex são denominados **corticosteroides** e são hormônios lipídicos **esteroides**,

Capítulo 20 | Glândulas Endócrinas 433

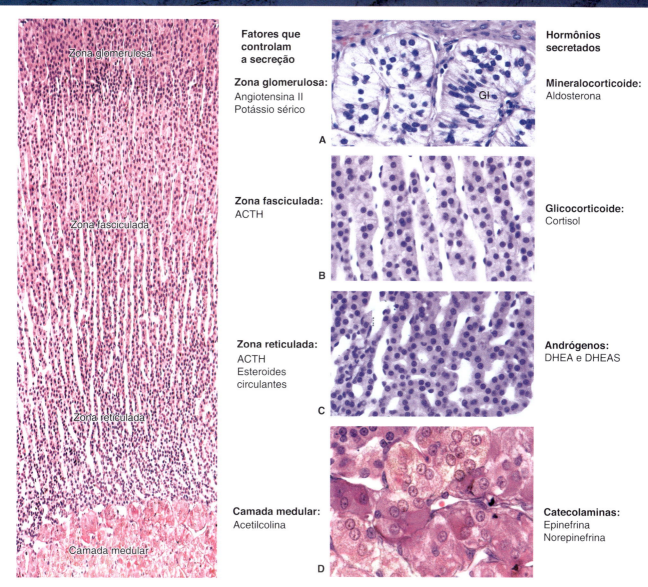

Figura 20.12 Estrutura microscópica da glândula adrenal, indicando três zonas que compõem o córtex, e a camada medular. **A.** Na zona glomerulosa, situada abaixo da cápsula da glândula, os cordões de células dessa zona têm forma de arcos (Gl). **B.** Na zona fasciculada, as células se dispõem em cordões paralelos. **C.** Na zona reticulada, os cordões de células formam rede. **D.** Na camada medular, há cordões de células separados por capilares sanguíneos lúmen. (Fotomicrografia. HE. Pequeno e médio aumentos.)

formados pelas células a partir do colesterol. A síntese de colesterol é feita principalmente a partir de acetilcoenzima A e ocorre no retículo endoplasmático liso em vários locais do corpo, especialmente no fígado. A maior parte do colesterol utilizado pelas células do córtex adrenal é originada do plasma e convertida em uma molécula mais complexa, a pregnenolona. As enzimas associadas à síntese de progesterona e de desoxicorticosterona a partir de pregnenolona estão no retículo endoplasmático liso; as enzimas que, por sua vez, convertem desoxicorticosterona em aldosterona situam-se nas mitocôndrias – um claro exemplo de colaboração entre duas organelas celulares (Figura 20.13).

Os esteroides secretados pelo córtex podem ser divididos em três grupos, de acordo com suas ações fisiológicas principais: mineralocorticoides, glicocorticoides e andrógenos (ver Figura 20.12). A zona glomerulosa secreta o principal mineralocorticoide, a aldosterona, importante hormônio que contribui para manter o equilíbrio de sódio e potássio e de água no organismo, e, consequentemente, dos níveis de pressão arterial. A aldosterona age principalmente nos túbulos contorcidos distais dos rins e na mucosa gástrica, nas glândulas salivares e sudoríparas, estimulando a absorção de sódio pelas células desses locais.

Os glicocorticoides, dos quais um dos mais importantes é o cortisol, são secretados principalmente pelas células da zona fasciculada e, em menor grau, por células da zona reticulada. Os glicocorticoides regulam o metabolismo de carboidratos, proteínas e lipídios, exercendo, portanto, ações no organismo inteiro. Os glicocorticoides também suprimem a resposta imune. O sistema de defesa

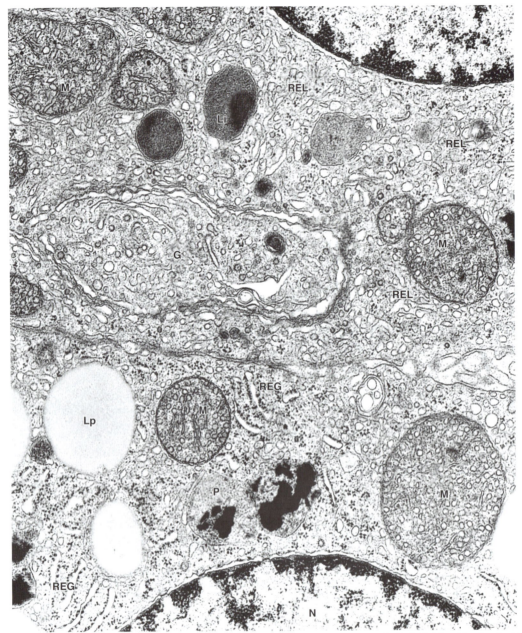

Figura 20.13 Célula secretora de esteroide da zona fasciculada do córtex adrenal humano. Lp: gotícula de lipídios; M: mitocôndria com características cristas tubulares; REL: retículo endoplasmático liso; REG: retículo endoplasmático granuloso; N: núcleo; G: complexo de Golgi; Li: lisossomo. (Eletromicrografia. Grande aumento.)

do organismo e o córtex adrenal estão, portanto, associados, porque o cortisol tem propriedades anti-inflamatórias inibindo a atividade dos leucócitos, por supressão de citocinas e por ação imunossupressora.

A zona reticulada produz andrógenos, predominantemente deidroepiandrosterona (DHEA) e a sua forma sulfatada (DHEA-S). O início da síntese de hormônios da zona reticulada ocorre após o estabelecimento da adrenarca. Os andrógenos adrenais são importantes na manutenção de características sexuais secundárias, como de pelos facial, pubianos e axilares no sexo feminino. Ver, a seguir, outras informações em *Para saber mais – Córtex fetal ou provisório*.

> **PARA SABER MAIS**
>
> **Córtex fetal ou provisório**
>
> Em humanos e em alguns outros animais, a glândula adrenal do recém-nascido é proporcionalmente muito maior que a do adulto, porque há uma camada conhecida como **córtex fetal** ou córtex provisório entre a medula e o delgado córtex definitivo. Essa camada é bastante espessa, e suas células estão dispostas em cordões. Uma função importante do córtex fetal é a secreção de conjugados sulfatados de andrógenos, que, na placenta, são convertidos a andrógenos ativos e estrógenos que agem no feto.
>
> Depois do nascimento, o córtex fetal involui no decorrer do primeiro ano de vida. O córtex definitivo, com as suas três zonas, estabelece-se somente com a definição da camada reticular, denominada **adrenarca**, entre 5 e 7 anos.

Controle de secreção dos hormônios do córtex

O controle inicial da secreção pelo córtex adrenal é regulado pelo eixo hipotálamo-hipófise-córtex adrenal (zona fasciculada) (Figura 20.14). O hormônio hipotalâmico liberador de corticotropina (CRH), liberado no sistema porta-hipofisário, estimula as células corticotróficas da adeno-hipófise a secretarem **hormônio adrenocorticotrófico (ACTH),** também chamado de **corticotropina**, que estimula a síntese e a secreção de hormônios das zonas fasciculada e reticulada do córtex adrenal. No entanto, somente os glicocorticoides circulantes exercem *feedback* negativo, inibindo a secreção de CRH pelo hipotálamo e de ACTH na hipófise (Figura 20.14). O ACTH é um potente hormônio trófico do córtex adrenal, e na ausência de ACTH observa-se uma atrofia da camada cortical. A secreção de aldosterona depende de outros fatores, primariamente da angiotensina II do sistema renina-angiotensina (ver Capítulo 19, *Sistema Urinário*). Ver, a seguir, mais informações sobre os hormônios do córtex adrenal em *Histologia aplicada*.

HISTOLOGIA APLICADA

Pacientes que realizam tratamento contínuo com altas doses de corticosteroides têm o nível muito baixo de ACTH (eixo de *feedback* negativo) e, consequentemente, uma atrofia do córtex adrenal. A interrupção súbita na ingestão de corticosteroide poderá ocasionar um desequilíbrio eletrolítico e metabólico grave, devido à atrofia tecidual que requer certo tempo para o restabelecimento do tamanho e da capacidade funcional.

Disfunções do córtex adrenal podem ser classificadas como hiper ou hipofuncionais. Tumores do córtex podem resultar em produção excessiva de glicocorticoides (**síndrome de Cushing**) ou aldosterona (**síndrome de Conn**). A síndrome de Cushing, em geral, deve-se a um adenoma da hipófise que resulta em produção excessiva de ACTH; mais raramente, é causada por hiperplasia adrenal ou tumor adrenal.

A produção excessiva de andrógeno pelas adrenais tem pouco efeito em homens, mas pode causar hirsutismo (crescimento anormal de pelos) em mulheres, puberdade precoce e virilização em meninas pré-púberes. Essa síndrome, chamada **adrenogenital**, resulta de vários defeitos enzimáticos no metabolismo de esteroides, que causam aumento da biossíntese de andrógenos pelo córtex adrenal.

A insuficiência adrenocortical (**doença de Addison**) resulta da destruição do córtex adrenal, cuja causa mais frequente é uma doença autoimune, mas que pode ser decorrente também de outras razões, inclusive a falta de secreção de ACTH.

Carcinomas do córtex adrenal são raros, mas a maioria é altamente maligna. Aproximadamente 90% desses tumores produzem esteroides.

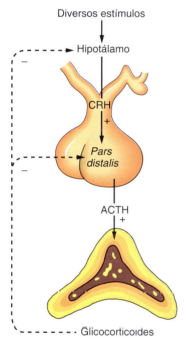

Figura 20.14 Mecanismo de controle de secreção de corticotropina (ACTH) e de glicocorticoides. CRH: hormônio liberador de corticotropina.

Medula adrenal

A medula adrenal é o local de síntese de uma classe de substâncias denominadas **catecolaminas**: **epinefrina** e **norepinefrina** (ver Figura 20.12D). As células do parênquima se originam de células da crista neural, as quais aparecem durante a formação do tubo neural na vida embrionária e migram para a região da adrenal em formação, constituindo a camada medular.

É composta de células poliédricas organizadas em cordões ou aglomerados arredondados sustentados por uma rede de fibras reticulares. Além das células do parênquima, há células ganglionares parassimpáticas. Todas essas células são envolvidas por uma abundante rede de vasos sanguíneos com dupla irrigação: a que vem diretamente da artéria capsular e a que provém dos capilares que irrigaram o córtex (ver Figura 20.11), que drenam em conjunto pela via medular. As células da medula adrenal são inervadas por terminações colinérgicas de neurônios simpáticos pré-ganglionares.

O citoplasma das células da medula têm grânulos de secreção que contêm **epinefrina** ou **norepinefrina**, que se originam da modificação sucessiva do aminoácido tirosina (Figura 20.15). No citoplasma da célula, a tirosina é convertida em DOPA e dopamina. A dopamina é incorporada no grânulo de secreção, no qual é convertida em norepinefrina pela ação da dopamina beta-hidroxilase (DBH). Para a formação de epinefrina, a norepinefrina volta para o citosol, ocorre um processo de metilação pela enzima feniletanolamina N-metiltransferase (PNMT), gerando epinefrina, que vai se acumular no grânulo de secreção. Os grânulos também contêm outras proteínas, como a cromogranina. Os grânulos dessas células secretoras têm afinidade a sais de crômio e são também chamadas de **células cromafins**. Cerca de 80% das células cromafins produzem epinefrina e 20%, norepinefrina, e podem ser diferenciadas pelas características dos grânulos de secreção na microscopia eletrônica. Ver, a seguir, mais informações em *Histologia aplicada*.

Controle de secreção e ações dos hormônios da adrenal

Ao contrário das células do córtex, que não armazenam esteroides, as células da medula armazenam os seus hormônios em grânulos, com liberação contínua de

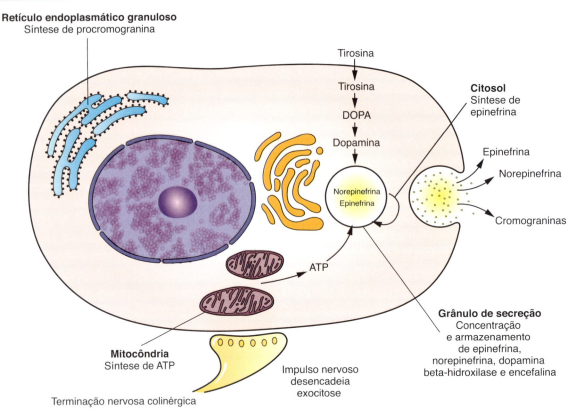

Figura 20.15 Esquema da síntese de catecolaminas na célula da camada medular da adrenal. A síntese de norepinefrina ocorre no grânulo e a sua conversão para epinefrina acontece no citosol. DOPA: di-hidroxifenilalanina; ATP: trifosfato de adenosina.

HISTOLOGIA APLICADA

Células da medula adrenal são também encontradas nos paragânglios, que são pequenos grupos de células secretoras de catecolaminas situados principalmente adjacentes a gânglios do sistema nervoso autônomo na cavidade abdominal, mas também em várias vísceras. Os paragânglios são uma fonte de catecolaminas circulantes.

Uma das disfunções da medula adrenal é representada pelos **feocromocitomas**, tumores de suas células que causam hiperglicemia e elevações passageiras da pressão arterial. Esses tumores também podem desenvolver-se em locais extramedulares (ver Figura 20.10).

---

pequena quantidade na circulação sanguínea durante atividade normal da medula. Diferentemente do que acontece com outros hormônios, a epinefrina e a norepinefrina circulantes não regulam a síntese e a secreção desses hormônios na medula adrenal. Epinefrina e norepinefrina podem ser secretadas em grandes quantidades em resposta a intensas reações emocionais (p. ex., susto, pânico) como parte da reação de defesa do organismo frente a situações de emergência. A secreção dessas catecolaminas é mediada pelas fibras pré-ganglionares que inervam as células da medula.

Ilhotas de Langerhans

As ilhotas de Langerhans são micro-órgãos endócrinos localizados no pâncreas. Ao microscópio, são identificadas como estruturas arredondadas formadas por nichos de células de coloração menos intensa, incrustados no tecido pancreático exócrino (ver Figura 20.12). Estima-se que o pâncreas humano tenha mais de 1 milhão de ilhotas, com predominância de localização no segmento caudal desse órgão, que compreende cerca de 5% do peso total do pâncreas. As ilhotas medem de 100 a 200 mm de diâmetro e são constituídas de células poligonais, dispostas em cordões em volta dos quais existe uma abundante rede de capilares sanguíneos com células endoteliais fenestradas (Figura 20.16). Há uma fina camada de tecido conjuntivo que envolve a ilhota e a separa do tecido pancreático exócrino.

Alguns corantes, como os tricrômicos, possibilitam a distinção das células que, em virtude de suas afinidades pelos corantes, são denominadas **acidófilas** ou **basófilas** (Figura 20.16). Por meio de imunocitoquímica e hibridização *in situ*, distinguem-se pelo menos cinco tipos de células nas ilhotas: alfa, beta, delta, PP e épsilon.

As quantidades relativas dos cinco tipos de células encontrados em ilhotas variam em diferentes espécies e de acordo com o local da ilhota no pâncreas. As células mais abundantes são as células beta, que sintetizam e secretam insulina, seguidas das células alfa, que produzem glucagon (Figura 20.17). A forma dos seus grânulos secretores varia de acordo com o seu conteúdo hormonal (Figura 20.18) e com as diversas espécies animais. As etapas principais da síntese de insulina são mostradas na Figura 20.19. Ver, a seguir, outras informações sobre o papel da insulina em *Histologia aplicada*.

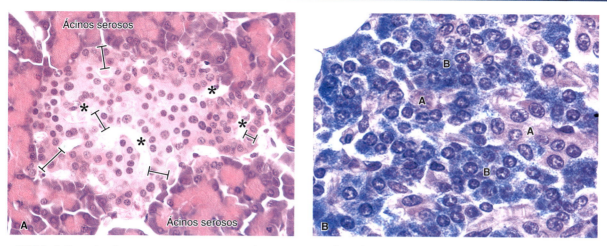

Figura 20.16 A. Corte do pâncreas que mostra, no centro da imagem, uma ilhota de Langerhans cercada por ácinos serosos do pâncreas exócrino. As células de ilhota formam cordões – alguns estão indicados por *traços* – separados por capilares sanguíneos marcados por *asteriscos*. (Fotomicrografia. HE. Médio aumento.) **B.** Na Ilhota de Langerhans, utilizando a coloração de tricrômico de Gomori, é possível distinguir células alfa (A), coradas em rosa, e células beta (B), coradas em azul (Fotomicrografia. Grande aumento.)

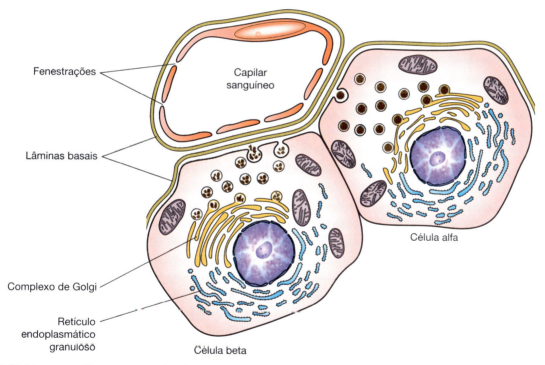

Figura 20.17 Pâncreas endócrino. Esquema de células alfa e beta de ilhotas de Langerhans, mostrando as suas principais características ultraestruturais. Os grânulos da célula beta são irregulares, enquanto os da célula alfa são arredondados e uniformes.

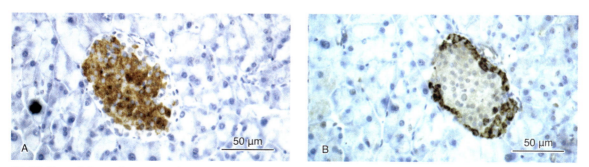

Figura 20.18 Ilhota de Langerhans no tecido pancreático em reação imuno-histoquímica, positividade na cor marrom, por microscopia de luz. **A.** Detecção de células beta, utilizando anticorpo anti-insulina. **B.** Detecção de células alfa, utilizando anticorpo antiglucagon. (Fotomicrografia. Médio aumento.) (Cortesia de F. Ortis e CBP Villaça.)

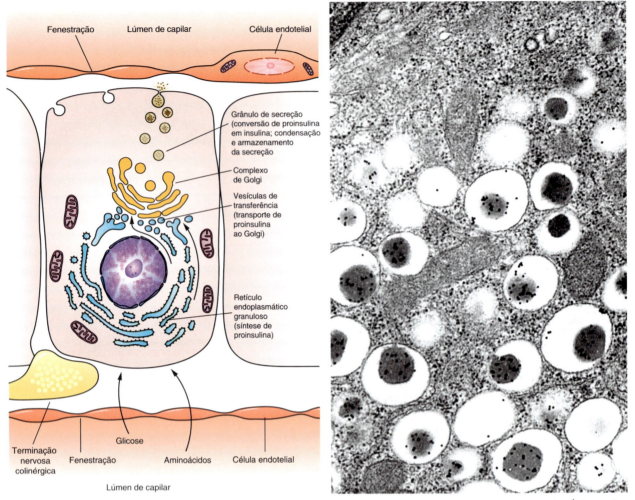

Figura 20.19 Etapas principais da síntese e da secreção de insulina por uma célula beta das ilhotas de Langerhans (*à esquerda*). À direita, detecção imunocitoquímica de insulina por microscopia eletrônica em célula beta de uma ilhota de Langerhans. Os minúsculos grânulos pretos são partículas de ouro ligadas ao anticorpo anti-insulina, indicando o acúmulo da insulina nos grânulos de secreção. Há um halo claro entre o material de secreção e a membrana do grânulo. (Cortesia de M. Bendayan.)

HISTOLOGIA APLICADA

O **diabetes melito tipo 1 (DM1)**, um dos tipos de diabetes, é uma doença autoimune na qual o organismo do paciente produz anticorpos que destroem células beta do pâncreas endócrino. Os outros tipos celulares da ilhota de Langerhans não são afetados. Essa doença é geralmente detectada em jovens e, em geral, exige-se a reposição de insulina exógena (medicamento) para manter o controle glicêmico.

O **diabetes melito tipo 2 (DM2)**, cuja incidência é muito maior que de DM1, ocorre devido à resistência à insulina por parte de alguns tipos celulares (p. ex., células musculares, hepatócitos e adipócitos). Consequentemente, nos pacientes com DM2, apesar da disponibilidade de insulina, as células não conseguem absorver a glicose, o que mantém uma alta taxa plasmática de glicose (hiperglicemia). Esse tipo ocorre predominantemente em adultos e em indivíduos obesos. No início da doença, as células beta sintetizam insulina, mas podem evoluir para uma falência de síntese quando o DM2 não é controlado adequadamente por um longo período.

O Quadro 20.3 resume os principais tipos de células, suas quantidades e os hormônios produzidos pelas ilhotas.

Terminações de fibras nervosas em células de ilhotas podem ser observadas por microscopia de luz ou eletrônica. Junções comunicantes existentes entre as células das ilhotas provavelmente servem para transferir, entre as células, sinais originados dos impulsos da inervação autônoma. Além disso, há influência mútua entre células por meio de substâncias solúveis que agem a curta distância (controle parácrino de secreção).

Tireoide

A tireoide é uma glândula endócrina situada na região cervical anterior à traqueia, constituída de dois lóbulos unidos por um istmo (Figura 20.20) **que sintetizam** os **hormônios tireoidianos** (HT) e a **calcitonina**. A tireoide se desenvolve a partir do endoderma da porção cefálica do tubo digestório e, durante sua formação e migração até o posicionamento final, agrega estruturas derivadas da faringe primitiva.

Quadro 20.3 Células e hormônios de ilhotas de Langerhans de seres humanos.

Tipo celular	Proporção aproximada (%)	Hormônio produzido	Algumas das principais atividades fisiológicas
Alfa	20	Glucagon	Age em vários tecidos estimulando as vias de glicogenólise e de lipólise para gerar glicose; aumenta a taxa de glicose no sangue
Beta	70	Insulina	Age em vários tecidos promovendo a entrada de glicose nas células; diminui a taxa de glicose no sangue
Delta	5	Somatostatina	Regula a liberação de hormônios de outras células das ilhotas
PP	3	Polipeptídio pancreático	Não totalmente estabelecidas: provoca diminuição de apetite; aumenta a secreção de suco gástrico
Épsilon	0,5 a 1	Grelina	Estimula apetite por ação no hipotálamo; estimula produção de hormônio do crescimento na adeno-hipófise. A principal fonte desse hormônio são as células ×/A *like* do estômago

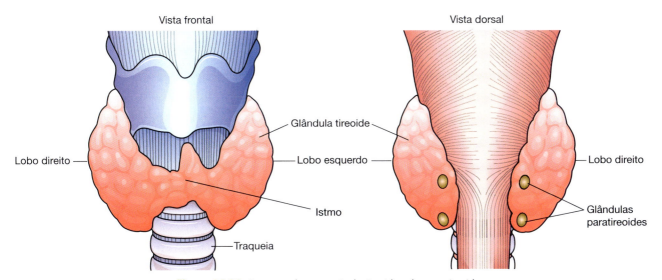

Figura 20.20 Esquema da anatomia da tireoide e das paratireoides.

A tireoide é composta de milhares de **folículos tireoidianos**, que são pequenas esferas de 0,2 a 0,9 mm de diâmetro, em que são produzidos os HTs. A parede do folículo é formada por **tireócitos** alinhados em uma camada de tecido epitelial cúbico. A porção apical do tecido epitelial limita uma cavidade central denominada **lúmen**, com armazenamento de uma substância gelatinosa chamada **coloide** (Figura 20.21). A glândula é revestida por uma cápsula de tecido conjuntivo frouxo que envia septos para o parênquima. Os septos se tornam gradualmente mais delgados ao alcançar os folículos, que são separados entre si principalmente por fibras reticulares. A tireoide é um órgão extremamente vascularizado por uma extensa rede capilar sanguínea e linfática que envolve os folículos. As células endoteliais dos capilares sanguíneos são fenestradas, como é comum também em outras glândulas endócrinas.

Em cortes, o aspecto dos folículos tireoidianos é muito variado, o que é consequência de: (1) diferentes maneiras em que foram seccionados os folículos; (2) diversos níveis de atividade funcional exercidos pelos vários folículos. Alguns folículos são grandes, cheios de coloide e revestidos por epitélio simples cúbico. De maneira geral, quando o folículo apresenta um epitélio pavimentoso com células achatadas, indica que a glândula está recebendo pouco estímulo de TSH (hipoativa). Em contrapartida, o aumento na altura do epitélio folicular, acompanhado por diminuição da quantidade de coloide e do espaço do lúmen, indica alto estímulo do hormônio trófico TSH (Figura 20.22).

Célula parafolicular ou célula C

Outro tipo de célula encontrado na tireoide é a **célula parafolicular** ou **célula C**. Agrupamentos dessas células formam nichos que ocupam um espaço entre os folículos tireoidianos. Em algumas espécies animais, e raramente em seres humanos, essas células podem se localizar na parede do folículo (Figura 20.23). A célula C tem origem na bolsa ultimobranquial, e a integração dessa célula na glândula tireoide ocorre na formação embrionária, durante a passagem do broto tireoidiano na proximidade da região da faringe primitiva.

As células parafoliculares produzem **calcitonina**, um hormônio peptídico cujo efeito principal é inibir a reabsorção de tecido ósseo e, consequentemente, diminuir o nível de cálcio no plasma. A secreção de calcitonina é ativada por aumento da concentração de cálcio do plasma. Ver, a seguir, informações adicionais em *Para saber mais – Ultraestrutura das células foliculares da tireoide* – e em *Para saber mais – Ultraestrutura das células C ou parafoliculares da tireoide*.

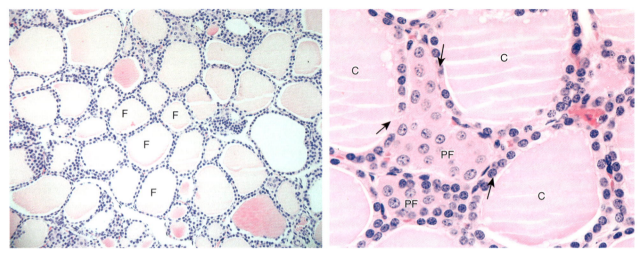

Figura 20.21 Glândula tireoide. A tireoide é formada por milhares de pequenas esferas chamadas folículos tireoidianos (F) preenchidos por coloide. (Fotomicrografia. HE. Pequeno aumento – *à esquerda*). *À direita*, corte de tireoide mostrando os folículos tireoidianos cuja parede é formada por um epitélio simples cúbico de células foliculares (*setas*). Os folículos são preenchidos por um material amorfo – o coloide (C). Células C ou parafoliculares (PF), produtoras de calcitonina, situam-se entre folículos. (Fotomicrografia. HE. Médio aumento.)

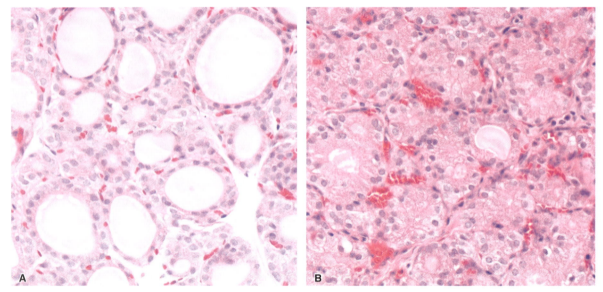

Figura 20.22 A. Glândula tireoide normal de rato. **B.** Glândula tireoide sob estímulo de altos níveis de TSH por 1 semana. (Fotomicrografia. HE. Médio aumento.)

PARA SABER MAIS

Ultraestrutura das células foliculares da tireoide

Ao microscópio eletrônico de transmissão, as células epiteliais que formam o folículo tireoidiano são vistas apoiadas sobre uma lâmina basal e exibem todas as características de células que simultaneamente sintetizam, secretam, absorvem e digerem proteínas. A porção basal das células é rica em retículo endoplasmático granuloso e contém quantidade moderada de mitocôndrias. O núcleo é geralmente esférico e situado no centro da célula. Na porção supranuclear, há um complexo de Golgi e grânulos de secreção cujo conteúdo é similar ao coloide folicular. Nessa região, há também lisossomos e vacúolos de conteúdo claro. A membrana da região apical das células contém um número moderado de microvilos. Os microvilos têm um importante papel na absorção do material coloidal localizado no lúmen, que após processado no sistema fagolisossomo, liberam HT (T_3 e T_4) para secreção nos capilares sanguíneos adjacentes ao polo basal da célula folicular. No espaço interfolicular, estão presentes uma rica rede capilar em meio a componentes da matriz extracelular e de fibroblastos (ver Figura 20.22).

Ultraestrutura das células C ou parafoliculares da tireoide

As células parafoliculares, também denominadas **células C**, localizam-se nos espaços entre os folículos. Ao microscópio eletrônico de transmissão, as células parafoliculares mostram uma pequena quantidade de retículo endoplasmático granuloso, mitocôndrias alongadas e um grande complexo de Golgi. A característica mais notável dessas células são os numerosos grânulos, que medem de 100 a 180 nm de diâmetro (ver Figura 22.23).

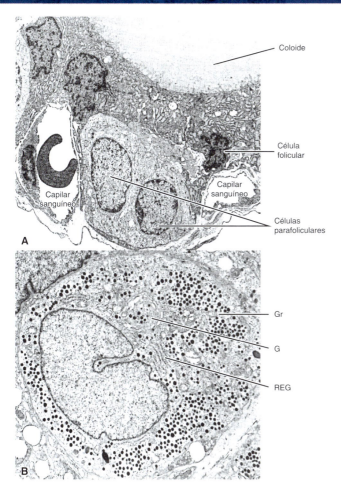

Figura 20.23 **A.** Eletromicrografia de tireoide mostrando células parafoliculares produtoras de calcitonina e parte de um folículo. Há dois capilares sanguíneos nesta figura. (Pequeno aumento.) **B.** Eletromicrografia de uma célula parafolicular da tireoide. Há pequenos grânulos de secreção (Gr) e poucas cisternas de retículo endoplasmático granuloso (REG). G: complexo de Golgi. (Médio aumento.)

Síntese e armazenamento de hormônios no folículo tireoidiano

O folículo é a unidade funcional de síntese e armazenamento de HT. A tireoide é a única glândula endócrina que acumula o seu produto de secreção em grande quantidade. O armazenamento é feito no lúmen do folículo, um espaço central e confinado da estrutura esférica, e o material acumulado é denominado **coloide**. Estima-se que, na espécie humana, haja quantidade suficiente de hormônio dentro dos folículos para suprir o organismo por cerca de 3 meses.

O coloide tireoidiano é constituído principalmente de uma glicoproteína de alto peso molecular (660 kDa) denominada **tireoglobulina**, que, enquanto armazenada, retém moléculas precursoras de T_3 e T_4 em sua estrutura. A coloração do coloide folicular varia muito, podendo ser acidófila ou basófila, e é PAS-positiva devido ao seu alto conteúdo de hidratos de carbono.

A síntese e o acúmulo de HTs ocorrem no folículo tireoidiano e envolve etapas intra e extracelular nos tireócitos:

1. Síntese de tireoglobulina.
2. Captação de iodeto do sangue.
3. Ativação de iodeto.
4. Iodação de aminoácidos tirosinas das moléculas de tireoglobulina.

As principais etapas do processo de síntese e secreção dos HTs estão esquematizadas na Figura 20.24.

A **síntese de tireoglobulina (TG)** e de outras proteínas e enzimas essenciais para síntese e secreção de HT, como **TPO**, **NIS**, **pendrina**, **DUOX** e **MCT8** nos tireócitos do folículo tireoidiano, é semelhante ao que ocorre em outras células exportadoras de proteínas, descritas no Capítulo 4, *Tecidos do Corpo/Tecido Epitelial*. Como exemplo, a síntese de TG ocorre no retículo endoplasmático granuloso, carboidrato é adicionado à proteína no interior das cisternas do retículo e no complexo de Golgi, e as vesículas com as proteínas se dirigem para a porção apical da célula folicular e liberam a tireoglobulina no lúmen do folículo.

A **captação de iodeto circulante** é realizada por uma proteína situada na membrana basolateral das células foliculares que transporta dois íons simultaneamente em direções opostas (é um cotransportador ou *symporter*). Essa proteína é chamada de **cotransportador de sódio/iodo** (**NIS**, do inglês *natrium-iodide symporter*) e leva para o interior da célula um íon iodeto ao mesmo tempo que transporta dois íons sódio. Esse mecanismo torna possível que a tireoide tenha uma concentração de iodo 20 a 50 vezes maior que a do plasma. O iodo intracelular direciona-se para a porção apical da célula folicular e é transportado para o lúmen folicular pelo transportador de ânions, **pendrina**.

A **síntese do HT** ocorre no lúmen, espaço extracelular, na proximidade da membrana plasmática apical dos tireócitos, em reações químicas catalisadas pela enzima peroxidase da tireoide (TPO, do inglês *thyroid peroxidase*) e participação de DUOX e H_2O_2 em etapas sucessivas:

I. **Oxidação do iodeto, formando moléculas de I⁰**
II. **Organificação** ou **incorporação de I⁰** no aminoácido tirosina da TG, gerando **monoiodotirosina (MIT)** e **di-iodotirosina (DIT)**
III. Formação de T_3 e T_4 pelo **acoplamento de MITs** e de **DITs** ainda ligadas à TG (TG-T_3/T_4). Nesse formato, a TG-T_3/T_4 fica armazenada no espaço do lúmen. O preenchimento do lúmen pela TG é visualizado como coloide.

Liberação de T_3 e T_4 e suas ações no organismo

A membrana apical dos tireócitos faz limite com o coloide armazenado no lúmen. Para a liberação do HT, primeiramente, o material coloidal é incorporado para o interior da célula por pinocitose ou microfagocitose e é digerido nas estruturas lisossômicas, liberando as T_4, T_3, DITs e MITs da molécula de TG. MITs e DITs não são secretadas, mas recicladas no folículo, onde o iodo é removido da tirosina pela ação da enzima DEHAL e reutilizado.

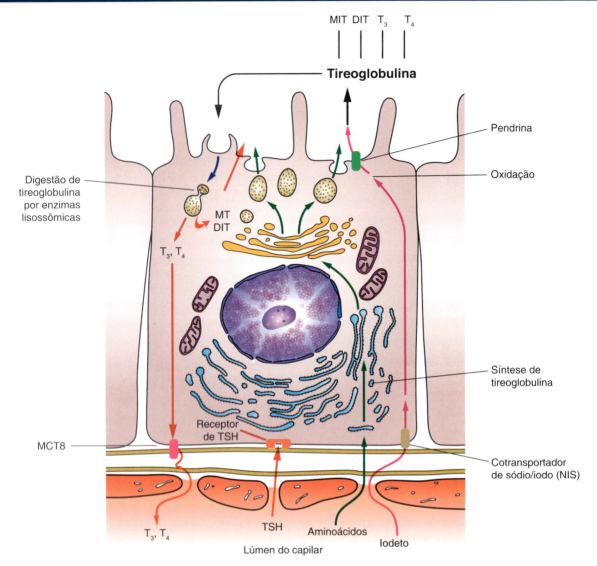

Figura 20.24 Esquema de célula folicular tireoidiana, mostrando parte do lúmen folicular, indicando os principais locais envolvidos na síntese, no armazenamento e na secreção de hormônio tireoidiano. Esses eventos ocorrem simultaneamente.

A liberação de T_4 e T_3 na circulação ocorre pela passagem dos HTs utilizando o **transportador de monocarboxilatos tipo 8 (MCT8)**, localizado na membrana basal dos tireócitos (ver Figura 20.24). O hormônio é liberado predominantemente na forma de T_4, que, no plasma, circula em grande parte ligado às **proteínas ligadoras de tiroxina (TBG)** e à albumina. Somente uma pequena fração livre pode ser detectada no plasma. Nos tecidos-alvo, T_4 sofrerá conversão para T_3 pela ação das **enzimas desiodases tipo 1 (D1)** ou **tipo 2 (D2)**, conforme o tecido ou órgão. A **ação hormonal do HT** ocorre pela ligação de T_3 no **receptor de HT**, modificando a expressão gênica de moléculas relacionadas ao metabolismo, ao crescimento, à termogênese, à função cardíaca, muscular e, primordialmente, no desenvolvimento do sistema nervoso nas vidas fetal e neonatal.

Controle da produção de hormônios tireoidianos

Os principais reguladores da estrutura e da função da glândula tireoide são o teor de iodo no organismo e o hormônio estimulante da tireoide (TSH) secretado pela *pars distalis* da hipófise. A membrana celular da porção basal das células foliculares é rica em receptores para TSH. De modo geral, o TSH estimula a captação de iodeto circulante, a produção e a liberação de hormônios da tireoide, enquanto o iodo plasmático tem ação inibitória. A secreção de TSH e de TRH aumentam, na falta de HT circulante. Os níveis de TH circulantes em excesso, por sua vez, inibem a síntese de TSH e TRH hipotalâmico, estabelecendo-se um equilíbrio que mantém o organismo com quantidades adequadas de T_4 e T_3 (ver Figura 20.8).

O estímulo sustentado de TSH modifica a morfologia dos folículos pela hipertrofia e hiperplasia dos tireócitos (ver Figura 20.22) e, consequentemente, ocorre o aumento do tamanho da glândula, que se denomina **bócio**. Ver, a seguir, mais informações em *Histologia aplicada – Bócio: aumento do tamanho da tireoide por diferentes causas* – e em *Histologia aplicada – Doença autoimune da tireoide pode ocasionar hipotireoidismo (baixos níveis de HT) ou hipertireoidismo (altos níveis de HT)*.

HISTOLOGIA APLICADA

Bócio: aumento do tamanho da tireoide por diferentes causas

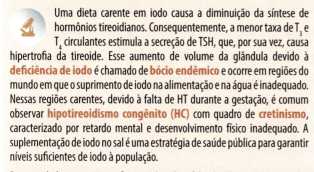

Uma dieta carente em iodo causa a diminuição da síntese de hormônios tireoidianos. Consequentemente, a menor taxa de T_3 e T_4 circulantes estimula a secreção de TSH, que, por sua vez, causa hipertrofia da tireoide. Esse aumento de volume da glândula devido à **deficiência de iodo** é chamado de **bócio endêmico** e ocorre em regiões do mundo em que o suprimento de iodo na alimentação e na água é inadequado. Nessas regiões carentes, devido à falta de HT durante a gestação, é comum observar **hipotireoidismo congênito (HC)** com quadro de **cretinismo**, caracterizado por retardo mental e desenvolvimento físico inadequado. A suplementação de iodo no sal é uma estratégia de saúde pública para garantir níveis suficientes de iodo à população.

Por outro lado, em regiões suficientes de iodo, a falta de HT em recém-nascidos pode passar despercebida pela falta de sintomas clínicos evidentes para um diagnóstico de **HC**. O HC pode incidir em 1/3.000 a 1/5.000 nascimentos e pode ser decorrente de um defeito genético na formação da tireoide. Recém-nascidos com HC raramente apresentam bócio, mas é primordial iniciar o tratamento com HT, hormônio essencial na maturação do sistema nervoso central, que ocorre nos 3 primeiros meses de vida. No Brasil, para detecção de HC, realiza-se a **dosagem de TSH** na gota de sangue do calcanhar do recém-nascido, como parte do **teste do pezinho**.

HISTOLOGIA APLICADA

Doença autoimune da tireoide pode ocasionar hipotireoidismo (baixos níveis de HT) ou hipertireoidismo (altos níveis de HT)

No hipotireoidismo, o paciente produz autoanticorpos que afetam a síntese de HT (**tireoidite de Hashimoto**), com consequente diminuição de HTs circulantes. Os anticorpos interferem em diferentes etapas da biossíntese hormonal. Com isso, haverá aumento de TSH, estimulando a glândula (eixo de *feedback*), o que ocasiona o bócio.

O hipertireoidismo pode ser causado por diversas doenças tireoidianas; uma delas é a **doença de Graves**, uma doença autoimune com produção de anticorpos que mimetizam a ação do TSH, o que ocasiona o aumento da síntese de HTs (elevando T_3 e T_4) e estimula o trofismo (tamanho) da glândula, ocasionando o bócio.

Curioso observar que tanto no hipotireoidismo quanto no hipertireoidismo ocorre o aumento do tamanho da glândula tireoide (bócio).

Paratireoides

As paratireoides são quatro pequenas glândulas que medem 3 × 6 mm e têm peso total de cerca de 0,4 g. Localizam-se mais comumente nos polos superiores e inferiores da face dorsal da tireoide, geralmente na cápsula que reveste os lobos dessa glândula (Figura 20.25). As glândulas se originam das bolsas faringianas e acompanham a migração do broto embrionário da tireoide até a posição cervical. Mais raramente, podem situar-se no interior da tireoide ou no mediastino, próximo ao timo. Essa última localização se deve ao fato de as paratireoides e o timo se originarem de esboços embrionários muito próximos entre si.

Cada paratireoide é envolvida por uma cápsula de tecido conjuntivo. Dessa cápsula, partem trabéculas para o interior da glândula, que são contínuas com as fibras reticulares que sustentam os grupos de células secretoras.

Células da paratireoide

O parênquima da paratireoide é formado por células epiteliais dispostas em cordões separados por capilares sanguíneos (Figura 20.25). Há dois tipos de células na paratireoide: as **principais** e as **oxífilas**. As **células principais**, de formato poligonal, núcleo vesicular e citoplasma fracamente acidófilo, são as predominantes e secretoras do hormônio das paratireoides, o **paratormônio (PTH)**. Na espécie humana, as **células oxífilas** aparecem por volta dos 7 anos, e sua quantidade aumenta progressivamente com a idade. São maiores e mais claras que as células principais. A função dessas células é desconhecida. No adulto, com o avançar da idade, observa-se um acúmulo progressivo de células adiposas entre os cordões das células secretoras no parênquima dessa glândula.

Ações do paratormônio e sua interação com a calcitonina

O **PTH** é uma proteína com massa molecular de 8.500 Da. O PTH se liga a receptores em osteoblastos, e essa ligação estimula a atividade e o número de osteoclastos, com consequente aumento da reabsorção de matriz óssea calcificada e liberação de Ca^{2+} no sangue. O aumento da concentração de Ca^{2+} no sangue, por sua vez, inibe a síntese de PTH na paratireoide, sinal químico mediado pelo receptor para cálcio localizado na superfície das células principais.

Por outro lado, a **calcitonina** produzida pelas células parafoliculares da glândula tireoide inibe os osteoclastos, diminuindo a reabsorção de osso e a concentração desse íon no plasma. A calcitonina tem, portanto, ação oposta à do PTH. A ação conjunta de ambos os hormônios é um mecanismo importante para regular de maneira precisa o nível de Ca^{2+} no sangue, um íon primordial na função das células e dos tecidos.

Efeitos adicionais do PTH incluem o papel na redução da concentração de fosfato plasmático, pela atuação de PTH nos túbulos renais, diminuindo a reabsorção de fosfato e aumentando sua excreção na urina. O PTH aumenta indiretamente a absorção de Ca^{2+} no sistema digestório, estimulando a síntese de vitamina D, que é necessária para essa absorção.

Ver, a seguir, mais informações sobre o efeito do excesso e falta de PTH em *Histologia aplicada*.

Glândula pineal

A **glândula pineal**, também chamada **epífise**, é uma pequena glândula que mede 5 × 8 mm e pesa cerca de 150 mg. Está localizada na extremidade posterior do terceiro ventrículo e conectada por um pedúnculo curto ao diencéfalo.

A pineal é revestida externamente pela pia-máter, da qual partem septos de tecido conjuntivo (contendo vasos sanguíneos e fibras nervosas não mielinizadas) que penetram a glândula dividindo-a em lóbulos de formas irregulares. Na pineal, predominam dois tipos celulares: o **pinealócito**, que sintetiza a **melatonina**, e o **astrócito**.

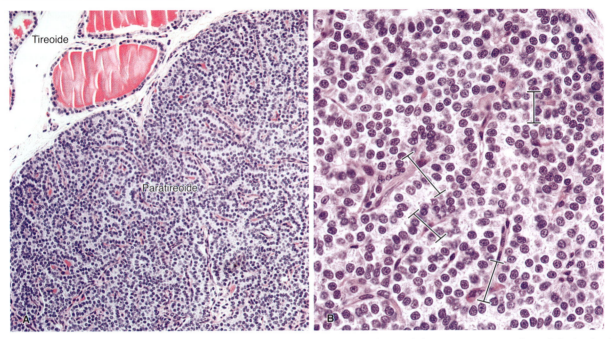

Figura 20.25 A. Glândula paratireoide mostrando uma organização cordonal de tecido epitelial; *no topo*, aparecem alguns folículos tireoidianos. **B.** Detalhe dos cordões formados pelas células principais da paratireoide, que estão destacados por *traços*. (Fotomicrografia. HE. Pequeno aumento, (A), e médio aumento (B).)

HISTOLOGIA APLICADA

No **hiperparatireoidismo**, com o aumento de PTH circulante, diminui a concentração de fosfato no sangue e aumenta a de Ca^{2+}. Essa condição frequentemente produz depósitos patológicos de cálcio em vários órgãos, como rins e artérias. A doença óssea causada pelo hiperparatireoidismo, caracterizada por número aumentado de osteoclastos e múltiplas cavidades ósseas, é conhecida como **osteíte fibrosa cística**. Ossos de portadores dessa doença são mais frágeis e mais propensos a sofrerem fraturas.

No **hipoparatireoidismo**, o PTH plasmático está baixo e, consequentemente, ocorrem o aumento na concentração de fosfato no sangue e a diminuição da concentração de Ca^{2+}. Os ossos tornam-se mais densos e mais mineralizados.

A menor concentração de Ca^{2+} no sangue pode causar **tetania**, caracterizada por hiper-reflexia (aumento de resposta de reflexos neurológicos) e contrações espasmódicas localizadas ou generalizadas dos músculos esqueléticos.

HISTOLOGIA APLICADA

Concreções calcáreas ou **areia cerebral** é o nome que se dá aos depósitos de fosfato e carbonato de cálcio encontrados frequentemente na pineal de adultos. Sendo radiopacas, tornam a pineal bem visível nas radiografias, servindo como ponto de referência em raios X e tomografias do crânio. À microscopia, as concreções calcáreas aparecem como ilhas concêntricas de tamanho variado, cercadas de pinealócitos, que produzem melatonina, e de astrócitos. A calcificação da pineal aumenta em quantidade com a idade, e o acúmulo de concreções pode influenciar o metabolismo dependente de melatonina no organismo (Figura 20.26).

Inervação

Os axônios perdem seus envoltórios de mielina quando penetram a pineal e terminam entre os pinealócitos, estabelecendo sinapses com alguns deles. As terminações axonais têm um grande número de pequenas vesículas que contêm norepinefrina. Os pinealócitos e os terminais nervosos simpáticos também contêm serotonina.

Papel da pineal no controle de ciclos biológicos

Os pinealócitos constituem 95% das células da pineal. Em cortes corados por HE, os pinealócitos são vistos com um citoplasma levemente basófilo e grandes núcleos de perfil irregular ou lobados contendo nucléolos bastante evidentes (Figura 20.26). A melatonina não se acumula em grânulos de secreção, pois é liberada à medida que é sintetizada. A impregnação por sais de prata mostra que os pinealócitos têm numerosas e longas ramificações com as extremidades dilatadas. Em menor número do que os melanócitos, os **astrócitos** apresentam núcleos alongados e mais fortemente corados. Com a idade, aparecem formações calcificadas na glândula pineal denominadas **areia cerebral** ou *corpora arenacea* (Figura 20.26). Ver, a seguir, outras informações em *Histologia aplicada*.

A glândula pineal está envolvida no controle dos ritmos circadianos, relacionados com o ciclo de sono e vigília. A pineal responde a estímulos luminosos que são recebidos pela retina, transmitidos ao córtex cerebral e retransmitidos à pineal por nervos do sistema simpático. O período noturno e a escuridão provocam a secreção de melatonina e de vários peptídios, o que estabelece uma disponibilidade variável desse hormônio em um ciclo diário de 24 horas. A melatonina promove mudanças rítmicas nas atividades secretoras de vários órgãos, influenciando

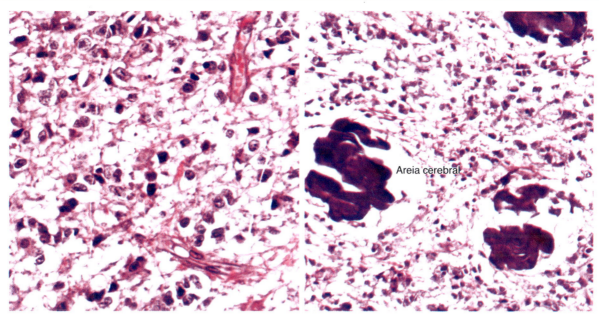

Figura 20.26 Corte histológico da glândula pineal. *À direita*, concreção calcárea (areia cerebral) em meio ao tecido da pineal formado por pinealócitos e astrócitos. (Coloração HE. Médio aumento, *à esquerda*, e pequeno aumento, *à direita*.)

o ciclo do sono, a temperatura corporal e a imunidade. A pineal é importante no controle do estabelecimento da puberdade, no ciclo reprodutor, na adaptação à mudança súbita do ciclo dia/noite, como no *jetleg* e na fisiologia, relacionando-se a mudanças sazonais (p. ex., temperatura, acesso à luz) no decorrer do ano.

Sistema neuroendócrino difuso

No **sistema neuroendócrino difuso** (**DNES**, do inglês *diffuse neuroendocrine system*), estão incluídas as células endócrinas esparsamente distribuídas, como um tipo celular especializado em meio a um tecido epitelial de revestimento. Não estão organizadas de maneira que possam ser caracterizadas como um órgão glandular, e o seu produto de síntese pode atuar de maneira parácrina, justácrina e endócrina.

Inicialmente, estudos realizados no sistema digestório revelaram um grande número de **células endócrinas isoladas**, entremeadas nas células epiteliais de revestimento ou secretoras. O citoplasma das células endócrinas contém hormônios polipeptídios ou aminas biogênicas, tais como epinefrina, norepinefrina ou 5-hidroxitriptamina (serotonina). Em alguns casos, mais que um desses compostos são encontrados na mesma célula. Pelo fato de muitas captarem precursores de aminas do meio extracelular e promoverem descarboxilação de aminoácidos, estas células foram denominadas com a sigla **APUD** (do inglês *amine precursor uptake and decarboxylation*). No entanto, a designação APUD foi substituída por DNES, pois estudos recentes indicaram que nem todas as células classificadas como APUD concentram aminas.

As células DNES se originam da crista neural, um componente do sistema nervoso embrionário. A melhor maneira de localizá-las e identificá-las é por meio da utilização de imunocitoquímica ou técnicas citoquímicas específicas para aminas. Algumas dessas células podem ser visualizadas por meio de sais de prata, e, por isso, são chamadas de **células argentafins** ou **argirófilas**. As células do sistema que secretam polipeptídios, quando observadas ao microscópio eletrônico, geralmente mostram grânulos bem distintos, densos, medindo aproximadamente 100 a 400 nm de diâmetro.

No sistema digestório, encontramos um grande número de células DNES, denominadas **células enteroendócrinas**, que são apresentadas no Quadro 15.1 (ver Capítulo 15, *Sistema Digestório*). As células G (do estômago), que sintetizam gastrina, e as células L (do intestino delgado), que sintetizam glicentina (GLP1), são exemplos desse tipo de célula.

O aparelho respiratório é um local onde encontramos células endócrinas com característica DNES (ver Capítulo 17, *Sistema Respiratório*). Nichos de células **neuroepiteliais** são encontrados no epitélio dos bronquíolos, principalmente em recém-nascidos, e diminuem rapidamente com a idade. Observam-se grânulos de secreção, contendo vários peptídios, tais como bombesina e serotonina.

Bibliografia

Hipófise

LARKIN, S.; ANSORGE, O. Development and microscopic anatomy of the pituitary gland. **ENDOTEXT Updated**: February 15, 2017. Disponível em: https://www.endotext.org/section/neuroendo/. Acesso em: 14 set. 2022.

PEREZ-CASTRO, C. *et al.* Cellular and molecular specificity of pituitary gland physiology. **Physiological Reviews**, v. 92, n. 1, p. 1-38, 2012.

YEUNG, C. M. *et al.* Cells of the anterior pituitary. **International Journal of Biochemistry & Cell Biology**, v. 38, n. 9, p. 1441-1449, 2006.

Adrenais

CLAAHSEN-VAN DER GRINTEN, H. L. *et al.* Congenital adrenal hyperplasia – current insights in pathophysiology, diagnostics, and management. **Endocrine Reviews**, v. 43, n. 1, p. 91-159, 2022. doi: 10.1210/endrev/bnab016.

LALLI, E. Adrenal cortex ontogenesis. **Best Practice & Research Clinical Endocrinology & Metabolism**, v. 24, n. 6, p. 853-864, 2010.

LIGHTMAN, S. L.; BIRNIE, M. T.; CONWAY-CAMPBELL, B. L. Dynamics of ACTH and cortisol secretion and implications for disease. **Endocrine Reviews**, v. 41, n. 3, p. bnaa002, 2020.

WILLIAMS, R. H. (ed.). **Textbook of endocrinology**. 4 ed. Philadelphia: Saunders, 1968.

Ilhotas de Langerhans

DYBALA, M. P. *et al.* Integrated pancreatic blood flow: bidirectional microcirculation between endocrine and exocrine pancreas. **Diabetes**, v. 69, n. 7, p. 1439-1450, 2020. doi:10.2337/db19-1034.

LIU, M. *et al.* Normal and defective pathways in biogenesis and maintenance of the insulin storage pool. **Journal of Clinical Investigation**, v. 131, n. 2, p. e142240, 2021. doi: 10.1172/JCI142240.

STEINER, D. J. *et al.* Pancreatic islet plasticity: interspecies comparison of islet architecture and composition. **Islets**, v. 2, n. 3, p. 135-145, 2010.

WALKER, J. T. *et al.* The human islet: mini-organ with mega-impact. **Endocrine Reviews**, v. 42, n. 5, p. 605-657, 2021. doi: 10.1210/endrev/bnab010.

Tireoide e paratireoides

ANDERSSON, M.; BRAEGGER, C. P. The role of iodine for thyroid function in lactating women and infants. **Endocrine Reviews**, v. 43, n. 3, p. 469-506, 2022. doi: 10.1210/endrev/bnab029.

CARVALHO, D. P.; DUPUY, C. Thyroid hormone biosynthesis and release. **Molecular and Cellular Endocrinology**, v. 458, p. 6-15, 2017. doi: 10.1016/j.mce.2017.01.038.

DOHÁN, O. *et al.* The Sodium/Iodide Symporter (NIS): characterization, regulation, and medical significance. **Endocrine Reviews**, v. 24, n. 1, p. 48-77, 2003. doi: 10.1210/er.2001-0029.

GROENEWEG, S.; VISSER, W. E.; VISSER, T. J. Disorder of thyroid hormone transport into the tissues. **Best Practice & Research Clinical Endocrinology & Metabolism**, v. 31, n. 2, p. 241-253, 2017. doi: 10.1016/j.beem.2017.05.001. Epub 2017 May 24.

JESO, B.; ARVAN, P. Thyroglobulin from molecular and cellular biology to clinical endocrinology. **Endocrine Reviews**, v. 37, n. 1, p. 2-36, 2016. doi: 10.1210/er.2015-1090.

KIMURA, E. T. Glândula tireoide. In: AIRES, M. M. **Fisiologia**. 5 ed. Rio de Janeiro: Grupo GEN, 2018.

MARTIN, T. J.; SIMS, N. A.; SEEMAN, E. Physiological and pharmacological roles of PTH and PTHrP in bone using their shared receptor, PTH1R. **Endocrine Reviews**, v. 42, n. 4, p. 383-406, 2021. doi: 10.1210/endrev/bnab005.

NILSSON, M.; FAGMAN, H. Development of the thyroid gland. **Development**, v. 144, n. 12, p. 2123-2140, 2017. doi: 10.1242/dev.145615.

ZIMMERMANN, M. B.; BOELAERT, K. Iodine deficiency and thyroid disorders. **Lancet Diabetes & Endocrinology**, v. 3, n. 4, p. 286-295, 2015. doi: 10.1016/S2213-8587(14)70225-6.

Glândula pineal

AMARAL, F. G.; CIPOLLA-NETO, J. A brief review about melatonin, a pineal hormone. **Archives of Endocrinology and Metabolism**, v. 62, n. 4, 2018. doi: 10.20945/2359-3997000000066.

TAN, D. X. *et al.* Reiter pineal calcification, melatonin production, aging, associated health consequences and rejuvenation of the pineal gland. **Molecules**, v. 23, n. 2, p. 301, 2018. doi: 10.3390/molecules23020301.

Sistema neuroendócrino difuso

BEUMER, J.; GEHART, H.; CLEVERS, H. Enteroendocrine dynamics – new tools reveal hormonal plasticity in the gut. **Endocrine Reviews**, v. 41, n. 5, p. bnaa018, 2020. doi: 10.1210/endrev/bnaa018.

DRUCKER, D. J. Evolving concepts and translational relevance of enteroendocrine cell biology. **Journal of Clinical Endocrinology and Metabolism**, v. 101, n. 3, p. 778-786, 2016. doi: 10.1210/jc.2015-3449.

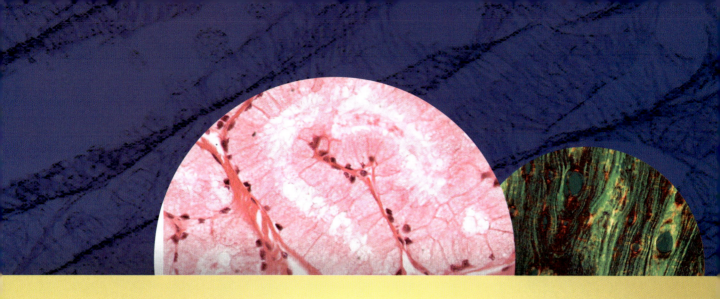

CAPÍTULO 21

Sistema Genital Masculino

PAULO ABRAHAMSOHN

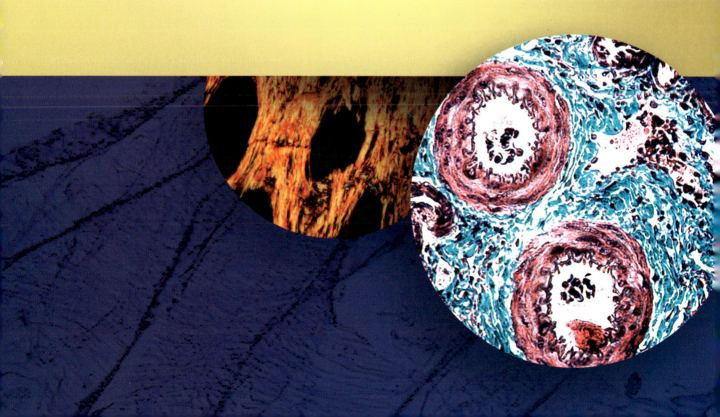

Introdução, 449
Testículos, 449
Ductos genitais extratesticulares, 461
Glândulas sexuais acessórias, 461
Pênis, 464
Bibliografia, 465

Introdução

O sistema genital masculino é composto de testículos, ductos genitais, glândulas acessórias e pênis (Figura 21.1). A função dupla do testículo é produzir gametas masculinos – os espermatozoides – e hormônios sexuais masculinos.

A **testosterona** – principal hormônio produzido nos testículos – e seu metabólito, a di-hidrotestosterona, são muito importantes para a fisiologia do homem. A testosterona exerce um papel essencial na espermatogênese, na diferenciação sexual durante o desenvolvimento embrionário e fetal, no desenvolvimento de características sexuais secundárias e no controle da secreção de gonadotropinas. A di-hidrotestosterona age em muitos órgãos e tecidos do corpo (p. ex., músculos, padrão da distribuição dos pelos e crescimento de cabelo) durante a puberdade e a vida adulta.

Os ductos genitais e as glândulas acessórias produzem secreções que, impulsionadas por contração de músculo liso, transportam os espermatozoides para o exterior. Essas secreções também fornecem nutrientes para os espermatozoides enquanto eles permanecem no sistema genital masculino. Os espermatozoides e as secreções dos ductos genitais e glândulas acessórias compõem o **sêmen**.

Testículos

Cada testículo é envolvido por uma espessa cápsula de tecido conjuntivo denso, denominada **túnica albugínea**. Ela é mais espessa na superfície dorsal do órgão, região denominada **mediastino do testículo**.

Na vida embrionária, os testículos se desenvolvem em posição retroperitoneal, na parede dorsal da cavidade abdominal. Entre a 24ª e a 35ª semana de gestação eles se alojam na bolsa escrotal, ficando suspensos pelos cordões espermáticos. No movimento de migração, cada testículo arrasta consigo uma dobra do peritônio denominada **túnica vaginal**, que acaba recobrindo as regiões laterais e anterior do testículo. Essa túnica é formada por duas camadas: um folheto visceral do peritônio, interna e que recobre a túnica albugínea, e um folheto parietal do peritônio, externamente à anterior. A bolsa escrotal tem um papel importante na manutenção dos testículos a uma temperatura abaixo da temperatura intra-abdominal. Ver mais informações em *Histologia aplicada – Criptorquidismo*.

HISTOLOGIA APLICADA

Criptorquidismo

Falhas na descida dos testículos durante a vida fetal (**criptorquidismo**) mantêm esses órgãos à temperatura de 37°C, que inibe a espermatogênese. A espermatogênese pode ocorrer normalmente se os testículos forem movidos cirurgicamente para a bolsa escrotal, desde que não tenham permanecido muito tempo em temperaturas altas após o início da espermatogênese. Por esse motivo, é importante examinar recém-nascidos do sexo masculino para conferir se os testículos estão na bolsa escrotal. Embora a proliferação das células germinativas seja inibida pela temperatura abdominal, o mesmo não acontece com a síntese de testosterona. Isso explica por que os homens com criptorquidismo podem ser estéreis, mas desenvolvem características masculinas secundárias e alcançam ereção.

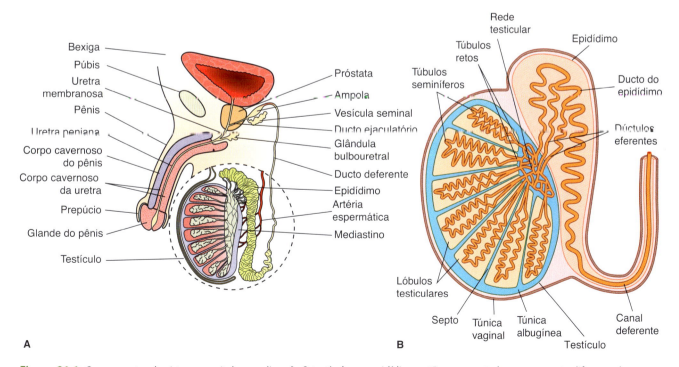

Figura 21.1 Componentes do sistema genital masculino. **A.** O testículo e o epidídimo estão representados em aumento diferente das outras estruturas. **B.** Estrutura do testículo e epidídimo.

Lóbulos testiculares e organização dos ductos testiculares

Do mediastino partem septos de tecido conjuntivo em direção ao interior do testículo e que dividem o órgão em cerca de 300 compartimentos cônicos ou piramidais chamados **lobos** ou **lóbulos testiculares** (ver Figura 21.1). Os septos são incompletos, havendo intercomunicações entre os lóbulos.

Em cada lóbulo há de um a quatro túbulos denominados **túbulos seminíferos**, nos quais ocorre a produção de espermatozoides. Cada túbulo é envolvido por um tecido conjuntivo frouxo rico em células, vasos sanguíneos e linfáticos e nervos.

Cada testículo tem 250 a 1.000 túbulos seminíferos que medem de 150 a 250 μm de diâmetro e de 30 a 70 cm de comprimento cada um, e o comprimento total dos túbulos de um testículo é aproximadamente 250 m.

Os túbulos seminíferos têm o formato de alças ou da letra "U" e são enovelados. Suas extremidades se continuam com curtos tubos chamados **túbulos retos**. Estes conectam os túbulos seminíferos a um labirinto de canais anastomosados em forma de rede, revestidos por um epitélio simples pavimentoso ou cúbico, que constituem a **rede testicular** situada no mediastino do testículo. Da rede testicular saem de 10 a 20 **dúctulos eferentes** que a conectam com o tubo seguinte – o **ducto do epidídimo** ou **ducto epididimário** (ver Figura 21.1B).

Estrutura dos túbulos seminíferos

A parede dos túbulos seminíferos é formada por várias camadas de células que formam o **epitélio seminífero** ou **epitélio germinativo**, delimitado por uma lâmina basal (Figuras 21.2 e 21.3). No centro de cada túbulo, há um **lúmen** bem delimitado, que pode estar preenchido por flagelos de espermatozoides em formação e espermatozoides maduros. Externamente, os túbulos são revestidos por uma camada de células planas, contráteis, semelhantes a miofibroblastos chamadas **células mioides peritubulares** (Figuras 21.3 e 21.4).

Nos espaços entre os túbulos, há tecido conjuntivo frouxo muito vascularizado, no qual se destacam grupos de células de origem mesenquimal denominadas **células de Leydig** ou **células intersticiais** (Figuras 21.3 e 21.4). Esse tecido conjuntivo é muito delicado, e por causa de retração durante o processamento histológico, os cortes de testículo exibem frequentemente espaços "vazios".

Células do epitélio seminífero

Esse epitélio é formado por duas populações distintas de células: as **células de Sertoli** e as **células da linhagem espermatogênica**. Essas populações têm morfologia, origem embriológica e funções bastante diferentes.

Uma das funções das células de Sertoli é dar suporte às células da linhagem espermatogênica durante a formação de espermatozoides. Outras funções serão expostas mais adiante. São células longas, colunares, que se apoiam sobre a lâmina basal do epitélio germinativo e alcançam o lúmen dos túbulos. Seus núcleos são ovalados e frequentemente apresentam nucléolos bem evidentes (Figuras 21.3 e 21.5).

Na quarta semana de desenvolvimento da espécie humana, formam-se, no mesoderma intermediário, as cristas

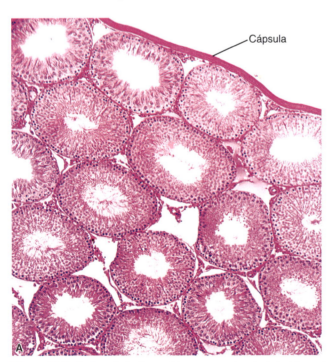
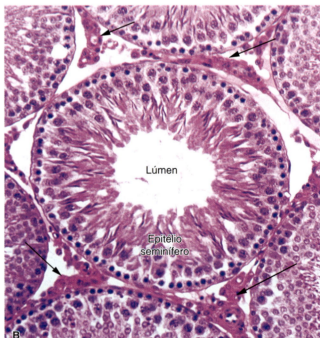

Figura 21.2 A. O testículo é revestido por uma cápsula de tecido conjuntivo denso e tem inúmeros túbulos seminíferos, mostrados na imagem em secções transversais. **B.** Detalhe de um túbulo seminífero. Sua parede é formada pelo epitélio seminífero. As *setas* indicam grupos de células intersticiais, situados em torno dos túbulos. (Hematoxilina e eosina – HE. A: pequeno aumento; B: médio aumento. Imagens de P. Abrahamsohn, no *site* mol.icb.usp.br.)

Capítulo 21 | Sistema Genital Masculino   451

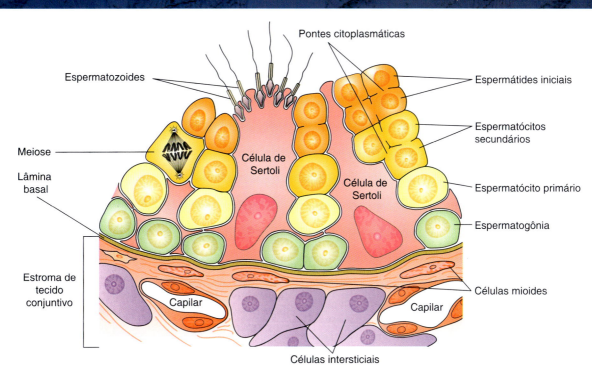

Figura 21.3 Pequeno trecho da parede de um túbulo seminífero no qual há as células da linhagem espermatogênica e as células de Sertoli. Nas paredes laterais das células de Sertoli, alojam-se células da linhagem espermatogênica. Em torno do túbulo há células mioides, tecido conjuntivo, vasos sanguíneos e células de Leydig.

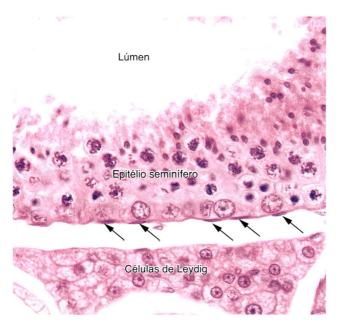

Figura 21.4 Segmento da parede de um túbulo seminífero. As *setas* indicam núcleos de células mioides que revestem externamente os túbulos. Um grupo de células de Leydig (células intersticiais) está situado em torno do túbulo. (HE. Médio aumento. Imagem de P. Abrahamsohn, no *site* mol.icb.usp.br.)

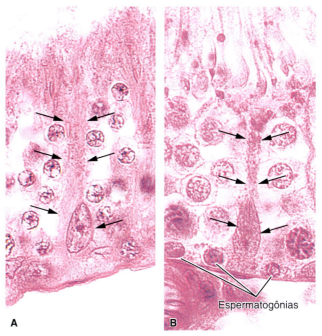

Figura 21.5 Células de Sertoli indicadas pelas *setas*. Observe na imagem, *à esquerda*, seu núcleo característico, alongado, pouco corado e contendo um nucléolo. Os pequenos núcleos na base do túbulo são de espermatogônias. (HE. Médio aumento. Imagens de P. Abrahamsohn.)

gonadais, nas quais se desenvolverão as gônadas, que são inicialmente indiferenciadas em termos do sexo. As células da linhagem espermatogênica se originam do saco vitelino embrionário em uma etapa muito precoce do desenvolvimento. Essas células, denominadas **células germinativas primordiais**, migram para as cristas gonadais, nas quais chegam por volta da quinta ou sexta semana de vida intrauterina. Elas colonizam as cristas gonadais proliferando e formando milhares de células-filhas denominadas **gonócitos**, que originam as células denominadas **espermatogônias**.

As células de Sertoli são importantes para o desenvolvimento adequado do testículo nessa fase. Elas dependem da expressão de vários genes, entre os quais se destaca o gene *SRY*, localizado no cromossomo Y de células da crista gonadal. As células de Leydig também são importantes nessa etapa, pois são secretoras de testosterona, hormônio que estimula o desenvolvimento do testículo. Pela atuação dos genes *SRY*, as gônadas indiferenciadas se desenvolvem em testículos.

Formação dos espermatozoides

As células da linhagem espermatogênica se dispõem em quatro a oito camadas e ocupam a maior parte do epitélio germinativo. Essas células são diretamente responsáveis pela produção de espermatozoides, porém, para que esse processo seja bem-sucedido, há necessidade da interação e da colaboração entre as diversas células localizadas no testículo.

A formação dos espermatozoides compreende duas fases: a **espermatogênese** e a **espermiogênese**. Na espermatogênese, ocorrem divisões celulares por mitoses e por meiose, enquanto na espermiogênese cessam as divisões celulares e ocorrem a diferenciação e a maturação dos espermatozoides. Na espécie humana, o processo total de formação de espermatozoides dura em torno de 64 dias.

Durante a espermatogênese, as espermatogônias entram em meiose e se diferenciam em espermátides

As **espermatogônias** são células esféricas, relativamente pequenas, que medem aproximadamente 12 μm de diâmetro, situadas junto à lâmina basal do túbulo seminífero (Figura 21.6; ver Figura 21.3). A partir da puberdade, as espermatogônias iniciam um processo contínuo de divisões mitóticas e produzem sucessivas gerações de células e um aumento de sua população. As células-filhas das divisões mitóticas podem seguir dois caminhos: continuar se dividindo, mantendo-se como células-tronco de outras espermatogônias (chamadas **espermatogônias de tipo A**), ou diferenciar-se para se tornarem **espermatogônias de tipo B** (Figura 21.7). Nas preparações histológicas comuns, nem sempre é possível distinguir os dois tipos de espermatogônias.

As **espermatogônias de tipo B** passam por alguns ciclos mitóticos nos quais as células-filhas não se separam completamente, mantendo-se unidas por pontes citoplasmáticas. A manutenção das pontes teria uma vantagem no sentido de sincronizar as divisões celulares. Ao fim dessas divisões, as espermatogônias B originam células denominadas **espermatócitos primários** (Figura 21.7). Estes e seus descendentes continuam unidos por pontes citoplasmáticas até o fim da espermatogênese. Os espermatócitos primários são as maiores células da linhagem espermatogênica. São esféricos, volumosos e podem ser reconhecidos em cortes histológicos por: (1) observação de cromossomos em seus núcleos, pois a prófase I da meiose é muito longa; e (2) localização próxima à lâmina basal (Figura 21.6).

Os espermatócitos primários duplicam seu DNA e, portanto, têm 46 cromossomos, porém o dobro da quantidade de DNA de uma célula diploide (a célula somática habitual do organismo). Durante a anáfase da primeira divisão da meiose, os cromossomos homólogos se separam. Resultam dessa divisão duas células menores chamadas **espermatócitos secundários** (Figura 21.7; ver Figura 21.3), que têm 23 cromossomos, porém a

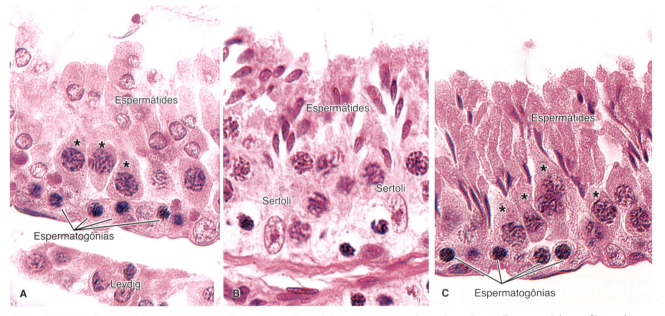

Figura 21.6 Células do epitélio germinativo. **A.** Espermatogônias, células pequenas situadas na base do epitélio, com núcleos esféricos de cromatina densa, bem corados. Acima das espermatogônias, há espermatócitos primários em meiose, assinalados por *asteriscos*. Observe cromossomos em seus núcleos. Junto ao lúmen, grupos de espermátides iniciais. **B.** Observe espermátides com núcleos alongados, em etapa mais adiantada que na imagem anterior. Duas células de Sertoli, com seus núcleos característicos. **C.** Espermátides com núcleos bastante alongados e com cromatina densa, bastante corada, em etapa mais adiantada que na imagem anterior. Os *asteriscos* indicam espermatócitos primários em meiose. (HE. Médio aumento. Imagens de P. Abrahamsohn.)

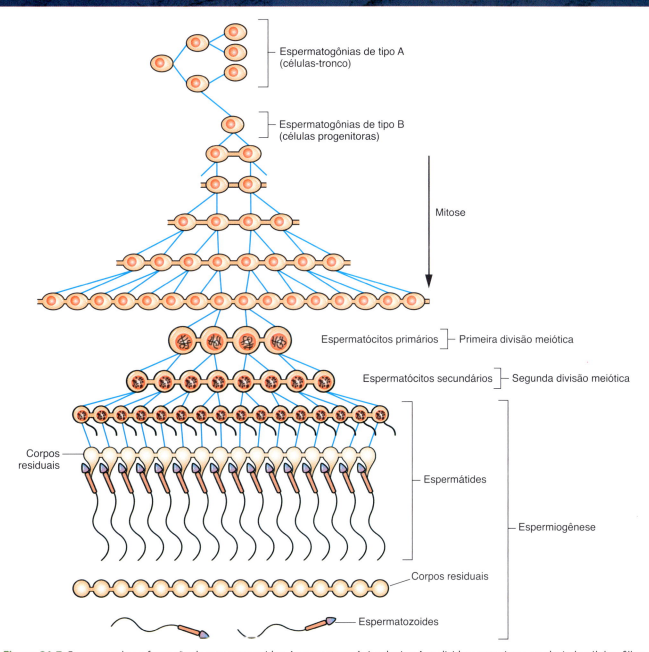

Figura 21.7 Esquema sobre a formação de espermatozoides. As espermatogônias de tipo A se dividem por mitose, produzindo células-filhas que continuam a se dividir. Algumas das células-filhas se diferenciam em espermatogônias de tipo B, que se dividem, mas não se separam, permanecendo unidas por pontes citoplasmáticas nas mitoses seguintes. Cada uma das espermatogônias de tipo B origina um espermatócito primário que inicia a divisão por meiose, da qual resultam, inicialmente, dois espermatócitos secundários, que se dividem resultando em quatro espermátides. Estas não se dividem mais e se diferenciam em espermatozoides. As pontes citoplasmáticas se desfazem quando o processo de formação dos espermatozoides está completado. (Adaptada de Dym e Fawcett, 1971.)

quantidade diploide de DNA, uma vez que cada um de seus cromossomos é constituído de duas cromátides.

Os espermatócitos secundários, pouco tempo depois de formados, entram na segunda divisão da meiose, originando duas células, as **espermátides** (Figura 21.7), cada uma com 23 cromossomos e metade da quantidade regular de DNA de uma célula diploide. Dessa maneira, cada espermatogônia origina, por meiose, quatro espermátides, que têm metade do número e da quantidade de DNA das células somáticas do organismo.

Como a prófase dos espermatócitos primários é muito longa (cerca de 22 dias), a maioria dos espermatócitos observados nos cortes histológicos se encontra nessa fase. Por outro lado, é mais difícil observar espermatócitos secundários, porque logo após serem formados, originam as espermátides.

Durante a espermiogênese, ocorre a diferenciação dos espermatozoides

A **espermiogênese** é a segunda etapa de formação de espermatozoides, durante a qual não há mais divisões celulares. Nessa etapa, ocorre a transformação das espermátides em espermatozoides, células altamente especializadas para transferir o DNA masculino ao ovócito por meio da fertilização.

Em cortes histológicos, as espermátides podem ser reconhecidas: (1) por seu pequeno tamanho (7 a 8 μm de diâmetro); (2) pela posição mais próxima ao lúmen do que da base dos túbulos; (3) pelos núcleos inicialmente esféricos, e no decorrer dessa etapa cada vez mais alongados; e (4) pela cromatina inicialmente frouxa, pouco corada e, em seguida, cada vez mais condensada, muito corada (ver Figura 21.6).

A espermiogênese é um processo complexo, que inclui: (1) a formação de uma estrutura chamada **acrossomo**; (2) a condensação da cromatina e o alongamento do núcleo; (3) o desenvolvimento do flagelo; (4) e a perda da maior parte do citoplasma. O resultado final é o espermatozoide maduro, que é liberado no lúmen do túbulo seminífero. A espermiogênese pode ser dividida em três etapas: etapa do complexo de Golgi, do acrossomo e de maturação.

Etapa do complexo de Golgi

Pela observação ao microscópio eletrônico de transmissão, sabe-se que as espermátides têm um complexo de Golgi bastante desenvolvido (Figura 21.8). Na região do complexo de Golgi, acumulam-se pequenos grânulos PAS-positivos, chamados **grânulos proacrossômicos**. Estes se fundem para formar um único **grânulo acrossômico** no interior de uma vesícula limitada por membrana, chamada **vesícula acrossômica**. Ao mesmo tempo, os centríolos das espermátides migram para perto da superfície da célula em posição oposta à vesícula acrossômica, e iniciam a formação do axonema (conjunto de microtúbulos que formam o eixo central de um flagelo).

Etapa do acrossomo

A vesícula e o grânulo acrossômico migram pelo citoplasma e se dispõem sobre a região anterior do núcleo como um capuz, passando a ser chamados, inicialmente, de **capuz acrossômico** e, finalmente, de **acrossomo** (Figuras 21.8 e 21.9).

O acrossomo contém várias enzimas hidrolíticas, como hialuronidase, neuraminidase, fosfatase ácida e uma protease que tem atividade próxima à da tripsina. O acrossomo é, portanto, semelhante a um lisossomo.

As enzimas do acrossomo são capazes de dissociar as células da *corona radiata* e de digerir a zona pelúcida, estruturas que envolvem os ovócitos. Quando os espermatozoides se aproximam de um ovócito, vários pontos da membrana externa do acrossomo se fundem com a membrana citoplasmática do espermatozoide, liberando as enzimas acrossômicas no espaço extracelular. Esse processo, chamado **reação acrossômica**, é um dos primeiros passos da fertilização do ovócito.

Durante a etapa do acrossomo, o **flagelo** cresce a partir de um dos centríolos e mitocôndrias se acumulam ao redor da porção proximal do flagelo, que é chamada **peça intermediária** (Figura 21.8). Ver mais informações em *Histologia aplicada – Síndrome dos cílios imóveis*.

> **HISTOLOGIA APLICADA**
>
> **Síndrome dos cílios imóveis**
>
> A síndrome dos cílios imóveis é caracterizada por espermatozoides imóveis e infertilidade. Deve-se à falta de dineína ou de outras proteínas requeridas para a motilidade ciliar e flagelar. Essa disfunção é normalmente acompanhada de infecções respiratórias crônicas, causadas pela menor motilidade dos cílios das células do epitélio respiratório.

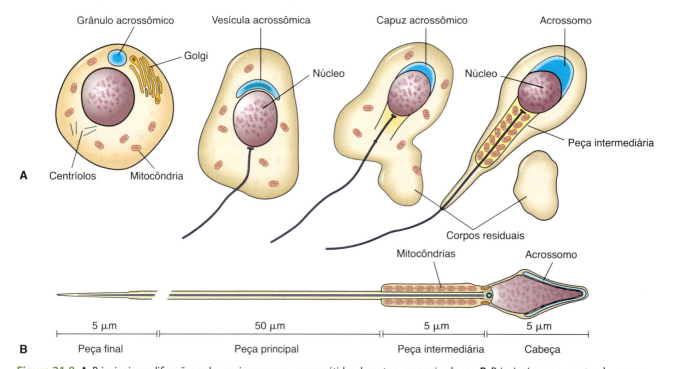

Figura 21.8 A. Principais modificações pelas quais passam as espermátides durante a espermiogênese. **B.** Principais componentes de um espermatozoide maduro.

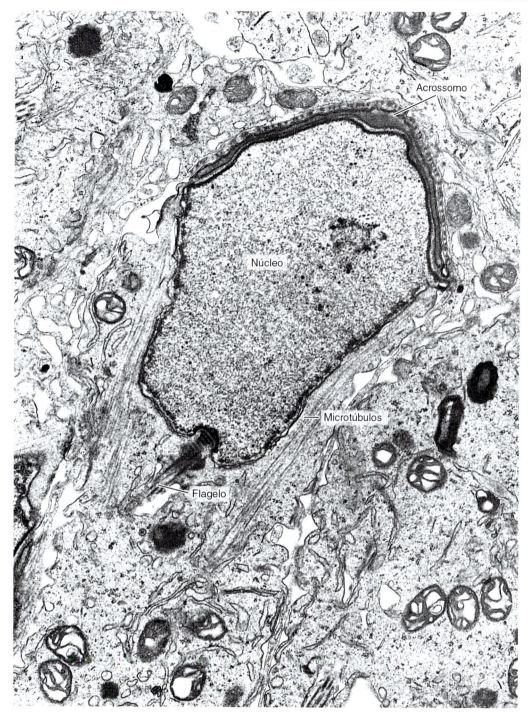

Figura 21.9 No centro da eletromicrografia, há uma espermátide com seu núcleo parcialmente envolvido pelo acrossomo e um flagelo emergindo no polo oposto ao do acrossomo. (Micrografia eletrônica. Médio aumento. Cortesia de K. R. Porter.)

O núcleo das espermátides se torna mais alongado, sua cromatina mais condensada e gradativamente mais corada (ver Figura 21.6). Nessa etapa, o núcleo fica voltado para a base do túbulo seminífero e o flagelo se projeta no lúmen do túbulo. Como os grupos de espermátides ficam alojados em reentrâncias da célula de Sertoli (ver mais adiante), é comum observar nos cortes tufos de espermátides com seus flagelos voltados para o lúmen do túbulo (Figura 21.10).

Etapa de maturação

Nessa etapa, há o crescimento do flagelo com acúmulo de mitocôndrias em sua porção inicial e o desprendimento de grande parte do citoplasma das espermátides, originando os **corpos residuais** (ver Figura 21.8). Eles são fagocitados pelas células de Sertoli. Pela perda de citoplasma são desfeitas as pontes citoplasmáticas e se dá a separação entre as espermátides, que são então consideradas espermatozoides maduros (Figuras 21.9, 21.11 e 21.12).

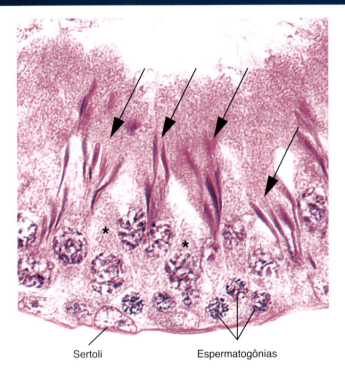

Figura 21.10 As *setas* indicam núcleos de grupos de espermátides em adiantado estágio de maturação formando pequenos tufos, pois estão inseridos nas reentrâncias de células de Sertoli. Observe núcleo de célula de Sertoli, espermatogônias e espermatócitos em meiose (*). (HE. Médio aumento.)

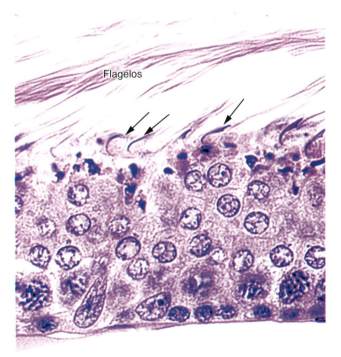

Figura 21.11 As *setas* indicam núcleos de espermatozoides maduros situados na superfície do epitélio germinativo. Observe flagelos no lúmen do túbulo seminífero. (HE. Médio aumento. Imagem de P. Abrahamsohn.)

Células de Sertoli

As **células de Sertoli** são elementos essenciais para a produção de espermatozoides. Elas são colunares ou piramidais, e sua superfície basal se apoia na lâmina basal dos túbulos, e suas extremidades apicais estão no lúmen dos túbulos.

Ao microscópio de luz, elas são reconhecidas principalmente pelos seus núcleos, situados na base dos túbulos seminíferos (Figura 21.10; ver Figuras 21.5 e 21.6). Em cortes, esses núcleos são vesiculares, claros, frequentemente angulosos ou triangulares e comumente contêm um nucléolo evidente. Seu citoplasma não é visto com facilidade, pois ele é muito recortado devido a inúmeras reentrâncias e recessos de sua superfície. Esses recessos são muito importantes, pois neles se alojam as células da linhagem espermatogênica durante a meiose e durante a maturação que termina com a formação dos espermatozoides.

As células de Sertoli têm grande quantidade de microtúbulos e filamentos de actina em seu citoplasma e filamentos intermediários de vimentina, importantes para a manutenção da forma das células de Sertoli.

São células muito dinâmicas, mudando constantemente sua forma, desfazendo e reestabelecendo junções oclusivas com células de Sertoli adjacentes. As células de Sertoli se dividem por mitose durante a vida fetal e neonatal e cessam suas divisões durante a puberdade. Elas são muito resistentes a condições adversas, como infecções, desnutrição e radiações ionizantes, e têm uma taxa muito melhor de sobrevivência depois dessas agressões do que as células da linhagem espermatogênica.

Funções das células de Sertoli

Suporte de células da linhagem espermatogênica e barreira hematotesticular

Células de Sertoli adjacentes são unidas por junções oclusivas existentes em suas membranas laterais. As junções formam a **barreira hematotesticular**. As espermatogônias permanecem em um **compartimento basal** situado "abaixo" da barreira. Esse compartimento é contínuo com o tecido conjuntivo e, portanto, comunica-se com células e moléculas do resto do organismo (Figura 21.13).

Células-filhas da divisão de espermatogônias atravessam essas junções e ocupam o compartimento chamado **luminal ou adluminal**, situado "acima" da barreira e que se comunica com o lúmen dos túbulos. Espermatogônias ficam, portanto, separadas de espermatócitos que, junto às espermátides, ocupam o compartimento luminal, no qual ocorrem as etapas seguintes da espermatogênese e da espermiogênese.

Espermatócitos e espermátides ficam alojados em reentrâncias das células de Sertoli. Ao fim da espermiogênese, os espermatozoides são liberados das reentrâncias provavelmente por movimentos do ápice das células de Sertoli.

A existência de uma barreira entre o sangue e o interior dos túbulos seminíferos explica por que são achadas poucas substâncias do plasma no fluido testicular. Assim, as células em etapas mais avançadas da espermatogênese

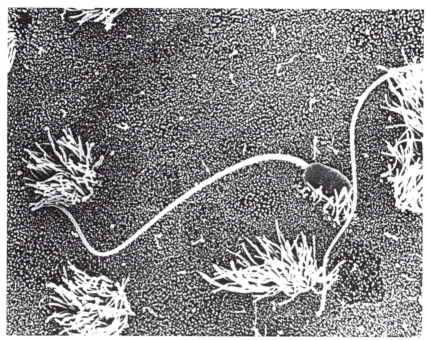

Figura 21.12 Núcleo e flagelos de espermatozoides na cavidade uterina de um roedor, observados por microscopia eletrônica de varredura. Os tufos de filamentos são cílios de células da mucosa uterina. (Reproduzida, com autorização, de Motta et al., 1977. Società Editrice Libraria, protegido por direitos autorais [Milan]. Médio aumento.)

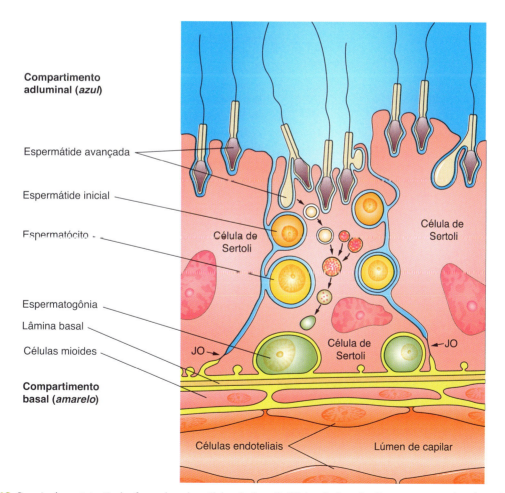

Figura 21.13 Barreira hematotesticular formada pelas células de Sertoli. Células de Sertoli adjacentes se prendem lateralmente por junções oclusivas (JO) que dividem o túbulo seminífero em dois compartimentos e impedem a livre passagem de substâncias entre ambos. O compartimento basal (em amarelo) é ocupado por espermatogônias. O compartimento luminal ou adluminal (em azul) compreende os espaços entre as células do epitélio e se continua no lúmen do túbulo. O compartimento luminal contém espermatócitos, espermátides e espermatozoides.

são protegidas de substâncias do plasma, de agentes nocivos e possivelmente são abrigadas de reconhecimento imunológico por linfócitos.

Fagocitose

Durante a espermiogênese, o excesso de citoplasma das espermátides é liberado sob a forma de corpos residuais, que são fagocitados e digeridos por células de Sertoli.

Secreção

As células de Sertoli secretam uma proteína ligante de andrógeno (ABP, do inglês *androgen-binding protein*). Essa secreção é controlada por hormônio foliculoestimulante (FSH) e por testosterona, sendo importante para concentrar testosterona nos túbulos seminíferos, nos quais ela é necessária para estimular a espermatogênese. Células de Sertoli podem converter testosterona em estradiol e secretam um peptídio chamado **inibina**, que inibe a síntese e a liberação de FSH pela hipófise. Provavelmente secretam também moléculas que atuam sobre as células intersticiais.

O hormônio antimülleriano é uma glicoproteína produzida pelas células de Sertoli e que é importante para a definição da crista gonadal. Esse hormônio age durante o desenvolvimento embrionário e promove a regressão dos ductos de Müller (ductos paramesonéfricos) em fetos do sexo masculino. Pela ação de andrógenos secretados pelas células de Leydig, é induzido o desenvolvimento de estruturas derivadas dos ductos de Wolff (ductos mesonéfricos) que originam o epidídimo, o vaso deferente e a vesícula seminal.

Ciclo do epitélio seminífero

Quando se observam túbulos seminíferos em cortes histológicos, dificilmente se consegue perceber em cada túbulo a sequência completa da espermatogênese e da espermiogênese, conforme descrito anteriormente. Isso porque a espermatogênese não ocorre sincronicamente nos diversos túbulos. Os diferentes túbulos estão em etapas diferentes do processo.

Por causa dessa assincronia, processo chamado **ciclo do epitélio seminífero**, áreas diferentes da secção de um túbulo, assim como secções de túbulos diferentes, exibem fases diferentes de espermatogênese. A assincronia também explica por que são encontrados espermatozoides no lúmen de alguns túbulos seminíferos e não de outros, e por que em alguns túbulos predominam, por exemplo, espermátides havendo poucos espermatócitos. A Figura 21.14 mostra um exemplo desse fenômeno.

Tecido intersticial do testículo

Os espaços entre os túbulos seminíferos são preenchidos com tecido conjuntivo, nervos, vasos sanguíneos e linfáticos e células endócrinas que compõem o tecido intersticial do testículo. É importante para a nutrição das células dos túbulos seminíferos, o transporte de hormônios e a produção de andrógenos. Os capilares sanguíneos do testículo são fenestrados e possibilitam a passagem livre de macromoléculas, como as proteínas do plasma. No tecido conjuntivo, há vários tipos de células, que incluem fibroblastos, células conjuntivas indiferenciadas, mastócitos e macrófagos.

Durante a vida fetal, tornam-se evidentes nos espaços entre os túbulos seminíferos as **células intersticiais** ou **células de Leydig**. Elas involuem durante a maior parte da infância e reaparecem no tecido intersticial na puberdade.

São células arredondadas ou poligonais dispostas em pequenos grupos em torno de capilares sanguíneos (ver Figuras 21.5, 21.6, e Figura 21.15; Figuras 21.3 e 21.4). Elas têm um núcleo central e um citoplasma acidófilo corado por eosina e que contém gotículas lipídicas. Por microscopia eletrônica de transmissão, observa-se que elas têm características de células produtoras de esteroides: citoplasma rico em gotículas de lipídios e mitocôndrias com cristas em forma de túbulos (descritas no Capítulo 4, *Tecidos do Corpo/Tecido Epitelial*).

O conjunto de células de Leydig pode ser considerado uma glândula endócrina. As células sintetizam **testosterona** a partir de colesterol, processo que ocorre nas mitocôndrias e no retículo endoplasmático liso.

Durante a gravidez humana, o hormônio gonadotrópico da placenta (gonadotrofina coriônica humana, HCG) passa do sangue materno para o sangue fetal, estimulando as abundantes células de Leydig dos testículos fetais a produzirem andrógenos, cuja presença é necessária para a diferenciação da genitália masculina durante a

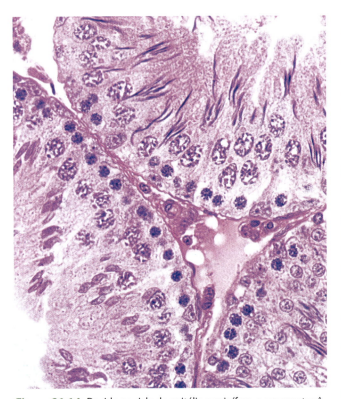

Figura 21.14 Devido ao ciclo do epitélio seminífero, a espermatogênese nos diversos túbulos não é sincrônica e suas diferentes regiões estão em diferentes etapas do processo. O túbulo no *canto esquerdo inferior* tem espermatogônias, alguns espermatócitos e espermátides iniciais, com núcleos claros alongados. O túbulo vizinho, no *canto direito superior*, mostra espermatogônias, muitos espermatócitos e espermátides avançadas, com núcleos muito alongados e de cromatina densa. (HE. Médio aumento. Imagem de P. Abrahamsohn.)

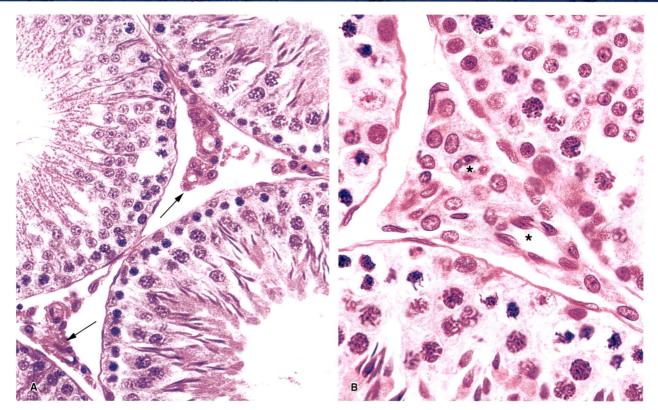

Figura 21.15 Células de Leydig. **A.** As *setas* apontam dois conjuntos de células de Leydig nos espaços entre túbulos seminíferos. **B.** Detalhe de um conjunto de células nas quais estão sempre presentes capilares sanguíneos, marcados por *asteriscos*. (HE. A: pequeno aumento; B: médio aumento.)

vida intrauterina. As células de Leydig embrionárias permanecem ativas por até 4 meses de gestação e então regridem, havendo diminuição das taxas de testosterona circulante no feto. As células permanecem inativas até o período pré-púbere, quando retomam a síntese de testosterona, estimuladas pelo hormônio luteinizante da hipófise. A testosterona é importante para o desenvolvimento do testículo durante a vida fetal e para o estabelecimento e a manutenção das características sexuais masculinas secundárias na puberdade e na vida adulta. Tumores de células de Leydig, produtores de andrógenos, podem provocar puberdade precoce quando ocorrem em crianças.

A atividade funcional das células de Leydig é estimulada pelo hormônio luteinizante (LH) da adeno-hipófise (Figura 21.16), além de depender da influência exercida localmente por outras células, por exemplo, as células de Sertoli.

Fatores que influenciam a espermatogênese

Hormônios

Hormônios são os fatores mais importantes no controle da espermatogênese, a qual depende da ação dos hormônios FSH e LH sobre as células do testículo. FSH age nas células de Sertoli, promovendo a síntese e a secreção de proteína ligante de andrógeno (ABP). LH age nas células de Leydig, nas quais estimula a secreção de testosterona, que se difunde para o interior do túbulo seminífero e se combina com a ABP. Dessa maneira, mantém-se uma alta concentração de testosterona no túbulo seminífero, condição importante para estimular a espermatogênese (Figura 21.16).

Temperatura

Os processos de espermatogênese só ocorrem adequadamente a temperaturas abaixo da corporal (37°C). Por meio de vários mecanismos, a temperatura nos testículos é mantida aproximadamente a 35°C. Um rico plexo venoso (o **plexo pampiniforme**) envolve as artérias dos testículos e forma um sistema contracorrente de troca de calor com veias, que é importante para manter a temperatura testicular. Outros fatores são a evaporação de suor da pele da bolsa escrotal, que contribui para a perda de calor, e a contração de músculos cremastéricos da bolsa escrotal e do cordão espermático. Esses músculos influenciam a perda de calor pela pele da bolsa escrotal aumentando ou diminuindo a superfície da bolsa pelo tracionamento dos testículos em direção aos canais inguinais ou ao se relaxarem, promovendo o movimento contrário.

Ver mais informações em *Histologia aplicada – Outros fatores que atuam na produção de espermatozoides.*

Ductos intratesticulares

Os ductos genitais intratesticulares – túbulos retos, rede testicular e dúctulos eferentes – se continuam com os túbulos seminíferos e conduzem espermatozoides e fluidos para o ducto do epidídimo (ver Figura 21.1).

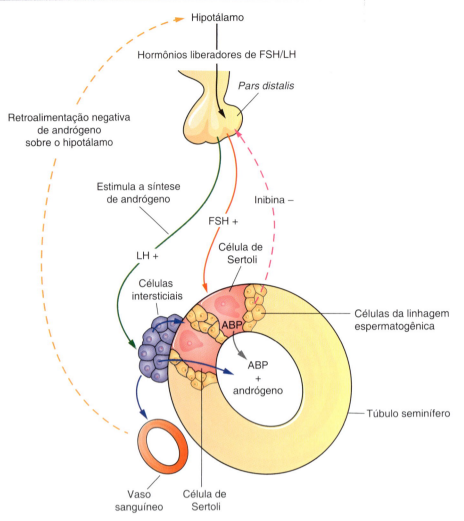

Figura 21.16 Controle hormonal do testículo. O LH da adeno-hipófise estimula as células de Leydig a produzirem testosterona, que, por retroalimentação, inibe a produção de LH pela adeno-hipófise. O hormônio foliculoestimulante (FSH) da adeno-hipófise estimula as células do túbulo seminífero. Inibina, um hormônio proteico produzido pelas células de Sertoli, inibe a secreção de FSH pela hipófise. ABP (proteína ligante de andrógeno) secretada pelas células de Sertoli se liga à testosterona e aumenta a sua concentração nos túbulos seminíferos. (Adaptada, com autorização, de Bloom e Fawcett, 1975.)

> **HISTOLOGIA APLICADA**
>
> Outros fatores que atuam na produção de espermatozoides
>
> Desnutrição, alcoolismo e várias substâncias levam a alterações nas espermatogônias, causando diminuição na produção de espermatozoides. Irradiações (p. ex., raios X) e sais de cádmio são bastante tóxicos para as células da linhagem espermatogênica, causando a morte dessas células e a esterilidade nos indivíduos acometidos. O fármaco bussulfano age nas células germinativas. Quando é administrado a ratas prenhes, promove a morte das células germinais de seus fetos, os quais são estéreis, e seus túbulos seminíferos contêm apenas células de Sertoli.

As extremidades dos túbulos seminíferos se continuam nos **túbulos retos**. Nesses túbulos, não há células da linhagem espermatogênica. Seu segmento inicial é formado por células de Sertoli e, em seguida, são revestidos por um epitélio de células cuboides, envolvido por tecido conjuntivo denso.

Os túbulos retos se continuam na **rede testicular**, situada no mediastino do testículo. É uma rede anastomosada de canais revestidos por um epitélio de células cuboides (Figura 21.17).

A rede testicular origina 10 a 20 **dúctulos eferentes**, formados por células epiteliais cuboides não ciliadas que se alternam com células cujos cílios batem em direção do epidídimo, conferindo a esse epitélio um característico aspecto com saliências e reentrâncias. As células não ciliadas absorvem fluido secretado pelos túbulos seminíferos, o que, junto à atividade de células ciliadas, cria um fluxo que conduz os espermatozoides para o epidídimo. Uma delgada camada de células musculares lisas orientadas circularmente se localiza em volta da lâmina basal do epitélio. Os ductos eferentes gradualmente se fundem para formar o ducto do epidídimo.

Os espermatozoides são transportados ao epidídimo em um meio apropriado, o fluido testicular, produzido pelas células de Sertoli e pelas células da rede testicular. Esse fluido contém esteroides, proteínas, íons e a ABP, uma proteína ligante de andrógeno que transporta testosterona.

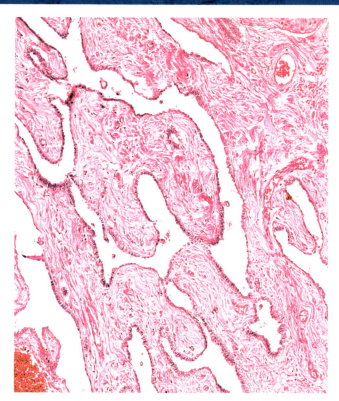

Figura 21.17 A rede testicular, situada no mediastino do testículo, é um conjunto de túbulos de forma irregular e anastomosados, envolvidos pelo tecido conjuntivo denso do mediastino. (HE. Vista panorâmica. Imagem de P. Abrahamsohn, no *site* mol.icb.usp.br.)

Ductos genitais extratesticulares

Os ductos dos epidídimos, os ductos deferentes, os ductos ejaculatórios e a uretra compreendem os ductos genitais extratesticulares, que transportam os espermatozoides do testículo para o meato do pênis.

Os ductos do epidídimo ou ductos epididimários são dois tubos altamente enovelados, cada um medindo de 4 a 6 m de comprimento (ver Figura 21.1). Formados por tecido conjuntivo, muscular e epitelial, cada ducto forma o corpo e a cauda de um epidídimo. São dois órgãos aderidos aos testículos e revestidos por uma cápsula própria.

Pelo fato de o ducto do epidídimo ser muito enovelado, cortes histológicos mostram um grande número de secções do ducto, dando a falsa impressão de que são muitos ductos (Figura 21.18A). A parede do ducto é formada por um epitélio colunar pseudoestratificado, composto de células basais arredondadas e de células colunares. A superfície das células colunares é coberta por longos e ramificados microvilos de formas irregulares, chamados estereocílios (Figura 21.18B). As células epiteliais se apoiam sobre uma lâmina basal que é envolvida por células musculares lisas e por tecido conjuntivo. As contrações peristálticas do músculo liso ajudam a mover o fluido com os espermatozoides ao longo do tubo.

O epitélio do ducto epididimário participa da absorção e da digestão dos corpos residuais que se desprendem das espermátides durante a espermatogênese.

Cada ducto do epidídimo origina um ducto deferente, que faz parte do cordão espermático, um conjunto de estruturas anatômicas que inclui as artérias testiculares, os plexos pampiniformes (formados por inúmeras pequenas veias) e nervos.

Os ductos deferentes são caracterizados por um lúmen estreito e uma espessa camada de músculo liso (Figura 21.19). Sua mucosa forma dobras longitudinais e, ao longo da maior parte de seu trajeto, é coberta de um epitélio colunar pseudoestratificado com estereocílios. A lâmina própria da mucosa compreende tecido conjuntivo rico em fibras elásticas, e a camada muscular consiste em camadas longitudinais internas e externas separadas por uma camada circular. O músculo liso participa do transporte do sêmen durante a ejaculação por meio de contrações peristálticas.

A porção final do ducto deferente é dilatada, chamada ampola (ver Figura 21.1), na qual o epitélio é mais espesso e muito pregueado. A ampola se continua com o ducto ejaculatório, que penetra na próstata e se abre na uretra prostática. A mucosa da ampola é semelhante à do deferente.

Glândulas sexuais acessórias

As glândulas genitais acessórias são as vesículas seminais, a próstata e as glândulas bulbouretrais, produtoras de secreções essenciais para a função reprodutiva do homem.

As vesículas seminais são glândulas formadas por tubos muito tortuosos que, quando estendidos, medem aproximadamente de 5 a 10 cm. Esses tubos se abrem na porção final da ampola do ducto deferente, para onde se encaminha sua secreção.

Quando o órgão é seccionado, o mesmo tubo é observado em diversas orientações. A sua mucosa é pregueada e forrada com epitélio cuboide ou pseudoestratificado colunar (Figura 21.20). As células epiteliais têm muitos grânulos de secreção, semelhantes aos encontrados em células que sintetizam proteínas (ver Capítulo 4, *Tecidos do Corpo/Tecido Epitelial*). A lâmina própria é rica em fibras elásticas e é envolvida por uma espessa camada de músculo liso.

A secreção das vesículas seminais é um líquido amarelado que contém substâncias importantes para os espermatozoides, como frutose, citrato, inositol, prostaglandinas e várias proteínas. Carboidratos produzidos pelas glândulas acessórias do sistema genital masculino e secretados no líquido seminal constituem fonte energética para a motilidade dos espermatozoides. O monossacarídio frutose é o mais abundante desses carboidratos. Setenta por cento do volume do ejaculado humano se origina nas vesículas seminais.

A altura das células epiteliais das vesículas seminais e o grau da atividade secretora da glândula dependem dos níveis circulantes de testosterona.

A próstata é um conjunto de 30 a 50 glândulas tubuloalveolares ramificadas que envolvem a porção da uretra

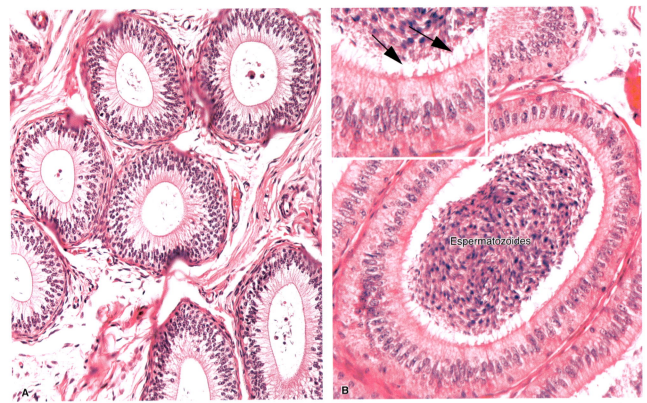

Figura 21.18 Epidídimo. **A.** O ducto epididimário é enovelado e em cortes histológicos dá a falsa impressão de ser composto de vários ductos. Em torno do ducto há músculo liso e tecido conjuntivo. **B.** O ducto epididimário é formado por epitélio pseudoestratificado colunar cujas células têm longos estereocílios (*setas no detalhe*). Há muitos espermatozoides no interior do ducto. (HE. A: pequeno aumento; B: médio aumento; detalhe: grande aumento. Imagem de P. Abrahamsohn.)

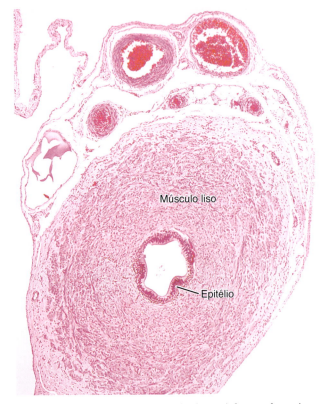

Figura 21.19 Secção transversal de ducto deferente formado por uma mucosa e espessa camada de músculo liso. Os vasos sanguíneos da adventícia (*no alto da imagem*) pertencem ao plexo pampiniforme. (HE. Vista panorâmica. Imagem de P. Abrahamsohn, no *site* mol.icb.usp.br.)

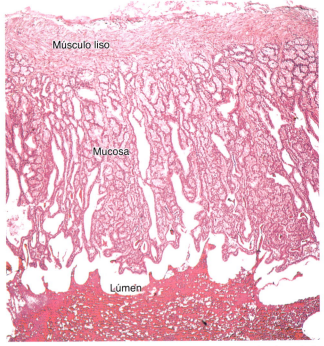

Figura 21.20 Vesícula seminal. A imagem é de um trecho da vesícula seminal, um túbulo tortuoso cuja mucosa é muito pregueada e envolvida por músculo liso. (HE. Vista panorâmica. Imagem de P. Abrahamsohn, do livro *Histologia* e no *site* mol.icb.usp.br.)

chamada **uretra prostática** (ver Figura 21.1). A próstata é envolvida por uma cápsula de tecido conjuntivo e músculo liso. Septos saem dessa cápsula e penetram na glândula, dividindo-a em lóbulos, que não são facilmente percebidos em um adulto. A próstata tem três zonas distintas: a zona central (cerca de 25% do volume da glândula), a zona de transição e a zona periférica (cerca de 70% da glândula). Os ductos das glândulas terminam na uretra prostática (Figuras 21.21 e 21.22).

As glândulas da próstata são formadas por um epitélio cuboide alto ou pseudoestratificado colunar (Figura 21.23). São envolvidas por tecido conjuntivo e músculo liso.

Entre os produtos de secreção da glândula destacam-se a fosfatase ácida prostática e o antígeno específico da próstata (PSA, do inglês *prostate specific antigen*). A secreção é armazenada nas glândulas, sendo expulsa durante a ejaculação. Da mesma maneira como a vesícula seminal, a estrutura e a função da próstata são reguladas por testosterona.

Pequenos corpos esféricos formados por glicoproteínas, medindo de 0,2 a 2 mm de diâmetro e frequentemente calcificados, são comumente observados no lúmen de glândulas da próstata de adultos. São chamados **concreções prostáticas** ou *corpora amylacea* (Figura 21.24). Sua quantidade aumenta com a idade, porém seu significado não é conhecido.

Ver mais informações em *Histologia aplicada – Patologias da próstata*.

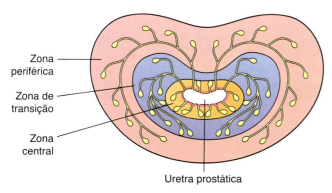

Figura 21.21 Distribuição das glândulas da próstata em três zonas. Os ductos glandulares se abrem na uretra.

HISTOLOGIA APLICADA

Patologias da próstata

 A **hipertrofia prostática benigna** (também denominada **hiperplasia prostática benigna**) é um aumento do volume da próstata que ocorre em 50% dos homens de mais de 50 anos e em 95% dos homens com mais de 70 anos. A zona de transição é o local onde geralmente se origina essa condição. Pode causar a obstrução da uretra, levando a sintomas clínicos em 5 a 10% dos casos.

Os **tumores prostáticos malignos** são a segunda principal causa de mortes por câncer em homens no Brasil e nos EUA. Ocorrem principalmente na zona periférica do órgão. Um dos produtos da próstata, o antígeno específico da próstata (PSA, do inglês *prostate specific antigen*), é secretado no sangue, e sua concentração no soro frequentemente está elevada quando há tumores malignos, o que pode ser usado para diagnóstico e, principalmente, controle de tratamento do tumor.

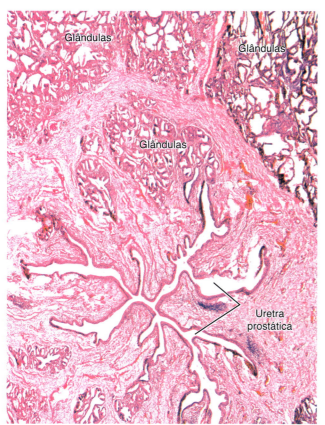

Figura 21.22 A próstata é um conjunto de glândulas situadas em torno da uretra prostática. (HE. Vista panorâmica. Imagem de P. Abrahamsohn, do livro *Histologia*.)

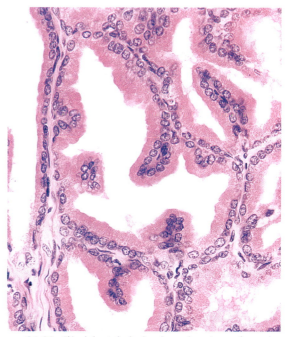

Figura 21.23 Glândulas tubuloalveolares da próstata formadas por células cuboides ou colunares. (HE. Médio aumento. Imagem de P. Abrahamsohn, no *site* mol.icb.usp.br.)

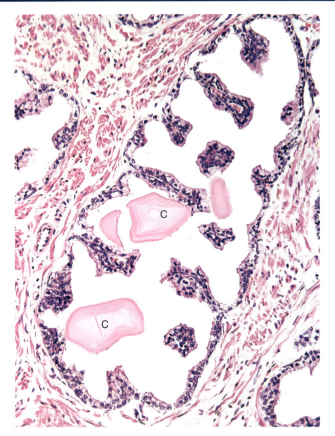

Figura 21.24 Corte de próstata evidenciando concreções prostáticas (*corpora amylacea*). (HE. Vista panorâmica. Imagem de P. Abrahamsohn, do livro *Histologia* e no *site* mol.icb.usp.br.)

As **glândulas bulbouretrais** (ou **glândulas de Cowper**) são pequenas glândulas que medem de 3 a 5 mm de diâmetro, situando-se junto à porção membranosa da uretra, na qual lançam a sua secreção (ver Figura 21.1). Elas são glândulas tubuloalveolares, revestidas por um epitélio cúbico simples, secretor de muco. Células musculares esqueléticas e lisas são encontradas nos septos que dividem a glândula em lóbulos. O muco secretado é claro, é expelido antes da ejaculação e age como lubrificante e neutralizante do lúmen da uretra.

Pênis

Os componentes principais do pênis são a uretra e três corpos cilíndricos de tecido erétil, sendo todo esse conjunto envolvido por pele. Dois desses cilindros – os **corpos cavernosos do pênis** – estão localizados na parte dorsal do pênis. O terceiro, localizado ventralmente, envolve a uretra e é chamado **corpo cavernoso da uretra** ou **corpo esponjoso**. Em sua extremidade distal, ele se dilata, formando a **glande do pênis** (ver Figura 21.1). A maior parte da uretra peniana é revestida por epitélio pseudoestratificado colunar, que na glande se transforma em estratificado pavimentoso. Glândulas secretoras de muco (**glândulas de Littré**) são encontradas ao longo da uretra peniana.

O prepúcio é uma dobra retrátil de pele que contém tecido conjuntivo com músculo liso em seu interior. Glândulas sebáceas são encontradas na dobra interna e na pele que cobre a glande.

Tecido erétil do pênis

Os corpos cavernosos são envolvidos por uma camada resistente de tecido conjuntivo denso, a **túnica albugínea** (Figura 21.25). O tecido erétil que compõe os corpos cavernosos do pênis e da uretra é formado por inúmeros espaços venosos separados entre si por trabéculas de tecido conjuntivo e células musculares lisas (Figura 21.26).

A ereção do pênis é um processo hemodinâmico controlado por impulsos nervosos do sistema parassimpático que liberam acetilcolina e óxido nítrico. Essas substâncias atuam sobre o músculo liso das artérias do pênis e das trabéculas dos corpos cavernosos. No estado flácido do pênis, o fluxo de sangue é pequeno, mantido pelo tônus intrínseco da musculatura lisa e por impulsos contínuos de inervação simpática.

Na ereção, estímulos vasodilatadores do sistema parassimpático causam o relaxamento da musculatura lisa dos vasos penianos e dos corpos cavernosos. Simultaneamente ocorre a inibição de impulsos vasoconstritores do simpático. A abertura das artérias penianas e dos espaços cavernosos aumenta o fluxo de sangue, que preenche os espaços dos corpos cavernosos, produzindo a rigidez do pênis. A contração e o relaxamento do músculo liso dos corpos cavernosos dependem da taxa intracelular de cálcio nas células musculares, que é modulada por monofosfato de guanosina (GMP). Após a ejaculação e o orgasmo,

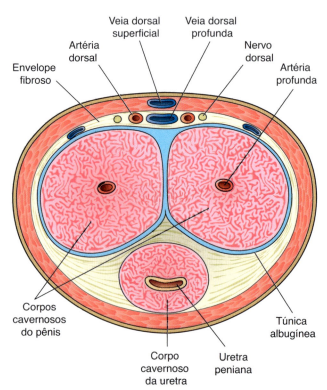

Figura 21.25 Esquema de um corte transversal de pênis.

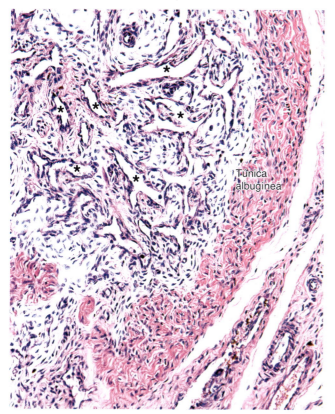

Figura 21.26 Corte transversal de pênis evidenciando parte de um corpo cavernoso, envolvido pela túnica albugínea. Os *asteriscos* indicam alguns espaços venosos que formam o tecido erétil. (HE. Vista panorâmica. Imagem de P. Abrahamsohn, do livro *Histologia*.)

a atividade parassimpática é reduzida, e o pênis volta a seu estado flácido. Ver, a seguir, mais informações sobre disfunção erétil em *Histologia aplicada*.

> **HISTOLOGIA APLICADA**
>
> Os novos fármacos desenvolvidos para tratamento de disfunção erétil do pênis agem sobre uma enzima fosfodiesterase existente nos corpos cavernosos, que regula nucleotídios cíclicos como o GMP.

Bibliografia

BLOOM, W.; FAWCETT, D. W. **A textbook of histology**. 10. ed. Philadelphia: Saunders, 1975.

DYM. M.; FAWCETT, D. W. Further observations on the numbers of spermatogonia, spermtocytes, and spermatids connected by intercellular bridges in the mammalian testis. **Biology of Reproduction**, v. 4, n. 2, p. 195-215, 1971.

FAWCETT, D. W. The mammalian spermatozoon. **Developmental Biology**, v. 44, n. 2, p. 394-436, 1975.

FIETZ, D.; BERGMANN, M. Functional anatomy and histology of the testis. In: SIMONI, M.; HUHTANIEMI, I. (eds.). **Endocrinology of the testis and male reproduction**. Endocrinology. Springer, Cham, 2017. doi: 10.1007/978-3-319-44441-3_9.

GRISWOLD, M. D. 50 years of spermatogenesis: Sertoli cells and their interactions with germ cells. **Biology of Reproduction**, v. 99, n. 1, p. 87-100, 2018.

ITTMANN, M. Anatomy and histology of the human and murine prostate. **Cold Spring Harbor Perspectives in Medicine**, v. 8, n. 5, a030346, 2018.

JAMES, E. R. *et al*. The role of the epididymis and the contribution of epididymosomes to mammalian reproduction. **International Journal of Molecular Sciences**, v. 21, n. 15, p. 5377, 2020.

MOTTA, P.; ANDREWS, P. M.; PORTER, K. R. **Microanatomy of cells and tissue surfaces**: an atlas of scanning electron microscopy. Philadelphia: Lea & Febiger, 1977.

O'DONNELL, L.; SMITH, L. B.; REBOURCET, D. Sertoli cells as key drivers of testis function. **Seminars in Cell & Developmental Biology**, v. 121, p. 2-9, 2022. doi: 10.1016/j.semcdb.2021.06.016.

O'DONNELL, L.; STANTON, P.; DE KRETSER, D. M. Endocrinology of the male reproductive system and spermatogenesis. In: EINGOLD, K. R. *et al*. (eds.). **Endotext** [Internet]. South Dartmouth (MA): MDText.com, Inc., 2000.

ODUWOLE, O. O.; HUHTANIEMI, I. T.; MISRAHI, M. The roles of luteinizing hormone, follicle-stimulating hormone and testosterone in spermatogenesis and folliculogenesis revisited. **International Journal of Molecular Sciences**, v. 22, n. 23, p. 12735, 2021. doi: 10.3390/ijms222312735.

ODUWOLE, O. O.; PELTOKETO, H.; HUHTANIEMI, I. T. Role of follicle-stimulating hormone in spermatogenesis. **Frontiers in Endocrinology**, v. 14, p. 763, 2018.

SULLIVAN, R. *et al*. Revisiting structure/functions of the human epididymis. **Andrology**, v. 7, n. 5, p. 748-757, 2019.

TRAINER, T. D. Histology of the normal testis. **Frontiers in Endocrinology**, v. 11, n. 10, p. 797-809, 1987.

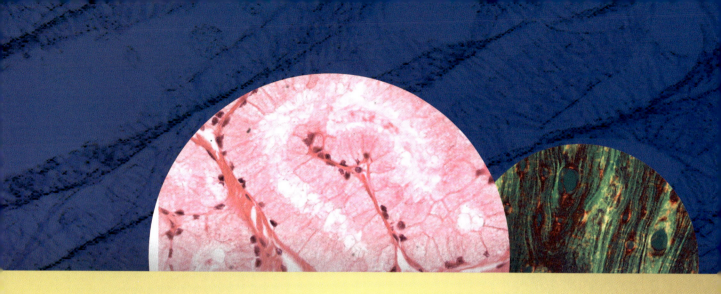

Capítulo 22

Sistema Genital Feminino

PAULO ABRAHAMSOHN

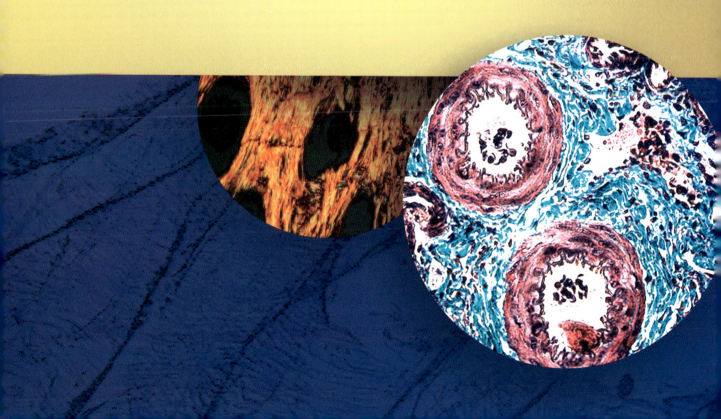

Introdução, 469

Ovários, 469

Tubas uterinas, 478

Útero, 479

Vagina, 483

Genitália externa, 483

Glândulas mamárias, 484

Bibliografia, 487

Introdução

O sistema genital feminino é formado pelos ovários, pelas tubas uterinas, pelo útero, pela vagina e pela genitália externa (Figura 22.1). Suas funções são: (1) produzir gametas femininos – os ovócitos; (2) manter um ovócito fertilizado durante o seu desenvolvimento ao longo das fases embrionária e fetal até o nascimento; e (3) produzir hormônios sexuais que controlam outros órgãos do sistema genital e têm influência sobre outras estruturas do corpo.

A partir da **menarca**, a primeira menstruação, o sistema reprodutor feminino passa por modificações cíclicas em sua estrutura e em sua atividade funcional, controladas por mecanismos neuro-humorais. Próximo à **menopausa** há um período variável durante o qual as modificações cíclicas se tornam irregulares e acabam cessando. Após a menopausa, a última menstruação, há uma lenta involução do sistema reprodutor. Embora as glândulas mamárias não pertençam ao sistema genital, elas também serão estudadas neste capítulo, porque sofrem mudanças diretamente conectadas com o estado funcional do sistema reprodutor.

Os ovários derivam das cristas gonadais na vida embrionária, enquanto as tubas uterinas, o útero, a cérvice e parte da vagina se originam dos ductos de Müller.

Ovários

Os ovários na espécie humana têm a forma de amêndoas e medem aproximadamente 3 cm de comprimento, 1,5 cm de largura e 1 cm de espessura.

Em um corte histológico de um ovário, percebem-se duas regiões bem distintas: a região medular e a região cortical. A região **medular** é a porção interna do ovário, constituída de tecido conjuntivo frouxo e grande quantidade de vasos sanguíneos, vasos linfáticos e nervos (Figuras 22.2 e 22.3).

Na região **cortical**, localizam-se os **folículos ovarianos**. Folículo ovariano é o conjunto formado por um ovócito e pelas células que o envolvem. Em torno dos folículos há tecido conjuntivo denominado **estroma ovariano**. É composto de matriz extracelular e células, principalmente fibroblastos dispostos em um arranjo muito característico formando redemoinhos. Esses fibroblastos respondem a estímulos hormonais de um modo diverso dos fibroblastos de outras regiões do organismo.

A superfície do ovário é revestida por um epitélio simples pavimentoso ou cúbico chamado **epitélio germinativo**, apoiado sobre uma lâmina basal (Figura 22.4). Apesar de sua denominação, esse epitélio não participa das funções do ovário. Sob o epitélio germinativo há uma capa de tecido conjuntivo denso, a **túnica albugínea**, que é responsável pela cor esbranquiçada do ovário.

Desenvolvimento dos ovários durante a vida intrauterina

Uma população de **células germinativas primordiais** se origina do saco vitelino e, entre a 4ª e a 5ª semana de gestação na espécie humana, migra por movimento ameboide até as cristas gonadais, locais onde se desenvolverão as gônadas. Nesses locais, essas células se dividem por mitoses até a 24ª semana, originando as **ovogônias**, células que são equivalentes às espermatogônias do testículo.

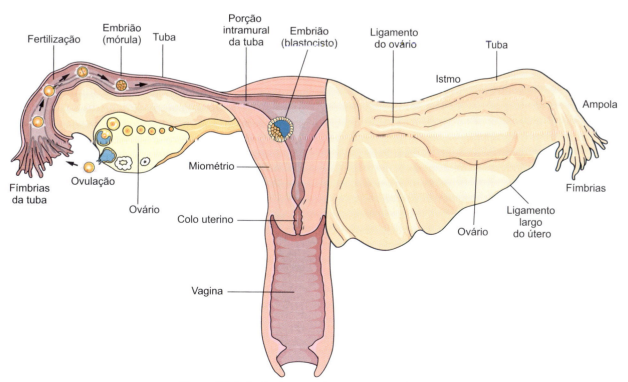

Figura 22.1 Órgãos internos do sistema genital feminino.

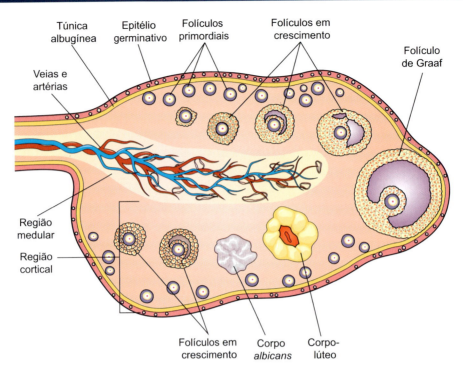

Figura 22.2 Desenho esquemático do ovário de uma mulher em idade reprodutiva. A ilustração mostra seus principais componentes: epitélio germinativo, túnica albugínea, região medular e região cortical com seus folículos ovarianos.

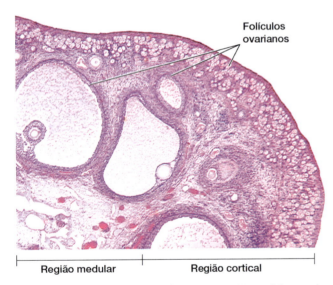

Figura 22.3 Parte de um corte de ovário. A região medular contém muitos vasos sanguíneos e na região cortical predominam os folículos ovarianos. (Hematoxilina e eosina – HE. Pequeno aumento.)

A divisão é intensa, e no segundo mês de vida intrauterina, há cerca de 600 mil ovogônias em cada ovário, e em torno do 5º mês, mais de 7 milhões.

As ovogônias iniciam a divisão meiótica que se interrompe na fase de diplóteno da prófase da primeira divisão e não progride para as outras fases da meiose. Essas células constituem os **ovócitos primários**. São envolvidos por uma camada de células achatadas chamadas **células foliculares**, sendo o conjunto de ovócito primário e células foliculares denominado **folículo primordial**. Por volta do 9º mês de gestação na espécie humana, todos os folículos primordiais já estão formados. O processo completo de formação de folículos, desde o folículo primordial até o seu máximo desenvolvimento para a ovulação, é chamado de **foliculogênese**.

No entanto, ainda na vida fetal, inicia-se um processo de morte dos ovócitos e das células foliculares, denominado **atresia folicular**. Em consequência da atresia, no início da puberdade o número de folículos primordiais por ovário é reduzido para aproximadamente 300 mil. A atresia continua pelo restante da vida reprodutiva da mulher; aos 37 anos, restam aproximadamente 25 mil folículos primordiais, e, após essa idade, o processo de atresia se acelera. Portanto, a quantidade de ovócitos existentes no ovário é variável, dependendo da idade da mulher. Acredita-se que não haja formação de novos ovócitos após o nascimento. Como será mencionado mais adiante, a atresia atinge não só folículos primordiais, mas folículos em qualquer estágio de desenvolvimento.

Como geralmente apenas um ovócito é liberado pelos ovários em cada ciclo menstrual da mulher, a duração mais comum do ciclo é de 28 dias e a vida reprodutiva de uma mulher é de 30 a 40 anos, são liberados pelo ovário cerca de 450 ovócitos durante a vida fértil de uma mulher. Todos os outros degeneram por atresia.

Estrutura dos folículos primordiais

A maioria dos folículos presentes em um ovário está em estado de "repouso" – são os **folículos primordiais**, formados durante a vida fetal e que nunca passaram por alguma transformação. Esses folículos se localizam na periferia da região cortical, abaixo da túnica albugínea.

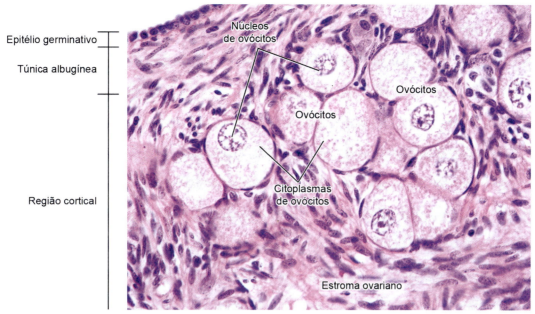

Figura 22.4 Região cortical do ovário. O ovário é revestido pelo epitélio germinativo, que se apoia na túnica albugínea. Na porção mais externa da região cortical, acumulam-se os folículos primordiais, cada um formado por um ovócito envolvido por uma camada de células foliculares achatadas. Observe o estroma ovariano que envolve os folículos. (HE. Médio aumento.)

São constituídos de um ovócito primário (que iniciou a meiose na vida intrauterina e estacionou na fase de diplóteno) envolvido por uma única camada de células foliculares achatadas (Figuras 22.4 e 22.5). Uma lâmina basal está presente entre as células foliculares e o estroma ovariano que circunda os folículos.

O ovócito do folículo primordial é uma célula esférica com aproximadamente 25 μm de diâmetro. Tem um grande núcleo esférico, frequentemente situado fora do centro do ovócito. A cromatina nuclear é frouxa, o núcleo é pouco corado e contém um nucléolo bastante evidente. Na prófase, os cromossomos estão em grande parte desenrolados e não se coram intensamente; as organelas citoplasmáticas tendem a se aglomerar próximo do núcleo. Há numerosas mitocôndrias, vários complexos de Golgi e cisternas de retículo endoplasmático.

Crescimento e desenvolvimento dos folículos ovarianos

A cada dia após o início da puberdade, um pequeno grupo de folículos primordiais inicia um processo caracterizado por modificações do ovócito, das células foliculares e dos fibroblastos do estroma conjuntivo que envolvem os folículos. Esse processo, se continuado até seu fim, produz um folículo chamado **folículo de Graaf**, que será liberado do ovário durante a ovulação.

A seleção dos folículos primordiais que, entre a grande população de folículos primordiais, começam a crescer é denominada **recrutamento**, processo não bem conhecido. O crescimento folicular é estimulado por hormônio foliculoestimulante (FSH), secretado pela adeno-hipófise.

Formação dos folículos primários

Iniciado o processo de crescimento de um folículo primordial, o ovócito aumenta de tamanho rapidamente até alcançar um diâmetro aproximado de 120 μm. O núcleo aumenta seu volume, e as mitocôndrias aumentam em número e são distribuídas uniformemente pelo citoplasma; o retículo endoplasmático aumenta em quantidade. As células foliculares, antes achatadas, dividem-se por mitoses, aumentam de volume e formam uma camada única de células cuboides em torno do ovócito. Esse folículo é denominado **folículo primário unilaminar** (Figuras 22.5 e 22.6).

Entre o ovócito e as **células foliculares** (também denominadas **células granulosas** ou **células da granulosa**), inicia-se a formação de uma camada amorfa chamada **zona pelúcida**. Ela se cora por corantes ácidos como a eosina, é facilmente visível nos cortes histológicos e pode ser observada nas Figuras 22.6 a 22.8. Delgados prolongamentos das células foliculares e microvilos do ovócito penetram na zona pelúcida e estabelecem contato entre si por junções comunicantes.

A zona pelúcida é composta de várias glicoproteínas, entre as quais a ZP 1, a ZP 2, a ZP 3 e a ZP-4, secretadas pelo ovócito. Várias dessas moléculas têm importância na ligação de espermatozoides ao ovócito durante a fertilização e no desencadeamento da reação acrossômica nos espermatozoides.

Formação dos folículos secundários ou pré-antrais

As células foliculares (ou granulosas) continuam proliferando e se organizam em mais de uma camada de células cuboides em torno do ovócito, constituindo os **folículos secundários** ou **folículos pré-antrais** (Figuras 22.5 e 22.7). As células granulosas se organizam de maneira semelhante a um epitélio estratificado que pode chegar a 10 camadas de células. Esse folículo atinge um diâmetro de cerca de 200 μm e o ovócito também cresce até atingir o seu tamanho máximo. As células granulosas têm em sua superfície receptores para FSH e respondem à estimulação por esse hormônio.

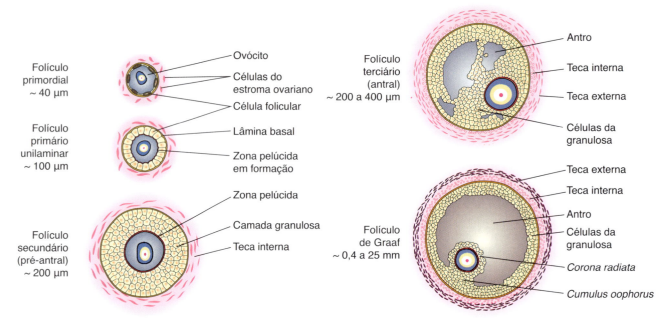

Figura 22.5 Categorias de folículos ovarianos. As proporções relativas das dimensões dos folículos não foram mantidas neste desenho.

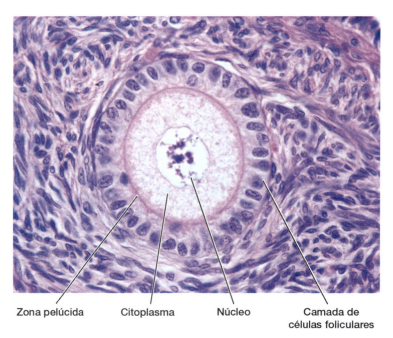

Figura 22.6 Na zona cortical do ovário, um folículo primário unilaminar, a fase inicial de crescimento de um folículo. É formado por um ovócito envolvido por uma camada de células foliculares cuboides. Entre o ovócito e a camada de células foliculares, observe uma zona pelúcida em início de formação. Em torno do folículo, o estroma ovariano composto de um tecido conjuntivo característico, com suas células e fibras em diferentes direções, às vezes formando redemoinhos. (HE. Médio aumento.)

Formação das tecas foliculares

Durante essas transformações que ocorrem no folículo propriamente dito, as células do estroma situado imediatamente em sua volta passam por importantes modificações que resultam na formação de duas camadas celulares denominadas **teca interna** e **teca externa** (Figuras 22.5, 22.9 e 22.10).

A teca interna é uma camada de três a cinco células de espessura. São células poliédricas, têm núcleos arredondados e citoplasma acidófilo e suas características ultraestruturais são de células produtoras de esteroides. Sua superfície tem receptores para hormônio luteotrófico (LH) e, quando estimuladas, essas células secretam andrógenos – hormônios androstenediona e testosterona. Esses hormônios se difundem para o interior do folículo e são captados pelas células granulosas, que os convertem em estrógenos. As células da teca externa são consideradas células musculares lisas e se organizam concentricamente em volta do folículo.

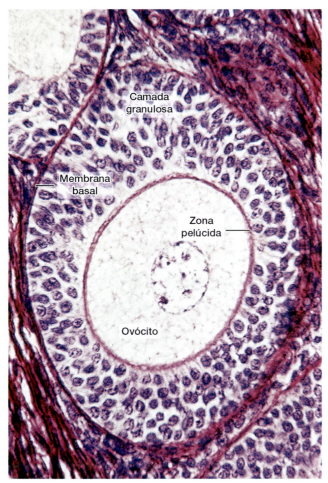

Figura 22.7 Folículo ovariano secundário ou pré-antral formado por um ovócito e por várias camadas de células foliculares também denominadas células da granulosa. O ovócito é envolvido por uma zona pelúcida. (Picrossirius-hematoxilina. Médio aumento.)

Nas tecas, há neoformação de vasos sanguíneos que formam uma rede de capilares sanguíneos em torno das células da teca interna, a qual adquire as características histológicas de uma glândula endócrina. As células da camada granulosa continuam separadas da teca interna por uma lâmina basal que impede a penetração de vasos sanguíneos no interior do folículo.

O aumento de vascularização em torno do folículo aumenta a chegada de nutrientes e de hormônios ao ovócito e às células granulosas.

Formação dos folículos terciários ou antrais

Quando os folículos secundários atingem um diâmetro de 200 a 300 μm (0,2 a 0,3 mm), começa o acúmulo de um líquido entre as células granulosas. Consequentemente, formam-se entre as células pequenos espaços que confluem e aumentam em tamanho. Ao mesmo tempo, ocorre uma reorganização espacial das células granulosas com as seguintes consequências, que podem ser acompanhadas pelas Figuras 22.5 e 22.9:

- Os pequenos espaços entre as células granulosas se reúnem e formam uma cavidade única, inicialmente pequena, e que gradativamente aumenta de tamanho, denominada **antro folicular**. Esses folículos são então chamados **folículos terciários** ou **folículos antrais**
- A maioria das células da granulosa se dispõe em uma camada de várias células de espessura que reveste internamente a parede do folículo e delimita o antro folicular
- Um pequeno grupo de células granulosas envolve o ovócito, constituindo a *corona radiata*. Essas células acompanham o ovócito quando este abandona o ovário na ovulação
- Algumas células da granulosa se concentram em determinado local da parede do folículo, formando um pequeno espessamento, o *cumulus oophorus*, no qual se apoia o ovócito
- As duas tecas ficam mais volumosas em relação aos estágios anteriores (Figura 22.10).

O líquido folicular contém componentes do plasma e produtos secretados pelas células granulosas. Essas produzem estrógenos estimuladas por FSH, pela conversão de androstenediona secretada pelas células da teca interna.

Formação do folículo de Graaf

O crescimento de um pequeno grupo de folículos antrais geralmente resulta, a cada ciclo, na formação de um único folículo que alcança o máximo desenvolvimento da foliculogênese e que está preparado para a ovulação, denominado **folículo de Graaf**. Seu diâmetro na espécie humana pode chegar a 25 mm e sua estrutura é semelhante à dos folículos terciários (Figura 22.11). Há um aumento no número de células granulosas, sob influência de FSH. A teca interna é mais desenvolvida, e sob influência de LH e de inibinas, suas células secretam quantidades crescentes de hormônio androstenediona, que é convertido em estrógenos pelas células da granulosa. Sua vascularização também aumenta, fornecendo nutrientes para as células situadas no interior do folículo – o ovócito e as células da granulosa. Devido ao seu tamanho, o folículo de Graaf pode se tornar saliente na superfície do ovário e pode ser detectado por exame de ultrassom.

Formação do ovócito secundário

A ovulação é desencadeada cerca de 24 horas após um pico de secreção de LH pela adeno-hipófise. O pico de secreção também induz a continuação da meiose no ovócito primário de um folículo de Graaf. Consequentemente, o ovócito primário – que estava estacionado na fase de diplóteno da primeira etapa da meiose desde a sua formação durante a vida fetal – divide-se, mas uma das células-filhas retém quase todo o citoplasma. O outro forma um **corpúsculo polar**, uma célula muito pequena que contém um pequeno núcleo e uma quantidade mínima de citoplasma. Em seguida, o ovócito reinicia a meiose, que estaciona em metáfase da segunda etapa da meiose e, dessa forma, ovócito e corpúsculo polar são ovulados. A divisão meiótica somente continua até seu fim se o ovócito for fertilizado.

Como se forma um folículo dominante

No ciclo menstrual da mulher, geralmente apenas um entre um conjunto de folículos com diâmetro entre 8 e 11 mm é

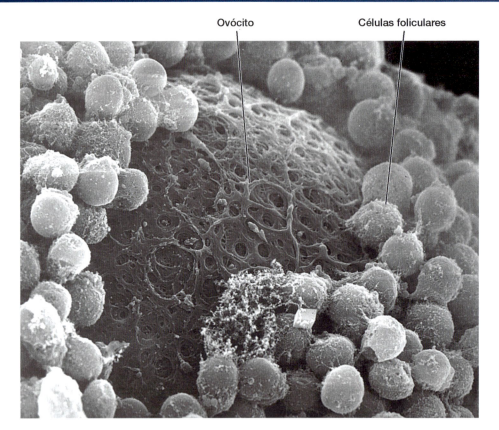

Figura 22.8 Eletromicrografia de varredura de um ovário, que mostra um ovócito envolvido por células foliculares. O ovócito está recoberto pela zona pelúcida, vista como malha irregular. (Médio aumento. Cortesia de C. Barros.)

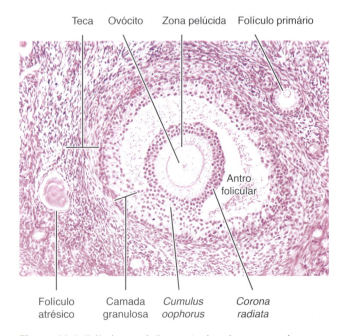

Figura 22.9 Folículo antral. Caracterizado pelo aumento de seu tamanho e pela presença de uma grande cavidade, o antro folicular. O ovócito é envolvido pela zona pelúcida. As células da camada granulosa se reorganizam em três grupos: uma camada granulosa que reveste a parede do folículo; a *corona radiata*, que envolve o ovócito; e o *cumulus oophorus*, no qual se apoia o ovócito. Uma teca folicular envolve o folículo. Observe um folículo atrésico. (HE. Médio aumento.)

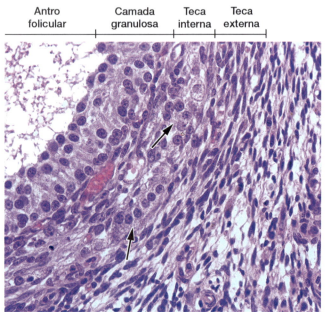

Figura 22.10 Pequena região da parede de um grande folículo antral do qual se observam, *à esquerda*, o antro e a camada de células da granulosa. As *setas* apontam dois grupos de células da teca interna. Seus núcleos são arredondados. Um capilar sanguíneo está próximo do limite do folículo. A teca interna é envolvida pela teca externa, formada por células alongadas. (HE. Médio aumento.)

selecionado para se transformar em folículo de Graaf e ovular. Esse folículo é selecionado possivelmente por responder melhor à estimulação por FSH e se chama **folículo dominante**. Os outros folículos desse conjunto entram em atresia e degeneram.

O folículo dominante cresce rapidamente, e, em cerca de 20 dias, portanto, no ciclo menstrual seguinte, chega à etapa de **folículo pré-ovulatório**, com cerca de 25 mm de diâmetro e que está preparado para a ovulação. Seu crescimento resulta principalmente de mitoses das células granulosas, influenciadas por FSH, e de acúmulo de líquido folicular.

A duração total da foliculogênese, desde a seleção de um folículo primordial até o estágio de folículo de Graaf, é de aproximadamente 290 dias.

Ver outras informações em *Para saber mais – Fertilização*.

Atresia folicular

A maioria dos folículos ovarianos involui por um processo denominado **atresia folicular**, no qual as células foliculares e os ovócitos morrem e são eliminados por células fagocíticas. Folículos em qualquer estágio de desenvolvimento podem sofrer atresia.

> **PARA SABER MAIS**
> **Fertilização**
>
> A fertilização normalmente ocorre na ampola da tuba e reconstitui o número diploide de cromossomos típico da espécie. Também desencadeia a finalização da meiose pelo ovócito. A *corona radiata*, que normalmente envolve o ovócito no momento da fertilização, permanece em seu lugar por algum tempo durante a passagem do ovócito pela tuba uterina. Se não for fertilizado, o ovócito permanece viável por cerca de 24 horas após a ovulação e sofre autólise na tuba uterina.
>
> Após fertilizado, o ovócito, agora chamado de **zigoto**, inicia uma série de divisões celulares e é transportado para o útero, um processo que dura aproximadamente 5 dias.

Em cortes histológicos, a atresia pode ser reconhecida por uma ou várias das seguintes características: (1) sinais de morte celular de células da granulosa (p. ex., presença de núcleos picnóticos, hipercorados); (2) separação de células da camada granulosa e soltas no antro folicular; (3) morte do ovócito, vista pelas alterações do núcleo e do citoplasma; e (4) pregueamento da zona pelúcida. Após a atresia, macrófagos invadem o folículo e fagocitam os restos celulares. Em seguida, fibroblastos migram para a área do folículo e produzem uma cicatriz de colágeno que

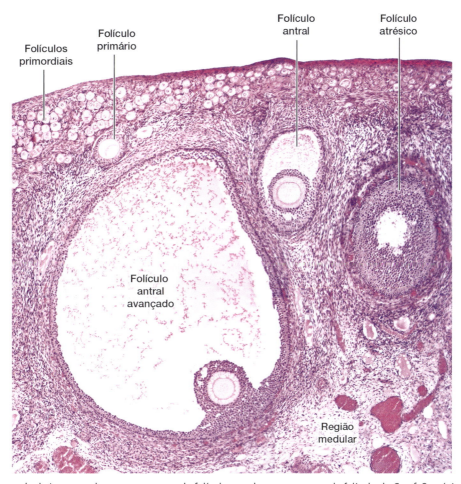

Figura 22.11 *À esquerda* da imagem, destaca-se um grande folículo antral quase na etapa de folículo de Graaf. O ovócito está envolvido pela *corona radiata* e está apoiado nas células do *cumulus oophorus*. A parede do folículo é formada por uma camada granulosa relativamente delgada que envolve um grande antro. Observe outros tipos de folículos: um pequeno folículo antral e um folículo atrésico. (HE. Pequeno aumento.)

persiste por algum tempo. Ver imagens de folículos atrésicos nas Figuras 22.9, 22.11 e 22.12.

Embora a atresia folicular aconteça desde antes do nascimento até alguns anos depois do início da menopausa, ela é mais acentuada logo após o nascimento, quando o efeito de hormônios maternos cessa, e durante a puberdade e a gravidez, quando há marcadas modificações hormonais qualitativas e quantitativas.

Ovulação

A ovulação consiste na ruptura de uma região da parede do folículo maduro pela qual o ovócito é expelido, acompanhado pelas células da *corona radiata*. A ovulação ocorre geralmente na metade do ciclo menstrual, ao redor do 14º dia de um ciclo de 28 dias. Na mulher, um ovócito é geralmente liberado em cada ciclo, mas, nos ciclos anovulatórios, nenhum ovócito é ovulado. Algumas vezes, dois ou mais ovócitos podem ser expelidos ao mesmo tempo e, se forem fertilizados, podem desenvolver-se em dois ou mais embriões (originando gêmeos fraternos).

O estímulo para a ovulação é um pico de secreção de LH liberado pela hipófise em resposta aos altos níveis de estrógenos produzidos pelo conjunto dos folículos ovarianos. Outras moléculas, tais como inibina, folistatina, activina e prostaglandinas, participam da ovulação.

Na ovulação, há uma ruptura da parede do folículo e da superfície do ovário e a ejeção do ovócito acompanhado pelas células da *corona radiata*. Vários fatores são associados à ruptura dos tecidos do ovário, tais como aumento local do fluxo sanguíneo, secreção de quimiocinas e citocinas por células da granulosa, infiltração de leucócitos, aumento da atividade de proteases e contração do músculo liso da teca externa.

O ovócito e o primeiro corpúsculo polar, envoltos pela zona pelúcida, pelas células da *corona radiata* e por fluido folicular, deixam o ovário e são captados por prolongamentos da mucosa da tuba uterina, denominados **fímbrias**.

Outras importantes consequências do pico de secreção de LH são a continuidade do processo de meiose do ovócito, já mencionado, e a formação de um corpo-lúteo no ovário.

Corpo-lúteo

As células granulosas e da teca interna que permaneceram no folículo que ovulou se reorganizam e formam uma glândula endócrina temporária chamada **corpo-lúteo**.

Estrutura do corpo-lúteo

O folículo que ovulou perde seu fluido folicular e há um colapso de sua parede, que se torna pregueada. A cavidade é ocupada pelo crescimento de tecido conjuntivo originado do estroma ovariano (Figura 22.13).

As células granulosas que permaneceram no folículo aumentam de tamanho e se transformam em células secretoras de esteroides chamadas **células granuloso-luteínicas** (Figura 22.14). São as células que predominam no corpo-lúteo.

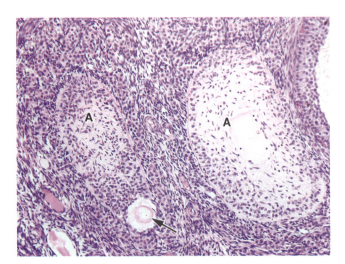

Figura 22.12 Dois folículos (A) em processo de atresia. A maior parte dos componentes desses folículos foi substituída por um tecido cicatricial com colágeno e muitos fibroblastos. Em um dos folículos há restos da zona pelúcida (seta). (Fotomicrografia. HE. Médio aumento.)

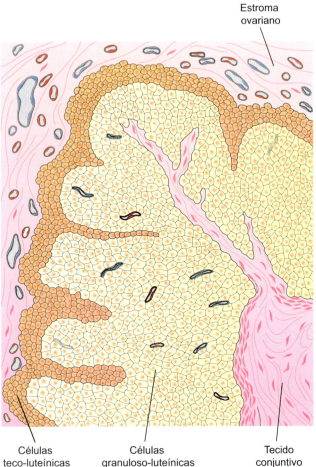

Figura 22.13 Esquema sobre a organização de um corpo-lúteo. As células granuloso-luteínicas, que constituem a maior parte do corpo-lúteo, derivam da camada granulosa. São maiores e menos coradas que as células teco-luteínicas, pequenas e mais coradas, originadas da teca interna e que se acumulam na periferia e nas pregas do corpo-lúteo.

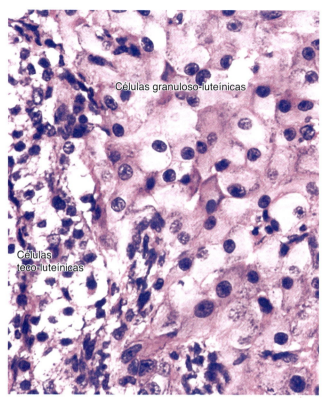

Figura 22.14 Corpo-lúteo. As células granuloso-luteínicas, em maioria, coram-se em rosa pela eosina e são maiores que as teco-luteínicas, pouco coradas. (HE. Médio aumento.)

As células da teca interna contribuem em menor número para a formação do corpo-lúteo, originando as **células teco-luteínicas**. São menores que as células granuloso-luteínicas e se acumulam nas pregas da parede do corpo-lúteo (ver Figuras 22.13 e 22.14).

Os vasos sanguíneos e linfáticos, antes restritos à teca interna, crescem e dirigem-se para o interior do corpo-lúteo, formando uma abundante rede vascular.

A reorganização do folículo ovulado e a modificação da estrutura das células resultam do estímulo pelo LH liberado antes da ovulação (Figura 22.15). Sob influência de LH, os dois tipos celulares do corpo-lúteo passam a secretar principalmente progesterona, além de estrógenos e inibina A.

Destino do corpo-lúteo

Pelo estímulo de LH que ocasionou a ovulação, o corpo-lúteo é programado para secretar durante 10 a 12 dias.

Se uma gravidez não se estabelece, suas células degeneram por apoptose e param de secretar progesterona. Uma das consequências da secreção decrescente de progesterona é a menstruação, que é a descamação de parte da espessura da mucosa uterina. O corpo-lúteo que dura só parte de um ciclo menstrual é chamado de **corpo-lúteo menstrual**. Seus restos são fagocitados por macrófagos e, em seguida, fibroblastos adjacentes invadem a área desse corpo-lúteo produzindo uma cicatriz de tecido conjuntivo denso denominada **corpo albicans** ("corpo branco", devido à sua grande quantidade de colágeno) (Figura 22.16).

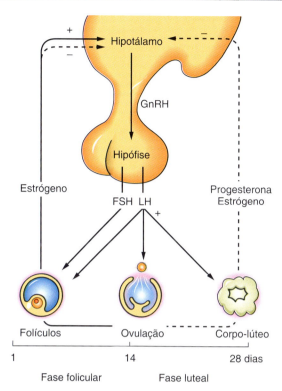

Figura 22.15 Interação de hormônios hipofisários com hormônios ovarianos. O FSH estimula o crescimento dos folículos e a síntese de estrógeno pelas células da granulosa. O LH induz a ovulação e transforma a camada de granulosa e a teca interna em uma glândula endócrina – o corpo-lúteo –, na qual estimula a secreção de progesterona. Estrógeno e progesterona circulantes inibem a secreção de hormônio liberador de gonadotrofina (GnRH) pelo hipotálamo.

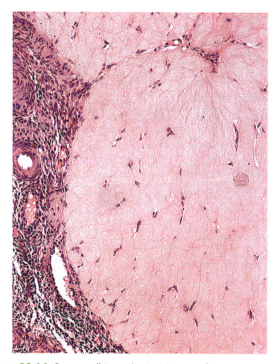

Figura 22.16 O corpo *albicans* é a cicatriz que se forma em um corpo-lúteo após a sua involução. É composto de tecido conjuntivo denso formado de espessas fibras colágenas entremeadas por fibroblastos. (HE. Pequeno aumento.)

Se uma gravidez se instalar, a mucosa uterina deverá ser mantida, caso contrário haverá um aborto. Um sinal para a manutenção do corpo-lúteo é dado pelo embrião implantado, cujas células trofoblásticas sintetizam um hormônio chamado de **gonadotrofina coriônica humana (HCG)**. A ação da HCG é semelhante à do LH, estimulando o funcionamento do corpo-lúteo. Assim, a HCG resgata o corpo-lúteo da degeneração, causa crescimento adicional dessa glândula endócrina e estimula a secreção de progesterona pelo corpo-lúteo durante pelo menos metade da gravidez. A progesterona, além de manter a mucosa do útero, estimula a secreção das glândulas uterinas, provavelmente importante para a nutrição do embrião antes de a placenta se tornar funcional. Esse é o **corpo-lúteo gestacional**, que persiste durante 4 a 5 meses e, em seguida, degenera e é substituído por um corpo *albicans*, que é muito maior que o de menstruação.

Células intersticiais

Embora as células da granulosa e os ovócitos degenerem durante a atresia folicular, algumas células da teca interna podem persistir isoladas ou em pequenos grupos no estroma cortical e são chamadas de **células intersticiais**. Elas existem desde a infância até a menopausa e são ativas secretoras de esteroides, estimuladas por LH.

Tubas uterinas

As **tubas uterinas** (ovidutos, antigamente denominadas trompas de Falópio) são dois tubos musculares de grande mobilidade, medindo cada um aproximadamente 12 cm de comprimento (ver Figura 22.1). Uma de suas extremidades – o **infundíbulo** – abre-se na cavidade peritoneal junto ao ovário e tem prolongamentos em forma de franjas chamados de **fímbrias**; a outra extremidade – **intramural** – atravessa a parede do útero e se abre em seu interior.

A parede da tuba uterina é composta de três camadas: (1) uma mucosa; (2) uma espessa camada muscular de músculo liso disposto em uma camada circular ou espiral interna e uma camada longitudinal externa; e (3) uma serosa formada por um folheto visceral de peritônio.

A mucosa tem pregas longitudinais muito numerosas na região da ampola. Em razão dessas pregas, o lúmen da ampola tem um aspecto labiríntico em seções transversais da tuba (Figura 22.17). As pregas se tornam menores nos segmentos da tuba mais próximos ao útero. Na porção intramural, as pregas são reduzidas a pequenas protuberâncias.

A mucosa é revestida por um epitélio simples colunar e por uma lâmina própria de tecido conjuntivo frouxo. O epitélio contém dois tipos de células: ciliadas e secretoras (Figura 22.18). Os cílios batem em direção ao útero, movimentando, nessa direção, uma película de líquido produzido pelas células secretoras que cobre sua superfície.

Por ocasião da ovulação, a tuba uterina exibe movimentos ativos de sua musculatura lisa, e a extremidade afunilada da ampola (com numerosas fímbrias) se posiciona

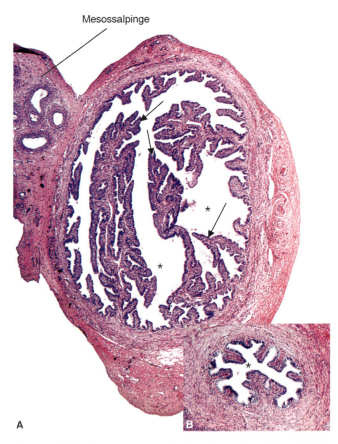

Figura 22.17 Secções transversais da tuba uterina. **A.** No nível do infundíbulo da tuba, o lúmen (*) é subdividido por inúmeras pregas da mucosa (*setas*). **B.** No nível do istmo, o diâmetro da tuba é pequeno, o lúmen (*) é estreito e a mucosa tem poucas pregas. (HE. Pequeno aumento.)

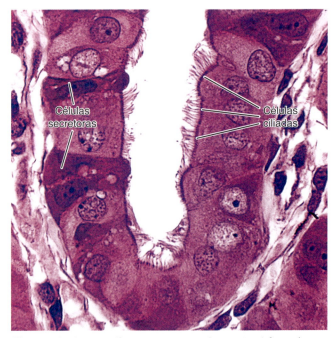

Figura 22.18 O epitélio que reveste a tuba uterina é formado por células ciliadas e por células secretoras não ciliadas, mais fortemente coradas. (Pararrosanilina e azul de toluidina. Grande aumento.)

muito perto da superfície do ovário. Isso favorece a captação do ovócito que foi ovulado. A secreção de seu epitélio tem funções nutritivas e protetoras em relação ao ovócito.

A contração de músculo liso e a atividade das células ciliadas transportam o ovócito ou o zigoto ao longo do infundíbulo e do restante da tuba. Esse movimento também dificulta a passagem de microrganismos do útero para a cavidade peritoneal. O transporte do ovócito ou do zigoto para o útero é normal em mulheres com síndrome de cílio imóvel, indicando que a atividade ciliar não é essencial para esse transporte.

Ver mais informações em *Histologia aplicada – Implantação anormal*.

HISTOLOGIA APLICADA

Implantação anormal

Às vezes, o embrião pode se fixar e se desenvolver na tuba uterina. Esse evento é um tipo de gravidez ectópica (*i. e.*, gravidez fora de seu local habitual). Por causa de seu pequeno diâmetro, a tuba uterina não tem capacidade de conter o embrião quando este inicia seu crescimento e se rompe, causando uma extensa hemorragia que necessita de uma intervenção cirúrgica urgente.

Útero

O útero tem a forma de uma pera. O **corpo do útero** é a porção dilatada cuja parte superior, em forma de uma cúpula, é chamada **fundo do útero**. Sua porção estreitada, que se abre na vagina, é o **colo uterino** (ver Figura 22.1).

A parede do útero é espessa e formada por três camadas. Externamente, é recoberto, em sua maior parte, por tecido conjuntivo e por um folheto parietal de peritônio, constituído de mesotélio e, dependendo da porção do órgão, por uma **adventícia** – constituída de tecido conjuntivo sem revestimento de mesotélio. As outras camadas uterinas são o **miométrio**, uma espessa camada de músculo liso, e a mucosa uterina denominada **endométrio**, que reveste a cavidade do útero.

Miométrio

O miométrio, a camada mais espessa do útero, é composto de grandes feixes de fibras musculares lisas separadas por tecido conjuntivo. Os feixes de músculo liso se distribuem em quatro camadas não muito bem definidas. A primeira e a quarta camadas são compostas principalmente de fibras dispostas longitudinalmente, isto é, paralelas ao eixo longo do útero. Pelas camadas intermediárias passam os grandes vasos sanguíneos do órgão.

Durante a gravidez, o miométrio passa por um período de grande crescimento, como resultado de hiperplasia (aumento no número de células musculares lisas) e hipertrofia (aumento no tamanho das células). As células musculares lisas secretam colágeno, cuja quantidade aumenta significativamente no útero durante essa fase. Após a gravidez, há degeneração de algumas células musculares lisas, redução no tamanho de outras e

degradação enzimática de colágeno. O útero, então, tem seu tamanho reduzido para as dimensões aproximadas de antes da gravidez.

Endométrio

O endométrio consiste em um epitélio e uma lâmina própria de tecido conjuntivo frouxo que contém glândulas tubulosas simples que se abrem no lúmen uterino e que podem se ramificar nas porções mais profundas (próximo do miométrio). O revestimento da cavidade uterina é feito por um epitélio simples colunar formado por células ciliadas e células secretoras. O epitélio das glândulas uterinas é semelhante ao epitélio superficial, mas células ciliadas são raras no interior das glândulas. O tecido conjuntivo da lâmina própria é rico em fibroblastos e contém abundante matriz extracelular com fibras constituídas principalmente de colágeno de tipo III.

No endométrio, há duas camadas: (1) a **camada basal**, mais profunda, adjacente ao miométrio, constituída de tecido conjuntivo e das porções finais das glândulas endometriais; e (2) a **camada funcional**, formada pelo epitélio superficial, pelo tecido conjuntivo da lâmina própria e pela maior parte do comprimento das glândulas.

Os limites entre as duas camadas do endométrio não podem ser observados em cortes histológicos, porém elas apresentam diferenças funcionais muito importantes: enquanto a camada funcional sofre mudanças intensas durante os ciclos menstruais, a basal permanece quase inalterada.

Ciclo menstrual

Todos os animais apresentam ciclos sexuais durante a sua vida fértil. Na mulher, assim como em outros primatas superiores, os ciclos são denominados **menstruais**, porque são caracterizados pelo fenômeno da menstruação.

A partir do início da puberdade, os hormônios ovarianos, sob influência da adeno-hipófise, promovem modificações cíclicas nos órgãos do aparelho genital feminino que constituem os ciclos menstruais. A mulher, portanto, só é fértil durante o período em que tem esses ciclos.

Estrógenos e progesterona produzidos no ovário controlam grande parte da estrutura e do funcionamento dos órgãos do sistema genital feminino. Proliferação, diferenciação e secreção pelas células epiteliais, como também o tecido conjuntivo, dependem desses hormônios. Mesmo antes do nascimento, esses órgãos são influenciados por estrógenos e progesterona, produzidos pelos ovários maternos e pela placenta. Depois da menopausa, a síntese diminuída desses hormônios causa a involução dos órgãos reprodutores.

Os ciclos menstruais iniciam-se a partir da menarca, a primeira menstruação, e terminam na instalação da menopausa, em torno de 45 a 50 anos. Eles têm duração média de 28 dias e, do ponto de vista clínico, são contados a partir do primeiro dia da menstruação. São divididos em três fases: menstrual, folicular ou proliferativa e luteal ou secretora, que se repetem continuamente. Apesar da divisão em fases, as mudanças estruturais e funcionais que acontecem durante o ciclo são graduais.

O Quadro 22.1 apresenta os principais eventos que ocorrem no ciclo menstrual. As modificações que ocorrem no endométrio serão focalizadas a seguir.

Fase proliferativa, folicular ou estrogênica

A duração dessa fase é variável, em média 10 dias. Após a descamação da camada funcional do endométrio durante a menstruação, a mucosa uterina é muito delgada no início da fase proliferativa, medindo de 0,5 a 1 mm de espessura.

Seu início coincide com um momento de rápido crescimento de um pequeno grupo de folículos antrais do ovário, um dos quais se desenvolverá até um folículo de Graaf no ciclo seguinte. As tecas internas desses folículos passam a secretar quantidades crescentes de estrógenos, cujas concentrações plasmáticas aumentam, conforme mostrado na Figura 22.19.

Sob a influência de estrógenos, ocorre a reconstituição da camada funcional do endométrio. Há intensa proliferação celular no componente epitelial e conjuntivo da camada funcional, resultando na reposição do revestimento superficial do endométrio, no crescimento das glândulas endometriais e dos vasos sanguíneos. O epitélio superficial do endométrio é do tipo simples colunar com células ciliadas e não ciliadas. As glândulas endometriais são tubulares, retilíneas e seu lúmen é estreito (Figura 22.20A).

Ao fim dessa fase, aumenta a quantidade de cisternas de retículo endoplasmático granuloso nas células glandulares e o complexo de Golgi aumenta de tamanho, em preparação para o aumento de sua atividade secretora. As glândulas se tornam mais volumosas e levemente tortuosas e, ao término da fase proliferativa, o endométrio mede cerca de 3 mm de espessura.

Fase secretora ou luteal

Inicia-se após a ovulação, dura aproximadamente 14 dias e coincide com a presença de um corpo-lúteo no ovário que ativamente secreta progesterona (Figura 22.19). Sob a influência de níveis plasmáticos crescentes desse hormônio, as glândulas endometriais são estimuladas a secretarem produtos que se acumulam em seu lúmen.

Consequentemente, as glândulas se tornam dilatadas e tortuosas, uma característica morfológica importante dessa fase (Figura 22.20B). Mitoses são menos frequentes durante essa fase. Um acúmulo de líquido (edema) costuma ocorrer no tecido conjuntivo da lâmina própria. Como resultado do crescimento da mucosa, do acúmulo de secreção e do edema no estroma, ao fim dessa fase o endométrio alcança a sua máxima espessura (cerca de 5 mm).

Se tiver ocorrido a fertilização do ovócito cerca de 7 ou 8 dias depois da ovulação, o embrião terá sido transportado ao útero e aderido ao epitélio uterino, iniciando o processo de implantação embrionária. Isso ocorre durante a fase secretora, e a secreção das glândulas é possivelmente uma fonte de nutrição para o embrião antes de sua penetração no endométrio.

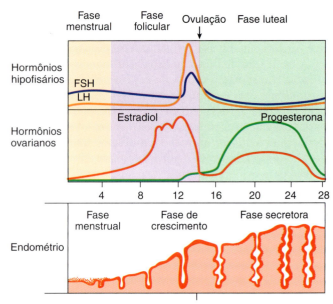

Figura 22.19 Curva de níveis plasmáticos de hormônios hipofisários e ovarianos ao longo do ciclo menstrual e sua correlação com as modificações do endométrio.

Quadro 22.1 Resumo dos principais eventos do ciclo menstrual.

Acontecimentos	Fase proliferativa	Fase secretora ou luteal	Fase menstrual
Principais ações dos hormônios hipofisários	FSH estimula o crescimento rápido de folículos ovarianos	O pico de secreção de LH no início da fase secretora, liberado por estímulo de estrógeno, induz a ovulação e o desenvolvimento do corpo-lúteo	–
Principais eventos no ovário	Rápido crescimento de um grupo de folículos ovarianos. Seleção do folículo dominante que será um folículo de Graaf no ciclo seguinte	Ovulação. Desenvolvimento do corpo-lúteo e sua degeneração se não houver uma fertilização	–
Hormônio ovariano predominante	Estrógenos produzidos pelos folículos em crescimento agem na vagina, na tuba e no útero	Progesterona produzida pelo corpo-lúteo modifica o endométrio e a secreção cessa se não houver fertilização	–
Principais eventos no endométrio	Formação de epitélio de revestimento e glândulas endometriais após a menstruação	Crescimento adicional da mucosa. As glândulas se tornam tortuosas e secretoras	Descamação da camada funcional do endométrio 14 dias após a ovulação

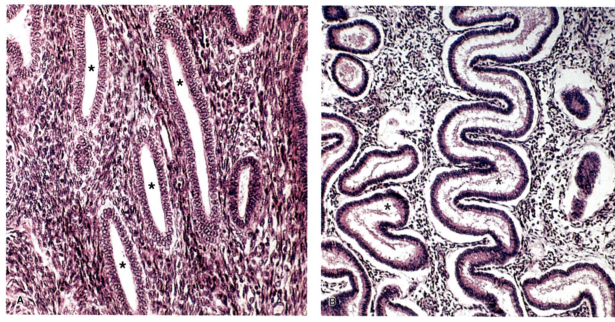

Figura 22.20 A. Endométrio na fase proliferativa do ciclo menstrual. As glândulas uterinas, indicadas por *asteriscos*, são retilíneas. **B.** Endométrio na fase luteal do ciclo menstrual. As glândulas uterinas (*asteriscos*) se tornam tortuosas e o seu lúmen dilatado é preenchido por secreção. (HE. Pequeno aumento.)

Outro papel importante da progesterona é inibir contrações da musculatura lisa do miométrio, que poderiam interferir na implantação do embrião e provocar um aborto.

Fase menstrual

O corpo-lúteo está programado para funcionar durante 10 a 12 dias após a ovulação. Se não tiver ocorrido a fertilização de um ovócito e a implantação de um embrião, não há produção de HCG pela placenta. Nesse caso, o corpo-lúteo cessa a secreção de progesterona, cujos níveis plasmáticos diminuem rapidamente, resultando na menstruação, que dura em média 3 a 4 dias (ver Figura 22.19).

A menstruação depende, em parte, do padrão de irrigação sanguínea na camada funcional do endométrio (Figura 22.21). As camadas intermediárias do miométrio são percorridas pelas **artérias arqueadas**, que se orientam circunferencialmente na parede do útero. Dessas artérias partem dois grupos de artérias que se dirigem para o endométrio: as **artérias retas**, que irrigam principalmente a camada basal, e as **artérias espirais**, que irrigam principalmente a camada funcional.

No início da menstruação ocorre contração das artérias espirais e o bloqueio do fluxo de sangue resulta em baixa oxigenação das células da camada funcional, causando a morte (por necrose) das paredes das artérias, assim como das células das glândulas e do tecido conjuntivo. As paredes das artérias se rompem, resultando no sangramento. Além do fenômeno vascular, há um grande afluxo de leucócitos e células da resposta imune, assemelhando-se a uma resposta inflamatória. Aumenta a atividade de metaloproteinases, que digerem parte da matriz extracelular da camada funcional. Consequentemente, a maior parte da camada funcional do endométrio se desprende da mucosa, constituindo minúsculos fragmentos que, junto ao sangue, compõem o fluido menstrual.

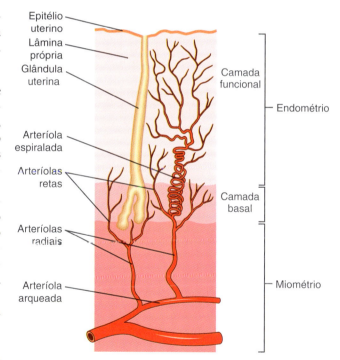

Figura 22.21 Distribuição das artérias no miométrio e no endométrio. A camada basal do endométrio é irrigada por artérias radiais, enquanto a camada funcional é irrigada por artérias espiraladas (Modificado de Weiss L. (ed.). **Cell and tissue biology**: a textbook of histology. 6 ed. 1988.)

Ao término da fase menstrual, o endométrio é muito delgado, formado pela sua camada basal. Permanecem na camada basal os fundos das glândulas, cujas células irão reconstituir as glândulas e o epitélio superficial do endométrio. Logo após se inicia um novo ciclo por estímulo de estrógenos secretados em quantidades crescentes por folículos ovarianos em ativo crescimento.

O Quadro 22.1 apresenta um resumo dos principais eventos do ciclo menstrual.

Endométrio gravídico

Se houver a fertilização de um ovócito e a implantação embrionária, as células trofoblásticas do embrião produzem a HCG, que resgata o corpo-lúteo de sua involução e o estimula a continuar secretando progesterona. Consequentemente, não ocorre menstruação, a gravidez se estabelece e, durante a sua duração, são interrompidos os ciclos menstruais. As glândulas endometriais se tornam mais dilatadas e mais tortuosas e contendo maior quantidade de secreção do que durante a fase secretora.

Implantação, decídua e placenta

A **implantação** ou **nidação** compreende a adesão do embrião às células do epitélio endometrial, seguida pela penetração do embrião na mucosa uterina. Esse tipo de implantação é chamado de **intersticial** e acontece em seres humanos e em alguns outros mamíferos. Na espécie humana, começa ao redor do sétimo dia após a ovulação, e em torno do nono ou décimo dia, o embrião está totalmente imerso no endométrio, no qual receberá proteção e nutrição durante a gravidez.

Após a implantação, o tecido conjuntivo endometrial sofre mudanças profundas. Os fibroblastos da lâmina própria do endométrio aumentam de tamanho, tornam-se arredondados e exibem características de células produtoras de proteínas. Eles são então chamados de **células deciduais**, e o endométrio inteiro recebe o nome de **decídua**. Conforme sua localização, recebe diferentes denominações: **decídua basal**, situada entre o embrião e o miométrio; **decídua capsular**, entre o embrião e o lúmen uterino; e **decídua parietal**, no restante da mucosa uterina (Figura 22.22).

Placenta

A placenta é um órgão temporário com função para trocas de gases, líquidos e moléculas entre a mãe e o embrião/feto. Consiste em uma porção fetal denominada **cório** e uma porção materna, a **decídua basal**; portanto, é composta de células derivadas de dois indivíduos geneticamente distintos.

A decídua basal fornece sangue arterial materno para a placenta e dela recebe sangue venoso que circulou em espaços da placenta. A placenta é também um órgão endócrino, pois produz hormônios como HCG, tireotrofina coriônica, corticotrofina coriônica, estrógenos e progesterona. Também secreta **lactogênio placentário** (somatomamotrofina coriônica humana), um hormônio proteico com funções semelhantes às do hormônio de crescimento.

Informações mais detalhadas sobre o desenvolvimento embrionário e sobre a estrutura e a formação da placenta são encontradas em livros-texto de embriologia.

Ver informações sobre mecanismos de contracepção em *Histologia aplicada – Contracepção*.

HISTOLOGIA APLICADA

Contracepção

Alguns dos procedimentos comuns para contracepção relacionados com o conhecimento da estrutura e da fisiologia do sistema genital feminino são:

- Ingestão de hormônios ovarianos (a "pílula"): inibe o pico de secreção de LH, que induz a ovulação
- Utilização do dispositivo intrauterino (DIU), uma pequena peça de plástico ou cobre inserida na cavidade uterina. Supõe-se que ele cause uma reação inflamatória local, que é espermicida
- Ingestão de um composto (mifepristona, "pílula do dia seguinte"), que é um análogo da progesterona. Esse composto se liga aos receptores de progesterona do útero, prevenindo a ação do hormônio e, consequentemente, a implantação do embrião

---

Colo uterino

É a porção inferior, cilíndrica, do útero (ver Figura 22.1). Sua estrutura histológica difere do restante do útero. O canal cervical situado no interior do colo uterino comunica o lúmen do útero com o lúmen da vagina. A mucosa que reveste o canal cervical é revestida por um epitélio simples colunar, secretor de muco. O colo tem poucas fibras de músculo liso e consiste principalmente (85%) em tecido conjuntivo denso. Na Figura 22.23 é possível observar que a sua superfície externa faz saliência no lúmen da vagina, e é revestida por epitélio estratificado pavimentoso. A mucosa da cérvice contém as **glândulas mucosas cervicais**, que se ramificam intensamente.

A mucosa se modifica pouco durante o ciclo menstrual e não descama durante a menstruação. Na gravidez, as células das glândulas mucosas cervicais proliferam e secretam um líquido mucoso mais abundante e mais viscoso.

As secreções cervicais têm um papel importante na fertilização. Na época da ovulação, as secreções mucosas são mais fluidas e facilitam a passagem dos espermatozoides em direção ao útero. Na fase luteal ou na gravidez, os níveis mais altos de progesterona tornam as secreções

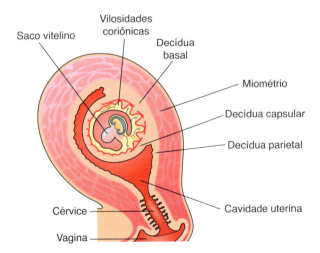

Figura 22.22 Distribuição das decíduas basal, capsular e parietal – o tecido conjuntivo do endométrio na gravidez.

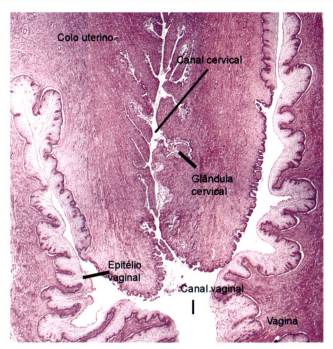

Figura 22.23 Secção longitudinal da porção do colo uterino em sua abertura na vagina. O centro do colo é percorrido pelo canal cervical. Este é revestido por epitélio simples colunar que se continua para o interior da vagina até a transição com o epitélio estratificado pavimentoso da vagina. (HE. Pequeno aumento. Imagem de P. Abrahamsohn.)

mais viscosas e previnem a passagem de esperma e de microrganismos para o interior do útero. A dilatação da cérvice que precede o parto se deve à intensa degradação de fibras colágenas, que promove o amolecimento de sua parede.

Ver mais informações em *Histologia aplicada – Câncer cervical*.

> **HISTOLOGIA APLICADA**
>
> **Câncer cervical**
>
> O câncer do colo do útero (câncer cervical) pode ser derivado do epitélio de revestimento (cerca de 85% dos casos) ou do epitélio glandular (mais de 10% dos casos). Antigamente, era uma das causas mais frequentes de morte em mulheres adultas. Atualmente, embora a sua incidência seja alta, a taxa de mortalidade relacionada com esse tumor é relativamente baixa (8 a cada 100 mil). Isso se deve ao diagnóstico do carcinoma em suas fases precoces, resultado de exames periódicos do colo do útero e análise citológica de esfregaços do epitélio cervical (teste de Papanicolaou).

Vagina

A parede da vagina tem três camadas: **mucosa**, **muscular** e **adventícia**. O muco existente no lúmen e na superfície da mucosa e que lubrifica a vagina se origina das glândulas da cérvice uterina, pois a vagina não tem glândulas.

O epitélio da mucosa vaginal de uma mulher adulta é estratificado pavimentoso e tem uma espessura de 150 a 200 μm. Suas células podem conter uma pequena quantidade de queratina, porém não há transformação das células em placas de queratina, como nos epitélios queratinizados (Figura 22.24). A espessura e a composição em camadas do epitélio vaginal se modificam durante o ciclo menstrual. Sob a influência de estrógenos, portanto na fase proliferativa do ciclo, o epitélio é mais espesso e suas células superficiais são pavimentosas, enquanto na fase secretora o epitélio é mais delgado e suas células superficiais são poliédricas.

Sob o estímulo de estrógenos, o epitélio vaginal sintetiza e acumula grande quantidade de glicogênio, que permanece no lúmen da vagina quando as células do epitélio vaginal descamam. Bactérias da vagina metabolizam o glicogênio e produzem ácido láctico, responsável pelo pH da região, que é normalmente baixo. Acredita-se que o ambiente ácido tenha ação protetora contra microrganismos patogênicos.

A lâmina própria da mucosa vaginal é composta de tecido conjuntivo frouxo muito rico em fibras elásticas. Entre as células da lâmina própria, há quantidades relativamente grandes de linfócitos e neutrófilos. Durante certas fases do ciclo menstrual, esses dois tipos de leucócitos podem atravessar a camada epitelial e passar para o lúmen da vagina.

A camada muscular da vagina é composta principalmente de conjuntos longitudinais de fibras musculares lisas. Há alguns pacotes circulares, especialmente próximo à mucosa.

Externamente à camada muscular, uma camada de tecido conjuntivo denso, a adventícia, rica em espessas fibras elásticas, une a vagina aos tecidos circunvizinhos. A elasticidade da vagina se deve ao elevado número de fibras elásticas no tecido conjuntivo de sua parede, no qual há um plexo venoso extenso.

Genitália externa

A genitália externa feminina, ou **vulva**, consiste em **clitóris**, **pequenos lábios** e **grandes lábios**, além de algumas

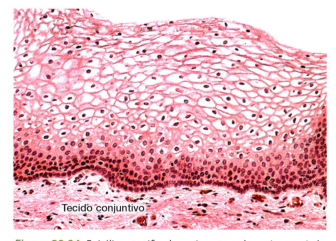

Figura 22.24 Epitélio estratificado pavimentoso da vagina, apoiado em um tecido conjuntivo denso. O citoplasma das células epiteliais é claro porque contém grande quantidade de glicogênio, que é extraído durante o processamento histológico. (HE. Médio aumento.)

glândulas que se abrem no **vestíbulo**, o espaço que corresponde à abertura externa da vagina, delimitado pelos pequenos lábios.

A uretra e os ductos das glândulas vestibulares se abrem no vestíbulo. As **glândulas vestibulares maiores**, ou **glândulas de Bartholin**, secretoras de muco, situam-se a cada lado do vestíbulo e são homólogas às glândulas bulbouretrais no homem. A inflamação dessas glândulas e a formação de cistos muito dolorosos são relatos frequentes nas consultas ao ginecologista. As numerosas **glândulas vestibulares menores** se localizam mais frequentemente ao redor da uretra e do clitóris.

O **clitóris** e o pênis são homólogos em origem embrionária e estrutura histológica. O clitóris, que é coberto por um epitélio estratificado pavimentoso, é formado por dois corpos eréteis que terminam em uma glande clitoridiana e prepúcio rudimentares.

Os lábios menores são dobras da mucosa vaginal que têm tecido conjuntivo com muitas fibras elásticas. O epitélio estratificado pavimentoso que os cobre tem uma delgada camada de células queratinizadas na superfície. Glândulas sebáceas e sudoríparas estão nas superfícies internas e externas dos lábios menores, cujo revestimento é, portanto, intermediário entre pele e mucosa.

Os lábios maiores são dobras de pele que contêm uma grande quantidade de tecido adiposo e uma delgada camada de músculo liso. Sua superfície interna tem estrutura histológica semelhante à dos lábios menores, e a externa é coberta por pele e por pelos. Glândulas sebáceas e sudoríparas são numerosas em ambas as superfícies.

A genitália externa é abundantemente provida de terminações nervosas sensoriais táteis, além de corpúsculos de Meissner e de Pacini, que contribuem para a fisiologia do estímulo sexual.

Glândulas mamárias

As glândulas mamárias, características dos mamíferos, na mulher consistem em 15 a 25 glândulas que, dependendo do estado fisiológico, são do tipo tubular ou tubuloalveolar composto (Figura 22.25). São consideradas glândulas sudoríparas modificadas de secreção apócrina e merócrina, e sua função é secretar leite para nutrir lactentes.

Cada uma das glândulas ocupa um lóbulo e os lóbulos estão separados entre si por tecido conjuntivo e tecido adiposo. Porções mais densas de tecido conjuntivo constituem os ligamentos suspensores (ligamentos de Cooper), com trajeto entre a pele e os músculos torácicos.

A estrutura das glândulas mamárias, especialmente de sua porção secretora, difere nas várias situações fisiológicas pelas quais passa o corpo.

Estrutura das glândulas mamárias inativas

Fora das etapas de gravidez e de lactação, as glândulas são chamadas **inativas** ou **em estado de repouso**. Suas porções secretoras são tubulosas e denominadas **ductos terminais** (Figuras 22.25 e 22.26). Os ductos são formados

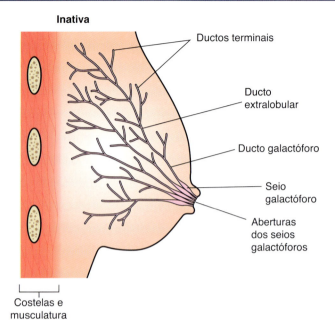
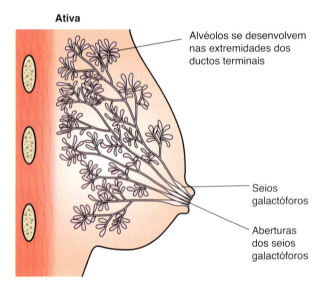

Figura 22.25 Desenho esquemático de glândula mamária em fase de repouso e em fase de lactação. Cada ducto galactóforo com suas ramificações menores é uma glândula independente e constitui um lóbulo. Na fase de secreção, formam-se alvéolos nas extremidades dos ductos galactóforos.

por um epitélio simples de células achatadas ou cuboides baixas. Em torno das células epiteliais há células mioepiteliais contráteis, de forma estrelada.

Os inúmeros ductos terminais de cada glândula se reúnem em curtos **ductos intralobulares**. Esses se juntam em **ductos extralobulares**, que se reúnem no ducto excretor próprio de cada glândula, o **ducto galactóforo**. Os ductos galactóforos das várias glândulas convergem para o mamilo, e sua porção final, próxima ao mamilo, é dilatada, denominada **seio galactóforo**. Os seios galactóforos das várias glândulas se abrem independentemente no mamilo por meio de 15 a 25 orifícios (Figuras 22.25 e 22.27). Os seios galactóforos são revestidos por epitélio

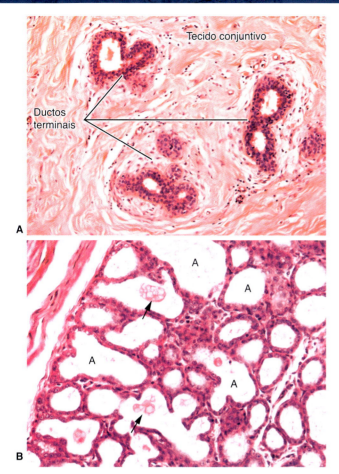

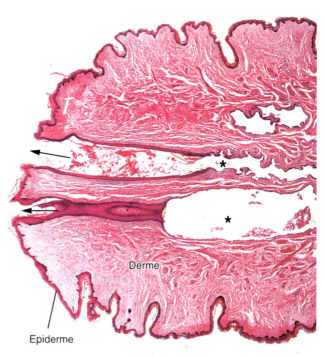

Figura 22.26 Glândula mamária. **A.** Em estado de repouso, predominam ductos terminais envolvidos por tecido conjuntivo. **B.** Durante a lactação, desenvolvem-se alvéolos (A) nas extremidades dos ductos terminais. As *setas* indicam secreção no interior dos alvéolos. (HE. Pequeno aumento.)

Figura 22.27 Secção longitudinal do mamilo. Os *asteriscos* indicam seios galactóforos e as *setas*, as suas aberturas para o exterior. (HE. Vista panorâmica. Imagem de P. Abrahamsohn.)

cuboide ou colunar e, quando atingem as aberturas externas, bruscamente passam a ser revestidos por um epitélio estratificado pavimentoso.

A estrutura histológica das glândulas sofre pequenas alterações durante o ciclo menstrual, por exemplo, proliferação de células dos ductos em torno da época de ovulação, quando a taxa de estrógenos circulantes é maior. A maior hidratação do tecido conjuntivo na fase pré-menstrual pode provocar aumento do volume da mama.

O mamilo tem forma cônica e é revestido por epitélio estratificado pavimentoso queratinizado, que se continua com o da pele adjacente, a aréola. A coloração dessa pode escurecer durante a gravidez, como resultado de acúmulo local de melanina, e após o parto pode ficar mais clara, mas raramente retorna à sua tonalidade original.

O tecido conjuntivo abaixo do mamilo é rico em fibras musculares lisas dispostas circularmente ao redor dos ductos galactóforos mais profundos e paralelamente a eles quando entram no mamilo. O mamilo é provido de abundantes terminações nervosas sensoriais, importantes para desencadear o reflexo da ejeção do leite por meio da secreção de ocitocina pela neuro-hipófise.

O crescimento das glândulas mamárias durante a puberdade, sob a influência de estrógenos, faz parte do processo de desenvolvimento das características sexuais secundárias. Forma-se maior quantidade de tecido adiposo e conjuntivo, além de um limitado crescimento dos túbulos acompanhados por sua maior ramificação.

Glândulas mamárias durante a gravidez e a lactação

As glândulas mamárias sofrem intenso crescimento durante a gravidez, que consiste principalmente no aumento de ramificação dos ductos terminais e no desenvolvimento de **alvéolos** nas extremidades dos ductos (Figuras 22.25, 22.26 e 22.28). Após o crescimento, a quantidade de tecido conjuntivo e adiposo é proporcionalmente menor em relação ao parênquima.

O crescimento das glândulas resulta da ação sinérgica de vários hormônios, principalmente estrógenos, progesterona e lactogênio placentário humano. O hormônio prolactina tem grande importância na ativação da secreção na lactação.

Os alvéolos são conjuntos esféricos ou arredondados de células epiteliais e constituem as estruturas ativamente secretoras de leite. Quatro a seis células mioepiteliais envolvem cada alvéolo. A liberação de ocitocina pela neuro-hipófise causa a contração das células mioepiteliais, comprimindo os alvéolos e ductos galactóforos e impelindo a secreção até os seios galactóforos.

O tecido conjuntivo em torno dos alvéolos contém muitos linfócitos, plasmoblastos e plasmócitos. A população de plasmócitos aumenta significativamente no fim da

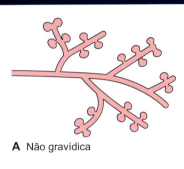

A Não gravídica

Sistema de ductos inativo

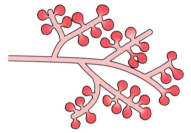

B Durante a gestação

Alvéolos proliferam nas terminações dos ductos

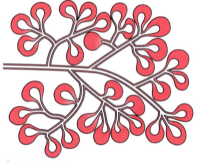

C Em lactação

Secreção de leite e armazenamento no lúmen dos alvéolos

Figura 22.28 Modificações da glândula mamária. **A.** Na ausência de gestação, a glândula está em repouso. **B.** Durante a gestação, formam-se alvéolos nas extremidades dos ductos terminais. **C.** Durante a lactação, os alvéolos estão funcionantes e dilatados. Quando a lactação é suspensa, a glândula reverte ao estado não gravídico.

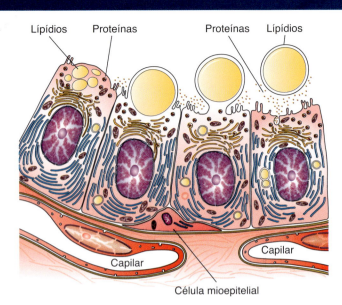

Figura 22.29 Células secretoras da glândula mamária. Da *esquerda* para a *direita*, observe a extrusão de gotas de lipídios envolvidas por uma estreita camada de citoplasma (secreção apócrina). Proteínas são secretadas a partir de grânulos de secreção (secreção merócrina). As células mioepiteliais são contráteis e comprimem os alvéolos e ductos, impelindo a secreção na direção dos seios galactóforos.

HISTOLOGIA APLICADA

Colostro

 A primeira secreção das glândulas mamárias após o parto é chamada de **colostro**. Ele contém menos gordura e mais proteína que o leite regular, e é rico em anticorpos (predominantemente IgA secretora), que fornecem imunidade passiva ao recém-nascido, especialmente no lúmen intestinal.

gravidez, quando eles produzem maiores quantidades de imunoglobulina IgA, que é absorvida pelas células secretoras e secretada no leite, no qual a IgA confere imunidade passiva ao lactente.

Ao fim da gestação e durante a fase de lactação, as células secretoras dos alvéolos são cuboides e seu citoplasma tem gotículas esféricas de vários tamanhos formadas principalmente por triglicerídios neutros. Em seu polo apical, há muitas gotículas de gordura e vacúolos secretores limitados por membrana contendo várias proteínas do leite. As gotículas de lipídios são liberadas no lúmen dos alvéolos junto a uma delgada camada de citoplasma apical e constituem o modo de secreção apócrino, característico das glândulas mamárias (Figura 22.29). Lipídios constituem aproximadamente 4% do leite humano.

Os vacúolos situados na porção apical contêm caseínas, lactalbumina e outras proteínas, além de IgA, que são secretadas de forma merócrina. As proteínas constituem aproximadamente 1,5% do leite humano. A lactose, que é o açúcar do leite, constitui aproximadamente 7% do leite humano. Ver mais informações em *Histologia aplicada – Colostro*.

Regressão pós-lactacional e involução senil das glândulas mamárias

Quando cessa a amamentação, a maioria dos alvéolos desenvolvidos durante a gravidez passa por apoptose e é reabsorvida. Células inteiras são liberadas no lúmen dos alvéolos e seus restos são fagocitados por macrófagos.

Após a menopausa, ocorre a involução das glândulas mamárias pela diminuição da produção regular de hormônios sexuais. Há redução do tamanho das glândulas, atrofia das porções secretoras e dos ductos e redução do tecido conjuntivo. Ver mais informações em *Histologia aplicada – Câncer mamário*.

HISTOLOGIA APLICADA

Câncer mamário

 Aproximadamente 9% de todas as mulheres nascidas nos EUA desenvolvem câncer de mama em algum momento de sua vida. A maioria é de carcinomas que se originam de células epiteliais dos ductos galactóforos. Se essas células se espalharem para pulmões, cérebro ou osso, provocando metástases nesses órgãos, o carcinoma de mama pode se tornar uma causa importante de morte. A descoberta precoce (por autoexame, mamografia, exame de ultrassom e outras técnicas) e, consequentemente, o tratamento precoce reduzem significativamente a taxa de mortalidade por câncer de mama.

Bibliografia

BAUMGARTEN, S. C.; STOCCO, C. Granulosa cells. **Encyclopedia of Reproduction**. 2 ed. 2018. 2. p. 8-13.

BUHIMSCHI, C. S. Endocrinology of lactation. **Obstetrics and Gynecology Clinics of North America**, v. 31, n. 4. p. 963-979, 2004.

ERICKSON, G. F. Follicle growth and development. **Global Library Of Women's Medicine**, (ISSN: 1756-2228) 2008. doi: 10.3843/GLOWM.10289.

HOMBURG, R. The mechanism of ovulation. **Global Library Of Women's Medicine**, (ISSN: 1756-2228) 2014. doi: 10.3843/GLOWM.10290.

KRISTENSEN, S. G. *et al.* Hallmarks of human small antral follicle development: implications for regulation of ovarian steroidogenesis and selection of the dominant follicle. Frontiers in Endocrinology **(Lausanne)**, v. 8, 376, 2018. doi: 10.3389/fendo.2017.00376.

MAGOFFIN, D. A. Ovarian theca cell. **The International Journal of Biochemistry & Cell Biology**, v. 37, n. 7, p. 1344-1349, 2005.

NOWAK, R. A. Estrous and menstrual cycles. **Encyclopedia of Reproduction**. 2 ed. 2018. 2, p. 114-120.

SARRAJ, M. A.; DRUMMOND, A. E. Mammalian foetal ovarian development: consequences for health and disease. **Reproduction**, v. 143, n. 2, p. 151-163, 2012. doi: 10.1530/REP-11-0247.

WILLIAMS, C. J.; ERICKSON, G. F. Morphology and physiology of the ovary. [Updated 2012 Jan 30]. In: FEINGOLD, K. R. *et al.* (eds.). **Endotext** [Internet]. South Dartmouth (MA): MDText. com, Inc., 2000-.

ZELEZNIK, A. J. The physiology of follicle selection. **Reproductive Biology and Endocrinology**, v. 2, 31, 2004. doi:10.1186/1477-7827-2-31.

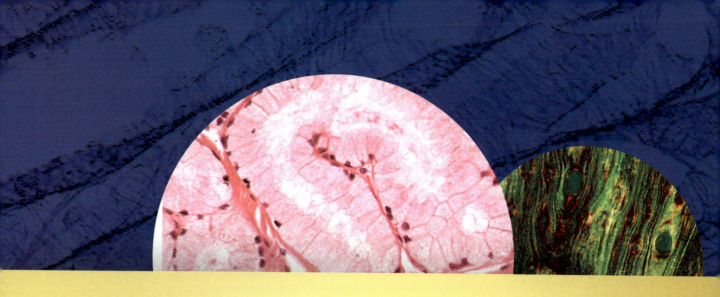

Capítulo 23

Sistemas Fotorreceptor e Vestibulococlear

PAULO ABRAHAMSOHN

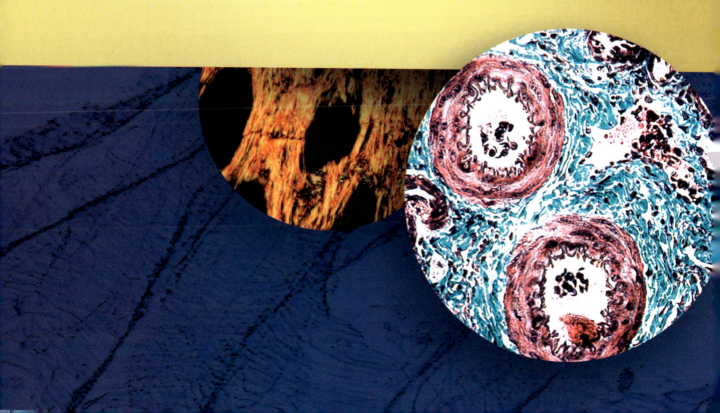

Introdução, *491*
Sistema fotorreceptor, *491*
Órgão vestibulococlear, *501*
Bibliografia, *510*

Introdução

Informações do ambiente externo e interno são constantemente recebidas por receptores do organismo e enviadas ao sistema nervoso central. Esses receptores são neurônios especializados que recebem e transduzem sinais de diferentes naturezas em impulsos nervosos, os quais são transmitidos ao longo de axônios. No sistema nervoso central, essas informações são interpretadas como sons, imagens, cores, posição espacial, olfato, temperatura, tato, entre outras sensações. Muitas informações do próprio corpo (proprioceptivas) não têm percepção consciente. Alguns sistemas de recepção se localizam em órgãos especiais, os órgãos dos sentidos. Neste capítulo, serão estudados os **sistemas fotorreceptor** e **vestibulococlear**.

Sistema fotorreceptor

Os olhos são complexos órgãos fotossensíveis que nos vertebrados alcançaram alto grau de evolução, possibilitando uma análise minuciosa da forma dos objetos, seu tamanho, distância e cores. Eles se situam no interior de caixas ósseas – as **órbitas oculares**.

Os componentes essenciais de um olho são: uma câmara escura, um sistema de lentes para focalizar a imagem, um sistema para controlar a quantidade de luz que alcança as células receptoras e uma camada de células fotossensíveis que recebem e transduzem sinais luminosos e encaminham sinais elétricos ao sistema nervoso central.

Componentes do globo ocular

Acompanhe pela Figura 23.1 a disposição dos principais componentes do globo ocular. Ele é constituído de três camadas dispostas concentricamente, como em uma cebola: (1) a **camada externa**, ou **túnica fibrosa**, formada pela **esclera** e pela **córnea**; (2) a **camada média** ou **túnica vascular**, constituída da **coroide**, do **corpo ciliar** e da **íris**; e (3) a **camada interna** ou **retina**, que se comunica com o cérebro pelo nervo óptico. Devido a suas origens embriológicas, e apesar de se localizar fora do crânio, a retina é uma extensão do sistema nervoso central.

Além dessas camadas, o globo ocular tem o **cristalino**, ou **lente**, uma estrutura biconvexa transparente, mantida em posição por um ligamento circular, a **zônula ciliar**, que se insere sobre um espessamento da camada média do olho chamado **corpo ciliar**. Em frente ao cristalino, situa-se a **íris**, pertencente à túnica vascular, em forma de disco, pigmentada e opaca. A sua região central, a **pupila**, é aberta e por ela passam os raios luminosos dirigidos ao interior do olho.

No interior do olho há três espaços: a **câmara anterior**, situada entre a córnea e a íris; a **câmara posterior**, entre a íris e o cristalino; e a **câmara vítrea** ou **espaço vítreo**, situada atrás do cristalino e limitada pela retina. Nas câmaras anterior e posterior, há um líquido denominado **humor aquoso**, e na câmara vítrea, uma substância gelatinosa, o **corpo vítreo**.

O **aparelho lacrimal** e as **pálpebras**, embora localizados fora do globo ocular, fazem parte do aparelho ocular e serão estudados neste capítulo.

Camada externa ou túnica fibrosa

Na espécie humana, a camada externa do olho é opaca e esbranquiçada em seus cinco sextos posteriores, região denominada **esclera** (Figura 23.1). Pela sua resistência estrutural, protege mecanicamente o olho. É composta de três subcamadas:

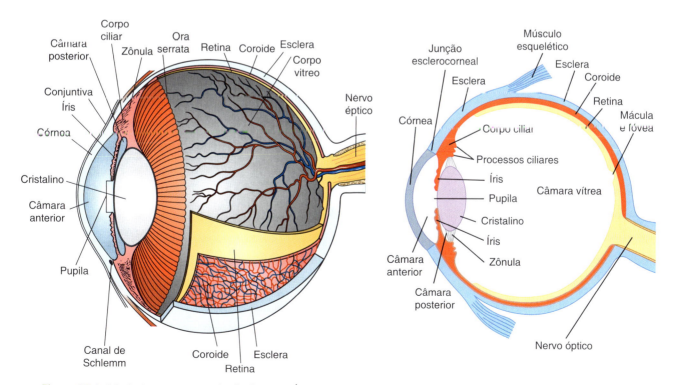

Figura 23.1 Principais componentes do olho humano. *À esquerda*, em uma vista tridimensional; *à direita*, em um corte longitudinal.

- A **episclera**, mais externa, formada por tecido conjuntivo frouxo
- A **esclera propriamente dita**, intermediária, mais espessa, formada por tecido conjuntivo pouco vascularizado, rico em fibras colágenas dos tipos I e III entrecruzadas e de diversos diâmetros, cuja direção geral é paralela à superfície do olho. Entre as fibras colágenas há fibras elásticas e matriz fundamental. É perfurada por vasos e nervos
- A **lâmina fusca**, uma delgada camada interna que limita a esclera com a coroide. É formada por tecido conjuntivo frouxo rico em fibroblastos, em fibras elásticas e em células que contêm melanina.

A esclera é envolvida externamente por uma camada de tecido conjuntivo denso, a **cápsula de Tenon**. Essa se prende à esclera por um sistema muito frouxo de finas fibras colágenas situadas em um espaço chamado **espaço de Tenon**. Devido a essa disposição, o globo ocular é dotado de rotação em todas as direções, movimentado por músculos estriados inseridos na cápsula.

No sexto anterior da túnica fibrosa, localiza-se a sua região transparente, a **córnea**. É formada por cinco camadas: epitélio anterior, membrana de Bowman, estroma, membrana de Descemet e epitélio posterior ou endotélio.

O **epitélio anterior da córnea** é estratificado pavimentoso não queratinizado, constituído de cinco a seis camadas celulares e se continua com a conjuntiva que circunda a córnea. Suas células se unem por grande número de desmossomos. O epitélio tem numerosas terminações nervosas livres que conferem grande sensibilidade à córnea. Habitualmente, são observadas mitoses na camada basal do epitélio, que é dotado de elevada capacidade de regeneração: em 7 dias, todas as células do epitélio anterior da córnea são renovadas. As células mais superficiais desse epitélio apresentam microvilos e micropregas protegidos por um fluido protetor que contém lipídios e glicoproteínas (Figura 23.2).

A **membrana de Bowman** situa-se abaixo do epitélio anterior (Figura 23.3A). Mede de 7 a 12 μm de espessura, sendo formada por fibras colágenas principalmente do tipo I, que contribuem para reforçar a estrutura da córnea.

O **estroma**, a camada mais espessa da córnea, é **avascular**, constituído de múltiplas camadas de fibras colágenas entre as quais há fibroblastos (Figura 23.3A), além de leucócitos, principalmente linfócitos. No interior de cada camada, as fibras são paralelas entre si e de uma camada para outra a direção das fibras é diferente, frequentemente perpendiculares entre si. Algumas fibras passam de uma camada para outra, mantendo-as firmemente unidas. Células e fibras são imersas em uma substância fundamental gelatinosa, constituída de um complexo que contém glicoproteínas e condroitin sulfato. A **membrana de Descemet** delimita internamente o estroma (Figura 23.3B). Tem de 5 a 10 μm de espessura e é constituída de fibrilas colágenas organizadas em uma rede tridimensional.

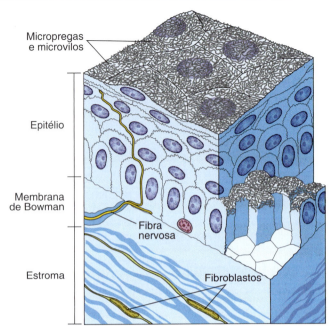

Figura 23.2 Esquema ilustrando a superfície anterior da córnea. Estão apresentados o epitélio estratificado pavimentoso, a membrana de Bowman e parte do estroma. (Adaptada, com autorização, de Hogan et al., 1971.)

O **epitélio posterior da córnea**, ou **endotélio da córnea**, é do tipo simples pavimentoso (Figura 23.3). Está em contato com o humor aquoso da câmara anterior do olho e exerce intensa atividade de absorção por transporte ativo de íons desse líquido.

Limbo ou transição esclerocorneal

É uma delgada faixa circular localizada na transição entre a córnea e a esclera. Nesse local, o epitélio corneano se espessa e se transforma gradualmente no epitélio da conjuntiva. O limbo é muito vascularizado e, como a córnea é avascular, a nutrição das suas células depende da difusão de metabólitos a partir dos vasos sanguíneos do limbo e do humor aquoso da câmara anterior do olho.

Ao longo da circunferência do limbo há um canal, também no formato de anel, denominado **canal de Schlemm** (Figura 23.4). É revestido por um endotélio e, no seu interior, há uma rede de trabéculas de fibras colágenas e elásticas que criam espaços labirínticos, os **espaços de Fontana**, que vão do endotélio da córnea ao canal de Schlemm. Nessas trabéculas, é absorvido o humor aquoso, que é drenado para vênulas da episclera, da esclera e para a circulação venosa.

Camada média ou túnica vascular

É formada por três partes. Da região posterior para a parte anterior do globo ocular são: a **coroide**, o **corpo ciliar** e a **íris** (ver Figura 23.1).

Coroide

É uma camada de 100 a 250 μm de espessura situada entre a esclera e a retina (a camada mais interna do olho). Tem muitos vasos sanguíneos, entre os quais há tecido conjuntivo

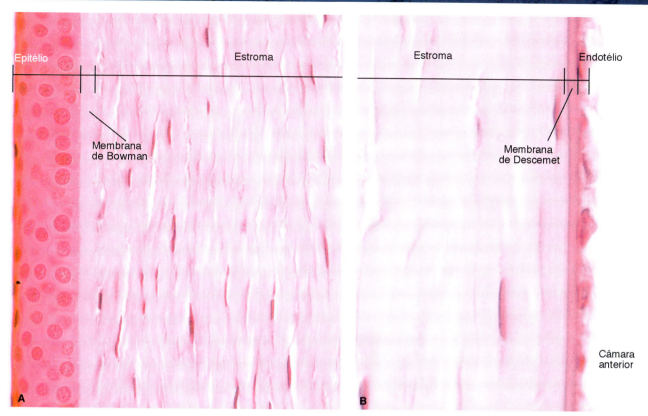

Figura 23.3 Córnea em secções transversais. **A.** Região anterior. **B.** Região posterior. (Hematoxilina e eosina – HE. Pequeno aumento. Imagens de P. Abrahamsohn.)

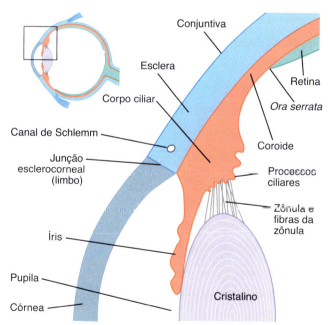

Figura 23.4 Esquema de região do olho indicada no *canto esquerdo superior*.

frouxo, rico em células e fibras colágenas e elásticas. Muitas das células contêm o pigmento melanina, que confere cor escura a essa camada. A porção mais interna da coroide (próxima à retina) é denominada **coriocapilar** porque tem muitos capilares e desempenha papel importante na nutrição da retina. Separando a coriocapilar e a retina há uma delgada membrana de 2 a 4 μm de espessura chamada **membrana de Bruch**.

Corpo ciliar

É um anel espessado na borda anterior da coroide, de cerca de 6 mm de largura, situado posteriormente ao limbo (a junção esclerocorneal) (ver Figura 23.1). Em corte transversal, esse anel é aproximadamente triangular e sua extremidade mais saliente se aproxima da borda do cristalino (ver Figura 23.4). As células da camada mais externa do corpo ciliar têm muitos grânulos de pigmento e se continuam com o epitélio pigmentar da retina. O limite de bordas serrilhadas entre a retina e o epitélio do corpo ciliar é denominado **ora serrata** (ver Figuras 23.1 e 23.4).

O interior do corpo ciliar contém tecido conjuntivo, vasos sanguíneos com capilares fenestrados e o músculo liso denominado **músculo ciliar**. Este é organizado em três grupos e é importante para o controle da forma do cristalino, agindo na acomodação do olho para focalização da imagem na retina.

Produção e circulação do humor aquoso

A circunferência da superfície interna do corpo ciliar tem de 70 a 100 pequenas projeções, os **processos ciliares** (Figura 23.5; ver Figuras 23.1 e 23.4). Situam-se na borda interna do corpo ciliar e são formados por um eixo conjuntivo recoberto por camada dupla de células epiteliais. A camada externa, sem pigmento, é chamada **epitélio ciliar**, e as células da camada interna contêm melanina.

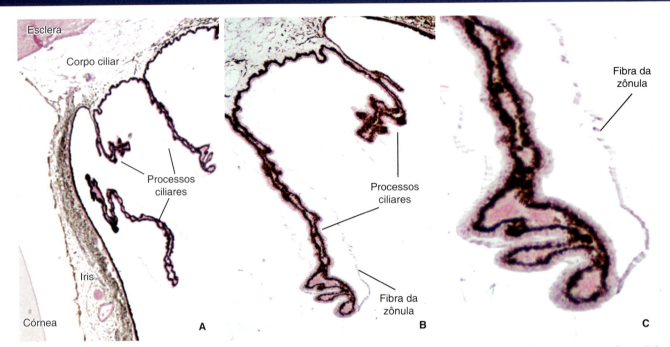

Figura 23.5 Olho, com destaque para a sua camada média, a túnica vascular. Observar o corpo ciliar e suas expansões, os processos ciliares. (HE. A: aumento pequeno; B: aumento médio; C: aumento grande. Imagens de P. Abrahamsohn.)

As células do epitélio ciliar têm grande número de invaginações na porção basal da membrana plasmática, característica de epitélios que transportam íons e água. Esse epitélio secreta o **humor aquoso**, líquido que preenche as câmaras anterior e posterior do olho. O epitélio transporta água por aquaporinas e íons por transportadores de íons, além de haver difusão resultante de pressão osmótica. A enzima anidrase carbônica, presente nas células pigmentares e nas células epiteliais, age sobre bicarbonato e libera HCO_3 e íons H^+.

Há produção contínua de humor aquoso, que é liberado na câmara posterior do olho, passa entre o cristalino e a íris, atravessa a pupila e chega à câmara anterior (Figura 23.6). Na transição esclerocorneal, o humor aquoso penetra nos espaços labirínticos do **canal de Schlemm**, os espaços de Fontana, nos quais o humor aquoso é absorvido.

Ver uma situação clínica relacionada com humor aquoso em *Histologia aplicada – Glaucoma*.

HISTOLOGIA APLICADA

Glaucoma

Entre as patologias oculares, o glaucoma é a segunda causa de perda progressiva de visão. Calcula-se que atinja 80 milhões de pessoas no mundo.

Defeitos no fluxo do humor aquoso aumentam a pressão intraocular, afecção denominada **glaucoma**. A pressão intraocular aumentada pode causar lesão do nervo óptico e da retina, e perda da visão. O fármaco acetazolamida é um inibidor da enzima anidrase carbônica, sendo fator para controlar clinicamente a secreção do humor aquoso e diminuir a pressão intraocular.

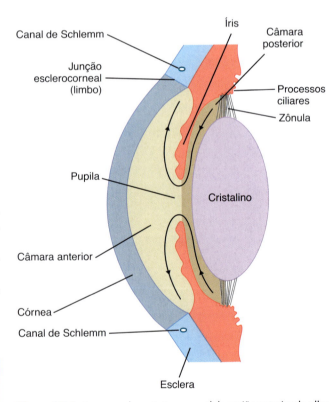

Figura 23.6 Esquema de corte transversal da região anterior do olho, com destaque para o fluxo do humor aquoso da câmara posterior para a câmara anterior.

O corpo ciliar e a sustentação do cristalino

O cristalino fica suspenso por meio de inúmeras fibras de 5 a 30 μm de diâmetro chamadas **fibras da zônula**, que compõem a **zônula do olho** (ou zônula de Zinn ou ligamento suspensor do cristalino) (ver Figuras 23.4 a 23.6). As extremidades das fibras se inserem no corpo ciliar (que tem forma de um anel) e na borda da cápsula do cristalino (um disco bicôncavo). Seu componente principal é a fibrilina, pertencente ao sistema elástico descrito no Capítulo 5, *Tecido conjuntivo*.

Íris

É um prolongamento da coroide que tem forma de um disco. Está situado anteriormente ao cristalino e tem um orifício circular central, a **pupila** (ver Figura 23.6). A íris separa a câmara anterior e a câmara posterior do olho.

A face anterior da íris é revestida por epitélio simples pavimentoso contínuo com o endotélio da córnea. Está apoiado sobre um tecido conjuntivo pouco vascularizado, com poucas fibras e grande quantidade de fibroblastos e células pigmentares. Abaixo desse conjuntivo há uma camada rica em vasos sanguíneos, imersos em um tecido conjuntivo frouxo.

A superfície posterior da íris é revestida pela camada epitelial que recobre o corpo ciliar e seus processos, mas seu conteúdo em melanina é maior. A abundância de melanina no olho restringe a passagem de raios luminosos ao orifício da pupila. A melanina resulta na cor da íris: em pessoas com menos células pigmentares na íris, a luz refletida nessa estrutura aparece azulada, devido à absorção do componente vermelho da luz branca; com maiores quantidades de melanina a cor passa a cinza, verde e castanho. Em albinos não há melanina, e a cor rósea da sua íris se deve à reflexão da luz pelos vasos sanguíneos da íris.

Fibras musculares lisas da íris controlam o diâmetro da pupila e a quantidade de luz que atinge a retina. A contração de fibras do **músculo dilatador da pupila**, dispostas radialmente na íris, dilatam a pupila, e a contração de fibras do **esfíncter da pupila**, dispostas em um anel na borda da pupila, diminuem o diâmetro da pupila (Figura 23.7). O esfíncter tem inervação parassimpática e o dilatador da pupila tem inervação simpática. Fármacos que atuam nesses músculos são usados para dilatação da pupila (chamada **midríase**) em exames oftalmológicos.

Cristalino

Tem formato de uma lente biconvexa. É transparente e tem grande elasticidade, que diminui progressivamente com a idade. Acompanhe pela Figura 23.8 a descrição de seus três componentes:

- **Fibras do cristalino:** constituem o maior volume do cristalino. São prismáticas e se formam a partir de células derivadas das células do cristalino embrionário. As células acabam perdendo seus núcleos e alongam-se consideravelmente, até 10 a 12 mm de comprimento por cerca de 8 μm de espessura. Seu citoplasma tem poucas organelas e cora-se fracamente. As fibras são unidas por desmossomos e geralmente se orientam paralelamente à superfície do cristalino
- **Cápsula do cristalino:** é um revestimento externo, acelular, homogêneo, hialino e muito elástico, mais espesso na face anterior do cristalino. É constituída principalmente de colágeno tipo IV e glicoproteínas
- **Epitélio subcapsular:** é uma camada de células epiteliais cuboides presente apenas na superfície anterior do cristalino. A partir desse epitélio se originam as fibras responsáveis pelo aumento gradual do cristalino durante o crescimento do globo ocular.

Conforme já mencionado, o cristalino é mantido em posição pelo sistema das fibras da **zônula**. Esse sistema de fibras age no processo de **acomodação** do olho, que por mudança na curvatura do cristalino modifica a focalização dos objetos na retina. Em repouso, ou focalizando objetos distantes, o cristalino é mantido tracionado pela contração dos músculos radiais do corpo ciliar resultando na diminuição da espessura do cristalino. Para a focalização de objetos próximos, a contração dos músculos circulares do corpo ciliar diminui a tensão do cristalino com um aumento da espessura do cristalino.

Ver informações em *Histologia aplicada – Cristalino e idade*.

Corpo vítreo

O corpo vítreo ocupa o espaço vítreo situado atrás do cristalino e à frente da retina. É um gel claro, transparente,

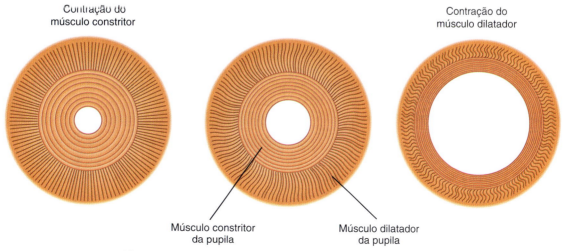

Figura 23.7 Disposição dos músculos da íris e efeitos de sua contração.

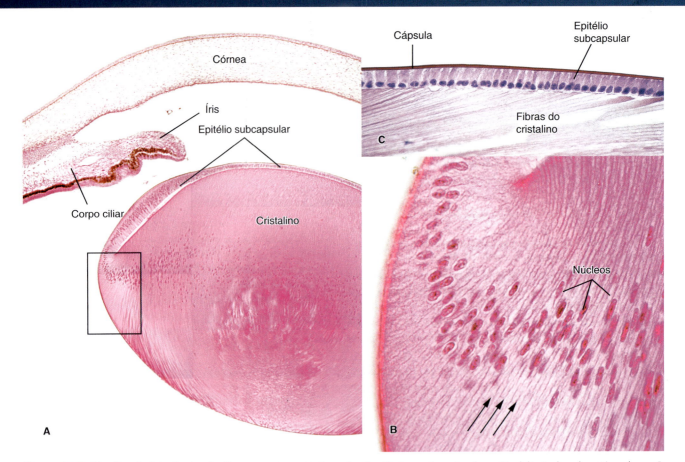

Figura 23.8 Cristalino. **A.** Relação do cristalino com outras estruturas do olho. **B.** Aumento maior da região delimitada pelo *retângulo* em **A**, evidenciando as fibras do cristalino (*setas*) e os núcleos das células. **C.** Cápsula, epitélio subcapsular e fibras do cristalino. (A e B: HE; C: picrosirius-hematoxilina. A: vista panorâmica; B: pequeno aumento; C: médio aumento.)

> **HISTOLOGIA APLICADA**
>
> **Cristalino e idade**
>
> O cristalino perde a sua elasticidade com o decorrer da idade. A acomodação do olho fica prejudicada e se torna necessário utilizar lentes para leitura.
>
> A diminuição da transparência do cristalino é a causa da condição denominada **catarata**, geralmente corrigida por remoção cirúrgica e substituição por lentes artificiais.

com raras fibrilas de colágeno. Seu componente principal é a água (cerca de 99%), além de glicosaminoglicanos altamente hidrófilos, especialmente o ácido hialurônico. O corpo vítreo contém poucas células, que participam da síntese do material extracelular. Uma de suas funções mais importantes é a de proteger e pressionar a retina, mantendo-a em sua localização.

Retina

A retina é a camada mais interna do olho que reveste a sua superfície posterior. É responsável pela transdução e pelo processamento inicial da energia presente em fótons.

A retina origina-se por uma evaginação do diencéfalo que se aprofunda no centro, resultando em uma estrutura de paredes duplas, o **cálice óptico**. A sua parede externa origina uma delgada camada epitelial cujas células são preenchidas de pigmento, o **epitélio pigmentar da retina**. A maior parte do restante da retina, que inclui a porção fotorreceptora, origina-se da parede interna do cálice óptico.

Estrutura da retina

A retina é formada por quatro grupos de células: células pigmentares, fotorreceptoras (que podem ser consideradas neurônios modificados), neurônios e células da neuróglia. Estas células se distribuem em várias alturas da retina de modo que, em cortes histológicos transversais à retina, podemos observar três camadas de corpos celulares (camadas nucleares externa e interna e camada de células ganglionares) e duas camadas sinápticas (camadas plexiformes externa e interna), além de outras apresentadas no Quadro 23.1 e na Figura 23.9.

Células fotorreceptoras

Na região externa da retina (voltada para a superfície externa do globo ocular), localizam-se os cones e os bastonetes, as células fotossensíveis nas quais a energia luminosa é transduzida em impulsos nervosos. Seus aparelhos receptores de luz têm a forma de um cone ou de um bastonete, daí os nomes atribuídos às células. Os raios luminosos devem atravessar as outras camadas antes de

Quadro 23.1 Camadas da retina fotorreceptora.

Um raio luminoso que atravessa a pupila procedente do exterior percorre o seguinte trajeto pela retina:	
Camada	**Componentes**
1 Limitante interna	Lâmina basal secretada pelas células de Müller
2 Fibras do nervo óptico	Axônios das células ganglionares que formarão o nervo óptico
3 Células ganglionares	Corpos celulares das células ganglionares
4 Plexiforme interna	Sinapses entre células ganglionares e interneurônios da camada 5
5 Nuclear interna	Interneurônios (células amácrinas, bipolares e horizontais) e células de Müller
6 Plexiforme externa	Sinapses entre células fotorreceptoras e interneurônios da camada 5
7 Nuclear externa	Corpos celulares e núcleos das células fotorreceptoras
8 Limitante externa	Junções unitivas entre células de Müller e fotorreceptoras
9 Cones e bastonetes	Porções internas e externas das células fotorreceptoras
10 Epitélio pigmentar da retina	Células pigmentares

atingirem o aparelho fotossensível, pois este se localiza na base da retina. A retina humana tem cerca de 6 milhões de células de cones e 120 milhões de bastonetes. São células longas, dispostas verticalmente na retina, localizando-se nas camadas 7, 8 e 9 (ver Quadro 23.1).

A porção superior das células, mais próxima à superfície da retina e onde se localiza o núcleo, é chamado **segmento interno**, na qual são estabelecidas as sinapses com os neurônios **células bipolares** e **células horizontais** (Figura 23.10). O **segmento externo** (próximo à base da retina) é um cílio modificado que tem a forma de cone ou bastonete. Os bastonetes contêm no citoplasma pilhas de discos formados por membranas nas quais se localizam **fotopigmentos** (Figuras 23.10 a 23.12), enquanto nos cones as membranas são reentrâncias da membrana plasmática. Os dois segmentos das células se unem por uma porção muito delgada que tem um corpúsculo basal do qual se origina o cílio do cone ou bastonete (Figura 23.11). Nessa porção, acumulam-se mitocôndrias que fornecem ATP para os processos de recepção e transdução e para o funcionamento de bombas de sódio e potássio. As extremidades livres dos cones e bastonetes estão envolvidas pelas superfícies apicais das células pigmentares (Figura 23.12).

Moléculas sintetizadas no segmento interno dos cones e bastonetes migram para o segmento externo no qual participam da membrana dos discos dos cones e dos bastonetes. Os discos se deslocam continuamente para as extremidades dos cones e dos bastonetes, que são envolvidas pela região apical das células do epitélio pigmentar da retina (Figura 23.13). Pequenas porções do citoplasma dos cones e dos bastonetes continuamente se desgarram, são fagocitadas e digeridas pelas células do epitélio pigmentar.

Os bastonetes e os cones diferem quanto à sensibilidade à intensidade de luz e ao comprimento de onda. Os bastonetes são extremamente sensíveis à luz, sendo os

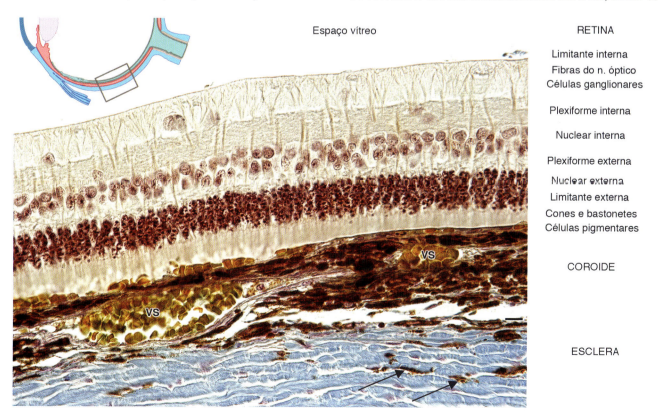

Figura 23.9 Corte transversal de retina, coroide e esclera. Na retina, observar suas diversas camadas listadas na coluna *à direita* VS: vaso sanguíneo. As *setas* indicam núcleos de fibroblastos da esclera. (Tricrômico de Mallory. Aumento médio. Imagem de P. Abrahamsohn.)

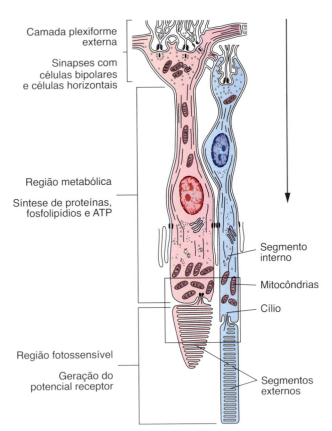

Figura 23.10 Esquema da ultraestrutura das células de cones (*em rosa*) e de bastonetes (*em azul*). A *seta* indica a direção da luz incidente. Os segmentos externos contêm a região fotossensível e as extremidades superiores estabelecem sinapses com os neurônios. (Adaptada, com autorização, de Chèvremont, 1966.)

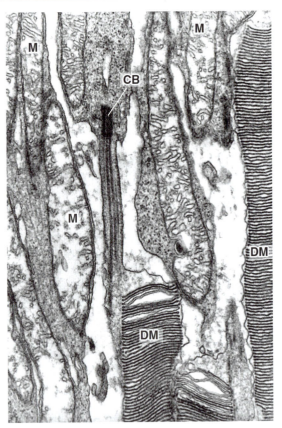

Figura 23.11 Células fotorreceptoras da retina observadas por microscopia eletrônica de transmissão. Na porção superior, segmentos internos. Os discos membranosos paralelos (DM) são a região fotossensível dos segmentos externos. Mitocôndrias (M) se acumulam no segmento interno. Na *parte média* da imagem, há um corpúsculo basal (CB) dando origem a um cílio, que se modifica para formar o segmento externo.

principais receptores para baixos níveis de luminosidade (escotópica), fornecendo, porém, imagens com menor acuidade. Os cones são elementos de percepção de luz em intensidade normal e possibilitam grande acuidade visual e visão de cores. Estão presentes em alta concentração na fovéola, uma depressão de cerca de 0,5 mm de diâmetro situada na fóvea, uma depressão maior de cerca de 5 mm de diâmetro da retina situada em um local da retina denominado **mácula**, rico em um pigmento amarelo (Figura 23.14).

Devido ao acúmulo dos cones, a fovéola é a região com melhor acuidade visual da retina, na qual se concentram os raios luminosos do objeto para o qual o olhar é dirigido. Na fovéola, a retina é menos espessa devido ao afastamento das células bipolares e ganglionares para a periferia da fóvea, restando a fovéola apenas com cones. Na fovéola, portanto, a luz atinge as células fotorreceptoras diretamente, sem atravessar as outras camadas da retina, o que contribui para a nitidez da imagem lá formada. A luz não absorvida pelos cones e pelos bastonetes é absorvida pelo pigmento do epitélio e pela coroide.

A estrutura da retina difere em suas várias regiões

A fóvea tem somente cones e bastonetes (e em sua parte central, apenas cones), e o ponto cego não tem fotorreceptores.

A densidade das células ganglionares varia na retina. São escassas na periferia da retina, enquanto a região que envolve a fóvea chega a ter centenas de milhares de células ganglionares por milímetro quadrado. Por esse motivo, a visão periférica da retina é pouco nítida, contrastando com a fóvea e seus arredores.

Outras células da retina

Na retina, há muitas células com função de transmissão dos impulsos nervosos recebidos dos cones e dos bastonetes e na sustentação das células (Figuras 23.12 e 23.15). Na camada plexiforme externa, os fotorreceptores fazem sinapses com células bipolares e horizontais.

Os dendritos dos **neurônios bipolares** (da camada nuclear interna) podem estabelecer sinapses com várias células fotorreceptoras ou com apenas uma, na região da retina, de maior acuidade visual. Pelo seu axônio, estabelecem sinapses com as **células ganglionares**, via de saída das informações da retina para o encéfalo. Os axônios das células ganglionares convergem pela camada 2 paralelamente à superfície da retina até a **papila do nervo óptico**, local em que os axônios mudam seu trajeto, penetram em direção da região posterior do globo ocular e formam o nervo óptico (ver Figura 23.1). A papila é também chamada de **ponto cego da retina**, pois não apresenta fotorreceptores.

Capítulo 23 | Sistemas Fotorreceptor e Vestibulococlear 499

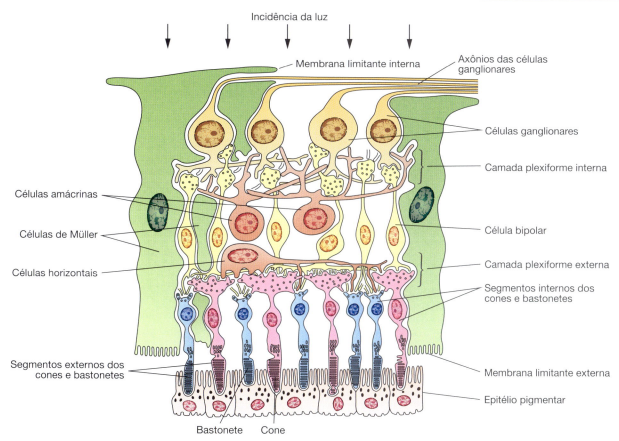

Figura 23.12 Disposição de neurônios, células na retina e as suas interações. *Em verde*, estão destacadas as células de Müller. As *setas* indicam a incidência da luz. O impulso gerado pelo estímulo luminoso nos cones e nos bastonetes transita em sentido inverso. (Adaptada, com autorização, de Dowling e Boycott, 1966.)

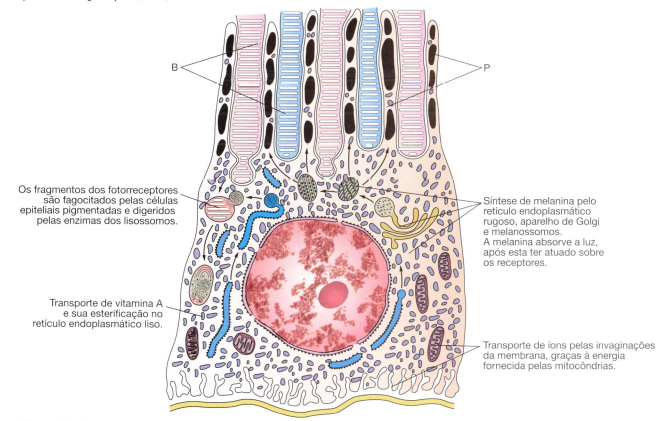

Figura 23.13 Esquema de célula da camada pigmentar da retina vista por microscopia eletrônica de transmissão. Sua porção apical tem prolongamentos (P) que envolvem as extremidades de cones e bastonetes (B). Fragmentos de cones e bastonetes são fagocitados e digeridos pela célula. No interior dos prolongamentos, há grânulos de pigmento.

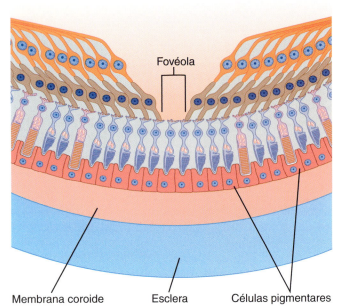

Figura 23.14 Esquema da fóvea. Em sua porção central, a fovéola, as células da retina se afastam, expondo as células fotossensíveis à luz. Essa é a região de maior acuidade visual.

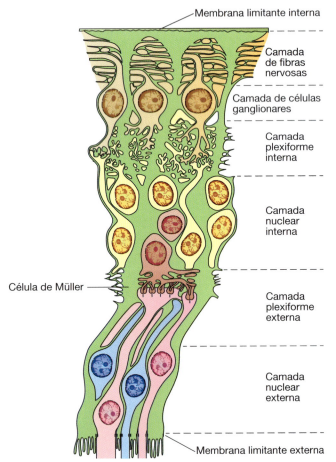

Figura 23.15 Associação entre neurônios da retina e as células de Müller (*em verde*), equivalentes aos astrócitos do sistema nervoso central. (Adaptada, com autorização, de Hogan *et al.*, 1971.)

Embora uma retina tenha cerca de 120 milhões de cones e bastonetes, o nervo óptico não tem mais do que 1 milhão de fibras. Portanto, a informação recebida pelos receptores é selecionada e agrupada durante o seu trajeto pelas células da retina, que codificam e integram a informação fornecida pelos fotorreceptores, enviando-a ao sistema nervoso central.

Os prolongamentos das **células horizontais** (camada plexiforme externa) e das **células amácrinas** (camada plexiforme interna) têm trajeto paralelo à superfície da retina e estabelecem sinapses lateralmente entre si e com neurônios bipolares e células ganglionares.

A microscopia eletrônica de transmissão revelou que a **membrana limitante externa** é formada por junções oclusivas entre as células fotorreceptoras e as **células gliais de Müller**. A **membrana limitante interna** é a camada mais interna da retina, e que a separa do corpo vítreo (ver Figuras 23.9 e 23.12). É uma lâmina basal das células de Müller e mede de 5 a 10 μm de espessura.

Há vários tipos de células de sustentação, por exemplo, astrócitos e microgliócitos pertencentes à neuróglia. Exercem vários importantes papéis na sustentação, na nutrição e no isolamento dos neurônios e na estrutura da retina. As células de Müller têm os corpos celulares e núcleos localizados na camada nuclear interna, mas são longas e se estendem por quase toda a espessura da retina, formando colunas que apoiam conjuntos de células que atuam associadamente (ver Figuras 23.12 e 23.15). Oferecem suporte mecânico para as células, controlam a composição iônica, água, removem neurotransmissores do meio extracelular, atuam como fibras ópticas, produzem componentes do corpo vítreo, entre outras funções.

Camada pigmentar da retina

É a camada mais externa da retina. É formada pelo epitélio pigmentar da retina, constituído de células cúbicas com núcleo em posição basal e aderidas à membrana de Bruch (a membrana mais interna da coroide), prendendo-se menos fortemente à camada de fotorreceptores, o que pode resultar nos descolamentos da retina. A região basal das células do epitélio pigmentar tem muitas invaginações da membrana plasmática e muitas mitocôndrias, indicando intensa atividade de transporte iônico. A superfície apical tem abundantes microvilos e forma bainhas que envolvem a extremidade externa dos cones e dos bastonetes (ver Figuras 23.12 e 23.13). Fragmentos que se desprendem das extremidades dos cones e dos bastonetes são fagocitados pelas células pigmentares e digeridos por lisossomos.

O abundante retículo endoplasmático liso das células pigmentares é provável local de esterificação da vitamina A usada pelos fotorreceptores. Além disso, essas células sintetizam melanina, que se acumula sob a forma de grânulos, principalmente nas extensões citoplasmáticas, e que absorvem a luz que chegou à base da retina.

A retina tem escassos capilares, encontrados principalmente na região das camadas de células ganglionares e bipolares. Na camada das células fotossensíveis, a vascularização é praticamente inexistente.

Transdução da energia luminosa em impulsos nervosos

Após atravessar várias camadas da retina, os raios luminosos alcançam os cones e os bastonetes, iniciando o processo de recepção de luz e a transdução em um sinal elétrico. É um processo extraordinariamente sensível, porque um fóton é suficiente para desencadear a produção de potenciais elétricos em um bastonete. A luz atua sobre a rodopsina, uma molécula transmembrana dos discos dos cones e dos bastonetes, constituída de duas porções principais: opsina e retinal, este um derivado da vitamina A que absorve luz. Ao ser atingido por fótons, o retinal modifica a sua conformação, originando um isômero, o trans-retinal. Isso gera uma cascata de eventos que, por ativação da proteína G, resulta no fechamento de canais de Na^+ e em uma hiperpolarização da membrana plasmática dos cones e dos bastonetes, com redução da liberação de neurotransmissores e transmissão do impulso nervoso. Diferentemente dos bastonetes, as células dos cones de seres humanos têm três pigmentos diferentes que respondem à luz de diferentes frequências (cores), que são a base molecular para a teoria tricolor da visão. O pigmento visual que foi atingido por fótons é restaurado e reciclado.

Barreira hematorretiniana

Essa barreira controla a passagem de vários tipos de fluidos e moléculas entre o sangue e o espaço extracelular da retina. É formada por um componente interno e um componente externo. O componente interno é representado por extensas junções oclusivas existentes entre células endoteliais de capilares sanguíneos da retina. O componente externo é formado por junções oclusivas existentes entre células do epitélio pigmentar da retina. Essas barreiras mantêm a composição do fluido extracelular da retina estável e impedem a entrada de moléculas nocivas no ambiente da retina.

Estruturas acessórias do olho

Conjuntiva

É a membrana mucosa que reveste a parte anterior da esclera (em torno da córnea) e a superfície posterior interna das pálpebras. Seu epitélio é estratificado prismático, e sua lâmina própria é de tecido conjuntivo frouxo.

Pálpebras

São pregas flexíveis que protegem o globo ocular em sua superfície anterior. As pálpebras são constituídas, do exterior para o interior, das seguintes estruturas (Figura 23.16):

- **Pele** muito delgada, formada por epiderme de epitélio estratificado pavimentoso queratinizado e derme de tecido conjuntivo frouxo
- **Feixes de músculos estriados** que formam o músculo orbicular do olho
- Uma camada de **tecido conjuntivo** que apresenta um espessamento de tecido conjuntivo denso na extremidade das pálpebras – a **placa palpebral** ou **tarso** –, em cujo interior se encontram **glândulas sebáceas** alon-

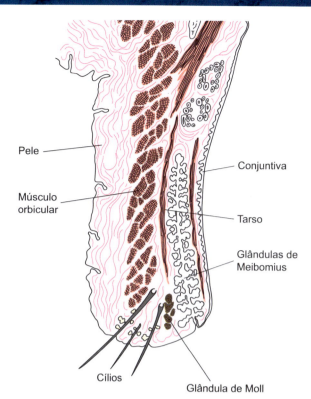

Figura 23.16 Esquema de um corte transversal de pálpebra superior com seus principais componentes.

gadas chamadas **glândulas de Meibomius** ou **tarsais**, cuja inflamação é conhecida por *terçol* (Figura 23.16)
- **Camada mucosa**, que reveste a superfície posterior da pálpebra, constituída da conjuntiva.

Glândulas lacrimais

Localizadas na borda superior externa da órbita, são glândulas serosas do tipo tubuloalveolar composto. Desembocam por meio de 8 a 10 ductos no fundo de saco superior, formado pela confluência da parte da conjuntiva que reveste externamente o olho com a conjuntiva que cobre internamente a pálpebra.

As células das glândulas contêm em seu ápice grânulos de secreção que se coram fracamente (Figura 23.17). Suas unidades secretoras são envolvidas por células mioepiteliais e produzem uma secreção salina cuja concentração de NaCl é a mesma do sangue. É um fluido pobre em proteínas e contém uma enzima, a **lisozima**, que digere a cápsula de certas bactérias.

A secreção lacrimal, continuamente produzida por essas glândulas, dirige-se para as carúnculas lacrimais, que são elevações situadas no canto interno dos olhos. Nessa região, ela penetra em um sistema de ductos lacrimais revestidos por epitélio estratificado pavimentoso não queratinizado, que desembocam no meato nasal inferior.

Órgão vestibulococlear

Também denominado **sistema vestibulococlear**, atua na audição e na percepção do equilíbrio dinâmico e estático

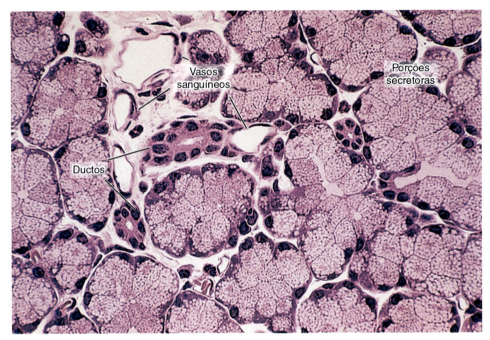

Figura 23.17 Corte histológico de uma glândula lacrimal, mostrando unidades secretoras, ductos excretores e vasos sanguíneos. (Pararrosanilina e azul de toluidina. Médio aumento.)

do corpo. A Figura 23.18 apresenta os seus três componentes: **orelha externa**, que recebe as ondas sonoras; **orelha média**, na qual as ondas são transformadas em vibrações mecânicas e transmitidas à **orelha interna**, na qual frequências sonoras e movimentos da cabeça estimulam receptores e são transduzidos em impulsos nervosos que alcançam o sistema nervoso central via nervo vestibulococlear.

Orelha externa

Compreende o **pavilhão da orelha**, o **meato acústico externo** e a **membrana timpânica** (Figura 23.18).

O **pavilhão da orelha** auxilia a captação do som. Tem forma irregular e é constituído de uma placa de cartilagem do tipo elástico, coberta por uma delgada camada de pele que contém glândulas sebáceas e poucas glândulas sudoríparas.

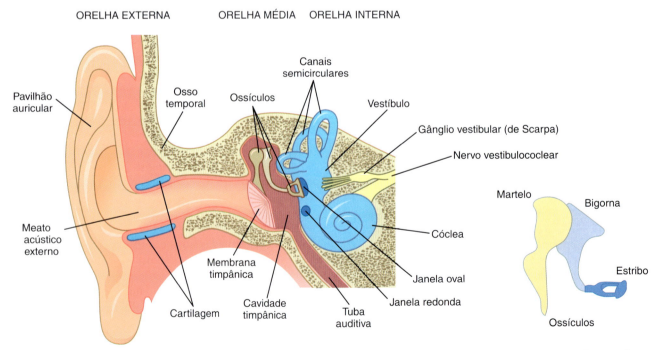

Figura 23.18 Principais componentes do órgão vestibulococlear. Orelha externa *em tom alaranjado*, orelha média *em vermelho* e orelha interna *em azul*. À *direita*, detalhe dos ossículos.

O **meato acústico externo** é um canal situado entre o pavilhão e a membrana timpânica. Tem paredes rígidas que o mantêm constantemente aberto, formadas no terço externo por cartilagem elástica (continua com a cartilagem do pavilhão da orelha) e nos dois terços internos pelo osso temporal. O meato acústico é revestido internamente por pele rica em pelos e glândulas sebáceas e ceruminosas, que são glândulas sudoríparas modificadas. O produto de secreção dos dois tipos glandulares do meato é o **cerume**, uma substância pastosa escura. O cerume e os pelos do meato têm função protetora, dificultando a penetração de objetos estranhos. Na porção interna do meato, há uma flora bacteriana diversificada, e o cerume contém substâncias de ação bactericida.

No fim do meato, encontra-se a **membrana timpânica**, de forma oval, que separa a orelha externa da orelha média. Ela vibra com os sons e transmite as vibrações para os ossículos da orelha média. É recoberta externamente (na superfície voltada para o meato) por uma delgada camada de **pele** e internamente (na superfície voltada para a cavidade da orelha média) por **epitélio simples cúbico**. Entre os epitélios, há tecido conjuntivo com **fibroblastos**, **fibras elásticas** e **fibras colágenas**, que, na camada externa, orientam-se radialmente, e na camada interna, circularmente. A região do quadrante anterossuperior da membrana timpânica, denominada **membrana de Shrapnell**, não tem fibras e é relativamente flácida.

Orelha média

Localiza-se em uma cavidade do osso temporal, chamada **cavidade timpânica**. Situa-se entre a membrana timpânica e a superfície óssea da cóclea, que pertence à orelha interna. A cavidade timpânica é revestida por **epitélio simples pavimentoso**, cuja lâmina própria adere ao periósteo do osso temporal. Na parede medial da orelha média, há dois locais em que o osso da cavidade é descontínuo: a **janela oval** e a **janela redonda**.

A porção posterior da cavidade timpânica se comunica com cavidades preenchidas por ar existentes no processo mastoide do osso temporal. Na porção anterior da cavidade timpânica, há uma comunicação com a faringe por meio de um canal, a **tuba auditiva**, antigamente denominada trompa de Eustáquio. O epitélio da tuba é inicialmente colunar ciliado, e, à medida que ela se aproxima da faringe, transforma-se gradualmente em pseudoestratificado colunar ciliado. A tuba auditiva encontra-se geralmente fechada, mas se abre durante o ato de deglutição, permitindo equilibrar a pressão interna da orelha média com a pressão atmosférica.

Ossículos da orelha média

No interior da cavidade timpânica há uma cadeia de três ossículos articulados entre si: o **martelo**, a **bigorna** e o **estribo**, apresentados em detalhe na Figura 23.18. O martelo apoia-se na membrana timpânica, o estribo se insere na abertura da janela oval, e a bigorna se situa entre esses dois ossículos. Os ossículos transmitem em direção à orelha interna as vibrações sonoras geradas na membrana timpânica. Na orelha média, há dois pequenos músculos estriados esqueléticos: o **tensor do tímpano** e o **tensor do estribo ou estapédio**, que se inserem, respectivamente, no martelo e no estribo.

Ver como os músculos dos ossículos regulam a vibração das ondas sonoras em *Histologia aplicada – Som intenso*.

HISTOLOGIA APLICADA

Som intenso

Um som excessivamente forte promove, por via reflexa, a contração dos músculos tensores do tímpano e do estribo (músculo estapédio). A tração desses ossículos diminui a amplitude e a transmissão sonora. Dessa maneira, protege as células pilosas da orelha interna, que são muito sensíveis e poderiam ser lesionadas por sons muito fortes.

Orelha interna

Também chamada de **labirinto**, é uma complexa estrutura formada por diversas cavidades e canais situados no interior da porção petrosa do osso temporal. O labirinto tem dois componentes: o **labirinto ósseo** e o **labirinto membranoso**. As cavidades e os canais existentes no interior do osso temporal constituem o **labirinto ósseo** (Figura 23.19A). No interior do labirinto ósseo, está colocado o **labirinto membranoso** (Figura 23.19B), formado por espaços e canais delimitados por delgadas membranas conjuntivoepiteliais (Figura 23.20). Como pode ser observado na Figura 23.19B, o formato do labirinto membranoso nem sempre acompanha o formato dos espaços do labirinto ósseo, no qual está inserido.

Perilinfa e endolinfa

Algumas regiões do labirinto membranoso estão aderidas ao osso do labirinto ósseo, porém a maior parte de sua extensão está separada do osso. Há, pois, um espaço entre o labirinto membranoso e o labirinto ósseo. Esse espaço é preenchido por um fluido de composição semelhante ao líquido cefalorraquidiano chamado **perilinfa**, pois ele é contínuo com o espaço subaracnóideo das meninges. No espaço preenchido por perilinfa, há delgadas traves de tecido conjuntivo contendo vasos, que conectam o periósteo do labirinto ósseo com a parede do labirinto membranoso (Figura 23.20). Nessa figura, também se pode observar que a parede do labirinto membranoso é muito delgada. É constituída de **tecido conjuntivo**, revestida internamente por **epitélio simples pavimentoso**.

Por outro lado, o interior do labirinto membranoso é preenchido pela **endolinfa**, um líquido de composição e origem diferentes da perilinfa. Ao contrário dos fluidos que envolvem as células na maior parte do corpo, a endolinfa tem uma composição peculiar, pois é pobre em íons Na^+ e Ca^{2+} e rica em íons K^+, fato importante para a transdução do movimento em potencial elétrico.

Estrutura do labirinto ósseo e do labirinto membranoso

Essas estruturas são descritas na Figura 23.19A e B. O labirinto ósseo é formado por três espaços: o **vestíbulo**, de forma irregular, os **canais semicirculares** e a **cóclea**, em formato de um cone. Os canais semicirculares e a cóclea se abrem no vestíbulo.

O labirinto membranoso é formado por dois espaços dilatados, o **sáculo** e **utrículo**, por três **canais semicirculares** e pelo **canal coclear** em forma de uma espiral.

Em algumas regiões do labirinto membranoso, seu epitélio interno é espessado, formado por importantes estruturas com função de receptores sensoriais denominadas **máculas**, **cristas** e o **órgão espiral de Corti**.

Os canais semicirculares se abrem no utrículo e cada um tem em suas extremidades uma dilatação denominada **ampola**. Os canais pertencem ao **aparelho vestibular** e são responsáveis pela sensação de movimento e equilíbrio, enquanto o canal coclear pertence ao **aparelho auditivo**.

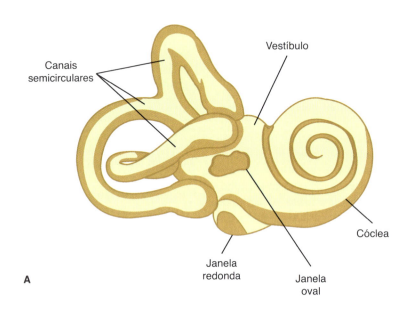

Figura 23.19 Orelha interna. **A.** Visão externa do labirinto ósseo. **B.** O labirinto ósseo (*em azul*) no interior do qual está alojado o labirinto membranoso (*em laranja*).

Ducto e saco endolinfático

Dois delgados ductos pertencentes ao labirinto membranoso saem do sáculo e do utrículo, unindo-se para formar o **ducto endolinfático**. Esse ducto atravessa um pequeno canal da porção petrosa do osso temporal e termina em uma dilatação, o **saco endolinfático** (Figura 23.19B). A endolinfa que preenche o labirinto membranoso é produzida continuamente e é drenada para o sangue pela sua passagem através da parede de capilares fenestrados existentes em torno dos sacos endolinfáticos. Acredita-se que uma dificuldade da manutenção desse fluxo seja a causa da síndrome de Ménière, caracterizada por perda da audição, zumbido e vertigens.

Estrutura do órgão vestibular

Sáculo e utrículo

Suas paredes são constituídas de epitélio simples pavimentoso, envolvido por delgada camada de tecido conjuntivo, e seu interior é preenchido por endolinfa. Duas pequenas regiões (2 a 3 mm) do epitélio são substituídas por um neuroepitélio espessado que constitui as **máculas**. A mácula do sáculo e a do utrículo estão dispostas perpendicularmente entre si, de modo a captar melhor os movimentos da cabeça.

Células da mácula

O neuroepitélio das máculas é formado basicamente por dois tipos de células: **células de sustentação** e **células sensoriais** também denominadas **receptoras** ou **pilosas** (Figura 23.21). Sobre a superfície apical das células há uma camada de consistência gelatinosa, a **membrana otolítica**, provavelmente secretada pelas células de sustentação. Na superfície dessa gelatina, há pequenas partículas de carbonato de cálcio, chamadas **otólitos** ou **estatocônios**.

As células de sustentação são colunares, têm núcleos na região basal e microvilos na superfície apical, e estão intercaladas entre as células sensoriais (Figura 23.22). As células sensoriais são de dois tipos: **células pilosas tipo I** e **tipo II**. Todas essas células estão banhadas em endolinfa.

A **célula pilosa tipo I** tem a forma de um cálice e em torno de sua porção basal há uma terminação de um

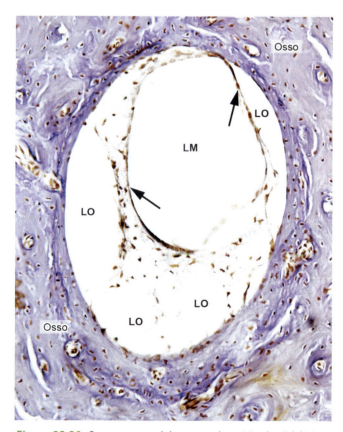

Figura 23.20 Corte transversal de um canal semicircular. O labirinto ósseo (LO) é uma cavidade situada no interior do osso temporal e contém o labirinto membranoso (LM), que é delimitado por uma delgada membrana de epitélio e tecido conjuntivo (*setas*). O labirinto ósseo é preenchido por perilinfa, e o labirinto membranoso, por endolinfa. (Tricrômico de Mallory. Pequeno aumento.)

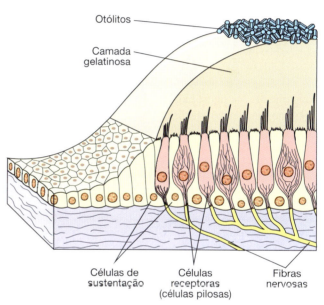

Figura 23.21 Componentes da mácula.

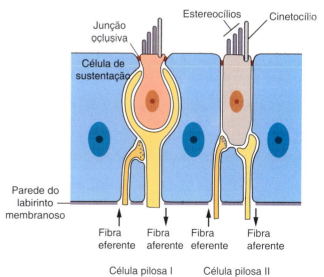

Figura 23.22 Esquema das células pilosas das máculas.

neurônio bipolar, também em forma de cálice (*em amarelo* na Figura 23.22), que estabelece sinapses com a superfície da célula pilosa. A **célula pilosa tipo II** é cilíndrica e tem pequenos botões sinápticos na base celular. Além disso, as células são inervadas por axônios eferentes originados do sistema nervoso central, com função de regular a sensibilidade das células pilosas. Entre as células de sustentação e as sensoriais há junções oclusivas, muito importantes para manter separadas a endolinfa e a perilinfa (situada externamente), que têm composições iônicas muito diferentes (Figura 23.22).

Na superfície apical das células pilosas há tufos de prolongamentos de diversos comprimentos semelhantes a estereocílios, além de cílios denominados **cinetocílios**. Após uma sequência de estereocílios, há um cinetocílio, e eles são amarrados entre si por delicados filamentos, os *tip links*, formados por várias proteínas da família das caderinas. A disposição dos estereocílios e dos cinetocílios difere com o tipo de célula e a localização na orelha interna. Dispõem-se em várias fileiras, organizadas em estereocílios mais curtos até os mais longos, ou como as letras V ou W (Figura 23.23).

As sinapses estabelecidas pelas células pilosas são prolongamentos de neurônios bipolares do gânglio vestibular (gânglio de Scarpa) localizado no meato acústico interno. Os axônios desses neurônios formam o nervo vestibular, que se dirige ao sistema nervoso central com o nervo coclear, constituindo o nervo vestibulococlear, VIII par craniano.

Canais semicirculares

São três em cada orelha interna – horizontal (lateral), anterior (superior) e posterior –, posicionados em planos perpendiculares entre si (ver Figura 23.19). Os canais são simétricos entre si em um e outro lado da cabeça e, dessa maneira, os diversos tipos de movimentos da cabeça e do corpo são detectados.

A parede de seus canais membranosos é semelhante à do utrículo e à do sáculo. Nas ampolas (as dilatações das extremidades dos canais), localizam-se os neuroepitélios, que contêm as células receptoras de movimento, dispostas em faixas denominadas **cristas ampulares** (Figura 23.24). A organização celular das cristas é semelhante à das máculas, porém sua camada gelatinosa não tem estatocônios. Ela é mais espessa formando sobre o neuroepitélio uma espécie de capuz chamado **cúpula**, que alcança a parede oposta da crista, obliterando o lúmen das ampolas dos ductos semicirculares.

Detecção de movimento pelo aparelho vestibular

Há, portanto, no aparelho vestibular de cada orelha interna, cinco locais de recepção de movimentos: as máculas do sáculo e do utrículo e as três cristas ampulares dos canais semicirculares. A mácula do utrículo detecta a aceleração horizontal; a mácula do sáculo, a aceleração vertical e a gravidade; e as cristas ampulares detectam a aceleração angular (movimento circular).

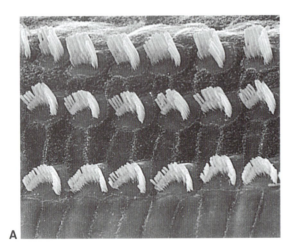
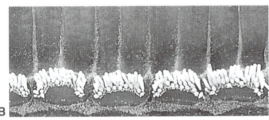

Figura 23.23 Superfície de células pilosas de órgão de Corti de gato, observada por microscopia eletrônica de varredura. Os estereocílios formam fileiras em letra C nas células pilosas externas (**A**) e fileiras retilíneas em células pilosas internas (**B**). Diferentemente das células pilosas do aparelho vestibular, essas células não têm cinetocílios. (2.700×. Cortesia de P. Leite.)

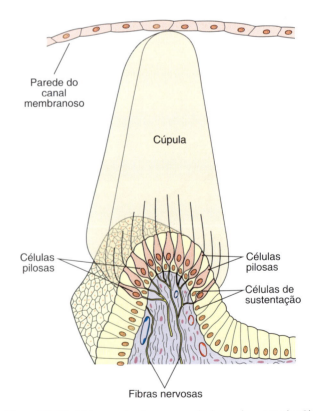

Figura 23.24 Crista ampular de uma ampola de canal semicircular. Observar a disposição das células pilosas. Sobre seus estereocílios, situa-se a cúpula glicoproteica, que se estende até a parede do labirinto membranoso. (Adaptada, com autorização, de Wersall, 1956.)

Nas células dos neuroepitélios do aparelho vestibular, ocorre uma transdução mecanoelétrica pela qual um movimento resulta em alteração do potencial elétrico da membrana das células pilosas com a produção de potenciais de ação (impulsos nervosos).

A Figura 23.25 mostra como movimentos da cabeça causam deslocamentos da endolinfa que se refletem nos estatocônios das máculas, movimentando a gelatina e os estereocílios e os cinetocílios existentes na superfície das células pilosas. O mesmo ocorre nas ampolas quando a endolinfa deforma os capuzes existentes nas ampolas dos canais semicirculares.

A deformação dos prolongamentos das células pilosas na direção do cinetocílio provoca uma sequência de eventos. Os *tip links* que prendem os estereocílios e cinetocílios entre si são ancorados em canais de transdução mecanoelétrica existentes na membrana plasmática dos prolongamentos. Uma tensão nos *tip links* resultante de seu deslocamento provoca a abertura de canais iônicos de K^+ da membrana, e a entrada dos íons resulta em uma despolarização da membrana das células pilosas, seguida de entrada de íons Ca^{2+} nas células e liberação do neurotransmissor glutamato em suas sinapses.

O neurotransmissor gera potenciais de ação nas membranas pós-sinápticas dos prolongamentos nervosos situados na base das células pilosas, e os impulsos nervosos são conduzidos por axônios para o sistema nervoso central pelo nervo vestibular. Com a cessação do movimento, os prolongamentos retornam à sua posição normal, cessa a entrada de K^+ e terminam os impulsos nervosos.

Estrutura do órgão auditivo

É constituído da cóclea, um canal ósseo em espiral incrustado no interior do osso temporal e cuja forma lembra a concha de um caracol. A espiral tem 2,5 voltas e cerca de 35 mm de extensão (Figura 23.26). A cóclea tem um eixo central de tecido ósseo, o **modíolo**. O modíolo emite uma saliência óssea que forma uma rampa em espiral semelhante à rosca de um parafuso, chamada **lâmina espiral óssea**. Abrigado no interior do modíolo, há um gânglio nervoso sensorial, o **gânglio espiral**, cujo formato acompanha a espiral do caracol.

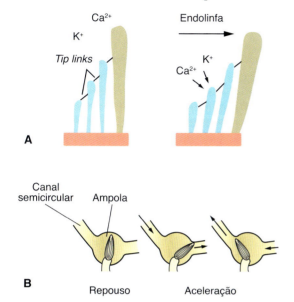

Figura 23.25 Detecção de movimento pelo aparelho vestibular. **A.** Os prolongamentos dos estereocílios (*em azul*) e do cinetocílio (*em bege*) situados na superfície das células pilosas estão ligados entre si por delgados filamentos, os *tip links*. Movimentos de endolinfa no canal membranoso deslocam os prolongamentos e desencadeiam estímulos nervosos. Acompanhe os detalhes do processo pelo texto. **B.** A rotação da cabeça movimenta a endolinfa no interior dos canais semicirculares e modifica a posição da cúpula, que altera a posição dos estereocílios e dos cinetocílios das células pilosas da crista ampular e produz uma sinalização, que será transmitida ao sistema nervoso central.

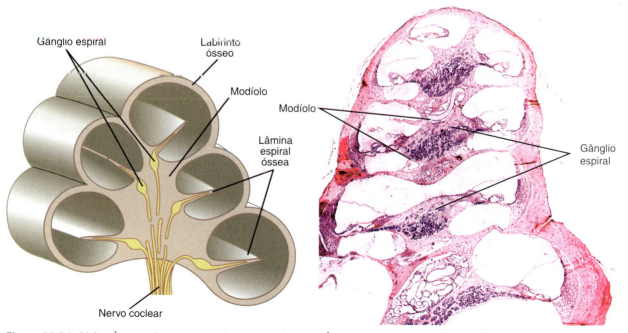

Figura 23.26 Cóclea. *À esquerda*, esquema tridimensional da cóclea. *À direita*, corte histológico longitudinal. Os cortes mostram sempre várias voltas da espiral em alturas diferentes. (HE. Vista panorâmica.)

O canal coclear separa o canal ósseo em três espaços

No interior do canal espiral ósseo, há um túnel ou canal que faz parte do labirinto membranoso, chamado **canal coclear** ou **escala média**, que se inicia no sáculo e termina em fundo cego no vértice da cóclea. Como todos os componentes da cóclea, ele também se dispõe em espiral.

Ver nas Figuras 23.27 e 23.28 que, quando observado em um corte transversal, o canal coclear ou escala média não é circular, mas tem um perfil triangular. Sua presença no interior da espiral óssea delimita três túneis:

1. Um túnel situado "acima" do canal coclear, chamado **escala vestibular**
2. Um túnel situado "abaixo" do canal coclear, chamado **escala timpânica**
3. O canal coclear ou **escala média**, situado entre os dois anteriores.

A escala vestibular se inicia na janela oval do vestíbulo, fechada pela base do ossículo estribo que se insere nesse espaço (Figura 23.29). A escala timpânica se inicia na janela redonda, obliterada por uma delicada membrana chamada **membrana timpânica secundária**, que separa a orelha média da interna (Figura 23.29). Ambas as escalas se comunicam no ápice do caracol por meio de um pequeno orifício, o **helicotrema**.

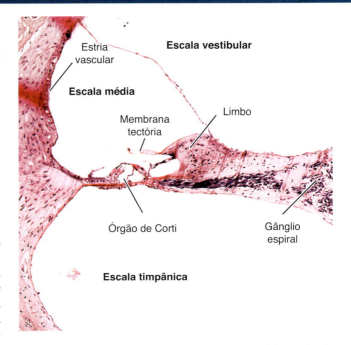

Figura 23.28 Cóclea. Detalhe de um corte transversal das escalas da cóclea e de componentes do órgão de Corti. (HE. Pequeno aumento. Imagem de P. Abrahamsohn.)

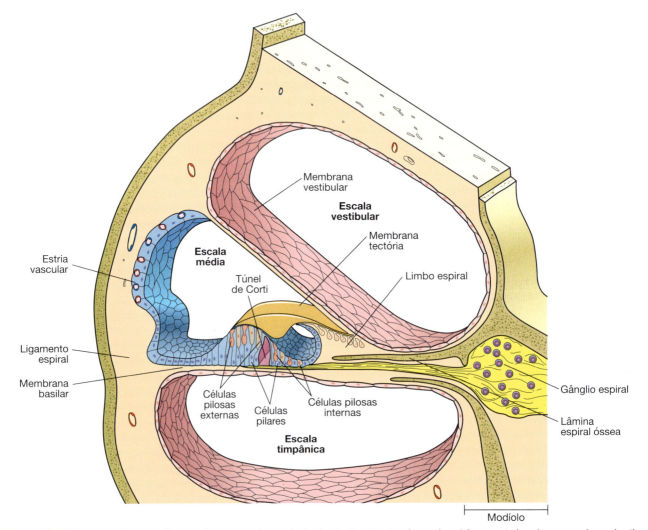

Figura 23.27 Estrutura da cóclea destacando suas escalas e o órgão do Corti no interior da escala média e apoiado sobre a membrana basilar. (Adaptada, com autorização, de Maximow *et al.*, 1968.)

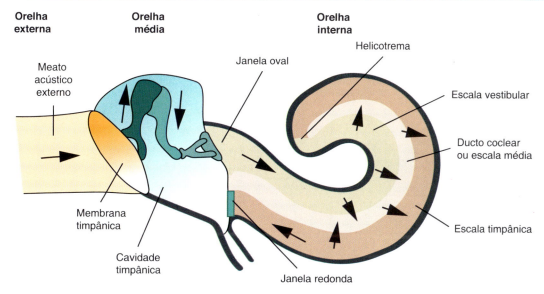

Figura 23.29 Condução das vibrações sonoras na orelha. Acompanhe a explicação pelo texto.

Ver na Figura 23.27 que as paredes das escalas vestibular e timpânica são formadas, em parte, por osso e, em parte, pelas membranas da escala média. A escala vestibular está separada da escala média pela **membrana vestibular**, componente do labirinto membranoso, e a escala timpânica está separada da escala média pela **membrana basilar**, também componente do labirinto membranoso.

As escalas timpânica e vestibular pertencem ao labirinto ósseo e contêm perilinfa. A escala média, componente do labirinto membranoso, contém endolinfa. Ela se inicia no sáculo, com quem se comunica por meio do *ductus reuniens*, e termina em fundo cego, no ápice do caracol (ver Figura 23.19B).

Ver na Figura 23.27 que um dos vértices da escala média está apoiado sobre a **lâmina espiral óssea**, que é uma expansão do modíolo, o eixo central da cóclea. Na parede oposta a esse ângulo, há um epitélio denominado **estria vascular**, que se apoia na parede óssea da cóclea.

Composição do labirinto membranoso da cóclea

A membrana vestibular é formada por epitélio pavimentoso simples apoiado sobre delgada camada de tecido conjuntivo. A membrana basilar é formada por moléculas de matriz extracelular produzida pelas células do órgão de Corti e pelas células mesoteliais que revestem a escala timpânica.

A **estria vascular** é um epitélio estratificado, formado por dois tipos principais de células. Um deles é constituído de células ricas em mitocôndrias, com a membrana da região basal muito pregueada, tendo, portanto, todas as características de uma célula que transporta água e íons e está envolvida na secreção da endolinfa. A estria vascular é um dos poucos exemplos de epitélio que contém vasos sanguíneos em seu interior.

Órgão de Corti

O órgão de Corti é um complexo multicelular que se estende em espiral sobre toda a extensão da membrana basilar (ver Figuras 23.27 e 23.28). É formado por células pilosas tipo I e tipo II, as células mecanorreceptoras do sistema auditivo, e por seis tipos de células de suporte.

As pilosas I são também chamadas **células pilosas internas** porque se situam próximas ao modíolo, formando, na espécie humana, uma fileira em espiral de cerca de 3.500 células ao longo da membrana basilar. A pilosas II ou **pilosas externas** se situam na periferia do órgão de Corti, dispostas em três fileiras. Em torno das pilosas há várias células de sustentação. As células pilosas I e II são semelhantes às do sistema vestibular, porém em sua superfície apical só têm estereocílios, estando ausente o cinetocílio após o nascimento. Dependendo da espécie, os estereocílios das pilosas I se dispõem em forma da letra C, e nas pilosas II se dispõem como a letra W (ver Figura 23.23). As células pilosas estabelecem sinapses com prolongamentos de neurônios bipolares do gânglio espiral. Este é um gânglio nervoso composto de neurônios, situado no interior do modíolo.

Nas Figuras 23.27, 23.28 e 27.30, nota-se uma expansão que se projeta a partir do modíolo chamada **limbo espiral**. Tem a forma de uma espiral e nele insere-se uma placa acelular, rica em glicoproteínas, denominada **membrana tectória**, que é homóloga às camadas gelatinosas que recobrem as máculas e as cristas. A membrana tectória se dispõe em espiral sobre as células pilosas do órgão de Corti, apoiando-se sobre os seus estereocílios (Figura 23.30).

Função coclear

Na cóclea, os estímulos mecânicos (vibrações induzidas pelas ondas sonoras) sofrem transdução mecanoelétrica em potenciais de ação, que, sob forma de impulsos nervosos, são levados ao sistema nervoso central via axônios dos nervos cocleares, formados por axônios de neurônios bipolares do gânglio espiral. Os dendritos desses neurônios recebem neurotransmissores das células pilosas, principalmente das internas.

O som recebido pelo pavilhão da orelha produz vibrações da membrana timpânica. A vibração é transmitida no interior da orelha média por meio da cadeia de ossículos que funcionam como alavancas, ampliando a vibração.

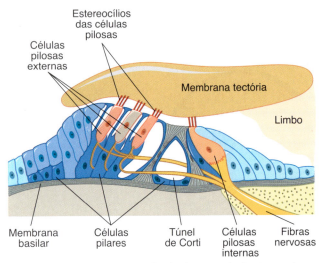

Figura 23.30 Esquema simplificado do órgão de Corti com alguns de seus principais componentes. A membrana tectória se apoia sobre os estereocílios das células pilosas.

Esta chega à base do estribo, que se encaixa na janela oval, que é o limite entre a cavidade timpânica da orelha média e a escala vestibular existente no interior da cóclea. A vibração do estribo é transmitida para a perilinfa, que preenche a escala vestibular (ver Figura 23.29) e tem dois destinos:

1. As ondas de pressão da perilinfa que percorrem a escala vestibular são transmitidas à perilinfa da escala timpânica, pois as duas escalas se comunicam pelo orifício do helicotrema situado no ápice da cóclea (ver Figura 23.29). Essa vibração alcança a janela redonda, orifício da cóclea que é obliterado por uma delicada membrana flexível. Essa membrana transmite a vibração para o ar existente na cavidade timpânica, na qual se dissipa; dessa maneira, a vibração da perilinfa das escalas é amortecida
2. As ondas de pressão da perilinfa que percorrem a escala vestibular são também transmitidas por meio da membrana vestibular para a endolinfa, que preenche a escala média. Essa vibração é transmitida para a membrana basilar que suporta o órgão de Corti, resultando em elevações e rebaixamentos das células pilosas apoiadas na membrana basilar. Como os estereocílios das células pilosas estão em contato com a membrana tectória, o movimento das células pilosas resulta em torções em seus estereocílios. Em um fenômeno semelhante ao descrito para as células pilosas do órgão vestibular, a torção dos estereocílios causa entrada, nessas células, de íons K⁺ existentes em grande concentração na endolinfa. Isso causa despolarização da membrana plasmática, seguida de repolarização com entrada de íons Ca⁺⁺ e liberação de glutamato nas sinapses que as células pilosas estabelecem com terminações nervosas dos neurônios bipolares situados no gânglio espiral. Axônios desses neurônios formam o nervo coclear, que transmite os sinais ao sistema nervoso central, no qual são interpretados como sons.

As pilosas I têm a função principal de mecanorrecepção e transdução da vibração sonora em impulsos nervosos. As pilosas II têm como função modular e amplificar a vibração transmitida pela membrana basilar em algumas frequências sonoras.

Sensibilidade aos sons na cóclea

A sensibilidade aos sons depende muito das propriedades mecânicas da membrana basilar. Ela apresenta diferentes espessuras ao longo de sua extensão, que se refletem em diferenças de elasticidade. Ela é mais espessa e menos rígida na região apical da cóclea que na base da cóclea, onde é mais delgada e mais rígida. Consequentemente, a região apical da membrana basilar responde melhor a frequências mais baixas de som, e a região basal, a frequências mais altas. Sons de frequência mais alta estimulam melhor as células pilosas da base da cóclea. Sons de frequência mais baixa, importantes para a percepção da voz humana, estimulam melhor as células pilosas da região apical da cóclea.

Bibliografia

CERIANI, F.; MAMMANO, F. Calcium signaling in the cochlea – Molecular mechanisms and physiopathological implications. **Cell Communication and Signaling**, v. 10, n. 1, 20, 2012.

DAUTRICHE, C. N. A closer look at Schlemm's canal cell physiology: implications for biomimetics. **Journal of Functional Biomaterials**, v. 6, n. 3, p. 963-985, 2015. doi:10.3390/jfb6030963.

CHEVREMONT M. **Notions de cytologie et histologie**. Liege: Desoer, 1966.

Dowling JE, Boycott BB. Organization of the primate retina: electron microscopy. **Proceedings of the Royal Society of London**, v. 166, n. 1002, p. 80-111, 1966.

FORRESTER, J. V. et al. Chapter 1 – Anatomy of the eye and orbit. **The Eye**. 4 ed. W.B. Saunders, 2016. p. 1-102.

HADDAD, A.; FARIA-E-SOUSA, S. J. Maintenance of the corneal epithelium is carried out by germinative cells of its basal stratum and not by presumed stem cells of the limbus. **Brazilian Journal of Medical and Biological Research**, v. 47, n. 6, p. 470-477, 2014. doi: 10.1590/1414-431X20143519.

HAYESA, S. H. et al. Disorders of peripheral and central auditory processing. Anatomy and physiology of the external, middle and inner ear. **Handbook of clinical neurophysiology**, v. 10. G. G. Celesia (Vol. Ed.). Elsevier B.V., 2013.

HOGAN, M. J.; ALVARADO, J. A.; WEDDELL, J. E. **Histology of the human eye**. Philadelphia: Saunders, 1971.

KINGMA, H.; VAN DE BERG, R. Anatomy, physiology, and physics of the peripheral vestibular system. **Handbook of clinical neurology**. 2016. Cap. 1, v. 137, p. 1-16.

MAXIMOW, A. A.; BLOOM, W.; FAWCETT, D. W. **A textbook of histology**. 9. ed. Philadelphia: Saunders, 1968.

NGUYEN-LEGROS, J.; HICKS, D. Renewal of photoreceptor outer segments and their phagocytosis by retinal pigment epithelium. **International Review of Cytology**, v. 196, p. 245-313, 2000.

REICHENBACH, A.; BRINGMANN, A. **New functions of Müller cells**. Glia, 2013. 61, p. 651-678.

SWENSON, R. S. Chapter 8 – The vestibular system. In: CONN, P. M. (ed.). **Conn's translational neuroscience**. Academic Press, 2017. p. 167-183.

TAMM, E. R. Functional morphology of the trabecular meshwork outflow pathways. In: SHAARAWY, T. M. et al. (eds.). **Glaucoma**. 2 ed. W.B. Saunders, 2015. p. 40-46.

Wersall J. Studies of the structures and innervation of the sensory epithelium of the cristae ampullares in the guinea pig: a light and electron microscopic investigation. Acta Otolaryngol Suppl. 1956; 126:1-85.

YANOFF, M.; SASSANI, J. W. Uvea. **Ocular pathology**. 8 ed. Elsevier, 2020.

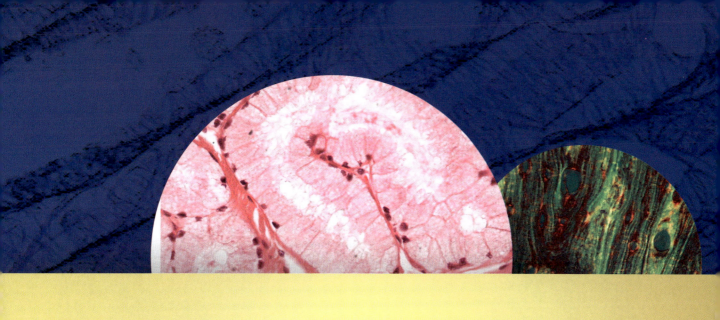

Atlas de Histologia

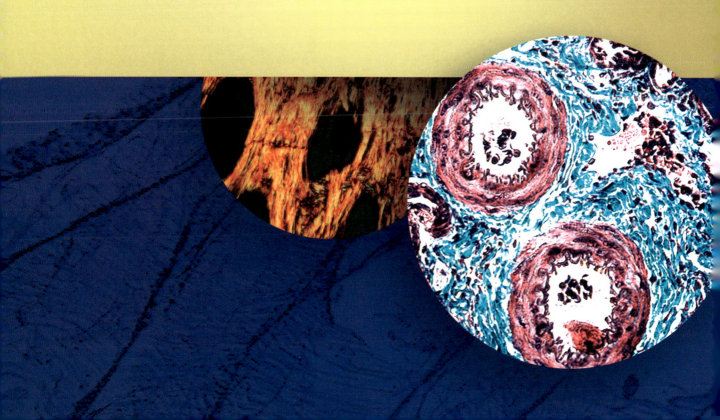

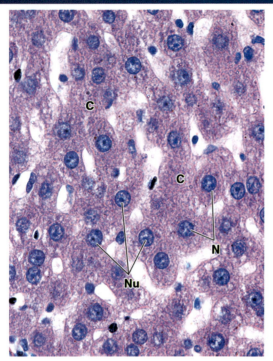

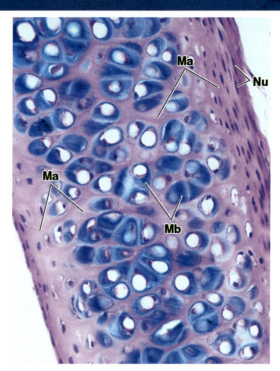

A1.1 Corte de fígado corado pela associação dos corantes hematoxilina e eosina (HE). Essa coloração revela o citoplasma (C), corado principalmente por eosina, que, dependendo da célula, varia de alaranjado ou rosa até vermelho. O citoplasma, em função de sua afinidade pelos corantes ácidos, como a eosina, é considerado "acidófilo" ou "eosinófilo". Os núcleos (N) e os nucléolos (Nu) são corados em azul-arroxeado pela hematoxilina. Essas estruturas são chamadas de "basófilas" devido a sua afinidade por corantes básicos. A hematoxilina se comporta como um corante básico. Os espaços claros entre as células representam vasos sanguíneos. (HE. Médio aumento.)

A1.2 Corte de cartilagem hialina. O citoplasma de suas células (chamadas de condrócitos) quase não é visível devido a sua retração durante o processamento do corte. A matriz extracelular que envolve as células é fortemente basófila (Mb), enquanto a matriz extracelular em locais mais afastados dos condrócitos (Ma) é acidófila. Os núcleos (Nu) de células na periferia da cartilagem são basófilos. (HE. Médio aumento.)

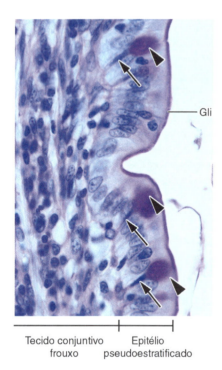

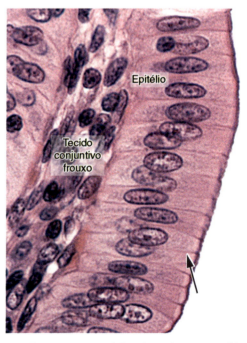

A1.3 Epitélio simples colunar de intestino delgado. O corte foi tratado pela técnica de ácido periódico-Schiff (PAS), que revela mucinas em cor magenta. Este epitélio contém células chamadas caliciformes, secretoras de muco. Sua secreção, acumulada no citoplasma em forma de cálice, é demonstrada pelo PAS (*pontas de seta*). Seus núcleos (*setas*) formam a base deste cálice. Observe os núcleos de outras células do epitélio e do tecido conjuntivo frouxo subjacente ao epitélio. Esses núcleos são basófilos (foram corados pela hematoxilina) e têm diferentes formas e graus de coloração. A superfície das células contém muitas moléculas de glicoproteínas que constituem o glicocálice (Gli), visível sob a forma de faixa corada pelo PAS. (PAS-hematoxilina. Grande aumento.)

A2.1 Na maioria das vezes, como no caso da Figura A1.1, os limites entre as células não podem ser visualizados. Neste **epitélio simples colunar** de uma vesícula biliar, os limites entre suas células (*seta*) são bem observados. Este epitélio é constituído de uma única camada de células colunares cujos núcleos são elípticos. O epitélio repousa sobre uma camada de tecido conjuntivo frouxo. (HE. Grande aumento.)

Atlas de Histologia 513

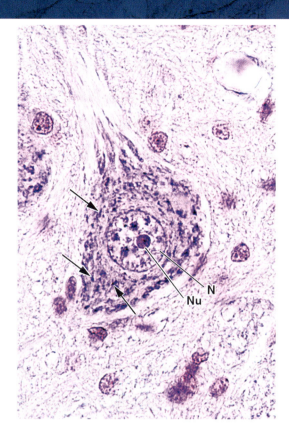

A2.2 As células que têm grande atividade de síntese de macromoléculas costumam ter muito ergastoplasma (retículo endoplasmático granuloso) no seu citoplasma. O ergastoplasma é basófilo, por conter muito ácido ribonucleico (RNA), e é uma estrutura basófila. Neste corpo celular de um neurônio, o ergastoplasma é visto como manchas de diversos tamanhos e formas coradas pela hematoxilina (*setas*). N: núcleo; Nu: nucléolo. (HE. Grande aumento.)

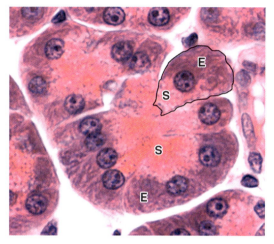

A2.3 Células polarizadas. Em muitas células glandulares, como é o caso das que constituem os ácinos do pâncreas, o ergastoplasma se situa na base das células (E), e os grãos de secreção, na porção apical das células (S). Uma das células que constituem o ácino central está destacada. (HE. Grande aumento.)

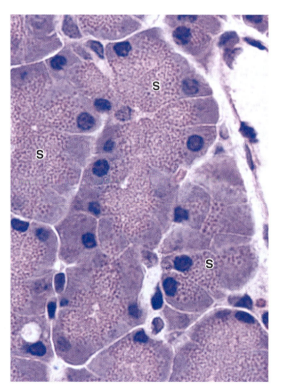

A2.4 Grãos de secreção (S) acumulados na porção apical de células de ácinos pancreáticos. (HE. Grande aumento.)

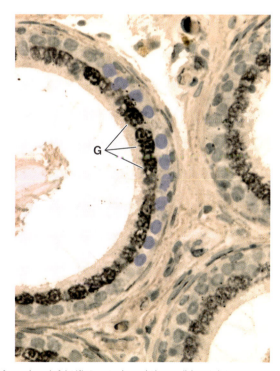

A2.5 Os complexos de Golgi (G) são muito desenvolvidos nas células epiteliais que revestem o ducto do epidídimo. Essas organelas podem ser observadas após tratamento dos tecidos por técnica que resulta na precipitação de metais sobre elas. Vários núcleos foram retocados para indicar melhor sua posição. (Aoyama. Médio aumento.)

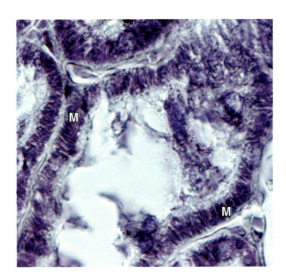

A2.6 Mitocôndrias em forma de bastonetes (M) são vistas em grande quantidade na porção basal de células que constituem túbulos renais. (Hematoxilina fosfotúngstica. Grande aumento.)

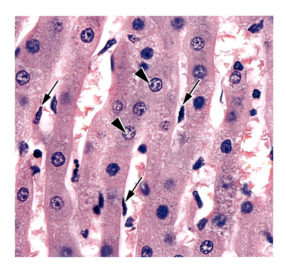

A3.1 Núcleos: cromatina densa e frouxa. A coloração da cromatina possibilita a distinção de núcleos que se coram menos, denominados **núcleos de cromatina frouxa** (*pontas de seta*), e de núcleos muito corados, que são chamados **núcleos de cromatina densa** (*setas*). Nesta imagem de um corte de fígado, os hepatócitos geralmente têm núcleos de cromatina frouxa, e as células endoteliais têm núcleos de cromatina densa. (HE. Médio aumento.)

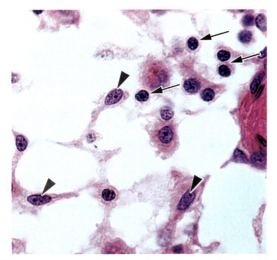

A3.2 Núcleos: cromatina densa e frouxa. Certos tipos de célula, como os linfócitos, habitualmente contêm **núcleos de cromatina condensada** (*setas*). Compare com as células denominadas células reticulares (*pontas de seta*), que têm **núcleos de cromatina frouxa**. Algumas células, como os fibroblastos, podem apresentar núcleos de cromatina densa ou frouxa, conforme seu estado funcional. (HE. Grande aumento.)

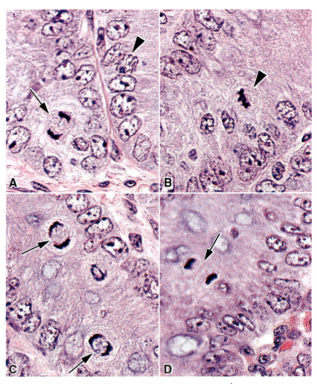

A3.3 Mitose. Alguns tipos de células exibem altas taxas de proliferação. É o caso das células das criptas intestinais mostradas na figura. **A.** Observe pequenos filamentos no interior de um dos núcleos (*ponta de seta*). São cromossomos de um núcleo em prófase. A *seta* aponta uma anáfase. **B.** Metáfase (*ponta de seta*). **C.** As *setas* apontam células em estágio de anáfase. **D.** A *seta* aponta célula em estágio final de telófase. (HE. Grande aumento.)

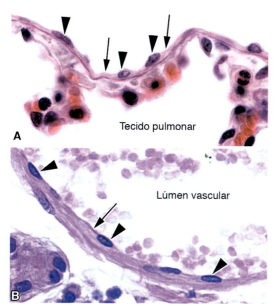

A4.1 O **epitélio simples pavimentoso** é constituído de uma camada de células achatadas reconhecíveis quase sempre por seus núcleos achatados (*pontas de seta*) e às vezes por seu delgado citoplasma (*setas*). **A.** Revestimento externo da superfície do pulmão, também denominado mesotélio. **B.** Revestimento interno de um vaso sanguíneo, também denominado endotélio. (HE. Médio aumento.)

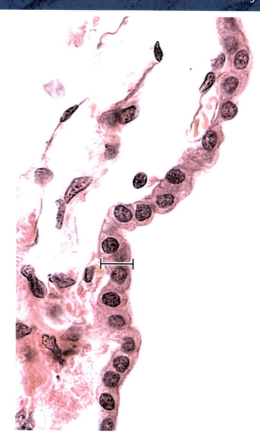

A4.2 Epitélio simples cúbico do plexo corioide, local de produção do líquido cefalorraquidiano. É formado por uma camada de células cuboides com núcleos esféricos. A *linha* indica a espessura do epitélio. (HE. Grande aumento.)

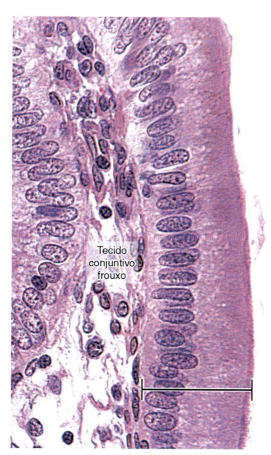

A4.3 Epitélio simples colunar, também denominado prismático ou cilíndrico, formado por uma única camada de células colunares com núcleos elípticos. A *linha* indica a espessura do epitélio. (HE. Grande aumento.)

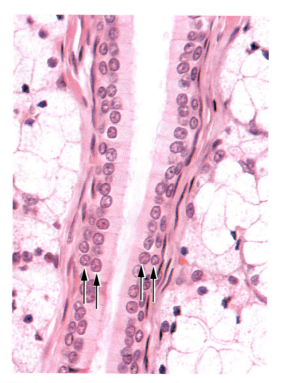

A4.4 Epitélio estratificado cúbico/colunar, que reveste o ducto excretor de uma glândula salivar. Em vários locais desse epitélio é possível observar duas camadas distintas de núcleos e, portanto, de células (*setas*). (HE. Médio aumento.)

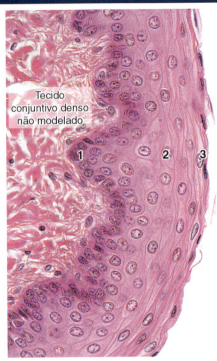

A4.5 Epitélio estratificado pavimentoso não cornificado. É formado por várias camadas de células em que as mais superficiais são pavimentosas, isto é, achatadas como ladrilhos. Acompanhe a forma das células para observar como ela se modifica ao longo das diversas alturas do epitélio. Na região 1, mais basal e próxima do tecido conjuntivo, as células são arredondadas, tornando-se um pouco alongadas na região 2 e completamente achatadas na região 3. (HE. Médio aumento.)

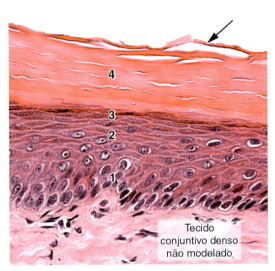

A4.6 Epitélio estratificado pavimentoso cornificado. Compare esta figura com a anterior. Além das modificações celulares já descritas, há mais uma camada constituída de células mortas cujo citoplasma está repleto de queratina. Grupos dessas células descamam da superfície do epitélio (*seta*). (HE. Médio aumento.)

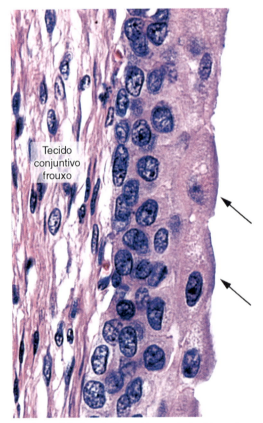

A4.7 Epitélio de transição. É constituído por várias camadas de células; porém, ao contrário do epitélio estratificado pavimentoso, não há modificação gradual da forma das células nas diversas alturas do epitélio. Quando o lúmen dos órgãos revestidos por esse epitélio (p. ex., bexiga, ureteres) está vazio, as células mais superficiais têm sua superfície em forma de abóbada (*setas*). (HE. Médio aumento.)

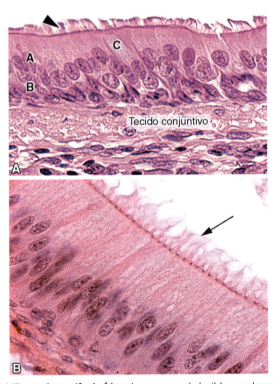

A4.8 Epitélio pseudoestratificado. É formado por uma camada de células, mas algumas dessas células são baixas (B) e outras são altas (A), não formando camadas distintas (compare com a Figura A4.4). **A.** O epitélio que reveste a maior parte das vias respiratórias também é denominado epitélio respiratório. Suas células têm cílios de comprimento regular em sua superfície (*ponta de seta*) e células secretoras caliciformes (C). **B.** As células do epitélio que reveste o ducto do epidídimo contêm na sua superfície estereocílios (*seta*) e prolongamentos imóveis de comprimento variável e, às vezes, ramificados. (HE. Médio aumento.)

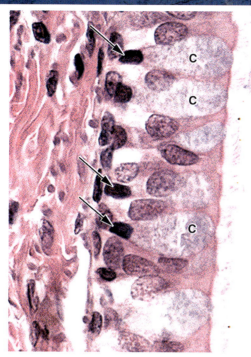

A4.9 As **células caliciformes** são consideradas glândulas unicelulares. Estão geralmente inseridas entre células epiteliais de revestimento em epitélios simples colunares ou pseudoestratificados. Sua secreção acumula-se na porção apical da célula, a qual tem forma elíptica como um cálice (C), e seus núcleos (*setas*) seriam a base do cálice (ver também a Figura A1.3). (HE. Médio aumento.)

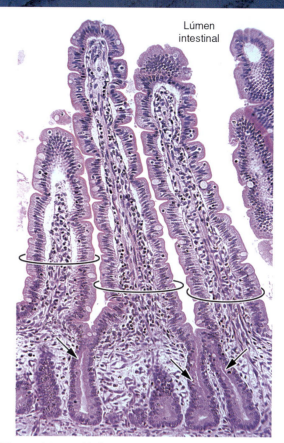

A4.10 A mucosa do intestino delgado emite longos prolongamentos revestidos por epitélio simples colunar, denominados vilosidades intestinais (ressaltadas por *círculos*). Na mucosa existem muitas glândulas tubulares simples (*setas*) revestidas por um epitélio muito semelhante ao das vilosidades. Repare como essas glândulas se abrem nos espaços entre as vilosidades. (HE. Pequeno aumento.)

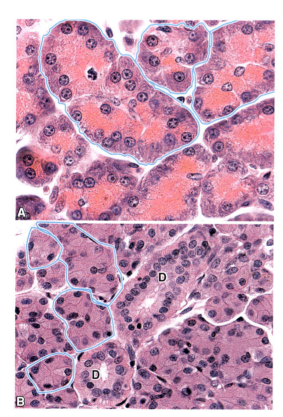

A4.11 Os **ácinos serosos** são pequenas unidades secretoras exócrinas de forma arredondada ou ovalada, que secretam principalmente proteínas e glicoproteínas. Suas células geralmente são poliédricas e polarizadas em torno do pequeno lúmen central do ácino (ver também a Figura A2.3). O citoplasma costuma ser acidófilo e pode ter ergastoplasma evidente. **A.** Ácinos serosos pancreáticos, alguns dos quais estão ressaltados. **B.** Ácinos serosos de glândula parótida. Os ácinos são um pouco mais difíceis de ser distinguidos; alguns estão ressaltados. Dois ductos excretores (D) podem ser vistos, um em corte transversal (*na parte inferior da figura*) e outro em corte oblíquo. São constituídos por um epitélio simples colunar. (HE. Médio aumento.)

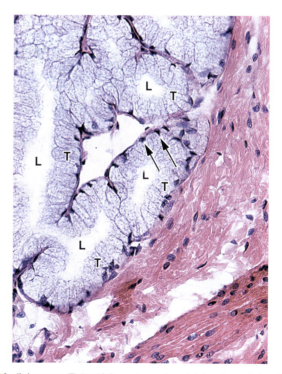

A4.12 Os **túbulos mucosos** (T) são unidades secretoras em forma de tubos cuja secreção é constituída principalmente de mucina. Sua forma é irregular, e eles apresentam lúmen amplo (L). As células dos túbulos têm citoplasma levemente basófilo, azulado, e núcleos achatados situados na base das células. As características dos núcleos e da coloração do citoplasma auxiliam bastante na diferenciação entre ácinos serosos e túbulos mucosos. (HE. Médio aumento.)

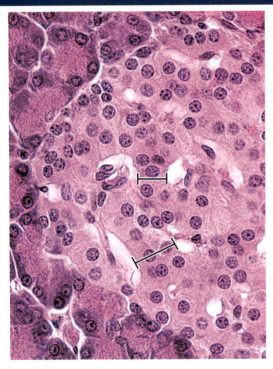

A4.13 A maioria das glândulas endócrinas do organismo é constituída por cordões de células. São chamadas glândulas endócrinas cordonais. A imagem, de uma ilhota de Langerhans do pâncreas, mostra cordões celulares (alguns assinalados por *linhas*) e espaços entre os cordões, que são ocupados por capilares sanguíneos. (HE. Médio aumento.)

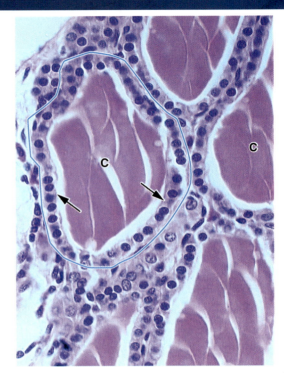

A4.14 A tireoide é uma glândula endócrina do tipo folicular. Suas unidades secretoras são esféricas, formadas por um epitélio simples (*setas*) que circunda uma cavidade na qual se acumula a secreção sob a forma de coloide (C). (HE. Médio aumento.)

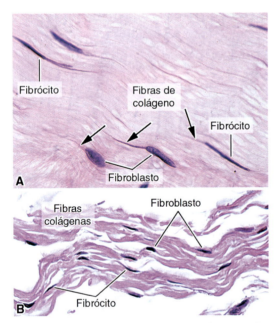

A5.1 Os **fibroblastos** e **fibrócitos** são as células mais comuns do tecido conjuntivo. Representam, respectivamente, o estado ativo e o inativo do mesmo tipo celular. Costumam estar muito próximos de fibras colágenas, o que é bem observável nos fibrócitos indicados em **B**. O fibroblasto tem núcleo mais claro e em forma de elipsoide, porém delgado, alongado e muito corado. O citoplasma de ambas as formas é muito delgado e frequentemente se confunde com as fibras colágenas, que se coram pela eosina da mesma maneira que o citoplasma. Em fibroblastos muito ativos, como o situado *à direita* em **A**, o citoplasma contém muito ácido ribonucleico (RNA) e se cora pela hematoxilina. **A. Tendão**: um tipo de tecido conjuntivo denso modelado, em que as células se situam entre espessas fibras colágenas. **B. Tecido conjuntivo denso não modelado** da submucosa de intestino. Suas fibras colágenas estão mais separadas e possibilitam observar a relação entre as células e as fibras. (HE. A. Grande aumento. B. Médio aumento.)

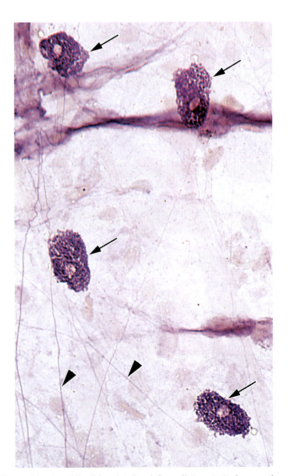

A5.2 Os **mastócitos** (*setas*) são células achatadas e de forma elíptica, cujo citoplasma contém grande quantidade de grãos de secreção que podem encobrir o núcleo. Necessitam de colorações especiais para serem adequadamente reconhecidos. Esta imagem é de um **mesentério**, no qual se observam também delgadas fibras elásticas (*pontas de seta*). (Weigert. Grande aumento.)

Atlas de Histologia 519

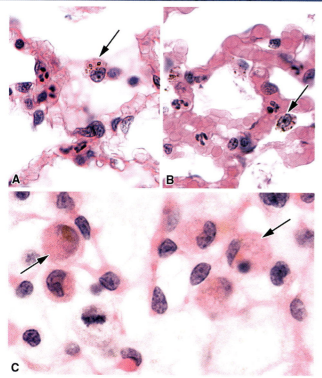

A5.3 Macrófagos (*setas*) existem em praticamente todo o tecido conjuntivo, concentrando-se em alguns órgãos em que a atividade fagocitária é mais relevante. São células grandes, arredondadas e de citoplasma acidófilo, as quais, quando exercem atividade de fagocitose, são distinguidas facilmente. As imagens **A** e **B** mostram **macrófagos no pulmão**. Seu citoplasma contém pequenas partículas fagocitadas, originadas do ar aspirado. Em **C** há **macrófagos de um linfonodo**. No macrófago apontado *à direita* o citoplasma tem aspecto espumoso, provavelmente devido à existência de vacúolos de fagocitose, além de uma pequena partícula fagocitada. (HE. A e B. Médio aumento. C. Grande aumento.)

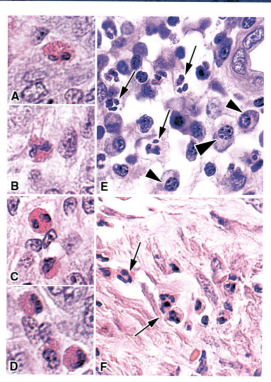

A5.4 No tecido conjuntivo, além das células permanentes, existe uma grande população de **células transitórias**. Nas imagens **A**, **B**, **C** e **D** há **eosinófilos**, caracterizados por terem núcleo geralmente bilobulado e citoplasma preenchido por grânulos grandes corados por eosina (acidófilos ou eosinófilos). **E** e **F** mostram: **neutrófilos** (*setas*), caracterizados por seu tamanho pequeno e núcleo formado por vários lóbulos; **plasmócitos** (*pontas de seta*), cujo citoplasma é azulado (basófilo), com uma região mais clara junto ao núcleo (região do complexo de Golgi) e núcleos com grãos de cromatina muito evidentes. A *ponta de seta maior* indica um plasmócito com núcleo em imagem de **roda de carroça**, frequentemente vista nesse tipo de célula. (HE. A, B, C e D. Grande aumento. E e F. Médio aumento.)

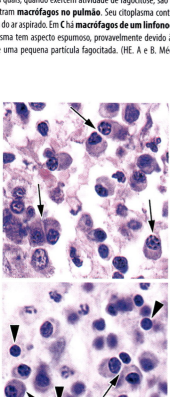

A5.5 Células transitórias do tecido conjuntivo: plasmócitos (*setas*) e **linfócitos** (*pontas de seta*). Os linfócitos são células pequenas, com escasso citoplasma, e seu núcleo é esférico, de cromatina densa. (HE. Grande aumento.)

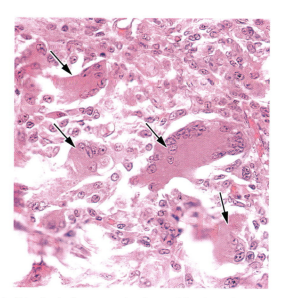

A5.6 As **células gigantes de corpo estranho** se formam pela fusão de macrófagos. São de grandes dimensões, têm muitos núcleos e citoplasma acidófilo (*setas*). (HE. Médio aumento.)

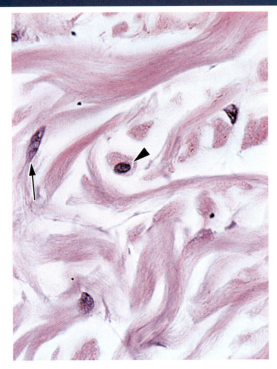

A5.7 As **fibras colágenas** são as mais frequentes no organismo. Nesta imagem de tecido conjuntivo denso não modelado, aparecem frequentemente onduladas, de diversas espessuras e direções. São acidófilas. A *seta* indica o fibroblasto, e a *ponta de seta*, uma célula com características morfológicas de macrófago. (HE. Médio aumento.)

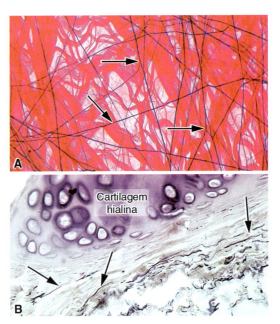

A5.8 As **fibras elásticas** do tecido conjuntivo (*setas*) são muito delgadas e frequentemente ramificadas; por isso, não podem ser vistas por colorações rotineiras. **A.** Preparado total de **mesentério**. As fibras de cor vermelha, de diversas espessuras e direções, são fibras colágenas. **B. Pulmão**, um órgão muito rico em fibras elásticas, as quais o ajudam a retornar ao seu volume inicial durante a expiração. (A. Picrossirius-Weigert. Médio aumento. B. Weigert. Médio aumento.)

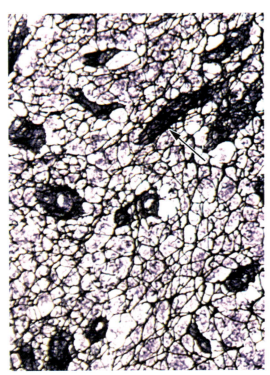

A5.9 As **fibras reticulares** são vistas como delicadas redes e arcabouços que servem para sustentar células livres em vários órgãos. Não são observadas por coloração por hematoxilina e eosina. As estruturas maiores (uma delas apontada por *seta*) são fibras colágenas que sofreram precipitação metálica durante a preparação do tecido. (Impregnação metálica. Pequeno aumento.)

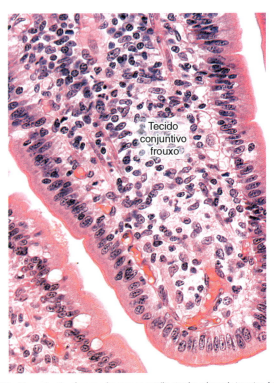

A5.10 O **tecido conjuntivo frouxo** subjacente ao epitélio simples colunar de intestino delgado é constituído por uma grande quantidade de células e poucas fibras do tecido conjuntivo. (HE. Médio aumento.)

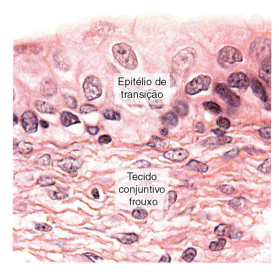

A5.11 Tecido conjuntivo frouxo subjacente a epitélio de transição. (HE. Grande aumento.)

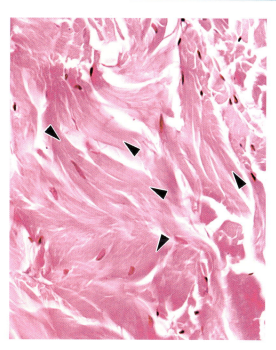

A5.12 Tecido conjuntivo denso não modelado. Este tipo de tecido conjuntivo propriamente dito é formado por grande quantidade de fibras colágenas dispostas em diferentes direções (*pontas de seta*) e por poucas células. (HE. Pequeno aumento.)

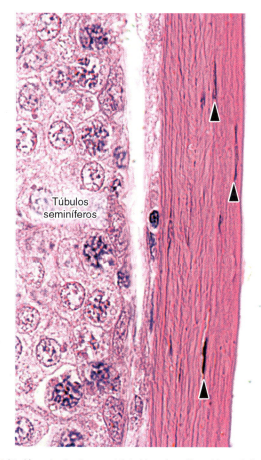

A5.13 O **tecido conjuntivo denso modelado** é formado por fibras colágenas de diversas espessuras dispostas paralelamente e entremeadas por fibroblastos reconhecidos por seus núcleos (*pontas de seta*). É encontrado em cápsulas de órgãos, como neste exemplo de cápsula do testículo (albugínea). (HE. Médio aumento.)

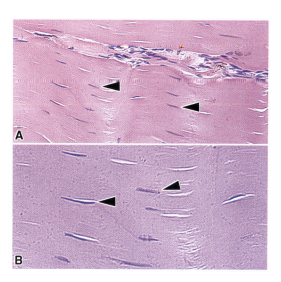

A5.14 Outra localização do **tecido conjuntivo denso modelado** é nos tendões, em que são vistos como conjuntos de fibras de colágeno espessas e paralelas entremeadas por fibroblastos. As *pontas de seta* indicam os núcleos de fibroblastos. (HE. A. Pequeno aumento. B. Médio aumento.)

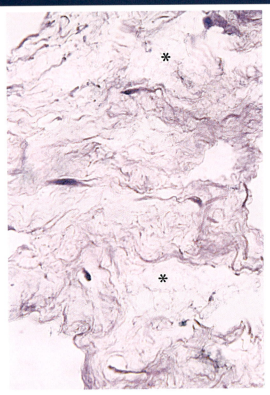

A5.15 O **tecido conjuntivo mucoso**, encontrado no cordão umbilical, é constituído por poucas células fibroblásticas, poucas fibras e uma grande quantidade de proteoglicanas, as quais não são bem preservadas durante a preparação deste tecido, resultando no aparecimento de espaços aparentemente vazios (*). (HE. Médio aumento.)

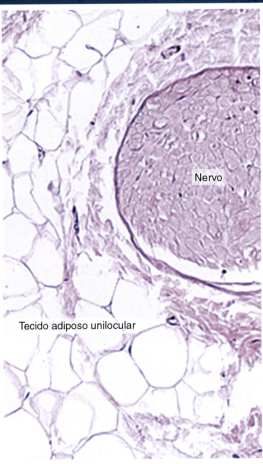

A6.1 O **tecido adiposo unilocular** exerce várias funções, entre elas a de preencher espaços e sustentar outras estruturas, como no caso da figura em que envolve um nervo. (HE. Pequeno aumento.)

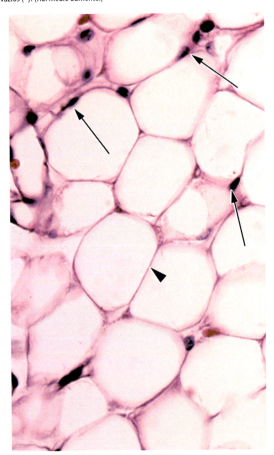

A6.2 O **tecido adiposo unilocular** tem células quase totalmente preenchidas por uma grande gota de lipídios. O citoplasma se restringe a uma delgada faixa na periferia da célula (*ponta de seta*), onde também se localiza seu núcleo achatado (*setas*). (HE. Médio aumento.)

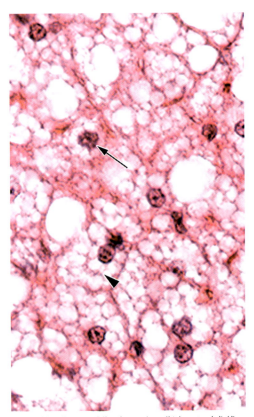

A6.3 As células do **tecido adiposo multilocular** contêm múltiplas gotas de lipídios no citoplasma (*ponta de seta*); seu núcleo é arredondado e ocupa posição central na célula (*seta*). (HE. Médio aumento.)

Atlas de Histologia 523

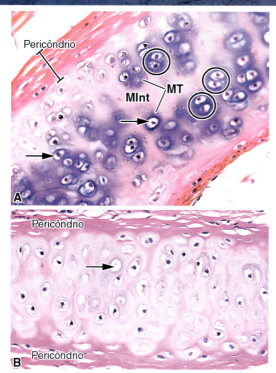

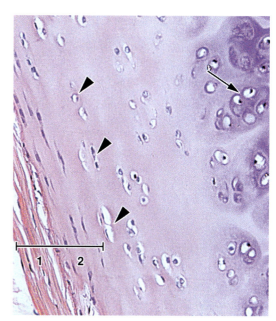

A7.1 A **cartilagem hialina** é o tipo mais comum de cartilagem no organismo. **A.** Cartilagem da traqueia. É formada por células denominadas **condrócitos**, que se localizam em lacunas (*setas*), pequenas cavidades da matriz extracelular. Geralmente, os condrócitos sofrem retração durante o processamento histológico; somente seus núcleos podem ser observados e, eventualmente, um pouco de seus citoplasmas. Os condrócitos frequentemente estão reunidos em pequenos grupos denominados **grupos isógenos** (*círculos*). A matriz extracelular que envolve os condrócitos, denominada **matriz territorial** (MT), costuma ser bastante basófila, e a matriz afastada dos condrócitos, **matriz interterritorial** (MInt), é menos basófila. As peças de cartilagem hialina, com exceção da cartilagem articular, são revestidas pelo **pericôndrio**, um tecido conjuntivo especializado. **B.** Este exemplo de cartilagem hialina de um **brônquio intrapulmonar** mostra pouca diferenciação entre matriz territorial e interterritorial. Ver também Figura A1.2. (HE. Médio aumento.)

A7.2 O **pericôndrio** situado na periferia da peça cartilaginosa é responsável por grande parte do crescimento da cartilagem. Nele é possível distinguir duas camadas: (1) a mais externa, denominada **camada fibrosa**, é constituída por fibroblastos e fibras colágenas, ambos alinhados paralelamente à superfície da peça cartilaginosa; (2) mais internamente se localiza a **camada condrogênica**, formada por células que estão se diferenciando em **condroblastos**, os quais podem ser vistos um pouco mais internamente (*pontas de seta*). No interior da peça cartilaginosa, observe **grupos isógenos de condrócitos** (*seta*) envolvidos por **matriz territorial basófila**. (HE. Médio aumento.)

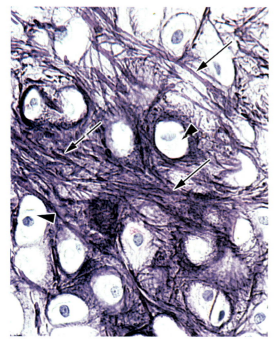

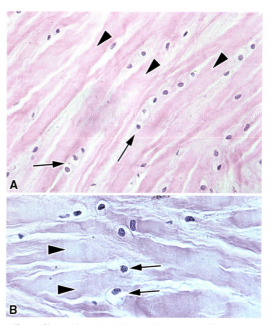

A7.3 A **cartilagem elástica** se caracteriza por ter na sua matriz extracelular grande quantidade de **fibras elásticas** (*setas*). As *pontas de seta* indicam lacunas com condrócitos. (Weigert. Médio aumento.)

A7.4 A **cartilagem fibrosa** é formada por feixes paralelos de espessas **fibras colágenas** (*pontas de seta*), entre as quais se dispõem filas de **condrócitos** (*setas*). (HE. A. Pequeno aumento. B. Médio aumento.)

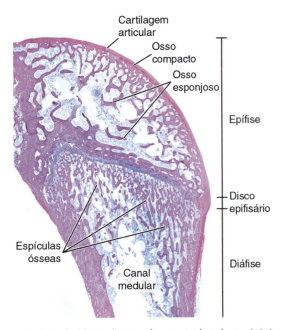

A8.1 Uma secção longitudinal de parte de um **osso longo** mostra alguns de seus principais componentes. (HE. Pequeno aumento.)

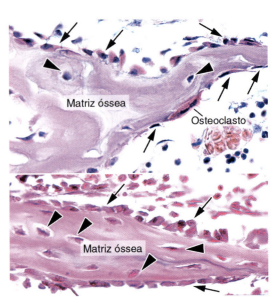

A8.2 As **células do tecido ósseo** estão intimamente associadas à **matriz óssea**, que é **acidófila**, ao contrário da matriz cartilaginosa, que tende a ser basófila. Os **osteoblastos** (*setas*) sempre se situam na superfície do tecido ósseo, enquanto os **osteócitos** (*pontas de seta*) se localizam no interior de lacunas da matriz. A forma e a coloração dos osteoblastos variam com a sua atividade funcional. Observe que nesta imagem há osteoblastos tanto cuboides, muito ativos, como achatados, pouco ativos. Um **osteoclasto** está apoiado na superfície do osso na *imagem superior*. A distribuição desordenada dos osteócitos e a coloração irregular da matriz, vista com colorações variadas e com manchas irregulares, são indicativas de que os tecidos ósseos da imagem são do tipo **tecido ósseo imaturo**, **primário** ou **não lamelar**. (HE. Médio aumento.)

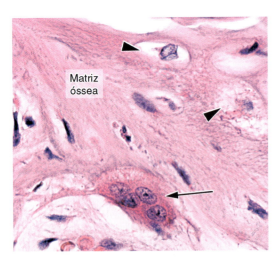

A8.3 Os **osteoclastos** são células do tecido ósseo de tamanho muito grande, multinucleadas, com citoplasma acidófilo e apoiadas na superfície do tecido (*seta*). As *pontas de seta* indicam **osteócitos**. (HE. Médio aumento.)

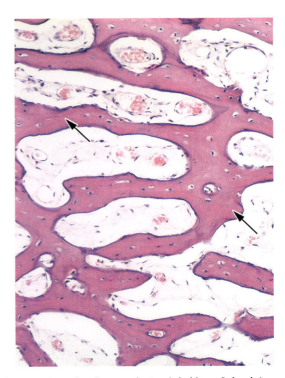

A8.4 Osso em crescimento formado por **osso imaturo** (**primário** ou **não lamelar**) com **matriz óssea acidófila** (*setas*), na qual há **osteócitos** dispostos sem organização definida; a matriz não é homogênea. Os espaços claros estão preenchidos por tecido conjuntivo frouxo contendo células mesenquimais e vasos sanguíneos. (HE. Médio aumento.)

Atlas de Histologia

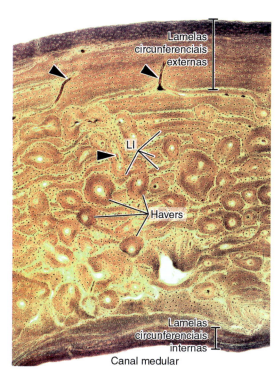

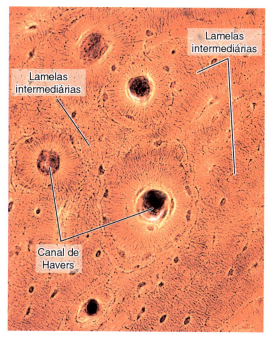

A8.5 A **diáfise** madura é constituída quase inteiramente por osso do tipo **lamelar**, também denominado **secundário** ou **maduro**. A imagem é de um corte transversal do trecho de uma diáfise. O tecido ósseo é formado por conjuntos de delgadas **lamelas ósseas**, que, conforme sua localização e disposição, são chamadas de: **lamelas circunferenciais externas**, na periferia da diáfise; **lamelas circunferenciais internas**, formando a parede interna da diáfise; **lamelas intermediárias** (LI), constituindo pequenos trechos de tecido ósseo na porção intermediária da parede da diáfise; e **sistemas de Havers**, pequenos cilindros formados por lamelas concêntricas de tecido ósseo. Cada cilindro tem um canal central. Os sistemas de Havers se dispõem longitudinalmente à diáfise; portanto, nesta imagem, estão sendo observados em secções transversais. Há túneis no interior do tecido ósseo denominados **canais de Volkmann** (*pontas de seta*), que contêm vasos sanguíneos que comunicam a superfície externa ou interna e o centro da diáfise. (Schmorl. Pequeno aumento.)

A8.6 Sistemas de Havers em uma secção transversal de diáfise madura. Há cinco sistemas de Havers nesta imagem, seccionados transversalmente. São reconhecíveis pelo arranjo concêntrico de lamelas ósseas e de osteócitos em torno de um canal central – o **canal de Havers**. Os sistemas de Havers são envolvidos por pequenos trechos de conjuntos de lamelas ósseas que fazem parte do **sistema de lamelas intermediárias**. (Schmorl. Médio aumento.)

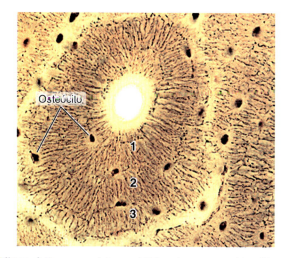

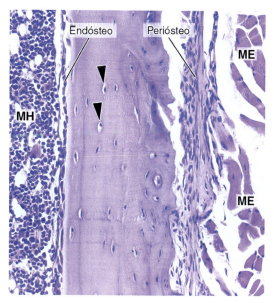

A8.7 Sistema de Havers em secção transversal. Pode-se observar que esse sistema é formado por três **lamelas ósseas** numeradas de 1 a 3. Os osteócitos situam-se nos limites entre lamelas adjacentes. É possível observar (*em marrom-escuro*) inúmeros **canalículos ósseos**, pequenos túneis que, no osso vivo, são preenchidos por prolongamentos dos osteócitos e por plasma. (Preparação por desgaste. Grande aumento.)

A8.8 Diáfise madura em corte longitudinal. Neste pequeno trecho da parede, uma diáfise pode ser observada externamente à camada de **periósteo** (em parte descolada da superfície óssea devido a artefato de técnica). Em torno do periósteo há músculo esquelético (ME). Internamente na diáfise, revestindo o canal medular, situa-se o **endósteo**, uma camada de osteoblastos que é muito mais delgada que o periósteo. MH: medula óssea hematogênica. As *pontas de setas* indicam osteócitos. (HE. Médio aumento.)

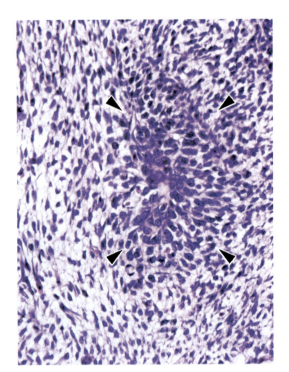

A8.9 No primeiro estágio da **ossificação intramembranosa** (vista em uma cabeça de feto de roedor), há uma condensação de **células mesenquimais** que confluem para um pequeno **centro de ossificação** (delimitado por *pontas de seta*). (HE. Médio aumento.)

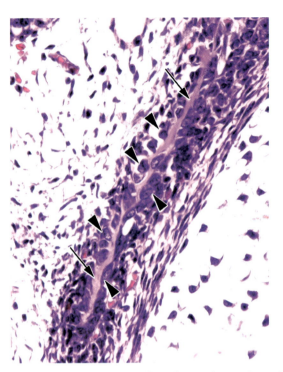

A8.10 Durante um estágio mais avançado da **ossificação intramembranosa**, algumas **células mesenquimais** se transformam em **osteoblastos** (*pontas de seta*), os quais secretam **matriz óssea** (*setas*). Todo esse conjunto é envolvido por células mesenquimais. (HE. Médio aumento.)

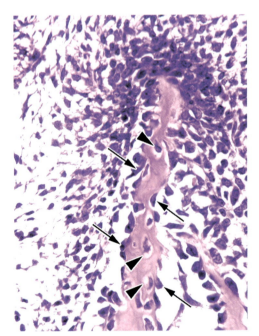

A8.11 Com o acúmulo progressivo de matriz óssea durante a **ossificação intramembranosa**, alguns osteoblastos que se situavam na superfície da peça óssea tornam-se incorporados na matriz óssea e passam a ser chamados de **osteócitos** (*pontas de seta*). Muitos **osteoblastos** (*setas*) estão presentes na superfície da peça óssea. (HE. Médio aumento.)

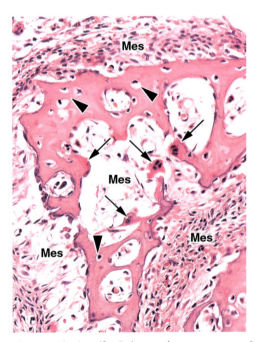

A8.12 Em estágios avançados da **ossificação intramembranosa** aparecem porções maiores de tecido ósseo com sua matriz acidófila e com **osteócitos** no seu interior (*pontas de seta*). Existe **mesênquima** no interior e na periferia do osso (Mes). Paralelamente à formação do tecido ósseo ocorre sua reabsorção por meio de **osteoclastos** (*setas*) situados junto à superfície do osso. (HE. Médio aumento.)

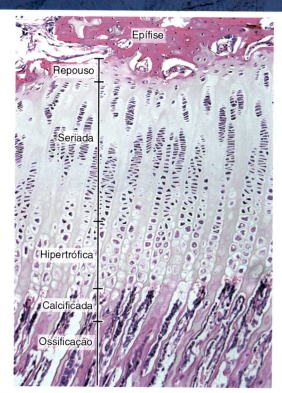

A8.13 O crescimento longitudinal de um osso longo ocorre por **ossificação endocondral** no nível da **cartilagem de conjugação** ou **cartilagem epifisária**, situada entre a epífise e a diáfise (ver Figura A8.1). Essa cartilagem é formada por várias zonas, dispostas a partir da epífise em direção à diáfise: zona de cartilagem em repouso, zona de cartilagem seriada, zona de cartilagem hipertrófica, zona de cartilagem calcificada e zona de ossificação. Seus limites aproximados estão indicados na figura. (HE. Pequeno aumento.)

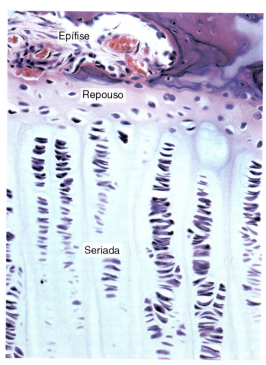

A8.14 Cartilagem epifisária. Detalhes da **zona de cartilagem em repouso** e da **zona de cartilagem seriada**. Esta última é constituída por condrócitos empilhados como pilhas de moedas. Na epífise existe tecido ósseo com sua matriz corada em vermelho. (HE. Médio aumento.)

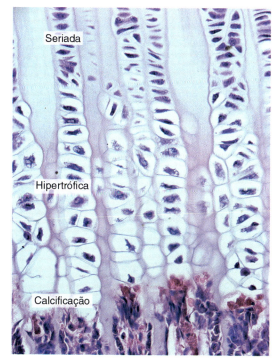

A8.15 Cartilagem epifisária. Detalhes da **zona de cartilagem seriada**, **zona de cartilagem hipertrófica** e **zona de cartilagem calcificada**. Na cartilagem hipertrófica, os condrócitos estão aumentados de tamanho, e, na zona de cartilagem calcificada, os condrócitos estão mortos e as lacunas onde estavam ficam vazias, restando delgados tabiques de matriz cartilaginosa. A delimitação precisa da zona de cartilagem calcificada é difícil quando são usadas colorações rotineiras. (HE. Médio aumento.)

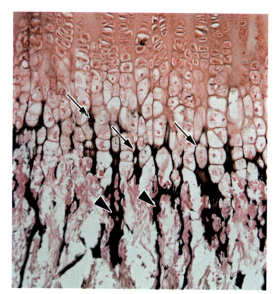

A8.16 Cartilagem epifisária. Em secções tratadas para demonstrar íons cálcio, a matriz cartilaginosa da **zona de cartilagem calcificada** mostra um intenso precipitado preto (*setas*) indicativo da existência de cálcio. Na **zona de ossificação**, situada imediatamente em seguida, há também cálcio na matriz óssea recém-formada (*pontas de seta*). (HE. Médio aumento.)

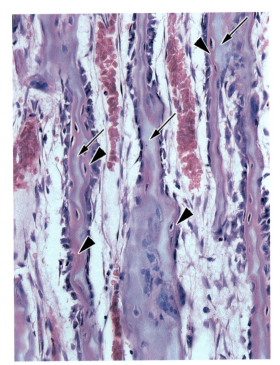

A8.17 Cartilagem epifisária. Na **zona de ossificação** há inúmeras trabéculas ou espículas cujo interior mostra a matriz cartilaginosa basófila (*setas*), sobre a qual foi depositado tecido ósseo com sua matriz acidófila (*pontas de seta*). (HE. Médio aumento.)

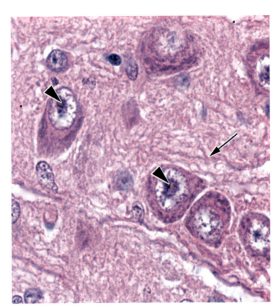

A9.1 Os **neurônios** são as principais células do tecido nervoso. Seus **corpos celulares**, também chamados de **pericários**, são geralmente volumosos. Contêm o núcleo, geralmente claro e formado por eucromatina e nucléolos volumosos (*pontas de seta*), além das principais organelas. A forma dos pericários é variada e depende do tipo do neurônio. A matéria cor-de-rosa que preenche o espaço entre os pericários é constituída de prolongamentos de neurônios de calibres muito diferentes (a *seta* aponta um prolongamento espesso) e citoplasma de outros tipos de células do tecido nervoso. (HE. Médio aumento.)

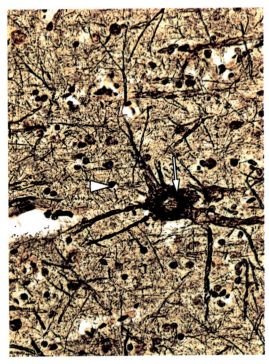

A9.2 Quando submetido a **técnicas de impregnação metálica**, o tecido nervoso revela a riqueza de prolongamentos de suas células, como pode ser observado no grande neurônio do cérebro mostrado na figura (*seta*). Detalhes citoplasmáticos geralmente não podem ser observados pelo uso dessas técnicas. As células menores (*ponta de seta*) são neurônios e células da neuróglia. (Impregnação argêntica. Médio aumento.)

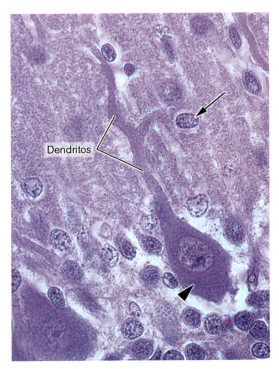

A9.3 A **célula de Purkinje** (*ponta de seta*) é um tipo de neurônio presente na **substância cinzenta do cerebelo**. Além do citoplasma volumoso, seu pericário contém um núcleo claro com um nucléolo proeminente. Os outros núcleos na figura (*seta*) pertencem a outros neurônios e células da neuróglia. (HE. Médio aumento.)

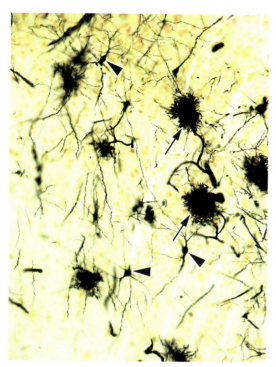
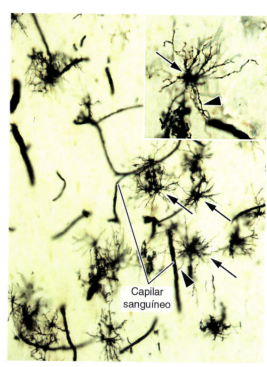

A9.4 Os **astrócitos** são um dos tipos de células da neuróglia. A figura mostra **astrócitos protoplasmáticos** (*setas*), células com um número muito grande de pequenos prolongamentos e que existem em maior quantidade na substância cinzenta do cérebro. Devido à impregnação metálica, essas células adquirem um aspecto de esponjas de aço usadas em limpeza e, às vezes, devido à excessiva precipitação metálica, parecem borrões. Alguns pericários de neurônios estão indicados por *pontas de seta*. (Ouro de Cajal. Médio aumento.)

A9.5 Os **astrócitos fibrosos** (*setas*) contêm prolongamentos em menor número, porém mais longos que os astrócitos protoplasmáticos, e se situam predominantemente na substância branca do cérebro. Frequentemente emitem prolongamentos denominados **pés vasculares** (*pontas de seta*), que se dirigem a capilares sanguíneos. (Ouro de Cajal. Médio aumento.)

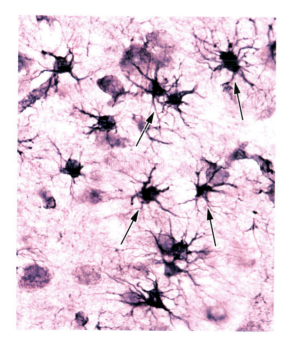
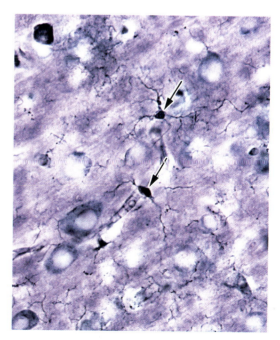

A9.6 Os **oligodendrócitos** (*setas*) presentes nas substâncias branca e cinzenta são outro tipo de célula da neuróglia. São menores que os astrócitos e têm poucos prolongamentos. Estão nas substâncias branca e cinzenta do sistema nervoso. (Del Rio Hortega. Médio aumento.)

A9.7 As células que compõem a **micróglia** (*setas*) são as menores dentre as células da neuróglia. Seus prolongamentos geralmente são emitidos de apenas dois ou três locais da superfície celular. Estão nas substâncias branca e cinzenta do sistema nervoso. (Impregnação argêntica. Médio aumento.)

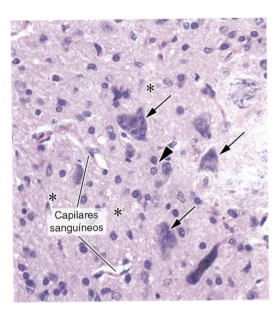

A9.8 A **substância cinzenta do cérebro** contém neurônios de formas e tamanhos variados (*setas*), além de muitas outras células (*ponta de seta*), como, por exemplo, células da neuróglia, que nem sempre podem ser classificadas adequadamente. A massa cor-de-rosa presente entre as células (*) é composta de prolongamentos de neurônios e de prolongamentos de células da neuróglia. (HE. Médio aumento.)

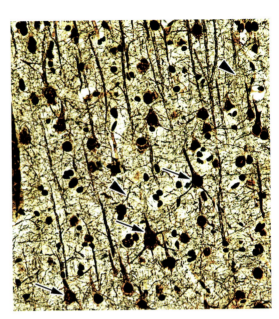

A9.9 A **substância cinzenta do cérebro** observada em secções de tecidos submetidos a técnicas específicas mostra riqueza, variedade de tipos e organização dos neurônios e de seus prolongamentos principais (*setas*) e secundários (*pontas de seta*). (Impregnação argêntica. Pequeno aumento.)

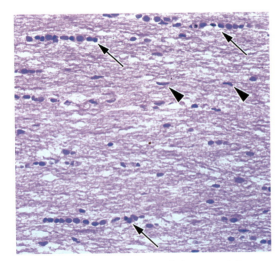

A9.10 A **substância branca do cérebro** é composta predominantemente de fibras nervosas e, por essa razão, seu aspecto em cortes é "fibroso". Os núcleos pertencem, em sua maioria, a células da neuróglia. Dentre elas, os **oligodendrócitos** frequentemente podem ser vistos formando fileiras (*setas*). Núcleos alongados isolados provavelmente pertencem a células endoteliais de capilares (*pontas de seta*). (HE. Médio aumento.)

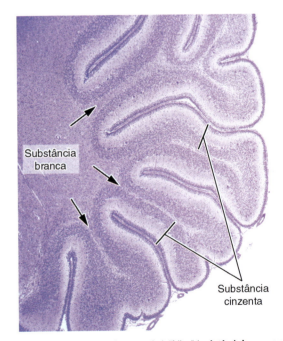

A9.11 O **cerebelo** é formado por um número grande de "folhas". A **substância branca** ocupa o eixo do cerebelo e penetra as folhas principais (*setas*) e as suas subdivisões. A **substância cinzenta** ocupa a periferia de cada folha. (HE. Pequeno aumento.)

Atlas de Histologia 531

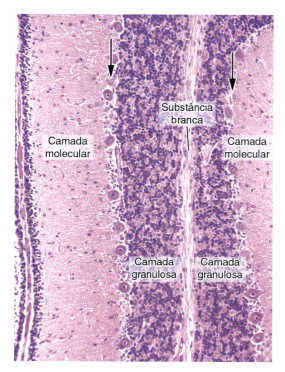

A9.12 Camadas da substância cinzenta do cerebelo. As *setas* indicam a camada de **células de Purkinje**. (HE. Médio aumento.)

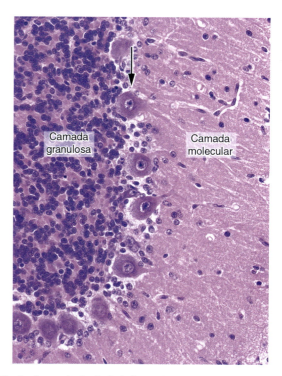

A9.13 Detalhes das **camadas da substância cinzenta do cerebelo.** As *setas* indicam a camada de **células de Purkinje**, cuja ramificação dendrítica penetra a camada molecular em direção à superfície externa do cerebelo (ver também Figura A9.3). (HE. Médio aumento.)

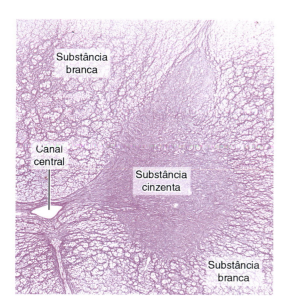

A9.14 Medula espinal. A figura mostra parte de uma secção transversal da medula espinal. Observa-se uma das "asas de borboleta", que é a maneira como a **substância cinzenta**, localizada no interior da medula, é vista nesse tipo de secção. A **substância branca** ocupa a periferia da medula espinal, estando ambas as camadas ao contrário de suas posições no cérebro e cerebelo. O **canal central da medula**, resto do canal neural embrionário, é revestido por células ependimárias e contém líquido cefalorraquidiano. (HE. Pequeno aumento.)

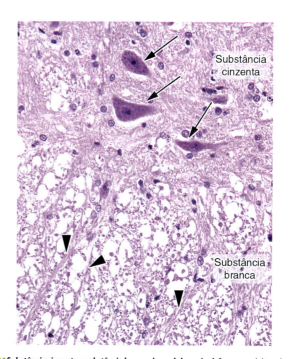

A9.15 Substância cinzenta e substância branca da medula espinal. Os corpos celulares de neurônios (*setas*) se situam na substância cinzenta, enquanto a substância branca é quase inteiramente constituída de fibras nervosas. Em uma secção transversal da medula, a maioria das fibras é vista seccionada transversalmente, com exceção de fibras que estão partindo da substância cinzenta ou chegando a ela e que são vistas em secção longitudinal (*pontas de seta*). (HE. Médio aumento.)

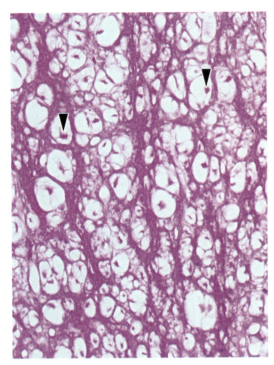

A9.16 Substância branca da medula espinal. Quase todas as fibras nervosas são vistas em secção transversal. O **envoltório de mielina** que reveste a maioria dos axônios de fibras mielinizadas foi removido durante o processamento histológico e aparece como espaços vazios. No interior desses espaços se observam **axônios** seccionados transversalmente (*pontas de seta*). (HE. Médio aumento.)

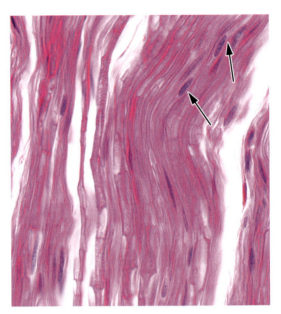

A9.17 Nervo em secção longitudinal. Os nervos são conjuntos de **fibras nervosas** pertencentes ao sistema nervoso periférico. Na figura, as fibras são vistas seccionadas longitudinalmente. Os núcleos elipsoides (*setas*) são, em sua maioria, de **células de Schwann**, e alguns pertencem a células endoteliais de capilares sanguíneos. (HE. Médio aumento.)

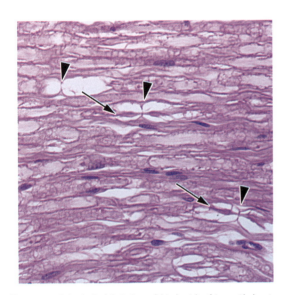

A9.18 Nervo em secção longitudinal. Parte do envoltório de mielina foi removida durante a preparação do corte, facilitando a observação dos **nós de Ranvier**, que aparecem como estrangulamentos das fibras (*pontas de seta*). No interior de várias fibras, pode-se observar um **axônio** (*setas*). (HE. Grande aumento.)

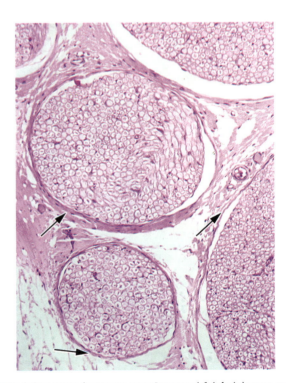

A9.19 Fascículos nervosos de um nervo em secção transversal. Cada fascículo, que se comporta como um nervo independente, é revestido por **perineuro** (*setas*). O espaço entre os fascículos é preenchido por tecido conjuntivo. (HE. Pequeno aumento.)

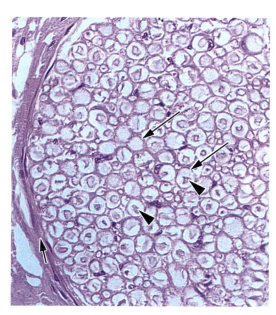

A9.20 Parte de um **nervo mielínico** em secção transversal. O nervo é constituído por inúmeras **fibras nervosas**, na maioria das quais se observa um **axônio** (*pontas de seta*) dentro de um espaço claro anteriormente preenchido por mielina. Os pequenos anéis circulares na periferia de cada fibra nervosa são o citoplasma das **células de Schwann** (*setas longas*). O nervo é revestido por **perineuro** (*seta curta*). (HE. Médio aumento.)

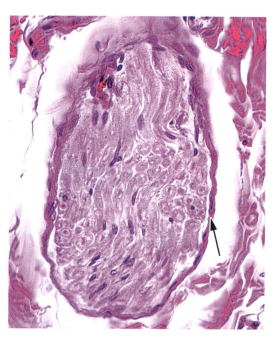

A9.21 Nervo amielínico. Este delgado nervo amielínico é constituído por fibras nervosas cujos axônios não são revestidos por mielina. Os núcleos alongados pertencem a **células de Schwann** e a **células endoteliais** de capilares sanguíneos. A *seta* indica o **perineuro**, em torno do qual há tecido conjuntivo. (HE. Médio aumento.)

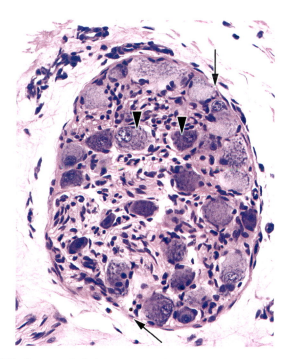

A9.22 Gânglio nervoso. Os gânglios nervosos são acúmulos de **pericários** localizados fora do sistema nervoso central. Na figura, observam-se vários pericários, alguns apontados por *pontas de seta*. O espaço entre os pericários é ocupado por fibras nervosas e por tecido conjuntivo. As *setas* indicam uma delgada lâmina de **tecido conjuntivo** que envolve o gânglio. (HE. Pequeno aumento.)

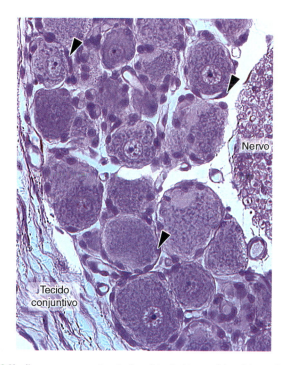

A9.23 Gânglio nervoso em aumento maior. Suas células são típicos neurônios: células grandes, com núcleos claros e nucléolos proeminentes. Cada pericário é envolvido por uma camada de células achatadas denominadas **células satélites** (*pontas de seta*). (HE. Médio aumento.)

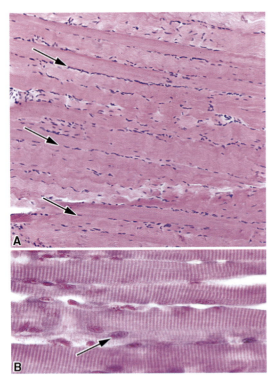

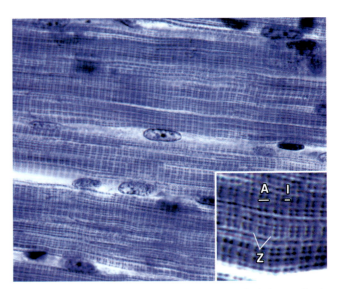

A10.1 Tecido muscular estriado esquelético em secção longitudinal. Suas células são longas fibras de espessura variável. Suas principais características são: os **núcleos** se situam na periferia de cada fibra e, por essa razão, são vistos organizados em fileiras entre as células (*setas*) juntamente com os núcleos das células do endomísio; essas células têm uma **estriação transversal** visível em aumentos maiores, como linhas transversais (ver Figura A10.3) ou como faixas claras que se alternam com faixas escuras, aspecto presente em **B**. (HE. A. Pequeno aumento. B. Médio aumento.)

A10.2 Tecido muscular estriado esquelético em secção longitudinal. Algumas colorações favorecem a observação dos detalhes da **estriação transversal** das fibras musculares estriadas esqueléticas, possibilitando identificar as faixas A e I e, em menor grau, as linhas Z. (Hematoxilina fosfotúngstica. Médio aumento. Detalhe. Grande aumento.)

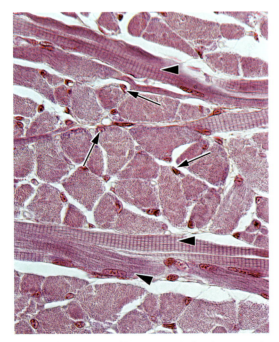

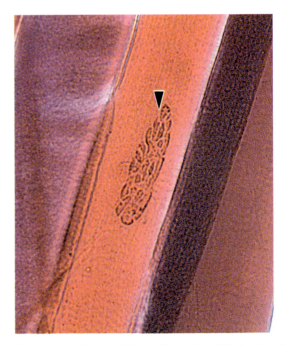

A10.3 Tecido muscular estriado esquelético. A maioria das fibras da imagem está seccionada transversalmente. Nesse tipo de secção, fica bem evidente que os seus **núcleos** ocupam sempre **posição periférica** na célula (*setas*). O aspecto granuloso do citoplasma se deve ao fato de que são vistas em cada célula centenas de **miofibrilas**, também seccionadas transversalmente. Estão presentes algumas fibras musculares seccionadas longitudinalmente (*pontas de seta*), que evidenciam a característica **estriação transversal**, a qual somente pode ser observada em cortes longitudinais. (HE. Médio aumento.)

A10.4 Tecido muscular estriado esquelético. As **placas motoras** são locais ao longo de cada fibra em que terminações nervosas motoras fazem sinapse com a superfície da fibra. A imagem é de um preparado total, isto é, são fibras musculares inteiras que foram retiradas de um músculo e colocadas sobre uma lâmina histológica. São vistas três fibras, uma das quais exibe uma placa motora (*ponta de seta*) formada por inúmeras pequenas manchas, que são os locais de sinapse. (Tricloreto de ouro. Pequeno aumento.)

Atlas de Histologia 535

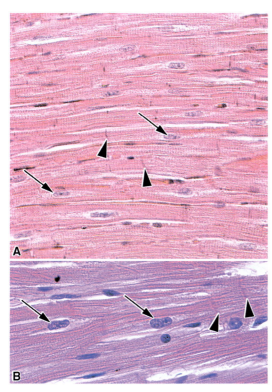

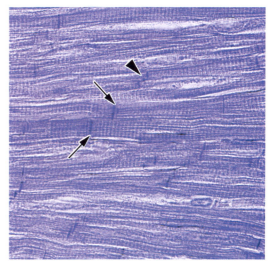

A10.5 Tecido muscular estriado cardíaco em secção longitudinal. As principais características das fibras deste tecido são observadas na figura: fibras cilíndricas com **estriação transversal**; **núcleos em posição central** nas fibras (*setas*); e presença de **linhas transversais escuras** mais espessas que as da estriação transversal, denominadas **discos intercalares** (*pontas de seta*). (HE. A. Médio aumento. B. Médio aumento [maior que a anterior].)

A10.6 Tecido muscular estriado cardíaco. Com colorações não rotineiras, é possível observar melhor a **estriação transversal** e as **linhas espessas transversais** que constituem os **discos intercalares** (*setas*), também chamados de **discos escalariformes** (*ponta de seta*), quando as linhas parecem dispor-se como uma escada. (Hematoxilina fosfotúngstica. Médio aumento.)

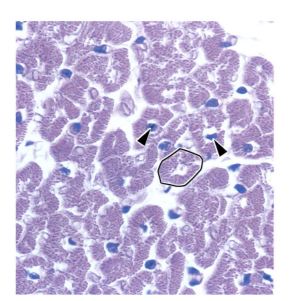

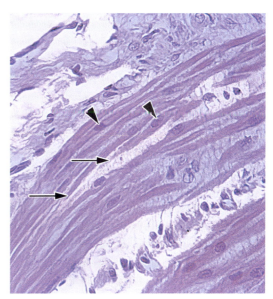

A10.7 Tecido muscular estriado cardíaco. Uma secção transversal de suas fibras, uma das quais está destacada por uma *linha*, mostra os **núcleos em posição central** em cada fibra (*pontas de seta*) e cortes transversais de **miofibrilas**. Estriação transversal e discos intercalares só podem ser vistos em secções longitudinais das fibras. (HE. Médio aumento.)

A10.8 Tecido muscular liso. Suas células são **fusiformes**, com as extremidades em ponta (*setas*), ao contrário das fibras estriadas, que são cilíndricas. Seus **núcleos ocupam a porção central**, a mais dilatada da célula (*pontas de seta*). (HE. Médio aumento.)

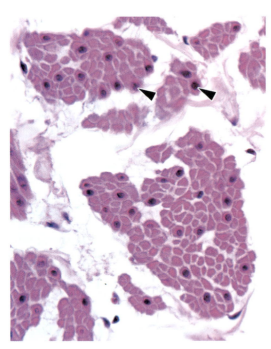

A10.9 Tecido muscular liso. Em corte transversal, observa-se que as células musculares lisas quase sempre se agrupam em pequenos **feixes de fibras paralelas**. Os **núcleos ocupam posição central** (*pontas de seta*); porém, nem todas as fibras mostram núcleos, porque não foram seccionadas no local onde estes estavam situados. (HE. Médio aumento.)

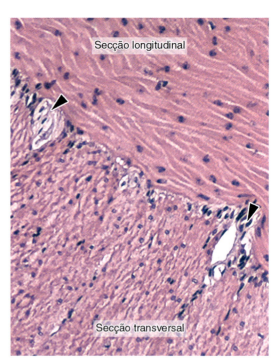

A10.10 Tecido muscular liso. A distinção de fibras musculares lisas quando seccionadas transversalmente nem sempre é muito fácil. A figura mostra a parede muscular de intestino, o qual contém fibras seccionadas longitudinalmente e transversalmente. As estruturas mais claras, indicadas pelas *pontas de seta*, fazem parte do **plexo nervoso mioentérico**. (HE. Médio aumento.)

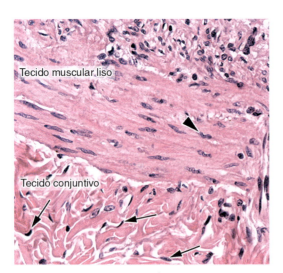

A10.11 Tecido muscular liso em secção longitudinal. Às vezes, este tecido pode ser confundido com tecido conjuntivo denso modelado ou não modelado (mostrado na figura). Nas fibras musculares, os núcleos estão no interior das células e têm a forma de pequenos charutos. Esses núcleos frequentemente estão retorcidos em espiral ou "rabo de porco", devido à contração da fibra (*ponta de seta*). No tecido conjuntivo, os núcleos (em sua maioria de fibroblastos) estão sempre ao lado das fibras colágenas (*setas*), e suas pontas são mais afiladas. (HE. Médio aumento.)

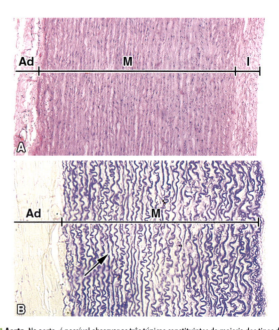

A11.1 Aorta. Na aorta, é possível observar as três túnicas constituintes da maioria dos tipos de vasos sanguíneos arteriais e venosos: **íntima** (I), **média** (M) e **adventícia** (Ad). Como em todas as artérias, a média é a túnica mais espessa e contém muitas fibras de tecido muscular liso. Na aorta, há também inúmeras lâminas elásticas concêntricas, bem visíveis em **B** após coloração especial para demonstrar material elástico (*seta*). A adventícia é constituída de tecido conjuntivo contendo material elástico sob a forma de fibras, mas não de lâminas. (A. HE. Pequeno aumento. B. Weigert. Pequeno aumento.)

Atlas de Histologia 537

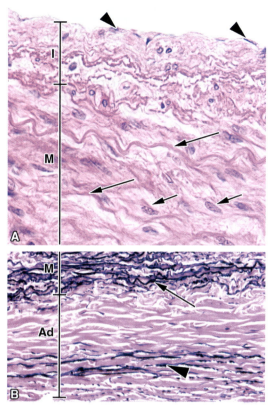

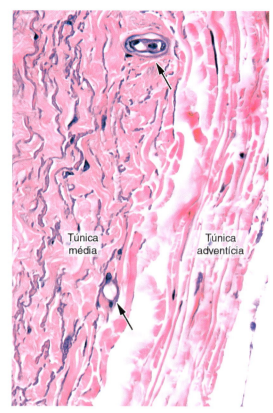

A11.2 Aorta. A **túnica íntima** (I) dos vasos sanguíneos é formada pelo endotélio, epitélio simples pavimentoso que reveste todos os vasos sanguíneos (*pontas de seta* em **A**), e por tecido conjuntivo. Na **túnica média** da aorta (M), há células musculares lisas (*setas curtas*) e grande quantidade de lâminas elásticas (*setas grandes*), coradas por HE em **A** e por coloração para material elástico em **B**. A **túnica adventícia** (Ad) contém tecido conjuntivo e fibras elásticas (*ponta de seta* em **B**). (A. HE. Médio aumento. B. Weigert. Médio aumento.)

A11.3 Aorta. Nos vasos sanguíneos de grande calibre e com paredes espessas, tanto arteriais como venosos, há frequentemente pequenos vasos sanguíneos nas túnicas adventícia ou média que as irrigam. São denominados *vasa vasorum* (*setas*). (HE. Médio aumento.)

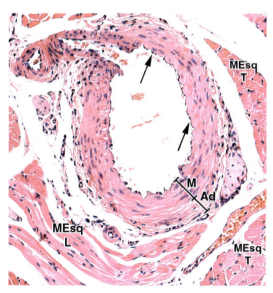

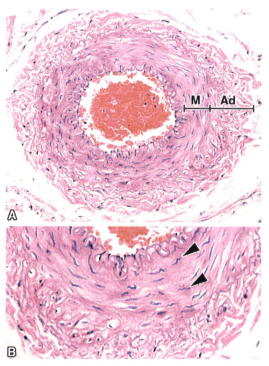

A11.4 Artéria muscular de médio calibre. Um aspecto característico das artérias é a predominância da túnica média (M) sobre a túnica adventícia (Ad). O interior do vaso é revestido por células endoteliais pertencentes à túnica íntima (*setas*). Essa artéria emite um ramo, visível na porção superior esquerda do vaso. Observe o músculo esquelético em secção longitudinal (MEsq L) e transversal (MEsq T). (HE. Pequeno aumento.)

A11.5 Artéria muscular de médio/pequeno calibre. A. Nas artérias musculares, também denominadas **artérias de distribuição**, as túnicas média (M) e adventícia (Ad) são bem distinguíveis, com exceção da túnica íntima, que se torna cada vez mais delgada à medida que as artérias se ramificam. **B.** Detalhe aumentado em que se notam bem as células musculares lisas da túnica média com seus núcleos característicos (*pontas de seta*). (HE. A. Pequeno aumento. B. Médio aumento.)

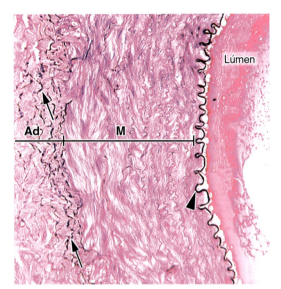

A11.6 Artéria muscular de médio calibre. Esta figura destaca a **lâmina elástica interna** (*ponta de seta*) que existe nas artérias desde a aorta até as pequenas artérias ou arteríolas, situada no limite da túnica média (M) com a túnica íntima. Na túnica adventícia (Ad) há fibras elásticas (*setas*). (HE. Médio aumento.)

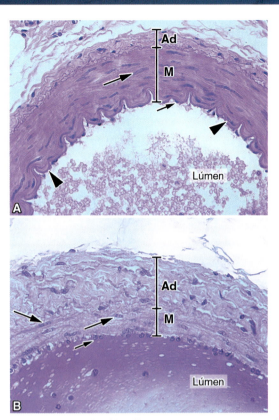

A11.7 Artéria muscular e veia de médio calibre. As principais características que possibilitam reconhecer e diferenciar artérias e veias são: predominância da túnica média (M) sobre a adventícia (Ad) nas artérias (**A**) e o contrário nas veias (**B**), além da presença de uma lâmina elástica interna nas artérias (*pontas de seta*) e inexistente nas veias. As *setas* indicam núcleos de células musculares lisas. (Médio aumento.)

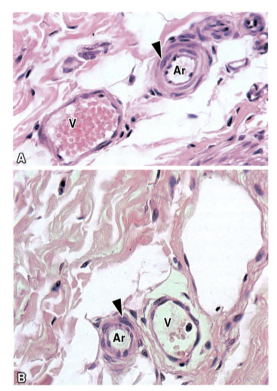

A11.8 Arteríolas e vênulas. As arteríolas (Ar), além de seu pequeno calibre e número limitado de camadas de fibras musculares lisas (*pontas de seta*), contêm uma parede bastante espessa em comparação com o calibre total do vaso e com o diâmetro de seu lúmen. As vênulas (V), ao contrário, têm paredes muito delgadas para um lúmen relativamente amplo. Os núcleos de fibroblastos do tecido conjuntivo que está em volta dão uma ideia da dimensão desses vasos. (HE. Médio aumento.)

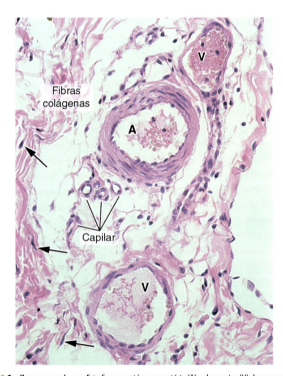

A11.9 Capilares sanguíneos. Esta figura contém uma artéria (A) e duas veias (V) de pequeno calibre. Compare a dimensão desses vasos com a dos capilares e com os núcleos de fibroblastos (*setas*). (HE. Pequeno aumento.)

Atlas de Histologia 539

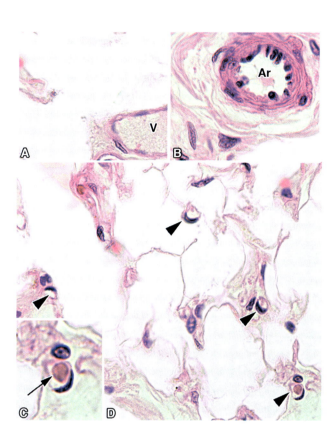

A11.10 Capilares sanguíneos. Os menores capilares são formados por uma célula endotelial que se enrola como um tubo (*pontas de seta*). Compare suas dimensões com as de uma arteríola (Ar) e de uma vênula (V). A imagem de um dos capilares está aumentada em **C**, em que se pode notar que o diâmetro de seu lúmen é um pouco maior que o diâmetro de uma hemácia (*seta*). (HE. Grande aumento.)

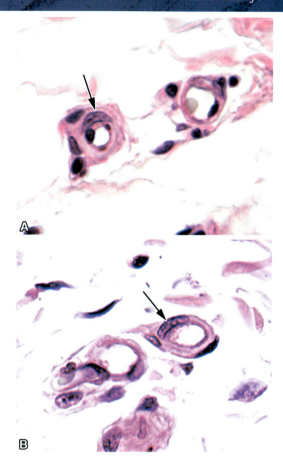

A11.11 Capilares sanguíneos. As figuras contêm quatro capilares. Na parede de dois capilares há células denominadas **pericitos**, que envolvem esses vasos. As *setas* apontam os núcleos dos pericitos. (HE. Grande aumento.)

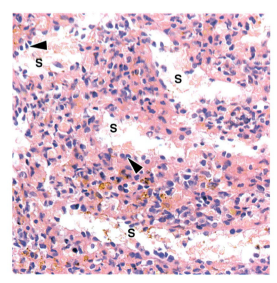

A11.12 Capilares sinusoides. Estes capilares (S) são encontrados em alguns órgãos (os da figura situam-se no baço). Eles têm lúmen amplo e irregular e são revestidos por células endoteliais (*pontas de seta*) organizadas em uma camada descontínua. (HE. Médio aumento.)

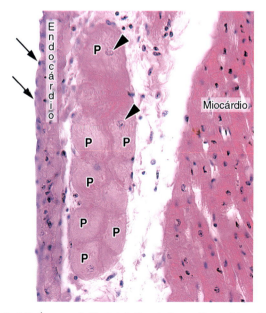

A11.13 Endocárdio. É uma camada delgada de tecido conjuntivo revestida por células endoteliais (*setas*) e que reveste as cavidades cardíacas. Frequentemente se observa, junto ao endocárdio, uma população de fibras musculares cardíacas modificadas, denominadas **fibras de Purkinje** (P). São organizadas em delgados feixes e pertencem ao sistema condutor de impulsos do coração. Suas células são muito mais calibrosas que as do miocárdio, e seus núcleos (*pontas de seta*) são centrais. (HE. Médio aumento.)

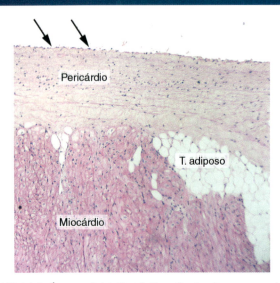

A11.14 Pericárdio. É uma camada de tecido conjuntivo geralmente mais espessa que o endocárdio e que reveste externamente o miocárdio. Sua superfície é revestida por um epitélio simples pavimentoso – um mesotélio (*setas*). Frequentemente há depósitos de tecido adiposo junto ao pericárdio. (HE. Pequeno aumento.)

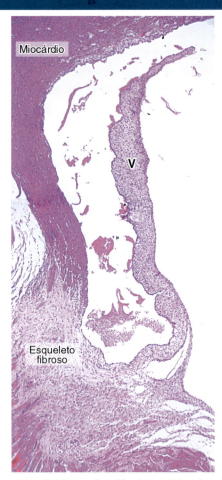

A11.15 Válvula cardíaca. Parte de uma válvula (V) está representada na figura. É constituída de tecido conjuntivo denso revestido por endotélio e está firmemente ancorada no esqueleto fibroso do coração. (HE. Pequeno aumento.)

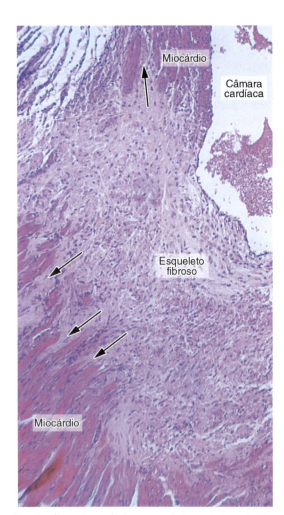

A11.16 Esqueleto fibroso do coração. Esse componente de suporte do coração é formado por tecido conjuntivo denso. As fibras musculares cardíacas aderem firmemente ao esqueleto fibroso por meio de imbricação de suas fibras com o tecido conjuntivo (*setas*). (HE. Médio aumento.)

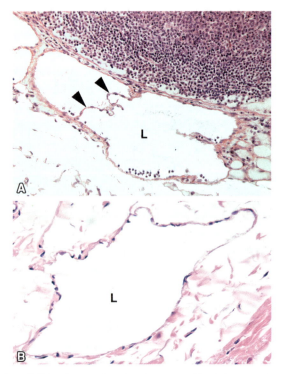

A11.17 Vasos linfáticos. Os vasos linfáticos de médio e pequeno calibre têm lúmen irregular e parede muito delgada em relação ao diâmetro do lúmen (L). Frequentemente (mas não esses da figura) contêm um material cor-de-rosa, homogêneo, representado pela linfa, além de células, principalmente linfócitos. Válvulas são comumente encontradas nesses vasos (*pontas de seta*). (HE. Pequeno aumento.)

Atlas de Histologia 541

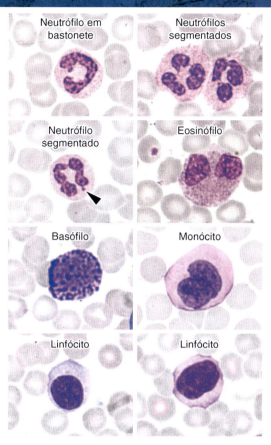

A12.1 Células do sangue. Exemplos de leucócitos granulócitos (neutrófilo, eosinófilo, basófilo) e leucócitos agranulócitos (monócito, linfócito). Um dos neutrófilos segmentados mostra cromatina sexual (*ponta de seta*), indicando que foi obtido de pessoa do sexo feminino. (Leishman. Grande aumento.)

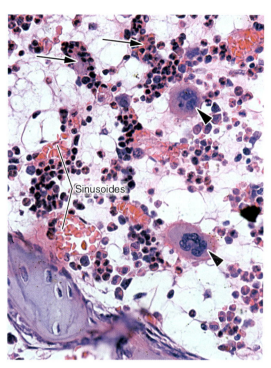

A13.1 Medula óssea hematógena. A imagem é de uma secção de canal medular. O tecido hemocitopoético se organiza em **cordões de células** (*setas*) ao lado de **sinusoides sanguíneos** e de **células adiposas**. Em secções, é muito difícil reconhecer e diagnosticar células deste tecido, exceto os **megacariócitos** (*pontas de seta*), células muito volumosas e com núcleos lobulados. (HE. Médio aumento.)

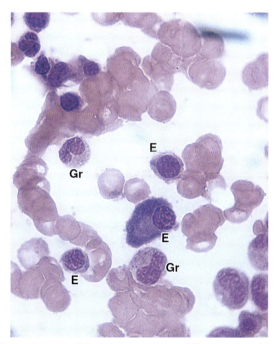

A13.2 Em um **esfregaço de células da medula hematógena** obtidas por punção, as células podem ser diagnosticadas. Na figura, há células da linhagem eritrocítica (E). A maior delas, *à direita*, é mais primitiva, e as menores são mais diferenciadas, já tendo perdido parte de seu citoplasma. As células mais diferenciadas da linhagem granulocítica (Gr) são reconhecidas pelos seus núcleos em forma de ferradura ou em início de lobulação e pela presença de grãos específicos de cada tipo celular no citoplasma. Além dessas células, há muitas hemácias maduras, circulantes. (Leishman. Grande aumento.)

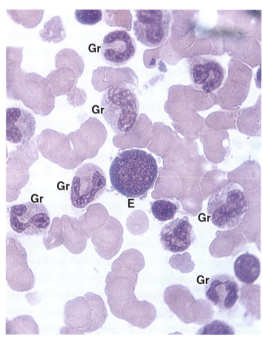

A13.3 Esfregaço de células da medula hematógena. Uma célula primitiva da linhagem eritrocítica (E) está cercada por várias células da linhagem granulocítica (Gr). (Leishman. Grande aumento.)

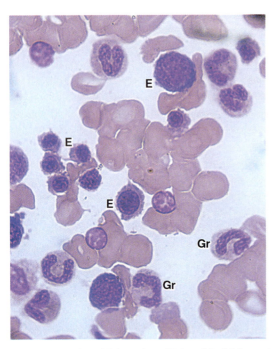

A13.4 Esfregaço de células da medula hematógena. Há várias células da linhagem eritrocítica (E) em diferentes graus de diferenciação, além de células de linhagem granulocítica (Gr) cujos núcleos indicam o estágio de bastonete. (Leishman. Grande aumento.)

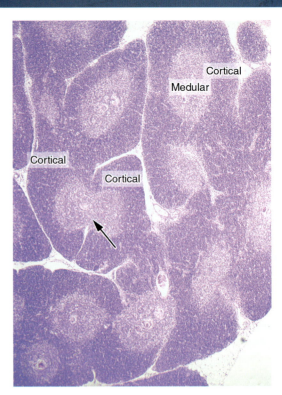

A14.1 Timo. O timo é formado por inúmeros **lóbulos**. Suas células se distribuem de modo a formar uma camada externa de coloração mais intensa (**camada cortical**) e uma camada interna de coloração menos intensa (**camada medular**). Com frequência se observa que a camada medular se continua de um lóbulo para outro (*seta*). (HE. Pequeno aumento.)

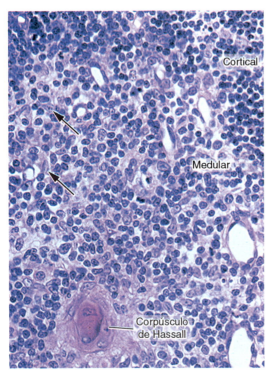

A14.2 Timo. Os **corpúsculos de Hassall**, situados na camada medular, são estruturas muito características do timo. Células com núcleos claros e alongados são provavelmente **células reticulares epiteliais** (*setas*). (HE. Médio aumento.)

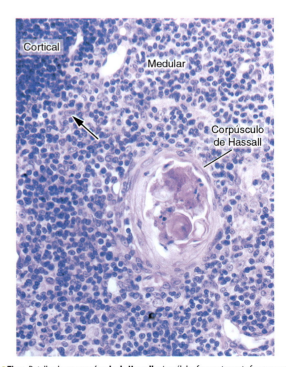

A14.3 Timo. Detalhe de um **corpúsculo de Hassall** cujas células frequentemente formam camadas concêntricas em torno de estruturas que parecem ser restos de células. A *seta* indica uma célula reticular epitelial. (HE. Grande aumento.)

Atlas de Histologia 543

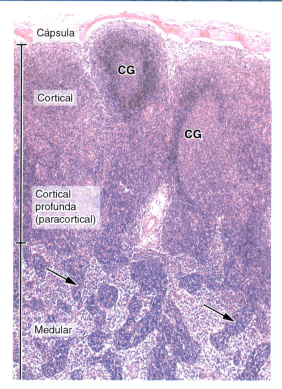

A14.4 Linfonodo. Os linfonodos são revestidos por uma **cápsula** de tecido conjuntivo denso modelado. Apresentam uma camada externa (**camada cortical**) onde se localizam **folículos linfoides**, os quais frequentemente têm uma região central mais clara denominada **centro germinativo** (CG). A porção mais profunda da cortical (**região paracortical**) não tem limites muito precisos. Dessa região partem cordões de células (*setas*) que constituem os **cordões medulares** da camada central do órgão (**camada medular**). (HE. Pequeno aumento.)

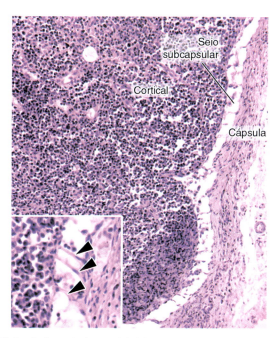

A14.5 Linfonodo. Entre a cápsula e o tecido linfoide mais condensado, há um espaço chamado de **seio subcapsular**, por onde percorre a linfa que penetrou o órgão. O *detalhe* mostra **células reticulares** que se prendem às paredes desse espaço (*pontas de seta*). (HE. Médio/grande aumento.)

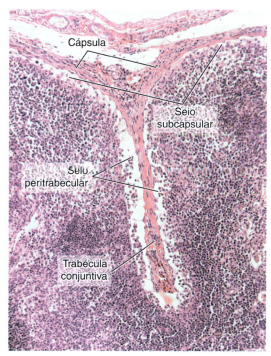

A14.6 Linfonodo. O seio subcapsular continua-se em direção ao centro do órgão por meio de espaços denominados **seios peritrabeculares**, que correm junto a **trabéculas** de tecido conjuntivo provenientes da cápsula. (HE. Médio aumento.)

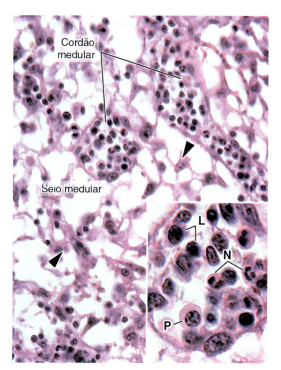

A14.7 Linfonodo. A figura mostra a **região medular** de um linfonodo. Os cordões onde as células estão mais concentradas são os **cordões medulares**, e entre os cordões há espaços com menos células denominados **seios medulares**, nos quais é possível observar inúmeras células de forma estrelada que formam uma rede, denominadas **células reticulares** (*pontas de seta*). O *detalhe* mostra um aumento maior de cordão medular, local em que se concentram **linfócitos** (L), **plasmócitos** (P) e, às vezes, **neutrófilos** (N). Ver também plasmócitos na Figura A5.5. (HE. Médio/grande aumento.)

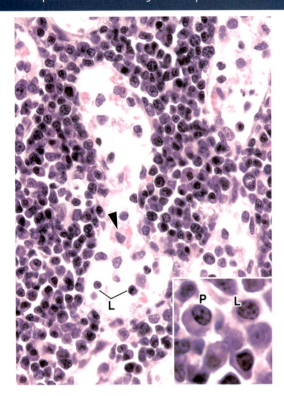

A14.8 Linfonodo. Região medular de um linfonodo. Observe **cordões medulares** e **seios medulares**. No interior dos seios medulares, há frequentemente **macrófagos** (*ponta de seta*). No *detalhe*, observe **plasmócito** (P) e **linfócito** (L). Ver também plasmócitos na Figura A5.5. (HE. Grande aumento.)

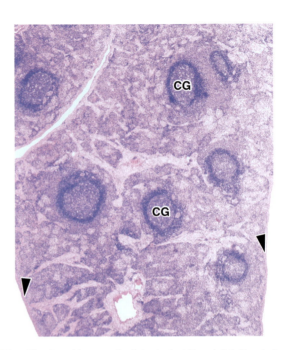

A14.9 Baço. O baço é revestido por uma **cápsula** (*pontas de seta*) formada de tecido conjuntivo denso modelado e é constituído de dois componentes: as polpas branca e vermelha. Seus folículos linfoides, pertencentes à polpa branca, estão dispersos por todo o órgão, ao contrário dos linfonodos, que se localizam na periferia do órgão. Muitos exibem uma região central menos corada, o **centro germinativo** (CG). (HE. Pequeno aumento.)

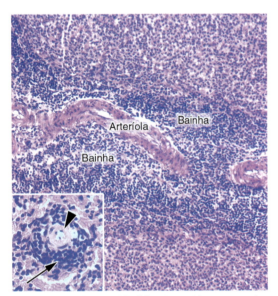

A14.10 Baço. As pequenas artérias e arteríolas do baço são revestidas por uma grande quantidade de linfócitos que formam a chamada **bainha periarteriolar**, um dos componentes da **polpa branca** do baço. No *detalhe*, há uma arteríola seccionada transversalmente (*ponta de seta*) e sua respectiva bainha periarteriolar (*seta*). (HE. Médio/grande aumento.)

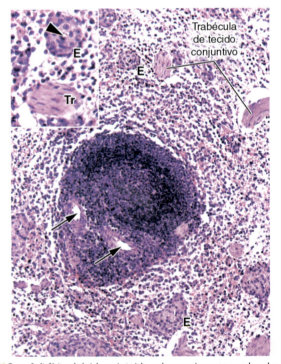

A14.11 Baço. Os linfócitos da bainha periarteriolar podem organizar-se em grandes aglomerados esféricos em torno de uma arteríola, formando **folículos linfoides**. Estes constituem o segundo componente da **polpa branca** do baço e caracteristicamente têm uma arteríola denominada **arteríola central do folículo** (*setas*), que nem sempre se situa no centro do folículo. Às vezes, como no caso da figura, há mais que uma arteríola central por folículo. As trabéculas (Tr) são prolongamentos de tecido conjuntivo originados da cápsula do baço. Fornecem suporte mecânico para o baço e podem conter vasos sanguíneos. Os elipsoides (E) são vasos sanguíneos de lúmen diminuto (*ponta de seta*) envolvidos por espessa bainha de células. (HE. Pequeno/grande aumento.)

Atlas de Histologia 545

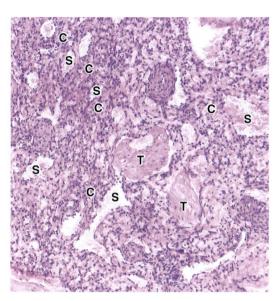

A14.12 Baço. A polpa vermelha do baço é formada por dois componentes: os **sinusoides** (S) e os **cordões esplênicos** (C), que são cordões de células situados entre os sinusoides. Observe trabéculas (T), de tecido conjuntivo. Ver também sinusoides e cordões esplênicos na Figura A11.12. (HE. Pequeno aumento.)

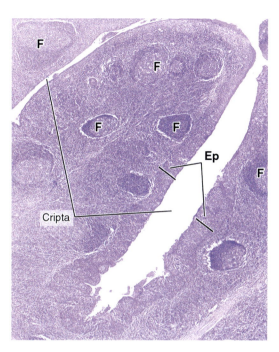

A14.13 Tonsila palatina. Tem como característica reentrâncias denominadas **criptas**, que se comunicam com a cavidade orofaríngea. As criptas são revestidas por **epitélio estratificado pavimentoso** (Ep), que é contínuo com o epitélio bucal. Abaixo do epitélio existe tecido linfoide composto por linfócitos que se estendem pelo tecido conjuntivo, além de **folículos linfoides** (F). (HE. Pequeno aumento.)

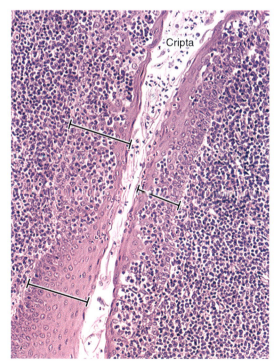

A14.14 Tonsila palatina. Trechos do epitélio que reveste as criptas são comumente infiltrados por linfócitos ou por leucócitos granulócitos. A *barra inferior esquerda* mostra um trecho de epitélio intacto, não infiltrado, e as *barras superiores*, epitélio infiltrado por células. As criptas geralmente contêm leucócitos que atravessaram o epitélio. (HE. Médio aumento.)

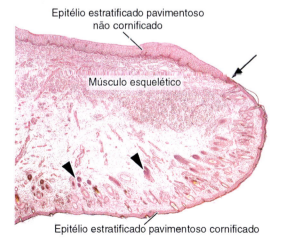

A15.1 Lábio. Em uma secção transversal de um lábio, pode-se observar o local de transição (*seta*) entre o epitélio estratificado pavimentoso não cornificado (que recobre o "vermelho do lábio") e a porção mais externa recoberta por epitélio do mesmo tipo, porém cornificado. Essa última porção contém **folículos pilosos** no tecido conjuntivo (*pontas de seta*). O interior do lábio tem também **músculo esquelético**. (HE. Pequeno aumento.)

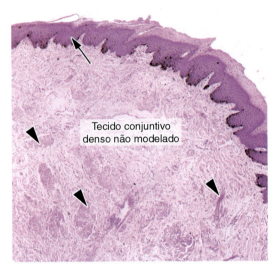
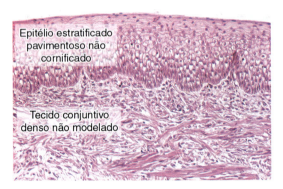

A15.2 Lábio. Detalhe da transição entre epitélio estratificado pavimentoso não cornificado (à esquerda da seta) e epitélio cornificado (à direita da seta). As *pontas de seta* indicam feixes de **músculo esquelético**. (HE. Médio aumento.)

A15.3 Lábio. Detalhe do epitélio estratificado pavimentoso não cornificado. (HE. Grande aumento.)

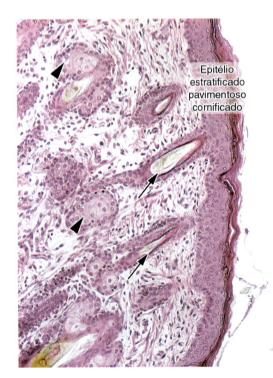
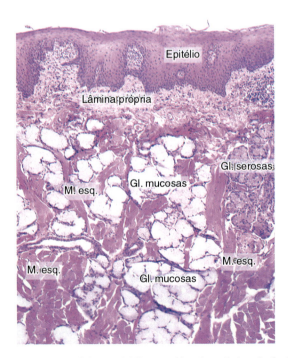

A15.4 Lábio. Detalhe do epitélio estratificado pavimentoso cornificado. As *setas* indicam **folículos pilosos**, e as *pontas de seta* indicam **glândulas sebáceas**. (HE. Grande aumento.)

A15.5 Língua. A imagem é da face ventral da língua, que é lisa e desprovida de papilas. O **epitélio estratificado pavimentoso** repousa sobre uma **lâmina própria** de tecido conjuntivo. A língua tem **glândulas mucosas** em grande quantidade e **glândulas serosas** em quantidade menor. Grande parte dela é ocupada por **músculo esquelético** tipicamente disposto em feixes organizados em diversas direções. M. esq.: músculo esquelético; Gl.: glândulas. (HE. Pequeno aumento.)

Atlas de Histologia 547

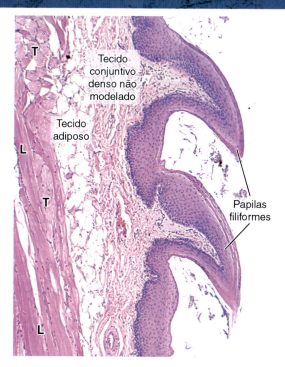

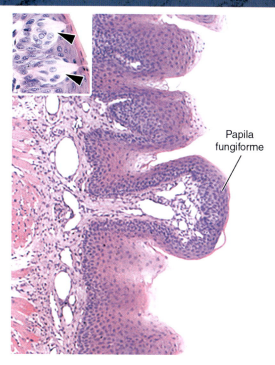

A15.6 Língua. A superfície da língua é revestida por **epitélio estratificado pavimentoso não cornificado**. A superfície dorsal da língua é muito irregular devido à existência de projeções: as **papilas linguais**. A imagem mostra **papilas filiformes**, com pontas agudas, apoiadas sobre tecido conjuntivo. As papilas linguais sempre têm um eixo central de tecido conjuntivo. Observe feixes de **músculo esquelético** seccionados em várias direções – transversais (T) e longitudinais (L). (HE. Médio aumento.)

A15.7 Língua. A **papila fungiforme** tem esse nome porque sua porção superior é achatada, à semelhança de certos cogumelos. Seu eixo central é de tecido conjuntivo. O epitélio dessas papilas, das papilas valadas e do epitélio que reveste o restante da cavidade bucal contém muitos **corpúsculos gustativos**, apresentados no *detalhe* (*pontas de seta*). (HE. Médio/grande aumento.)

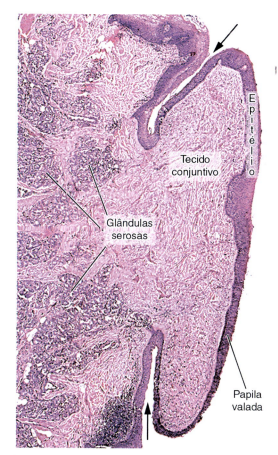

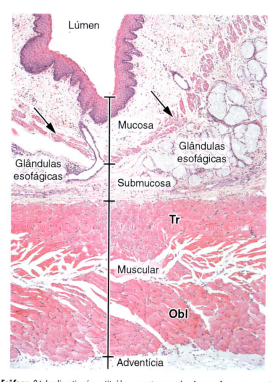

A15.8 Língua. Papila valada de grandes dimensões, superfície achatada e a típica reentrância que circunda sua base (*setas*). **Glândulas serosas** estão geralmente presentes no tecido conjuntivo subjacente à papila. (HE. Pequeno aumento.)

A15.9 Esôfago. O tubo digestivo é constituído por quatro camadas. A **camada mucosa**, mais superficial, é seguida pela **camada submucosa**. A **camada muscular** é formada por duas subcamadas de músculo, aqui vistas em secção transversal (Tr) e secção oblíqua (Obl). O esôfago é envolvido externamente por uma **camada adventícia** composta de tecido conjuntivo. Na porção inicial do esôfago (terço superior), há **glândulas esofágicas na camada submucosa**. São glândulas do **tipo mucoso**. As *setas* indicam a muscular da mucosa. O esôfago e o duodeno são os únicos locais do tubo digestivo que contêm glândulas na camada submucosa. A **musculatura externa**, que no terço superior é formada por músculo esquelético (presente na figura), é constituída por músculo liso no terço inferior do esôfago. (HE. Pequeno aumento.)

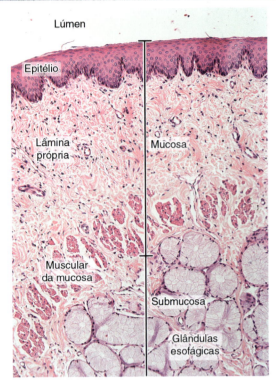

A15.10 Esôfago: terço superior. Observe **epitélio estratificado pavimentoso** na superfície da **camada mucosa**, apoiado sobre uma **lâmina própria** de tecido conjuntivo. A **muscular da mucosa**, constituída de feixes de músculo liso, marca o limite entre a camada mucosa e a **camada submucosa**, na qual são encontradas **glândulas esofágicas**. (HE. Médio aumento.)

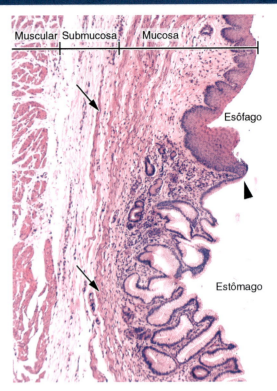

A15.11 Transição esôfago-estômago. Na porção final do esôfago, há uma transição abrupta (*ponta de seta*) entre o epitélio do esôfago e o epitélio do estômago, cuja superfície é irregular e revestida por epitélio simples colunar. As camadas das paredes de ambas as porções do tubo são contínuas. A camada **muscular externa** é constituída de músculo liso. As *setas* indicam a **muscular da mucosa**. (HE. Pequeno aumento.)

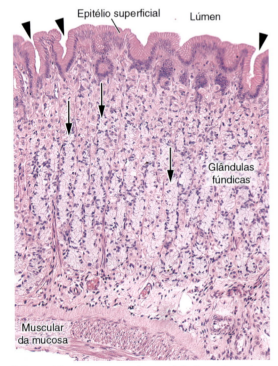

A15.12 Estômago. A figura mostra a mucosa do corpo e do fundo, que são as maiores regiões do estômago. A superfície da mucosa do órgão tipicamente tem reentrâncias denominadas **fossetas gástricas** (*pontas de seta*), no fundo das quais desembocam as glândulas da região do corpo, presentes na maior parte da mucosa do estômago. Essas glândulas (*setas*) são compostas de diferentes tipos de células, dependendo da sua localização na espessura da mucosa. (HE. Médio aumento.)

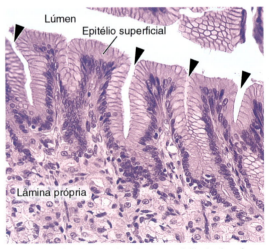

A15.13 Estômago. Superfície da mucosa formada por um **epitélio simples colunar**, contendo reentrâncias, as **fossetas gástricas** (*pontas de seta*). (HE. Grande aumento.)

Atlas de Histologia 549

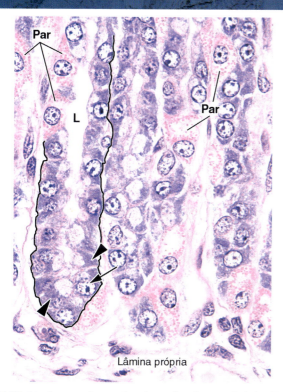

A15.14 Glândulas da mucosa do corpo do estômago. A porção mais profunda das **glândulas tubulosas** contém fundamentalmente dois tipos de células: **células principais** (um grupo delas está destacado pela *linha*), formadas por células serosas com núcleos claros (*seta*), nucléolo proeminente e basofilia citoplasmática (*pontas de seta*); e **células parietais** (Par), acidófilas, esparsas entre as células principais. O **lúmen** (L) de uma das glândulas pode ser visualizado. (HE. Grande aumento. Imagem de Patrícia Gama.)

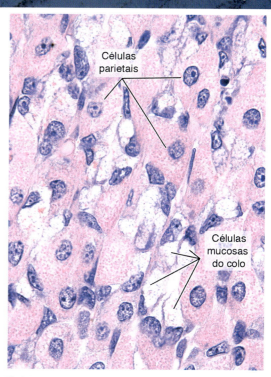

A15.15 Glândulas da mucosa do corpo do estômago. Na porção mais superficial das glândulas tubulosas, próximo a sua abertura nas fossetas, há, além das **células parietais**, outro tipo de célula secretora de muco: as **células mucosas do colo**. Assim como as células secretoras de muco de outros locais do organismo, seu citoplasma é claro e seu núcleo é "amassado" contra a base da célula. (HE. Grande aumento. Imagem de Patrícia Gama.)

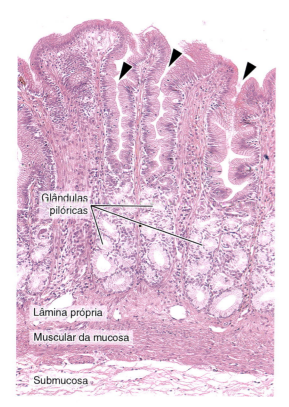

A15.16 Mucosa e submucosa da região do antro pilórico do estômago. As fossetas gástricas no antro pilórico (*pontas de seta*) são mais profundas que no resto do estômago. As glândulas do corpo são, nesse local, substituídas por **glândulas pilóricas**. (HE. Pequeno aumento.)

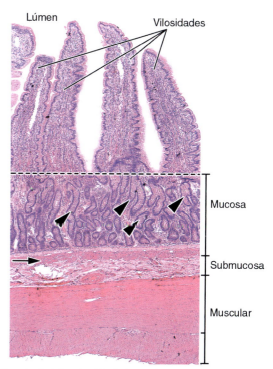

A15.17 Organização do intestino delgado. A característica mais evidente do intestino delgado está presente na sua **camada mucosa**: são as **vilosidades intestinais**, prolongamentos da mucosa que se projetam para o lúmen do intestino. Elas partem de um plano (*linha tracejada*), onde se localizam as aberturas de inúmeras glândulas tubulosas. Essas glândulas são geralmente simples, denominadas **criptas intestinais** (*pontas de seta*). Ver também a Figura A4.10. A camada mucosa tem uma **muscular da mucosa** (*seta*) composta de músculo liso e que se situa no limite com a **camada submucosa**. Mais externamente, localiza-se a **camada muscular**, formada por duas subcamadas de músculo liso. A camada muscular é revestida por uma serosa, o peritônio, não visível neste aumento. (Esta imagem foi modificada por meio de *software* apropriado, e partes foram deletadas para melhorar a visibilidade de alguns de seus componentes. HE. Pequeno aumento.)

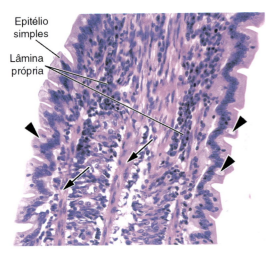

A15.18 Vilosidade do intestino delgado. O epitélio que reveste o intestino é do tipo **simples colunar** e contém **células caliciformes** (*pontas de seta*) dispersas entre as células de revestimento, denominadas **células absortivas**, que são a maioria. Ver células caliciformes também na Figura A4.9. Esse mesmo epitélio reveste também as criptas intestinais e repousa sobre uma camada de tecido conjuntivo frouxo, a **lâmina própria**. Feixes de **fibras musculares lisas** (*setas*) conectadas à muscular da mucosa se projetam pelo interior das vilosidades. (HE. Médio aumento.)

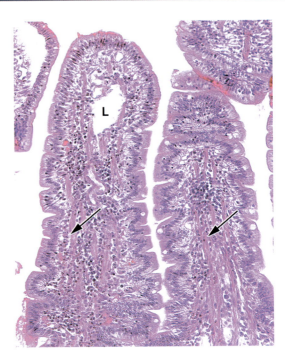

A15.19 Vilosidades do intestino delgado. Frequentemente se observa nas vilosidades um **vaso linfático** (L) pelo qual material absorvido do lúmen intestinal é levado ao sistema circulatório. Ver estes linfáticos também na Figura A11.17. As *setas* indicam feixes de **músculo liso**. (HE. Médio aumento.)

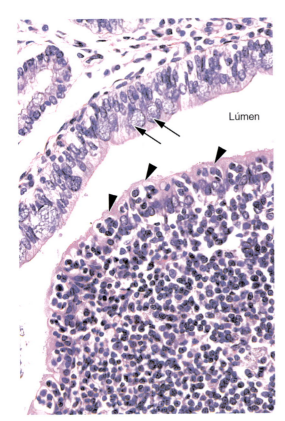

A15.20 Células M. Essas células do revestimento epitelial do intestino delgado (*pontas de seta*) contêm moléculas e partículas que são expostas a células do sistema imune. As *setas* indicam **células caliciformes** de um trecho de revestimento regular do intestino. (HE. Grande aumento.)

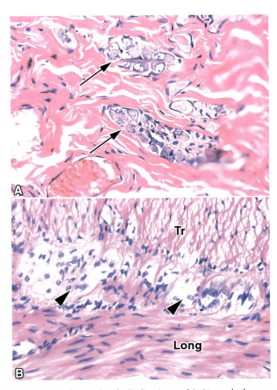

A15.21 Plexos nervosos do intestino. O tubo digestivo tem dois sistemas de plexos nervosos em suas paredes, constituídos por corpos celulares de neurônios do sistema parassimpático e por fibras nervosas. **A. Gânglio do plexo submucoso**, situado no tecido conjuntivo da camada submucosa (*setas*). **B. Gânglio do plexo mioentérico** (*pontas de seta*), situado entre as duas subcamadas de músculo da camada muscular, vistas em corte transversal (Tr) e longitudinal (Long). (HE. Médio aumento.)

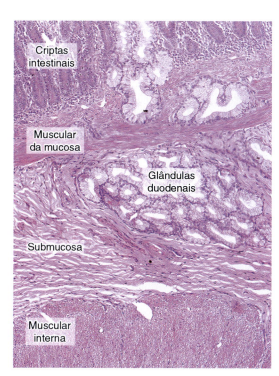

A15.22 Organização do duodeno. O duodeno tem um arranjo de tecidos um pouco diferente do jejuno e do íleo. A maior diferença se deve à presença de **glândulas duodenais situadas na camada submucosa** e, portanto, externamente à muscular da mucosa. (HE. Pequeno aumento.)

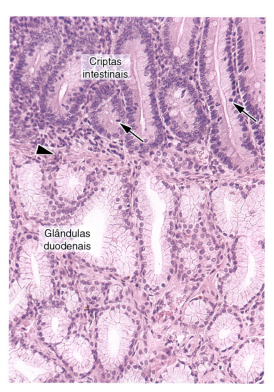

A15.23 Duodeno. Detalhe das **glândulas duodenais**, glândulas mucosas situadas abaixo da muscular da mucosa (*ponta de seta*). A região final das criptas intestinais (adjacente à muscular da mucosa) é o local onde são sempre encontradas células epiteliais da cripta em divisão mitótica (*setas*). (HE. Médio aumento.)

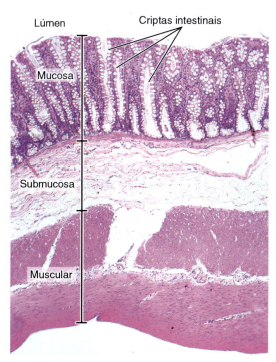

A15.24 Organização do intestino grosso. A mucosa do intestino grosso não tem vilosidades; portanto, sua superfície é plana. Ela tem inúmeras **criptas intestinais**, que são glândulas tubulosas simples que atravessam toda a espessura da camada mucosa. Sua camada muscular é dividida em duas subcamadas. A camada serosa (peritônio) não é visível neste aumento. (HE. Pequeno aumento.)

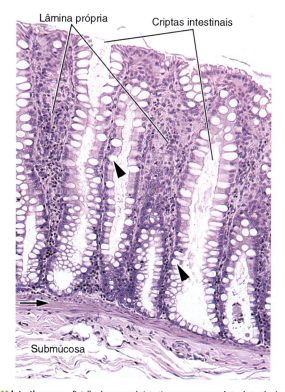

A15.25 Intestino grosso. Detalhe da mucosa do intestino grosso com as **criptas intestinais**. Essas glândulas tubulosas simples, assim como o epitélio superficial, são formadas por células absortivas e por um grande número de **células caliciformes** (*pontas de seta*). A **lâmina própria** é o tecido conjuntivo frouxo que suporta o epitélio superficial e das glândulas. A **muscular da mucosa** (*seta*) é o limite da mucosa com a submucosa. (HE. Médio aumento.)

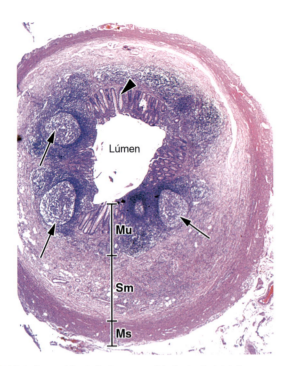

A15.26 Apêndice cecal. O apêndice é uma curta e delgada extensão do intestino grosso na região do ceco. Sua estrutura é a mesma do intestino grosso – camadas mucosa (Mu), submucosa (Sm), muscular (Ms) e serosa (não visível em pequeno aumento). A camada mucosa contém **criptas intestinais** (*ponta de seta*). A característica mais evidente do apêndice é a existência de inúmeros **folículos linfoides** na sua mucosa (*setas*). (HE. Pequeno aumento.)

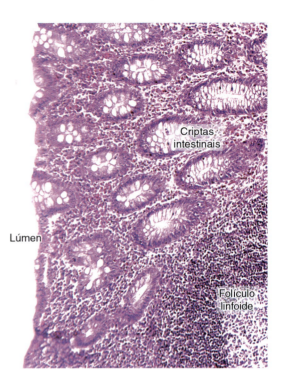

A15.27 Apêndice cecal. Detalhe da sua mucosa evidenciando as **criptas intestinais** e parte de um **folículo linfoide**. (HE. Médio aumento.)

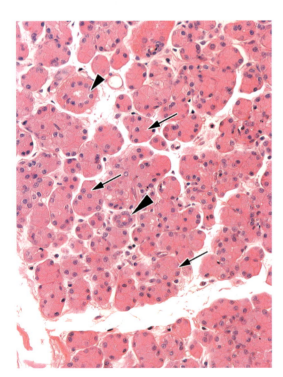

A16.1 Glândula parótida. A glândula salivar parótida é formada por milhares de unidades secretoras do tipo **ácino seroso** (*setas*). Nesta figura, os ácinos estão um pouco separados devido a um defeito na preparação do material; porém, é comum que apareçam muito próximos entre si, dificultando o diagnóstico da parótida. Ver ácinos serosos da parótida também na Figura A4.11. Há um pequeno ducto excretor do tipo **intercalar** (*ponta de seta longa*) e um ducto excretor **estriado** (*ponta de seta curta*) reconhecível pela estriação na porção basal de suas células. (HE. Médio aumento.)

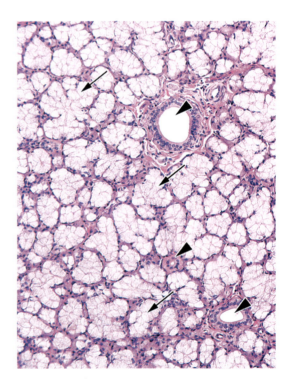

A16.2 Glândula sublingual. É predominantemente mucosa, formada por **túbulos mucosos** (*setas*) de tamanhos e formas variados. Ver também túbulos mucosos na Figura A4.12. As *pontas de seta* indicam componentes do sistema de **ductos excretores intralobulares**, isto é, situados no interior dos lóbulos da glândula. (HE. Médio aumento.)

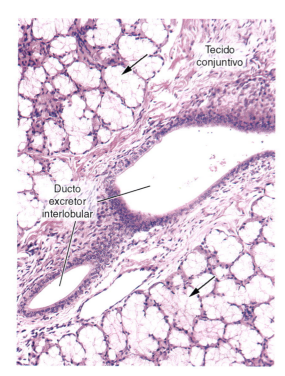

A16.3 Glândula sublingual. Todas as glândulas salivares maiores estão organizadas em **lóbulos** separados por tecido conjuntivo. Nesta imagem de glândula submandibular, estão presentes partes de dois lóbulos contendo inúmeros **túbulos mucosos** (*setas*). O tecido conjuntivo situado entre os lóbulos é percorrido por **ductos excretores interlobulares** ou **extralobulares** de dimensões grandes, resultantes da fusão de ductos intralobulares menores situados no interior dos lóbulos. (HE. Médio aumento.)

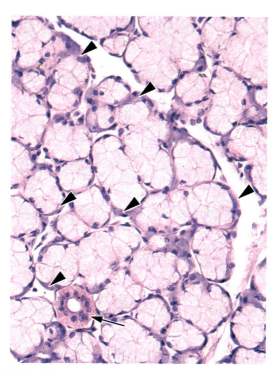

A16.4 Glândula sublingual. Além da grande população de células secretoras mucosas que formam os túbulos mucosos, esta glândula tem **células serosas**, de coloração citoplasmática mais intensa e cujos núcleos são arredondados, ao contrário do núcleo das células mucosas, que são achatados. Essas células serosas se organizam em pequenos grupos situados nas extremidades de túbulos mucosos e frequentemente têm a forma de meia-lua, sendo, por essa razão, denominados **crescentes serosos** (*pontas de seta*). Há um pequeno **ducto estriado** (*seta*), caracterizado pela estriação na porção basal de suas células. (HE. Médio aumento.)

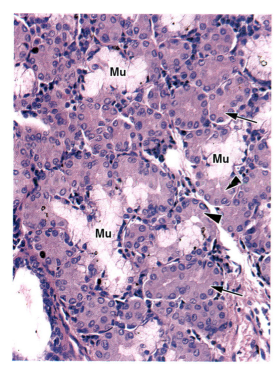

A16.5 Glândula submandibular. Esta glândula é predominantemente formada por **células secretoras serosas** e por uma população menor de **células mucosas** organizadas em túbulos (Mu). As células serosas se organizam em **ácinos** (*setas*) ou em **crescentes serosos** associados a túbulos mucosos (*pontas de seta*). (HE. Médio aumento.)

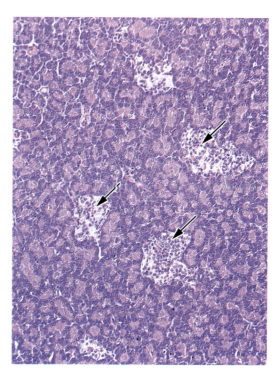

A16.6 Pâncreas. O pâncreas é uma glândula formada por **ácinos serosos** e, caracteristicamente, contém inúmeros grupos de células menos coradas, as **ilhotas de Langerhans** (*setas*). Ver ácinos pancreáticos nas Figuras A2.3, A2.4 e A4.11. (HE. Pequeno aumento.)

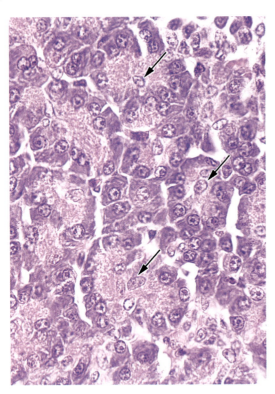

A16.7 Pâncreas. Uma importante característica morfológica do pâncreas é a presença de células de ductos no interior do lúmen dos ácinos. Essas células, com núcleos elípticos, são denominadas **células centroacinosas** (*setas*). (HE. Grande aumento.)

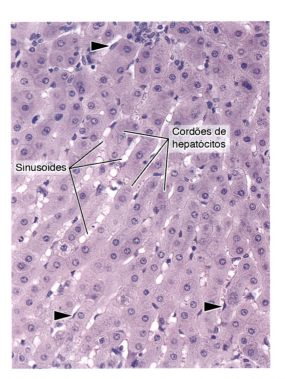

A16.8 Fígado. Os **hepatócitos** são as células que constituem a maior população celular do fígado. Eles se organizam em **cordões ou placas**, deixando entre si espaços que são ocupados por **sinusoides sanguíneos**. Ver também hepatócitos na Figura A1.1. Os sinusoides são revestidos por **células endoteliais** (*pontas de seta*). (HE. Médio aumento.)

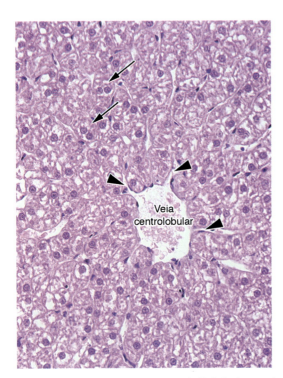

A16.9 Fígado. As **veias centrolobulares** situam-se no centro dos lóbulos hepáticos e recebem sangue diretamente dos **sinusoides** adjacentes (*pontas de seta*). Os hepatócitos desta imagem estão preenchidos por glicogênio, razão pela qual sua coloração é menos intensa. Observe **hepatócitos binucleados** (*setas*). (HE. Médio aumento.)

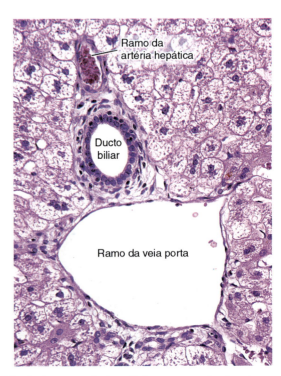

A16.10 Fígado. Os **espaços porta** são constituídos por um **ramo da veia porta**, um **ramo da artéria hepática**, um componente do sistema de **ductos biliares** e um **vaso linfático** (não mostrado nesta imagem). (HE. Médio aumento.)

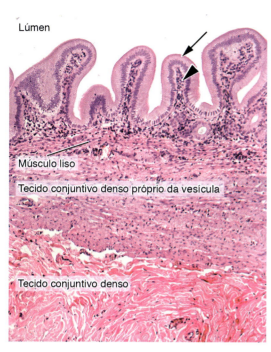

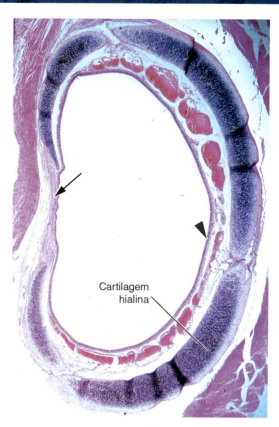

A16.11 Vesícula biliar. Tem **mucosa** pregueada revestida por **epitélio simples colunar** (*seta*), que repousa sobre uma **lâmina própria** de tecido conjuntivo frouxo (*ponta de seta*). Ver também esse epitélio na Figura A4.3. Segue-se uma camada de **músculo liso** envolvida por uma camada de **tecido conjuntivo** próprio da vesícula. Esse tecido conjuntivo pode ser revestido por um folheto de peritônio, ou, como no caso da figura, continua-se com tecido conjuntivo que prende a vesícula à superfície do fígado. (HE. Médio aumento.)

A17.1 Traqueia (vista em secção transversal). É formada por **mucosa** constituída de epitélio (*ponta de seta*) e lâmina própria, uma peça de **cartilagem hialina** em forma de C e **músculo liso** (*seta*) que se prende às extremidades da cartilagem, na face dorsal da traqueia. (HE. Pequeno aumento.)

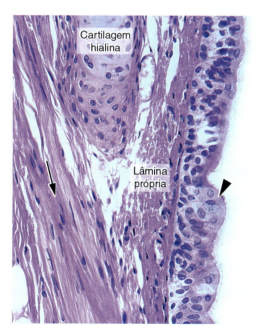

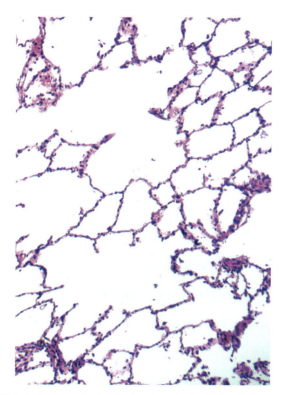

A17.2 Traqueia. Trecho da porção dorsal da parede da traqueia. A superfície interna é revestida por um **epitélio pseudoestratificado cilíndrico** ciliado (*ponta de seta*), também denominado epitélio respiratório, apoiado sobre uma **lâmina basal** de tecido conjuntivo. A *seta* indica feixe de **músculo liso** que se insere em vários pontos da cartilagem. (HE. Médio aumento.)

A17.3 Pulmão. A maior parte do volume do pulmão é ocupada pelos **alvéolos pulmonares**, pequenos espaços contendo ar e que aparecem vazios na imagem. (HE. Pequeno aumento.)

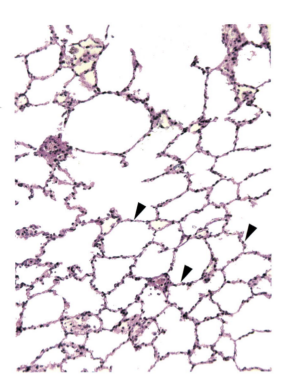

A17.4 Pulmão. Os alvéolos são separados entre si por delgadas paredes denominadas **septos alveolares** ou **septos interalveolares** (*pontas de seta*). (HE. Pequeno aumento.)

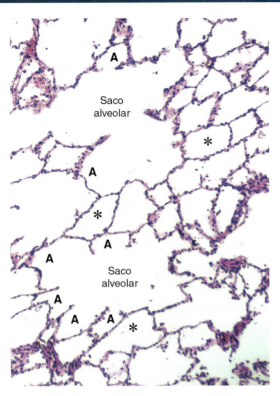

A17.5 Pulmão. A maioria dos alvéolos (A) se abre em espaços denominados **sacos alveolares**. Quando se observam secções de pulmão, nota-se que muitos alvéolos parecem ser fechados, sem nenhuma abertura (*). Isso se deve à maneira como foram seccionados, pois todos eles se comunicam com sacos alveolares, ductos alveolares ou bronquíolos respiratórios. (HE. Pequeno aumento.)

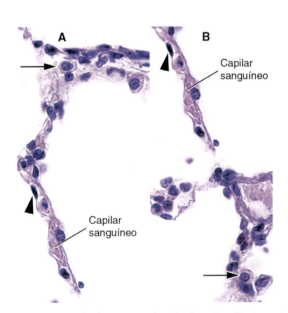

A17.6 Pulmão. Os **septos alveolares** ou **septos interalveolares** são as delgadas paredes dos alvéolos, e através delas são realizadas as trocas respiratórias entre o ar dos alvéolos e os gases dissolvidos no sangue. Os septos são revestidos por células pavimentosas com núcleos alongados e escuros, denominadas **pneumócitos tipo I** (*pontas de seta*), e, em menor número, por células secretoras arredondadas e de citoplasma claro denominadas **pneumócitos tipo II** (*setas*). Há ainda nos septos alveolares muitos **capilares sanguíneos** e uma pequena quantidade de tecido conjuntivo rico em macrófagos e fibras elásticas. (HE. Grande aumento.)

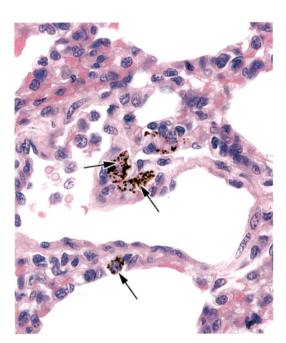

A17.7 Septos alveolares. Macrófagos constituem um tipo celular habitualmente presente nos septos alveolares. Fagocitam partículas inaladas e, por essa razão, podem ser facilmente reconhecidos (*setas*). (HE. Médio aumento.)

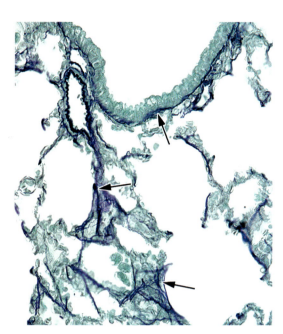

A17.8 Fibras elásticas. Há uma grande quantidade de fibras elásticas no tecido pulmonar (*setas*), presentes nas paredes dos componentes do sistema condutor e nos septos alveolares. (Weigert. Médio aumento.)

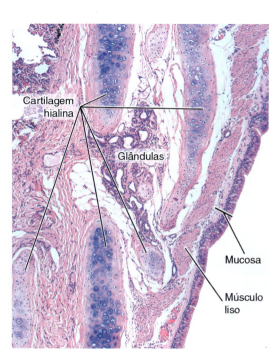

A17.9 Pulmão (brônquio intrapulmonar). Os brônquios têm **mucosa** formada de epitélio e lâmina própria. Uma camada contínua de **músculo liso** circunda a mucosa. Na parede, estão ainda presentes peças de **cartilagem hialina** e **glândulas**. (HE. Pequeno aumento.)

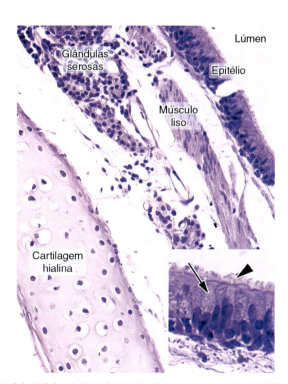

A17.10 Pulmão (brônquio intrapulmonar). Detalhes da parede dos brônquios: **epitélio pseudoestratificado cilíndrico ciliado com células caliciformes**, também denominado **epitélio respiratório**; feixes de **músculo liso**; **glândulas serosas**; e várias peças de **cartilagem hialina**. O *detalhe* mostra epitélio respiratório com cílios (*ponta de seta*) e célula caliciforme (*seta*). (HE. Médio/grande aumento.)

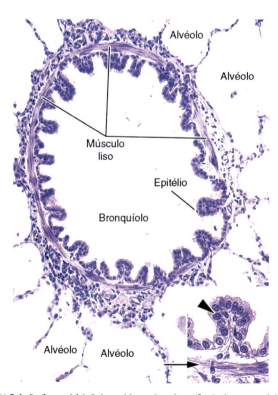

A17.11 Pulmão (bronquíolo). Os bronquíolos resultam da ramificação de pequenos brônquios intrapulmonares. A parede dos bronquíolos é mais simples que a dos brônquios, pois não têm cartilagem nem glândulas. O epitélio se torna **simples cúbico** (*ponta de seta*) e é envolvido por uma camada contínua de **músculo liso** (*seta*). (HE. Médio/grande aumento.)

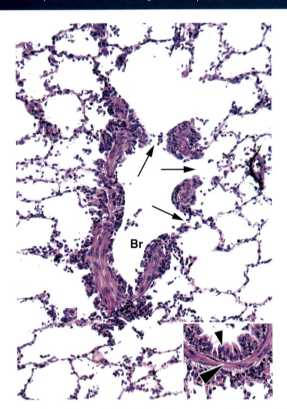

A17.12 Pulmão (bronquíolo respiratório). Os bronquíolos se ramificam e diminuem seu calibre, e, a partir de certo ponto, começam a aparecer perfurações em suas paredes (*setas*), que se comunicam com alvéolos. Esses componentes do pulmão são denominados **bronquíolos respiratórios** (Br). São formados de **epitélio simples cuboide** (*ponta de seta curta*), uma **lâmina própria** muito delgada, e de **músculo liso** (*ponta de seta longa*). (HE. Médio/grande aumento.)

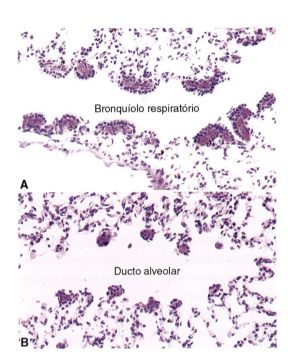

A17.13 Pulmão (ducto alveolar). À medida que aumenta a quantidade de perfurações das paredes dos bronquíolos respiratórios (**A**), a parede dos condutos fica reduzida a botões formados de epitélio e músculo liso, estrutura denominada **ducto alveolar** (**B**). (HE. Pequeno aumento.)

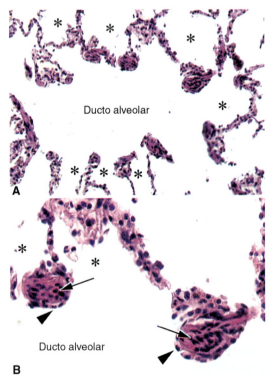

A17.14 Pulmão (ducto alveolar). A. Ducto alveolar; esses ductos se comunicam com alvéolos (*) ou com sacos alveolares. **B.** Detalhe da estrutura dos botões que formam a parede desses ductos, formada por epitélio simples cuboide (*pontas de seta*) e músculo liso (*setas*). (HE. Médio/grande aumento.)

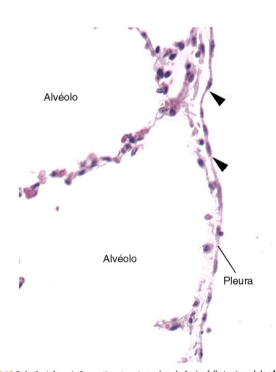

A17.15 Pulmão (pleura). O revestimento externo do pulmão é o folheto visceral da **pleura**, formada por um mesotélio (*pontas de seta*) e uma delgada quantidade de tecido conjuntivo.

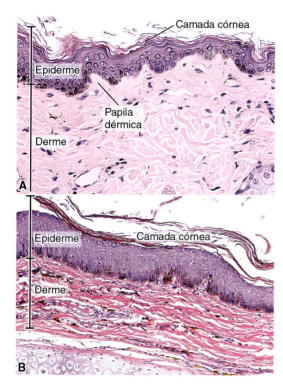

A18.1 Pele. A **pele fina** mostrada na figura predomina sobre o segundo tipo de pele, a pele espessa. Em ambos os tipos a **epiderme** é constituída de **epitélio estratificado pavimentoso cornificado**, mas a epiderme e a camada córnea são menos espessas na pele fina. Além disso, as diversas camadas da epiderme nem sempre estão presentes na pele fina. A epiderme repousa sobre a **derme** formada por tecido conjuntivo, que frequentemente envia expansões para o interior da epiderme: as **papilas dérmicas**. (HE. Médio aumento.)

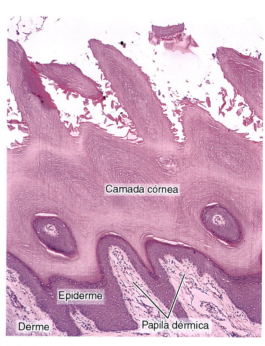

A18.2 Pele. A **pele espessa** é encontrada em regiões de maior atrito (palma das mãos, planta dos pés, cotovelos e joelhos). Caracteriza-se por ter uma **camada córnea muito espessa** e várias camadas na epiderme. A quantidade de **papilas dérmicas** é maior que na pele fina. (HE. Médio aumento.)

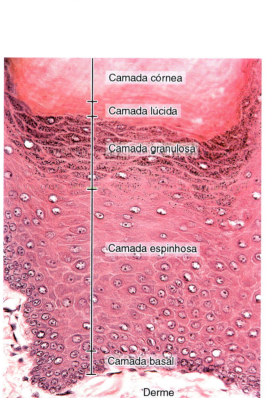

A18.3 Pele. Na **pele espessa** a epiderme é mais espessa e apresenta várias camadas, de limites não muito precisos. Ver também a Figura A4.6. (HE. Grande aumento.)

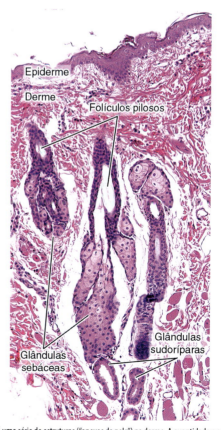

A18.4 Pele. Há uma série de estruturas ("anexos da pele") na derme. A quantidade e o tipo de anexos variam em função da espessura da pele e de sua localização no corpo. (HE. Pequeno aumento.)

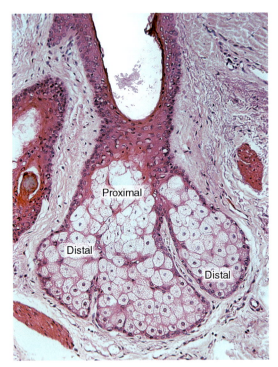

A18.5 Pele (glândula sebácea). A maneira de secreção das glândulas sebáceas é denominada **holócrina**, porque as células das glândulas se transformam em sua secreção. Na extremidade da porção mais distal da glândula, as células estão continuadamente se dividindo e, em seguida, migram lentamente para a porção proximal, onde morrem e se transformam em secreção. A secreção sai por um curto ducto excretor (não mostrado na figura) e geralmente deságua junto aos folículos pilosos. (HE. Médio aumento.)

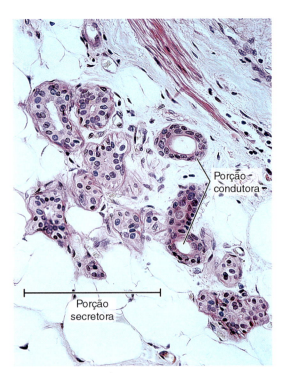

A18.6 Pele (glândula sudorípara). É uma **glândula tubulosa simples enovelada**. As células da **porção secretora** do túbulo são menos coradas e mais altas que as células da **porção condutora**, que são mais coradas e mais baixas. (HE. Médio aumento.)

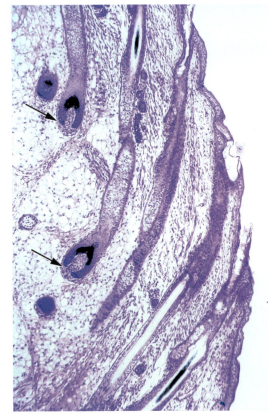

A18.7 Pele (couro cabeludo). Caracteriza-se pela presença de inúmeros **folículos pilosos** (setas). (HE. Pequeno aumento.)

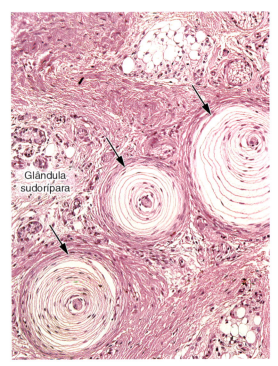

A18.8 Pele. Com certa frequência são encontrados na derme receptores sensoriais de pressão denominados **corpúsculos de Vater-Pacini** (setas). São encapsulados e formados por muitas lamelas que envolvem um delgado nervo amielínico presente no centro da estrutura. (HE. Pequeno aumento.)

Atlas de Histologia   561

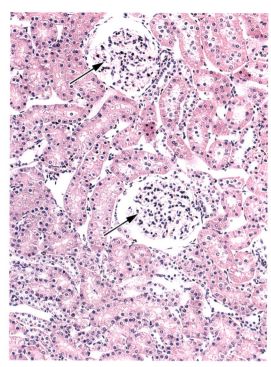

A19.1 Rim (zona cortical). Uma secção da **zona cortical do rim** mostra **glomérulos** (*setas*) no meio de numerosos **túbulos renais**. (HE. Pequeno aumento.)

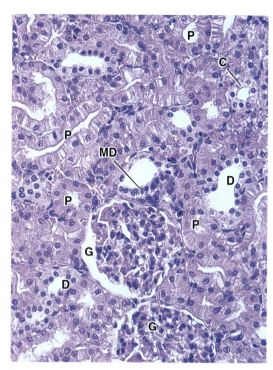

A19.2 Rim (zona cortical). Os túbulos contorcidos proximais (P) são formados por células altas e células bem coradas, ao contrário das células dos túbulos contorcidos distais (D), cujas células são baixas e menos coradas. Junto aos glomérulos (G) é possível observar com grande frequência um túbulo contorcido distal que apresenta um aglomerado de núcleos, constituindo a mácula densa (MD). Os ductos coletores (C) são menos calibrosos, e suas células são claras com limites bem marcados; a superfície da célula voltada para o lúmen do ducto é frequentemente convexa. (HE. Médio aumento.)

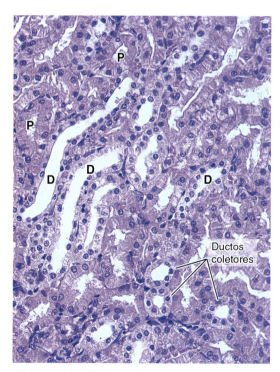

A19.3 Rim (zona cortical). Túbulos contorcidos proximais (P), túbulos contorcidos distais (D) e ductos coletores. (HE. Médio aumento.)

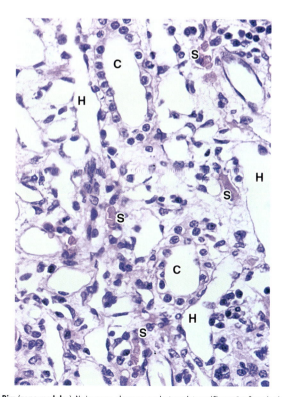

A19.4 Rim (zona medular). Na imagem, observam-se ductos coletores (C), porções finas da alça de Henle (H) e capilares sanguíneos (S). (HE. Médio aumento.)

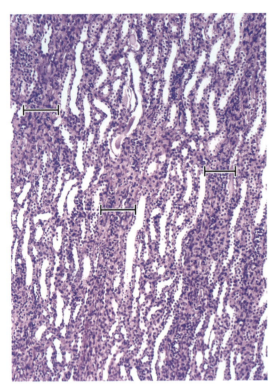

A19.5 Rim. Os raios medulares (indicados por *linhas*) são conjuntos de túbulos paralelos situados na zona cortical do rim.

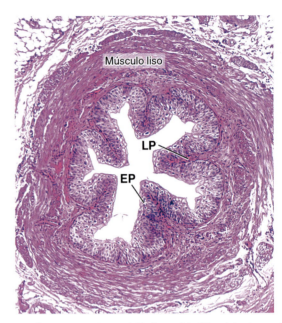

A19.6 Ureter. É um tubo revestido por **epitélio de transição** (EP) apoiado sobre uma **lâmina própria** (LP) e envolvido por várias camadas de **fibras musculares lisas**. Ver imagem em maior aumento do epitélio na Figura A4.7. (HE. Pequeno aumento.)

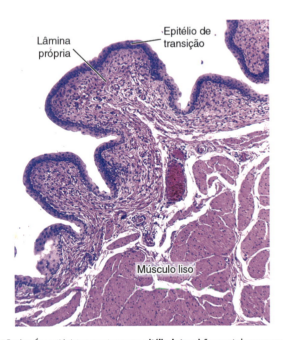

A19.7 Bexiga. É revestida internamente por um **epitélio de transição** suportado por uma espessa **lâmina própria**, e externamente há várias camadas de **tecido muscular liso** organizado em feixes de diferentes calibres. (HE. Pequeno aumento.)

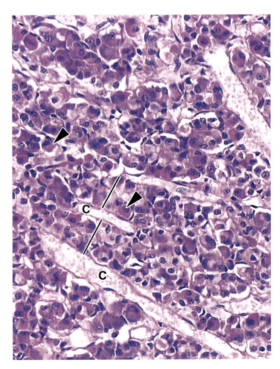

A20.1 Hipófise (*pars distalis*). A *pars distalis* da adeno-hipófise é uma **glândula endócrina cordonal** – as *barras* indicam cordões de células. Dentre as células da *pars distalis*, as **acidófilas** (*pontas de seta*) são as mais destacadas por colorações rotineiras. Grande quantidade de **capilares sanguíneos** (C) está entre os cordões celulares. (HE. Médio aumento.)

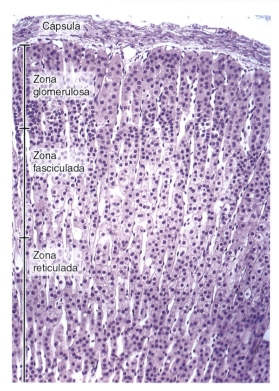

A20.2 Adrenal. A camada cortical da adrenal é uma glândula endócrina cordonal constituída por células organizadas de diferentes maneiras: em arranjos em forma de arco na **zona glomerulosa**, em cordões paralelos na **zona fasciculada** e em redes na **zona reticulada**. Os espaços claros entre os cordões celulares são vasos sanguíneos. A glândula é recoberta por uma **cápsula** de tecido conjuntivo. (HE. Pequeno aumento.)

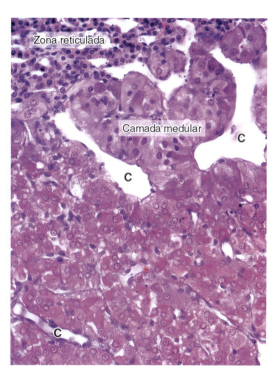

A20.3 Adrenal. A **camada medular** está localizada no interior da adrenal e é envolvida pela **zona reticular** da camada cortical. A camada medular é uma glândula endócrina cordonal muito irrigada por capilares sanguíneos (C) e vênulas. (HE. Médio aumento.)

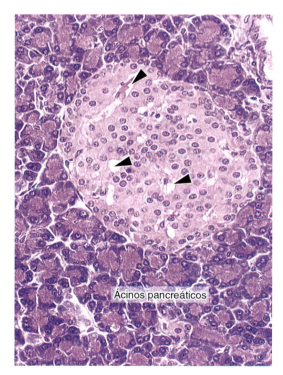

A20.4 Ilhota de Langerhans. É formada por vários tipos de células, não identificáveis por colorações rotineiras. Organizam-se em **cordões** separados por **capilares sanguíneos** (*pontas de seta*). (HE. Médio aumento.)

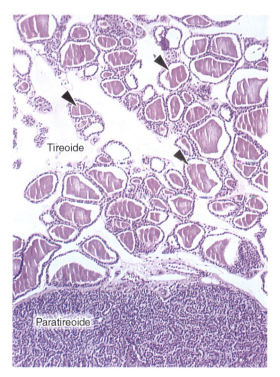

A20.5 Tireoide e paratireoide. A tireoide é formada por milhares de pequenas esferas chamadas **folículos tireoidianos** (*pontas de seta*). As **paratireoides** estão incrustadas na tireoide. Em pequeno aumento, podem parecer a um observador desavisado que se trata de componentes de um órgão linfoide. (HE. Pequeno aumento.)

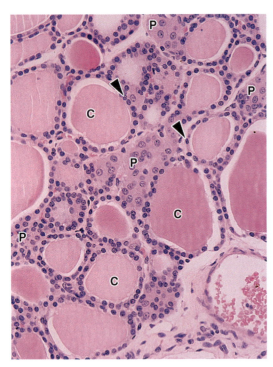

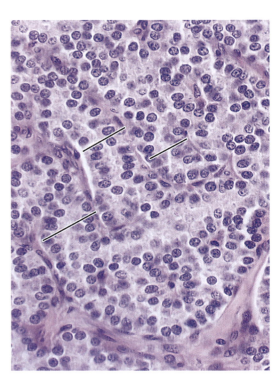

A20.6 Tireoide. Os folículos são revestidos por **epitélio simples** cúbico ou colunar (*pontas de seta*), e no seu interior são armazenados os hormônios na forma de um material denominado **coloide** (C). A segunda população endócrina da tireoide é constituída pelas **células parafoliculares** (P), maiores, mais claras e situadas entre os folículos. (HE. Médio aumento.)

A20.7 Paratireoide. É formada por cordões celulares (*indicados pelas barras*). (HE. Médio aumento.)

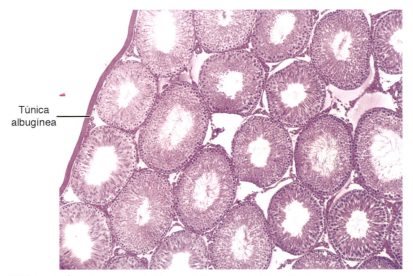

A21.1 Testículo. É formado por centenas de **túbulos seminíferos** e pelo **tecido intersticial**, o qual ocupa os espaços entre os túbulos. Todo o conjunto é envolvido por uma cápsula de tecido conjuntivo denso modelado, a **túnica albugínea**. (HE. Pequeno aumento.)

Atlas de Histologia 565

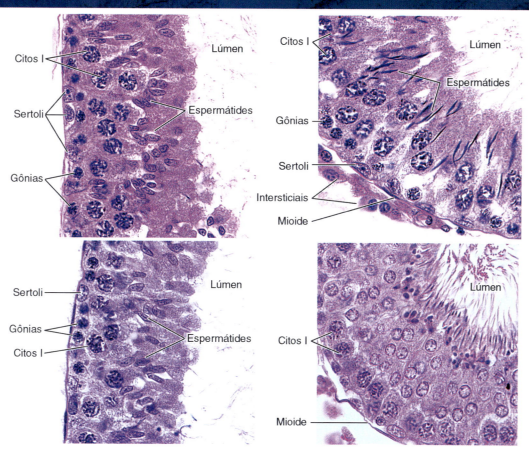

A21.2 Testículo. A parede dos túbulos seminíferos é formada por camadas de células que formam o **epitélio germinativo**. Nesse epitélio, são observadas células envolvidas na produção de espermatozoides: as **células de Sertoli**, células de suporte não pertencentes à linhagem espermatogênica; **espermatogônias** (gônias); **espermatócitos primários** (citos I); e **espermátides** em diversos estágios de maturação. Em torno dos túbulos seminíferos há **células mioides**. As **células intersticiais** situam-se externamente aos túbulos seminíferos. (HE. Médio aumento.)

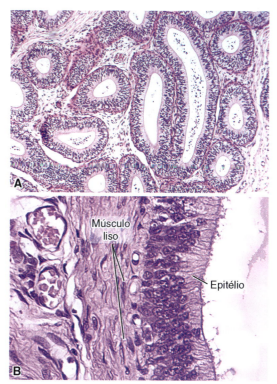

A21.3 Epidídimo. O epidídimo é formado por um longo tubo enovelado (**ducto epididimário**), que é visto seccionado inúmeras vezes. Em torno do ducto há **tecido muscular liso** e **tecido conjuntivo**. A parede do ducto epididimário é um **epitélio pseudoestratificado colunar**, cujas células emitem longos **estereocílios** (ver também a Figura A4.8B). (HE. A. Pequeno aumento. B. Médio aumento.)

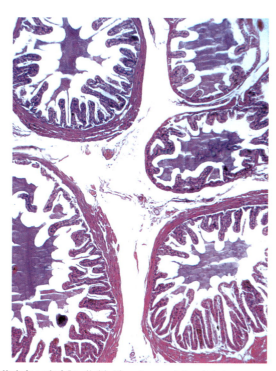

A21.4 Vesícula seminal. Esta glândula é formada por um ducto muito tortuoso que, em cortes, é visto seccionado várias vezes. (HE. Pequeno aumento.)

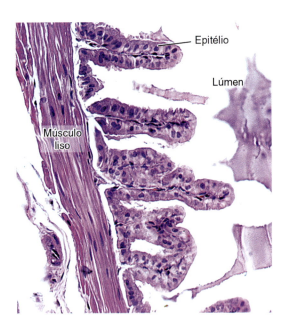

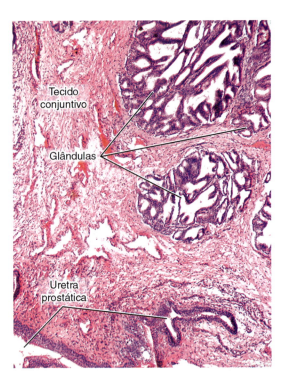

A21.5 Vesícula seminal. A mucosa da vesícula seminal é muito pregueada e revestida por um **epitélio simples cúbico** ou **colunar baixo**. Em torno da mucosa há **tecido muscular liso**. (HE. Médio aumento.)

A21.6 Próstata. Esta glândula é formada por vários grupos de pequenas **glândulas alveolares**. A próstata se situa em torno de um trecho da uretra denominado **uretra prostática**. (HE. Pequeno aumento.)

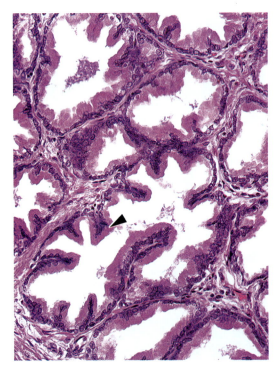

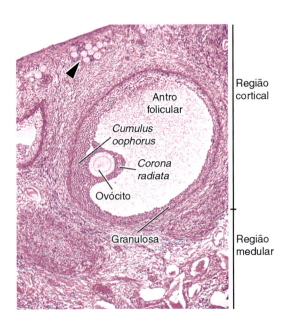

A21.7 Próstata. O epitélio secretor das glândulas que constituem a próstata é do tipo **simples cuboide** ou **colunar baixo** (*ponta de seta*). (HE. Médio aumento.)

A22.1 Ovário. O ovário é formado por duas regiões: a externa, **cortical**, contém os folículos ovarianos, e a interna, **medular**, formada de tecido conjuntivo muito vascularizado. Na porção mais superficial da cortical estão acumulados os **folículos primordiais** (*ponta de seta*). Os **folículos em desenvolvimento**, como o grande folículo mostrado na figura, localizam-se mais internamente na cortical. (HE. Pequeno aumento.)

Atlas de Histologia 567

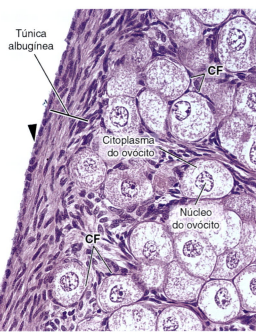

A22.2 Ovário. O ovário é revestido por um **epitélio simples cúbico** (*ponta de seta*) apoiado sobre uma espessa camada de tecido conjuntivo, a **túnica albugínea**. Abaixo dessa túnica, localizam-se grandes aglomerados de **folículos primordiais**. Cada um desses folículos é formado pelo **ovócito** e por uma camada de células achatadas, as **células foliculares** (CF). (HE. Grande aumento.)

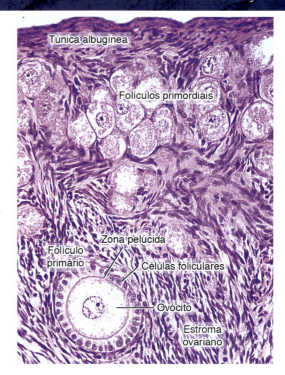

A22.3 Ovário. Nos **folículos primários** as células foliculares são cúbicas e formam uma única camada em torno dos ovócitos. Forma-se, então, uma camada não celular entre as células foliculares e o ovócito, a **zona pelúcida**. (HE. Grande aumento.)

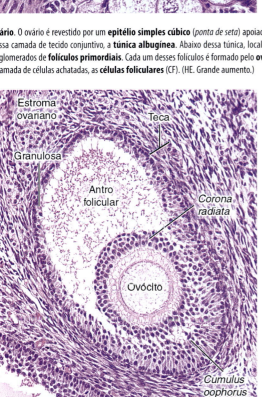

A22.4 Ovário. À medida que os folículos se desenvolvem, as células foliculares proliferam e se dispõem em várias camadas, formando a camada de **células da granulosa**. Essas células revestem uma cavidade existente no folículo, o **antro folicular**. Parte das células da granulosa envolve o ovócito, constituindo a *corona radiata*, e parte constitui um apoio onde se prende o ovócito (o *cumulus oophorus*). A organização do **estroma ovariano** (o tecido conjuntivo ovariano) é bastante característica, pois suas células frequentemente se arranjam, formando pequenos redemoinhos. Em torno dos folículos em crescimento, as células do estroma se diferenciam, constituindo a **teca folicular**. Na *porção inferior* da figura há um grande folículo, do qual se observam o antro folicular e a camada de células da granulosa. (HE. Médio aumento.)

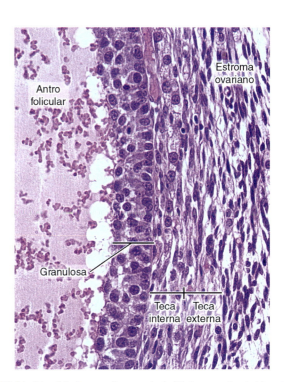

A22.5 Ovário. A **teca folicular**, que se forma ao redor dos folículos em crescimento, é formada por uma camada interna de células poligonais (a **teca interna**) e por uma camada externa de células alongadas (a **teca externa**). (HE. Médio aumento.)

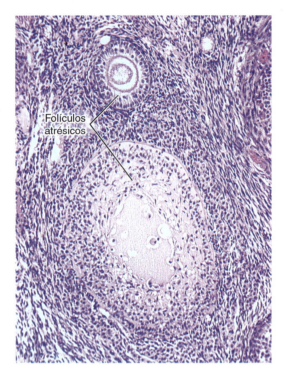

A22.6 Ovário. A maior parte dos folículos ovarianos degenera, processo que pode ocorrer em qualquer etapa de seu desenvolvimento. Os folículos em degeneração são chamados de **folículos atrésicos**. O folículo atrésico da *porção superior* da figura está nas fases iniciais de seu desenvolvimento. Seu ovócito está retraído, e o citoplasma, vacuolizado. No outro folículo atrésico as células da granulosa estão desorganizadas e está ocorrendo um processo de cicatrização caracterizado pela presença de fibroblastos na camada granulosa. (HE. Pequeno aumento.)

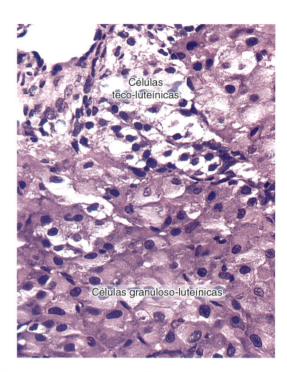

A22.7 Ovário. Porção pequena de um **corpo-lúteo** com suas **células granuloso-luteínicas**, que são a maioria, e células menores e menos frequentes, as **células teco-luteínicas**. (HE. Médio aumento.)

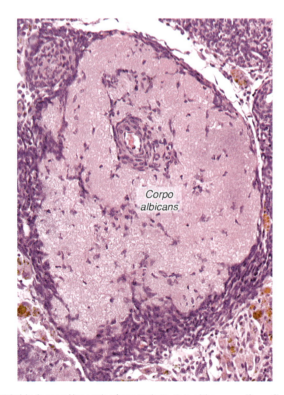

A22.8 Ovário. Os corpos-lúteos, após sofrerem involução, são invadidos por macrófagos e fibroblastos e resultam em uma cicatriz denominada **corpo albicans**. (HE. Pequeno aumento.)

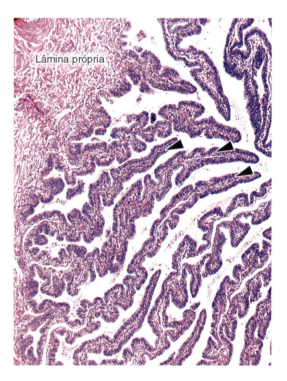

A22.9 Tuba uterina. A mucosa da tuba uterina tem muitas pregas (*pontas de seta*) que contêm um eixo de sustentação formado pela lâmina própria. (HE. Pequeno aumento.)

Atlas de Histologia 569

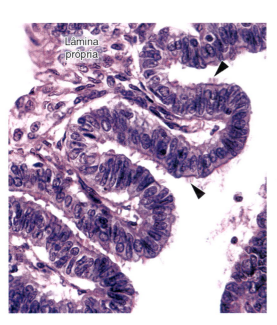

A22.10 **Tuba uterina**. O epitélio que reveste internamente a tuba é um **epitélio simples colunar** formado por células com cílios (*pontas de seta*) e células não ciliadas. (HE. Grande aumento.)

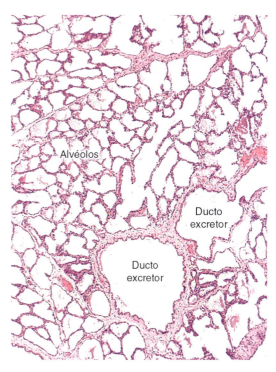

A22.11 **Glândula mamária**. A glândula mamária em atividade é formada de **ductos excretores** e unidades secretoras em forma de **alvéolos** de lúmen dilatado e forma irregular. (HE. Pequeno aumento.)

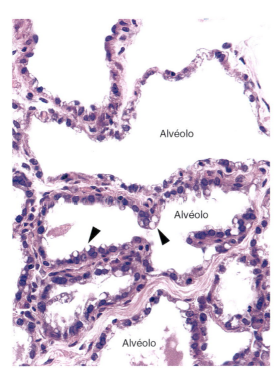

A22.12 **Glândula mamária**. O epitélio secretor é um **epitélio simples cúbico** e torna possível observar grandes vesículas no polo apical das células (*pontas de seta*), características do tipo de secreção apócrina dessa glândula. (HE. Grande aumento.)

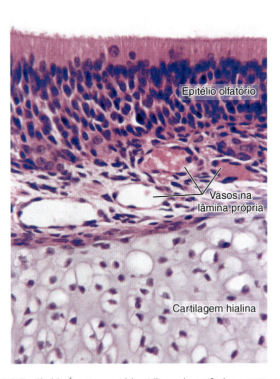

A23.1 Epitélio olfatório. É um tipo especial de epitélio pseudoestratificado que reveste parte da cavidade nasal. Contém células de suporte, células basais e células olfatórias, as quais são neurônios bipolares. (HE. Médio aumento.)

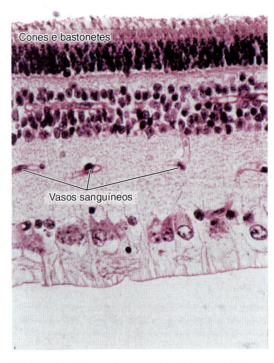

A23.2 Retina. É formada por várias camadas, entre as quais se destaca a camada de **cones e bastonetes**, que são as células fotossensíveis. (HE. Grande aumento.)

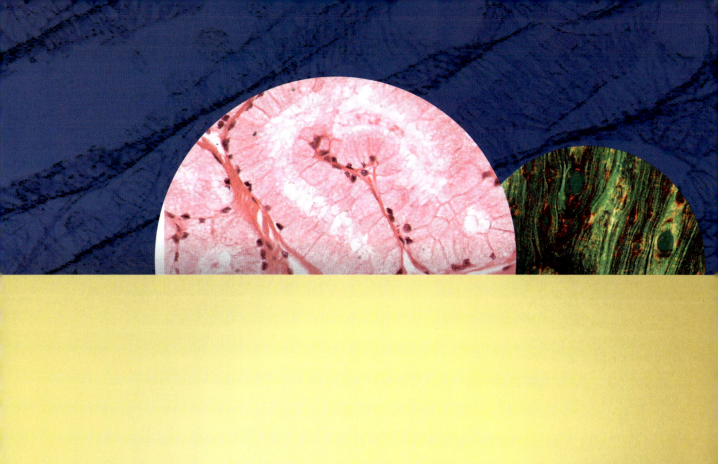
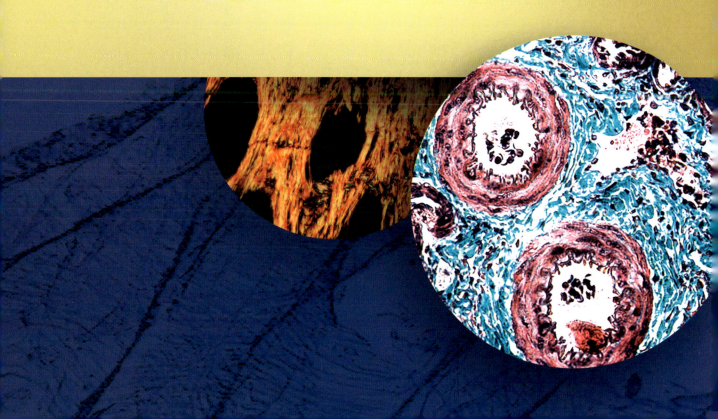

Índice Alfabético

A

Absorção, 70, 327
Ação(ões)
- de hormônios
- - da neuro-hipófise, 430
- - nos ossos, 158
- do paratormônio e sua interação com a calcitonina, 443
- hormonal do HT, 442
- inibitória, 428
Acetilcoenzima A (acetil-CoA), 32
Acetilcolina, 191, 203
Acetilcolinesterase, 204
Acidez estomacal, 324
Ácido(s)
- glicurônico, 117
- hialurônico, 117
- idurônico, 117
- nucleicos, 6
Acidófilas, estruturas, 5, 240
Ácinos, 88, 345
- serosos, 89
Acne, 400
Acomodação do olho, 495
Acondroplasia, 160
Acromegalia, 160, 427
Acrossomo, 454
Actina, 200
- F, 47
- G, 201
α-actinina, 214
Adeno-hipófise, 423, 426
Adenocarcinomas, 94
Adesão, 79
ADH, 430
Adição de moléculas de açúcares, 111
Adipócitos, 127
Adiponectina, 130
Adrenais, 431
Adrenarca, 434
Adrenogenital, 435
Adrenoleucodistrofia ligada ao cromossomo X (X-ALD), 361
Adressinas, 297
Adventícia, 312, 479
Agranulócitos, 243, 244
Agrecan, 117, 137
Agregação
- primária, 254
- secundária, 254
Albinismo, 393
Albuminas, 240
Alça de Henle, 412, 416
Aldosterona, 417, 433
Alérgenos, 285
Alfa, beta e gamaglobulinas, 240
Alterações degenerativas, 138
Alvéolos, 88, 314, 379, 485
Ameloblastos, 316

Amelogeninas, 316
Amígdalas, 303
Aminoácidos modificados, 423
Amplificação clonal, 282, 286
Ampola, 461, 504
Anáfase, 59
Anastomoses arteriovenosas, 229
Andrógenos, 433
Anel fibroso, 139
Anemia(s), 242
- falciforme, 242
- hipocrômica, 242
- perniciosa, 324
- sideroblásticas, 242
Anestésicos de ação local, 170
Aneurisma, 221
Angiotensina
- I, 417
- II, 410, 417
Angiotensinogênio, 417
Anidrase carbônica, 324
Anisocitose, 241
Anticorpo(s), 8, 282
- estrutura e classes, 283
- não covalente, 283
- primário, 11
- secundário, 11
Antígenos, 277
- opsonizados, 286
- provenientes do meio extra-celular, 290
- T-independentes, 286
Antimitóticos, 45
Antiporter, 28
Antro, 319
- folicular, 473
- pilórico, 325
Ânulo fibroso, 232
Ânus, 337
Aparelho
- auditivo, 504
- contrátil, 214
- justaglomerular, 417
- lacrimal, 491
- vestibular, 504
APCs, 287
Apêndice(s), 338
- epiploicos, 338
- vermiforme, 305
Apresentação
- de antígenos pelas molécu-las MHC, 289
- na superfície celular, 290
Aquaporinas, 28
Aquisição de receptores para an-tígenos, 280
Aracnoide, 182-184
Área(s)
- crivosa, 405
- elétron-densas, 17

- elétron-lucentes, 17
- elétron-transparentes, 17
- olfatória, 372
- respiratória, 372
Areia cerebral, 444
Aréola, 485
Armazenamento e mobilização dos lipídios do tecido adiposo, 128
Artefatos de técnica, 18
Artéria(s), 219
- arqueadas, 481
- central do folículo, 298
- de distribuição, 221
- do tipo elástico, 221
- elásticas ou condutoras, 222
- espirais, 481
- hepática, 353
- hipofisárias
- - inferiores, 424
- - superiores, 424
- interlobares, 413
- musculares, 221, 222
- retas, 481
- trabeculares, 298
Arteríola(s), 219, 224
- aferente, 407
- centrais, 298
- da polpa branca, 298
- eferente, 407
- interlobulares, 353
- peniciladas, 298
Articulações, 160
Árvore
- brônquica, 375
- dendrítica, 167
- traqueobrônquica, 369
Asma, 377
Aspecto
- do tecido adiposo branco em cortes histológicos, 127
- dos nervos em cortes histo-lógicos, 187
Astrócitos, 174, 443, 444
- fibrosos, 173
- protoplasmáticos, 173
Aterosclerose, 220
Ativação
- da resposta imune específica, 279
- da vitamina D_3, 405
- de linfócitos Th, 290
- e proliferação de linfócitos, 301
Atividade(s)
- excretora dos túbulos contorcidos proximais, 412
- funcional(is)
- - do baço, 301
- - do fibroblasto, 101
- - do timo, 294
- - dos condrócitos, 135
- - dos linfonodos, 297
Atresia folicular, 470, 475

Aumento de afinidade do anticorpo, 286
Autofagossomo, 42
Axonema, 47
Axônio, 168, 173

B

Baço, 278, 298
- e células sanguíneas, 302
Bainha(s)
- conjuntiva do folículo piloso, 397
- de mielina, 173, 176
- epiteliais, 397
- linfoide periarteriolar, 298
- periarteriais, 300
BALT, 303
Banda(s)
- A, 199
- H, 199
- I, 199
Barorreceptores, 221
Barras terminais, 75
Barreira
- hematencefálica, 174
- hematoaérea, 383
- hematorretiniana, 501
- hematotesticular, 456
- hematotímica, 294
Base, 321
Basófilas, estruturas, 5, 240
Basofilia, 248
Basófilo, 103, 240, 244, 248, 265
Bastonete, 244, 266
Betaoxidação dos ácidos graxos, 43
Bexiga, 417
Bigorna, 503
Bilirrubina, 302
Biologia dos tecidos epiteliais, 90
Biossíntese do colágeno tipo I, 109
Blastos, 258
Bócio, 442
- endêmico, 443
Bolsa de Rathke, 423
Bombas, 28
Borda
- em escova, 72, 327
- estriada, 72
Botões
- gustativos, 313
- sinápticos, 169
- terminais, 169
Braços de dineína, 47
Bronquíolos, 375, 376
- respiratórios, 377
- terminais, 375, 376
Brônquios, 375
- lobares, 375
- primários, 375
- principais, 375
- secundários, 375

Bulbo piloso, 397
Bursa de Fabricius, 280

C

Cadeia
- leve, 283
- pesada, 283
Caderinas, 74
Calcitonina, 147, 159, 438, 439, 443
Cálculo biliar, 363
Caldesmon, 215
Cálice(s), 417
- maiores, 405
- menores, 405
- óptico, 496
Calicreinogênio, 349
Calmodulina, 215
Calo ósseo, 159
Camada(s), 70
- adventícia, 375, 483
- basal, 390, 479
- condrogênica, 135
- córnea, 392
- cortical, 431
- de células de Purkinje, 181
- do estômago, 325
- espinhosa, 391
- externa, 491
- funcional, 479
- germinativa, 390
- granulosa, 181, 391
- interna, 491
- lúcida, 392
- média, 491, 492
- medular, 431
- molecular, 181
- mucosa, 311, 327, 483, 501
- muscular, 312, 325, 483
- papilar, 394
- pigmentar da retina, 500
- reticular, 394
- subendocárdica, 231
- subendotelial, 220
- submucosa, 311
Câmara
- anterior, 491
- posterior, 491
- pulpar, 314
- vítrea, 491
Canal(is)
- central da medula, 182
- coclear, 504, 508
- de Havers, 150
- de Hering, 356, 363
- de Schlemm, 492, 494
- de Volkmann, 150
- ósseo, 508
- radicular, 314
- semicirculares, 504, 506

Canalículo, 145
- biliar, 356, 363
- intracelular, 323
Câncer, 339
- cervical, 483
- mamário, 486
Capacidade regenerativa dos nervos, 192
Capilar(es), 227
- arteriais, 300
- contínuo ou somático, 227
- da medula, 431
- diafragma, 228
- fenestrados, 227
- glomerulares, 407
- linfáticos, 219, 233
- peritubulares, 415
- sanguíneos, 219, 224
- sinusoides, 228, 300, 353
Cápsula(s), 189, 298
- articular, 160
- de Bowman, 407
- de tecido conjuntivo, 424
- - denso, 294
- de Tenon, 492
- do cristalino, 495
Captação de iodeto circulante, 441
Capuz acrossômico, 454
Carbamino-hemoglobina, 242
Carbo-hemoglobina, 242
Carboidratos, 362
Carcinoma(s)
- basocelular, 393
- do córtex adrenal, 435
- espinocelular, 393
- hepatocelular, 365
Cárdia, 319, 320
Cárie dental, 317
Cariótipo, 57
Caroteno, 49
Cartilagem
- de conjugação, 156
- elástica, 135, 138
- fibrosa, 135, 138
- hialina, 135, 375
Catalase, 42
Catarata, 496
Catecolaminas, 435
Cavéolas, 214
Cavidade
- articular, 160
- oral, 312
- pulpar, 314
- timpânica, 503
Ceco, 337
Célula-tronco pluripotente, 258
Célula(s), 99
- absortivas, 327
- acidófilas, 436

- adiposas, 106
- amácrinas, 500
- apresentadoras de antígenos, 287
- APUD, 445
- argentafins, 445
- argirófilas, 445
- basais, 83, 370, 372
- basófilas, 436
- bipolares, 497
- bronquiolares secretoras não ciliadas, 376
- C, 439, 440
- caliciformes, 8, 86, 327, 370
- CD146+CD34–CD45, 220
- centroacinosas, 349
- claras, 400
- colunar
- - ciliada, 370
- - em escova, 370
- cromafins, 435
- cromófilas, 426
- da glia, 165
- da granulosa, 471
- da insuficiência cardíaca, 383
- da linhagem espermatogênica, 450
- da mácula, 505
- da micróglia, 173, 175
- da neuróglia, 165
- da paratireoide, 443
- da retina, 498
- de Clara, 377
- de Ito, 353
- de Kupffer, 353
- de Langerhans, 103, 389
- de Leydig, 450, 458
- de Merkel, 389
- de Paneth, 327
- de poeira, 382
- de Purkinje, 167
- de Schwann, 173
- de Sertoli, 450, 456
- de sustentação, 372, 505
- de tufo, 327
- deciduais, 482
- dendríticas, 287, 382
- do epitélio seminífero, 450
- do folheto visceral, 408
- do sangue, 239
- do tecido
- - conjuntivo, 99
- - - propriamente dito, 99
- - ósseo, 143
- em abóbada ou em guarda-chuva, 84
- em clava, 376
- em diferenciação, 321
- endócrinas, 423
- - do intestino, 329
- - isoladas, 445
- endoteliais, 76, 220, 224
- enteroendócrinas, 321, 324, 445

- ependimárias, 173, 175
- epiteliais
- - características estruturais das, 70
- - colunares ou prismáticas, 70
- - cúbicas ou cuboides, 70
- - pavimentosas, 70
- - piramidais, 70
- - polarizadas, 71
- escuras, 400
- especializadas em absorção, 91
- eucariontes, 23
- foliculares, 470, 471
- - dendríticas, 289
- foliculoestelar, 426
- fotorreceptoras, 496
- G, 325
- ganglionares, 498
- germinativas primordiais, 451, 469
- gigantes multinucleadas, 103
- gliais de Müller, 500
- granulares, 370
- granulosas, 471
- - do cerebelo, 167
- granulo-soluteínicas, 476
- horizontais, 497, 500
- inflamatórias, 291
- intersticiais, 406, 450, 458, 478
- justaglomerulares, 417
- linfoides, 258
- livres e migratórias, 277
- M, 303, 329, 333, 372
- mesangiais, 410
- - extraglomerulares, 417
- - internas, 410
- mesenquimais, 99
- mieloides, 258
- mioepiteliais, 94, 345
- mioides peritubulares, 450
- mucosas, 321, 345
- - do colo, 323
- neuroendócrinas pulmonares, 375
- neuroepiteliais, 445
- olfatórias, 372
- osteogênicas, 144
- osteoprogenitoras, 144, 148
- oxífilas, 443
- parafolicular, 439
- parietais (oxínticas), 321, 323
- pilosa(s)
- - internas, 509
- - tipo I, 505
- - tipo II, 506
- precursoras, 258
- principais, 443
- procariontes, 23
- progenitoras, 258
- - multipotentes, 258
- residentes, 99
- reticulares, 123, 295
- - epiteliais, 293

- satélites, 173, 187, 199, 216
- secretora(s), 69
- - da *pars distalis*, 426
- sensoriais, 505
- serosas, 91, 345
- teco-luteínicas, 477
- zimogênicas (principais), 321, 324
Células-alvo, 30
Células-tronco, 23, 257, 321, 329
- adultas, 23
- mesenquimais, 135, 144
Cemento, 314, 317
Cementócitos, 318
Centríolos, 47, 59
Centros
- de ossificação primária, 153
- germinativos, 278, 295
- organizadores de microtúbulos, 45
Centrômero, 59
Centrossomo, 47, 59
Cerebelo, 181
Cérebro, 180
Cerume, 503
Cicatrização, 395
Ciclinas, 60
Ciclo(s)
- biológicos, 444
- celular, 60
- do epitélio seminífero, 458
- menstrual, 479
Ciliopatias, 47
Cílios, 47, 73
Cinesina, 47, 169
Cinética da produção
- de neutrófilos, 266
- de outros granulócitos, 269
Cinetocílios, 506
Cinetocoro, 59
Circulação
- aberta, 300
- fechada, 300
- funcional, 383
- sanguínea
- - do baço, 298
- - nos rins, 413
Cirrose hepática, 363
Cisterna
- do retículo endoplasmático, 34
- perinuclear, 53
Citocentro, 47
Citocinas, 103, 257, 279
- pró-inflamatórias, 291
Citocinese, 60
Citocromos A, B e C, 33
Citoesqueleto, 24, 43
Citoplasma, 23
Citoquímica, 5, 6
Citosol, 23, 290
Clareamento, 3, 4
Clatrina, 29

Clitóris, 483, 484
Clone, 282
Coagulação sanguínea, 220, 254
Cóclea, 504
Coestimulação, 287
Colagenases, 113
Colágeno(s), 80, 108, 109, 318
- associados a fibrilas, 109
- de ancoragem, 109
- do grupo FACIT, 113
- que formam fibrilas, 109
- tipo
- - II, 113
- - III, 113, 114
- - IV, 80, 81, 113
- - VII, 81
- - VIII, 80
- - XV, 80
- transmembrana, 109
Colangiócitos, 363, 365
Colar ósseo, 156
Colecistoquinina, 91, 349, 364
Colipase, 349
Colo, 321
- uterino, 479, 482
Coloide, 439, 441
Cólon
- ascendente, 337
- descendente, 337
- sigmoide, 337
- transverso, 337
Coloração
- das células do sangue, 240
- de cortes histológicos, 4
Colostro, 486
Colunas
- renais, 405
- retais, 338
Compartimento
- basal, 456
- basolateral, 76
- circulante, 268
  de marginação, 268
- luminal, 76, 456
- medular
- - de formação, 268
- - de reserva, 268
Complexo(s)
- calmodulina–Ca^{2+}, 215
- de Golgi, 23, 37, 111, 167, 454
- distrofina-glicoproteínas, 207
- do poro, 54
- juncionais, 75
- principal de histocompatibilidade (MHC), 289
Componentes
- da parede dos vasos sanguíneos, 219
- do axônio, 169
- do baço, 298
- do globo ocular, 491

- do rim, 405
- dos neurônios, 167
Composição do plasma, 239
Conchas, 372
Concreções
- calcáreas, 444
- prostáticas, 463
Condensador, 14
Condroblastos, 135, 138
Condrócitos, 135
Condroitin sulfato, 117
Condução saltatória, 178
Condutor do impulso do coração, 232
Cone de implantação, 169
Conexinas, 78
Congelação, 4
Conjuntiva, 501
Consolidação das fraturas, 159
Contração muscular, 204, 205
Contracepção, 482
Contracorrente multiplicador, mecanismo, 416
Contraste de fase, 4
Controle(s)
- autócrino, 423
- da atividade glandular, 91
- da produção de hormônios tireoidianos, 442
- de secreção dos hormônios
- - da adrenal, 435
- - do córtex, 435
- endócrino, 91, 423
- funcional da *pars distalis*, 427
- justácrino, 423
- nervoso, 91
- parácrino, 423
Coração, 230
Corantes
- ácidos, 5
- básicos, 5
- histológicos, 5
Cordas vocais verdadeiras, 374
Cordão(ões)
- de Billroth, 300
- espermático, 461
- esplênicos, 300
- medulares, 296
Cório, 482
Córnea, 491, 492
Cornetos, 372
Cornos
- anteriores, 182
- laterais, 182
- posteriores, 182
Coroa, 314
Coroide, 491, 492
Corona radiata, 473
Corpo(s), 319
- *albicans*, 477
- aórticos, 221

- basofílicos, 359
- carotídeos, 221
- cavernoso(s)
- - da uretra, 464
- - do pênis, 464
- celular, 165, 167
- ciliar, 491-494
- de Herring, 430
- densos, 214
- do útero, 479
- esponjoso, 419, 464
- multilamelares, 381
- neuroepiteliais, 375
- residual, 41, 455
- vítreo, 491, 495
Corpo-lúteo, 476
- gestacional, 478
- menstrual, 477
Corpora
- *amylacea*, 463
- *arenacea*, 444
Corpúsculo(s)
- basais, 47, 73
- de Hassall, 293
- de Krause, 396
- de Malpighi, 406
- de Meissner, 396
- de Niss, 167
- de Ruffini, 396
- de Vater-Pacini, 396
- polar, 473
- renal, 406, 407
- tendíneos de Golgi, 208, 209
Cortes
- histológicos, 3, 19
- longitudinais, 187
- por congelação, 4
Córtex, 405
- adrenal, 431, 432
- celular, 47
- cerebelar, 181
- cerebral, 180
- do pelo, 397
- fetal, 434
- provisório, 434
Corticosteroides, 248, 432
Corticotropina, 435
Cortisol, 433
Costâmeros, 207
Cotransportador de sódio/iodo, 441
Crescimento
- aposicional, 138
- da cartilagem, 138
- e desenvolvimento dos folículos ovarianos, 471
- intersticial, 138
- longitudinal e em diâmetro dos ossos, 156
Cretinismo, 443
Criofratura, 75

Criomicrótomo, 4
Criostato, 4
Criptas, 313, 327
- da tonsila, 303
Criptorquidismo, 449
Cristais de hidroxiapatita, 314
Cristalino, 491, 495
- e idade, 496
Cristas, 504
- ampulares, 506
- epidérmicas, 389
- mitocondriais, 31
Cromátides, 59
Cromatina, 53, 56
- associada ao nucléolo, 58
- sexual, 57
Cromossomos mitóticos, 59
Cultura(s)
- de células e tecidos, 13
- *in vitro*, 13
- primárias, 13
Cumulus oophorus, 473
Cúpula, 506
Cutícula
- da unha, 398
- do pelo, 397

D

Decídua, 482
- basal, 482
- capsular, 482
- parietal, 482
Defeitos
- na túnica média de artérias, 221
- no crescimento ósseo, 160
Defesa contra infecções, 302
Deficiência(s)
- de absorção, 327
- de iodo, 443
- em receptores de membrana plasmática, 28
- nas mitocôndrias, 32
- nos peroxissomos, 42
Degeneração transneuronal, 173
Dendritos, 167
Dentes
- decíduos, 314
- e estruturas associadas, 314
- permanentes, 314
Dentina, 314
Depósitos citoplasmáticos, 49
Dermatan sulfato, 117
Derme, 389, 393
Desenvolvimento
- dos ovários durante a vida intrauterina, 469
- pré-natal das glândulas, 86
Desidratação, 3
Desidrogenases, 7

Desintoxicação, 360
Desmina, 48, 203
Desmossomos, 75, 78
Desoxirribonuclease, 349
Destino do corpo-lúteo, 477
Destruição de eritrócitos, 301
Detecção
- de íons, 6
- de moléculas específicas, 8
- de movimento pelo aparelho vestibular, 506
Determinantes antigênicos, 277
Diabetes
- insípido, 431
- melito
- - tipo 1, 438
- - tipo 2, 438
Díades, 210
Diáfises, 150
Diâmetro das fibras musculares esqueléticas, 208
Diapedese, 106, 239, 244, 268
Diartroses, 160
Diferenciação, 257
- celular, 23, 69
- das populações linfocitárias, 280
- de linfócitos T no timo, 293
Dimensões, 19
Dineína, 47, 169
Díploe, 151
Disco(s)
- epifisário, 156
- escalariformes, 210
- intercalares, 197, 210
- intervertebrais, 139
- M, 200, 203
- Z, 199
Disposição do tecido ósseo nos ossos, 143
Distrofina, 203
Distroglicana, 80
Divisão
- celular, 59
- craniossacral do SNA, 190
- entérica do SNA, 191
- parassimpática do sistema nervoso autônomo, 190
- simpática do sistema nervoso autônomo, 190
- toracolombar do SNA, 190
Doença(s)
- associadas aos lisossomos, 40
- autoimunes, 277, 280
- - da tireoide, 443
- causadas por defeitos em moléculas das lâminas basais, 81
- da membrana hialina, 381
- de Addison, 435
- de Chagas, 312
- de Graves, 443

- de Hirschsprung, 312
- do tecido conjuntivo, 280
- e motilidade, 312
- relacionadas com a deficiência nutricional de cálcio, 160
Domínio(s)
- apical, 71
- basal, 71
- basolateral, 71
- laterais, 71
DOPA, 392
Dosagem de TSH, 443
Ducto(s)
- alveolar, 377
- biliares, 356, 363
- - comum, 363
- colédoco, 363
- coletores, 406, 413, 417
- - medulares, 413
- da glândula, 400
- de Bellini, 413
- deferentes, 461
- do epidídimo, 450
- ejaculadores, 418, 461
- ejaculatório, 461
- endolinfático, 505
- epididimário, 450, 461
- estriado, 79, 346
- excretores, 88, 346
- extralobulares, 484
- galactóforo, 484
- genitais extratesticulares, 461
- hepático, 356
- - direito e esquerdo, 363
- intercalares, 346, 349
- interlobulares, 346, 349
- intralobulares, 346, 484
- intratesticulares, 459
- linfático(s), 235
- - direito, 233
- papilares, 413
- terminais, 484
- testiculares, 450
- torácico, 233
Dúctulos
- biliares, 356, 363
- eferentes, 450, 460
Ductus reuniens, 509
Duodeno, 327
Dura-máter, 182

E

Eixo do pelo, 397
Elastase pancreática, 115
Elasticidade do sistema respiratório, 370
Elastina, 109, 114
Elipsoide, 300
Eliptocitose hereditária, 241

Embolia, 220
Enamelinas, 316
Endocárdio, 230, 231
Endocitose mediada por recepto-
res, 28, 29
Endodontia, 315
Endolinfa, 503
Endométrio, 479
- gravídico, 482
Endomísio, 198
Endoneuro, 185, 186
Endossomo(s)
- precoces, 41
- tardio, 41
Endósteo, 143, 148
Endotélio, 82, 219, 220
- da córnea, 492
Entactina/nidogênio, 80
Enterócitos, 327
Envoltório nuclear, 53
Enxertos
- autólogos, 289
- heterólogos, 289
- homólogos, 289
- isólogos, 289
Enzimas, 6, 8
- desiodases, 442
Eosinofilia, 248
Eosinófilo, 106, 240, 244, 246, 248, 265
Epicárdio, 231
Epiderme, 83, 389
Epífises, 151, 443
Epiglote, 373
Epimísio, 198
Epinefrina, 435
Epineuro, 185
Episclera, 492
Epitélio(s), 71
- anterior da córnea, 492
- atuação como barreiras, 76
- ciliar, 493
- de revestimento, 70, 81, 82
- de transição, 84, 417
- estratificado(s), 82, 83
- - pavimentoso(s), 83
- - - não queratinizados, 83
- germinativo, 450, 469
- glandulares, 70, 81, 85, 319
- juncional, 318
- olfatório, 372
- pigmentar da retina, 496
- posterior da córnea, 492
- pseudoestratificado, 85
- - colunar ciliado, 85
- respiratório, 370, 372
- seminífero, 450
- simples, 82
- - colunar, 83
- - cúbico, 83, 503
- - pavimentoso, 82, 408, 503

- subcapsular, 495
- tipos de, 81
Epítopos, 277
Eritroblasto(s)
- basófilo, 263
- ortocromáticos, 263
- policromático, 263
Eritrócito(s), 239, 240
- falciforme, 242
Eritrocitose, 241
Eritropoese, 257
Eritropoetina, 405, 406
Escala
- média, 508
- timpânica, 508
- vestibular, 508
Esclera, 491, 492
Escorbuto, 318
Esferocitose, 241
- hereditária, 242
Esfíncter
- da pupila, 495
- de Oddi, 363
- externo da uretra, 418
- pilórico, 325
Esmalte, 314, 315
- interprismático, 317
Esôfago, 318
Espaço(s)
- capsular, 407
- de Bowman, 407
- de Disse, 353
- de Fontana, 492
- de Tenon, 492
- intermembranoso, 31
- peridural, 182
- porta, 353
- subaracnóideo, 183
- subdural, 183
- vítreo, 491
Espermátides, 453
Espermatócitos
- primários, 452
- secundários, 452
Espermatogênese, 452, 459
Espermatogônias, 451, 452
- de tipo A, 452
- de tipo B, 452
Espermatozoides, 460
Espermiogênese, 452, 453
Espículas ósseas, 158
Espinhos dendríticos, 167
Espongiócitos, 432
Esqueleto fibroso, 230
Estado de memória imunológica, 277
Estágios intra e extracelulares, 109
Estapédio, 503
Estatocônios, 505
Estereocílios, 73, 461

Esteroides, 423, 432
- androgênicos, 432
Estômago, 318
Estria vascular, 509
Estribo, 503
Estroma, 70, 295
- avascular, 492
- esplênico, 298
- ovariano, 469
Estrutura(s)
- acessórias do olho, 501
- acidófilas, 5, 240
- azurófilas, 240
- basófilas, 4, 240
- da junção neuromuscular, 203
- da sinapse química, 171
- das fibras musculares esqueléticas, 198
- das veias linfáticas, 235
- do labirinto ósseo e do labirinto
membranoso, 504
- do músculo esquelético, 198
- do órgão
- - auditivo, 507
- - vestibular, 505
- dos tendões, 121
- molecular
- - da membrana plasmática, 24
- - das lâminas basais, 80
Etanol, 4
Eucariontes, 23
Eucromatina, 56
Eventos elétricos, 169
Excreção, 85, 405
Exocitose, 28, 29, 90
Expansão clonal, 282
Extração, 19

F

Face
- *cis*, 37
- *trans*, 37
FACS (*fluorescence-activated cell
sorter*), 257
Fagocitose, 28, 29, 458
Fagolisossomos, 41
Fagossomo, 29, 41
Faloidina, 8
Falsas cordas vocais, 374
Faringe, 313
Fase
- G_0, 60
- G_1, 60
- G_2, 60
- hepática, 257
- medular, 257
- menstrual, 481
- mesoblástica, 257

- proliferativa, folicular ou estrogênica, 480
- S, 60
- secretora ou luteal, 480
Fator(es)
- de crescimento, 257
- - hemocitopoéticos, 258
- - semelhante à insulina-I, 159
- de liberação, 262
- estimuladores de colônias, 258
- intrínseco, 319, 324
- natriurético atrial, 230, 410
- tímico humoral, 294
Feixe(s), 176
- atrioventricular, 232, 233
- de colágeno, 113
- de músculos estriados, 501
Fenda(s), 289
- de filtração, 408
- sináptica, 171
Fenestras, 227
Feocromocitomas, 436
Ferritina, 302
Fertilização, 475
Fibra elástica, 114
Fibras, 197
- adrenérgicas, 190
- aferentes e eferentes, 185
- argirófilas, 114
- colágenas, 108, 109, 112, 503
- da zônula, 494
- de colágeno, 111
- - tipo I, 111
- de Purkinje, 233
- de Sharpey, 148, 318
- de Tomes, 315
- do cristalino, 495
- E, 99
- elásticas, 108, 370, 503
- elaunínicas, 114
- intrafusais, 208
- musculares
- - esqueléticas, tipos de, 208
- - lisas, 213
- nervosas, 176
- - amielínicas, 176, 178
- - mielínicas, 176
- oxitalânicas, 114
- pós-ganglionares, 190
- pré-ganglionares, 190
- reticulares, 108, 111, 113, 114, 128, 295
Fibrilas
- colágenas, 109
- de ancoragem, 81
- de colágeno, 111
- - tipo VIII, 81
Fibrilinas, 114
Fibrinogênio, 240
Fibroblasto, 101, 503

Fibrocartilagem, 135, 138
Fibrócitos, 101
Fibronectina, 118
Fibrose cística, 28
Fígado, 86, 351
Filagrina, 392
Filamentos
- de actina, 43, 47
- intermediários, 43, 48
Filtração do plasma, 407
Filtrado glomerular, 405
Fímbrias, 476, 478
Fixação, 3
- por congelação, 4
- química, 3
Fixadores, 3
Flagelos, 47, 73, 454
Fluido
- alveolar, 383
- broncoalveolar, 383
- tissular, 119
Fluorescência, 16
Fluorocromos, 16
Fluoróforos, 16
Fluxo de membrana, 30
Folhas do cerebelo, 181
Folheto
- parietal, 407, 408
- visceral, 407, 408
Folículo(s)
- antrais, 473
- de Graaf, 471, 473
- dominante, 473, 475
- linfoides, 277, 293, 295, 298, 300
- ovarianos, 469
- piloso, 397
- pré-antrais, 471
- pré-ovulatório, 475
- primário unilaminar, 471
- primordial, 470
- secundários, 471
- terciários, 473
- tireoidianos, 439
Foliculogênese, 470
Forame apical, 314
Forma e justaposição entre células epiteliais, 70
Formação
- das tecas foliculares, 472
- de barreiras, 76
- de compartimentos no organismo, 76
- de um osso longo, 154
- do fluido tissular, 120
- do ovócito secundário, 473
- dos espermatozoides, 452
- do(s) folículo(s)
- - de Graaf, 473
- - primários, 471
- - secundários ou pré-antrais, 471

- - terciários ou antrais, 473
- dos tecidos, 69
Formaldeído a 4%, 3
Fosfatases, 6
Fosfolipase A2, 349
Fossa(s)
- nasais, 372
- navicular, 419
Fosseta, 29
- gástrica, 319
Fotopigmentos, 497
Frutose, 461
Função(ões)
- coclear, 509
- das células de Sertoli, 456
- das lâminas basais, 81
- de defesa no sistema respiratório, 371
- efetoras de linfócitos Th, 291
- exócrinas e endócrinas, 318
Fundo, 319
- do útero, 479
Fusos musculares, 208

G

Galactosamina, 117
GALT, 303, 333
Gânglio(s), 184
- cranianos, 189
- do sistema nervoso autônomo, 189
- espinais, 189
- espiral, 507
- intramurais, 189
- linfáticos, 294
- multipolar, 189
- nervosos, 165, 187
- sensoriais, 189
Gastrina, 324, 325
Gastrite atrófica, 324
Gengiva, 314, 318
Genitália externa, 483
Genoma, 53
Gigantismo, 160, 427
Gigantócitos, 103
Glande do pênis, 464
Glândula(s)
- bulbouretrais, 461, 464
- compostas, 89
- da cárdia, 321
- da pele, 398
- de Bartholin, 484
- de Bowman, 373
- de Cowper, 464
- de Littré, 419, 464
- de Meibomius ou tarsais, 501
- de von Ebner, 313
- duodenais, 333
- endócrinas, 86, 423
- - cordonais, 86
- esofágicas, 318

- exócrinas, 86, 89
- holócrinas, 90
- intestinais, 88
- lacrimais, 501
- mamárias, 484
- - durante a gravidez e a lactação, 485
- - inativas, 484
- merócrinas, 90
- mistas serosas e mucosas, 372
- mucosas cervicais, 482
- parótida, 345, 346
- pilóricas, 325
- pineal, 443, 444
- salivares, 345
- - maiores, 345
- - menores, 348
- sebáceas, 398, 501
- sexuais acessórias, 461
- simples, 89
- sublingual, 345, 348
- submandibulares, 345, 348
- sudoríparas, 88, 400
- - apócrinas, 401
- - merócrinas, 400
- túbulo-acinosas ou túbulo-alveolares, 89
- tubulosas, 88
- vestibulares
- - maiores, 484
- - menores, 484
Glaucoma, 494
Glia, 172
Glicocálice, 26, 72
Glicocorticoide, 432, 433
Glicogênio, 127
Glicolipídios, 24
Gliconeogênese, 362
Glicoproteínas, 7, 8
- multiadesivas, 116, 118
- não colágeno, 80
Glicosamina, 117
Glicosaminoglicanos, 7, 8, 116, 117
Glicosiltransferases, 93
Globina, 302
Glóbulos brancos, 239
Glomérulo renal, 407
Glucuronato de bilirrubina, 359
Glutaraldeído, 3
Gonadotrofina coriônica humana, 478
Gonócitos, 451
Gorduras neutras, 106, 127
Grandes lábios, 483
Grânulo
- acrossômico, 454
- de melanina, 392
Granulócito, 243, 244
- com núcleo em bastão, 265
- maduro, 265
Granulocitopoese, 257, 263
Granulomas, 103

Granulomatose crônica, 246
Grânulo(s)
- azurófilos, 263, 265
- de condensação, 92
- de lipofuscina, 41
- de querato-hialina, 392
- de secreção, 29, 35, 43, 85, 92
- - imaturos, 92
- - maduros, 92
- de zimogênio, 43, 92
- específicos, 263
- lambda, 253
- lamelares, 392
- proacrossômicos, 454
Grelina, 325
Grupos isógenos, 135, 138

H

HCl, 318
Helicotrema, 508
Hemácias, 239, 240, 263
Hematócrito, 239
Hematoxilina e eosina, 5
Hemidesmossomos, 81
Hemocatérese, 301
Hemocitopoese, 257
Hemofilia, 254
Hemoglobina, 241
Hemonectina, 262
Hemorroidas, 338
Heparan sulfato, 117
Heparina, 105
Hepatócitos, 86, 351, 356
- e lesões, 362
Hérnia do disco intervertebral, 140
Heterocromatina, 56
Hialuronan, 117
Hialuronato, 117
Hibridização, 9, 10
Hidrocefalia, 185
Hidrolase carboxil-éster, 349
Hidroxilações, 110
Hidroxilisina, 110
Hidroxiprolina, 110
5-hidroxitriptamina, 325
Hilo, 294, 298, 405
Hiperparatireoidismo, 444
Hiperplasia, 208
- prostática benigna, 463
Hipertrofia, 208
- prostática benigna, 463
Hipoderme, 389, 396
Hipófise, 423, 425
Hipoparatireoidismo, 444
Hipotálamo, 423, 425
Hipotálamo-hipófise-órgão (ou tecido)-alvo, eixo, 427
Hipotireoidismo, 443
- congênito, 443

Hipoxia, 242
Histamina, 105
Histogênese dos ossos, 153
Histonas, 56
Histoquímica, 5, 6
HLA (human leukocyte antigen), 289, 291
Homeostase, 146
Hormônio(s), 86, 91, 423, 459
- adrenocorticotrófico (ACTH), 294, 435
- antidiurético, 425
- da paratireoide, 159
- do córtex, 432
- do crescimento, 159
- estimulatórios, 427
- hipofisiotrópicos, 427
- liberadores hipotalâmicos, 427
- tireoidianos, 438
Humor aquoso, 491, 494

I

Icterícia em recém-nascidos, 360
IgA, 285
- secretora, 285
IgD, 285
IgE, 285
IgG, 283, 284
IgM, 284
- monomérica, 284
Íleo, 327
Ilhotas
- de Langerhans, 436
- pancreáticas, 86
Implantação, 482
- anormal, 479
- intersticial, 482
Impregnação metálica, 6
Impulso nervoso, 165, 169, 170
Imunidade, 280
- inata, 292
Imunocitoquímica, 4, 6, 9
Imunoglobulinas, 8, 240, 283
Incisuras de Schmidt-Lantermann, 176
Inclusão, 3
- em parafina, 3
Inervação
- da fibra muscular, 203
- do tecido
- - adiposo, 131
- - muscular liso, 215
- dos vasos sanguíneos, 221
Infarto, 229
Infundíbulo, 423, 478
Íngua, 298
Inibina, 458
Insuficiência cardíaca congestiva, 383
Integração dendrítica, 168

Integrinas, 80
Interação do citoplasma das fibras musculares com o tecido conjuntivo, 207
Interdigitações, 74
Interfase, 59
Interleucinas, 103, 258, 279
Interneurônio, 167
Internódulo, 176
Interpretação das imagens de cortes histológicos, 18
Interstício renal, 406
Intervenção ortodôntica, 318
Intestino
- delgado, 326, 345
- grosso, 337
Involução senil das glândulas mamárias, 486
Íris, 491, 492, 495
Istmo, 321

J

Janela
- oval, 503
- redonda, 503
Jejuno, 327
Junção(ões)
- aderentes, 75, 77
- comunicantes, 75, 78, 211
- de adesão, 211
- *gap*, 75, 78
- intercelulares, 74, 75
- neuromusculares, 203
- oclusivas, 75, 225

L

L-selectinas, 297
Labirinto, 503
- membranoso, 503
- - da cóclea, 509
- ósseo, 503
Lactogênio placentário, 482
Lacunas, 135, 145, 318
- de Howship, 146
Lamelas
- curvas concêntricas, 150
- intermediárias, 150, 151
- ósseas, 149
- planas, 149
Lâmina(s)
- basal, 71, 79, 127
- - dos capilares glomerulares, 408
- elástica(s), 222
- - fenestradas, 116
- - interna, 220, 222
- espiral óssea, 507, 509
- fusca, 492

- nuclear, 56
- própria, 71, 311, 319, 333, 418
Laminas, 48
Laminina, 80, 118
Laringe, 373
Lectinas, 8
Leiomiócitos, 213
Lente(s), 491
- eletromagnéticas, 17
- objetivas, 14
- oculares, 14
Leptina, 129
Leucemias, 269
- granulocíticas, 269
- linfocíticas, 269
- monocíticas, 269
Leucócitos, 106, 239, 240, 243
- polimorfonucleares, 244
Leucocitose, 244
Leucopenia, 244
Liberação de T_3 e T_4, 441
Ligamento periodontal, 314, 318
Ligante, 26
Limbo, 492
- espiral, 509
Limite de resolução, 14
Linfa, 233
Linfoblasto, 269
Linfócito(s), 106, 244, 248, 269
- B, 240, 250, 277-281, 291
- - de memória, 281, 282
- de memória, 279
- *naïve*, 281
- NK, 240, 250, 277, 281
- pró-B, 280
- pró-T, 280
- T, 240, 250, 277, 279, 280
- - auxiliar folicular, 291
- - citotóxicos, 291
- - de memória, 281
- - *helper*, 280, 281
- - reguladores, 281, 292
- TCD4⁺, 281
- TCD8⁺, 281, 291, 292
- Tfh, 281
- Th zero, 291
Linfocitopenia, 250
Linfocitopoese, 257
Linfocitose, 250
Linfonodos, 278, 294
Linfopenia, 250
Língua, 312
Linha cimentante, 150
Linhagem(ns)
- de células, 13
- osteoclástica, 143
- permanentes de células, 13
Lipase, 324
- de triglicerídios, 349
- lingual, 313

- lipoproteica, 129
- sensível a hormônio, 129
Lipid rafts, 24
Lipídios, 8, 24, 362
Lipofuscina, 49
Lipogênese, 129
Lipólise, 129
Lipomas, 131
Lipoproteínas, 240
- de baixa densidade, 26
Líquido
- cefalorraquidiano, 175, 184
- intersticial, 119
- sinovial, 160
Lisossomos, 7, 23, 38, 41
Lisozima, 327, 501
Lobo(s), 89, 292
- anterior, 424
- posterior, 423
- renal, 405
Lobulação do rim, 405
Lóbulo(s), 89, 293
- hepáticos, 351
- pulmonar, 377
- renais, 405
- testiculares, 450
Localizações da cartilagem hialina, 135
Lúmen, 439, 450
- da unidade secretora, 88

M

Macrocirculação, 221
Macrócitos, 241
Macrófago(s), 102, 103, 175
- alveolares, 372, 382
Mácula(s), 498, 504, 505
- de adesão, 78
- densa, 413
MALT, 303
Manose-6-fosfato, 39
Manto, 278, 295
Marcador, 8
Martelo, 503
Mastócitos, 103
Matriz
- citoplasmática, 23
- extracelular (MEC), 99, 108, 135
- interterritorial, 135
- mitocondrial, 31, 33
- nuclear, 53, 58
- óssea, 147
- pericelular, 137
- territorial, 135
Maturação
- dos eritrócitos, 262
- dos granulócitos, 265
- dos linfócitos e monócitos, 269
Meato acústico externo, 502, 503

Índice Alfabético 581

Mecanismo
- de contração, 214
- de mineralização do tecido ósseo, 147
- de reabsorção óssea pelos osteoclastos, 146
Mediastino do testículo, 449
Medula(s), 405
- adrenal, 431, 435
- do pelo, 397
- espinal, 181
- hematógena, 261
- óssea, 260, 261
- - amarela, 261
- - hematopoética, 278, 280
- - vermelha, 260, 261
Megacariocitopoese, 257
Megacariócitos, 252
Megacólon congênito, 312
Meios de cultivo, 13
Melanina, 49, 389
Melanócitos, 389, 392
Melanomas, 393
Melanossomos, 392
Melatonina, 443
Membrana(s)
- basal, 71, 80
- basilar, 509
- de Bowman, 492
- de Bruch, 493
- de Descemet, 492
- de Shrapnell, 503
- hialina, 381
- limitante
- - externa, 500
- - interna, 500
- otolítica, 505
- plasmática, 23, 24, 284
- pós-sináptica, 171
- pré-sináptica, 171
- serosa, 325
- sinovial, 160
- tectória, 509
- timpânica, 502, 503
- - secundária, 508
- vestibular, 509
- vítrea, 397
Memória imunológica, 279
Menarca, 469
Meninges, 182
Menopausa, 469
Mensageiros químicos, 91
Mesaxônio
- externo, 176
- interno, 176
Mesênquima, 99
Mesentério, 312
Mesotélio, 82, 312
Metabolismo de cálcio, 158
Metacromasia, 105

Metáfase, 59
Metáfise, 156
Metais, 8
Metamielócito, 265
Metaplasia, 91
- mieloide, 302
Metarteríolas, 224
Métodos
- de estudo
- - de tecidos duros, 143
- - em histologia, 3
- imunocitoquímicos, 6
MHC
- classe I, 289
- classe II, 289
Microcirculação, 221
Micrócitos, 241
Microfilamentos, 47
Micrômetro, 4
Microscopia
- de contraste diferencial, 14
- de fluorescência, 16
- de luz, 13
- de Nomarski, 14
- eletrônica, 16
- - de transmissão, 16
- - de varredura, 18
- - dos nucléolos, 58
Microscópio
- confocal, 14
- de contraste de fase, 14
- de fluorescência, 16
- de luz, 3
- eletrônico
- - de transmissão, 16
- - de varredura, 18
- óptico ou fotônico, 3, 13
Micrótomos, 3
- de congelação, 4
Microtúbulos, 43-45, 47, 167
- centrais, 73
- periféricos, 73
Microvilos, 72
Microvilosidades, 72, 327
Midríase, 495
Mieloblasto, 265
Mielócitos neutrófilos, 265
Mineralocorticoide, 432, 433
Mini-intestinos, 329
Mioblastos, 197
Miocárdio, 230, 231
Miócitos, 197
Miofibrilas, 198, 199
Miofibroblasto, 102
Miofilamentos, 200
Mioglobina, 198, 208
Miomesina, 203
Miométrio, 479
Miosina 2, 200, 201
Mitocôndrias, 23, 31, 167, 210

Mitose, 59
Mobilização de TAGs, 129
Modelo
- do mosaico fluido, 24
- estocástico, 257
- indutivo, 257
- quimiosmótico, 33
Modificações pós-translacionais no interior da célula, 110
Modíolo, 507
Molécula(s)
- componentes da lâmina basal, 80
- de proteoglicano, 117
- MHC, 291
- - classe II, 287
- sinalizadoras hidrofílicas, 30
Monócito, 240
Monocitopenia, 252
Monocitopoese, 257
Monócitos, 102, 244, 250, 269
Monocitose, 252
Morte celular, 62
- regulada, 64
Mucinas, 93, 345
Mucopolissacarídios ácidos, 117
Mucosa(s)
- do colo, 321
- do sistema respiratório, 370
- gástrica, 319
- parietais, 321
Muscular da mucosa, 311, 319, 333
Músculo(s)
- ciliar, 493
- dilatador da pupila, 495
- eretores dos pelos, 397
- extrínsecos, 374
- intrínsecos, 374
- - da laringe, 374
- liso, 213

N

Nanismo hipofisário, 160, 427
Nanômetro, 4
Nasofaringe, 373
Nebulina, 203
Necrose, 63
Nefrina, 408
Néfrons, 406
- intermediários, 407
- justamedulares, 407
- superficiais, 407
Nervos, 176, 184, 333
- amielínicos, 187
- mielínicos seccionados transversalmente, 187
- motores, 185
- sensoriais, 185
Nestina, 48
Neuro-hipófise, 423, 430

Neurofibrilas, 167
Neurofilamentos, 167
Neurofisina, 426
Neuróglia, 172
Neuroma de amputação, 192
Neurônio(s), 165
- anaxônicos, 167
- bipolares, 165, 498
- características gerais dos, 165
- magnocelulares, 425
- motores ou efetores, 167
- multipolares, 165
- parvocelulares, 426
- pseudounipolares, 167
- secretores, 193
- sensoriais, 167
Neurossecreção, 193
Neurotransmissores, 170
Neutrofilia, 246
Neutrófilo(s), 106, 240, 244, 245, 265
- com núcleo em bastonete, 244, 266
- hipersegmentados, 246
Neutropenia, 246
Nidação, 482
Nodo
- atrioventricular, 232
- sinoatrial, 232
Norepinefrina, 190, 435
Nós ou nódulos de Ranvier, 176
Nucleases, 349
Núcleo(s), 23, 180, 425
- celular, 53
- dorsomediano e dorsoventral, 426
- paraventriculares, 425
- picnótico, 63
- pulposo, 139
- supraópticos, 425
Nucléolo, 23, 53, 58
Nucleoplasma, 53, 58
Nucleossomo, 56

O

Observação de cortes não corados, 14
Ocitocina, 426, 430, 431
Octâmero, 56
Odontoblastos, 314
Oligodendrócitos, 173
Oncogenes, 62
Opsonização, 286
Ora serrata, 493
Órbitas oculares, 491
Orelha
- externa, 502
- interna, 502, 503
- média, 502, 503
Organelas, 23, 47
Organização
- das glândulas exócrinas, 86
- das moléculas das lâminas basais, 80

- do sistema imune, 277
- e funções das células epiteliais, 70
Órgão(s)
- associados ao sistema digestório, 345
- espiral de Corti, 504, 509
- hemocitopoéticos, 257
- linfoides, 277
- - primários, 279
- - secundários, 279
- vestibulococlear, 502
Órgãos-alvo, 423
Origem
- das plaquetas, 270
- do tecido conjuntivo, 99
- dos adipócitos do tecido adiposo, 131
- e diferenciação dos linfócitos
  B e T, 280
Orofaringe, 373
Ortodontia, 318
Ossículos da orelha média, 503
Ossificação, 153
- endocondral, 153, 154
- intramembranosa, 153
Osso(s)
- alveolar, 318
- compacto, 143, 150
- cortical, 143
- esponjoso, 143, 150
- planos, 151
Osteíte fibrosa cística, 444
Osteoblastos, 144
- inativos, 148
Osteócitos, 144, 145
Osteoclastos, 143, 146
Osteoide, 144, 153
Ósteons, 150
Osteopetrose, 147
Osteopontina, 119
Osteoporose, 160
Otólitos, 505
Ovários, 469
Ovócitos primários, 470
Ovogônias, 469
Ovulação, 476
Oxi-hemoglobina, 242

P

Padrão
- cordonal, 423
- folicular, 423
Pálpebras, 491, 501
Pâncreas, 86, 349
Pancreatite hemorrágica aguda, 349
Panículo adiposo, 127, 389, 396
Papila(s), 312
- circunvaladas, 313
- dérmicas, 389, 393, 397
- do nervo óptico, 498
- filiformes, 313

- foliadas, 313
- fungiformes, 313
- linguais, 313
- renais, 405
Parafina, 3
Paratireoides, 443
Paratormônio, 147, 159, 443
Parede
- alveolar, 379
- do corpúsculo, 407
Parênquima, 70
- esplênico, 298
- renal, 405, 406
Pars
- *distalis*, 423, 426
- *intermedia*, 423, 429
- *nervosa*, 423
- *tuberalis*, 423, 429
Partícula(s)
- elementares, 33
- reconhecedora do sinal, 36
Pavilhão da orelha, 502, 503
Peça
- intermediária, 454
- secretora, 285
Pele, 501, 503
- e anexos, 389
- espessa e fina, 389
Pelos, 397
Pélvis renal, 405, 417
Pendrin, 441
Pênis, 464
Pepsina, 318, 324
Pepsinogênio, 324
Peptidase do sinal, 36
Peptídio(s), 423
- atrial natriurético, 210
- de registro, 110
- sinal, 36, 110
Pequenos lábios, 483
Percepção do sabor dos alimentos, 313
Perfusão intravascular do fixador, 3
Pericárdio, 230, 231
Pericitos, 216, 220
Pericôndrio, 135
Perilinfa, 503
Perimísio, 198
Perineuro, 185, 186
Periodonto, 317
Periósteo, 143, 148
Peritônio
- parietal, 312
- visceral, 312
Perlecano, 80
Peroxidases, 7, 8
Peroxissomos, 23, 38, 42
- e doença, 361
Pés vasculares, 173
Pia-máter, 182, 184
Piloro, 319, 325

Índice Alfabético

Pineal, 444
Pinealócito, 443
Pinocitose, 28
Pirâmides renais, 405
Piruvato, 32
Pituícito, 430
Pituitária, 423
Placa(s)
- de ancoragem, 78
- de cartilagem hialina, 375
- de Peyer, 303, 329, 333
- densas, 214
- motoras, 203
- palpebral ou tarso, 501
Placenta, 482
Plaquetas, 239, 240, 252
Plasmablastos, 282
Plasmalema, 23
Plasmina, 254
Plasminogênio, 254
Plasmócito, 106, 282
Plasmócitos de longa vida, 286
Plasticidade
- do osso alveolar, 159
- neuronal, 167
Pleura, 384
Plexo(s)
- capilar
- - primário, 424
- - secundário, 424
- coroides, 184
- de Auerbach, 312, 337
- de Meissner, 311, 337
- nervoso
- - mioentérico, 312, 337
- - submucoso, 311, 337
- pampiniforme, 459
- venosos, 396
Plicae circularis, 327
Pneumócito
- tipo I, 380
- tipo II, 380, 381
Poder de resolução, 14
Podócitos, 408
Podossomos, 214
Poiquilocitose, 241
Polarização, 71
Policitemia, 241
Polirribossomos, 34
Polissacarídios, 7
Polo
- apical, 72, 90
- basal, 72, 90
- urinário, 407
- vascular, 407
Polpa
- branca, 298, 300
- dental, 314, 317
- esplênica, 298
- vermelha, 298, 300

Ponto
- cego da retina, 498
- de checagem e restrição, 60
Porção(ões)
- condutora, 88, 369
- delgada da alça de Henle, 406
- espessas da alça de Henle, 406
- respiratória, 369, 377
- secretora, 86, 88
Porfiria, 242
Poro(s), 54
- alveolares, 383
- gustativo, 313
Pós-mitóticas, células, 23
Pós-traducionais, modificações, 36
Potencial
- de ação, 170
- de membrana, 169
- de repouso da membrana, 169
Pré-carboxipeptidases, 349
Pré-dentina, 315
Pré-elastases, 349
Precursores, 12
Pregas
- vestibulares, 374
- vocais, 374
Preparação(ões)
- de amostras para microscopia, 3
- por desgaste, 143
Preparado total de mesentério, 112
Primeiro mensageiro, 30
Prismas do esmalte, 317
Pró-colágeno, 109, 110
- peptidases, 111
Pró-α, 109
Procariontes, 23
Processamento
- dos antígenos, 290
- extracelular e formação de fibrilas e fibras, 111
Processo(s)
- ciliares, 493
- de formação dos ossos, 153
- de Tomes, 317
Produção
- de anticorpos, 291
- de ATP, 32
- e circulação do humor aquoso, 493
Proeritroblasto, 263
Prófase, 59
Proliferação celular, 62
Prolinfócito, 269
Prolongamentos
- do corpo celular, 165
- dos osteócitos, 145
- odontoblásticos, 315
- primários, 408
- secundários, 408
Promielócito, 265
Promonócito, 269

Próstata, 461
Proteassomos, 48
Proteína(s), 24, 423
- A, 8
- associadas aos microtúbulos, 45
- carreadoras ou transportadoras, 28
- de passagem
- - múltipla, 26
- - única, 26
- do complexo principal de histocompatibilidade, 289
- dos neurofilamentos, 48
- e métodos específicos para enzimas, 6
- fibrilar ácida da glia, 48, 173
- fusogênicas, 29
- integrais, 26
- J, 285
- ligadoras de tiroxina, 442
- motoras, 47
- periféricas, 26
- plasmáticas para exportação, 361
- transmembrana, 26
- trico-hialina, 392
Proteinase E, 349
Proteoglicanos, 8, 80, 116-118
Proto-oncogenes, 62
Protofilamentos, 45
Protrombina, 240
Pseudoestratificado, epitélio, 370
Pseudópodos, 29
Psoríase, 392
Pupila, 491, 495
Púrpura trombocitopênica, 272
Pus, 246

Q

Queratan sulfato, 117
Queratinas, 48, 392
Queratinização, 83
Queratinócitos, 389
Quilomícrons, 351
Química da fixação histológica, 3
Quimiorreceptores, 221
Quimiotaxia, 244
Quimiotripsinogênio, 349
Quimo, 318, 349
Quinase(s)
- da cadeia leve, 215
- dependentes de ciclinas, 60
- inibitórias de CDKs, 60

R

Radioautografia in situ, 12
Raios medulares, 405
Raiz(ízes), 314
- da unha, 398

- do cílio, 73
- do pelo, 397
- do pulmão, 375
Ramo(s)
- arterial ascendente, 396
- colaterais, 169
- delgado, 412
- espessos, 412
Reabsorção
- ativa, 405
- passiva, 405
Reação(ões)
- acrossômica, 454
- alérgica imediata, 285
- antígeno-anticorpo, 9
- de Feulgen, 6
Recepção de sinais
- pela membrana plasmática, 30
- por receptores intracelulares, 30
Receptor(es)
- BCRs, 284
- de HT, 442
- de linfócito T, 277
- de membrana, 26
- do linfócitos B, 277
- intracelulares, 30
- para acetilcolina, 203
- sensoriais, 370, 396
Recirculação dos linfócitos, 296
Reconhecimento de antígenos por linfócitos T, 286
Recrutamento, 471
Rede(s)
- capilares, 228
- - sanguíneos, 380
- profunda, 384
- superficial, 384
- testicular, 450, 460
- *trans* do Golgi, 37
Reflexo de ejeção do leite, 431
Regeneração
- de lesões do tecido nervoso, 173
- do tecido muscular, 216
- hepática, 362
Região(ões)
- constante, 283
- cortical, 295, 405, 469
- - profunda, 295, 296
- do estômago, 320
- medular, 295, 405, 469
- paracortical, 295
- timo-dependentes, 281
- timo-independentes, 281
- variável, 283
Regionalização da composição da membrana plasmática, 76
Regressão pós-lactacional, 486
Remoção
- do baço, 302
- do coágulo, 254

Remodelação
- do tecido ósseo, 158
- óssea, 146
Renina, 405, 413, 417
Renovação
- celular no sistema digestório, 338
- das células do tecido epitelial, 91
- rápida do intestino, 339
Resina, 3
Resolução, 14
Resposta imune, 280
- celular, 280
- dos linfócitos, 301
- específica, 277, 279
- humoral, 280
- inata, 277
- inflamatória, 103
- primária, 286
- secundária, 282
Retículo
- endoplasmático (RE), 23, 34
- - agranuloso, 93
- - granuloso (REG), 26, 34, 167
- - liso, 36, 198
- sarcoplasmático, 37, 197, 199
Reticulócitos, 241, 263
Retina, 491, 496
Reto, 337
Retração da amostra, 18, 254
Revestimento, 70
Ribonuclease, 349
Ribossomos, 34
Rins, 405

S

Saco(s)
- alveolares, 379
- endolinfático, 505
Sáculo, 504, 505
SALT, 303
Sarcolema, 197
Sarcoma, 94
Sarcômeros, 200, 205
Sarcoplasma, 197
Secção óptica, 15
Secreção, 70, 85, 458
- apócrina, 91
- de bile, 362
- de moléculas pelo tecido adiposo, 129
Secretina, 91, 349
Segmento
- distal, 192
- externo, 497
- inicial, 169
- interno, 497
- proximal, 192
Segundo mensageiro, 30

Seio(s)
- carotídeos, 221
- esplênicos, 300
- galactóforo, 484
- marginais, 300
- medulares, 296
- paranasais, 373
- peritrabeculares, 295
- renal, 405
- subcapsular, 295
Seleção, 280
Sella turcica, 423
Semiluas serosas, 345
Sensibilidade
- aos sons na cóclea, 510
- olfatória, 372
Septos, 89
- de tecido conjuntivo propriamente dito, 128
- membranoso, 232
Sequência
- da contração nas células musculares lisas, 215
- da transmissão do impulso nervoso, 172
- sinal, 36
Serosa, 312, 333
sIgA, 285
Simporter, 28
Sinalização
- autócrina, 30
- endócrina, 30
- justácrina, 30
- parácrina, 30
- sináptica, 30
Sinapse(s), 165, 170
- axoaxônica, 170
- axodendrítica, 170
- axossomática, 170
- elétricas, 170
- química, 170
Sinartroses, 160
Sincondroses, 160
Sindesmoses, 160
Síndrome(s)
- de Conn, 435
- de Cushing, 435
- do desconforto respiratório do recém-nascido, 381
- dos cílios imóveis, 370, 454
Sinostoses, 160
Síntese
- de proteínas em células serosas, 91
- de tireoglobulina, 441
- do HT, 441
- e armazenamento de hormônios no folículo tireoidiano, 441
- em células
- - mucosas, 93
- - secretoras de esteroides, 93

Índice Alfabético

Sinusoides, 300
- esplênicos, 300
- hepáticos, 353
Sistema(s)
- arterial, 353
- circulatório, 219
- circunferenciais externo e interno, 150
- colágeno, 109
- Complemento, 286
- condutor do impulso do coração, 233
- de ductos, 346
- de Havers, 150
- digestório, 311
- elástico, 109
- fagocitário mononuclear, 103
- fotorreceptor, 491
- genital
- - feminino, 469
- - masculino, 449
- gerador de impulsos, 211, 232
- hipotálamo-hipofisário, 425
- histiocitário, 251
- imune e órgãos linfoides, 277
- mononuclear fagocitário, 251, 291
- nervoso, 165
- - autônomo, 190, 337
- - central, 165, 175, 180
- - e endócrino, 165
- - periférico, 165, 184
- neuroendócrino difuso, 329, 370, 445
- parassimpático, 190
- porta, 229
- porta-hipofisário, 424
- portal venoso, 353
- respiratório, 369
- simpático, 190
- T das fibras musculares, 204
- transportador de elétrons, 33
- urinário, 405
- vascular linfático, 219, 233
- vestibulococlear, 502
Sítio
- combinatório, 284
- de ligação de antígeno, 283, 284
Som intenso, 503
Somatomedinas, 160
Somatotropina, 159
Sondas, 10
Submucosa, 325, 333
Substância(s)
- branca, 165, 177, 180
- cinzenta, 165, 180
- de Nissl, 35
- fluorescentes, 8
- fundamental, 99
- - da matriz extracelular, 116
Subunidade da junção, 78
Sulco gengival, 318
Superfície
- apical, 71

- do domínio
- - apical das células epiteliais, 72
- - basal das células epiteliais, 79
- - lateral das células epiteliais, 74
- livre, 71
- luminal, 71
Suprarrenais, 431
Suprimento sanguíneo
- da hipófise, 424
- do fígado, 353
Surfactante pulmonar, 381
Sustentação do cristalino, 494

T

Teca
- externa, 472
- interna, 472
Tecido(s)
- adiposo, 127
- - amarelo, 127
- - bege, 127, 131
- - branco, 127
- - marrom, 127, 130
- - - na termorregulação, 130
- - multilocular, 127, 130
- - unilocular, 127
- cartilaginoso, 135
- celular subcutâneo, 389
- circulatório, 219
- conjuntivo, 71, 99, 501, 503
- - denso, 120
- - - modelado, 121
- - - não modelado, 121
- - frouxo, 120
- - propriamente dito, 120
- - tipos de, 120
- do corpo, 69
- elástico, 123
- epitelial avascular, 71
- erétil do pênis, 464
- intersticial do testículo, 458
- linfoide
- - associado às mucosas (MALT), 279, 371, 302
- - difuso, 295
- mucoso, 123
- muscular, 197
- - estriado
- - - cardíaco, 197, 209
- - - esquelético, 197
- - liso, 197, 213
- nervoso, 165
- ósseo, 143, 150
- - lamelar, 148, 149
- - não lamelar, 148
- reticular, 123
- termogênico, 130
Tecidos-alvo, 423
Técnica(s)
- de coloração, 5
- de imunocitoquímica, 11

- direta de imunocitoquímica, 11
- indireta de imunocitoquímica, 11
Telodendro, 169
Telófase, 60
Temperatura, 459
Tenascinas, 119
Tendões, 121
Tênias do cólon, 338
Tensor
- do estribo, 503
- do tímpano, 503
Termogenina, 131
Teste do pezinho, 443
Testículos, 449
Testosterona, 449, 458
Tetania, 444
Timo, 280, 292
Timócitos, 293
Timopoetina, 294
Timosina alfa, 294
Timulina, 294
Tireócitos, 439
Tireoglobulina, 441
Tireoide, 438
Tireoidite de Hashimoto, 443
Titina, 203
Tonofilamentos, 391
Tonsila(s), 303
- faringiana, 303
- linguais, 303
- palatinas, 303
Tonsilite, 303
Trabéculas, 143, 294, 298
Traçador, 8
Trama terminal, 78
Transcitose, 28
Transcrição e tradução das moléculas de colágeno, 109
Transdução da energia luminosa em impulsos nervosos, 501
Transferrina, 41, 263, 302
Transformação, 13
Transição esclerocorneal, 492
Transientes ou transitórias, 99
Transmissão
- de sinalização do neurônio, 171
- do impulso nervoso, 172
Transplante de órgãos, 289
Transportador de monocarboxilatos tipo 8, 442
Transporte
- anterógrado, 169
- ativo, 28
- axonal, 169
- de íons por células epiteliais, 91
- de moléculas maiores, 28
- de substâncias, 28, 79
- individual de íons e pequenas moléculas, 28
- passivo, 28
- por endocitose, 91
- retrógrado, 169

Traqueia, 374
Trato(s), 176
- biliar, 363
- hipotalâmico-hipofisário, 425
Traves ósseas, 143
Triacilgliceróis, 127
Tríades, 204
Trifosfato de adenosina (ATP), 24
Triglicerídios, 127, 128
Trígono fibroso, 232
Tripsinogênios, 349
Trombo, 220
Trombocitemia essencial, 254
Trombocitopenia, 254
Trombocitose, 254
Tropocolágeno, 110
Tropoelastina, 114
Tropomiosina, 201
Troponina, 201
Tuba(s)
- auditiva, 503
- uterinas, 478
Tubo(s), 70
- digestório, 311
Tubulina α e β, 45
Túbulo(s), 345
- contorcido
- - distal, 406, 412, 417
- - proximal, 406, 412, 416
- de conexão, 413
- dentinários, 315
- mucosos, 89, 90
- retos, 460
- seminíferos, 450
- T, 204
- uriníferos, 405, 406
Tumores
- das glândulas
- - digestivas, 365
- - salivares, 345
- derivados de células epiteliais e de outros tecidos, 94
- do tecido adiposo unilocular, 131
- prostáticos malignos, 463
Túnica(s), 219
- adventícia, 219, 221
- albugínea, 449, 464, 469
- fibrosa, 491
- íntima, 219
- média, 219, 220
- vaginal, 449
- vascular, 491, 492

U

Ubiquitina, 48, 49
UCP1, 131
Ultraestrutura das células
- C ou parafoliculares da tireoide, 440
- foliculares da tireoide, 440

Ultrafiltrado glomerular, 405
Ultramicrótomo, 18
Unhas, 398
Unidade(s)
- de membrana, 24
- motoras, 207
- - do músculo esquelético, 206
- secretoras, 88
- - das glândulas, 70, 88
Uniporter, 28
Ureteres, 417
Uretra, 417, 418, 461
- cavernosa, 419
- masculina, 418
- prostática, 463
Uroplaquinas, 84
Urotélio, 84, 417
Utrículo, 504, 505
- prostático, 418

V

Vagina, 483
Varicosidades, 215
Variedades de tecido adiposo, 127
Vasa vasorum, 221
Vascularização e barreira hemato-tímica, 293
Vasopressina, 425, 430
Vasos
- arteriais, 396
- capilares, 431
- linfáticos, 334
- - aferentes, 295
- - dos pulmões, 384
- - eferentes, 295, 296
- nutridores, 384
- perfurantes, 318
- retos, 415
- sanguíneos, 184, 333
- - dos pulmões, 383
- - tipos de, 221
Veia(s), 219, 229
- central, 353
- centrolobular, 353
- esplênica, 300
- estreladas, 415
- hepáticas grandes, 353
- hipofisárias, 424
- interlobares, 415
- medulares, 432
- porta, 353
- sublobular, 353
Velocidade da condução do potencial de ação ao longo do axônio, 178
Vênula(s)
- de endotélio alto, 297
- distribuidoras, 353
- portais (interlobulares), 353
- pós-capilares, 229

Verumontanum, 418
Vesícula(s), 43
- acrossômica, 454
- biliar, 363
- cobertas, 29
- da matriz, 148, 315
- de pinocitose, 28
- de reciclagem, 41
- de secreção, 35, 38
- de transporte, 29, 37, 38
- encapadas, 29
- seminais, 461
- sinápticas, 172
Vestíbulo, 372, 484, 504
Via(s)
- alternativa de ativação, 286
- clássica de ativação, 286
- constitutiva, 43
- paracelular, 76
- preferenciais, 228
- regulada, 43
- transcelular, 76, 91
Vibrissas, 372
Vilos, 327
Vilosidades
- da aracnoide, 184
- intestinais, 327
Vimentina, 48
Vitaminas, 362
Vitiligo, 393
Vulva, 483

X

Xerostomia, 349

Z

Zigoto, 475
Zona(s)
- ativas, 172
- cortical, 293
- de adesão, 146
- de cartilagem
- - calcificada, 156
- - em repouso, 156
- - hipertrófica, 156
- - seriada, 156
- de ossificação, 156
- fasciculada, 432
- glomerulosa, 432
- medular, 293
- pelúcida, 471
- reticulada, 432
Zônula, 495
- aderente, 77
- ciliar, 491
- de oclusão, 75
- do olho, 494